Antonia M. Joussen

Retinale Gefäßerkrankungen

Antonia M. Joussen

Retinale Gefäßerkrankungen

Mit 663 Abbildungen und 47 Tabellen

Springer

Univ.-Prof. Dr. med. Antonia M. Joussen
Charité-Universitätsmedizin Berlin
Klinik für Augenheilkunde
Augustenburger Platz 1
13353 Berlin

ISBN-13 978-3-642-18020-0 Springer-Verlag Berlin Heidelberg New York

Bibliografische Information der Deutschen Nationalbibliothek
Die Deutsche Nationalbibliothek verzeichnet diese Publikation in der Deutschen Nationalbibliografie; detaillierte bibliografische Daten sind im Internet über http://dnb.d-nb.de abrufbar.

Springer Medizin
Springer-Verlag GmbH
ein Unternehmen von Springer Science+Business Media

springer.de

Planung: Dr. Klaus Richter, Heidelberg
Projektmanagement: Cécile Schütze-Gaukel, Heidelberg
Lektorat: Büro f. Wissensvermittlung Kathrin Nühse, Mannheim
Umschlaggestaltung: deblik Berlin
Satz: TypoStudio Tobias Schaedla, Heidelberg

SPIN: 80023532

Gedruckt auf säurefreiem Papier 2111 – 5 4 3 2 1 0

Vorwort

Obwohl retinale Gefäßerkrankungen zu den häufigsten ophthalmologischen Erkrankungen zählen und von den Patienten dramatisch erlebt werden, hat sich das Behandlungsspektrum seit Einführung der Laserkoagulation für lange Zeit kaum geändert.

Mit den neuen antiangiogenen Behandlungsmöglichkeiten erfährt das Interesse an retinalen Gefäßerkrankungen derzeit eine Renaissance. Nicht zuletzt das Interesse der Industrie führte zu exzellenten Medikamentenstudien insbesondere für das Makulaödem diabetischer Retinopathie und bei retinalen Venenverschlüssen. Hierbei rücken jedoch nicht nur Volkserkrankungen wie die diabetische Retinopathie oder die Venenthrombosen in den Fokus des Interesses, sondern auch seltenere Erkrankungen wie die Frühgeborenenretinopathie oder vaskuläre Anomalien.

Auch hier gibt es faszinierende neue Behandlungsansätze und Erkenntnisse aus genetischen Untersuchungen, die auf neue zukünftige Therapieansätze hoffen lassen. Die klinische Anwendung von anti-VEGF-Therapien für vaskuläre Netzhauterkrankungen wird erst die Spitze des Eisberges sein und weitere Therapieansätze sind zu erwarten.

Dennoch gibt es keine einheitliche Formel gegen eine pathologische Angiogenese oder eine vaskulär bedingte Ischämie mit ihren Folgen. Trotz der neuen Behandlungsmöglichkeiten und des schnell wachsenden Wissens auf dem Gebiet der Gefäßbiologie und der Pathophysiologie retinaler Gefäßerkrankungen bleiben die Gefäßerkrankungen der Netzhaut die Haupterblindungsursache aller Altersklassen.

Die deutsche Neuauflage des Buches »Retinal Vascular Disease« umfasst das gesamte Spektrum vaskulärer Netzhauterkrankungen von vaskulären Anomalien über entzündliche Erkrankungen zu Tumoren. Im ersten Teil des Buches werden moderne diagnostische Verfahren und Behandlungsstrategien diskutiert. Der zweite Teil umfasst den klinischen Verlauf, die Demografie sowie die Behandlungsmöglichkeiten der einzelnen vaskulären Netzhauterkrankungen. Klinische Bildserien, die Langzeitverläufe dokumentieren sind ebenso wie schematische Grafiken Charakteristika der Atlas-ähnlichen Ausstattung des Buches. Dies erlaubt eine Nutzung durch Kollegen in der Weiterbildung ebenso wie durch erfahrene Netzhautspezialisten.

Die bewährten Autoren der englischen Auflage wurden durch Experten aus dem deutschsprachigen Raum ergänzt. Mehr als 50 Kollegen haben so zum Gelingen dieses Werkes beigetragen.

Ein »Vielautorenbuch« kämpft immer mit verschiedenen Schreibstilen und einer gewissen Redundanz. Wir haben diesen Ansatz jedoch bewusst gewählt, um der Leserschaft die Einschätzung der Thematik durch verschiedene Experten nahezubringen.

Das Gebiet der Gefäßbiologie und der vaskulären Netzhauterkrankungen ist ein sich derzeit sehr schnell entwickelnder und verändernder Bereich. Das Buch kann daher nur den Stand der Entwicklung zum Zeitpunkt der Drucklegung widerspiegeln. Auf detaillierte Literaturverzeichnisse haben wir aus eben diesem Grund verzichtet. Sie können für die einzelnen Kapitel bei den Autoren angefordert werden.

Ich danke allen Autoren, die neben ihrer täglichen klinischen Belastung bereit waren Kapitel zu erstellen und das Material für die tägliche Verwendung durch die praktisch tätigen Kollegen aufzubereiten.

Beim Springer Verlag möchte ich die Hilfe von Herrn Dr. Klaus Richter und Frau Dr. Sabine Ehlenbeck hervorheben, die den Wünschen der Autoren bezüglich Ausstattung und Darstellung der Kapitel best möglich nachgekommen sind.

Zusammen mit den Autoren hoffe ich, dass dieses Werk allen retinologisch interessierten Kollegen bei Diagnose und Therapie vaskulärer Netzhauterkrankungen gute Dienste tut.

Berlin, im Dezember 2011
Antonia M. Joussen

Inhaltsverzeichnis

Autorenverzeichnis

Agostini, Hansjürgen, Prof. Dr.
Augenklinik
Universitätsklinikum Freiburg,
Killianstraße 5, 79106 Freiburg

Aisenbrey, Sabine, PD Dr.
Universitäts-Augenklinik
Eberhard Karls Universität Tübingen
Schleichstraße 12-16, 72076 Tübingen

Bartz-Schmidt, Karl Ulrich, Univ.-Prof. Dr.
Klinikdirektor des Departments für Augenheilkunde
Eberhard Karls Universität Tübingen
Schleichstraße 12-16, 72076 Tübingen,

Becker, Matthias D., Prof. Dr.
Augenklinik
Stadtspital Triemli
Birmensdorferstraße 497, 8063 Zürich, Schweiz

Berger, Wolfgang, Univ.-Prof. Dr.
Institut für Medizinische Molekulargenetik
Universität Zürich
Schorenstraße 16, 8603 Schwerzenbach, Schweiz

Binder, Susanne, Prof. Dr.
Vorstand der Augenabteilung
Rudolfstiftung
Juchgasse 25, 1030 Wien, Österreich

Bopp, Silvia, PD Dr.
Augenklinik
MVZ Universitätsallee GmbH
Parkallee 301 / Universitätsallee, 28213 Bremen

Bornfeld, Norbert, Univ.-Prof. Dr.
Universitäts-Augenklinik
Universitätsklinikum Essen
Hufelandstraße 55, 45147 Essen

Brunner, Simon, Dr.
Augenabteilung, Rudolfstiftung
Juchgasse 25, 1030 Wien, Österreich

Cordini, Dino, Dr.
Charité Universitätsmedizin Berlin
Protonen am Helmholtz-Zentrum Berlin für
Materialien und Energie
Hahn-Meitner-Platz 1, 14109 Berlin

Coupland, Sarah, Prof. Dr.
Consultant Histopathologist, Department of Histopathology,
5th Floor, Duncan Building, Daulby Street, Liverpool, L69 3GA,
United Kingdom

Deuter, Christoph, Dr.
Universitäts-Augenklinik
Eberhard Karls Universität Tübingen
Schleichstraße 12-16, 72076 Tübingen

Doblhofer, Miriam, Dr.
Charité Universitätsmedizin Berlin, Klinik für Augenheilkunde
(CBF), Hindenburgdamm 30, 12203 Berlin

Feltgen, Nicolas, PD Dr.
Augenklinik u. Poliklinik
Georg-August-Universität Göttingen
Robert-Koch-Straße 40, 37075 Göttingen

Gabel-Pfisterer, Amelie, Dr.
Klinikum Ernst von Bergmann
Charlottenstraße 72, 14467 Potsdam

Gadkari, Salil S., Dr.
Speciality Eye Clinics
Karve Road, Pune 411004, India

Hansen, Lutz L., Prof. Dr.
Ärztlicher Direktor, Universitäts-Augenklinik,
Universitätsklinikum Freiburg
Killianstraße 5 , 79106 Freiburg

Hattenbach, Lars-Olof, Prof. Dr.
Augenklinik
Klinikum Ludwigshafen
Bremserstraße 79, 67063 Ludwigshafen

Hattenbach, Claudia, Dr.
Klinikum der Johann Wolfgang Goethe Universität
Klinik für Augenheilkunde
Theodor-Stern-Kai 7, 60590 Frankfurt am Main

Heimann, Heinrich, Prof. Dr.
Consultant Ophthalmic Surgeon, Royal Liverpool University Hospital, Prescot Street, Liverpool L7 8XP, United Kingdom

Helbig, Horst, Univ.-Prof. Dr.
Klinik und Poliklinik für Augenheilkunde, Direktor,
Universitätsklinikum Regensburg
Franz-Josef-Strauß-Allee 11, 93053 Regensburg

Heußen, Florian, Dr.
Charité Universitätsmedizin Berlin
Klinik für Augenheilkunde (CVK)
Augustenburger Platz 1, 13353 Berlin

Heufelder, Jens, Dr.
Helmholtz-Zentrum Berlin
Hahn-Meitner-Platz 1, 14109 Berlin

Hiepe, Falk, Prof. Dr.
Charité – Universitätsmedizin Berlin
Centrum Innere Medizin und Dermatologie
Medizinische Klinik mit Schwerpunkt
Rheumatologie und Klinische Immunologie
Chariteplatz 1, 10117 Berlin

Hoerauf, Hans, Univ.-Prof. Dr.
Direktor der Abt. f. Augenheilkunde
Universitätsmedizin Göttingen
Robert-Koch-Straße 40, 37075 Göttingen

Jandeck, Claudia, Dr.
Kennedyallee 55, 60596 Frankfurt

Joussen, Antonia M., Univ.-Prof. Dr.
Direktorin der Klinik
Charité Universitätsmedizin Berlin
Klinik für Augenheilkunde (CVK)
Augustenburger Platz 1, 13353 Berlin

Jurklies, Bernhard, Prof. Dr.
Helios-Klinikum Wuppertal, Augenklinik
Klinikum der Universität Witten-Herdecke
Heusnerstraße 40, 42283 Essen

Jurklies, Christine, Dr.
Universitäts-Augenklinik
Universitätsklinikum Essen
Hufelandstraße 55, 45147 Essen

Kakkassery, Vinodh, Dr.
Klinikum Steglitz (CBF)
Hindenburgdamm 30, 12203 Berlin

Kötter, Ina, Prof. Dr.
Medizinische Klinik, Abteilung II
Universitätsklinikum Tübingen
Otfried-Müller-Straße 10, 72076 Tübingen

Lang, Gabriele E., Univ.-Prof. Dr.
Augenheilkunde – Sektion Retinologie und Laserchirurgie
Universitätsklinikum Ulm
Prittwitzstraße 43, 89075 Ulm

Lang, Stefan J., Dr.
Augenklinik
Universitätsklinikum Freiburg
Killianstraße 5, 79106 Freiburg

Larsen, Michael, Prof. MD
Professor of Ophthalmology, Department of Ophthalmology, Herlev Hospital, University of Copenhagen, Herlev Ringvej 75, 2730 Herlev, Denmark

Loeffler, Karin, Prof. Dr.
Augenklinik des Universitäts-Klinikums
Universitätsklinikum Bonn
Ernst-Abbe-Straße 2, 53127 Bonn

Lommatzsch, Albrecht, Dr.
Augenabteilung
St. Franziskus-Hospital Münster
Hohenzollernring 74, 48145 Münster

Lutty, Gerard, PhD
The Wilmer Eye Institute
Johns Hopkins Hospital
600 N. Wolfe Street, Baltimore, USA

Mackensen, Friederike, Dr.
Interdisziplinäres Uveitiszentrum
Universitätsklinikum Heidelberg
Im Neuenheimer Feld 400, 69120 Heidelberg

Max, Regina, Dr.
Interdisziplinäres Uveitiszentrum
Universitätsklinikum Heidelberg
Im Neuenheimer Feld 400, 69120 Heidelberg

Neß, Thomas, Dr.
Augenklinik
Universitätsklinikum Freiburg
Killianstraße 5, 79106 Freiburg

Padge, Björn, Dr.
Brünebrede 47, 48231 Warendorf

Pauleikhoff, Daniel, Prof. Dr.
Augenheilkunde
St. Franziskus Hospital
Hohenzollernring 74, 48415 Münster

Pleyer, Uwe, Prof. Dr.
Charité Universitätsmedizin Berlin
Klinik für Augenheilkunde (CVK)
Augustenburger Platz 1, 13353 Berlin

Rohrbach, Jens Martin, Prof. Dr.
Augenklinik Abt. 1
Universitätsklinikum Tübingen
Schleichstraße 12, 72076 Tübingen

Roider, Johann, Univ.-Prof. Dr.
Universitätsklinikum Schleswig Holstein Campus Kiel
Klinik für Augenheilkunde, Haus 25
Arnold-Heller-Straße 3, 24105 Kiel

Rosenbaum, James T., MD
Casey Eye Institute
Oregon Health & Science University
Portland, Oregon, USA

Rüfer, Florian, Dr.
Klinik für Augenheilkunde
Universitätsklinikum Schleswig-Holstein Campus Kiel
Arnold-Heller-Straße 3, 24105 Kiel

Sadda, Srinivas, MD
Department of Ophthalmology
Doheny Eye Institute
University of Southern California, USA

Schlote, Torsten, Prof. Dr.
Tagesklinik Ambimed
Klingentalstraße 9, 4057 Basel, Schweiz

Schüler, Andreas, PD Dr.
Stell. Ärztlicher Direktor
Augenklinik Universitätsallee, Parkallee 301 /
Universitätsallee, 28213 Bremen

Shields, Jerry A., MD PhD
Ocular Oncology Service, Wills Eye Institute
Thomas Jefferson University
Philadelphia, Pennsylvania 19107, USA

Shields, Carol L., MD
Ocular Oncology Service, Wills Eye Institute
Thomas Jefferson University
Philadelphia, Pennsylvania 19108, USA

Soliman, Wael, MD
Department of Ophthalmology, Herlev Hospital
University of Copenhagen
Herlev Ringvej 75, 2730 Herlev, Denmark

Springer, Christina, Dr.
Augenklinik, Stadtspital Triemli
Birmensdorferstraße 497, 8063 Zürich, Schweiz

Stübiger, Nicole, Prof. Dr.
Fakultät Gesundheitswesen
Ostfalia Hochschule für angewandte Wissenschaften
Rothenfelder Straße 10, 38440 Wolfsburg

van Meurs, Jan C., Prof. Dr.
Professor of Ophthalmology
The Rotterdam Eye Hospital
Schiedamsevest 180, 3011 BH Rotterdam, Netherlands

Walsh, Alexander, MD
Department of Ophthalmology
Doheny Eye Institute
University of Southern California, USA

Wessing, Achim, Prof. Dr. Dr. h.c.
Horster Straße 115, 45968 Gladbeck

Wiehler, Ute, Dr.
Sagarmartha Choudhary Eye Hospital
Lahan, Siraha District, Nepal

Willerding, Gregor, Dr.
Charité Universitätsmedizin Berlin
Klinik für Augenheilkunde (CBF)
Hindenburgdamm 30, 12203 Berlin

Winterhalter, Sibylle, Dr.
Charité Universitätsmedizin Berlin
Hochschulambulanz für Augenheilkunde (CVK)
Augustenburger Platz 1, 13353 Berlin

Wolf, Sebastian, Univ.-Prof. Dr. Dr.
Universitätsklinik für Augenheilkunde
Inselspital Bern, 3010 Bern, Schweiz

Zeimer, Meike, Dr.
Augenheilkunde
St. Franziskus Hospital
Hohenzollernring 74, 48415 Münster

Ziemssen, Focke, PD Dr.
Universitäts-Augenklinik
Eberhard Karls Universität Tübingen
Schleichstraße 12-16, 72076 Tübingen,

Zierhut, Manfred, Prof. Dr.
Department für Augenheilkunde
Eberhard Karls Universität Tübingen
Schleichstraße 12-16, 72076 Tübingen

Abkürzungsverzeichnis

AAV	adenoassoziierte Viren
AAV	Arterienastverschluss
ACE	Angiotensin-konvertierende Enzym
ACI	Arteria carotis interna
ACR	American College of Rheumatology
AEG	Glyzierungsendprodukte (»early glycation end products«)
AION	anteriore ischämische Optikusneuropathie
AMD	altersabhängige Makuladegeneration
ANA	antinukleäre Antikörper
ANV	Kammerwinkelneovaskularisation
aPTT	aktivierte partielle Thromboplastinzeit
ARN	akute retinale Nekrose
AT III	Antithrombin-III
AVI	invertiertes Bild
AVT	retinale Astvenenthrombose
BAL	Bronchoalveolarlavage
bFGF	basic fibroblast growth factor
BPD-MA	Benzoporphyrinderivat-Monoacid
BRVO	branch retinal vein occlusion
BSG	Blutkörperchensenkungsgeschwindigkeit
BVA	Berufsverband der Augenärzte (BVA)
CCM	zerebrale kavernöse Malformation
CCS	Chorioretinopathia centralis serosa
CCS	Churg-Strauss-Syndrom
CDMS	klinisch definierte Multipe Sklerose
CEA	Carotis-Endarterektomie
CGE	Cobalt Gray Equivalent
CHAMPS	Controlled High-Risk Subjects Avonex Multiple Sclerosis Prevention Study
CME	zystoides Makulaödem (»cystoid macular edema«)
CMV	Zytomegalievirus
CNV	choroidale Neovaskularisation
cPAN	klassische Panarteriitis nodosa
cpm	cuts per minute
CRA	chorioretinale Anastomose
CRLR	calcitonin receptor like receptor
ct	centistokes
CT	Computertomogramm
CTGF	connective tissue growth factor
CVID	common variable immunodeficiency
DAG	Diacylglycerol
DD	Differentialdiagnose
DDG	Deutsche Diabetesgesellschaft (DDG)
DDS	Dexamethason slow-release System
DIC	disseminierte intravasale Koagulopathie
DM	Diabetes mellitus
DMÖ	diabetisches Makulaödem
DRS	Diabetic Retinopathy Study
EAE	experimentelle autoimmune Enzephalomyelitis
ECLAM	European Consensus Lupus Activity Measurement
eNOS	endotheliale Stickoxidsynthetase/Nitric Oxide Synthase
ERG	Elektroretinogramm
ERM	epiretinale Membran
ETDRS	Early Treatment Diabetic Retinopathy Study
EVR	familial exudative vitreoretinopathy
FA	Fluoreszeinangiographie
FAI	Fluozinolone Acetonid Implantat
FEVR	familiäre exsudative Vitreoretinopathie
FFP	fresh frozen plasma
FGF	fibroblast growth factor
fRAT	familiäre retinale arterielle Tortuosität
GAP	glial fibrillary acidic protein
GH	Wachstumshormon
GvHD	graft versus host disease
GWK	Goldmann-Witmer-Koeffizient
HIF	Hypoxie-induzierbarer Faktor
HREs	hypoxia-responsive elements
HRG	histidinreiches Glykoprotein
HSV	Herpes-simplex-Virus
ICAM	intercellular adhesion molecule
ICG	Indozyaningrün
IFDA	Initiativgruppe »Früherkennung diabetischer Augenerkrankungen« (IFDA)
IGF	Insulin like growth factor
IL	Interleukin
ILM	Membrana limitans interna
INR	international normalization ratio
INV	Irisneovaskularisation
IOD	Intraokulardruck
IOL	Intraokularlinse
IRMA	intraretinale mikrovaskuläre Anomalie
IVA	Ausgangssehschärfe
IVOM	intravitreale operative Medikamentenapplikation
IVTA	intravitreales Triamcinolon
JAM	junctional adhesion molecule
KMT	Knochenmarktransplantation
LE	Lupus erythematodes
LIA	Licht-induzierte Amaurose
LRP5	low-density lipoprotein receptor-related protein 5
MCP	macrophage chemoattractant protein
MIP	macrophage inflammatory protein

mPAN	mikroskopische Panarteriitis nodosa
MRA	MR-Angiographie
MRT	Magnetresonanztomogramm
MS	Multiple Sklerose
NAION	nicht-arteriitische anteriore ischämische Optikusneuropathie
ND	Norrie-Erkrankung
NF-κB	nuclear factor κ B
NVD	Neovaskularisation auf oder neben der Papille
NVE	Neovaskularisation andernorts am Fundus
NVG	neovaskuläres Glaukom
OCT	Optische Kohärenztomographie
OIR-Modell	Oxygen induced retinopathy-model
OIS	Okuläres Ischämiesyndrom
ON	Optikusneuritis
OPL	äußere plexiforme Schicht
OPPG-Syndrom	Osteoporosis-pseudoglioma syndrome
PAI	plasminogen activator inhibitor
PCR	polymerase chain reaction
PDT	photodynamische Therapie
PEDF	pigment epithelial derived factor
PFCL	Perfluorcarbone
PHPV	persistierende hyperplastische primäre Glaskörper
PKC	Proteinkinase C
POE	Polyorthoesthern
PORN	progressive äußere Netzhautnekrose
PPD	purifiziertes Proteinderivat
PRP	panretinale Photokoagulation
PVR	proliferative Vitreoretinopathie
RAP	retinal angiomatöse Proliferation
RAPD	relativer afferenter Pupillendefekt
RCH	retinales kapilläres Hämangiom
RON	radiären Optikusneurotomie
ROP	retinopathy of prematurity
RPE	retinales Pigmentepithel
RPM	Retinopathia praematurorum
rtPA	rekombinierter Gewebsplasminaktivator (recombinant tissue-like plasminogen activator)
sE-Selectin	soluble E-Selectin
SiO	Silikonöl (SiO)
siRNA	small interference-RNA
SLE	systemischen Lupus erythematodes
SLEDAI	Systemic Lupus Erythematosus Disease Activity Index
SRD	seröse Netzhautabhebung (»serous retinal detachment«)
SRT	selektiven Retinatherapie
SSTR1-5	5 Somatostatin-Rezeptor-Subtypen
TGF	transforming growth factor
TNF	tumor necrose factor
t-PA	Gewebsplasminogenaktivator (tissue plasminogen activator)
TPZ	Thromboplastinzeit
TTE	transthorakales Herzecho
TTP	thrombotische thrombozytopenische Purpura
TZ	Thrombinzeit
UTR	untranslated regions
VE-cadherin	vascular endothelium cadherin
VEGF	vascular endothelial growth factor
vHL	von Hippel-Lindau-Erkrankung
VPF	vascular permeability factor
VTR	vasoproliferativer Tumor der Retina
VZV	Varicella-zoster-Virus
XL-FEVR	X-linked familial exudative vitreoretinopathy
ZAV	Zentralarterienverschluss
ZVT	Zentralvenenthrombosen
ZVV	Zentralvenenverschluss

I Diagnostische und therapeutische Konzepte in der Behandlung retinaler Gefäßerkrankungen

Fluoreszeinangiographie

H. Heimann, S. Wolf

Die Fluoreszeinangiographie (FA) stellt neben der Ophthalmoskopie weiterhin eine wichtige Untersuchungsmethode bei Diagnose und Therapie der häufigsten Netzhauterkrankungen dar. Trotz der Weiterentwicklungen von optischer Kohärenztomographie (OCT) und der Indiozyaningrün-Angiographie können frühe Schädigungen der Netzhautgefäße, Neovaskularisationen bei exsudativer AMD sowie Netzhaut-Ischämien bei diabetischer Retinopathie oder nach Gefäßverschlüssen zuverlässig nur mit der Fluoreszeinangiographie diagnostiziert werden. Daher wird diese Methode auf absehbare Zeit ein wichtiger Bestandteil der Untersuchungen von Patienten mit retinalen und choroidalen Erkrankungen bleiben (◘ Abb. 1.1).

1.1 Geschichte der Fluoreszeinangiographie

Fluoreszein ist einer der stärksten künstlichen Farbstoffe. Es wurde erstmals 1871 von Adolf von Baeyer, einem deutschen Chemiker, dem 1906 den Nobelpreis für Chemie für die Entwicklung organischer Farbstoffe verliehen wurde, synthetisiert. Eine Anreicherung von Fluoreszein in der Vorderkammer nach intravenöser Injektion des Farbstoffs wurde erstmals von Paul Ehrlich im Jahre 1882 beschrieben. Weitere Meilensteine waren die Beschreibung einer Fluoreszein-Leckage in chorioretinischen Herden durch Burk 1910 sowie 1955 die Anreicherung in Aderhauttumoren nach intravenöser Injektion durch MacLean und Maumenee.

Das Konzept der heute angewendeten Fluoreszeinangiographie (FA) wurde erstmals 1959 von Flocks, Miller und Chao nach tierexperimentellen Studien an Katzen beschrieben. Die erste FA am Menschen wurde kurz darauf von Novotny und Alvis durchgeführt. Ein Meilenstein in der Interpretation der fluoreszenzangiographischen Befunde und Standardwerk bis heute ist der »Stereoscopic Atlas of Macular Diseases« von Donald Gass, der erstmals 1969 herausgegeben wurde. In Deutschland wurde die FA durch Achim Wessing und sein Lehrbuch »Fluoreszeinangiographie der Retina«, das 1968 publiziert wurde, als fester Bestandteil der modernen Retinologie etabliert.

Die FA wird nun seit über 40 Jahren routinemäßig weltweit in allen Kliniken, die auf die Behandlung der Erkrankungen des hinteren Augenabschnitts spezialisiert sind, angewendet. Sie hat enorm zu dem Verständnis und zur Entwicklung neuer Therapiestrategien in der Behandlung dieser Erkrankungen beigetragen. Zusammen mit der etwa zeitgleichen Einführung der Laserkoagulation wurden so der Grundstein für ein eigenständiges neues Fachgebiet in der Augenheilkunde, der »Medical Retina«, gelegt. Die ersten bahnbrechenden großen Multizenterstudien in diesem neuen Spezialgebiet basieren auf fluoreszenzangiographischen Befunden und haben so in den letzten 20 Jahren neue Standards für die Behandlung von exsudativer AMD, diabetischer Retinopathie und retinalen Gefäßerkrankungen definiert.

Als wesentlicher technischer Fortschritt ist die Einführung digitaler Photographiesysteme anzusehen, die klassische filmbasierte Techniken seit etwa 10 Jahren überholt und ersetzt haben. Die Vorteile dieser Methoden sind in einer sofortigen Verfügbarkeit der Bilder an mehreren Arbeitsplätzen innerhalb einer Klinik, der Möglichkeit der digitalen Nachbearbeitung und Verbesserung der Aufnahmen, der vereinfachten Archivierung, der Pseudo-Stereobetrachtung am Monitor und dem Nutzen für telemedizinische Konsultationen zu sehen. Diese hat in den letzten Jahren zur Etablierung mehrerer »Reading Centres« weltweit geführt, in denen Netzhautspezialisten standardisierte Auswertungen und Beurteilungen von bildgebenden Verfahren und Befunden für Studienzwecke oder auch zur klinischen Behandlung vornehmen.

Trotz der wichtigen neueren Untersuchungstechniken wie den elektrophysiologischen Untersuchungsmethoden, der ICG-Angiographie und insbesondere der optischen Kohärenztomographie (OCT) bleibt die FA auch weiterhin ein essentieller Bestandteil in der Diagnose und Behandlung der wichtigsten Netzhauterkrankungen. Eine zweifelsfreie Diagnose der häufigsten Erkrankungen (z.B. der exsudativen AMD) oder die Beurteilung der Netzhautperfusion bei diabetischem Makulaödem und retinalen Gefäßerkrankungen kann nur anhand der FA erfolgen. Dieser Methode kommt daher auch weiterhin eine wichtige Rolle bei der Therapieentscheidung und Finanzierung der Behandlung retinaler Erkrankungen zu.

Durch die neuen Behandlungsoptionen in der Therapie der exsudativen AMD und nun auch der vaskulären retinalen Erkrankungen hat die Anzahl der durchzuführenden FA in den letzten 5 Jahren deutlich zugenommen. Da es sich bei der FA um ein invasives und relativ zeitaufwendiges Verfahren handelt, sind die größeren Zentren nunmehr darauf bedacht, die Anzahl der durchgeführten FA auf das notwendige Minimum zu reduzieren. In den vergangenen Jahren geht der Trend daher in die Richtung, die FA vor allem bei der Diagnosestellung und initialen Therapieempfehlung einzusetzen. Der Therapieverlauf wird nunmehr meist durch sequentielle OCT beurteilt. Die Bedeutung der FA hat hier in den letzten Jahren abgenommen und sie wird, z.B. im Rahmen der Anti-VEGF Therapie der exsudativen AMD, nur noch in Einzelfällen durchgeführt.

Erkrankung	Lokalisation	Klinischer Befund	Frühe arteriovenöse Phase	Arteriovenöse Phase	Spätphase	Kernpunkte
AMD						
Klassische CNV 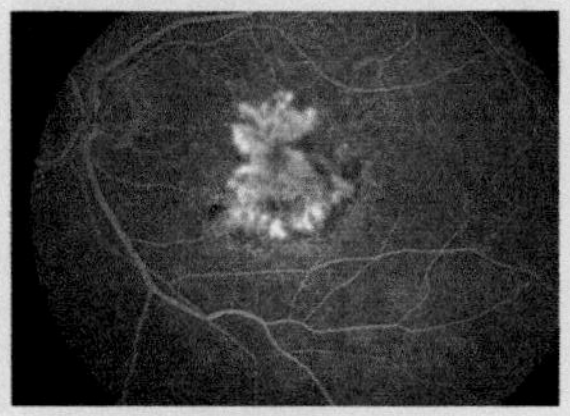	Zentrale Makula Retina/RPE/ Choriokapillaris	GraueVerdickung zentrale Makula ± intraretinale Blutung ± Exsudate ± RPE Veränderungen ± umgebender Pigmentring	Frühe, gut abgrenzbare Hyperfluoreszenz	Zunehmende Hyperfluoreszenz mit Leckage vom Rand der CNV	Persistierende Hyperfluoreszenz	Frühe, gut abgrenzbare Hyperfluoreszenz mit zunehmender Leckage. Speichenartige Gefäßstruktur der CNV in einigen Fällen sichtbar
Okkulte CNV 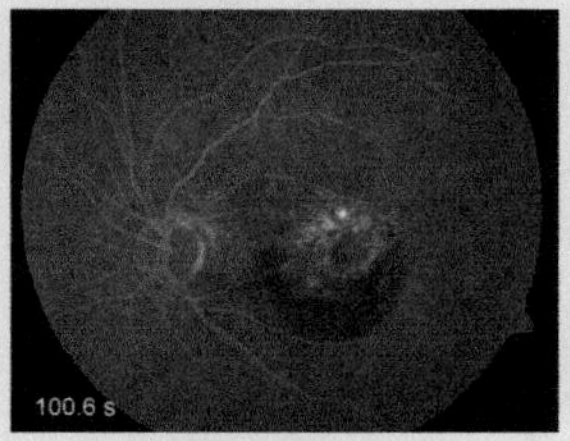	Zentrale Makula Retina/RPE/ Choriokapillaris	GraueVerdickung zentrale Makula ± intraretinale Blutung ± Exsudate ± RPE Veränderungen	Hypofluoreszenz im Bereich des Netzhautödems	Punktförmige oder größere Hyperfluoreszenzen, die erst in der arteriovenösen Phase auftreten	Zunehmende Leckage, deren Herkunft nicht sicher lokalisiert werden kann, oder fibrovaskuläre RPE-Abhebung	Keine Hyperfluoreszenz in der Frühphase, dann zunehmende, nicht sicher zu lokalisierende Leckage im Verlauf. Stereo-Betrachtung wichtig
Pigmentepithel-Abhebung 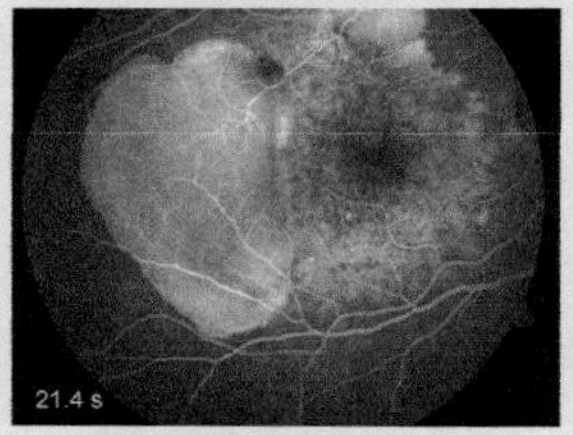	Makula Retina/RPE	Orang-gelbliche, kuppelartige Vorwölbung	Hypofluoreszenz im Bereich des Netzhautödems	Beginnende und zunehmende Leckage innerhalb der Abhebung	Zunehmende und persistierende Leckage, die die Grenzen der Abhebung nicht überschreitet	Eine nierenförmige Einkerbung der RPE-Abhebung kann die Lokalisation einer CNV anzeigen. ICG-Angiographie zum Nachweis einer CNV oder polypoidaler Läsionen
RAP (Retinale angiomatöse Proliferation) 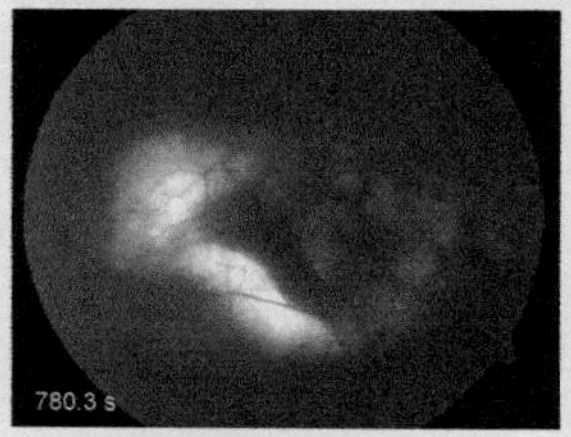	Makula meist para-/juxtafoveal Retina/RPE/ Choriokapillaris	Exzentrische retinale Blutung mit umgebenden Lipidexsudaten. Retinale Gefäße, die sich nicht verjüngen und in die Aderhaut abtauchen ±RPE-Abhebung	Frühe, lokalisierte Hyperfluoreszenz Kommunikation der CNV mit dem retinalen Gefäßkomplex	Zunehmende Leckage im Bereich des Gefäßkomplexes	Persistierende Leckage im Bereich des Gefäßkomplexes ± RPE-Abhebung	Video-Angiographie verdeutlicht Kommunikation retinaler und choroidaler Gefäße. ICG-Angiographie sinnvoll

Abb. 1.1 Übersicht typischer fluoreszenzangiographischer Befunde

Erkrankung	Lokalisation	Klinischer Befund	Frühe arteriovenöse Phase	Arteriovenöse Phase	Spätphase	Kernpunkte
Einriss des Pigmentepithels 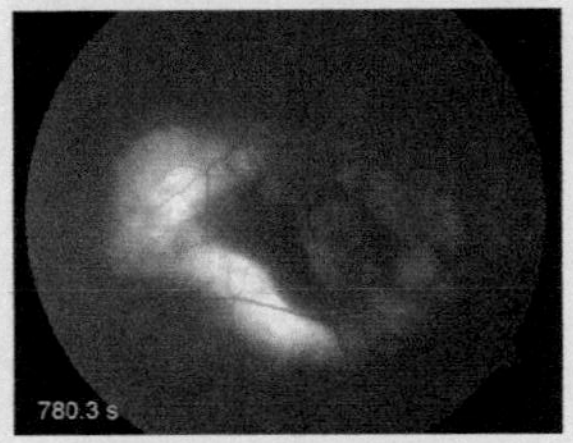	Makula, meist juxta-/extra-foveal RPE	Gut abgrenzbare, meist L-förmiges aufgehelltes Areal, an einer Seite von dem dunkleren aufgerollten RPE begrenzt	Frühe, gut abgrenzbare Hyperfluoreszenz im Defektbereich (Fensterdefekt ± CNV-Leckage), Hypofluoreszenz im Areal des aufgerollten RPEs	Zunehmende Hyperfluoreszenz im Defektbereich / CNV	Persistierende Hyperfluoreszenz	Treten spontan oder häufiger nach Therapie von CNV mit RPE-Abhebungen auf. Identifikation noch aktiver CNV für Entscheidung zur Wiederbehandlung wichtig
Drusen 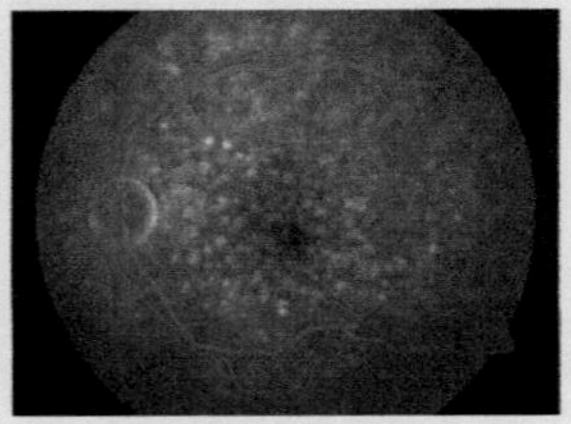	Makula / hinterer Pol Retina/RPE	Gelbliche Vorwölbungeun unterschiedlicher Größe	Überwiegend hypofluoreszent, einige Drusen können jedoch vereinzelt eine frühe, gut abgrenzbare Hyperfluoreszenz aufweisen	Zunehmende Hyperfluoreszenz, keine Leckage	Persistierende oder abnehmende Hyperfluoreszenz, keine Leckage	Keine Leckage über den Randbereich der Drusen hinaus
Makuläre Teleangiektasien 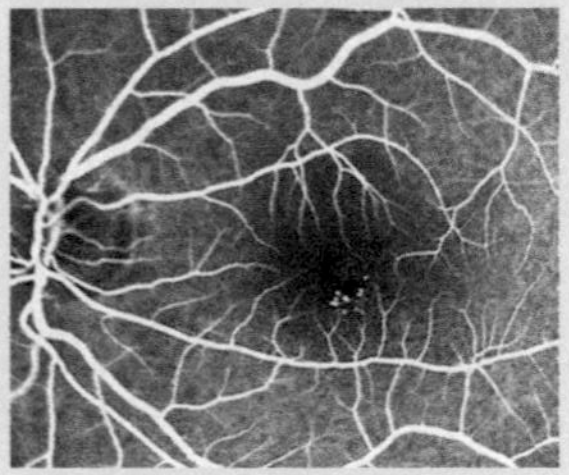	Juxtafoveal, meist temporal inferior	Lokalisierte Gefäßerweiterungen, schollige Pigmentverschiebungen. Verlust der Netzhauttransparenz ± RAP-ähnliche Veränderungen mit CNV	Füllung der retinalen Teleangiektasien	Leckage über den Teleangiektasien	Leckage mit teilweise zystoidem Ödem	Stereoangiographie zur räumlichen Zuordnung der Läsion wichtig. OCT zeigt meist weniger Netzhautverdickung als nach Angiographie zu erwarten wäre. Oft bilateral
Geographische Atrophie 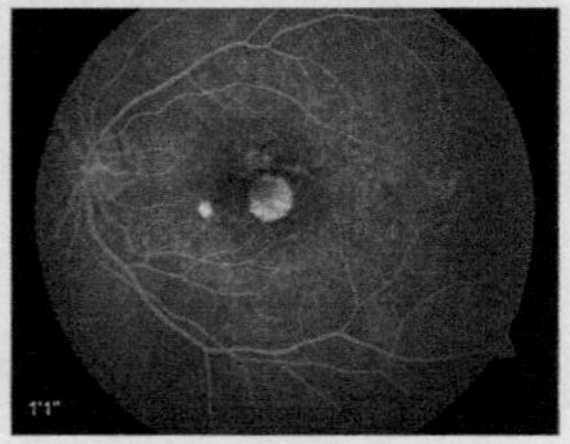	Zentrale Makula, initial meist juxta-/extrafoveal	Gut abgrenzbares Areal mit Fensterdefekt	Frühre, gut abgrenzbare Hyperfluoreszenz mit sichtbaren Aderhautgefäßen (Fensterdefekt)	Zunehmende Hyperfluoreszenz parallel zur Aderhautfüllung Keine Hyperfluoreszenz über den Randbereich des Fensterdefekts hinaus	Abnehmende Hyperfluoreszenz parallel zum Nachlassen der Aderhautfluoreszenz	Keine Leckage, kein Netzhautödem Autofluoreszenz besser zur Untersuchung / Dokumentation geeignet

Abb. 1.1 *Fortsetzung*

Erkrankung	Lokalisation	Klinischer Befund	Frühe arteriovenöse Phase	Arteriovenöse Phase	Spätphase	Kernpunkte
Diabetische Retinopathie						
Fokales Ödem 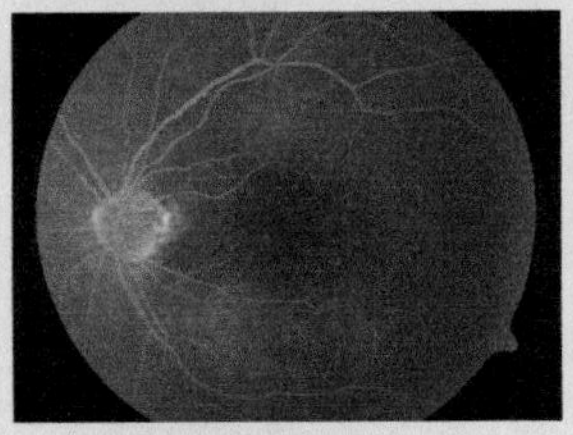	Meist extrafoveal beginnend Retina	Lokalisierte Mikroaneurysmen mit umgebendem Netzhautödem, Lipid-Exsudaten und Blutungen	Hypofluoreszenz durch Netzhautödem, Füllung der Mikroaneurysmen	Zunehmende Füllung und Leckage der Mikroaneurysmen	Zunehmende Leckage	Spätaufnahme nach 10 min zeigt oft deutlich mehr Leckage. FA zur Identifikation von Mirkoaneurysmen und ischämischen Arealen
Diffuses Ödem 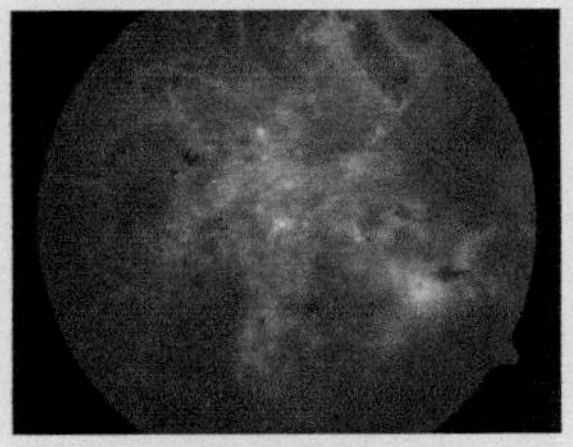	Zentrale Makula Retina	Diffuse Netzhautverdickung ± Exudate ± Mikroaneurysmen	Hypofluoreszenz durch Netzhautödem, Füllung von Mikroaneurysmen	Diffuse Leckage über geschädigten Netzhautgefäßen und von Mikroaneurysmen	Zunehmende Leckage, oft zystoide Konfiguration	OCT zur Verlaufsbeobachtung
Ischämische Retinopathie 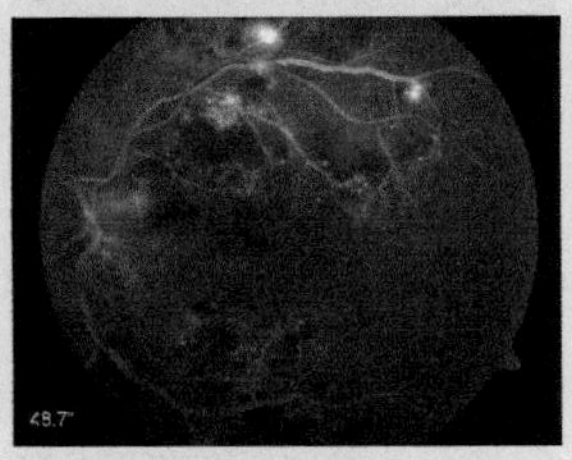	Zentrale Makula Retina	Diffuse Verdickung ± »Ghost Vessels« ± IRMA oder Neovaskularisationen im Randbereich der Ischämieareale ± tiefe Netzhautblutungen	Hypofluoreszenz in den Verschlussarealen	Persistierende Hypofluoreszenz	Persistierende Hypofluoreszenz Hyperfluoreszenz in den Randbereichen über IRMA oder Neovaskularisationen	Ausmaß der Ischämie beeinflusst Therapieentscheidung
Proliferative Retinopathie 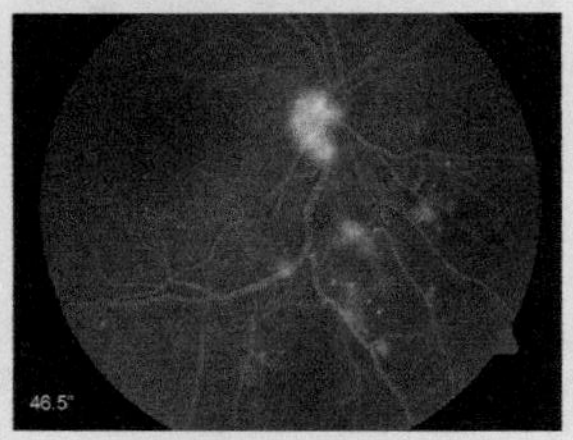	An der Papille oder entlang der großen Gefäßbögen Epiretinal	Sichtbare Neovaskularisationen ± Fibrose ± Traktion	Frühe Füllung der Neovaskularisationen parallel zur Füllung der Netzhautgefäße	Leckage über den Neovaskularisationen	Persistierende diffuse Leckage über den Neovaskularisationen ± Makulaödem	Kleinere Neovaskularisationen können oft nur mit der FA identifiziert werden

Abb. 1.1 *Fortsetzung*

Erkrankung	Lokalisation	Klinischer Befund	Frühe arteriovenöse Phase	Arteriovenöse Phase	Spätphase	Kernpunkte
Tumoren						
Aderhautmelanom 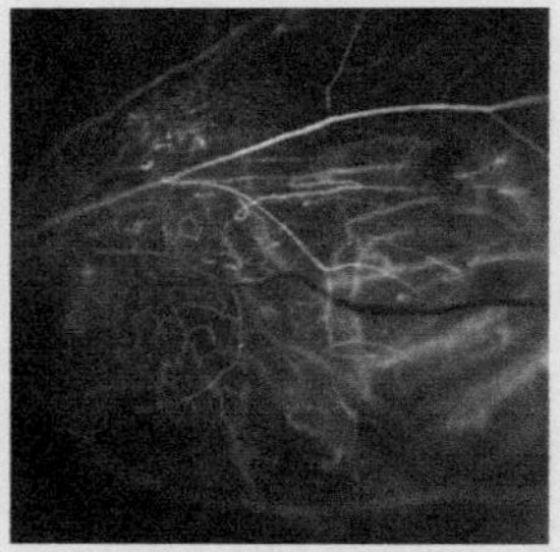	Gesamter Fundus Aderhaut	Pigmentierter oder nicht-pigmentierter Aderhauttumor Gelegentlich Durchbruch durch Bruch´sche Membran und Netzhautinfiltration ± Lipcfuzin (»orange pigment«) ± tumoreigenes Gefäßsystem ± subretinale Blutungen ± Drusen ± Netzhautödem / exsudative Ablatio	Hypofluoreszenz durch Tumor und Netzhautödem Teilweise sichtbare Füllung eines tumoreigenen Gefäßsystems	Hyperfluoreszenz innerhalb des Tumors ± lokalisierte Leckagen ± zunehmende Leckagen der Tumorgefäße	Persistierende Hyperfluoreszenz innerhalb des Tumors	Tumoreigenes Gefäßsystem unterstützt die Diagnose, ist jedoch nicht immer zu identifizieren und ist nicht beweisend
Aderhauthämangiom 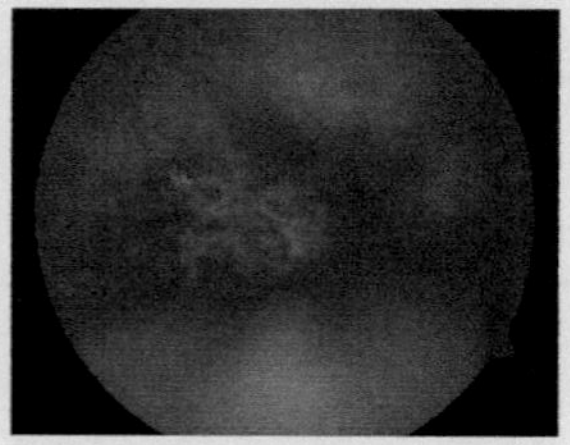	Hinterer Pol Aderhaut	Rötlicher oder gräulicher Tumor mit Netzhautödem oder exsudativer Ablatio	Sehr frühe Füllung der Tumorgefäße mit der Aderhautfüllung (meist kurz vor Füllung der Netzhautgefäße)	Zunehmende, deutliche Hyperfluoreszenz innerhalb des Tumors	Persistierende Leckage innerhalb des Tumors	Gute Aufnahmen der Frühphase wichtig ICG-Angiographie hilfreich
Varia						
Retinopathia centralis serosa 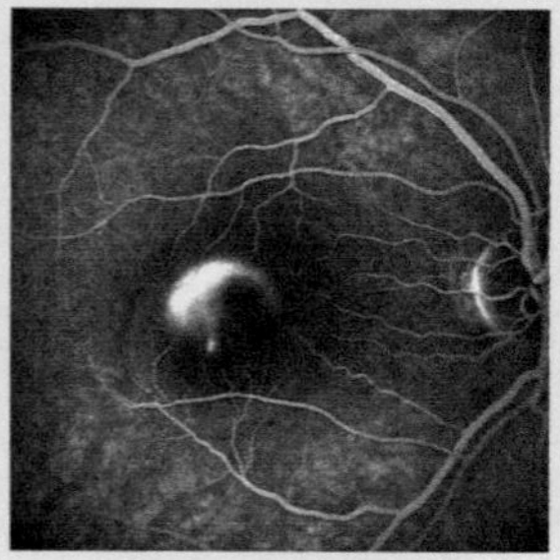	Makula Gelegentlich außerhalb der Makula RPE	Gelbliche Läsionen und RPE-Veränderungen in der Makula Makulaödem ± extrafoveale neurosensorische und RPE-Abhebungen	Hypofluoreszenz in Bereich des Netzhautödems	Punktförmige Hyperfluoreszenz, die sich langsam zu einer größeren Leckage ausweitet (»Rauchfahne«)	Persistierende Leckage im Bereich der neurosensorischen- / RPE-Abhebung	Multiple Läsionen möglich Neurosensorische Abhebung meist nur im OCT erkennbar ICG Angiografie sinnvoll

Abb. 1.1 *Fortsetzung*

Erkrankung	Lokalisation	Klinischer Befund	Frühe arteriovenöse Phase	Arteriovenöse Phase	Spätphase	Kernpunkte
Chronische Retinopathia centralis serosa 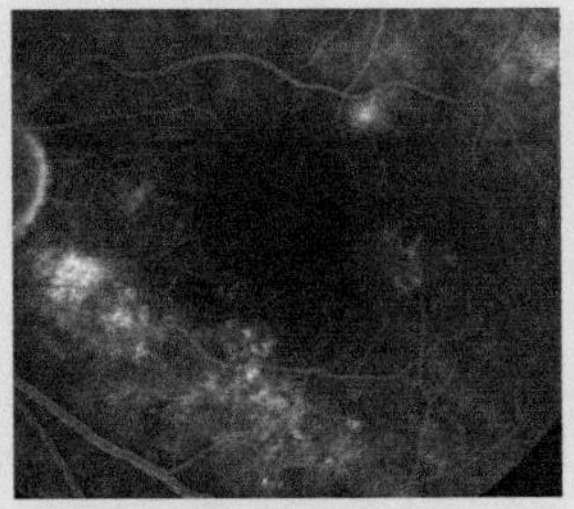	Makula Gelegentlich außerhalb der Makula RPE	Pigmentveränderungen in der Makula	Frühe Fensterdefekte des RPE ± aktive Läsionen wie oben beschrieben	Fensterdefekte ± Leckagen in aktiven Läsionen	Persistierende Fensterdefekte ± Leckagen in aktiven Läsionen	Wichtige Differentialdiagnose zur okkulten CNV Stereoangiografie, OCT und ICG Angiografie in der Differentialdiagnose hilfreich
Zystoides Makulaödem 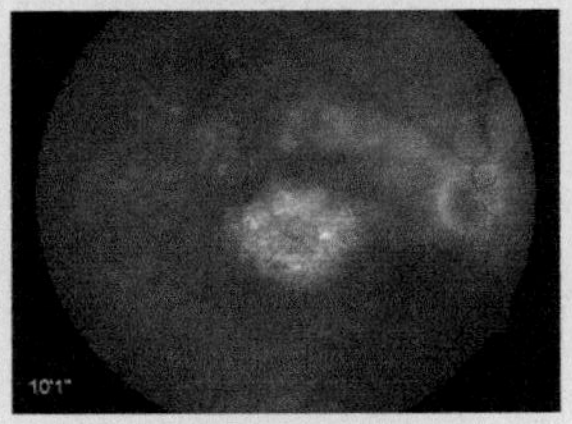	Zentrale Makula Retina	Zystoide Netzhautveränderungen (»Honigwaben«)	Hypofluoreszenz durch Netzhauödem	Langsam zunehmende Hyperfluoreszenz innerhalb der zystoiden Hohlräume	Zunehmende Leckages (Pooling) in den zystoiden Hohlräumen	OCT zur Verlaufskontrolle und Ausschluß vitreoretinaler Traktionen
Makulaforamen 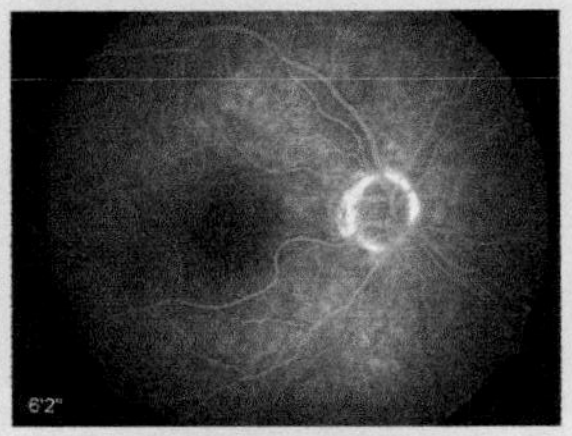	Zentrale Makula	Punktförmige gelbliche Veränderung oder rundlicher Netzhautdefekt mit punktförmigen gelblichen Veränderungen innerhalb des Defektes (»Salamischeibe«)	Hypofluoreszenz im Bereich des Defekts	Gelegentlich geringe Hyperfluoreszenz innerhalb bzw. im Randbereich des Lochs	Gelegentlich zunehmende Hyperfluoreszenz im Randbereich des Lochs	FA normalerweise nicht indiziert. Diagnose durch klinischen Befund und OCT
Makular pucker 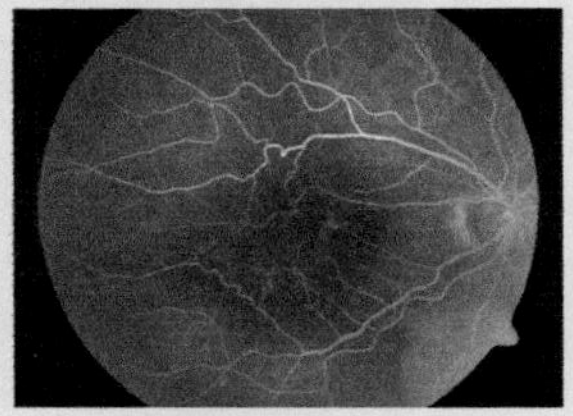	Makula Retina	Verziehung der makulären Netzhautgefäße Sichtbare Gliose / Fibrose	Füllung der verzerrten Netzhautgefäße	Geringe Hyperfluoreszenz der verzerrten Netzhautgefäße	Zunehmende Hyperfluoreszenz über den verzerrten Gefäßen Gelegentlich zystoide Leckage	FA normalerweise nicht indiziert. Diagnose durch klinischen Befund und OCT

Abb. 1.1 *Fortsetzung*

Erkrankung	Lokalisation	Klinischer Befund	Frühe arteriovenöse Phase	Arteriovenöse Phase	Spätphase	Kernpunkte
Retinale Vasculitis 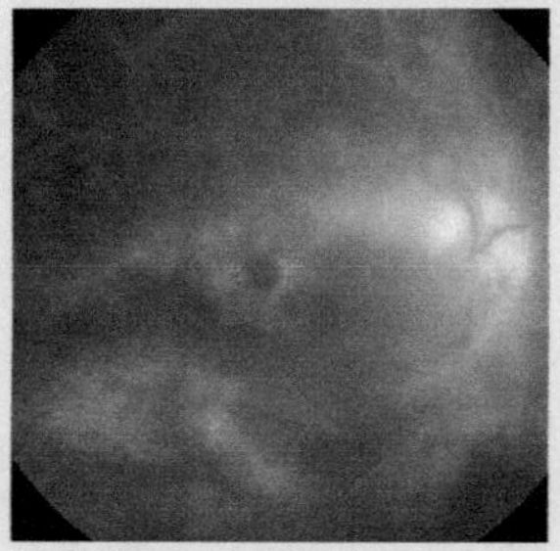	Segmental oder generalisiert Kann gesamten Fundus betreffen Retina ± Choroidea	Gefäßeinscheidungen, Vitritis. Retinale Ödem und Blutungen	Verlangsamte Füllung der betroffenen Netzhautgefäße (Arterien und Venen) Schwache Hyperfluoreszenz über geschädigten Gefäßen	Zunehmende Hyperfluoreszenz über geschädigten Gefäßen ± Füllungsdefekte ± zystoides Makulaödem ± Leckage über epiretinalen Neovaskularisationen	Zunehmende Hyperfluoreszenz. Späte Hyperfluoreszenz über der Papille	Umfangreiche Differentialdiagnose. FA gelegentlich zur Identifikation von betroffenen Arealen und Neovaskularisationen sinnvoll
Choroidale Vasculitis 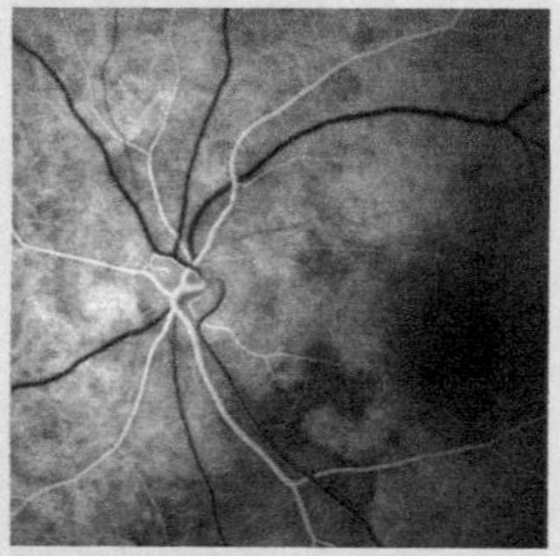	Segemental oder generalisiert Kann gesamten Fundus betreffen Choroidea ± Retina	Pigmentveränderungen ± »weiße Flecken« ± Vitritis	Hypofluoreszenzen in den betroffenen Arealen	Meist Übergang von Hypofluoreszenz zu Hyperfluoreszenz in den betroffenen Aderhautarealen	Hyperfluoreszenz über den betroffenen Aderhautarealen. Späte Hyperfluoreszenz über der Papille	Umfangreiche Differentialdiagnose. ICG Angiografie hilfreich
Retinale Gefäßverschlüsse						
Zentralvenen-Verschluss 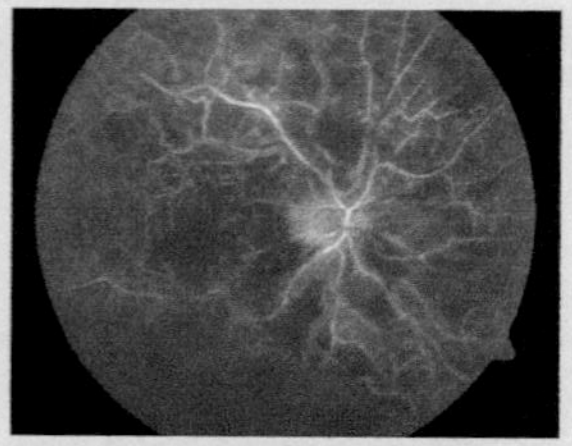	Gesamter Fundus ± Makulaödem Retina	Intra- und präretinale Blutungen. Gestaute Netzhautvenen zystoides Makulaödem-Cotton-wool-Herde. Bei älteren Verschlüssen: ± retinale Teleangiektasien ± retinochoroidale Shuntgefäße ± Neovaskularisationen	Hypofluoreszenz über der ödematösen Netzhaut und den Blutungen	Verzögerte Füllung der gestauten Netzhautvenen Hypofluoreszenz in Ischämiearealen. Leckage über Neovaskularisationen und Teleangiektasien. Keine Leckagen über Shuntgefäßen	Diffuse Leckage durch generalisierte Schrankenstörung der betroffenen Gefäße. ± zystoides Makulaödem ± Leckage über Teleangiektasien und Neovaskularisationen	FA zur Identifikation von Ischämiearealen und Neovaskularisationen. OCT zur Verlaufsbeobachtung

Abb. 1.1 *Fortsetzung*

Erkrankung	Lokalisation	Klinischer Befund	Frühe arteriovenöse Phase	Arteriovenöse Phase	Spätphase	Kernpunkte
Venenast-Verschluss 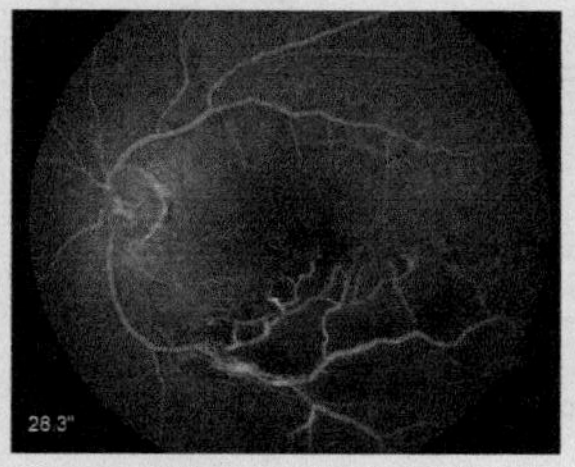	Ein bis zwei Netzhautquadranten ± Makulaödem	Wie Zentralvenen-Verschluss, jedoch auf ein bis zwei Quadranten begrenzt	Hypofluoreszenz über der ödematösen Netzhaut und den Blutungen	Verzögerte Füllung der gestauten Netzhautvenen Hypofluoreszenz in Ischämiearealen. Leckage über Neovaskularisationen und Teleangiektasien. Keine Leckagen über Shuntgefäßen	Diffuse Leckage durch generalisierte Schrankenstörung der betroffenen Gefäße ± zystoides Makulaödem ± Leckage über Teleangiektasien und Neovaskularisationen	FA zur Identifikation von Leckage und Ischämien vor Laserkoagulation. OCT zur Verlaufsbeobachtung
Zentralarterienverschluss / Arterienastverschluss 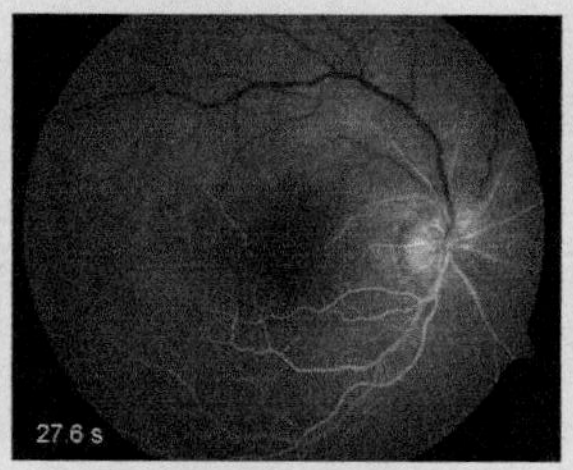	Retina Alle Quadranten oder lokalisiert	Netzhautödem Kirschroter Fleck der Fovea ± sichtbare intraarterielle Emboli	Verzögerte und segmentale Füllung der betroffenen Netzhautareale Choroidale Füllung erhalten falls Arteria ophthalmica noch durchblutet, ansonsten fehlende Aderhautfüllung Gelegentlich erhaltene Zirkulation eines zilioretinalen Gefäßes and er Papille	Stark verzögerte Füllung der betroffenen Gefäße ± Segmentierung des Fluoreszeinstroms in den betroffenen Gefäßen	Diffuse Leckage in den betroffenen Quadranten aufgrund eine generalisierten Endothel- / Schrankenstörung	FA gelegentlich in frischen Fällen hilfreich, da noch kein ausgeprägtes Netzhautödem vorliegt
Okuläres Ischämiesyndrom 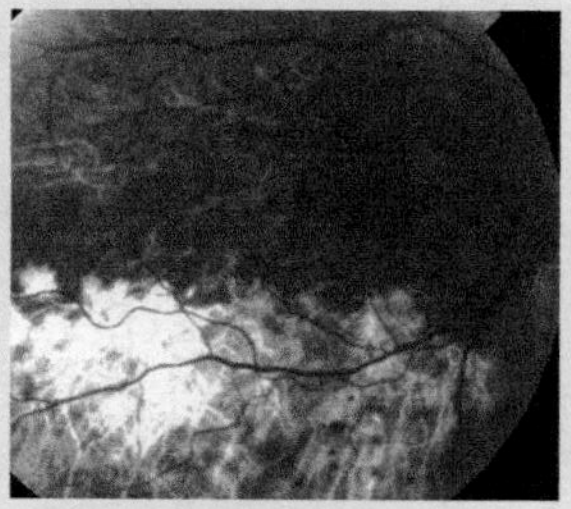	Retina Gesamter Fundus	Mikroaneurysmen, Makulaödem, Verengte Netzhautarterien	Deutlich verzögerte und ungleichmäßige Aderhautfüllung. Deutlich verzögerte Füllung der Netzhautgefäße	Verlängert Arteriovenöse Passagezeit. Füllung der Mikroaneurysmen	Diffuse Leckage über Mikroaneurysmen und geschädigten Netzhautgefäßen. Leckage über der Papille	Carotis-Doppler zur Diagnosesicherung erforderlich.

Abb. 1.1 *Fortsetzung*

1.2 Konzept

Die Fluorezenz ist ein physikalisches Phänomen, bei dem absorbiertes Licht einer bestimmten Wellenlänge eine spontane Emission von elektromagnetischer Strahlung der gleichen oder unterschiedlicher Wellenlänge hervorruft. In der Praxis macht man sich dieses Phänomen zu Nutzen, in dem man das erregende Licht durch Filter auf ein bestimmtes Wellenlängenspektrum beschränkt und das neu emittierte Licht wiederum durch selektive Filter aufnimmt. In der Praxis wirken die nicht an Proteine gebundenen Fluoreszeinmoleküle nach Anregung durch das einfallende Licht wie unzählige Lichtquellen, die nun im Gewebe lokalisiert bzw. photographiert werden können und durch die fluoreszierenden Eigenschaften einen viel stärkeren Kontrast zu dem umgebenden Gewebe erzeugen als dieses durch die reinen Färbeigenschaften des Farbstoffes möglich wäre.

Natrium-Fluoreszein ($C_{20}H_{10}O_5Na_2$, MW 376) ist der am häufigsten für eine Fluoreszenzangiographie angewendete Farbstoff. **Indiozyaningrün** (ICG) ist ein zweiter, routinemäßig in der Fluroeszenzangiographie eingesetzter Farbstoff. Aufgrund der unterschiedlichen Eigenschaften der beiden Farbstoffe werden sie bei unterschiedlichen Fragestellungen eingesetzt. Während ICG überwiegend bei Diagnose der Erkrankungen der Aderhaut von Bedeutung ist, ist Fluoreszein diesem Farbstoff bei der Darstellung der Erkrankungen der Netzhaut und des retino-choroidalen Interfaces überlegen. Die überragende Bedeutung des Fluoreszeins leitet sich von der engen Beziehung zur Integrität der inneren und äußeren Blut-Retina-Schranke ab (retinale Gefäßendothelien bzw. retinale Pigmentepithelzellen). Sind diese intakt, so verlässt Fluoreszein die retinalen Gefäße praktisch nicht und kreuzt auch nicht die Barriere zwischen der Choriokapillaris und den retinalen Pigmentepithelzellen. Doch schon geringgradige Störungen der Blut-Retina-Schranke resultieren in einer abnormen Lokalisation und Ansammlung von Fluorezeinmolekülen, die mit der FA detektiert werden können. Durch die intravasale Lokalisation des Fluoreszeins nach intravenöser Injektion können darüber hinaus Neovaskularisationen oder Gefäßverschlüsse sichtbar gemacht werden.

Absorption- und Emmissionsspektren des Fluoreszeins sind von verscheidenden Faktoren abhängig. Bei intravenöser Applikation liegen sie bei 465 nm (Absorption) und 525 nm (Emission). Etwa 70-80% des injizierten Fluoreszeins werden an Proteine gebunden; 20-30% sind daher nicht gebunden. Injiziertes Fluoreszein wird nach intravenöser Injektion etwa um den Faktor 600 im Blutstrom verdünnt und verteilt sich im gesamten Körper. Mit der Ausnahme des Zentralnervensystems, der Retina und in gewissem Umfang der Iris findet sich Fluoreszein nach intravenöser Injektion frei in allen Geweben.

Die intravenöse Injektion ist zumeist gut verträglich. Leichte Nebenwirkungen, wie z.B. Übelkeit, kommen bei etwa 1:20 Fällen vor. Mittelschwere Nebenwirkungen wie Urtikaria oder Dyspnoe sind bei etwa 1:60 Fällen zu beobachten. Schwere Komplikationen wie schwere allergische Reaktionen oder ein anaphylaktischer Schock können bei etwa 1:2.000 Fällen auftreten. Das Risiko für letale Komplikationen wird in der Literatur mit 1:220.000 angegeben. Die FA ist bei Patienten mit vorherigen allergischen Reaktionen auf Fluoreszein kontraindiziert. Es bestehen keine wissenschaftlichen Erkenntnisse, die gegen die Durchführung einer Angiographie während einer Schwangerschaft sprechen würden. Jedoch wird diese in der Regel, zumal durch die nun weit verbreitete nicht-invasive Untersuchungsmethode der OCT, meist erst nach der Geburt des Kindes vorgenommen.

1.3 Durchführung der Fluoreszeinangiographie

Vor der Angiographie ist eine Aufklärung des Patienten über die Gründe für die Angiographie und mögliche Nebenwirkungen erforderlich. Da es sich um ein invasives Untersuchungsverfahren handelt, ist in den meisten Ländern und Institutionen eine schriftliche Einverständniserklärung des Patienten vor Durchführung der Angiographie Voraussetzung für die Durchführung der Untersuchung. Die Aufnahmen werden in der Regel von einem spezialisierten Fotografen oder einem Augenarzt vorgenommen, deren Fähigkeiten von entscheidender Bedeutung für die Qualität der Aufnahmen sind. Da z.B. für die Anfertigung der sehr wichtigen Aufnahmen der arteriovenösen Frühaufnahmen nur ein kleines Zeitfenster von einigen Sekunden zur Verfügung steht, ist es von essentieller Bedeutung, dass sich der Fotograf über die zu untersuchenden Strukturen im Klaren ist und vorab informiert wurde. Werden die zu untersuchenden Strukturen nicht in der arteriovenösen Phase erfasst oder sind die Aufnahmen von minderer Qualität, so sind die Untersuchungsergebnisse in aller Regel völlig wertlos.

! Cave!
Da das sich noch im Körper befindliche Fluoreszein bei der Auswertung einer Folgeangiographie stört, kann eine FA dann erst nach Ablauf von einigen Stunden, für Studienzwecke meist erst nach 48 Stunden wiederholt werden.

Die Untersuchung wird in medikamentöser Mydriasis vorgenommen. Ein sicherer intravenöser Zugang ist Voraussetzung. Auch nach Injektion des Fluoreszeins wird dieser Zugang zunächst belassen bis der Patient die Institution verlässt, um eine eventuell notwendige schnelle Medikamentenapplikation bei Notfällen zu erleichtern. Aufgrund der potentiellen Nebenwirkungen sind eine regelmäßige Schulung des Personals zur Behandlung von Notfallsituationen notwendig sowie entsprechende Medikamente vorzuhalten.

Die apparative Ausstattung erfolgt heutzutage mit einer digitalen Funduskamera mit Blitzlicht oder einem so genannten »Scanning-Laser-Ophthalmoskop«. Diese beinhalten Filter von 465-490 nm im blau-grünen Spektrum für das erregende Licht sowie 520-530 nm im grün-gelben Spektrum zur Aufnahme des emittierten Lichts. Pseudo-Stereoaufnahmen werden durch seitliches Schwenken der Kamera zwischen den Einzelaufnahmen angefertigt, bedürfen jedoch einer speziellen Software und Betrachtungseinheiten zur Erstellung und Auswertung.

Von zunehmender klinischer Bedeutung ist auch die Anfertigung von Videosequenzen in der Frühphase der Angiographie, die auch als »**dynamische Angiographie**« bezeichnet wird. Mit dieser Technik lassen sich bestimmte Krankheitsbilder, z.B. retinale angiomatöse Proliferationen (»RAP-Läsionen«), leichter identifizieren.

Mit modernen Geräten ist die parallele oder kurz aufeinander folgende Durchführung von Fluoreszein- und Indiozyaningrün-Angiographien möglich. Ein wichtiger Aspekt der modernen Digitaltechnik, der vor Anschaffung einer neuen Untersuchungseinheit bedacht werden muss, sind die inzwischen deutlich gestiegenen Anforderungen an die Netzwerksstruktur und den notwendigen Speicherplatz für die generierten digitalen Aufnahmen und Daten.

! Cave!
Bei geringen Speicherkapazitäten und einer langsamen Netzwerkstruktur stoßen die moderneren Angiographieeinheiten schnell an ihre Grenzen. Dieses kann unter Umständen die Anfertigung, Archivierung und Interpretation der FA erheblich erschweren.

Die meisten Aufnahmeeinheiten verfügen über mehrere Objektive, die einen Standardbildausschnitt von 30° des hinteren Augenpols sowie 20°-Aufnahmen zur vergrößerten Darstellung, z.B. der Makula, und Weitwinkelaufnahmen von 50° oder 60° ermöglichen. Durch vorgesetzte Kontaktlinsen oder mit speziellen Weitwinkelkamerasystemen lassen sich inzwischen auch Weitwinkelangiographien des gesamten Fundus durchführen.

Vor Beginn der eigentlichen Angiographie sollte der Ausgangsbefund photodokumentiert werden. Dieses sollte eine Farbfundusphotographie beinhalten, um ggf. in der Angiographie auffällige Strukturen besser zuordnen zu können (z.B. Blutungen oder Hyperpigmentierungen, die in den s/w Aufnahmen der FA leicht verwechselt werden können). Auch zusätzliche bildgebende Untersuchungstechniken bei bestimmten Fragestellungen, z.B. die immer wichtiger werdenden Autofluoreszenz-Aufnahmen oder Infrarot-Aufnahmen, sollten vor Beginn der Angiographie angefertigt werden.

Die Angiographie beginnt mit einer intravenösen Bolus-Injektion von 5 ml einer 10%-igen Natrium-Fluoreszein Lösung (2,5 ml bei Patienten mit Niereninsuffizienz). Je schneller injiziert wird, desto besser ist der Kontrast in den Frühaufnahmen der Angiographie (aber desto häufiger tritt auch eine Übelkeit auf). Mit Beginn der Injektion wird eine Stoppuhr gestartet, die eine zeitliche Zuordnung der Aufnahmen der FA ermöglicht.

Der Farbstoff tritt in der Regel etwa 10 bis 15 s nach Beginn der intravenösen Injektion in die Aderhaut- und Netzhautzirkulation ein. Die ersten Aufnahmen werden daher zu diesem Zeitpunkt zur Darstellung der arteriovenösen Frühphase gemacht. Danach werden etwa 1 bis 2 Aufnahmen pro Sekunde angefertigt, bis der maximale Kontrast der Fluoreszenzdarstellung nach etwa 25–35 s in der arteriovenösen Übergangsphase erreicht ist. Darauf folgend können, je nach Fragestellung und untersuchtem Krankheitsbild, Aufnahmen der Funduspheripherie und des Partnerauges vorgenommen werden. Schließlich wird die Angiographie mit Spätaufnahmen nach 5 min bzw. 10 min, gelegentlich auch nach 15 min, beendet. Zwischen der arteriovenösen Phase und den Spätaufnahmen kann entweder eine IICG-Angiographie gestartet oder auch Fundusaufnahmen von anderen Patienten durchgeführt werden.

Praxistipp

Es existieren keine universellen Standardprotokolle für die Durchführung der FA. Die Etablierung standardisierter Protokolle bei bestimmten Erkrankungen (z.B. exsudativer AMD oder diabetischer Retinopathie) ist empfehlenswert, um so die Anzahl der nicht aussagekräftigen Angiographien auf ein Minimum zu reduzieren.

Im Rahmen von Therapiestudien werden in der Regel festgelegte Untersuchungsprotokolle vorgegeben. Eine Studienteilnahme ist zumeist auch an eine Zertifizierung der Fotografen und der apparativen Ausstattung gebunden. Sollte man in der Zukunft an Behandlungsstudien teilnehmen wollen ist es daher ratsam, sich vor Anschaffung einer Angiographie-Einheit über die gängigen und für Studien zugelassenen Systeme zu informieren.

1.4 Interpretation der Fluoreszeinangiographie

Die Interpretation der FA ist von unterschiedlichen Faktoren wie Erfahrung und Können des befundenden Arztes sowie der Qualität der Aufnahmen abhängig. Abweichende Interpretationen zwischen individuellen Befundern, aber auch zwischen Bewertungen eines Befunders zu unterschiedlichen Zeitpunkten sind in der Praxis durchaus zu beobachten; das Ausmaß der Abweichungen entspricht in etwa den Abweichungen, die bei der Interpretation eines Routine-Röntgenbildes erhoben wurden. Im Zweifelsfall ist eine Rücksprache mit einem erfahrenen Kollegen empfehlenswert. Dieses ist heute aufgrund der digitalen Aufnahmetechniken per Internet und E-Mail relativ unkompliziert durchzuführen.

Grundsätzlich sollten die Angiographien an einem möglichst großen, hochauflösenden Bildschirm betrachtet werden. Wenn vorhanden, liefert die Pseudo-Stereobetrachtung zusätzliche wertvolle Informationen, da sie eine räumliche Zuordnung der Veränderungen ermöglicht (z.B. Lokalisationen von Leckagequellen in der Netzhaut, in der Ebene des retinalen Pigmentepithels oder in der Aderhaut). Sie gehört daher in den etablierten »Reading Centres« zum Standard der Angiographieauswertung.

Die Befundung sollte bei gleichzeitiger Betrachtung des klinischen Befundes im Rahmen der Patientenuntersuchung erfolgen. Alternativ sollte, bei späterer Auswertung, eine Farbaufnahme des Fundusbefundes vorhanden sein, da diese die Zuordnung von Befunden in der s/w Angiographie erleichtern kann. Die klinischen Befunde (Anamnese, Visus, Vorbehandlung, Befund des Partnerauges) sollten bei der Auswertung der Angiographie vorliegen. Eventuell zuvor durchgeführte Angiographien älteren Datums und zusätzliche Untersuchungsergebnisse wie OCT oder ICG-Angiographie können ebenfalls eine wertvolle Hilfestellung bei der Interpretation leisten (◘ Abb. 1.2).

Ein standardisiertes Befundungsschema existiert nicht. Allerdings erfolgt die Interpretation in den meisten Zentren relativ übereinstimmend anhand der zeitlichen Zuordnung der Veränderungen während der Angiographien. Meist werden die Leeraufnahme vor der Farbstoffinjektion, die arteriovenöse Frühphase (ca. 12-15 s), die arteriovenöse Übergangsphase (ca. 25-35 s) und eine Spätphase gesondert betrachtet und die auftretenden fluoreszenzangiographischen Veränderungen zeitlich zugeordnet. Daraus ergeben sich schließlich die Diagnose und, in Abhängigkeit vom klinischen Befund und Verlauf, die Therapieempfehlung (◘ Abb. 1.3, ◘ Abb. 1.11, ◘ Abb. 1.12).

Bei der Befundung werden zwei wesentliche fluoreszenzangiographische Phänomene unterschieden und

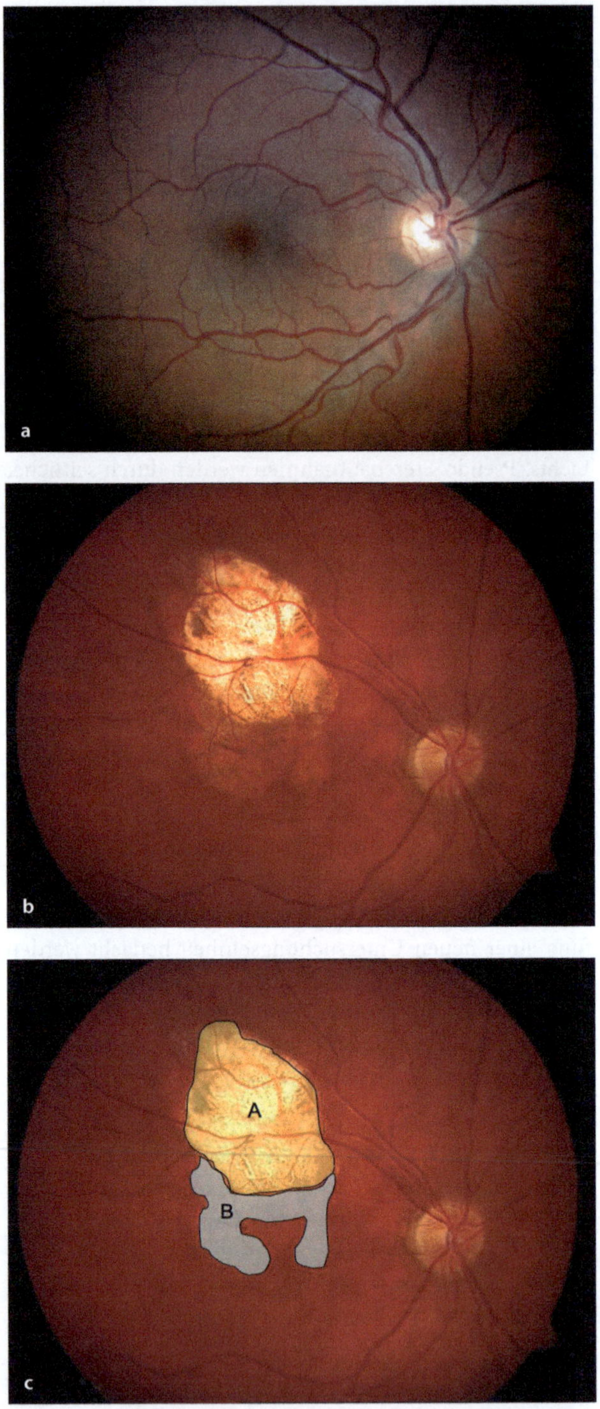

◘ **Abb. 1.2 a** Fundusphoto des hinteren Pols (Normalbefund). Die Fovea erscheint aufgrund des höheren Pigmentgehalts dunkler. **b** Fundusphoto bei Patientin nach Entfernung einer choroidalen Neovaskularisation. Teile des RPE und der Choriokapillaris wurden zusammen mit der Membran entfernt. Dieses ermöglicht die Identifizierung der unterschiedlichen Gefäßsysteme in der nachfolgenden Fluoreszeinangiographie. **c** Graphische Darstellung der unterschiedlichen Schichten des Befundes in **b**. *A* Choriokapillaris und RPE entfernt, tiefe Aderhautgefäße noch vorhanden. *B* Choriokapillaris noch vorhanden, aber RPE entfernt. (Aus Heimann H u. Wolf S 2007)

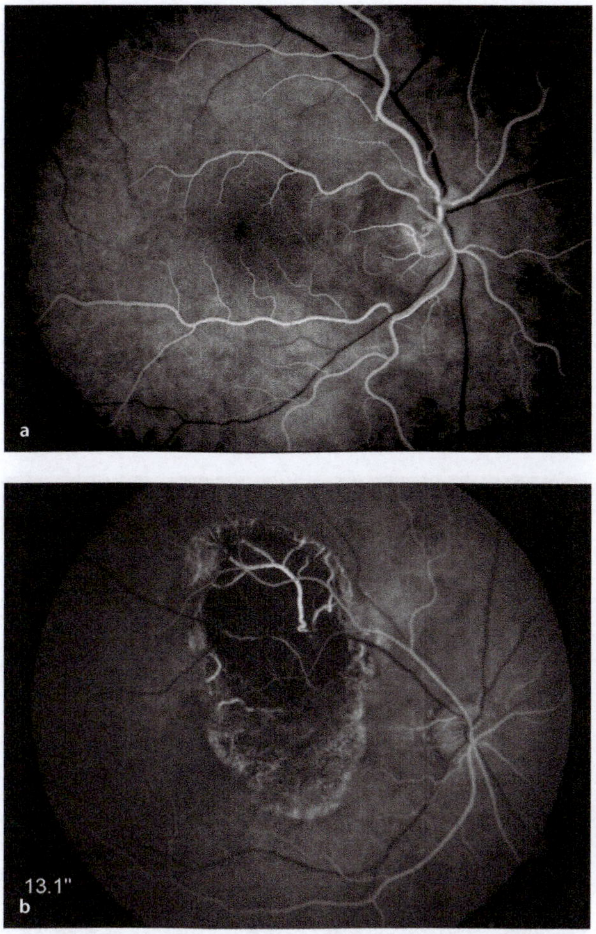

■ **Abb. 1.3** Frühphase (10-15 s). **a** Nach Füllung der tiefen Netzhautgefäße (nicht sichtbar) kommt es zu einer schnellen und gleichmäßigen Füllung der Choriokapillaris. Das schnelle Ausströmen des Farbstoffs in die Choriokapillaris und die Streuung von einfallendem und emittierten Licht durch das RPE resultieren in einer diffusen Hintergrund-Hyperfluoreszenz. Diese wird durch das Makulapigment teilweise blockiert. Die Netzhautarterien füllen sich mit Fluoreszein. **b** Die Füllung einer posterioren Ziliararterie kann im Abschnitt A beobachtet werden, da hier Choriokapillaris und RPE fehlen. Fluoreszein leckt nicht aus diesen tiefen Aderhautgefäßen. Diese Gefäße füllen zügig das feine Gefäßnetzwerk der Choriokapillaris, aus welchen Fluoreszein durch die fenestrierten Kapillaren früh herausdiffundiert (Abschnitt B). Der Weichzeichnereffekt des RPE wird in den Randbereichen deutlich, in denen die Choriokapillaris noch von einer dünnen RPE-Schicht bedeckt ist. (Aus Heimann H u. Wolf S 2007)

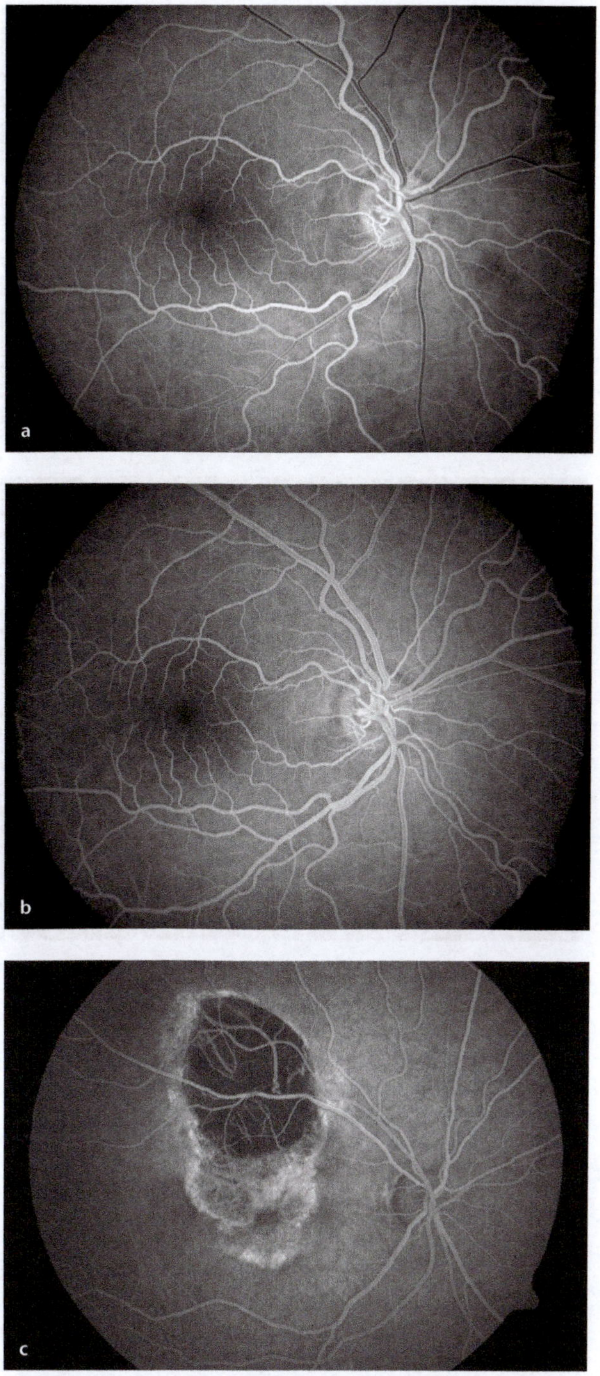

■ **Abb. 1.4** Arteriovenöse Phase (15-30 s). **a** Initial zeigt sich eine laminäre Füllung der Netzhautvenen. **b** Gleichmäßige Füllung von Arterien und Venen. **c** Hypofluoreszenz in Abschnitt A aufgrund der fehlenden Choriokapillaris. (Aus Heimann H u. Wolf S 2007)

räumlich und zeitlich zugeordnet: Hyperfluoreszenz und Hypofluoreszenz.

Bei der **Hyperfluoreszenz** handelt es sich um eine vermehrte Fluoreszeinansammlung im Vergleich zu dem Normalbefund einer Standardangiographie oder nicht pathologisch veränderten Arealen des Fundus. Eine Hyperfluoreszenz kann mehrere unterschiedliche Ursachen haben und z.B. durch eine erhöhte Permeabilität (z.B. Störungen der Blut-Retina-Schranke), Gewebsneubildungen (z.B. Neovaskularisationen oder Fibrosen) oder durch das Wegfallen einer optischen Schranke im Gewebe hervorgerufen werden (z.B. so genannter »Fens-

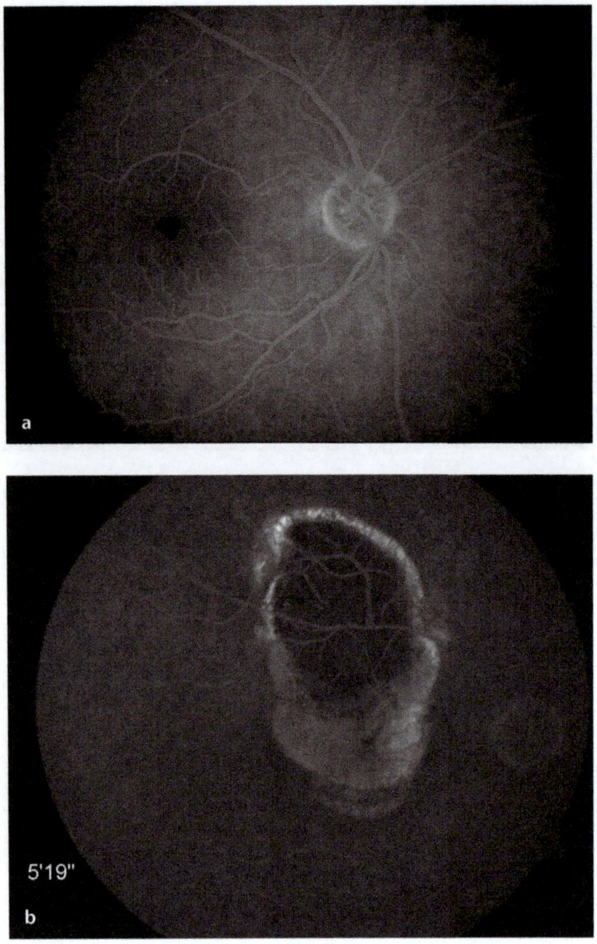

Abb. 1.5 Spätphase (1-10 min). **a** Auswaschen des Fluoreszeins aus den Netzhaut- und Aderhautgefäßen. Die Aderhautgefäße können als Schatten gegen den Hintergrundfluoreszenz in Aderhaut und Sklera erfasst werden. **b** Diese Abbildung zeigt die persistierende Hintergrundfluoreszenz in der Choriokapillaris im Randbereich der Abschnitte A und B. (Aus Heimann H u. Wolf S 2007)

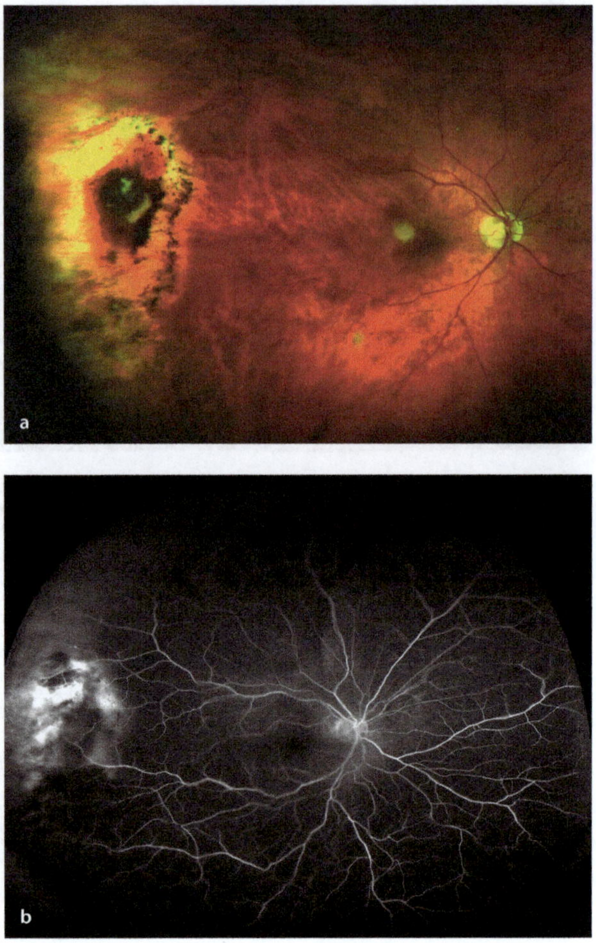

Abb. 1.6 **a** Klinischer Befund eines Patienten mit peripherer disziformer Chorioretinopathie nach Kryotherapie mit Vernarbung in der temporalen Peripherie. **b** Weitwinkel-Fluoreszeinangiographie mit dem Optos-System. Der Fensterdefekt in der Peripherie nach Kryotherapie ist ebenso darstellbar wie eine detailreiche Angiographie des hinteren Pols und sogar der nasalen Netzhaut. (Aus Heimann H u. Wolf S 2007)

terdefekt« durch Schädigungen des retinalen Pigmentepithels, bei dem die normale Fluoreszeinanfärbung der Aderhautgefäße durch das Fenster des geschädigten Pigmentepithels besser sichtbar ist und heller erscheint) (Abb. 1.13). Ein wichtiger Begriff bei der Identifikation von Hyperfluorezenzen ist die so genannte »Leckage«. Dabei handelt es sich um einen deutlich sichtbaren und im Verlauf der Angiographie zunehmenden Übertritt von Fluoreszein in umgebende Gewebeschichten. Typisch ist, dass der Farbstoffaustritt aus den Gefäßen in der Frühphase oder der arteriovenösen Übergangsphase beginnt und dann bis zur Spätphase weiter zunimmt, wobei typischerweise die Grenzen der Leckagequellen wie Wasserfarbe verwischen. Leckagen geben oft Hinweise auf Neovaskularisationen, z.B. bei der exsudativen AMD oder der proliferativen diabetischen Retinopathie. Eine Unterform der Leckage wird auch als »Pooling« bezeichnet. Hierbei handelt es sich um eine Ansammlung von Fluoreszein in präformierten Hohlräumen, z.B. einer Pigmentepithel-Abhebung. Von der Leckage wird auch das »Staining« unterschieden. Darunter versteht man eine Fluoreszeinansammlung in solidem Gewebe, z.B. fibrotischem Gewebe in Abgrenzung zu Neovaskularisationen. Für das Staining ist typisch, dass es die Hyperfluoreszenz wie bei einer Leckage von der Frühphase oder arteriovenösen Phase zur Spätphase nach 5 min zunimmt, sich dann jedoch in der Aufnahme nach 10 min wieder vermindert; bei der Leckage ist keine Verringerung der Intensität der Hyperfluoreszenz zwischen 5 und 10 min zu beobachten (Abb. 1.14).

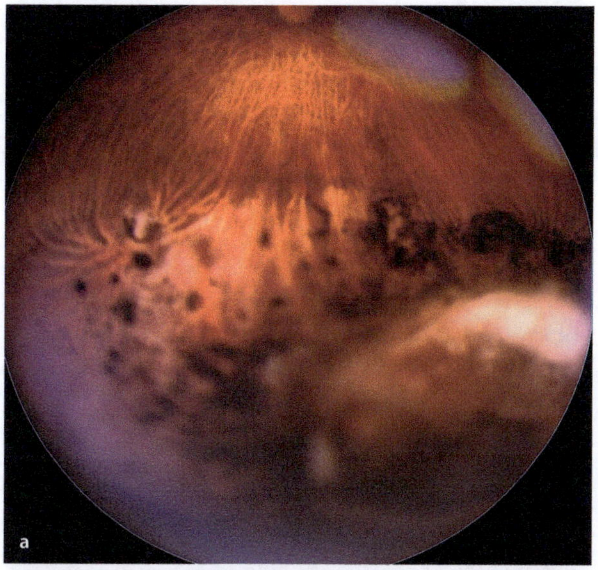

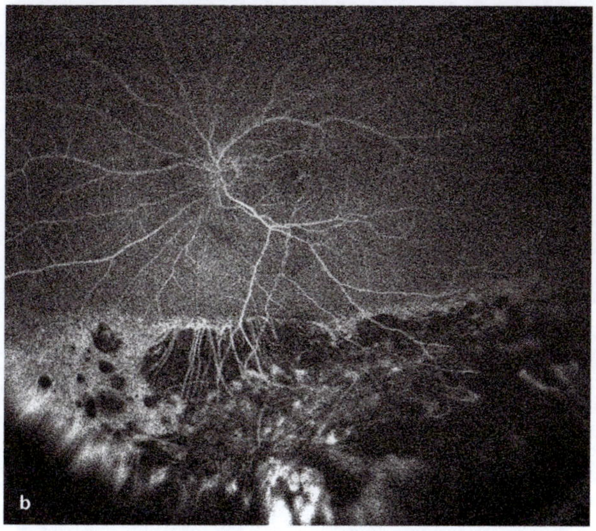

Abb. 1.7 **a** Klinischer Befund eines vasoproliferativen Tumors der Netzhaut in der unteren Fundusperipherie mit Veränderungen der umgebenden RPE-Schicht. **b** Weitwinkel-Fluoreszeinangiographie mit dem Heidelberg-System und Staurenghi Kontaktlinse. Die Weitwinkelaufnahme zeigt Hyperfluoreszenzen im Bereich des retinalen Tumors in der unteren Peripherie sowie ausgedehnte Hypofluoreszenzen in den Arealen der umgebenden Aderhautatrophie. (Aus Heimann H u. Wolf S 2007)

Als **Hypofluoreszenz** bezeichnet man eine verminderte Fluoreszeindarstellung im Vergleich zu einer normalen Standardangiographie oder normalem umgebenden Gewebe. Diese kann durch Blockadephänomene (z.B. durch Blutungen) oder eine Zerstörung oder mangelnde Perfusion von normalerweise angefärbten Strukturen hervorgerufen werden (z.B. Gefäßverschlüsse retinaler oder choroidaler Gefäße).

1.5 Quantitative Auswertung der Fluoreszeinangiographie

Fluoreszenzangiographische Phänomene können auch quantitativ ausgewertet werden. Diese Analysen werden jedoch nur bei bestimmten Erkrankungen und Fragestellungen durchgeführt. Das Auftreten des Fluoreszeins während der Untersuchung wird in Früh-, Mittel- und Spätphase unterteilt. Dabei definiert der Untersucher den Zeitpunkt des Fluoreszeineintritts an der Papille.

Arm-Retina-Zeit. Zeitraum von Beginn der intravenösen Injektion bis zum ersten Auftreten des Farbstoffs an der Papille, Normwert 10-20 s. Eine verlängerte Arm-Retina-Zeit kann ein Hinweis auf eine generalisierte Durchblutungsstörung sein (z.B. Herzinsuffizienz oder Carotisstenose).

Arterielle Füllungszeit. Diese ist definiert als der Zeitraum zwischen erstem Auftreten des Farbstoffs an der Papille bis zur vollständigen Füllung der Netzhautarterien und beträgt normalerweise weniger als 1 s. Eine verlangsamte arterielle Füllung kann wiederum ein Hinweis auf eine generalisierte Zirkulationsstörung sein.

Arteriovenöse Übergangszeit. Diese kann einmal an der Papille bestimmt werden (Zeitraum zwischen Auftreten des Farbstoffs in den papillennahen Netzhautarterien bis zum ersten Nachweise in den korrespondierenden Venen, normalerweise 1-2 s) oder auch als arteriovenöse Passagezeit gemessen werden (Zeitraum zwischen erstem Auftreten des Farbstoffs in den temporalen Netzhautarterien bis zur vollständigen Füllung der Netzhautvenen, Normwert bis zu 11 s). Die arteriovenöse Passagezeit kann bei retinalen und choroidalen Gefäßerkrankungen verlängert sein, z.B. bei diabetischer Retinopathie, Gefäßverschlüssen oder entzündlichen Aderhauterkrankungen.

1.6 Vermeidung unnötiger Angiographien

Eine FA sollte nur durchgeführt werden, wenn sie zur Diagnosestellung, Therapieentscheidung oder Verlaufskontrolle notwendig ist. Sie sollte keinen Ersatz für eine gute klinische Untersuchung sein oder »auf Verdacht« oder zu reinen Dokumentationszwecken durchgeführt werden.

Durch die enorme Zunahme der Patientenzahlen nach Einführung der Anti-VEGF Therapie arbeiten viele Zentren derzeit an ihrer Kapazitätsgrenze. Aus gesundheitsökonomischen Aspekten und unter der Prämisse der Vermeidung von unnötigen invasiven, mit potentiellen Komplikationen verbundenen Untersuchungsverfahren sollte daher die Anzahl der durchgeführten Angiographien auf ein notwendiges Minimum reduziert werden.

Mit der OCT steht inzwischen auch ein nicht-invasives Untersuchungsverfahren zur Verfügung, das bei unklaren klinischen Befunden auch ein relativ unkompliziertes Screening bei Verdacht auf ein Makulaödem ermöglicht. Unseren Erfahrungen nach werden jedoch immer wieder in den folgenden Situationen unnötige Angiographien durchgeführt:

- **Nicht-exsudative AMD.** Hier hat sich die Autofluoreszenz als nicht-invasives Verfahren zur Diagnosestellung und Verlaufsdokumentation etabliert.
- **Endstadien der exsudativen AMD.** Die Diagnose kann in der Regel ohne Angiographie gestellt werden und eine therapeutische Konsequenz ergibt sich meist nicht.
- **Klinisch signifkantes Makulaödem bei diabetischer Retinopathie.** Die Diagnose wird ophthalmoskopisch gestellt und basiert nicht auf angiographischen Kriterien. Eine FA erscheint nur bei geplanter Lasertherapie oder bei dem Verdacht auf ausgeprägte Ischämien sinnvoll.
- **Retinale Venenverschlüsse.** Die Diagnose kann in der Regel ohne Angiographie gestellt werden. Eine prophylaktische Laserkoagulation auf der Basis nachgewiesener Ischämien in der FA ist umstritten.
- **Differentialdiagnose intraokularer Tumoren.** Die FA bringt hier nur einen geringen Informationsgewinn, der nur in seltenen Ausnahmefällen zur Festlegung der korrekten Diagnose entscheidend beiträgt.

Fazit für die Praxis

Die herausragende Wertigkeit der FA beruht auf ihrer Eigenschaft, die Integrität der Blut-Retina-Schranke darzustellen. Schon sehr geringe Störungen der Blut-Retina-Schranke lassen sich mit dieser Methode erkennen und bildlich darstellen. Diese Kenntnis trägt direkt zur Diagnosestellung und Therapieempfehlung bei.

Bisher existiert kein weltweit standardisiertes Protokoll zur Anfertigung und Interpretation der FA. In der Regel werden 30 bis 40 Fundusphotographien zwischen 10 s und 10 min nach intravenöser Injektion von 5 ml 10%-igem Fluoreszein-Natrium angefertigt.

Bei der Interpretation werden in der Regel eine frühe arterielle Phase (12-15 s) von einer arterio-venösen Phase (15-35 s) und einer Spätphase (5 oder 10 min) unterschieden. Idealerweise werden auch Pseudo-Stereoangiographien, die eine dreidimensionale Betrachtung der Befunde ermöglichen, angefertigt.

Die FA ist ein invasives, jedoch insgesamt sehr sicheres Untersuchungsverfahren. Leichte Nebenwirkungen, wie z.B. Übelkeit, kommen bei etwa 1:20 Fällen vor. Mittelschwere Nebenwirkungen wie Urtikaria oder Dyspnoe sind bei etwa 1:60 Fällen zu beobachten. Schwere Komplikationen wie allergische Reaktionen oder ein anaphylaktischer Schock können bei etwa 1:2.000 Fällen beobachtet werden. Das Risiko für letale Komplikationen wird in der Literatur mit 1:220.000 angegeben. Die FA ist bei Patienten mit vorherigen allergischen Reaktionen auf Fluoreszein kontraindiziert.

Literatur

Blacharski Pa (1985) Twenty-five years of fluorescein angiography. Arch Ophthalmol 103:1301-1302

Bressler Nm (2002) Verteporfin therapy of subfoveal choroidal neovascularization in age-related macular degeneration: two-year results of a randomized clinical trial including lesions with occult with no classic choroidal neovascularization-verteporfin in photodynamic therapy report 2. Am J Ophthalmol 133:168-169

Early Treatment Diabetic Retinopathy Study Research Group (1995) Focal photocoagulation treatment of diabetic macular edema. Relationship of treatment effect to fluorescein angiographic and other retinal characteristics at baseline: ETDRS report no. 19. Arch Ophthalmol 113:1144-1155

Gass Jd (1997) Stereoscopic atlas of macular diseases: Diagnosis and treatment. Mosby, St. Louis

Halperin Ls, Olk Rj, Soubrane G et al. (1990) Safety of fluorescein angiography during pregnancy. Am J Ophthalmol 109:563-566

Heimann H, Wolf S (2007) A practical guide to fluorescein angiography. In: Joussen AM, Gardner TW, Kirchhof B, Ryan SJ (Hrsg) Retinal Vascular Disease. Springer Berlin Heidelberg, p 193-204

Holz Fg, Jorzik J, Schutt F et al. (2003) Agreement among ophthalmologists in evaluating fluorescein angiograms in patients with neovascular age-related macular degeneration for photodynamic therapy eligibility (FLAP-study). Ophthalmology 110:400-405

Macular Photocoagulation Study Group.(1991) Subfoveal neovascular lesions in age-related macular degeneration. Guidelines for evaluation and treatment in the macular photocoagulation study. Arch Ophthalmol 109:1242-1257

Norton Ew (1981) Doyne memorial lecture, 1981. Fluorescein angiography. Twenty years later. Trans Ophthalmol Soc U K 101:229-233

The Branch Vein Occlusion Study Group (1984) Argon laser photocoagulation for macular edema in branch vein occlusion. Am J Ophthalmol 98: 271-282

Wessing A (1968) Fluoreszenzangiografie der Retina. Lehrbuch und Atlas. Georg-Thieme Verlag, Stuttgart

Wolf S, Arend O, Reim M (1994) Measurement of retinal hemodynamics with scanning laser ophthalmoscopy: reference values and variation. Surv Ophthalmol 38:95-100

Yannuzzi La, Rohrer Kt, Tindel Lj et al. (1986) Fluorescein angiography complication survey. Ophthalmology 93:611-617

Optische Kohärenztomographie in der Diagnose retinaler Gefäßerkrankungen

F. M. A. Heußen, S. R. Sadda, A. C. Walsh

Die optische Kohärenztomographie (OCT) ist eine moderne, kontaktlose Bildgebung, die sowohl Querschnittaufnahmen als auch klinisch relevante, quantitative Messungen des Augengewebes liefert. Dies ermöglicht nicht nur eine objektive Beobachtung des Krankheitsverlaufes im Rahmen klinischer Studien und im klinischen Alltag, sondern auch eine Bewertung des Therapieerfolgs auf Basis reproduzierbarer Messdaten. Die Entwicklung der OCT schreitet rasch voran und lässt keinen Zweifel daran, dass diese Technologie auch die nächsten Jahre maßgeblich prägen wird.

2.1 Übersicht

Die Entdeckung und Weiterentwicklung der **optischen Kohärenztomographie** (»optical coherence tomography« = OCT) hat die Diagnosestellung und das Krankheitsmanagement retinaler Gefäßerkrankungen maßgeblich beeinflusst, insbesondere durch die Darstellung feinster struktureller Veränderungen der Netzhaut als auch in der Erfassung und Quantifizierung des Makulaödems. Obwohl ihre Erstbeschreibung erst 20 Jahre zurück liegt, hat die OCT sich fest im klinischen Alltag und der klinischen Forschung etabliert und wird auch in absehbarer Zukunft eine herausragende Rolle spielen. Die Anwendung der OCT bei Diagnosestellung und Verlaufskontrolle retinaler Gefäßerkrankungen soll im Folgenden diskutiert werden.

2.2 Hintergrund

Das Repertoire an Diagnostika, das Netzhautspezialisten in den frühen 90er Jahren zur Verfügung stand, basierte technisch auf Methoden, die schon zwei Jahrzehnte zuvor Anwendung gefunden hatten. Diese Phase der Stagnation wurde überwunden, als Mitte der 90er Jahre die Entwicklung von Computern und digitaler Bildbearbeitung zeitgleich geradezu explosionsartig voranschritt. Die Digitalisierung der Fundusphotographie und Fluoreszenzangiographie reduzierte die Wartezeit für Patienten und vereinfachte die Infrastruktur, die für die Entwicklung von Filmnegativen gebraucht wurde.

Unbeeindruckt von dieser rasanten Entwicklung in den Computer- und Bildgebungstechnologien blieb die Art und Weise, wie diagnostische Bilddaten ausgewertet und interpretiert wurden, nahezu unverändert. Die Beurteilung angiographischer Befunde erforderte immer noch Training und Expertise und war zugleich geplagt von Subjektivität, schlechter Reproduzierbarkeit und beträchtlichen Differenzen zwischen verschiedenen Begutachtern.

Während dieser Zeit entwickelte Carl Zeiss Meditec unbeachtet von der breiten Öffentlichkeit bereits eine noch junge Technologie, die in naher Zukunft das gesamte Feld revolutionieren sollte – OCT. Die Einführung dieser Technologie erforderte die Entwicklung gänzlich neuer Hard- und Software sowie einen neuen Markt, um eine erfolgreiche Vermarktung sicherzustellen. Als wegweisend gilt dabei, dass sich Zeiss radikal von alten Industrienormen abkehrte. Anstatt einfach ein Fundusbild durch das Gerät zur Verfügung zu stellen, welches dann durch einen Kliniker befundet werden musste, entschied sich Zeiss dazu, automatisch quantitative Informationen aus den OCT-Bildern zu extrahieren. Dies galt als dramatische Abkehr von althergebrachten Standards, welche lediglich eine Darstellung der Fundusbilder für eine subjektive Beurteilung forderten, ohne jegliche automatisierte Messung oder Auswertung.

Mit der Spaltlampenbiomikroskopie als Goldstandard klinischer Befundung und der Fluoreszenzangiographie als primäres Hilfswerkzeug zur weiteren Krankheitstypisierung waren viele Kliniker Mitte der 90er Jahre skeptisch ob der Einführung der neuen Technologie. Bald jedoch wurden die Vorteile dieser kontaktlosen Schnittbildgebung offensichtlich. Vitreomakuläre Traktion zum Beispiel, zuvor unerkannt bei vielen Patienten, konnte mithilfe der OCT mit großer Sicherheit dargestellt und diagnostiziert werden. Ebenso konnten Makulaforamina und Zysten visualisiert und beobachtet werden. Mit der Einführung intravitrealer Injektionstherapie waren die letzten Zweifel beseitigt, dass die OCT einen hohen Stellenwert in der Quantifizierung von Netzhautödemen und subretinaler Exsudation innehaben würde. Das optimale Zusammenführen von OCT-Daten mit anderen klinischen Befunden, um eine umfassende Krankenbetreuung zu gewährleisten, ist immer noch ein fortlaufender Prozess.

2.2.1 Optische Kohärenztomographie

Eine vollständige Diskussion der OCT sprengt den Umfang und die Zielsetzung dieses Kapitels. Wir verweisen den interessierten Leser an andere, exzellente Literatur zu diesem Thema. Zusammengefasst basiert die OCT auf dem Prinzip der Interferometrie von Licht geringer Kohärenz. Analog der B-Bild-Sonographie nutzt die OCT die unterschiedliche Reflektivität von – in diesem Falle – Lichtwellen, um zweidimensionale Schnittbilder der Netzhaut (Tomogramme) zu erstellen. Verschiedenartige Lichtquellen, typischerweise Superlumineszenzdioden (SLD) oder extrem kurz gepulste Laser (z.B. Femtosekundenlaser), werden verwendet, um Licht mit breiter Bandbreite zu erzeugen. Die axiale Auflösung der OCT basiert auf dieser Bandbreite der Lichtquelle, die laterale Auflösung hängt hingegen vom Durchmesser des fokussierten Messstrahles ab.

Praxistipp

Die axiale Auflösung der OCT misst <7 µm, während die laterale Auflösung rund 20 µm beträgt.

Das Licht wird in zwei optische Wege getrennt:

- ein Referenzstrahl, der ins Innere des Gerätes projiziert wird, und
- ein Messstrahl, der auf das zu untersuchende Gewebe fokussiert wird.

Bei der **Time-Domain-OCT** werden die unterschiedlichen Wegzeiten der beiden Strahlen mithilfe eines Michelson-Interferometers gemessen. Bei der **Fourier-Domain-OCT** werden diese Unterschiede in einem Spektrometer und durch Fourier-basierte mathematische Transformationen charakterisiert. Unterschiedliche optische Charakteristiken der verschiedenen Gewebe rufen unterschiedlich intensive Reflektivitätsmuster in der OCT hervor.

Ein einziger Lichtpunkt, welcher von Netzhautgewebe reflektiert wird, bildet hierbei einen **A-Scan**, der Informationen über die axiale Lage dieses Punktes innerhalb der Netzhaut wiedergibt. Diese Lichtpunkte können Seite an Seite aneinandergereiht werden, um so einen **B-Scan** zu ergeben. Letztere werden häufig im Falschfarbenmodus dargestellt, sodass verschiedene Farben verschiedenen Reflektivitätsintensitäten entsprechen:

- hochreflektive Grenzschichten werden weiß oder rot angezeigt,
- mittlere Reflektivität als gelb bis grün und
- Merkmale niedriger Reflektivität in blauer Farbe.

OCT-Daten können ebenfalls als transversale Schnittbilder, sog. **C-Scans**, oder als dichte dreidimensionale Würfel (3D-OCT) wiedergegeben werden. Während die Auflösung der Echographie in der Augenheilkunde maximal 100 µm erreicht, kann die OCT Unterschiede <10 µm darstellen. Neuere Instrumente, potenziell in Verbindung mit adaptiver Optik, erreichen eine axiale Auflösung von <2 µm.

Der Scanvorgang ist schmerzlos für den Patienten, erfordert jedoch Kooperation und eine stabile Fixation, was für Patienten mit Makulaerkrankungen nur schwer machbar ist. Aus diesen Gründen wird generell die Verwendung eines externen Fixationslichtes für das Partnerauge empfohlen, sollte die Sehschärfe auf dem zu untersuchenden Auge 20/300 oder weniger betragen.

Die Software konventioneller OCT-Geräte versucht, auf automatische Weise die Netzhautdicke zu bestimmen. Zu diesem Zwecke müssen die erste hochreflektive Grenzschicht (innere Grenze der neurosensorischen Netzhaut) sowie die hintere Begrenzung der Netzhaut direkt anterior zur retinalen Pigmentepithelschicht identifiziert werden. Eine Vielzahl an Studien hat die Reproduzierbarkeit dieser Messparameter durch wiederholte Messungen desselben Auges innerhalb weniger Minuten bis Stunden verifiziert. Auch bei Diabetikern scheint die Reproduzierbarkeit der Messungen sehr gut zu sein. Hierbei gilt anzumerken, dass auch Diabetiker ohne klinisch signifikantes Makulaödem eine, im Vergleich zu normalen Augen, erhöhte Netzhautdicke haben können, die zudem von tageszeitlichen Schwankungen abhängig ist. Männliches Geschlecht, hoher BMI und eine größere axiale Länge können ebenso mit einer erhöhten Netzhautdickenmessung assoziiert sein und müssen im Rahmen klinischer Studien bei der Verwendung von OCT berücksichtigt werden.

Diese Studien geben den grundlegenden Nachweis, dass die OCT sowohl genau, als auch reproduzierbar ist. Die quantitative Messung der Netzhautdicke gibt konkrete Zahlen an die Hand, welchen dann bei der Behandlung komplexer Erkrankungen verwendet werden können. Zudem stellen die OCT-Bilder an sich eine hervorragende Möglichkeit dar, um den individuellen Krankheitsverlauf zu dokumentieren und den Patienten eine visuelle Erklärungshilfe ihrer Erkrankung zu bieten.

2.3 Diagnose

Aufgrund ihrer Fähigkeit, intraretinale Details wiederzugeben und die Netzhautdicke präzise zu messen, präsentiert sich die OCT als ein wertvolles Werkzeug bei Diagnose und Krankheitsmanagement retinaler Gefäßerkrankungen. In Verbindung mit anderen Bildgebungsmodalitäten, wie z.B. der FA, kann die OCT Einblicke in die Pathogenese einer Erkrankung gewähren und so die Behandlung weiter optimieren. Die OCT kann auch bei der Diagnose eines Makulaödems hilfreich sein, wenn Medientrübungen wie eine asteroide Hyalose eine Beurteilung durch die Spaltlampe erschweren. Weiterhin sind Diagnosen wie das vitreomakuläre Traktionssyndrom, welches in der Vergangenheit nicht selten übersehen wurde, auf Grundlage der OCT-Schnittbilder eindeutig zu formulieren. Aber auch in Fällen mit klar ersichtlichen Pathologien kann die OCT durch Messung des zentralen Netzhautvolumens einen klaren Ausgangswert für das weitere Krankheitsmanagement liefern. Serielle Messungen können so mit Messungen aus einer normalen Referenzgruppe verglichen werden, um eine genauere und frühere Diagnose sowie Therapieplanung zu ermöglichen.

Retinale Gefäßerkrankungen zeigen in der OCT typischerweise drei verschiedenartige Befunde:

- Netzhautödeme,
- intraretinale zystoide Veränderungen und
- seröse Netzhautabhebungen.

Die komplexen Muster dieser Befunde im OCT können hilfreich bei Diagnose und Prognoseeinschätzung sein und werden im Folgenden diskutiert.

2.3.1 Intraretinale Ödeme

Ödeme innerhalb der Netzhaut stellen sich in der OCT als Netzhautverdickungen mit verringerter posteriorer Lichtreflektivität dar. Im Falschfarbenmodus erscheinen diese Bereiche dunkler als ihre Umgebung (▪ Abb. 2.1). Wenn das Ödem unmittelbar unter oder neben der Fovea auftritt, kann die typische foveale Kontur verstrichen, oder auch komplett invertiert sein. Astvenenverschlüsse (»branch retinal vein occlusion« = BRVO) gehen typischerweise mit einer solchen, charakteristischen, einseitigen Schwellung der Netzhaut entlang der horizontalen Achse einher (▪ Abb. 2.2).

Otanis Definition einer äußeren, schwammartigen Schwellung verdeutlicht weiter, dass ein Netzhautödem oft schwer abzugrenzen und weitläufig ist. Dies steht dem zystoiden Makulaödem gegenüber, welches häufiger fokal und gut abgegrenzt ist. Netzhautödeme als primäre Pathologie sollten klar differenziert werden von sekundären Ödemen infolge von Netzhauttraktion. Ein Blick auf die vitreomakuläre Grenzfläche, um eine etwaige epiretinale Membran oder Traktion des posterioren Glaskörpers festzustellen, sollte in diesen Fällen Klarheit schaffen.

Praxistipp

Jedes retinale Ödem im OCT muss sorgfältig nach vitreomakulärer Traktion untersucht werden.

2.3.2 Zystoides Makulaödem

Das zystoide Makulaödem (»cystoid macular edema« = CME) ist sehr wahrscheinlich eine gemeinsame Endstrecke für verschiedene retinale Gefäßerkrankungen wie das diabetische Makulaödem, venöse Verschlüsse, die hypter-

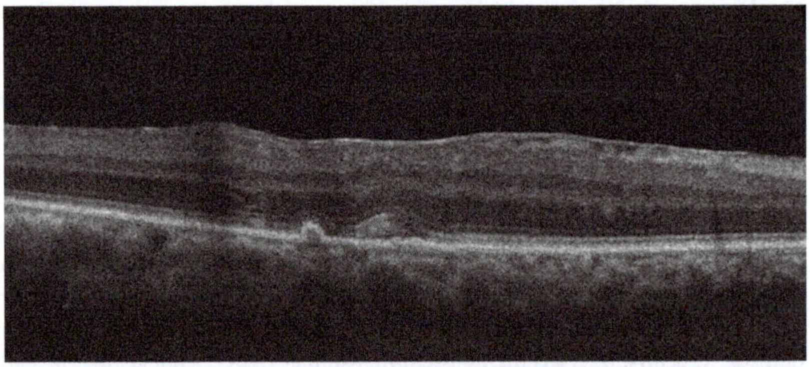

▪ **Abb. 2.1** Ein generelles Netzhautödem, wahrscheinlich mit verursacht durch die sichtbare epiretinale Membran. (Mit freundl. Genehmigung des Doheny Eye Institute, Los Angeles, USA)

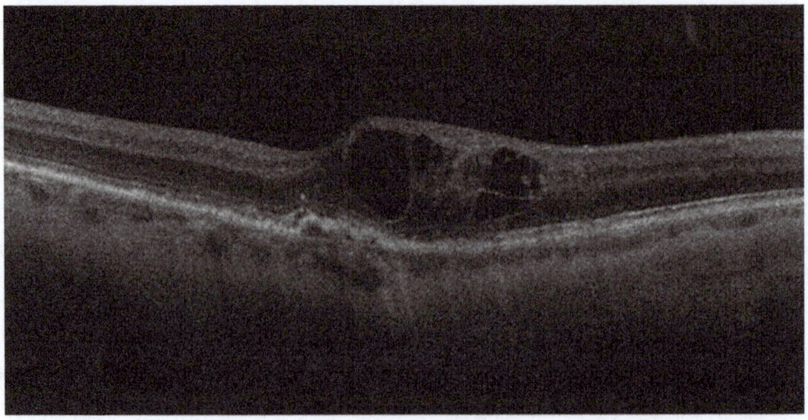

▪ **Abb. 2.2** Befund eines einseitigen Netzhautödems, charakteristisch für retinale Astvenenverschlüsse. (Mit freundl. Genehmiung des Doheny Eye Institute, Los Angeles, USA)

tensive Retinopathie und die juxtafoveale Teleangiektasie. Histopathologische Berichte konnten zeigen, dass die intraretinalen zystoiden Räume in Größe und räumlicher Verteilung je nach Krankheitsätiologie variieren. Dies kann nun in der OCT bestätigt werden, da die zystoiden Räume als runde, hyporeflektive Strukturen innerhalb der Netzhaut erscheinen (◻ Abb. 2.3). Diese Merkmale treten häufig in den äußeren Netzhautschichten auf, können sich jedoch bis zur inneren Grenzmembran erstrecken, wenn sie an Größe zunehmen. Das pseudophake CME ist eine erwähnenswerte Ausnahme, weil diese hyporeflektiven Räume auch primär in den inneren Netzhautschichten vorkommen können. Kleine zystoide Räume sind vielfach gut umgrenzt, während größere Räume eher diffus erscheinen.

Praxistipp

Die intraretinale Lokalisation der zystoiden Räume kann ein wichtiger Hinweis bei der Diagnosefindung sein.

Die Verteilung der zystoiden Räume innerhalb der Netzhaut kann einen Hinweis auf die zugrunde liegende Ätiologie geben. Ein zystoides Ödem infolge eines Zentralvenenverschlusses z.B. ist gleichmäßig über die gesamte Makula verteilt, während bei einem Astvenenverschluss typischerweise nur eine Netzhauthälfte betroffen ist (◻ Abb. 2.2). Während das CME normalerweise in Zusammenhang mit einer schwammartigen Netzhautverdickung auftritt, kann man es auch einzeln finden, wie z.B. bei der idiopathischen juxtafovealen Teleangiektasie. Bei diesem Syndrom finden sich häufig kleine, horizontal orientierte, ovale zystoide Räume innerhalb der Fovea oder unmittelbar temporal. Die foveale Kontur kann dabei durchaus erhalten sein.

2.3.3 Seröse Netzhautabhebung

Eine seröse Netzhautabhebung (»serous retinal detachment« = SRD) tritt auf, wenn Flüssigkeit zwischen die neurosensorische Netzhaut und das Pigmentepithel gelangt und diese trennt. In der OCT ist dies zu erkennen an einem optischen klaren Raum zwischen der inneren hochreflektiven Grenzschicht, die nach derzeitigem Erkenntnisstand die äußeren Photorezeptorsegmente repräsentiert, und der äußeren hochreflektiven RPE-Linie (◻ Abb. 2.4).

Obwohl seröse Netzhautabhebungen am ehesten bei Erkrankungen der Chorioidea und des retinalen Pigmentepithels auftreten (z.B. chorioidale Neovasku-

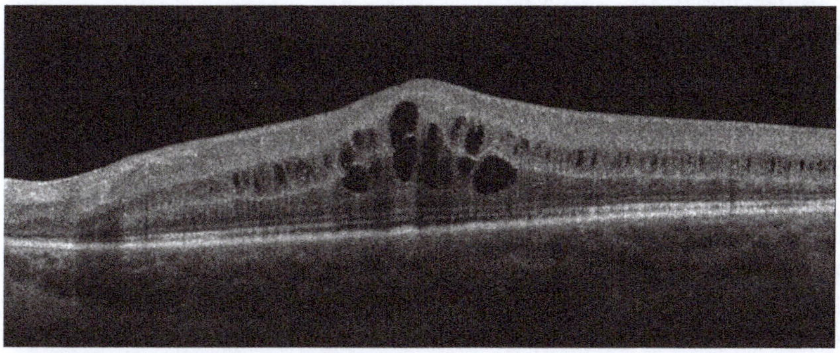

◻ **Abb. 2.3** Ein zystoides Makulaödem, zu erkennen an den multiplen hyporeflektiven, rundlichen Strukturen innerhalb der Netzhaut. (Mit freundl. Genehmigung des Doheny Eye Institute, Los Angeles, USA)

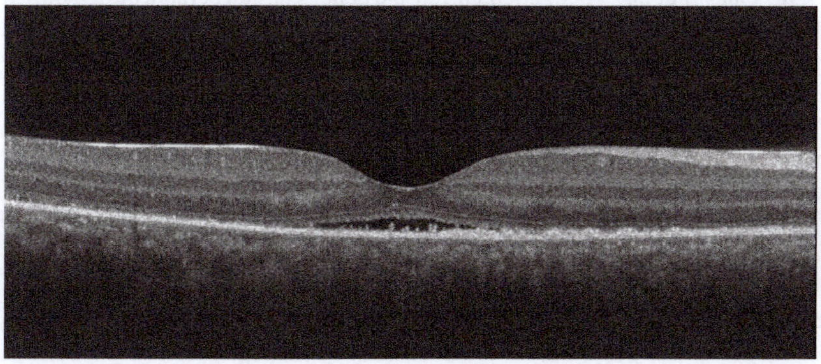

◻ **Abb. 2.4** Subretinale Flüssigkeit, hier unmittelbar subfoveolär, stellt sich als optisch klarer Raum anterior zum RPE-Band und posterior zum Photorezeptorband dar. (Mit freundl. Genehmigung des Doheny Eye Institute, Los Angeles, USA)

larisationen, Retinopathia centralis serosa), können sie auch klinische wichtige Merkmale retinaler Gefäßerkrankungen sein. Im Gegensatz zu ihrer auffallenden Erscheinung im OCT, sind SRDs im Rahmen retinaler Gefäßerkrankungen nur schwer mittels Spaltlampenbiomikroskopie oder Angiographie darzustellen. Die relative Insensitivität der Biomikroskopie und der FA bei der Diagnose von SRDs ist wahrscheinlich auf das gleichzeitige Vorhandensein anderer ausgeprägter Pathologien (z.B. eines Netzhautödems) in diesen Patienten zurückzuführen. Nichtsdestotrotz legt diese Ungenauigkeit nahe, dass eine routinemäßige OCT-Bildgebung in diesen Patienten dem Kliniker helfen kann, ein vollständigeres Bild der retinalen Morphologie infolge der gegebenen Erkrankungen zu ermitteln.

Praxistipp

Eine seröse Netzhautabhebung kann in 1/3 der Fälle mit DME, mehr als 2/3 der Fälle mit BRVO und mehr als 8/10 der Fälle mit CRVO präsent sein und lässt sich sehr gut im OCT darstellen.

In Studien zu Patienten mit diabetischem Makulaödem waren 15-31% von einer serösen Netzhautabhebung in der OCT betroffen. SRDs scheinen jedoch häufiger bei Fällen mit retinalen Venenverschlüssen vorzuliegen und sind in 82% der Fälle mit CRVO und 71% der Fälle mit BRVO präsent. Obwohl der Mechanismus der subretinalen Flüssigkeitsakkumulation nicht vollständig geklärt ist, wurde dieses Phänomen in histopathologischen Studien untersucht. Wolter und Kollegen vertreten die Hypothese, dass eine Beeinträchtigung der RPE-Funktion aufgrund von Inflammation oder assoziierter Ischämie eine Rolle spielt. Die Geschwindigkeit der Flüssigkeitsbewegungen aus dem intravasalen Raum heraus wird ebenso als wichtiger Faktor postuliert, insbesondere bei venösen Verschlusskrankheiten. Auch eine gleichzeitig bestehende vitreomakuläre Traktion kann zu der Akkumulation von subretinaler Flüssigkeit beitragen.

Unabhängig vom Mechanismus scheint das Erkennen einer SRD von klinischer Relevanz zu sein. Ohashi et al. beobachteten eine langsamere Resorption eines intraretinalen Ödems und eine langsamere, abgeschwächte Visuserholung in Patienten mit einer SRD. Einige Untersucher haben vorgeschlagen, eine Pars-Plana-Vitrektomie (PPV) bei Patienten mit diabetischem Makulaödem und SRD durchzuführen. Interessanterweise scheint das grundsätzliche Vorhandensein oder die Ausdehnung subretinaler Flüssigkeit nicht mit der Dicke der darüber liegenden Netzhaut zu korrelieren. Weiterhin ist die Sehschärfe unabhängig davon, ob neben der SRD intraretinale zystoide Veränderungen bestehen oder nicht.

! Cave!
Die Diagnose einer serösen Netzhautabhebung hat prognostische Relevanz.

2.3.4 Vitreomakuläres Traktionssyndrom

Retinale Gefäßerkrankungen sind häufig mit einer Störung der Blut-Netzhaut-Schranke assoziiert. Fluorophotometrische Untersuchungen lassen vermuten, dass das Transsudat aus retinalen Gefäßen nicht nur in die Netzhaut, sondern auch in den Glaskörperraum migriert. Frühe histologische und biochemische Veränderungen im Glaskörper von Patienten mit Diabetes beinhalten erhöhte Werte von Glyzierungsendprodukten, sog. »early glycation end products« (AEG), und verstärktes Kollagen-Crosslinking. Stitt beobachtete, dass AEG als Substrat für Kollagen-Crosslinking in diesen Patienten dienen können, und mutmaßte, dass dieses Crosslinking für die klinisch auftretenden Glaskörperveränderungen ursächlich ist. Veränderungen im Glaskörper von Augen mit retinalen Gefäßerkrankungen können zur Entwicklung eines Makulaödems beitragen, insbesondere eines zystoiden Makulaödems, indem sie ein Substrat für Netzhauttraktion zur Verfügung stellen. Schepens beschrieb zwei Arten von Traktion:

- Traktion ausgehend von einem schmalen Band oder
- Traktion durch eine breite vitreoretinale Adhäsionsfläche.

Biomikroskopisch sind die Wechselwirkungen zwischen der hinteren Glaskörperfläche und der Netzhaut zum Teil schwierig darzustellen, insbesondere in Patienten mit breitbasigen Adhäsionen. Die OCT hat die Bewertung eben dieser Wechselwirkung dramatisch verbessert und die Erkennung vitreomakulärer Traktion vereinfacht. In Patienten mit vollständig abgehobenem hinteren Glaskörper ist die hintere Glaskörpergrenzmembran als dünnes, hyperreflektives Band anterior und deutlich getrennt von der Netzhaut zu sehen. Dieses Signal fehlt bei Patienten mit komplett anliegendem hinterem Glaskörper. Bei Patienten mit partieller Glaskörperabhebung können die dünne, hyperreflektive hintere Grenzmembran und ihre teils breite, teils schmale Insertion an der Netzhaut dargestellt werden. Die resultierende antero-posteriore Distorsion der retinalen Kontur kann eine recht typische Gestalt annehmen oder auch eine fokale Netzhautabhebung provozieren (Abb. 2.5).

Die Überlegenheit der OCT bei der Darstellung der vitreoretinalen Grenzfläche veranlasste Gaucher dazu, durch eine Kombination von klinischen und OCT-Parametern eine neue Klassifizierung von Glaskörperabhebungen bei Diabetikern zu propagieren:

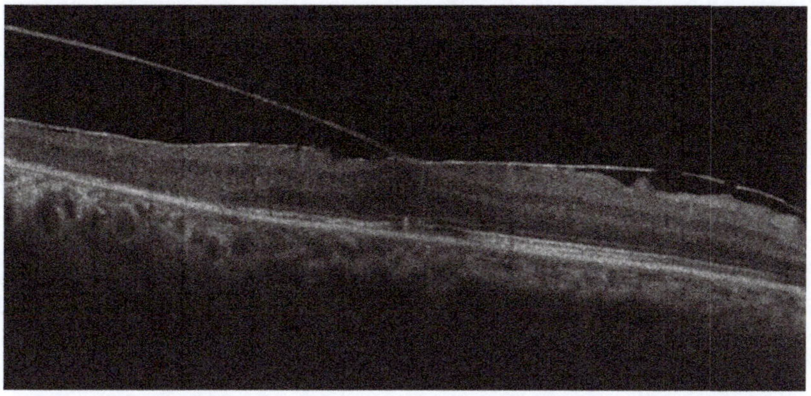

Abb. 2.5 Eine Traktion des hinteren Glaskörpers an der Makula ruft nicht selten dieses charakteristische Bild mit zystoidem Ödem und invertierter Foveakontur hervor. (Mit freundl. Genehmigung des Doheny Eye Institute, Los Angeles, USA)

- **Grad 0** war definiert als die Abwesenheit eine hinteren Glaskörperabhebung (PVD) mit fehlendem Weiss-Ring und fehlender Separation im OCT;
- **Grad 1** als perifoveale PVD mit Anheftung der Foveola (der hintere Glaskörper ist auf mindestens einem OCT-Scan zumindest partiell an der Makula angeheftet);
- **Grad 2** als inkomplette PVD mit verbleibender Anheftung am Sehnerven (kein Weiss-Ring sichtbar, aber hintere Glaskörperreste auf allen OCT-Scans sichtbar mit klarer Separation von der Makula); und
- **Grad 3** als vollständige hintere Glaskörperabhebung (Weiss-Ring funduskopisch sichtbar).

Bei Anwendung dieses Klassifizierungssystems waren Grad 1 PVDs deutlich häufiger bei Patienten mit DME zu beobachten (53%), als in Fällen ohne Ödem (22%). Dies steht in Einklang mit der Bedeutung der vitreomakulären Traktion beim DME. Catier und Kollegen betrachteten Patienten mit einem Makulaödem verschiedenster Ätiologie und schlussfolgerten, dass Patienten mit einem DME sehr viel wahrscheinlicher eine unvollständige Glaskörperabhebung aufweisen, als andere Ödemformen. Interessanterweise fand jedoch Uchinos Gruppe dieses Stadium einer PVD in mehr als der Hälfte ihrer Normalpatienten.

Praxistipp

Unvollständige Glaskörperabhebungen sind häufiger bei Patienten mit DME.

Epiretinale Membranen (ERM) stellen eine weitere Form präretinaler Traktion dar, die im Rahmen retinaler Gefässerkrankungen auftreten kann und im OCT deutlich sichtbar wird. Typischerweise kann man ERM von der hinteren Glaskörpergrenzfläche durch ihre große Dicke, gleichmäßige Erscheinung und eine höhere Reflektivität abgrenzen. ERM können einfacher zu detektieren sein, wenn sie von der inneren Netzhaut abgehoben sind, aber auch eine sekundäre Netzhautdistorsion oder eine verstrichene foveale Kontur geben deutliche Hinweise auf eine vorliegende ERM. Die OCT kann weiterhin benutzt werden, um verschiedenste Parameter zu dokumentieren: wie die Opazität und Dicke einer epiretinalen Membran, ihre Entfernung zur inneren Netzhaut, ihre Effekte auf die darunterliegende Netzhaut wie Distorsion und Ödembildung, eine neurosensorische Netzhautabhebung, oder auch den individuellen Behandlungserfolg.

Eine fortgeschrittene Form der epiretinalen Traktion, fibrovaskuläre Proliferationen als Sekundärerscheinung einer proliferativen diabetischen Retinopathie, kann mit zwei ausgeprägten anatomischen Konfigurationen einhergehen: einer Traktionsamotio und einer traktionsbedingten Retinoschisis. Eine Traktionsamotio ist an dem optischen klaren, subretinalen Raum bei gleichzeitig vorhandener epiretinaler Proliferation zu erkennen. Eine Retinoschisis dagegen stellt sich als eine Spaltung der neurosensorischen Netzhaut in zwei Schichten mit erkennbaren schmalen Gewebebrücken und fehlender subretinaler Flüssigkeit dar. Eine Differenzierung zwischen diesen beiden Entitäten kann von prognostischer Relevanz bei der Wahl der Therapie sein.

Die Darstellung der vitreomakulären Grenzflache im OCT hat auch das Management von Patienten mit DME beeinflusst. So kann etwa eine frühzeitige PPV bei Patienten mit signifikanter vitreomakulärer Traktion indiziert sein. In einer prospektiven Studie untersuchten Shah und Kollegen die prognostische Signifikanz vitreomakulärer Traktion bei 33 Patienten, die einer Vitrektomie unterzogen wurden. Die Autoren beobachteten, dass Patienten mit präoperativen Hinweisen auf eine klinische oder im OCT sichtbare makuläre Traktion eine deutlich bessere postoperative Sehschärfe aufwiesen, als Patienten ohne Zeichen einer präoperativen Traktion. Yamada und Kollegen führten eine ähnliche Studie durch, indem sie

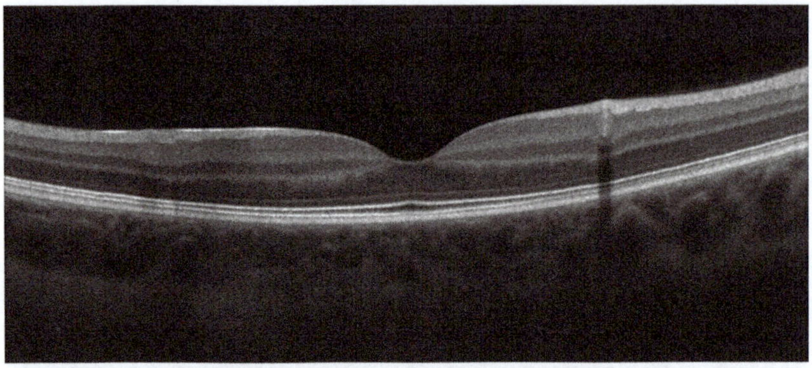

Abb. 2.6 Gefäße stellen sich als zirkuläre oder semizirkuläre Strukturen mit einem ausgeprägten, posterioren Schattenwurf dar. Abgebildet ist ein fovealer Scan eines Normalauges, ein großes Gefäß ist deutlich rechts im Bild zu erkennen. Größere retinale Gefäße sind eindeutig in der inneren Netzhaut lokalisiert. (Mit freundl. Genehmigung des Doheny Eye Institute, Los Angeles, USA)

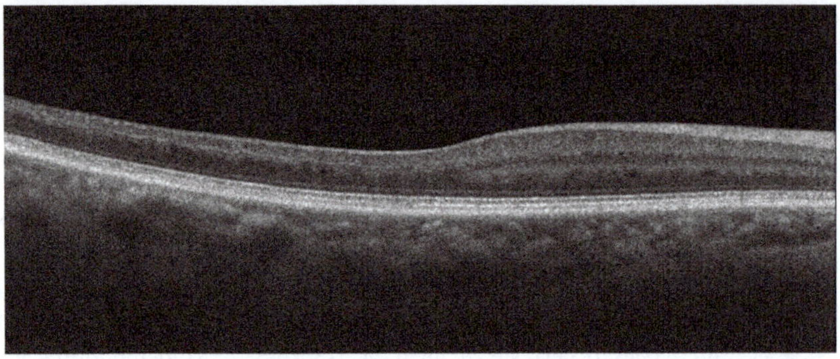

Abb. 2.7 Parafovealer OCT-Scan bei einem Patienten Monate nach einem Astarterienverschluss. Deutlich ist die einseitige Netzhautatrophie, im Bild links, zu erkennen. (Mit freundl. Genehmigung des Doheny Eye Institute, Los Angeles, USA)

die prognostische Relevanz zweier unterschiedlicher Arten einer unvollständigen Glaskörperabhebung im OCT verglichen:

1. Eine inkomplette V-förmige Abhebung.
2. Eine partielle Abhebung temporal der Fovea mit nasaler Anheftung.

Sie konnten zeigen, dass das anatomische Ergebnis in der ersten Gruppe etwas besser ausfiel.

Über seine Fähigkeit hinaus, das Lösen von Traktionskräften nach einer PPV darzustellen, wird das OCT auch verwendet, um die Resorption einer neurosensorischen Abhebung und die vitreomakulären Wechselwirkungen nach einer YAG-Kapsulotomie zu dokumentieren.

2.3.5 Verschiedene Befunde

Blutgefäße erscheinen im OCT als zirkuläre oder semizirkuläre, hyperreflektive oder hyporeflektive Strukturen mit posteriorem Schattenwurf unterschiedlicher Ausprägung (Abb. 2.6). Retinale Blutungen, im Besonderen dichte Blutungen, können ebenfalls als hyperreflektive Regionen mit hinterem Schattenwurf zu sehen sein. Retinale Neovaskularsationen können sich als fokale, hyperreflektive Zonen an der Netzhautoberfläche darstellen, sind jedoch mitunter nur schwer von einer nichtvaskularisierten epiretinalen Membran zu unterscheiden. Eine innere Netzhautischämie wird oftmals sichtbar als erhöhte Reflektivität der Nervenfaserschicht und innerer Netzhautschichten. Obwohl retinale Arterienverschlüsse sich akut genauso darstellen, folgt hierauf mittel- bis langfristig häufig eine ausgeprägte retinale Atrophie (Abb. 2.7).

Traditionell waren die typischen Merkmale retinaler Gefässerkrankungen wie Mikroaneurysmata und intraretinale mikrovaskuläre Veränderungen in der OCT schwierig abzubilden. Dies rührt zumindest zum Teil daher, dass die periphere Makula mit dem üblichen radiären Linienmuster nicht dicht genug vermessen wird. Die OCT der aktuellen Generation verwenden die weitaus schnellere Fourier-Domain-Technologie, welche die bekannten Limitationen durch eine drastische erhöhte Scandichte sowie eine größere axiale Auflösung überwinden kann.

Cave!
Die OCT-Interpretation sollte nie allein gestellt geschehen, sondern andere Bildgebungstechniken mit einschließen.

Lipid- und Proteinexsudation sind häufige Merkmale retinaler Gefäßerkrankungen. Aufgrund ihrer relativen optischen Dichte erscheinen harte Exsudate im OCT als

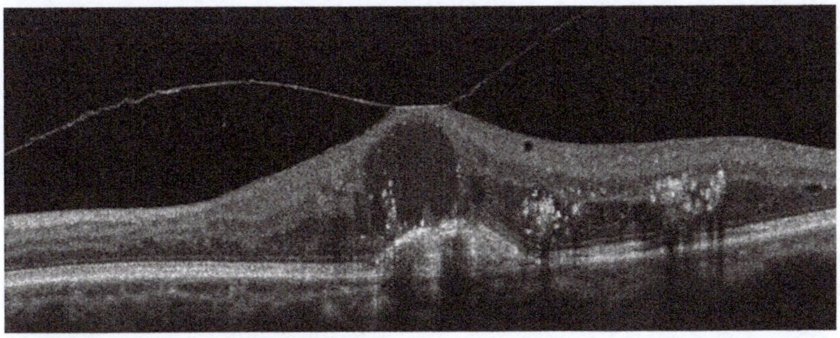

Abb. 2.8 Eine Lipidexsudation, die sich typischerweise als hochreflektive Struktur mit massivem Schattenwurf darstellt. Bei diesem Patienten mit DME besteht außerdem eine erhebliche VMT, die sehr wahrscheinlich Mitauslöser des zystoiden Ödems ist. (Mit freundl. Genehmigung des Doheny Eye Institute, Los Angeles, USA)

fokale, hyperreflektive Bereiche mit posteriorem Schattenwurf (Abb. 2.8). Obwohl diese am häufigsten in der äußeren plexiformen Schicht (OPL) auftreten, können sie auch in nahezu jeder anderen Netzhautschicht sowie subretinal vorkommen.

2.4 Management

Die OCT wird beim Management von Patienten mit retinalen Gefäßerkrankungen, speziell bei solchen mit einem Makulaödem, häufig angewendet. Die Quantifizierung der Netzhautdicke im OCT kann dabei helfen, angebrachte Therapien zu identifizieren, hierfür geeignete Patienten auszuwählen, die Anwendung dieser Therapie zu steuern und den Verlauf der Erkrankung genau zu dokumentieren. OCT-Befunde können prognostische Implikationen haben und die Behandlungsstrategie maßgeblich beeinflussen. Von den Patienten mit einer diabetischen Retinopathie und guter Sehschärfe (20/20), die einer panretinalen Photokoagulation (PRP) unterzogen wurden, hatten solche mit einer präoperativen, parafovealen Netzhaudicke jenseits 300 µm eine höhere Inzidenz eines bleibend schlechten Visus nach PRP. Diese Beobachtung kann dabei helfen, eine Gruppe Patienten zu identifizieren, die potenziell von einer weniger aggressiven Therapie, mit einer schrittweisen Laserung und größeren Zeitintervallen zwischen den einzelnen Terminen, profitiert.

2.4.1 Fokale und panretinale Laserkoagulation

Die »Early Treatment Diabetic Retinopathy Study« (ETDRS) konnte zeigen, dass eine fokale Photokoagulation das Risiko für einen moderaten Sehverlust (definiert als Verdoppelung des Sehwinkels) bei Patienten reduziert, bei denen mittels Spaltlampenmikroskopie und stereoskopischen Fundusphotos ein CSME diagnostiziert wurde. Viele Kliniker konnten jedoch im OCT foveale Ödeme diagnostizieren, die ansonsten übersehen worden wären. Es ist noch unklar, ob diese Patienten mit »subklinischen Ödemen« einem erhöhten Risiko für moderaten Visusverlust ausgesetzt sind und von einer fokalen Laserkoagulation profitieren würden. Brown und Kollegen befanden, dass es derzeit nicht sinnvoll ist, die Ergebnisse der ETDRS-Studie auf Patienten mit subklinischen Ödemen zu übertragen. Das OCT könnte jedoch Patienten mit falsch-positiven Befunden ohne foveales Ödem vor einer unnötigen Therapie bewahren und so therapiebedingte Komplikationen wie ein parafoveales Skotom oder choroidale Neovaskularisationen (CNV) verhindern.

Praxistipp

Patienten mit klinischem fovealen Ödem können vor unnötiger Laserung bewahrt werden, wenn im OCT eine normale foveale Netzhautdicke nachgewiesen werden kann.

In einer Fallserie von Rivellesse et al. zeigten Patienten mit CSME eine deutliche Reduktion des Netzhautödems nach fokaler Photokoagulation. Die anatomischen Effekte von Laser auf die makuläre Netzhautdicke wurden auch in Patienten mit proliferativer diabetischer Retinopathie, die eine PRP erhielten, untersucht. Shimura und Kollegen werteten 72 Augen von 36 Patienten aus, die eine PRP verteilt über 4 Sitzungen erhielten. Die Patienten wurden wöchentlich auf dem einen und zweiwöchentlich auf dem anderen Auge behandelt. Die makuläre Netzhautdicke im OCT nahm in beiden Augen vorübergehend langsam zu, in größerem Masse aber in den wöchentlich behandelten Augen. Die Normalisierung der Netzhautdicke geschah schneller in den zweiwöchentlich behandelten Augen, die finale Sehschärfe unterschied sich jedoch nicht signifikant in den beiden Gruppen. Obwohl diese Ergebnisse nur einer relative kleinen Fallserie entstammten, untermauerten diese Beobachtungen doch die ursprüngliche ETDRS-Studie, in der von einer Verschlechterung von Makulaödemen unmittelbar nach PRP berichtet wurde.

2.4.2 Pharmakotherapie

Die Entwicklung der Pharmakotherapie für retinale Gefäßerkrankungen war seit der Entdeckung der tragenden Rolle des »vascular endothelial growth factors« (VEGF) in der Pathophysiologie dieser Erkrankungen ein Schwerpunkt in der klinischen Forschung. Die morphologischen Veränderungen im OCT sind seitdem wichtige Parameter in Studien, um die Effektivität eines Medikamentes zu bewerten.

Obwohl **intravitreales Triamcinolon (IVTA)** wahrscheinlich eine multifaktorielle Wirkung neben seinem anti-VEGF-Effekt hat, wird es bei einer Vielzahl retinaler Gefäßerkrankungen eingesetzt. Eine Anzahl kleiner Studien konnten eine Abnahme der zentralen Netzhautdicke nach bereits einer Injektion von IVTA bei Patienten mit einem Makulaödem infolge von Diabetes oder eines retinalen Venenverschlusses zeigen. Die Folgeuntersuchungen variierten erheblich zwischen den Studien, aber eine 50%ige Reduktion der zentralen Netzhautdicke im OCT war ein typischer Befund 3 Monate nach Behandlungsbeginn. In einigen Fallserien korrelierte die Abnahme der Netzhautdicke mit reduzierter Leckage in der Angiographie und einer besseren Sehschärfe. Die Beobachtung der chronologischen Entwicklung der Netzhautdicke nach Triamcinoloninjektion im OCT zeigte, dass ein Makulaödem häufig nach 3 Monaten rezidiviert. Die OCT-basierte Definition eines Ödemrezidivs ist ein hilfreiches Kriterium für Kliniker, wenn diese eine erneute Behandlung abwägen. Groß angelegte, klinische Studien (SCORE, DRCR) evaluieren die Effektivität von IVTA bei Patienten mit einem Makulaödem infolge retinaler Gefäßerkrankungen. Netzhautdickenmessungen im OCT werden sowohl als sekundärer Endpunkt wie auch als Ein- oder Ausschlusskriterium in diesen Studien angewendet.

Die BRAVO-Studie untersucht die Wirksamkeit von **Ranibizumab** bei retinalen Astvenenverschlüssen und stützt sich in wesentlichen Punkten des Studiendesigns, wie z.B. der Behandlungsstrategie und den sekundären Endpunkten, auf OCT-Untersuchungen.

Auch wegweisende Studien zu **antiangiogenen Therapien** für neovaskuläre AMD (MARINA, ANCHOR, PIER), integrieren OCT-Parameter fest in das Studiendesign. In der PrONTO-Studie wurde erstmals ein OCT-basiertes Behandlungsschema für NVAMD angewandt – mit beachtenswertem Erfolg. Die Rolle der OCT bei Verlaufsbeobachtung und Therapieentscheidungen in diesem Rahmen ist unumstritten.

> **Praxistipp**
>
> Die OCT-gemessene Netzhautdicke wird immer wichtiger als Einschlusskriterium oder Endpunkt klinischer Studien zu retinalen Gefäßerkrankungen.

Mehrere randomisierte Studien in Patienten mit DME konzentrieren sich neben der Sehschärfe auf die durchschnittliche Reduktion der zentralen Netzhautdicke im OCT, um einen Therapieerfolg festzustellen (RESOLVE, READ-2). Eine Abnahme der Netzhautdicke korreliert in diesen Fällen häufig mit einer Verbesserung der Sehschärfe.

2.4.3 Chirurgie

Chirurgische Ansätze bei der Behandlung retinaler Gefäßerkrankungen finden zunehmend Verbreitung und OCT-Befunde sind hierbei nicht nur für die Krankheitsbeobachtung nützlich, sondern dienen auch der Auswahl geeigneter chirurgischer Methoden.

Pars-Plana-Vitrektomie bei Makulaödem

Die Pars-Plana-Vitrektomie gilt als potenzielle Therapie bei Patienten mit refraktärem DME, insbesondere bei Patienten mit VMT. Die OCT hat die Selektion von Patienten für eine chirurgische Intervention revolutioniert, indem sie den eindeutigen Nachweis für makuläre Traktion liefert. Giovanni et al. identifizierten 2 Muster der VMT bei Patienten:

- eine Verdickung des superioren Profils im OCT, oder
- das Verstreichen bzw. die Inversion der fovealen Depression.

Nach chirurgischer Intervention normalisierte sich die Morphologie in vielen dieser Augen. Weitere retrospektive Studien berichteten ähnliche Ergebnisse nach Vitrektomie: eine unterschiedlich ausgeprägte aber signifikante Reduktion der fovealen Netzhautdicke im OCT. Einige Studien demonstrierten funktionelle Verbesserungen der Sehschärfe und im mfERG in Verbindung mit den offensichtlichen, positiven anatomischen Ergebnissen.

> **Praxistipp**
>
> Die Detektion vitreomakulärer Traktion im OCT hilft bei der Selektion von Patienten für eine Vitrektomie.

Andere Untersucher propagierten eine PPV bei therapierefraktärem DME auch in Abwesenheit makulärer Traktion im OCT. Patel und Kollegen beobachteten eine Reduktion der Netzhautdicke im OCT bei Patienten nach PPV für ein diffuses DME, einschließlich einer kleinen Subgruppe von Patienten, die keine Anzeichen einer Glaskörpertraktion zeigten. Trotz dieser guten anatomischen Resultate im OCT bleibt der wahre Wert der PPV beim diffusen DME unklar. In einer randomisierten Studie zum Vergleich von Vitrektomie versus zusätzlichem Laser bei Patienten mit refraktärem DME (nach zuvorgegangenem Laser) und ohne vitreomakuläre Traktion war kein signifikanter Unterschied zwischen den Behandlungsarmen festzustellen, weder morphologisch noch funktionell.

Zusätzlich zu dem Mangel an überzeugenden Daten aus randomisierten klinischen Studien, ist der Einsatz der PPV bei DME nicht ohne Risiken. Obwohl eine reduzierte Netzhautdicke beobachtet wurde, berichteten Yamamoto et al. von einer Anzahl an intra-und postoperativen Komplikationen wie Foramina, Netzhautablösungen, Glaskörperblutungen, Neovaskularisationsglaukomen, ERM-Bildung und lamellären Löchern. Eine weitere Komplikation, die sowohl von Yamamoto als auch Otani berichtet wurde, ist die Akkumulation von harten Exsudaten im intraretinalen Raum, ein Befund, der typischerweise mit einer schlechteren Visusprognose einhergeht. Otani stellte außerdem fest, dass das Vorhandensein einer serösen Netzhautablösung im OCT vor oder nach dem operativen Eingriff mit einer höheren Inzidenz dieser subfovealen Exsudate assoziiert war.

Die Anwendung der OCT, um die Reduktion eines Makulaödems nach Vitrektomie zu quantifizieren, ist nicht nur auf Patienten mit diabetischer Retinopathie beschränkt. Sekiryu und Kollegen berichteten von einer dramatischen Abnahme der Netzhautdicke in einer kleinen Fallserie mit Patienten, die aufgrund eines fovealen zystoiden Makulaödems bei Zentralvenenverschluss vitrektomiert wurden.

Radiäre Optikusneurotomie bei Zentralvenenverschluss

Ompremcak und Kollegen propagierten die Anwendung einer radiären Optikusneurotomie (RON) zur Behandlung von Patienten mit persistierendem Makulaödem nach stattgehabtem Zentralvenenverschluss. Bei dem Eingriff erfolgt ein Schnitt in die nasale Seite des Sehnervs. Obwohl die Wirkungsmechanismen nicht bekannt sind, glauben viele Untersucher, dass dieser Eingriff die Entwicklung von Kollateralgefäßen begünstigt, die das venöse Bett entlasten. In einer Serie von 117 konsekutiven Patienten mit Zentralvenenverschluss und schwerem Visusverlust fanden Ompremcak und Kollegen eine anatomische (95%) und funktionelle (71%) Resolution in der Mehrzahl der Patienten.

Das OCT gilt auch in diesem Fall als nützliches Hilfsmittel, um den Therapieerfolg eine RON sowie die postoperativen Komplikationen, wie z.B. ein Makulaforamen, zu dokumentieren. In einigen, kleinen Fallstudien wurde von einer dramatischen Reduktion der Netzhautdicke im OCT mehrere Monate nach dem Eingriff berichtet. Diese positiven anatomischen Ergebnisse allerdings korrelierten nur selten mit einem Visusanstieg, insbesondere bei Patienten mit ischämischen Okklusionen.

> **Cave!**
> **Die morphologischen Veränderungen im OCT entsprechen häufig nicht den funktionellen Befunden.**

Arteriovenöse Dissektion bei Astvenenverschlüssen

Einige Untersucher brachten die chirurgische, arteriovenöse Dissektion bei Patienten mit persistierendem Makulaödem infolge eines Astvenenverschlusses auf. Befürworter dieser Methode glauben, dass eine Eröffnung der gemeinsamen Adventitia von Arterie und Vene an den arteriovenösen Kreuzungen eine Dekompression des venösen Lumens bewirkt und so einen vermuteten Thrombus mobilisieren kann. Eine rasche Reperfusion der retinalen Zirkulation, mitunter noch während des Eingriffes, wurde von diesen Untersuchern berichtet. Fuji et al. demonstrierten eine rasche, dramatische und bleibende Reduktion des Netzhautödems im OCT sowie eine gleichzeitige Visusverbesserung, beginnend nur einen Tag nach dem Eingriff bei Patienten mit BRVO.

2.5 Zukünftige Entwicklungen

Trotz der außerordentlichen Fortschritte des Hardware-Designs innerhalb des letzten Jahrzehnts, sammeln konventionelle OCT-Geräte nur einen limitierten Datensatz und verwenden überholte, fehlerbehaftete Software. Die Entwicklungen in der OCT-Hardware haben den Stand der Software längst überholt. Der klinische Nutzen und Erfolg der nächsten OCT-Generation ist abhängig von sorgfältiger Optimierung sowohl der Hardware als auch der Software. Zukünftige OCT-Geräte werden sehr wahrscheinlich auch ein breit gefächertes Anwendungsspektrum außerhalb der Augenheilkunde haben: in der Kardiologie, Gastroenterologie, Onkologie, Orthopädie, Hals-Nasen-Ohrenheilkunde und evtl. auch der Urologie.

2.5.1 Aktuelle OCT-Limitationen

Obwohl die OCT eine quantitative Revolution in der Diagnostik und im Management retinaler Erkrankungen angeführt hat, gibt es einige hardware- und softwarebedingte

Limitationen, die der Kliniker kennen sollte, um OCT-Scans korrekt bewerten zu können. Augenbewegungen von Patienten mit Erkrankungen der Makula und schlechtem zentralem Visus können die Scanqualität erheblich reduzieren. Zwar bietet die Fourier-Domain-Technolgie eine sehr schnelle Aufnahmegeschwindigkeit, jedoch wurden gleichzeitig die Scanraster dichter und umfassender. Eine instabile Fixation mindert auch die Möglichkeiten einer Bildregistrierung mit anderen Modalitäten wie Fundusphotos oder Fluoreszenzangiogrammen. Obwohl am Ende eines jeden Scans ein Infrarotbild des Fundus angefertigt wird, um die ungefähre Lokalisation des Scans zu ermöglichen, so ist der genaue Ort doch unbekannt. Eine mögliche Lösung des Problems ist die Verwendung eines Tracking-Verfahrens, wie es auch schon kommerziell verfügbar ist. Bislang bieten jedoch die wenigsten Hersteller ein solches Tracking-Verfahren an.

Cave!
Augenbewegungen während des Scanvorgangs können die OCT-Interpretation erheblich erschweren.

Die Analysesoftware hat ebenso wichtige Mängel. Die Generierung einer topographischen Karte zum Beispiel, das Kernmerkmal quantitativer OCT-Befunde, ist abhängig von der korrekten Identifizierung der inneren und äußeren Netzhautgrenzen. Als innere Netzhautgrenze wird zumeist die innere Grenzmembran (»inner limiting membrane« = ILM) definiert, während die äußere Grenze sich am retinalen Pigmentepithel orientiert, sich jedoch leicht zwischen den verschiedenen Gerätetypen unterscheidet, was wiederum eine Vergleichbarkeit der Messungen zwischen den Geräten deutlich erschwert. Obwohl der Algorithmus zur automatischen Erkennung dieser Netzhautgrenzen noch relativ zuverlässig in normalen Augen und makulären Ödemen funktioniert, so stellen komplexe Morphologien, wie sie z.B. bei neovaskulärer AMD auftreten, auch bei der aktuellen Softwaregeneration ein ernst zu nehmendes Problem dar. In einer Studie von Krebs et al. zeigten 25% der untersuchten FD-OCT-Scans Fehler der automatisierten Netzhauterkennung. Zwar erlauben nahezu alle Hersteller eine manuelle Korrektur der Netzhautgrenzen, jedoch ist dies im klinischen Alltag aus Zeitgründen nur selten durchführbar.

Ein weiteres Problem ist die fehlende Separierung von subretinalem Raum und sub-RPE-Raum. So wird subretinale Flüssigkeit regelmäßig in die Netzhautdickenmessung miteinbezogen. Dieser Mangel stellt einen Verlust klinisch wertvoller Information dar. Einige Therapien z.B. können vorzugsweise ein Makulaödem reduzieren, nicht jedoch subretinale Flüssigkeit. Die aktuelle Analysesoftware erlaubt auch keine Quantifizierung anderer OCT-Befunde retinaler Gefäßerkrankungen wie retinaler Zysten und Lipidexsudaten.

Cave!
Moderate und schwere Fehler des automatischen Algorithmus sind häufig, besonders bei Fällen mit subretinalen Pathologien.

2.5.2 Die Zukunft der OCT-Hardware

Die Hardware, die eine OCT der Augen möglich machte, hat sich in den letzten 2 Jahrzehnten rasant entwickelt, vor allem innerhalb der letzten 5 Jahre. Bedeutsame Verbesserungen betreffen sowohl die axiale Auflösung als auch die Aufnahmegeschwindigkeit. Den größten Anteil an der besseren axialen Auflösung haben die neuartigen Lichtquellen, die in modernen OCT-Geräten verbaut werden. Die superlumineszierende Diode (SLD), eine Technologie die man aufgrund ihrer hohen Bandbreite und der geringen Kosten durchaus als Arbeitspferd der OCT bezeichnen kann, wurde über die letzten 5 Jahre stetig verbessert. Weitergehende Forschung zum Nutzen von ganzen SLD-Serien (»SLD-Arrays«) und neue SLD-Technologien, wie z.B. die Verwendung von »quantum dots«, werden die Auflösung der OCT weiter steigern. OCT-Geräte, die auf Laserlichtquellen wie Titanium:Sapphir (Ti:Al2O3)-Lasern basieren, bieten eine herausragende Bildqualität, sind jedoch aufgrund ihrer hohen Kosten nur bedingt massentauglich. Eine weitere spannende Technologieentwicklung in der OCT-Hardware sind sog. »Swept-Source«-Lichtquellen. Bei Swept-Source-OCTs wird der bewegliche Referenzarm der Time-Domain-OCTs durch einen Laser mit variabler Frequenz ersetzt. Dies ermöglicht eine tiefe Gewebepenetration sowie eine sehr gute Signalstabilität. Andere Gruppenbemühen sich derzeit, adaptive Optiken in ihre Systeme einzubauen. Adaptive Optiksysteme nutzen Wellenfrontdetektoren und verformbare Spiegel, um optische Aberrationen aus dem reflektierten Licht zu eliminieren. Adaptive Optiken könnten sowohl die axiale als auch die transversale Auflösung derart erhöhen, dass einzelne Zellpopulationen der Netzhaut darstellbar wären.

Die Verbesserungen der Aufnahmegeschwindigkeit von OCT-Geräten sind wichtige Schritte vorwärts in der OCT-Entwicklung, da sie Probleme wie eine instabile Patientenfixation und eine zu lockere Scandichte deutlich mildern. Den größten Geschwindigkeitsschub in der kommerziell verfügbaren OCT-Technologie stellte zweifelsohne die Fourier- oder Spectral-Domain-Technologie dar, welche Scangeschwindigkeit bis zu 50-mal schneller als bisherige Time-Domain-OCTs erlaubt und so eine 3D-Rekonstruktion des Scanbereichs ermöglicht. Diese letztgenannte Fähigkeit erlaubt einen genaueren Vergleich von OCT-Aufnahme im Zeitverlauf sowie mit anderen Bildgebungsmodalitäten. Ganzfeld-OCT-Geräte bieten gegenüber FDOCTs einen noch größeren Geschwindigkeitsvorteil. Indem die spektralen Informationen einer ganzen Fläche gleichzeitig durch einen 2-dimensionalen Detektor anstelle eines linearen Aufbaus aufgenommen werden, negieren Ganzfeld-OCTs den Zeitverlust, der bei konventionellen Systemen durch serielles Abtasten jedes einzelnen A-Scans entsteht. Andere vielversprechende Zukunftsrichtungen der OCT-Hardware sind die polarisationssensitive OCT (PS OCT), Doppler-OCT oder die funktionelle OCT. PS OCT basiert auf den nativen Polarisationseigenschaften der Gewebeschichten (wie der Nervenfaserschicht), um das Reflektivitätssignal weiter zu differenzieren. Die Doppler-OCT nutzt die im OCT-Signal enkodierten Bewegungsdaten und könnte eine detaillierte Kartierung von Blutgefäßen und Blutfluss erlauben, analog zur Fluoreszenzangiographie. Obwohl die Doppler-OCT die dynamischen Leckageinformationen einer FA nicht erfassen kann, könnte sie eine Brücke zwischen beiden Technologien darstellen. Abschließend stellt die funktionelle Bildgebung und ihr Fokus auf Gesundheit und Funktion des Gewebes – anstelle seiner Struktur allein – ein gänzlich neues Paradigma in der Bildgebung dar. Aktuelle Forschungsanstrengungen zur funktionellen OCT machen sich die Spektralinformationen neuerer OCTs zunutze. Gekoppelt mit adaptiver Optik könnte die funktionelle OCT ein leistungsstarkes, neues Werkzeug für sowohl Forschung als auch Klinik werden.

Praxistipp

Die Doppler-OCT könnte eine Brückentechnologie zur FA sein, indem sie dynamische OCT-Daten liefert.

2.5.3 Die Zukunft der OCT-Software

Trotz des gewaltigen Sprunges in der automatisierten Quantifizierung durch die Erstgeneration-OCT-Software waren die folgenden Fortschritte schleppend verglichen mit der raschen Fortentwicklung der OCT-Hardware. Die Defizite der aktuell verfügbaren OCT-Software wurden umso klarer mit Erscheinen der FD-OCT-Technologie. Nunmehr werden größere Datenmengen in kürzerer Zeit gesammelt und komplexe mathematische Transformationen sind notwendig, um klinisch nützliche Daten zu erhalten. Kliniker, die in der Vergangenheit noch jeden der 6 radiären Scans einzeln begutachten konnten, verlassen sich jetzt nahezu vollkommen auf die automatisch generierten, topographischen Karten der FD-OCT-Geräte. Eine Begutachtung der einzelnen B-Scans eines Volumenscans ist im klinischen Alltag nur schwer möglich. Zudem werden in dieser Ära der quantitativen Medizin subjektive, klinische Befundungen immer stärker durch objektive Messverfahren wie der OCT verdrängt.

Zwei wichtige Verbesserungen werden für die OCT-Software der nächsten Generation notwendig sein. An erster Stelle muss die Genauigkeit der Messungen deutlich verbessert werden. Da klinische Entscheidungen mehr und mehr auf die Präzision der OCT-Quantifizierung vertrauen werden, sind die Standards für die Software der nächsten Generation höher anzusetzen, als bei der momentan verfügbaren, fehleranfälligen Software. Ein ungelöstes Problem jedoch besteht darin, dass unser histopathologisches Verständnis mit der technischen Weiterentwicklung der OCT Schritt halten muss. So ist nun z.B. bekannt, dass die äußere Netzhautgrenze vom Stratus OCT inkorrekt wiedergegeben wurde. Idealerweise besitzen zukünftige OCT-Softwaresysteme die Fähigkeit, sich an aktuelle Fortschritte des klinischen Verständnisses anzupassen und diese in die diagnostischen Messungen einfließen zu lassen.

Die andere große Herausforderung, der zukünftige OCT-Softwaresysteme gegenüberstehen werden, ist, die klinische Relevanz der Messungen zu erhöhen. Obwohl die Netzhautdicke für viele Erkrankungen einen wichtigen Parameter darstellt, so wird doch ein großer Vorteil dieses Querschichtaufnahmeverfahrens verspielt, indem alle subretinalen und intraretinalen Pathologien in einer einzigen Messung gebündelt werden. In einer Zeit der allseits präsenten intravitrealen anti-VEGF-Therapien wäre es nützlich, die Volumina der individuellen Strukturen wie Netzhaut, zystoider Räume, subretinaler Flüssigkeit, subretinalem Gewebe und dem sub-RPE-Raum anstelle eines einfachen Gesamtnetzhautvolumens zu quantifizieren. Zudem könnten diese Messungen dank der verbesserten Bildregistrierungsmöglichkeiten der FD-OCT-Geräte im Zeitverlauf miteinander verglichen werden, um eine klinisch relevante Krankheitsprogression einfacher zu erkennen.

Fazit für die Praxis

Die OCT hat die Augenheilkunde revolutioniert. Zukünftige Hardware- und Softwareentwicklungen sollten die Relevanz und Präzision der OCT-Messungen verbessern. Diese gesteigerte Leistungsfähigkeit wird dem Arzt beim Management komplexer Erkrankungen helfen, eine wichtige Entscheidungshilfe für kritische Therapieschritte sein und vielleicht auch eine Diagnose im früheren Krankheitsstadium ermöglichen.

Literatur

Brown JC, Solomon SD, Bressler SB, Schachat AP, DiBernardo C, Bressler NM (2004) Detection of diabetic foveal edema: contact lens biomicroscopy compared with optical coherence tomography. Archives of ophthalmology;122(3):330-5.

Catier A, Tadayoni R, Paques M, Erginay A, Haouchine B, Gaudric A, et al. (2005) Characterization of macular edema from various etiologies by optical coherence tomography. American journal of ophthalmology 140(2):200-6.

Cense B, Gao W, Brown JM, Jones SM, Jonnal RS, Mujat M, et al. (2009) Retinal imaging with polarization-sensitive optical coherence tomography and adaptive optics. Optics express 17(24):21634-51.

Domalpally A, Blodi B a, Scott IU, Ip MS, Oden NL, Lauer AK, et al. (2009) The Standard Care vs Corticosteroid for Retinal Vein Occlusion (SCORE) study system for evaluation of optical coherence tomograms: SCORE study report 4. Archives of ophthalmology 127(11):1461-7.

Gaucher D, Tadayoni R, Erginay A, Haouchine B, Gaudric A, Massin P (2005) Optical coherence tomography assessment of the vitreoretinal relationship in diabetic macular edema. American journal of ophthalmology 139(5):807-13.

Huang D, Swanson EA, Lin CP, Schuman JS, Stinson WG, Chang W, et al. (1991) Optical coherence tomography. Science 254(5035):1178-81.

Kang SW, Park CY, Ham D-I (2004) The correlation between fluorescein angiographic and optical coherence tomographic features in clinically significant diabetic macular edema. American journal of ophthalmology 137(2):313-22.

Krebs I, Falkner-Radler C, Hagen S, Haas P, Brannath W, Lie S, et al. (2009) Quality of the threshold algorithm in age-related macular degeneration: Stratus versus Cirrus OCT. Investigative ophthalmology & visual science 50(3):995-1000.

Lalwani GA, Rosenfeld PJ, Fung AE, Dubovy SR, Michels S, Feuer W, et al. (2009) A variable-dosing regimen with intravitreal ranibizumab for neovascular age-related macular degeneration: year 2 of the PrONTO Study. American journal of ophthalmology 148(1):43-58.e1.

Massin P, Bandello F, Garweg JG, Hansen LL, Harding SP, Larsen M, et al. (2010) Safety and efficacy of ranibizumab in diabetic macular edema (RESOLVE Study): a 12-month, randomized, controlled, double-masked, multicenter phase II study. Diabetes care 33(11):2399-405.

Ohashi H, Oh H, Nishiwaki H, Nonaka A, Takagi H. (2004) Delayed absorption of macular edema accompanying serous retinal detachment after grid laser treatment in patients with branch retinal vein occlusion. Ophthalmology 111(11):2050-6.

Ozdemir H, Karacorlu M, Karacorlu S (2005) Serous macular detachment in central retinal vein occlusion. Retina (Philadelphia, Pa.). 2005 ;25(5):561-3.

Panozzo G, Parolini B, Gusson E, Mercanti A, Pinackatt S, Bertoldo G, et al. (2004) Diabetic macular edema: an OCT-based classification. Seminars in ophthalmology 19(1-2):13-20.

Sadda SR, Stoller G, Boyer DS, Blodi B a, Shapiro H, Ianchulev T(2010) Anatomical benefit from ranibizumab treatment of predominantly classic neovascular age-related macular degeneration in the 2-year anchor study. Retina 30(9):1390-9.

Shah SP, Patel M, Thomas D, Aldington S, Laidlaw DAH (2006) Factors predicting outcome of vitrectomy for diabetic macular oedema: results of a prospective study. The British journal of ophthalmology 90(1):33-6.

Shimura M, Yasuda K, Nakazawa T, Kano T, Ohta S, Tamai M (2003) Quantifying alterations of macular thickness before and after panretinal photocoagulation in patients with severe diabetic retinopathy and good vision. Ophthalmology 110(12):2386-94.

Stitt AW, Moore JE, Sharkey JA, Murphy G, Simpson DA, Bucala R, et al. (1998) Advanced glycation end products in vitreous: Structural and functional implications for diabetic vitreopathy. Investigative ophthalmology & visual science. 39(13):2517-23.

Yamada N, Kishi S. (2005) Tomographic features and surgical outcomes of vitreomacular traction syndrome. American journal of ophthalmology 139(1):112-7.

Grundkonzepte zur Therapie retinaler Gefäßerkrankungen

F. Rüfer, J. Roider

Die retinale Lasertherapie stellt neben den in den letzten Jahren immer mehr verbreiteten intravitrealen VEGF-Inhibitoren (► Abschn. 8.3.5) nach wie vor ein wichtiges Standbein zur Behandlung von retinalen Gefäßerkrankungen dar. Durch die Lasertherapie wird bei retinalen Gefäßerkrankungen das Gleichgewicht zwischen Sauerstoffbedarf und Sauerstoffangebot verbessert. Die Wirkungsweise scheint jedoch zusätzlich auf einer Modifikation von verschiedenen lokalen Wachstumsfaktoren zu beruhen. Inwieweit für den therapeutischen Effekt konventionelle, alle Netzhautschichten betreffende Laserläsionen erforderlich sind, ist noch nicht abschließend geklärt. Welche retinalen Gefäßerkrankungen auch ausreichend durch eine selektive Behandlung des retinalen Pigmentepithels unter Schonung der Photorezeptoren erfolgreich therapiert werden können, ist noch Gegenstand der aktuellen Forschung.

3.1 Geschichte der retinalen Lasertherapie

Heute ist die Laserkoagulation eine weitverbreitete Behandlungsmethode, die noch immer die Basis vieler retinaler Gefäßerkrankungen bildet. Die Ursprünge gehen auf Meyer-Schwickerath zurück, der dafür ab 1949 Sonnenlicht als Energiequelle nutzte (◘ Abb. 3.1). Allerdings erwies sich das Sonnenlicht aus mehreren Gründen als problematisch. Zum einen waren ein aufwändiges System von mehreren Spiegeln und lange Expositionszeiten erforderlich, zum anderen war die Abhängigkeit vom Wetter ein offensichtliches Problem. Durch die Entwicklung der Xenon-Hochdrucklampen zu Beginn der fünfziger Jahre stand genug Leistung für eine Lichtkoagulation der Netzhaut bereit. Zu dieser Zeit wurden zahlreiche Arbeiten publiziert, die den therapeutischen Effekt der retinalen Lichtkoagulation belegten und zu einem breiten Erfahrungsschatz führten. Der wesentliche Fokus lag dabei auf der Retinopexie bei Netzhautdefekten und auf der Therapie der proliferativen diabetischen Retinopathie.

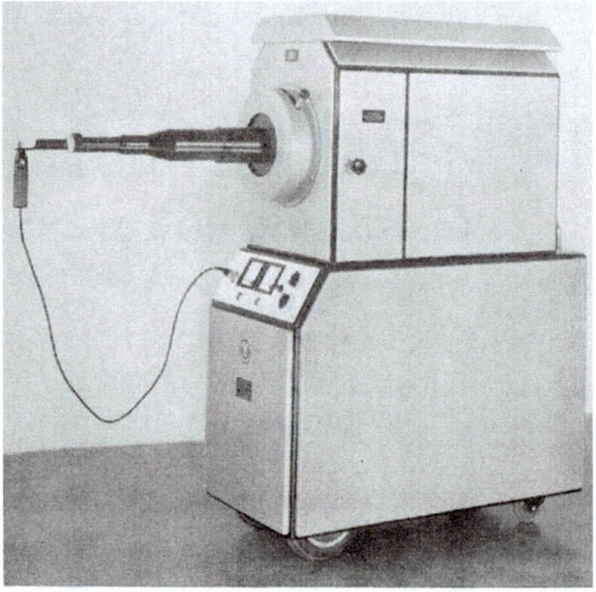

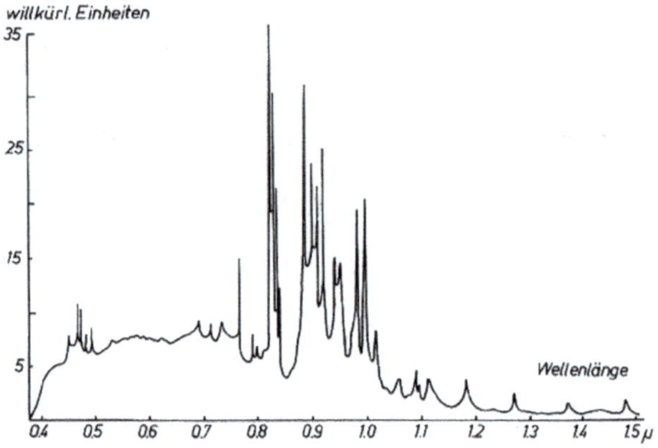

◘ **Abb. 3.1** Xenon-Hochdrucklampe (Aus Rüfer F u. Roider J 2007)

3.2 Laserquellen

Mit der Erfindung der Lasertechnologie 1960 durch Maiman setzte auch eine schnelle Entwicklung der retinalen Laserkoagulation ein. Der erste verfügbare Laser war ein **Rubinlaser**. Am Anfang lag der Fokus der Experimente auf der Interaktion zwischen einem gepulsten Rubinlaser und dem retinalen Gewebe. Es stellte sich heraus, dass die histologischen Effekte in der Retina durch die Absorption verschiedener Strukturen erklärbar waren. Die wichtigste absorbierende Struktur in der Retina sind die Melaningranula im RPE (◘ Abb. 3.2), andere Absorber wie das Hämoglobin haben eine untergeordnete Bedeutung. Die kurzen Pulse des Rubinlasers (694 nm) variierten in Abhängigkeit vom technischen Modus zwischen 20 und 1.000 ns. Zu kurze Laserpulse verhinderten am Anfang eine sinnvolle klinische Anwendung. Es traten unerwünschte Nebenwirkungen wie retinale Blutungen und Netzhautlöcher auf, und es konnte keine ausreichende Adhäsion im Sinne einer Retinopexie erreicht werden.

Mit der Einführung der Argonlasertechnologie zu Beginn der siebziger Jahre waren Systeme verfügbar, die aufgrund ihrer kontinuierlichen Lichtemission und hohen Leistung eine breite klinische Anwendung ermöglichten. Die ersten kommerziellen Argonlasersysteme wurden 1971 in der Augenheilkunde eingeführt. Zwischen 1972 und 1975 wurde die Diabetic Retinopathy Study durchgeführt, die als große prospektive randomisierte multizentrische Studie angelegt war. Es zeigte sich, dass die Behand-

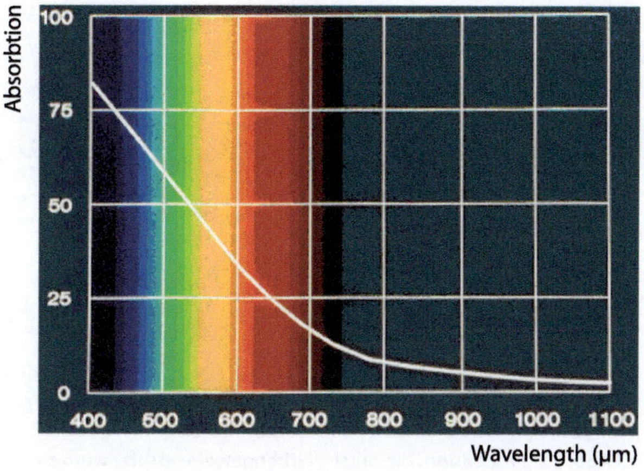

Abb. 3.2 Lichtabsorption im humanen retinalen Pigmentepithel. (Aus Rüfer F u. Roider J 2007)

lung der proliferativen diabetischen Retinopathie mittels Koagulation große Vorteile brachte und dass so das Risiko für einen schwerwiegenden Visusverlust um 50% reduziert werden konnte. Aus diesem Grund wurde die Studie zugunsten der Laserbehandlung abgebrochen. Es stellte sich auch heraus, dass es keine Unterschiede zwischen den therapeutischen Effekten einer **Xenon- oder Argonlaserkoagulation** gab, auch wenn die technischen Vorteile der Argonlasersysteme überwogen. Die Argonlasersysteme konnten über Spiegelsysteme gut gekoppelt werden und konnten dadurch präziser am Fundus angewendet werden. Mit der Weiterentwicklung der Lasertechnik wurden weitere Lasersysteme verfügbar. Initial wurden alle ausreichend leistungsstarken Continuous-Wave-Laser experimentell getestet und klinische Studien durchgeführt. Die verschiedenen Lasertypen wie **Kryptonlaser** (647 nm oder 530 nm), **Farbstofflaser** (560 nm bis 680 nm), **Nd:YAG-Laser** (1064 nm oder 532 nm) oder **Diodenlaser** (810 nm) unterschieden sich hauptsächlich in der Wellenlänge und in technischen Parametern wie der Größe der Geräte, der Effizienz, der erforderlichen Betriebsspannung und der Notwendigkeit für eine Kühlung.

Da der wesentliche Unterschied vor allem die **Wellenlänge** war, waren nur geringe Unterschiede im histologischen Ergebnis zu erwarten, wenn Pulsdauern von 100 ms oder länger verwendet wurden. Durch längere Wellenlängen kann zwar das relative Absorptionsmaximum des Hämoglobins vermieden werden, allerdings nimmt gleichzeitig die Absorption im RPE ab. Dadurch kommt es bei längeren Wellenlängen zu einer zunehmenden Schädigung von tiefer liegenden Strukturen wie der Aderhaut. Ein praktischer Vorteil längerer Wellenlängen ist die bessere Transmission durch getrübte Linsen. Keiner der unterschiedlichen Lasertypen hatte einen wesentlichen klinischen Vorteil bei der Koagulation von subretinalen Membranen oder bei der Behandlung von vasoproliferativen Erkrankungen.

In der klinischen Anwendung führten alle Lasersysteme ausgehend von den absorbierenden Strukturen zu einer ähnlichen Wärmeausbreitung in die umliegenden Gewebeschichten sobald die Expositionszeiten 100 ms oder mehr betrugen.

3.2.1 Histologische Befunde nach Licht- und Laserkoagulation

Die ersten histologischen Untersuchungen wurden an retinalem Gewebe durchgeführt, das durch Xenonlicht koaguliert wurde. Die retinalen Läsionen zeigten irreversible Gewebsschädigungen. Bereiche mit funduskopisch milder Koagulation zeigten eine Destruktion der Choriokapillaris, des RPEs und der Photorezeptoren einschließlich der äußeren Körnerschicht (Abb. 3.3). Die Zerstörung der Photorezeptoren bedeutete einen lokal begrenzten irreversiblen Funktionsverlust des koagulierten Bereichs. Ausgeprägtere Läsionen mit Laserleistungen wie in der klinischen Anwendung zeigten eine weitergehende Schädigung mit pyknotischen Zellen in der inneren Körnerschicht und in der Gangionszellschicht (Abb. 3.4). Histologisch unterscheiden sich Laserläsionen nicht, solange Expositionszeiten zwischen 100 und 500 ms verwendet werden. Während der ersten Stunde, möglicherweise sogar während der ersten Sekunden wird der Effekt biologisch durch ein intra- und interzelluläres Ödem verstärkt. Neben einer Schädigung des RPE sind immer auch die Photorezeptoren betroffen. Diese Befunde sind unabhängig von der Wellenlänge der verwendeten Laser.

Schäden der inneren Netzhautschichten (Ganglionzellschicht, Nervenfaserschicht) sind unerwünscht. Auch wenn Leistungsparameter für Läsionen an der Schwelle zur Sichtbarkeit verwendet werden, kann eine Schädigung der Photorezeptoren nicht verhindert werden, weil es eine breite intra- und interindividuelle Variabilität der Netzhautdicke und der Pigmentierung gibt. Retinale Gefäße werden üblicherweise primär nicht durch die retinale Koagulation geschädigt, da die Leistung zu niedrig und die Spotgröße im Vergleich zum Gefäßkaliber von einigen Mikrometern zu groß ist. Die Temperaturerhöhungen im RPE unter gebräuchlichen Koagulationsparametern führen auch nicht zu Koagulationseffekten in den retinalen Kapillaren. Aufgrund der unterschiedlichen Absorptionscharakteristika im RPE sind theoretisch für verschiedene Wellenlänge unterschiedliche Effekte auf das Gewebe zu erwarten. Allerdings lassen sich keine Unterschiede bezüglich des Schadens am RPE und and den äußeren Netzhautschichten feststellen, wenn die unterschiedlichen

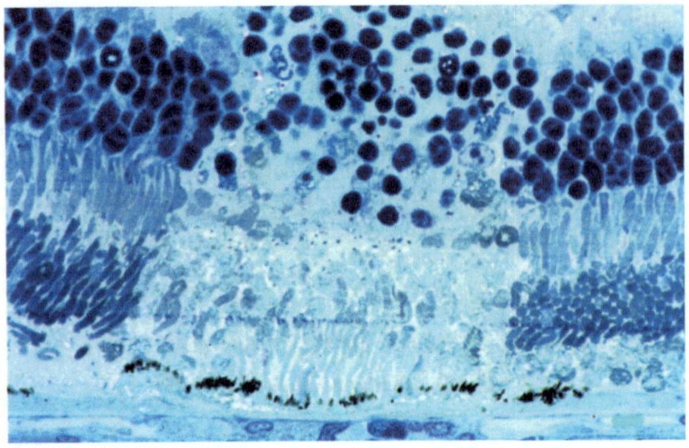

Abb. 3.3 Milde Läsion nach Laserkoagulation mit einem grünen Laser (514 nm), Expositionszeit 100 ms – Die Läsion war klinisch nicht sichtbar. (Aus Rüfer F u. Roider J 2007)

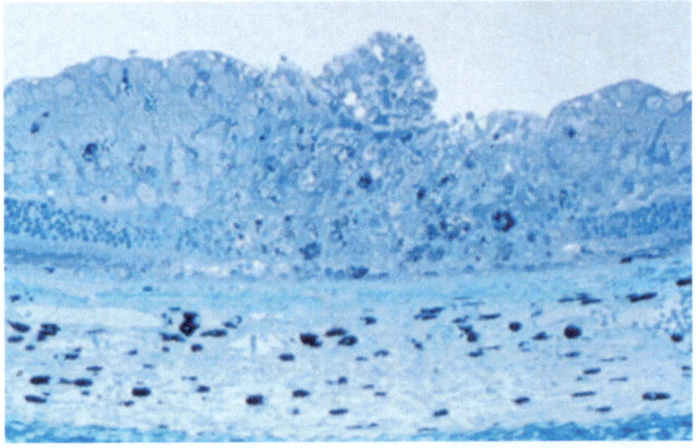

Abb. 3.5 Laserläsion, die durch Narbengewebe ersetzt wurde. (Aus Rüfer F u. Roider J 2007)

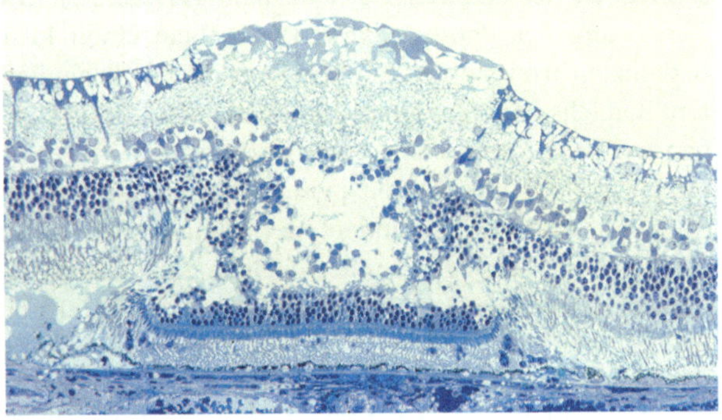

Abb. 3.4 Histologie einer Laserläsion (514 nm), die klinisch sichtbar war (Expositionszeit 100 ms). (Aus Rüfer F u. Roider J 2007)

Wellenlängen von Kryptonlaser, Nd:YAG-Laser und Diodenlaser zum Einsatz kommen. Die inneren Netzhautschichten können durch die Verwendung von längeren Wellenlängen (z.B. mit dem Kryptonlaser) geschont werden, wie tierexperimentell gezeigt werden konnte. Wegen der geringeren Absorption durch Xanthophyll hat der frequenzverdoppelte ND:YAG-Laser (532 nm) einen leichten Vorteil gegenüber dem Argonlaser für die Anwendung in der Makula. Andrerseits penetrieren längere Wellenlängen vermehrt in die Aderhaut, was zu choroidalen Blutungen führen kann. Nach Koagulation mit einem 1064-nm-Nd:YAG-Laser wurden schwerwiegende Veränderungen in der Aderhaut mit Verschlüssen größerer choroidaler Gefäße gefunden, was mit der verminderten Absorption im RPE im Einklang steht.

Die biologische Antwort auf Licht- oder Laserkoagulation ist ähnlich und zeigt sich unabhängig von der Lichtquelle. Unterschiede zeigen sich lediglich im Ausmaß des zerstörten Areals.

Auch der Reparaturprozess eines Laserherdes ist unspezifisch für die Art des verwendeten Lasers und ist dem einer Netzhautablösung ähnlich. Darüber hinaus scheint es auch zwischen verschiedenen Tierarten nur kleine Unterschiede zu geben.

Nach einer Laserkoagulation regeneriert sich das betroffene Areal allmählich durch proliferierende Gliazellen aus der intakten Retina und der benachbarten Choroidea. Dabei trägt das RPE in vielerlei Hinsicht zum Vernarbungsprozess bei: Die Blut-Retina-Schranke beginnt sich nach 7 Tagen neu zu formieren. Die Barriere durch das RPE regeneriert sich anatomisch und funktionell. Nach 3 Monaten können im koagulierten Areal Mikroglia nachgewiesen werden. Defekte in der äußeren Körnerschicht werden durch Müllerzellen ersetzt. Moderate Läsionen führen zu einer differenzierten Regeneration ohne Adhäsionen zwischen Gliagewebe und dem RPE. Ausgeprägtere Läsionen führen zu retinalen Defekten mit einer Adhäsion der Netzhautschichten an das RPE, oder, falls nicht vorhanden, zu Adhäsionen mit der Bruch'schen Membran. Die Befunde bei den Reparaturvorgängen in der Choriokapillaris weichen davon ab. Während bei Katzen 30 Tage nach der Koagulation eine Rekapillarisierung gefunden wurde, wurden in Affen persistierende Defekte nachgewiesen. Die medikamentöse Behandlung von Netzhautschäden zum Beispiel bei Laserunfällen zeigt einen statistisch signifikanten Effekt auf der Größe der zerstörten Fläche, kann aber nicht die irreversible Zerstörung der Photorezeptoren verhindern.

Zusammenfassend betrachtet handelt es sich bei der Koagulation mit Licht um eine unspezifische Methode. Mit gebräuchlichen Laserparametern werden das retinale Pigmentepithel, die Choriokapillaris, die Photorezeptoren und bis zu einem gewissen Grad auch räumlich weiter entfernte Strukturen geschädigt. Das koagulierte Areal wird durch unspezifisches Narbengewebe ersetzt, was zu irreversiblen Gesichtsfeldausfällen führt.

3.2.2 Wirkungsweise der Behandlung

Bei der proliferativen diabetischen Retinopathie war einer der ersten Erklärungsansätze für den Effekt der Laserkoagulation die Zerstörung der sauerstoffverbrauchenden Photorezeptoren. Es wurde angenommen, dass dadurch die Relation zwischen Sauerstoffbedarf und zur Verfügung stehendem Sauerstoff optimiert werden kann. Andere tierexperimentelle Befunde zeigten frühe Veränderungen im RPE und führten so zu der Annahme, dass der therapeutische Effekt eine Folge der Zerstörung und Ersetzung der spezifisch geschädigten RPE-Zellen ist. Ein weiteres Erklärungsmodell stammt von Marshall et al., die nach Koagulation von Schweineaugen proliferierende Zellen fanden, die von venösen Kapillaren ausgingen. Solche aktivierten Zellen wurden bis in die inneren Netzhautschichten hinein nachgewiesen und lassen den Effekt einer biologischen Substanz über eine größere Distanz vermuten. Wahrscheinlich handelt es sich bei dieser vermuteten Substanz um den »vascular endothelial growth factor« (VEGF), der sauerstoffabhängig ausgeschüttet wird und sowohl bei retinalen Ischämien als auch bei bei okulären Neovaskularisationen vermehrt auftritt. VEGF ist ein starker angiogener Faktor.

Um die positiven Effekte der retinalen Laserkoagulation zu erklären, untersuchten Wilson et al. die Genexpression von Retina, RPE und Choroidea in Mäuseaugen drei Tage nach retinaler Laserkoagulation. Unter 265 verschiedenen Genen wurde eine erhöhte Expression des Angiotensin-II-Typ-2-Rezeptors festgestellt, der in der Inhibition der VEGF-Expression und in der VEGF-induzierten Angiogenese eine Rolle spielt. In derselben Studie wurden auch verminderte Expressionen der Vorstufen

- des »calcitonin receptor like receptor« (CRLR),
- von Interleukin 1 (IL-1βm),
- der »fibroblast growth factor« FGF 14 und FGF 16 und
- des »plasminogen activator inhibitors II« (PAI-2)

gefunden, die ebenfalls zu den antiangiogenen Effekten der Lasertherapie beitragen können.

Ogata et al. fanden eine Hochregulation des »pigment epithelium derived factor« (PEDF) in kultivierten RPE-Zellen nach Photokoagulation. Es wurde nachgewiesen, dass PEDF ein potenter Inhibitor der okulären Angiogenese ist. Ogata et al. fanden in kultivierten RPE-Zellen, dass nach Laserkoagulation nicht nur anti-angiogene Faktoren hochreguliert waren, sondern dass vorübergehend auch angiogene Faktoren in erhöhter Konzentration nachweisbar waren. Mittels PCR wurde ein signifikanter Anstieg des Expressionslevels des »basic fibroblast growth factor« (bFGF) mit einem Maximum 6 Stunden nach Photokoagulation und einem Abfall unter das Ausgangsniveau nach 72 Stunden gefunden. Auch bFGF ist ein starker angiogener Faktor. Zusätzlich beschleunigt bFGF die Wundheilung. Somit wird vermutet, dass bFGF zumindest in der Zellkultur die Proliferation von laserbehandelten RPE-Zellen fördert. Neben angiogenen Faktoren fanden Ogata et al. 6 Stunden nach Koagulation auch eine erhöhte Expression von »kinase insert domain-containing receptor-1« (KDR/flk-1) und Ets-1, das ein Transkriptionsfaktor ist, der in Endothelzellen bei der Angiogenese exprimiert wird. Ogata et al. fanden darüber hinaus vermehrt »nuclear factor kappa B »(NF-κB), was die Initiation der Angiogenese und VEGF reguliert. Interessanterweise zeigte sich nach 72 Stunden auch für KDR/flk-1, Ets-1, NF-κB und VEGF erniedrigte Level unterhalb des Ausgangsniveaus vor Laserkoagulation.

Diese experimentellen Befunde in kultivierten RPE-Zellen zeigen, dass es nicht nur auf das Vorhandensein verschiedener Wachstumsfaktoren, sondern auch auf ihr Auftreten im zeitlichen Verlauf ankommt, um die komplexen Vorgänge nach retinaler Laserkoagulation zu verstehen. Nach wie vor ist die Wirkungsweise nicht komplett verstanden.

3.3 Standards und Indikationen für eine panretinale Laserkoagulation

3.3.1 Panretinale Full-scatter-Laserkoagulation

Diabetes

Die derzeitigen Empfehlungen für die panretinale Laserkoagulation basieren im Wesentlichen auf den Erfahrungen mit der diabetischen Retinopathie. Die Laserbehandlung der proliferativen diabetischen Retinopathie geht auf die Diabetic Retinopathy Study (DRS) zurück. Die DRS war eine prospektive, randomisierte und multizentrische Studie. Dafür wurden 1.700 Patienten mit proliferativer und nicht-proliferativer diabetischer Retinopathie zwischen 1972 und 1975 darauf hin untersucht, ob eine retinale Koagulation mittels Xenon- oder Argonlasers zu einem günstigeren Ergebnis als dem Spontanverlauf führt. Die Behandlungsparameter waren Expositionszeiten von 100 ms und Herdgrößen zwischen 500 und 1.000 µm. Pro Sitzung wurden 500 bis 1000 Laserherde appliziert.

Bei derart intensiver Zerstörung von retinalen Geweben konnte das Risiko für einen schwerwiegenden Visusverlust über einen Zeitraum von 2 Jahren um 50% vermindert werden. Als Konsequenz wurde die Studie zugunsten der Laserbehandlung für alle Patienten abgebrochen. Die systematische Analyse der retinalen Veränderungen erbrachte 4 Faktoren für ein hohes Risiko, einen akuten Visusverlust zu erleiden. Das Vorhandensein dieser Faktoren wird weiterhin als Indikation für eine dichte (»full scatter«) panretinale Laserkoagulation anerkannt.

Während Augen mit nur einem Risikofaktor ein relatives Risiko für einen schwerwiegenden Visusverlust von 4,2-6,8% haben, steigt das Risiko beim Vorhandensein von 4 Faktoren auf 37%. Risikofaktoren, die gleichzeitig auch die Indikationen für eine panretinale Full-scatter-Laserkoagulation darstellen, sind im Einzelnen:

1. Vorhandensein einer Glaskörper- oder präretinalen Blutung
2. Neovaskularisationen auf oder neben der Papille (NVD)
3. Neovaskularisationen andernorts am Fundus (NVE)
4. Größe der Neovaskularisationen (größer als ¼ der Papillenfläche)

Zentralvenenverschluss

Eine weitere Indikation für eine panretinale Full-scatter-Laserkoagulation besteht bei retinalem Zentralvenenverschluss (ZVV). Eine wesentliche Komplikation bei ZVV – abgesehen von einem Makulaödem – besteht in Neovaskularisationen der Retina und der Iris. Die Inzidenz retinaler Neovaskularisationen ist stark mit dem Ausmaß der Ischämie korreliert. Die Empfehlungen für die Laserbehandlung eines ZVV basieren auf der Central Retinal Vein Occlusion Study, die von 1988 bis 1992 durchgeführt wurde. Durch die Studie konnte gezeigt werden, dass ein Makulaödem durch eine Gridlaserkoagulation zwar reduziert werden kann, dass es dadurch aber nicht zu einer signifikanten Visusverbesserung kommt. Es konnte kein Effekt einer prophylaktischen panretinalen Laserkoagulation zur Verhinderung von Irisneovaskularisationen nachgewiesen werden. Allerdings profitieren eindeutig Augen von einer panretinalen Full-scatter-Laserkoagulation, bei denen bereits Neovaskularisationen der Retina oder der Iris vorhanden sind.

Anleitung für die Klinik

▪ Einzelherdtechnik

Geeignete Expositionszeiten sind 100-200 ms und eine Herdgröße von 500 µm. Die Leistung muss individuell so titriert werden, dass durch das Lasern zart weißliche retinale Läsionen entstehen. Der Abstand zwischen den Laserherden sollte 0,5 bis 1 Herddurchmesser betragen. Bei »Hochrisikoaugen« mit proliferativer diabetischer Retinopathie sollten 1.000 bis 2.000 Herde (abhängig von der Herdgröße) platziert werden. Es ist empfehlenswert, die Herde aufgeteilt in 2 bis 4 Sitzungen zu applizieren, mit einem Sicherheitsabstand von etwa 2 Wochen, um eine Aderhautamotio zu vermeiden und die Behandlung für die Patienten besser erträglich zu gestalten. Im Bereich von intraretinalen Blutungen sollte eine Laserung vermieden werden, da eine Absorption des Laserlichts in den inneren Netzhautschichten sonst zu einer Überkoagulation und Schädigung der inneren Netzhautschichten führen kann. Bei Zentralvenenverschluss mit manifesten Neovaskularisationen ist häufig eine noch dichtere Koagulation erforderlich. Eine Regression der Neovaskularisationen ist frühestens nach 4-6 Wochen zu erwarten.

▪ Pattern-scanning-Laser

Mit einem Pattern-scanning-Laser ist es möglich, innerhalb eines Augenblicks unterschiedliche Pattern mit bis zu 56 Einzelherden zu applizieren. Die verwendeten Pattern bestehen aus Einzelherden, die in kurzer Abfolge mit einem Scanner appliziert werden. Damit dies möglich ist, werden für die Einzelherde sehr viel kürzere Expositionszeiten (10-30 ms) gebraucht. Bei derart verkürzten Expositionszeiten ist es gleichzeitig notwendig, die erforderliche Leistung der Einzelherde zu erhöhen, um vergleichbare weißliche Herde zu erzielen. Auf diese Weise werden für die Einzelherde Leistungen von etwa 500-2.000 mW benötigt. So wird die erforderliche Laserenergie schlagartig auf ein kleineres Volumen deponiert. Hierdurch wird der therapeutische Bereich zwischen gerade eben sichtbaren Herden und einer Überkoagulation mit Blutungen kleiner. Es ist deshalb ratsam, für Areale mit unterschiedlicher Pigmentierung oder unterschiedlicher Netzhautdicke die erforderliche Leistung mit Einzelherden häufig neu zu titrieren und ggf. anzupassen. Da die Herde mit dem Pattern-scanning-Laser maximal einen Durchmesser von 400 µm haben, ist es ggf. erforderlich, mehr als 2.000 Herde zu applizieren. Es ist in vielen Fällen sinnvoll, kleinere Pattern (2×2 Herde, 3×3 Herde oder 4×4 Herde) zu verwenden, da bei größeren Pattern häufig die Intensität der Einzelherde als Folge der in der Peripherie dünneren Netzhaut sehr unterschiedlich gerät.

Venenastverschluss

Der Spontanverlauf bei Venenastverschlüssen ist vielfach durch ein Makulaödem und Glaskörperblutungen aus retinalen Neovaskularisationen charakterisiert. Ohne Therapie erholt sich der Visus bei 30 bis 50% der Patienten auf 0,5 oder besser. Fälle mit einem schlechteren Visus werden durch eine Ischämie bedingt. Bei 2/3 der Patienten führt ein Makulaödem zu einem Visusverlust. Neovaskularisationen können sich entwickeln, wenn große ischämische Bereiche vorhanden sind.

Die Empfehlungen zur Lasertherapie beruhen nach wie vor auf der Branch Vein Occlusion Study. In der Behandlungsgruppe zeigte sich nach 3 Jahren ein besserer Visus. Es konnte auch bewiesen werden, dass das Risiko, eine Neovaskularisation zu entwickeln, durch eine modifizierte sektorielle Laserkoagulation gesenkt werden konnte.

▪ Anleitung für die Klinik

Die retinale Laserkoagulation sollte nicht früher als 3-6 Monate nach dem Auftreten eines Venenastverschlusses durchgeführt werden. Sie sollte erst dann erfolgen, wenn sich etwaige streifige intraretinale Blutungen zurückgebildet ha-

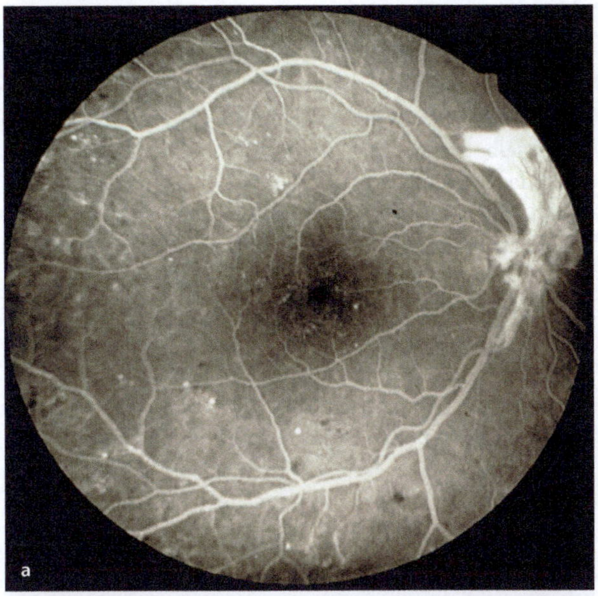

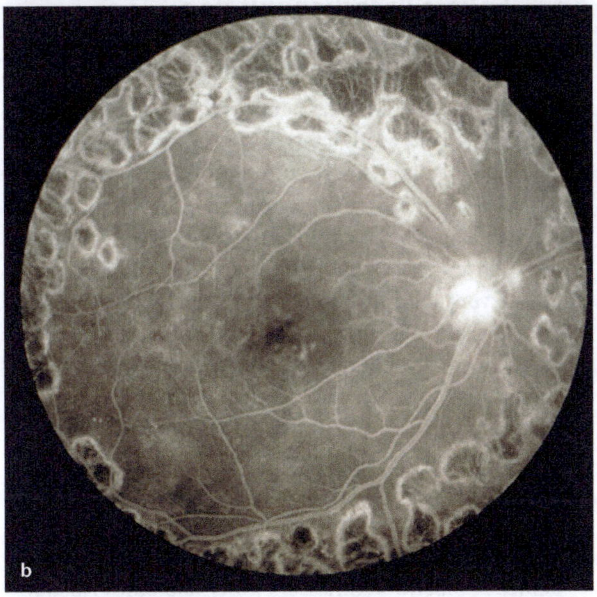

Abb. 3.6 **a** Fluoreszenzangiographie eines Patienten mit ausgeprägter Neovaskularisation der Papille (NVD). **b** Fluoreszenzangiographie nach panretinaler Laserkoagulation. Die NVD hat sich signifikant zurückgebildet. (Aus Rüfer F u. Roider J 2007)

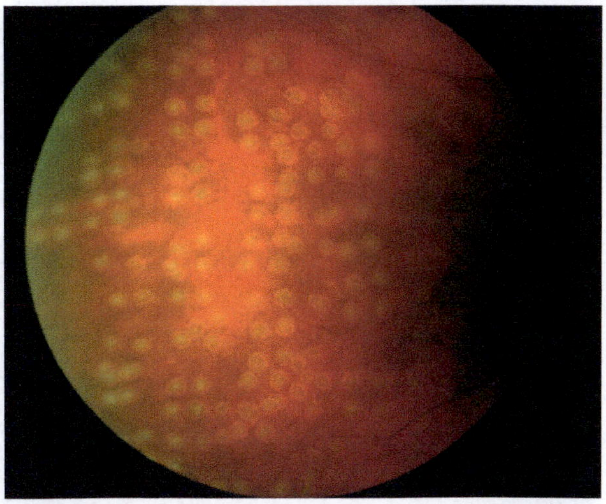

Abb. 3.7 Fundusbild eine Stunde nach panretinaler Mild-scatter-Laserkoagulation mit einem Pattern-scanning-Laser mit einem 2×2 Pattern bei schwerer nichtproliferativer diabetischer Retinopathie

ben. Andernfalls kommt es zu einer unerwünschten Schädigung der inneren Netzhautschichten. Von den übrigen Parametern entspricht die Behandlung dem o.g. Schema bei der diabetischen Retinopathie, mit dem Unterschied, dass nur die vom Verschluss betroffenen ischämischen Areale koaguliert werden und die unbetroffene gesunde Netzhaut nicht behandelt wird. Beim Auftreten von Neovaskularisationen ist eine modifizierte sektorielle Koagulation mit den Parametern einer Full-scatter-Laserkoagulation indiziert.

3.3.2 Panretinale Mild-scatter-Laserkoagulation

Die Behandlungsempfehlungen der nichtproliferativen diabetischen Retinopathie basieren auf den Ergebnissen der Early Treatment Diabetic Retinopathy Study (ETDRS). Vergleichbar mit der DRS handelte es sich um eine multizentrische, prospektive und randomisierte Studie, an der 3.711 Patienten mit nichtproliferativer oder beginnender proliferativer diabetischer Retinopathie teilnahmen. Zur Klassifikation wurden im Wesentlichen funduskopisch sichtbare Netzhautveränderungen verwendet. Die Analyse der gefundenen Risikofaktoren führte zur noch immer gültigen Empfehlung, auch bei schwerer nichtproliferativer diabetischer Retinopathie eine retinale Laserkoagulation durchzuführen.

Praxistipp

Zur Diagnose einer schweren nichtproliferativen diabetischen Retinopathie kann die sogenannte 4:2:1-Regel herangezogen werden.

Eine schwere nichtproliferative diabetische Retinopathie liegt vor, wenn entweder

- intraretinale Blutungen in 4 Quadranten vorliegen oder
- wenn perlschnurartige Venen in mindestens 2 Quadranten vorliegen oder
- wenn eine intraretinale mikrovaskuläre Anomalie (IRMA) in mindestens einem Quadranten vorhanden ist

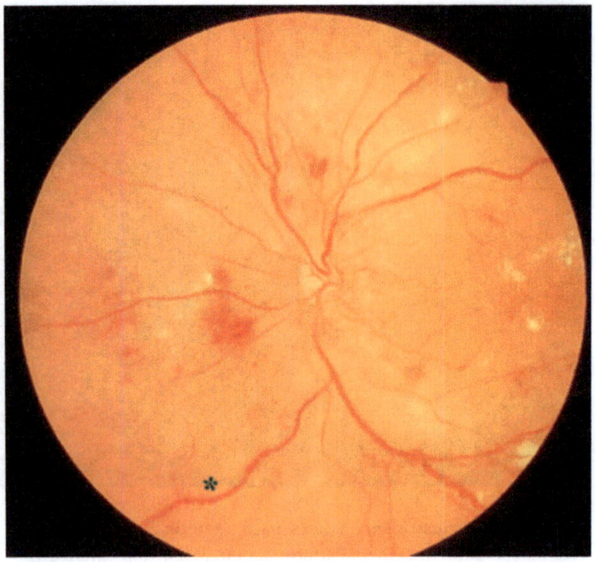

Abb. 3.8 Fundusbild eines Patienten mit schwerer nichtproliferativer diabetischer Retinopathie: Ausgeprägte perlschnurartige Venen (*).(Aus Rüfer F u. Roider J 2007)

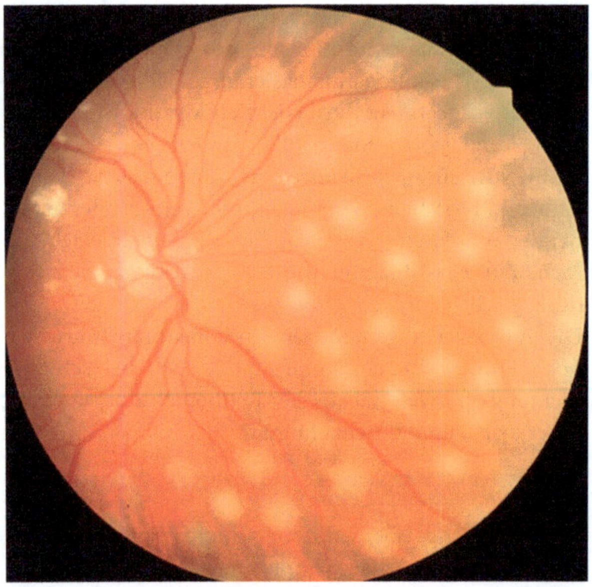

Abb. 3.9 Frische Laserläsionen eine Stunde nach panretinaler Mild-scatter-Laserkoagulation in Einzelherdtechnik. (Aus Rüfer F u Roider J 2007)

Anleitung für die Klinik

Eine **panretinale Mild-scatter-Laserkoagulation** wird ähnlich einer Full-scatter-Laserkoagulation durchgeführt, mit dem Unterschied, dass insgesamt nur etwa 600 Herde mit einem Herddurchmesser von 500 µm in entsprechend größeren Abständen zueinander appliziert werden.

Komplikationen der panretinalen Laserkoagulation

Abhängig vom zerstörten Netzhautareal, sind Gesichtsfeldverschlechterungen und Störungen des Dämmerungssehens die häufigsten Komplikationen. Wenn der Bereich außerhalb der Gefäßbögen vollständig koaguliert wird, wird das Gesichtsfeld auf etwa 20 Grad reduziert. In seltenen Fällen kann ein Makulaödem nach retinaler Laserkoagulation zu einer Visusminderung führen. Aufgrund dieser Komplikationen sollte eine Überkoagulation vermieden werden. Andererseits ist ein häufiger Grund für das Versagen einer Lasertherapie eine insuffiziente Koagulation mit zu kleinen und zu wenigen Laserherden.

Ein therapeutischer Effekt nach panretinaler Laserkoagulation ist üblicherweise nicht vor Ablauf von 6 Wochen zu erwarten. Wenn kein Rückgang der Risikofaktoren festzustellen ist, ist eine erneute Laserkoagulation sinnvoll.

3.4 Fokale Laserkoagulation

Die ETDRS-Studie konnte nachweisen, dass eine fokale Laserkoagulation bei diabetischem Makulaödem das Risiko für einen moderaten Visusverlust senken kann. Innerhalb eines Jahres war eine signifikante Visusminderung bei 5% der behandelten Augen feststellbar, wohingegen der Anteil bei nicht behandelten Augen 8% betrug. Nach 2 Jahren bestand in der behandelten Gruppe bei 7% ein Visusverlust, in der unbehandelten Gruppe bei 16%. Im dritten Jahr betrug das Verhältnis 12% zu 24%. Auch die Diagnose eines **klinisch signifikanten Makulaödem**s kann funduskopisch gestellt werden, wenn

- eine Netzhautverdickung innerhalb von 500 µm vom Zentrum der Makula vorliegt.
- harte Exsudate innerhalb von 500 µm vom Zentrum der Makula vorhanden sind.
- eine Netzhautverdickung von der Größe mindestens eines Papillendurchmessers innerhalb eines Abstandes von einem Papillendurchmesser vom Zentrum der Makula auftritt.

Anleitung für die Klinik und Komplikationen der fokalen Laserkoagulation

Bei der **fokalen Laserkoagulation** muss die Platzierung der Laserherde auf Basis der Fluoreszenzangiographie geplant werden. Ödematöse Bereiche sollten nah der Leckage behandelt werden. Geeignete Expositionszeiten sind 100 ms bei einer Herdgröße von 100 µm. Die initiale Leistung sollte nicht höher als 70-80 mW liegen. Die Laserapplikation sollte zu einer milden gräulich schimmernden Läsion führen, ggf. muss die Leistung dafür sukzessive gesteigert werden. Die ersten Laserherde zur Titrierung der geeigneten Leistung sollten mit ausrei-

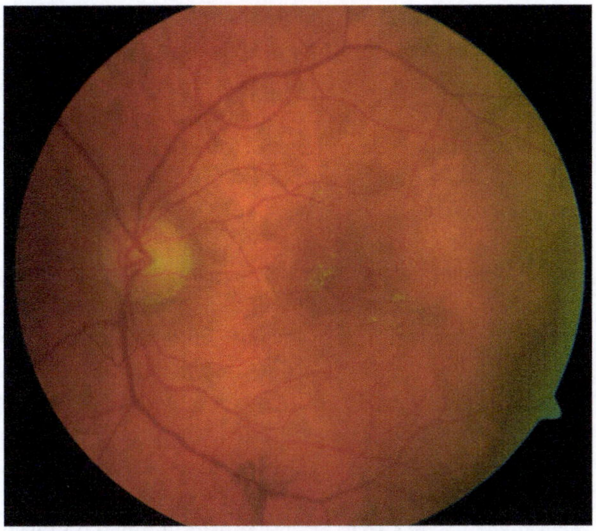

Abb. 3.10 Fundus mit klinisch signifikantem diabetischem Makulaödem. (Aus Rüfer F u Roider J 2007)

chendem Sicherheitsabstand zur Fovea gesetzt werden. Der Abstand zwischen den Laserherden sollte etwa einen Herddurchmesser betragen. Ein therapeutischer Effekt ist nicht vor Ablauf von 3 Monaten zu erwarten.

Die häufigste mögliche Komplikation ist eine Störung der Lesefähigkeit, die durch eine irreversible Schädigung der Photorezeptoren ausgelöst werden kann.

Praxistipp

Um das Risiko von Komplikationen zu senken, kann alternativ auch eine modifizierte Gridlaserkoagulation durchgeführt werden, die dann sinnvoll ist, wenn ein flächiges diffuses Makulaödem vorliegt.

Eine modifizierte Gridlaserkoagulation wird ähnlich wie eine fokale Laserkoagulation durchgeführt, mit dem Unterschied, dass der Abstand zwischen den Laserherden 2-3 Herddurchmesser betragen sollte. Mit dieser Methode sollte der dann der gesamte ödematöse Bereich behandelt werden. Als seltene Komplikation kann eine sekundäre choroidale Neovaskularisation auftreten. Die Autoren empfehlen für eine fokale oder für eine modifizierte Gridlaserkoagulation ausdrücklich nicht die Pattern eines Pattern-scanning-Lasers, da aufgrund der unterschiedlich ausgeprägten Netzhautdicke in ödematösen und nicht ödematösen Bereichen die Gefahr einer lokalen Überkoagulation besteht. Zusätzlich besteht aufgrund der Nähe zur Fovea ein Risiko, dass aus Versehen während eines ca. 1 s dauernden Scanvorgangs auf das Laserlicht fixiert wird, was zu einer Koagulation der Fovea mit irreversiblem Visusverlust führen könnte.

3.5 Subthreshold-Laserkoagulation

Der therapeutische Effekt einer retinalen Laserbehandlung wurde traditionell der oben beschriebenen Zerstörung der retinalen Gewebe zugeschrieben. Die Wärmeausbreitung ausgehend vom bestrahlten RPE führt bei solchen konventionellen Laserherden zu einer irreversiblen thermischen Denaturierung der Photorezeptoren.

Für einige retinale Erkrankungen, die mit Pathologien des RPE assoziiert sind, kann möglicherweise auch eine selektive Behandlung des RPE ausreichend sein. Auf diese Weise können die darüber liegenden Photorezeptoren geschont werden und so ein Verlust des Gesichtsfeldes verhindert werden, was insbesondere im Bereich der Makula hilfreich ist. Idealerweise kann sich das geschädigte RPE während des Heilungsprozesses durch Migration und Proliferation des benachbarten RPEs regenerieren. Auf diese Weise könnte eine minimal destruktive, selektive RPE-Behandlung für einige Indikationen optimal sein.

Konventionelle Laserexpositionszeiten von 100 ms und mehr führen zu einer ausgeprägten **Wärmeausbreitung**, da sich Wärme aus dem absorbierenden RPE mit einer Geschwindigkeit von etwa 1 µm pro Mikrosekunde ausbreitet. Die zeitliche und räumliche Temperaturausbreitung wurde durch mathematische Modelle berechnet und experimentell verifiziert. Nach einer 100-ms-Exposition besteht zwischen dem RPE und der Neuroretina nur eine geringe Temperaturdifferenz. Die Differenz vom RPE bis 5 µm in die Retina beträgt nur etwa 18%. Die notwendige verkürzte Pulsdauer, die erforderlich ist, um die Neuroretina zu schonen, kann durch die thermale Relaxationszeit oder als das Zeitintervall berechnet werden, das erforderlich ist, damit Wärme aus einem absorbierenden Gewebe geleitet wird. Bei einer RPE-Zellgröße von etwa 10 µm können hohe Temperaturen auf die RPE-Zelle selbst beschränkt bleiben, wenn die Expositionszeiten sich im Bereich von Mikrosekunden, nicht im konventionellen Bereich von Millisekunden bewegen. Da am Ende eines Laserpulses keine weitere Energie mehr abgegeben wird, fällt die Temperatur danach schnell ab. Wenn das Gewebe zwischen repetitiven Laserpulsen ausreichend Zeit hat, um sich komplett auf die Ausgangstemperatur abzukühlen, dann können innerhalb des RPEs hohe Temperaturen erreicht werden, während gleichzeitig die Temperaturen in den benachbarten Photorezeptoren niedrig bleiben. Abb. 3.11 zeigt den histologischen Effekt nach Exposition einer Kette von 500 repetitiven 5-µs-Laserpulsen.

Tierexperimentell konnte gezeigt werden, dass das RPE in der Lage ist, auf mehrere Arten auf **traumatische Veränderungen** zu reagieren. Benachbarte RPE-Zellen können sich durch Hypertrophie über Defekte ausbreiten. Dies konnte nach Photokoagulation und nach chi-

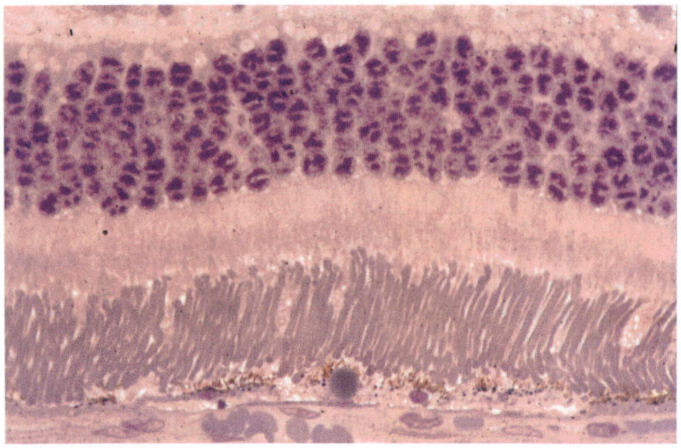

Abb. 3.11 Histologie der Retina 2 Stunden nach selektiver Retinatherapie (»selective RPE treatment«). Das RPE weist eine deutliche Schädigung auf. (Aus Rüfer F u Roider J 2007)

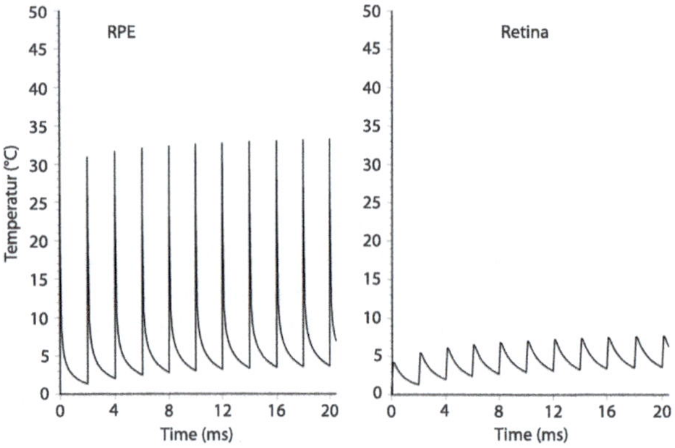

Abb. 3.12 Temperaturen in RPE und Retina im zeitlichen Verlauf während der Applikation von repetitiven Laserpulsen. Trotz der signifikanten Temperaturanstiege innerhalb des RPEs bleibt die mittlere Temperatur in der Retina niedrig, wodurch die Photorezeptoren geschont werden. (Aus Rüfer F u Roider J 2007)

rurgisch induzierten RPE-Defekten an Kaninchen und nach Amotio retinae an Affen gezeigt werden. Eine neue RPE-Barriere etabliert sich schnell.

Bei der Behandlung des **diabetischen Makulaödems** wird der positive therapeutische Effekt einer Laserkoagulation durch die Wiederherstellung einer neuen RPE-Barriere vermittelt. Derselbe Mechanismus ist auch die Rationale bei der Lasertherapie der Retinopathia centralis serosa (RCS).

Ein weiteres mögliches Ziel ist die Therapie von **Drusen**. Drusen verschwinden nach Photokoagulation des umliegenden Gewebes. Der Nutzen einer prophylaktischen Behandlung von Drusen wird durch mehrere Arbeitsgruppen untersucht. In ersten klinischen Versuchen lag der Fokus der Therapie auf drei unterschiedlichen Pathologien: Diabetisches Makulaödem, RCS und Drusen bei AMD. Die Behandlung wurde mit Ketten von repetitiven Laserpulsen mit einem frequenzverdoppelten Nd: YLF-Laser durchgeführt. In einer Pilotstudie wurde die Selektivität der Behandlung des RPE untersucht. Bis zu einem Jahr nach Lasertherapie wurden dafür mikroperimetrische Untersuchungen direkt im Bereich der Laserherde durchgeführt. Verwendet wurden Pulsenergien von 20-130 µJ. Um die erforderliche Energie zu bestimmen, wurden Testexpositionen in der inferioren Makularegion appliziert. Alle Testläsionen wurden an der Schwelle zu einer RPE-Zerstörung angebracht, mittels Funduskopie waren jedoch keine Laserherde während der Laserkoagulation sichtbar. Nach Exposition mit 500 Pulsen (100 µJ) konnten bei bis zu 73% der Patienten retinale Defekte am ersten Tag nach der Behandlung festgestellt werden. Die meisten Defekte waren jedoch nach 3 Monaten nicht mehr nachweisbar. Nach Exposition mit 100 Pulsen (70 und 100 µJ) konnten am ersten Tag der Behandlung keine retinalen Defekte mehr festgestellt werden. Auch während des Follow-up zeigte sich die Neuroretina ungeschädigt. Auf diese Weise konnte eine selektive Schädigung des RPEs erreicht werden.

In einer multizentrischen klinischen Studie wurden der Visus und die morphologischen Ergebnisse bei Patienten mit **fokaler diabetischer Makulopathie** untersucht, die mittels der beschriebenen selektiven Retinatherapie (SRT) behandelt wurden (Abb. 3.13). Dafür wurden 60 Augen von insgesamt 60 Patienten mittels SRT unter Verwendung eines frequenzverdoppelten Q-switched-Nd:YLF-Lasers (527 nm) behandelt. Jede Laserexposition bestand aus einer Kette von 30 Pulsen jeweils mit einer Dauer von 1,7 µs bei einer Repetitionsrate von 100 Hz. Die SRT-Läsionen waren während der Behandlung funduskopisch nicht sichtbar, konnten aber mittels Fluoreszenzangiographie nachgewiesen werden. Die mediane foveale Netzhautdicke, bestimmt mittels OCT, betrug vor Therapie 244 µm und nach 6 Monaten 230 µm. Die maximale Netzhautdicke wurde durch radiäre OCT-Scans bestimmt und verminderte sich im Bereich der behandelten ödematösen Makula von 351 µm auf 330 µm nach 6 Monaten. Die Leckage im Fluoreszenzangiogramm verminderte sich bei 31,1% der Patienten, blieb bei 52,1% stabil und nahm bei 15,8% der Patienten nach 6 Monaten zu. Die Visusergebnisse nach 6 Monaten zeigten bei 39,6% der Patienten eine Besserung von mehr als einer Zeile, bei 49,1% einen stabilen Befund und 11,3% eine Verschlechterung von einer oder mehr Zeilen. Gemäß dieser ersten klinischen Resultate scheint eine SRT das Potenzial für eine frühe und foveanahe Behandlung ohne die mit der konventionellen Laserkoagulation assoziierten Nebenwirkungen zu haben. Auf Grundlage dieser Erkenntnisse konnte durch die SRT gezeigt werden, dass eine Zerstörung der

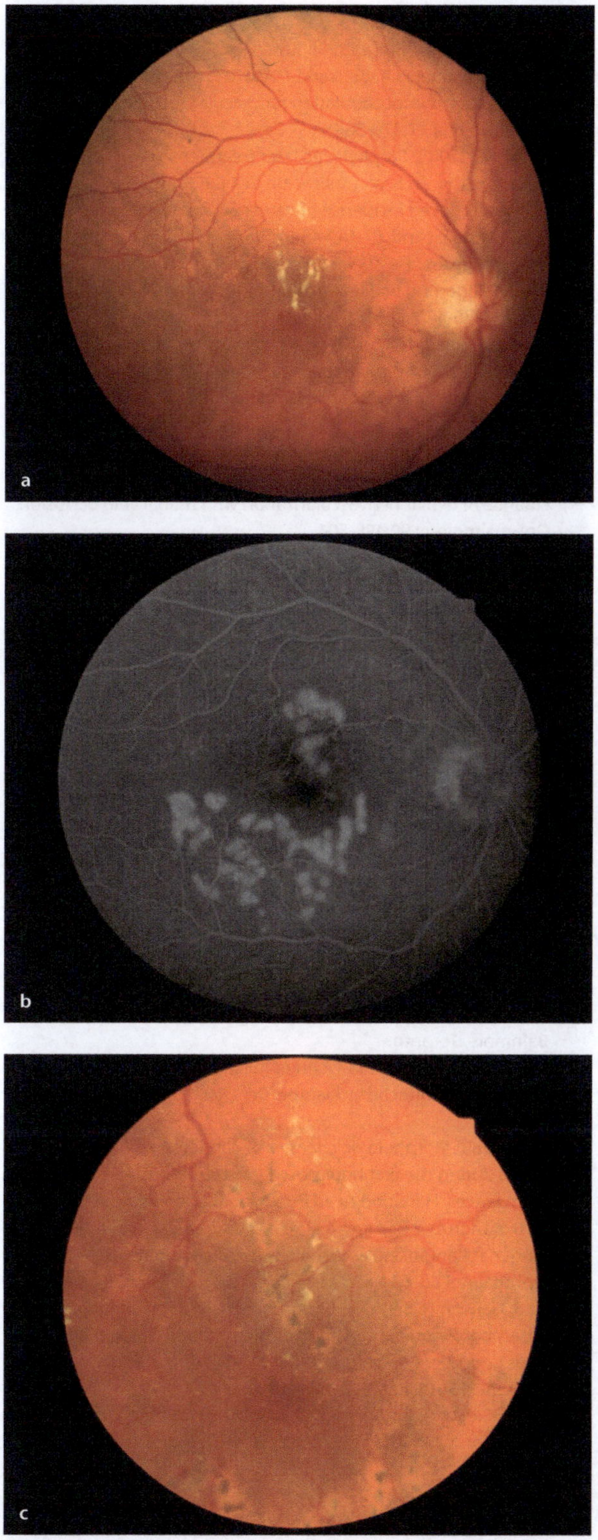

Abb. 3.13 **a** Fokales diabetisches Makulaödem vor Behandlung mit SRT. **b** Derselbe Fundus zwei Stunden nach SRT – Die Läsionen sind nur in der Fluoreszenzangiographie sichtbar und entsprechen dem Behandlungsmuster. **c** Fundusbild 6 Monate nach SRT. Die harten Exsudate sind verschwunden. (Aus Rüfer F u Roider J 2007)

Photorezeptoren nicht in jedem Fall erforderlich ist und dass Laserbehandlungen zukünftig genau auf die zugrunde liegenden Krankheitsbilder abgestimmt werden müssen.

Fazit für die Praxis

- Die ersten retinalen Koagulationen wurden 1949 mit Sonnenlicht von Meyer-Schwickerath durchgeführt. Dieses Verfahren wurde in den fünfziger Jahren durch Xenon-Hochdrucklampen ersetzt.
- Die Entwicklung der Lasertechnologie begann um 1960.
- Die wesentliche absorbierende Struktur in der Retina ist das Melanin in den Pigmentgranula des retinalen Pigmentepithels (RPE). Die ersten Rubinlaser führten zu unerwünschten Nebenwirkungen wie Netzhautlöchern und retinalen Blutungen.
- Die ersten kommerziellen Argonlasersysteme ermöglichten die Diabetic Retinopathy Study zwischen 1972 und 1975.
- Verschiedene Lasertypen wie Kryptonlaser (647 nm oder 530 nm), Farbstofflaser (560 nm bis 680 nm), Nd:YAG-Laser (1064 nm oder 532 nm) oder Diodenlaser (810 nm) wiesen in ihrer Wirkung nur geringe histologische Unterschiede auf. Durch längere Wellenlängen kann das relative Absorbtionsmaximum von Hämoglobin vermieden werden. Die koagulierten Bereiche werden durch unspezifisches Narbengewebe ersetzt.
- Die Wirkungsweise der retinalen Laserkoagulation ist bisher nicht vollständig geklärt. Durch die retinale Laserkoagulation wird das Verhältnis zwischen Sauerstoffbedarf und Sauerstoffangebot optimiert. Für komplexere Erklärungsmodelle spielen Wachstumsfaktoren in ihrem zeitlichen Verlauf eine Rolle.
- Bei der diabetischen Retinopathie kann durch eine Laserkoagulation das Risiko, innerhalb von 2 Jahren einen schwerwiegenden Visusverlust zu erleiden, um 50% gesenkt werden.
- Beim Neovaskularisationen der Iris oder der Netzhaut profitieren Augen von einer panretinalen Full-scatter-Laserkoagulation, allerdings führt die Behandlung in der Regel nicht zu einer Visusverbesserung.
- Bei retinalen Venenastverschlüssen kann das Risiko, eine Neovaskularisation zu entwickeln, durch eine modifizierte sektorielle Laserkoagulation gesenkt werden.
- Das RPE kann durch kurze repetitive Laserpulse mit minimaler Wärmeausbreitung in die benachbarten Netzhautschichten selektiv behandelt werden. Damit ist eine Behandlung der Makula ohne Schädigung der darüber liegenden Photorezeptoren möglich. Derzeit wird der therapeutische Nutzen dieses Verfahrens beim diabetischen Makulaödem, bei Retinopathia centralis serosa und bei Drusen im Rahmen der AMD untersucht.

Literatur

Anderson RR, Parrish JA (1983) Selective photothermolysis: precise microsurgery by selective absorption of pulsed radiation. Science 220:524-527

Apple DJ, Thomas G, Swartz M, Kavka-van N (1984) Comparative histopathology and ultrastructure of human krypton and argon laser lesions. Doc Ophthalmol Proc Series 36. Junk Publ: The Hague, pp 45-60

Balles MW, Puliafito CA, D'Amico DJ, Jacobson JJ, Birngruber R (1990) Semiconductor diode laser photocoagulation in retinal vascular disease. Ophthalmology 97:1553-1561

Birngruber R (1980) Thermal modeling in biological tissues. In: Hillenkamp F, Pratesi R, Sacchi CA (eds) Lasers in Biology and Medicine. Plenum Publ Corp, New York, NY, pp 77-97

Birngruber R (1984) Die Lichtbelastung unbehandelter Netzhautareale bei der Photokoagulation. Fortschr Ophthalmol 81, 147-149

Birngruber R, Fujimoto JG, Puliafito CA, Schoenlein RW, Lin WZ, Gawande A (1988) Retinal effects produced by femotosecond laser pulse. Fortschr.Ophthalmol. 85:699-704

Birngruber R, Gabel VP, Hillenkamp F (1983) Experimental studies of laser thermal retinal injury. Health Phys. 44:519-531

Boergen KP, Birngruber R, Hillenkamp F (1981) Laser-induced endovascular thrombosis as a possibility of selective vessel closure. Ophthalmic Res 13, 139-150

Bornfeld N, Gerke E, El-Hifnawi E (1982) Licht- und rasterelektronenmikroskopische Untersuchungen an frischen und vernarbten Xenon-Lichtkoagulations-Herden der Netzhaut von »mini-pigs«. Fortschr Ophthalmol 79, 151-154

Brancato R, Pratesi G, Leoni G, Trabucchi G, Vanni U (1989) Histopathology of diode and argon laser lesions in rabbit retina. Invest Ophthalmol Vis Sci 30, 1504-1510

Branch Vein Occlusion Study Group (1986) Argon laser scatter photocoagulation for prevention of neovascularization and vitreous hemorrhage in branch vein occlusion. A randomized clinical trial. Arch Ophthalmol 104:34-41

Central Vein Occlusion Study Group (1993) Central vein occlusion study of photocoagulation therapy. Baseline findings. Online.J Curr.Clin.Trials Doc No 95:6021

Dawson DW, Volpert OV, Gillis P, Crawford SE, Xu H, Benedict W, Bouck NP (1999) Pigment epithelium-derived factor: a potent inhibitor of angiogenesis. Science 285:245-248

Diddie KR, Ernest JT (1977) The effect of photocoagulation on the choroidal vasculature and retinal oxygen tension. Am.J.Ophthalmol. 84, 62-66

Doft BH, Blankenship GW (1982) Single versus multiple treatment sessions of argon laser panretinal photocoagulation for proliferative diabetic retinopathy. Ophthalmology 89:772-779

Early Treatment Diabetic Retinopathy Study Research Group (1985) Photocoagulation for diabetic macular edema. Early Treatment Diabetic Retinopathy Study report number 1. Arch Ophthalmol 103:1796-1806

Early Treatment Diabetic Retinopathy Study Research Group (1991) Early photocoagulation for diabetic retinopathy. ETDRS report number 9. Ophthalmology 98:766-785

Early Treatment Diabetic Retinopathy Study Research Group (1991) Grading diabetic retinopathy from stereoscopic color fundus photographs – an extension of the modified Airlie House classification. ETDRS report number 10. Ophthalmology 98:786-806

Elsner H, Liew SHM, Klatt C, Hamilton P, Marshall J, Pörksen E, Laqua H, Brinkmann R, Birngruber R, Roider J (2005) Selective-Retina-Therapy (SRT) Multicenter Clinical Trial: 6 Month Results in Patients With Diabetic Maculopathy. Poster Presentation, The ARVO Annual Meeting, Program Summary Book 1463/B232, 63

Figueroa MS, Regueras A, Bertrand J, Aparicio MJ, Manrique MG (1997) Laser photocoagulation for macular soft drusen. Updated results. Retina 17:378-384

Frennesson CI (2003) Prophylactic laser treatment in early age-related maculopathy: an 8-year follow-up in a randomized pilot study shows a reduced incidence of exudative complications. Acta Ophthalmol Scand. 81:449-454

Gabel VP, Birngruber R (1979) Klinische Folgerungen aus der Xanthophylleinlagerung in der Netzhautmitte. Ber Dtsch Ophthalmol Ges 76, 475-478

Guerrin M, Moukadiri H, Chollet P, Moro F, Dutt K, Malecaze F, Plouet J (1995) Vasculotropin/vascular endothelial growth factor is an autocrine growth factor for human retinal pigment epithelial cells cultured in vitro. J Cell Physiol 164, 385-394

Hayreh SS, Rojas P, Podhajsky P, Montague P, Woolson RF (1983) Ocular neovascularization with retinal vascular occlusion-III. Incidence of ocular neovascularization with retinal vein occlusion. Ophthalmology 90:488-506

Ho AC, Maguire MG, Yoken J, Lee MS, Shin DS, Javornik NB, Fine SL (1999) Laser-induced drusen reduction improves visual function at 1 year. Choroidal Neovascularization Prevention Trial Research Group. Ophthalmology 106:1367-1373

Initiativgruppe Früherkennung diabetischer Augenerkrankungen (1994) Stadieneinteilng und Lasertherapie der diabetischen Retinopathie und Makulopathie. Kontaktadresse: Prof. Dr. P.Kroll, Universitäts-Augenklinik, Robert-Koch-Straße 4, D-35037 Marburg. Report Nr.1

Inomata H (1975) Wound healing after xenon arc photocoagulation in the rabbit retina. Identification of the proliferating cells in the lesion by light and electron microscopic autoradiography using 3h-tymidine. Ophthalmologica 170:462-474

Johnson RN, McNaught EI, Foulds WS (1977) Effect of photocoagulation on the barrier function of the pigment epithelium. II. A study by electron microscopy. Trans Ophthalmol Soc UK 97, 640-651

L'Esperance FA, Jr. (1989) Ophthalmic Lasers, Vol. I. Mosby: St. Louis, Baltimore, Toronto,

Littmann, H (1957) Der Zeiss-Lichtkoagulator nach Meyer-Schwickerath mit Xenonhochdrucklampe. Ber Dtsch Ophthalmol Ges 61, 311-316

Lorenz B (1988) Morphologic changes of chorioretinal argon laser burns during the first hour post exposure. Welch AJ, Laser in the life sciences. Harwood Acad Publ, Chur London, pp 207-226

Lorenz B, Birngruber R, Vogel A (1989) Quantifizierung der Wellenlängenabhängigkeit laserinduzierter Aderhauteffekte. Fortschr Ophthalmol 86, 644-654

Lorenz B, Ganson N, Stein HP, Birngruber R (1986) CW-Neodym:YAG-Laserphotokoagulation am Kaninchenfundus -Effekt auf Aderhaut und Sklera im Vergleich mit Argonlaserphotokoagulation. Fortschr Ophthalmol 83, 436-440

Marshall J, Clover G, Rothery S (1984) Some new findings of retinal irradiation by krypton and argon lasers. Birngruber R, Gabel V-P (eds) Laser treatment and photocoagulation of the eye. Junk Publ : The Hague, pp 21-37

Marshall J, Mellerio J (1967) Histology of the formation of retinal laser lesions. Exp.Eye Res. 6:4-9

Marshall J, Mellerio J (1971) Disappearance of retino-epithelial scar tissue from ruby laser photocoagulations. Exp.Eye Res. 12:173-174

McGee GS, Davidson JM, Buckley A, Sommer A, Woodward SC, Aquino AM, Barbour R, Demetriou AA (1988) Recombinant basic fibroblast growth factor accelerates wound healing. J Surg Res 45:145-153

Meyer-Schwickerath, G. (1954) Light coagulation; a method for treatment and prevention of the retinal detachment. Albrecht.Von. Graefes Arch.Ophthalmol. 156:2-34

Meyer-Schwickerath, G. (1956) Photo-coagulation of the ocular fundus and the retina. Ann.Ocul.(Paris) 189:533-548

Miki T, Sato T, Hiromori T, Ohsawa E, Mii T (1984) Effect of xenon arc photocoagulation in normal and pathologic conditions on the rabbit eye. In: Birngruber R, Gabel VP (eds) Laser treatment and photocoagulation of the eye. Junk Publ : The Hague, pp 81-93

Miller SD (1985) Argon laser photocoagulation for macular edema in branch vein occlusion. Am.J Ophthalmol 99:218-219

Ogata N, Ando A, Uyama M, Matsumura M (2001) Expression of cytokines and transcription factors in photocoagulated human retinal pigment epithelial cells. Graefes Arch Clin.Exp.Ophthalmol 239:87-95

Ogata N, Tombran-Tink J, Jo N, Mrazek D, Matsumura M (2001) Upregulation of pigment epithelium-derived factor after laser photocoagulation. Am.J Ophthalmol 132:427-429

Olk RJ (1990) Argon green (514 nm) versus krypton red (647 nm) modified grid laser photocoagulation for diffuse diabetic macular edema. Ophthalmology 97:1101-1112

Perry DD, Risco JM (1982) Choroidal microvascular repair after argon laser photocoagulation. Am.J.Ophthalmol. 93, 787-793

Roider J, Birngruber R (1995) Solution of the heat conduction equation. In: Welch AJ, Van Gemert M (eds) Opgical-Thermal Response of Laser Irradiated Tissue. Plenum Press, New York, NY, pp 385-409

Roider J, Hillenkamp F, Flotte T, Birngruber R (1993) Microphotocoagulation: selective effects of repetitive short laser pulses. Proc Natl Acad Sci U.S.A 90:8643-8647

Roider J, Schiller M, El-Hifnawi E, Birngruber R (1994) Retinale Photokoagulation mit einem gepulsten, frequenzverdoppelten Nd:YAG-Laser (532nm). Ophthalmologe 91, 777-782. 1994.

Rosner M, Tchirkov M, Dubinski G, Naveh N, Tso MOM (1996) Methylprednisolone ameliorates laser induced retinal injury in rats. Invest Ophthalmol Vis Sci 37 (Suppl.), 696

Rüfer F, Flöhr CM, Pörksen E, Roider J (2008) Retinale Laserkoagulation mit dem Pattern Scanning Laser- Erster klinischer Erfahrungsbericht. Klin Monbl Augenheilkd. 225(11):968-72.

Schachat AP (1991) Management of subfoveal choroidal neovascularization. Arch.Ophthalmol. 109:1217-1218

Schmidt-Erfurth U, Vogel A, Birngruber R (1992) The influence of wavelength on the laser power required for retinal photocoagulation in cataractous human eyes. Laser Light Ophthalmol 5, 69-78

Schuscherba, ST, Cross ME, Pizarro JM, Ujimori V, Nemeth TJ, Bowman PD, Stuck BE, Marshall J (1996) Pretreatment with hydroxyethyl starch-deferoxamine but not glucocorticoids limits neutrophil infiltration in acute retinal laser injury. Invest Ophthalmol Vis Sci (37 (Suppl.)), 695

Shono T, Ono M, Izumi H, Jimi SI, Matsushima K, Okamoto T, Kohno K, Kuwano M (1996) Involvement of the transcription factor NF-kappaB in tubular morphogenesis of human microvascular endothelial cells by oxidative stress. Mol.Cell Biol. 16:4231-4239

The Canadian Ophthalmology Study Group (1993) Argon green vs krypton red laser photocoagulation of extrafoveal choroidal neovascular lesions: one year results in age-related macular degeneration. Arch Ophthalmol 111, 181-185

The Diabetic Retinopathy Study Research Group (1976) Preliminary report on effects of photocoagulation therapy. Am.J.Ophthalmol. 81:383-396

The Diabetic Retinopathy Study Research Group (1978) Photocoagulation treatment of proliferative diabetic retinopathy: the second report of diabetic retinopathy study findings. Ophthalmology 85:82-106

The Diabetic Retinopathy Study Research Group (1981) Photocoagulation treatment of proliferative diabetic retinopathy. Clinical application of Diabetic Retinopathy Study (DRS) findings, DRS Report Number 8. Ophthalmology 88:583-600

Tso MOM, Wallow IH, Elgin S (1977) Experimental photocoagulation of the human retina. I. Correlation of physical, clinical, and pathologic data. Arch Ophthalmol (95), 1035-1040

Van der Zypen E, Fankhauser F, Loertsher HP (1984) Retinal and choroidal repair following low power argon and Nd-YAG laser irradiation. In: Birngruber R, Gabel VP (eds) Doc Ophthalmol Proc Series 36. Junk Publ: The Hague, pp 61-70

Vogel, A Birngruber R (1992) Temperature profiles in human retina and choroid during laser coagulation with different wavelengths ranging from 514 to 810 nm. Lasers Light Ophthalmol 5, 9-16

Wallow IH (1981) Long-term changes in photocoagulation burns. Dev Ophthalmol 2, 318-327

Wallow IH (1984) Repair of the pigment epithelial barrier following photocoagulation. Arch Ophthalmol 102, 126-135

Wallow IH, Birngruber R, Gabel VP, Hillenkamp F, Lund OI (1975) Retinal reactions to intense light. I. Threshold lesions. Experimental, morphological and clinical studies of pathological and therapeutic effects of laser and white light. Adv.Ophthalmol. 31:159-232

Wallow IH, Tso MOM, Fine BSF (1973) Retinal repair after experimental xenon arc photocoagulation. 1. A comparison between rhesus monkey and rabbit. Am.J.Ophthalmol. 75, 32-52

Wilson AS, Hobbs BG, Shen WY, Speed TP, Schmidt U, Begley CG, Rakoczy PE (2003) Argon laser photocoagulation-induced modification of gene expression in the retina. Invest Ophthalmol Vis Sci 44:1426-1434

Wolbarsht ML, Landers MB, Stefansson E (1981) Vasodilatation and the etiology of diabetic retinopathy: a new model. Ophthalmic Surg 12, 104-107

Yannuzzi LA (1982) Krypton red laser photocoagulation for subretinal neovascularisation. Retina 2, 29-46

Die Bedeutung der PDT für vaskuläre Erkrankungen der Netzhaut

B. Jurklies, C. Jurklies

Die photodynamische Therapie (PDT) mit Verteporfin hat aufgrund der deutlich besseren Ergebnisse und Wirksamkeit von VEGF-Inhibitoren ihren Stellenwert in der Behandlung subfovealer choroidaler Neovaskularisationen (CNV) infolge einer altersabhängigen Makuladegeneration (AMD) verloren. Dennoch verbesserte die PDT zum Zeitpunkt ihrer Einführung als erstes Therapiekonzept die funktionellen Ergebnisse in der Behandlung der subfovealen CNV im Rahmen zahlreicher Grunderkrankungen. Hatte sie sich ursprünglich in der Therapie der AMD und pathologischen Myopie bewährt, konnte in zahlreichen Fallserien und prospektiven Studien eine zum Teil noch bessere Wirksamkeit auf CNV außerhalb der AMD nachgewiesen werden, wie z. B. infolge eines okulären Histoplasmose-Syndroms, einer Choroiditis, »angioid streaks«, eines Morbus Stargardt, symptomatischen choroidalen Hämangioms und anderer Ursachen. Daher kann die PDT in speziellen Situationen noch bei CNV außerhalb der AMD, z.B. bei sehr jungen Patienten, als sinnvolle Option erwogen werden. Hingegen gilt die PDT auch weiterhin als Therapie der ersten Wahl in der Behandlung des choroidalen Hämangioms. Sie wird auch bei anderen vaskulären Läsionen der Netzhaut wie vaskulären Tumoren angewandt. Die Wirksamkeit der PDT auf retinale Läsionen sollte jedoch vor dem Hintergrund der niedrigen Inzidenz der zu behandelnden Erkrankungen sowie der geringen Fallzahl und begrenzten Fallserien beurteilt werden.

Dieses Kapitel fasst die Grundlagen und Mechanismen der PDT sowie die Charakteristika des Photosensibilisators Verteporfin zusammen und stellt Daten von verfügbaren Studien dar, insbesondere hinsichtlich der Durchführung und Ergebnisse der Therapie bei retinalen Erkrankungen.

4.1 Photodynamische Therapie

Die PDT ist ein nicht-thermisches, photochemisches, zweistufiges Behandlungsverfahren mit einer relativ selektiven Wirksamkeit gegenüber vaskularisierten Zielstrukturen. Sie erfordert

- die Gabe einer nicht toxischen, photoaktivierbaren Substanz,
- den Photosensibilisator,
- die Akkumulation des Sensibilisators im Zielgewebe,
- Sauerstoff und
- die Aktivierung des Farbstoffs durch (nichtthermisches) Licht spezifischer Wellenlänge, welches dem Absorptionsmaximum des Photosensibilisators entspricht.

In der Folge wird eine Sequenz photochemischer und -biologischer Prozesse aktiviert. Die relative Selektivität beruht auf der vorzugsweisen Anreicherung des Photosensibilisators in den (pathologischen) Gefäßen des Zielgewebes sowie der Beleuchtung des zu behandelnden Areals mit einer dem Absorptionsmaximum des Photosensibilisators entsprechenden Wellenlänge.

4.1.1 Wirkung von Licht auf biologisches Gewebe

Die therapeutische Wirkung von hochenergetischem Licht auf Gewebe in der Ophthalmologie kann auf photomechanischem, photothermischem und photochemischem Weg erfolgen. Die Photodisruption konzentriert Licht sehr hoher Energie für extrem kurze Dauer auf eine sehr kleine Fläche. Dies erzeugt durch Ionisierung der Gewebemoleküle Schockwellen, die mechanisch zu Mikrorupturen führen. Durch Disruption können mit kurz gepulsten (Nanosekunden) Lasern (ND:YAG Laser) intraokulare Gewebe durchtrennt werden.

Typische Indikationen sind die Iridotomie und Kapsulotomie. Bei der Photokoagulation wird die eingestrahlte Lichtenergie in den Zielstrukturen (Melanin im retinalen Pigmentepithel und in der Aderhaut, das Hämoglobin) absorbiert und in Wärme umgewandelt. Bei ausreichender Temperatur entsteht durch den thermischen Effekt eine irreversible Eiweißdenaturierung mit Zellschäden in Form einer nicht selektiven Koagulationsnekrose, die dem Temperaturfeld entsprechend umgebende Strukturen mit einbezieht. Thermische Effekte werden z. B. bei der Photokoagulation extrafovealer CNV genutzt, um eine Obliteration der Neovaskularisationen zu erreichen. Der restriktive Einsatz in der Behandlung subfovealer Läsionen ist verständlich und erforderte die Suche nach Verfahren, welche die zentralen retinalen Funktionen weniger beeinträchtigen (◘ Abb. 4.1a). Im Gegensatz dazu handelt es sich bei der PDT um ein photochemisches, medikamentöses Verfahren, welches die Anwesenheit von Sauerstoff im Gewebe erfordert: Zunächst reichert sich die intravenös applizierte, lichtaktivierbare Substanz, der Photosensibilisator, im Zielgewebe an. Anschließend erfolgt durch die nicht-thermische Beleuchtung mit einer Wellenlänge, die dem Absorptionsmaximum des Photosensibilisators entspricht, dessen Aktivierung. Dies sind die beiden Voraussetzungen für die umschriebenen, photoinduzierten oxidativen Reaktionen in dem bestrahlten Areal, den Zielstrukturen. (◘ Abb. 4.2).

4.1.2 Unterschiede der PDT zur Laserkoagulation

Die Laserkoagulation erfordert als thermisches Verfahren eine relativ höhere Intensität (mW/cm^2) bei einer kurzen Expositionszeit (ms) und relativ kleinen Spotgröße (µm)

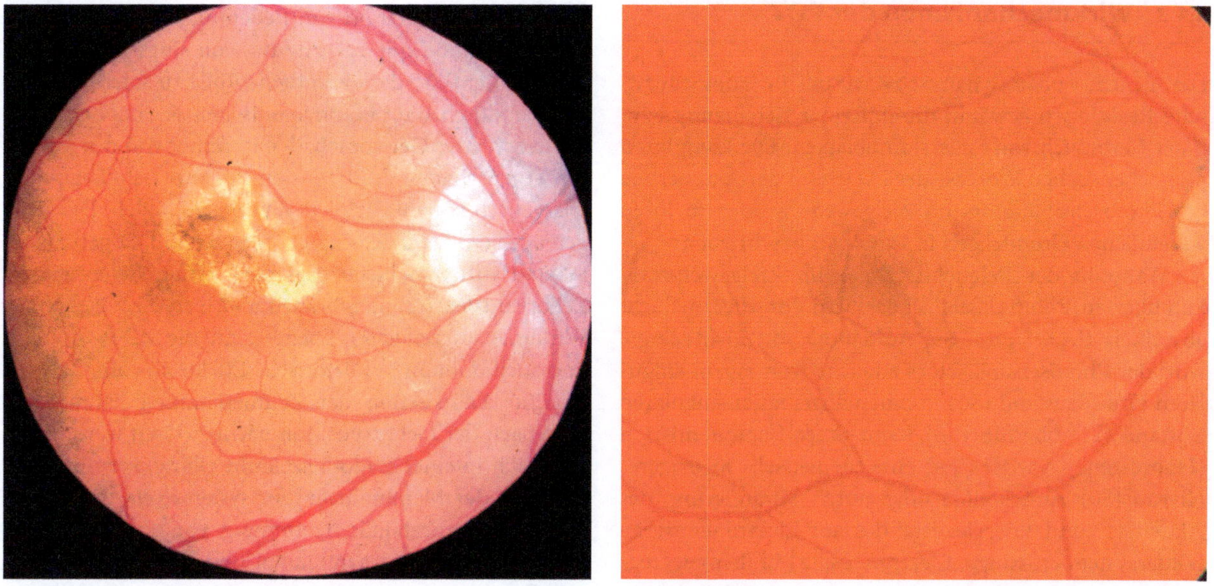

Abb. 4.1 **a** Choroidale Narbe nach mehrfacher Laserphotokoagulation einer extrafovealen CNV und Rezidiven mit juxtafovealer Ausdehnung. **b** Fundus nach erfolgter PDT ohne ophthalmoskopisch sichtbare Effekte. (Aus Jurklies B u. Bornfeld N 2007)

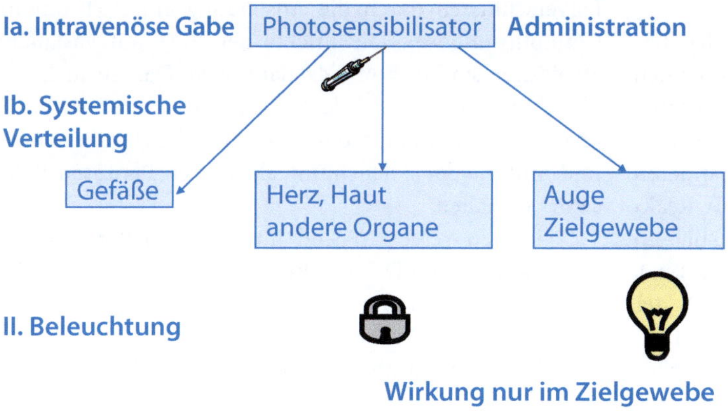

Abb. 4.2 Die Photodynamische Therapie erfordert als zweistufiges Verfahren sowohl die intravenöse Verabreichung des Photosensibilisators (Ia), die Verteilung und Akkumulation des Photosensibilisators im zu behandelnden Gewebe (Ib) als auch als auch die Beleuchtung des Zielgewebes mittels Licht spezifischer Wellenlänge (II) zur Aktivierung des Photosensibilisators

sowie eine größere Anzahl Expositionen, die sofort sichtbar werden, wenn sie überschwellig appliziert werden. Im Gegensatz dazu zeichnet sich die PDT durch eine niedrigere Intensität bei langer Expositionszeit (Sekunden bis Minuten) und großflächigen Spot (mm) aus. In der Regel ist nur eine Exposition notwendig. Da die photochemischen Reaktionen keine Lichtdosen mit thermischen oder mechanischen Effekte gestatten, ist unmittelbar nach der PDT im Gegensatz zur Laserkoagulation keine Veränderung im behandelten Areal zu erkennen. (Abb. 4.1b). Die wesentlichsten Unterschiede der beiden Verfahren hinsichtlich der Behandlungsparameter sind in der Tab. 4.1 gegenübergestellt.

Tab. 4.1 Unterschiede zwischen Laserkoagulation und PDT hinsichtlich der Behandlungsparameter. ↑ höher bzw. länger; ↓ niedriger bzw. kürzer

Parameter	Laserkoagulation	PDT
Expositionszeit	↓	↑
Zahl der Expositionen	↑	↓
Spotgröße	↓	↑
Lichtintensität	↑	↓
Sichtbarkeit	↑	↓

4.1.3 Wirkmechanismen der PDT

Der Begriff »photodynamisch« wurde für photochemische Reaktionen gewählt, die mit einer Beteiligung bzw. unter Verbrauch von Sauerstoff ablaufen. Die komplexen photochemischen Prozesse der PDT nach der Aktivierung des Photosensibilisators im Zielgewebe werden in ihren wesentlichen Grundzügen in ▣ Abb. 4.3 beschrieben.

Während der Beleuchtung des im Zielgewebe akkumulierten Photosensibilisators wird von diesem Licht absorbiert (hv). Durch die Aufnahme von Lichtenergie wird der Photosensibilisators zunächst von einem singulären Grundzustand (S0) in einen angeregten singulären Zustand (S1) überführt. S1 kann unter Photonemission (Fluoreszenz) wieder auf ein energetisch niedrigeres Niveau (S0) zurückfallen oder durch Veränderung des Aktivitäts- und Energiezustandes auf Elektronenniveau (»intersystem crossing«, Elektronenspin) in den angeregten Triplett-Zustand (S3) übergehen. Dieser kurzlebige, hochreaktive Aktivitätszustand kann entweder die Energie in Form von Phosphoreszenz abgeben und wieder den singulären Grundzustand S0 erreichen oder direkt mit dem umgebenden Gewebe (Typ I) bzw. mit Sauerstoff (Typ II) reagieren und photochemische Prozesse induzieren (▣ Abb. 4.3).

Bei der Typ-I-Reaktion führt die Reaktion des Triplettzustandes des Photosensibilisators (S3) mit den Gewebemolekülen (Substrate) über Elektronentransfer unter anderem zur Bildung von freien Radikalen, Superoxidanionen(O_2^-), Hydroxylradikalen und anderen zytotoxischen Zwischenprodukten. Bei der Typ-II-Reaktion kommt es zur Reaktion von S3 mit molekularem Sauerstoff. In der Folge bildet sich kurzlebiger (<0,04 µs), sehr reaktionsfreudiger singulärer Sauerstoff ($^1O_2$), der oxidative Reaktionen auf zellulärer und subzellulärer Ebene bewirkt. Wenn auch beide Reaktionen für die photodynamische Reaktion von Bedeutung sind, scheint die Typ-II-Reaktion mit der Bildung von singulärem Sauerstoff bei der PDT die wesentliche Rolle zu spielen.

Der durch die photodynamischen Reaktionen induzierte oxidative Gewebeschaden ist ferner von den jeweiligen Eigenschaften des Photosensibilisators abhängig, den energetisch höheren Triplett-Zustand zu bilden. Die gebildeten freien Radikale, singulärer Sauerstoff, Superoxidanionen, Hydroxylradikale reagieren u.a. mit Nukleinsäuren, Zellorganellen, Zellmembranen und Enzymen. Neben der Wirkung auf zellulärer Ebene kann die PDT vaskuläre und auch immunmodulatorische Effekte auslösen.

Eine Destruktion der Zellmembranen kann schon kurz nach der Lichtexposition nachgewiesen werden und zeigt sich in einer Endothelzellschwellung, verminderten Aktivität der Membrantransportsysteme, einer erhöhten Membranpermeabilität, Hemmung von Enzymen, Peroxidation von Lipidmembranen und membrangebundenen Enzymen sowie einer Deformierung von Zellorganellen und Mitochondrien.

An den Gefäßen bewirkt die PDT nach Reaktion des Photosensibilisators eine Schädigung endothelialer Zellmembranen mit Thrombozytenaggregation, Ausschüttung thrombogener Faktoren, resultierend in Gefäßverschlüssen durch die Ausbildung eines Thrombus (Photothrombose). Die Effekte der PDT auf vaskuläre Strukturen sind in ▣ Abb. 4.4 dargestellt. Das Ausmaß der photothrombotischen Effekte dürfte sich dabei proportional zur Konzentration des im Zielgewebe zirkulierenden und mithilfe der Beleuchtung aktivierten Photosensibilisators verhalten.

Nicht zu vergessen sind immunmodulatorische Eigenschaften der PDT, die in erster Linie als Folge der Entzündungsreaktionen zu verstehen sind: Beobachtet wurden u.a. eine Erhöhung von Interleukinen wie IL-1β, IL-2, IL-10,TNF-α und des Granulozyten stimulierenden

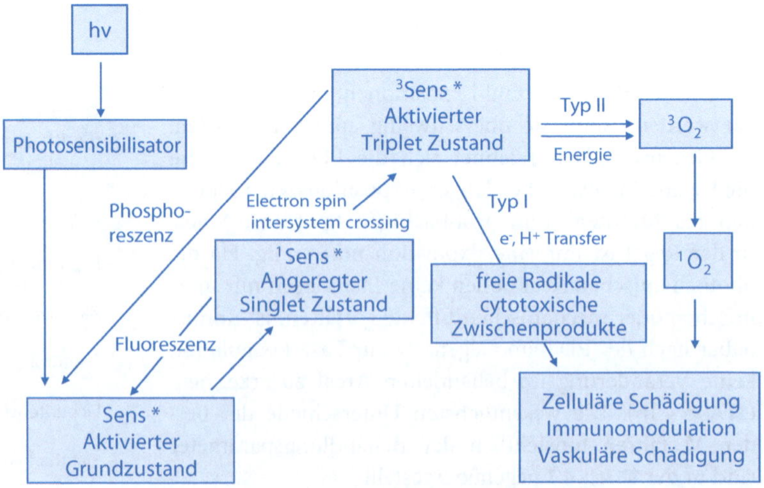

▣ **Abb. 4.3** Mechanismen der photodynamischen Reaktion

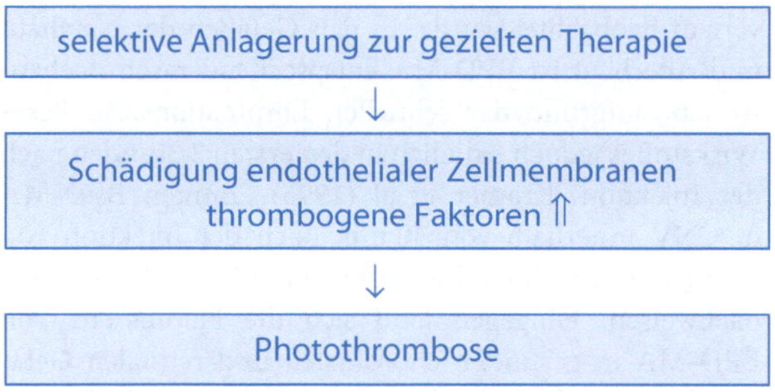

Abb. 4.4 Vaskuläre Effekte der PDT, die im Wesentlichen eine Photothrombose bewirken

Faktors, die Migration von Makrophagen, Neutrophilen, die Aktivierung von B-Lymphozyten und Subtypen der T-Lymphozyten sowie vorübergehende immunsuppressive Effekte durch die Verminderung Antigen präsentierender Zellen: Niedrig konzentriertes Verteporfin konnte die Überlebensdauer von Hauttransplantaten verlängern.

Zusammenfassend wirkt die PDT in den Zielstrukturen auf zellulärem, vaskulärem und auch immunmodulatorischem Weg. Während die vaskulären Effekte eine wesentliche Rolle beim Wirkmechanismus aller Photosensibilisatoren spielen, hängt der relative Beitrag dieser Mechanismen vom jeweiligen Typ des Photosensibilisators ab.

Licht

Da es sich bei der PDT um einen linearen Prozess handelt, bestimmt die Summe der während der Beleuchtung absorbierten Lichtenergie deren Effekt mit. Diese Lichtdosis (J/cm^2) ist das Produkt der Expositionszeit in Sekunden und der Lichtintensität (W/cm^2). Um ein Lichtdosis von 50 J/cm^2 zu erreichen, ist z.B. eine Beleuchtung mit 600 mW/cm^2 über 83 s erforderlich.

Die Lichtquelle sollte das Absorptionsspektrum des Photosensibilisators erfassen. In der Ophthalmologie sind Laser die beste Wahl, da sie monochromatisches, kohärentes Licht hoher Energie mit einer konstanten, homogenen Lichtdosis im Beleuchtungsstrahl abgeben, welches direkt auf den Fundus gelenkt werden kann. Derzeit stellen Diodenlaser die erste Wahl dar.

Die Eindringtiefe des Lasers in Gewebe hängt von der Wellenlänge des Lichts ab und beträgt etwa 2 bis 3 mm für (rotes) Licht der Wellenlänge 630 nm und reicht bis zu 5 bis 6 mm tief bei einer Wellenlänge von 700-800 nm. Da die Wirkung der PDT von den spezifischen Eigenschaften des Photosensibilisators beeinflusst wird, ist der Verlust der Lichtintensität durch die Absorption des Gewebes am Fundus zu vernachlässigen.

Von Bedeutung ist die relativ höhere Selektivität der PDT auf die Choroidea gegenüber der Retina. Dieser Grad der Selektivität ist mit zunehmender Verkürzung der Zeit zwischen intravenöser Applikation des Photosensibilisators und der Beleuchtung vermindert. Daraus resultiert, dass eine Verkürzung dieses Zeitintervalls die okklusiven vaskulären Effekte auf Retina und Choroidea bei gleichzeitigem Verlust der retinochoroidalen Selektivität erhöht.

Photosensibilisator

Sowohl die intravenöse Konzentration und die medikamentöse Aufbereitung des Photosensibilisator als auch die Infusionsdauer beeinflussen die Effektivität und Selektivität der PDT. Zum Zeitpunkt der Beleuchtung muss eine ausreichende Konzentration im zu behandelnden Gewebe vorliegen, um effektive photodynamische Reaktionen auszulösen. Die phototoxischen Wirkungen im Gewebe korrelieren sowohl mit der applizierten Lichtdosis als auch Medikamentendosis. Um gleiche Wirkungen zu erreichen, korreliert die Konzentration des Photosensibilisators invers mit der Lichtdosis.

Verschiedenste Zellbestandteile wie Liposomen, Mitochondrien, Zellmembranen, der Endothelzellen werden durch Photosensibilisatoren beeinflusst. Während hydrophile Substanzen eher das Interstitium erreichen, werden die Gefäßwände von lipophilen Stoffen bevorzugt. Für lipophile Photosensibilisatoren ist ein zytotoxischer Effekt absorbierter Lichteinheit wahrscheinlich. Die Gabe des Photosensibilisators erfolgte tierexperimentell deshalb in Form eines Bolus, da eine erhöhte relative Selektivität und Wirksamkeit gegenüber neovaskulären und pathologischen Gefäßstrukturen vermutet wurde. Durch die Bindung an Marker, Antikörper oder Lipoproteine, die bei der Zellproliferation eine Rolle spielen, kann die Selektivität des Photosensibilisators gesteigert werden. Da maligne und neovaskuläre Endothelien reich an LDL-Rezeptoren sind und vermehrt LDL-Rezeptoren exprimieren, scheinen sie für die selektive Affinität der Photosensibilisatoren, insbesondere der Porphyrine, verantwortlich zu sein. Im Vergleich zu gesundem Gewebe (Haut, Muskel, Gehirn, Lunge) konnte nach Applikation im Tumorgewebe eine erhöhte Konzentration von Photosensibilisatoren nachgewiesen werden. Durch die Bindung an LDL-Rezeptoren kann der LDL-Rezeptor-Photosensibilisator-Komplex intrazelluläre Effekte der PDT nach Beleuchtung verstärken.

4.2 Verteporfin

Als einziger Photosensibilisator ist Verteporfin für die klinische Anwendung in der Ophthalmologie zugelassen, im speziellen für die Behandlung choroidaler Neovaskularisationsmembranen bei AMD und pathologischer Myopie.

4.2.1 Charakteristische Merkmale

Verteporfin, Benzoporphyrinderivat-Monoacid (BPD-MA), ein photosensibilisierender Farbstoff, ist ein Porphyrinpräparat der zweiten Generation und besteht aus zwei Isomeren, welche sich lediglich bezüglich der Lage der Carboxylsäure- und Methyl-Ester-Bindung an den Ringen C und D des chlorinartigen Moleküls unterscheiden. BPD-MA besteht aus einem verkleinerten Porphyrinring mit einem an Ring A gebundenen Cyclohexadienring, der für das hohe Photosensibilisierungspotenzial des Moleküls wesentlich verantwortlich sein dürfte.

Im Vergleich zu Hämatoporphyrin hat BPD-MA eine um den Faktor 4-10 effizientere Lichtabsorption und weist einen um 10- bis 70-mal höheren zytotoxischen Effekt gegenüber zirkulierenden Zellinien (Leukämiezellen, humane Lymphozyten, Mastozytomzellen der Maus) auf.

Bei einer schnellen Clearence-Rate mit einer Plasmahalbwertzeit von 5-6 Stunden wird BPD-MA in der Leber zu inaktiven Metaboliten verstoffwechselt und über die Galle ausgeschieden. Nur 4% werden renal eliminiert. Die kurze Halbwertszeit reduziert die toxischen Nebenwirkungen und das Risiko einer Photosensibilisierung. 24 Stunden nach intravenöser Gabe von Verteporfin besteht kein erhöhtes Risiko für eine Photosensibilisierung der Haut mehr.

Verteporfin besitzt Absorptionsmaxima bei 400 nm und 692 nm, letzteres wird zu therapeutischen Zwecken eingesetzt, um Blaulichtschäden zu vermeiden. Ferner konkurriert das Absorptionsmaximum von 692 nm nicht mit jenem des Hämoglobins, welches Licht der Wellenlänge unter 600 nm absorbiert.

Als relativ lipophile Substanz lagert sich Verteporfin leicht an Zellmembranen an. Um die selektive Anreicherung und damit die photodynamische Aktivität in den Zielstrukturen zu verbessern, wurde auf der Basis eines erhöhten LDL-Metabolismus in neovaskulären Geweben sowie Tumorzellen BPD-MA an humanes Low-density-Lipoprotein gekoppelt. Die liposomale Aufbereitung für die klinische Anwendung erleichtert die Bindung an Plasmalipoproteine und LDL-Rezeptoren im Zielgewebe und verstärkt so die phototoxischen Effekte.

4.2.2 Effekte der PDT in tierexperimentellen Untersuchungen

Mit Hilfe Fluoreszein-mikroskopischer Untersuchungen konnte BPD-MA im retinalen Pigmentepithel und der Aderhaut bereits 5 min nach der Injektion nachgewiesen werden, wobei eine zunehmende Anreicherung über einen Zeitraum von 20 min sowie ein Staining auch im Bereich der Photorezeptoraußensegmente im weiteren Zeitverlauf beobachtet wurde. In den Gefäßen der Netzhaut und Aderhaut ist BPD-MA entsprechend rasch nachzuweisen, aufgrund der schnellen Eliminationszeit dieses Wirkstoffes jedoch lediglich in den ersten 2 Stunden nach der Injektion. Kramer et al (1996) konnten BPD-MA in CNV innerhalb von 30 min nach der Injektion von 2,0 mg/kg für einen Zeitraum von bis zu 2,5 Stunden nachweisen. Hingegen fand sich die Fluoreszenz von BPD-MA in gesunden choroidalen und retinalen Gefäßen früher und verminderte sich bereits nach 5 Minuten in den choroidalen bzw. 20 min in den retinalen Gefäßen. Dennoch konnten vereinzelt Reste von fluoreszierenden BPD-MA im retinalen Pigmentepithel bis zu 24 Stunden nach der Infusion nachgewiesen werden.

Basierend auf dem »Laser-injury-Modell« nach Ryan konnten im Tiermodell an Affen experimentell induzierte CNV nach einer intravenösen Injektion von 1 bis 2 mg/kg BPD-MA über 5 min ophthalmoskopisch, Fluoreszeinangiographisch und elektronenmikroskopisch nachweisbar verschlossen werden. Die PDT mit BPD-MA erfolgte jeweils 1-81 min nach der Injektion mit einer Lichtdosis von 50, 75, 100 bzw. 150 J/cm^2 und einer Leuchtdichte von 150, 300 bzw. 600 mW/cm^2.

Die Endothelzellen der CNV waren entweder nekrotisch oder nicht mehr nachweisbar. Die Gefäße waren nach der PDT mit Thrombozyten, Neutrophilen, Leukozyten, Erythrozyten und Fibrin verlegt. Die Perizyten zeigten eine erhebliche Vakuolisierung. Es fand sich aber auch eine Destruktion des RPE, pyknotische Zellkerne der äußeren Körnerschicht und ein Schaden oder Verlust der Photorezeptoren als Begleitreaktion, während die Anteile der inneren Netzhaut weitgehend unbeeinträchtigt waren.

Husain et al (1996) verwendeten BPD-MA in einer Dosis von 0,375 mg/kg mit einer Infusionszeit von 10 min (schnelle Infusionszeit) sowie 32 min (langsame Infusionszeit). Die Beleuchtung erfolgte 32 bis 105 min nach Beginn der Infusion mit einer Lichtdosis von 150 J/cm^2 bei einer Leuchtdichte von 600 mW/cm^2. Fluoreszein-angiographisch konnte die Okklusion der CNV 24 Stunden nach der PDT beobachtet werden, wenn die Beleuchtung 32 min (schnelle Infusionszeit) bzw. 32 bis 55 min (langsame Infusionszeit) nach Beginn der Infusion erfolgte. Histologisch wies auch die Choriokapillaris unter der CNV Verschlüsse auf, war aber anhand histopathologischer Untersuchungen vier Wochen nach der PDT wieder rekanalisiert. Die neurosensorische Retina war vereinzelt durch eine Separierung der Photorezeptoraußensegmente, eine Schwellung der äußeren plexiformen Schicht und pyknotische Zellen in der äußeren Körnerschicht gekennzeichnet Die Untersuchung der photodynamischen Wirkung auf die gesunde Retina und Choriokapillaris zeigten Veränderungen im RPE, der Choriokapillaris sowie den Photorezeptoren in allen behandelten Augen. Die neurosensorische Retina wies in bis zu 40% eine Pyknose der äußeren Körnerschicht infolge der Beleuchtung 30 bis 40 min nach Beginn der Infusion (schnelle Infusionsrate) auf. Eine Beeinträchtigung der Choriokapillaris, des retinalen Pigmentepithels und der Photorezeptoren sowie in 20% pyknotische Zellveränderungen der äußeren Körnerschicht wurden auch bei einer langsamen Infusionsrate und einer Beleuchtung 65 min nach der Infusion beobachtet. Hierbei blieben größere Aderhautgefäße intakt und wiesen keine photodynamischen Effekte auf.

Kramer et al (1996) führten dosimetrische Untersuchungen durch, um optimale Behandlungsparameter für einen effektiven, selektiven Verschluss einer experimentell im Tiermodell am Affen induzierten CNV zu finden. BPD-MA wurde in einer Dosis von 0,25, 0,375, 0,5 und 1,0 mg/kg bei konstanten Beleuchtungsparametern (150 J/cm^2 mit 600 mW/cm^2) verwendet. Je niedriger die Dosis gewählt wurde, umso kürzer war das Zeitfenster nach der Injektion, in welchem ein Verschluss der CNV erreicht werden konnte. Die Untersuchungen ergaben optimale Behandlungsergebnisse mit einer Dosis von 0,375 mg/kg, welche etwa der im klinischen Alltag verwendeten Dosis von 6,0 mg/m^2 Körperoberfläche entspricht, und einer Beleuchtung 20 bis 50 min nach Beginn der Infusion. 85% der CNV konnten hiermit verschlossen werden. Jedoch wurden bei allen verwendeten Dosierungen auch Effekte im RPE, den Photorezeptoraußensegmenten und der äußeren Körnerschicht beobachtet. Eine Beeinträchtigung der größeren choroidalen und retinalen Gefäße oder eine signifikante Zellpyknose in der äußeren Körnerschicht waren bei Verwendung einer Dosis von 1,0 sowie 0,5 und 0,375 mg/kg zu erkennen, wenn innerhalb von 50 bzw. 20 und 10 min nach einer Bolus-Injektion eine Behandlung durchgeführt wurde. Daraus folgt, dass die Selektivität der PDT mit BPD-MA zur Behandlung von CNV vermindert ist, wenn die Zeit zwischen der Beleuchtung und dem Beginn der Infusion relativ kurz gehalten wird.

Praxistipp

Effekte in den retinalen und größeren choroidalen Gefäßen wurden beobachtet, wenn die Beleuchtung innerhalb von 5 min nach der Bolus-Injektion durchgeführt wurde, vermutlich weil der Photosensibilisator in den choroidalen und retinalen Gefäßen in gleicher Konzentration vorlag wie in der CNV.

Die photodynamischen Effekte mit BPD-MA (0,375 mg/kg, Beleuchtung 100 J/cm^2 mit 600 mW/cm^2) an experimentell induzierten CNV wurden noch nach vier und sieben Wochen beobachtet: Vier Wochen nach PDT waren 71% der CNV verschlossen, während sich sieben Wochen nach PDT die akuten Effekte auf das RPE, die Choriokapillaris und die Photorezeptoren histologisch weniger ausgeprägt zeigten und die neurosensorische Retina keine photodynamischen Nebeneffekte mehr aufwies. Diese Effekte auf die CNV und die gesunden Strukturen wurden nach einer Bolus-Injektion sowie einer Infusion über 10 und 32 min beobachtet. Die Wirkung wiederholter Behandlungen an Affen im Abstand von zwei Wochen wurde unter Verwendung einer variablen Dosis von BPD-MA (6, 12, 18 mg/m^2 Körperoberfläche) und einer Lichtdosis von 100 J/m^2 mit 600 mW/cm^2 20 min nach der Bolus-Injektion untersucht. Lediglich geringe Beeinträchtigungen an der gesunden Retina und der Aderhaut zeigten sich bei einer Dosis von 0,47 mg/kg (entspricht 6 mg/m^2 Körperoberfläche beim Menschen), während höhere Dosierungen von BPD-MA ein erhöhtes Risiko für eine signifikante Schädigung gesunder Strukturen mit sich brachte.

Cave!
Eine höhere Dosis als 0,47 mg/kg BPD-MA ergeben ein erhöhtes Risiko für eine signifikante Schädigung gesunder Strukturen.

4.2.3 Effekte der PDT auf gesundes (humanes) Gewebe

Ausgehend von den Ergebnissen der experimentellen Untersuchungen wurden in einer Phase-I/II-Studie als »proof of principle« bei Patienten mit einer CNV in Folge einer altersabhängigen Makuladegeneration, einer pathologischen Myopie, »angioid streaks« und eines POHS Untersuchungen zur Wirksamkeit der PDT durchgeführt.

Eine Woche nach erfolgter PDT zeigte sich Fluoreszein angiographisch eine komplette Okklusion der CNV, nach vier Wochen fand sich eine minimale erneute Leckage. 12 Wochen nach PDT war eine deutliche Leckage Fluoreszein angiographisch bei einer Mehrzahl der Patienten wieder nachzuweisen, jedoch zum Teil schwächer ausgeprägt, wenn die Beleuchtung 15 bis 20 min nach Beginn der Infusion durchgeführt wurde. Dennoch konnte bei einigen Patienten eine Größenzunahme der CNV beobachtet werden, vor allem dann, wenn die Beleuchtung 30 min nach Beginn der Infusion durchgeführt wurde. Aus diesem Grund wurde das Intervall zwischen Beginn der Infusion und der Beleuchtung verkürzt.

Wiederholte Behandlungen zeigten keine signifikanten Auswirkungen auf die Sehfunktion. Signifikante Effekte der PDT auf die CNV wurden bei Verwendung einer Lichtdosis von minimal 25 J/cm^2 bis maximal 150 J/cm^2 beobachtet. Als optimale Parameter zur Behandlung von CNV haben sich die intravenöse Gabe von 6 mg/m^2 Körperfläche Verteporfin als Infusion über einen Zeitraum von 10 min gezeigt, das 15 min nach Beginn der

Infusion mit einer Lichtdosis von 50 J/cm^2 über 83 s bei einer Lichtintensität von 600 mW/cm^2 aktiviert wird.

Die Effekte der PDT auf vaskuläre Läsionen im zeitlichen Verlauf sind in Tab. 4.2 dargestellt und im Wesentlichen bei CNV und vaskulären Tumoren ähnlich: Innerhalb der ersten Stunden nach erfolgter PDT wird das vaskuläre Endothel geschädigt mit der Folge eines Zusammenbruchs der »tight junctions« und einer zunehmenden Leckage sowie Exsudation in das umgebende Gewebe. Innerhalb der ersten Tage nach PDT entwickelt sich eine Photothrombose mit Okklusion der CNV und partiell des benachbarten choroidalen Gewebes. Im Verlauf der nächsten Wochen kommt es zu einer Rekanalisation und Reproliferation der CNV infolge reparativer Mechanismen, die teils durch eine vermehrte Ausschüttung von Angionesefaktoren (VEGF und PEDF) nach der PDT induziert werden. Diese Reaktionen stellen sich als erneutes Auftreten einer Leckage in der Fluoreszeinangiographie dar und erfordern eine Wiederbehandlung der Läsion. Ein Umbau mit einer Involution der CNV bzw. der Tumore lässt sich in der Regel bei den meisten Patienten mit einer zunehmenden Anzahl von Wiederbehandlung erreichen.

Elektronenmikroskopische und histologische Untersuchungen zeigten vier Wochen nach der Behandlung einer CNV mit PDT Zeichen einer Endothelzelldegeneration, einer Thrombozytenaggregation und Thrombose der peripheren Gefäße der CNV. Einige Gefäße zeigten eine Kernschwellung mit Verklumpung des Chromatins und Vakuolisierung des Zytoplasmas der Endothelzellen, während an anderen Gefäßen ein vermindertes Zytoplasma mit unförmigen Zellen nachzuweisen war. Letzteres wurde als Unterbrechung des Endothels nach vorangegangener Veränderung interpretiert. Erythrozyten in mit degenerierten Endothelzellen und Perizyten ausgefüllten Gefäßen sowie Makrophagen im Bereich der okkludierten Gefäße und der Basalmembran wurden als Zeichen eines Gefäßumbaus verstanden. Eine teils zu beobachtende Fragmentierung des Thrombus und eine erneute Endothelauskleidung dürften die Rekanalisation der okkludierten Gefäße mit einleiten. Im Zentrum der CNV blieben die Gefäße unverändert, was als Erklärung für die Reperfusion nach der Okklusion interpretiert wurde.

Die Effekte der PDT innerhalb der ersten Woche nach Behandlung waren nicht auf die CNV begrenzt: Die nach der PDT Fluoreszein-angiographisch sichtbare Hypofluoreszenz entspricht in erster Linie der Größe des Behandlungsstrahls und dürfte teilweise auch zur CNV benachbarte gesunde Strukturen der Aderhaut mit einbeziehen (Abb. 4.5). Als Korrelat dieser dokumentierten Hypofluoreszenz im Bereich gesunden Aderhautgewebes zeigte sich histopathologisch eine vorübergehende Perfusionsbeeinträchtigung der Aderhaut in dem behandelten Areal.

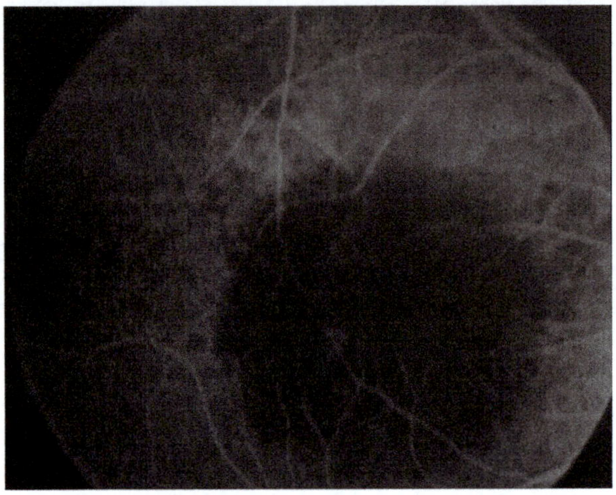

Abb. 4.5 Fluoreszeinangiographisch sichtbare Effekte der PDT eine Woche nach erfolgter PDT-Behandlung in Form einer Hypofluoreszenz, welche mit der Größe des mit dem Diodenlaser gewählten Beleuchtungsareals korreliert und zumindest zum Teil nicht direkt von der Läsion betroffene Anteile des Fundus mit einbezieht. (Aus Jurklies B u. Bornfeld N 2007)

Tab. 4.2 Effekte der PDT auf vaskuläre Läsionen im zeitlichen Verlauf

Effekte der PDT	zeitlicher Verlauf
Selektive Anreicherung/Verteilung des Photosensibilisators	
Reaktion mit der Endothelzellmembran	
Schädigung der Endothelzellmembran	Stunden
Exsudation aufgrund der Gefäßpermeabilität	Stunden
Photothrombose in den Gefäßen	Stunden bis Tage
Rekanalisation	Wochen
Reproliferation	Wochen bis Monate
Sukzessive Deaktivierung und Fibrosierung und Deaktivierung nach wiederholter PDT-Behandlung	Wochen bis Monate

Mit einer Lichtdosis von 50 J/cm² wurde ein homogener Verschluss der Choriokapillaris mit Beeinträchtigung der Endothelzellen (Schwellung, Destruktion, Abhebung von der Basalmembran) beobachtet, zusammen mit extravasalen Entzündungszellen und Erythrozyten. Die Verteilung regulärer Endothelzellen ließ jedoch Mechanismen der Reorganisation neuer Gefäße mit dem Ziel einer Rekanalisation der okkludierten Gefäße vermuten. Vereinzelt wurden auch vakuolisierte Zellen des retinalen Pigmentepithels beobachtet. Bei einer Lichtdosis von 100 J/cm² zeigten sich zusätzlich Effekte an größeren Aderhautgefäßen und teilweise im RPE mit einer zellulären Vakuolisierung und Separierung von der Bruchschen Membran. Sowohl mit 50 J/cm² als auch mit 100 J/cm² zeigten sich keine signifikanten Effekte der PDT auf die Photorezeptoren, die retinalen Kapillaren oder die Ganglienzellschicht.

4.2.4 Toxische Effekte und Nebenwirkungen der PDT mit Verteporfin

Eine der wichtigsten Nebenwirkungen der PDT ist die erhöhte Photosensibilisierung, vor allem für die Haut, solange der Photosensibilisator in seiner aktiven Form zirkuliert. Sowohl die Clearance als auch die Retentionszeit des Sensibilisators bestimmen das Risiko eines potentiell phototoxischen Effekts auf die Haut mit.

Praxistipp

Bei einer Dosis von 6 mg/m² Körperoberfläche Verteporfin wurden sowohl innerhalb von 24 Stunden als auch im weiteren Verlauf nach der Infusion keine phototoxischen Schäden der Haut beobachtet.

Das Spektrum möglicher Nebenwirkungen einer PDT mit Verteporfin wurde in zahlreichen prospektiven, randomisierten, doppelblinden, Placebo-kontrollierten Multizenterstudien untersucht. Klinisch relevante Nebeneffekte, die im Rahmen dieser Studien beobachtet worden sind, werden in Tab. 4.3 dargestellt: Sehstörungen in Form von Veränderungen des Sehvermögens im Vergleich zum Ausgangsbefund vor der Infusion und Behandlung wurden bei Patienten mit okkulten CNV häufiger beobachtet als bei Patienten mit klassischen CNV. Auch ein akuter schwerer Sehverlust innert 7 Tagen nach PDT wurde bei Vorliegen okkulter CNV häufiger festgestellt als bei klassischen CNV. Allergische Reaktionen, infusionsbedingte Schmerzen, lokale Veränderungen im Bereich der Infusionsstelle und eine Photosensibilisierung der Haut fanden sich als weitere systemische Nebenwirkungen in den Multizenterstudien.

Die Ergebnisse der Phase-I/II-Studie zeigten ab einer verwendeten Lichtdosis von 150 J/cm², welche 15 min nach Infusion von Verteporfin (6 mg/m² Körperoberflä-

Tab. 4.3 Klinisch relevante Nebenwirkungen der PDT in den Multizenterstudien TAP, VIP und VIM (Angaben in % der behandelten Augen)

	TAP, 2001	VIP, 2001	VIP, 2001	VIM, 2004
	AMD	AMD	Myopie	AMD
Visuelle Beeinträchtigungen+	22,1++	42+++	23++++	5/13
Akture Visusminderung§	0,7§§§§	4,4§§	-	0/3
Lokale Reaktionen#	15,9	8	10	8/15
Rückenschmerzen (Infusion)	2,5	2,2	1	3/5
Allergische Reaktion	2	1	4	0/0
Photosensibilsierung	3,5	0,4	4	0/0
Visusminderung ≥6 Zeilen	18,2	29§§§	11	18/13

\+ Visuelle Beeinträchtigungen umfassen Sehstörungen, Visusminderung und Gesichtsfelddefekte in der Verteporfin-Gruppe
++ TAP-Studie nach 24 Monaten: Sehstörungen (10,2%), Visusminderung (14,4%) und Gesichtsfelddefekte (6%) in der Verteporfin-Gruppe
+++ VIP-Studie nach 24 Monaten: Sehstörungen (20%), Visusminderung (30%), Gesichtsfelddefekte (15%) in der Verteporfin-Gruppe
++++ VIP-Studie CNV bei pathologischer Myopie nach 24 Monaten: Sehstörungen (9%), Visusminderung (16%), Gesichtsfelddefekte (4%) in der Verteporfin-Gruppe
§ Visusabfall von mindestens 4 Zeilen innerhalb von 7 Tagen nach PDT
§§ Verteporfin-Gruppe mit okkulter CNV bei AMD: ausgedehnte subretinale Exsudation (0,4%), subretinale RPE-Hämorrhagien (1,3%), ohne eindeutige Ursache (2,6%).
§§§ Angaben für Verteporfin-Gruppe mit okkulter CNV bei AMD
§§§§ TAP-Studie: 3 der 402 Patienten in der Verteporfin-Gruppe
\# Reaktionen im Bereich der Infusionsstelle, z.B. Schmerzen, Ödem, Extravasation, Entzündung, Blutung, Überempfindlichkeit, Verfärbung und Fibrose
* Die Angaben gelten für die 2 Subgruppen mit reduzierter (25 J/cm²) und Standardlichtdosis (50 J/cm²)

che) verabreicht wurde, einen Verschluss retinaler Gefäße. Histopathologische Untersuchungen konnten keine signifikanten Effekte auf die retinalen Gefäße, die Ganglienzellschicht und die Photorezeptoren nachweisen bei einer verabreichten Lichtdosis von 50 J/cm² und 100 J/cm².

Hingegen wurden Veränderungen des retinalen Pigmentepithels (RPE) nach PDT in mehreren Fallserien und prospektiven Studien beschrieben (◘ Abb. 4.6). Diese Veränderungen des RPE wurden häufiger bei jungen (weiblichen) Patienten mit klassischen CNV sowie Patienten mit choroidalen Hämangiom gesehen. Die Reaktionen des RPE in Form von Pigmentverklumpungen sowie fokaler Atrophie korrelierten mit der Größe des zur Behandlung verwendeten Zielstrahls (Spotgröße), ohne dass signifikante Veränderungen der Netzhautfunktion nachgewiesen werden konnten. Eine verstärkte Sensibilisierung gegenüber den photochemischen Effekten der PDT für das retinale Pigmentepithel, eine fokale Atrophie des RPE infolge einer zumindest temporären Okklusion der choroidalen Gefäße, eine verstärkte Reaktion des RPE und der Einfluss hormoneller Faktoren wurden als Ursachen der RPE-Reaktionen nach einer PDT diskutiert.

4.3 Behandlungsparameter

Die derzeitigen Therapieempfehlungen zur PDT basieren auf tierexperimentellen Wirksamkeits- und prospektiven Multizenterstudien zur Behandlung von neovaskulären Läsionen infolge einer altersabhängigen Makuladegeneration (AMD) und CNV außerhalb der AMD sowie der pathologischen Myopie: Verteporfin wird in einer Dosierung von 6 mg/m² Körperoberfläche über einen Zeitraum von 10 min intravenös appliziert. Nach weiteren 5 min, d.h. 15 min nach Beginn der Infusion, erfolgt die Beleuchtung des zu behandelnden Areals mit einem Dioden-Laser der Wellenlänge 689 nm (nicht thermisches rotes Licht). Es wird eine Lichtdosis von 50 J/cm² mit einer Beleuchtungsdichte (Intensität) von 600 mW/cm² über 83 s abgegeben. Der Laserspot sollte die Läsion mit den Veränderungen im Randbereich (Blutungen, Blockaden durch RPE, Blut oder Fibrose sowie Pigmentepithelabhebungen) komplett erfassen, ggf. wird eine ergänzende Beleuchtung durch nicht überlappende Spots erforderlich. Ausgehend von Publikationen zur Therapie des choroidalen Hämangioms wird von einigen Autoren für die Behandlung von retinalen Angiomen eine Lichtdosis von 100 J/cm² (600 mW/cm² über einen Zeitraum von 166 s) favorisiert, um eine dauerhafte Gefäßokklusion sicherzustellen. Wenn auch mit einer Lichtdosis von 50 J/cm² therapeutische Effekte beobachtet wurden, so entwickelte sich während der Nachbeobachtungszeit vereinzelt eine erneute Exsudation. Einige Autoren betrachten die ursprünglich zur Behandlung vaskulärer Tumorläsionen verwendete Lichtdosis von 100 J/cm² als effektiver hinsichtlich der Resorption von Flüssigkeit, der Regression der Läsion, der Rezidivneigung und einer Stabilisierung visueller Funktionen und bevorzugen daher diese gegenüber der ursprünglich für die CNV verwendeten Lichtdosis von 50 J/cm².

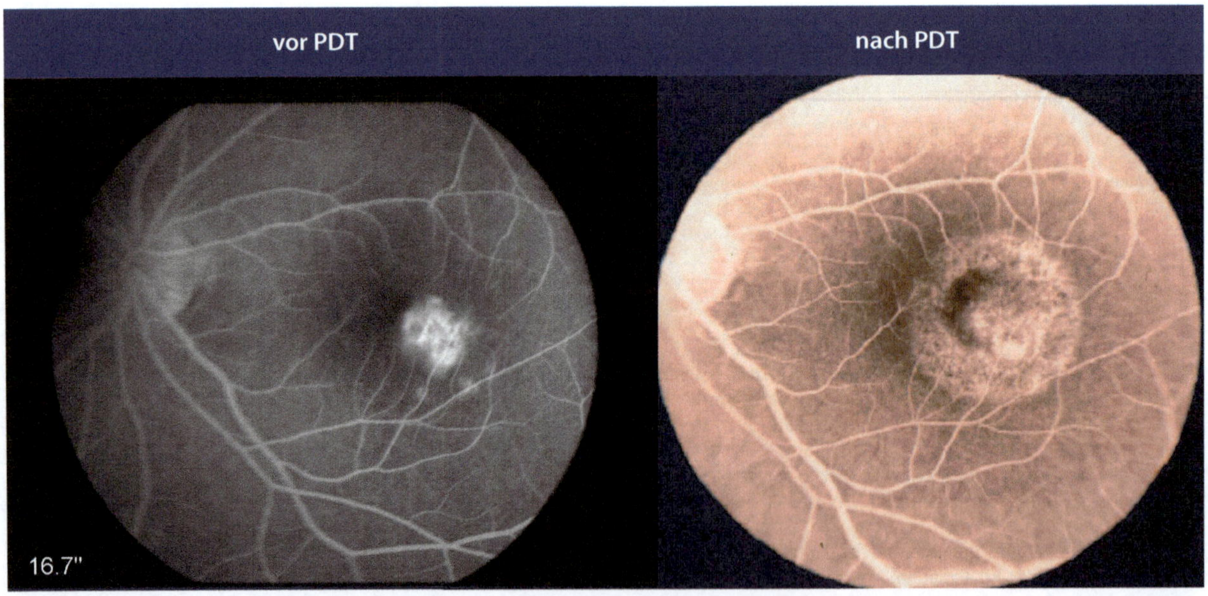

◘ **Abb. 4.6** Pigmentverschiebungen und Fensterdefekte des RPE. Die Fläche der Atrophie des RPE korreliert mit der Größe des gewählten Zielstrahls des Lasers. (Aus Jurklies B u. Bornfeld N 2007)

4.4 Verteprofin bei retinalen Erkrankungen

Im Folgenden wird auf die Wirksamkeit der PDT bei Vorliegen von retinalen kapillären Hämangiomen, vasoproliferativen Tumoren und parafovealen Teleangiektasien eingegangen, wobei hier einschränkend die begrenzte Fallzahl sowie die geringe Zahl der Fallserien und Publikationen aufgrund der niedrigen Inzidenz der Erkrankungen zu berücksichtigen ist.

4.4.1 Retinales kapilläres Hämangiom

Charakteristische klinische Befunde

Retinale kapilläre Hämangiome (RCH) können sowohl solitär als auch als häufigste Erstmanifestation im Rahmen eines von Hippel-Lindau-Syndroms (VHL) auftreten, wobei sie im Rahmen des VHL in bis zu 46% der Fälle zu finden sind. Die Mehrzahl der RCH ist in der temporalen Peripherie der Retina als rötliche, angiomatöse Veränderung (◘ Abb. 4.7) mit dilatierten, geschlängelten zu- und abführenden Gefäßen zu erkennen, wobei ein Teil der VHL-Gen-Träger auch juxtapapilläre Läsionen aufweisen können. Intraretinale und subretinale Exsudationen, die zunächst umschrieben sind, können bei verzögerter Diagnose und ohne zielgerichtete Therapie zu einer exsudativen Netzhautablösung unter Einbeziehung des hinteren Pols führen und einen irreversiblen Verlust der Sehschärfe bewirken. Epiretinale Membranen, traktive Netzhautablösungen, retinale und vitreale Hämorrhagien wurden als Folge von nicht behandelten retinalen Hämangiomen beobachtet. Die typischen, zur Diagnose führenden Versorgungsgefäße können zuweilen bei sehr kleinen RCH sowie an der Papille lokalisierten Tumoren erschwert zu erkennen sein. In diesen Fällen hilft die Fluoreszein-Angiografie, die die typische schnelle Füllung eines »Feeder-Vessel« in der Frühphase und ein Staining mit einer Leckage in der Spätphase im Bereich des RCH darstellen lässt (◘ Abb. 4.8).

Therapie retinaler kapillärer Hämangiome

In Abhängigkeit von der Größe und Lokalisation des RCH sowie sekundären Veränderungen stehen zahlreiche Behandlungsoptionen zur Verfügung. Sie umfassen zum einen

- die Laserkoagulation von kleinen RCH bis zu einem Durchmesser von 1,5 mm,
- die Kryobehandlung von kleinen, anterior gelegenen RCH sowie
- die lokale (Applikator) und perkutane Strahlentherapie, aber auch
- ein chirurgisches Vorgehen.

Juxtapapilläre RCH stellen in der Regel eine therapeutische Herausforderung dar, zumal ein hohes Risiko irreversibler Beeinträchtigungen des Sehnervs, der Nervenfaserschicht und der retinalen Gefäße entweder durch die Erkrankung selbst oder die Therapie besteht.

> **Praxistipp**
>
> Eine Behandlung juxtapapillärer Läsionen ist somit nur zu empfehlen, wenn zentrale visuelle Funktionen und das Gesichtsfeld nachweislich bedroht sind und eine sorgfältige Abwägung des Risikos eines potentiellen Verlusts der Sehfunktion durch die Erkrankung auf der einen Seite bzw. durch die potentiellen Folgen der Therapie auf der anderen Seite im Einvernehmen mit dem Patienten vorgenommen wurde.

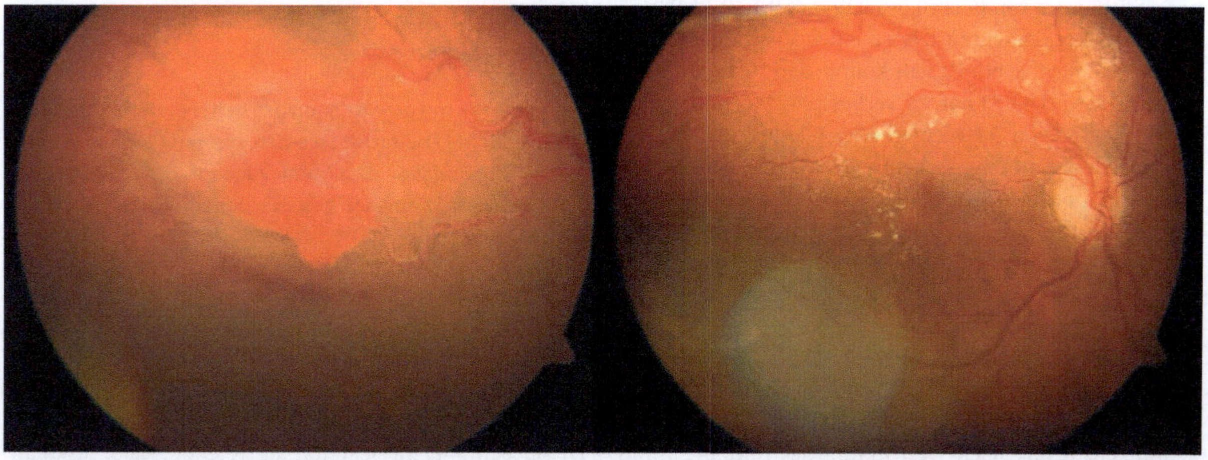

◘ **Abb. 4.7** Retinales kapilläres Hämangiom mit Begleitexsudation, welche den hinteren Pol und die Macula mit einbezieht. (Aus Jurklies B u. Bornfeld N 2007)

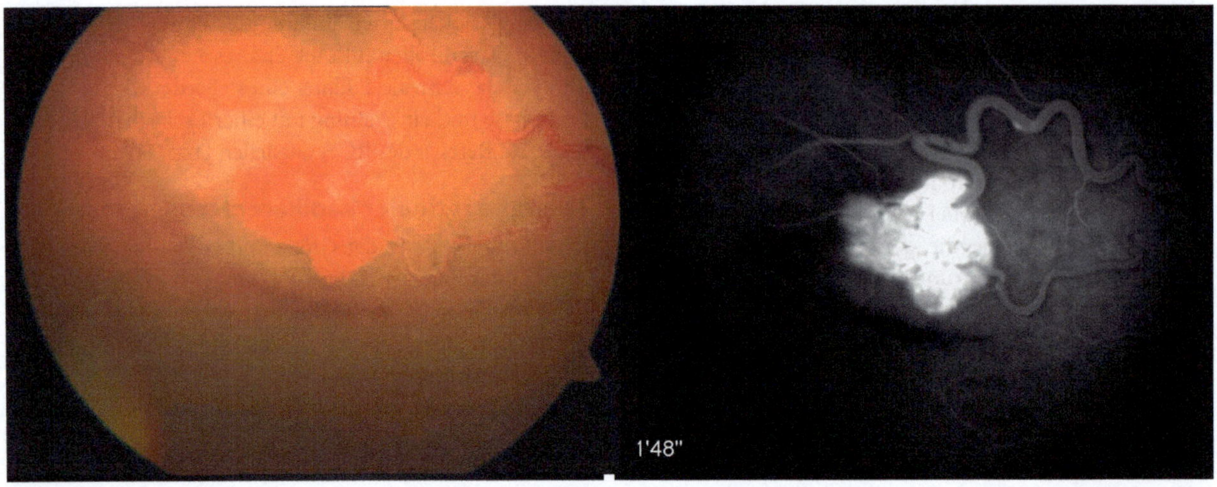

Abb. 4.8 Retinales kapilläres Hämangiom mit subretinaler Begleitexsudation vor der ersten PDT-Behandlung. (Aus Jurklies B u. Bornfeld N 2007)

PDT-Wirkung auf RCH

Die Behandlung der RCH mit der PDT ist in kleinen Fallserien publiziert worden. Demnach dürfte die PDT insbesondere für peripher lokalisierte RCH in Frage kommen. Die meisten Autoren empfehlen eine Lichtdosis von 100 J/cm^2.

Juxtapapilläre retinale Angiome

In einer prospektiven Fallserie von Schmidt-Erfurth et al. (2002) wurden 5 Patienten mit symptomatischen juxtapapillären retinalen Angiomen mittels PDT behandelt, wobei die Standarddosis von 6 mg/m^2 Körperoberfläche Verteporfin und eine Lichtdosis von 100 J/cm^2 appliziert wurden. Zwölf Monate nach Durchführung der ersten PDT-Behandlung war die subretinale Exsudation am hinteren Pol resorbiert und das RCA bei allen 5 Patienten regressiv. Die Sehschärfe war am Ende des Beobachtungszeitraumes von 0,22 (0,5-0,025) auf 0,1 (0,32-0,012) gesunken. Drei Patienten zeigten einen Visusabfall von 1, 3 bzw. 10 Zeilen, je ein Patient konnte den Visus von 0,05 halten bzw. von 0,063 auf 0,1 verbessern. Morphologisch wurden bei 3 von 5 Patienten eine Okklusion der retinalen Gefäße und eine Ischämie der Papille beobachtet, sodass die positiven Effekte der PDT auf die subretinale Exsudation und die Größe des RCA von negativen Einflüssen auf die visuelle Funktion begleitet waren.

Periphere retinale kapilläre Hämangiome

Der Effekt der PDT auf periphere RCH im Verlauf nach der Behandlung wird in den Abbildungen Abb. 4.8 bis Abb. 4.12 demonstriert. Aufgrund der eingetretenen Schrankenstörung nach Destruktion des Endothels und der Gefäße infolge der PDT kann die subretinale Exsudation akut erheblich zunehmen (Abb. 4.9). In der Regel zeigt sich eine Woche nach PDT ein Verschluss des RCH (Abb. 4.10) dokumentiert durch eine zunehmende Resorption der subretinalen Exsudation mit einem allmählichen Anstieg der Sehschärfe. Nach drei Monaten kann eine partielle Rekanalisierung des RCH erfolgen und damit eine wiederholte PDT erforderlich werden. Ein Verschluss des RCH ohne signifikante Begleitexsudation wurde drei Monate nach der letzten PDT gesehen. Abb. 4.11 zeigt eine mäßige Exsudation 6 Monate nach der ersten PDT, wobei die Größe des Angioms im Vergleich zum Ausgangsbefund deutlich abgenommen hat. Der Effekt der zweiten PDT wird in Abb. 4.12 dargestellt und zeigt ein hypofluoreszentes Areal um den Tumor als Folge der PDT sowie eine geringe Begleitexsudation im Fluoreszein Angiogramm.

Wie von zahlreichen Autoren in kleinen Fallserien gezeigt, können RCH mithilfe der PDT effektiv behandelt werden.

> **Praxistipp**
>
> Die PDT kann als eine sinnvolle Behandlungsalternative für RCH betrachtet werden, die einer alleiniger Laserkoagulation nicht mehr zugänglich sind, insbesondere bei Vorliegen einer Exsudation und anterioren Lokalisation.

4.4.2 Vasoproliferative Tumore

Charakteristische klinische Befunde

Dieser benigne, meist solitär auftretende, stark vaskularisierte, lachsfarbene unscharf begrenzte retinale Tumor ist in der Mehrzahl der Fälle in der temporal unteren Fundus

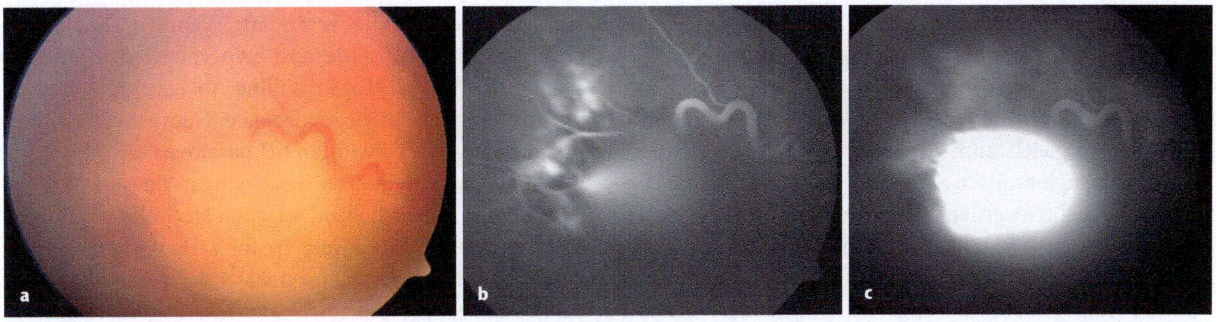

Abb. 4.9 Fundusphoto (**a**) und Fluoreszeinangiographie (**b**, **c**) eines retinalen kapillären Hämangioms 24 h nach der ersten PDT. Es lässt sich hier eine ausgeprägte Exsudation und Leckage im Vergleich zum Ausgangsbefund erkennen. (Aus Jurklies B u. Bornfeld N 2007)

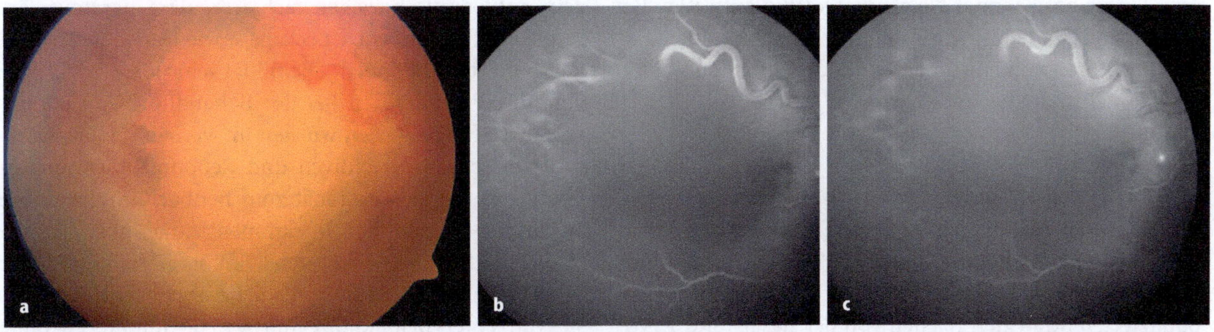

Abb. 4.10 Fundusphoto (**a**) und Fluoreszeinangiographie (**b**, **c**) eines retinalen kapillären Hämangioms eine Woche nach der PDT mit einer ausgeprägten Exsudation und Leckage im Vergleich zum Ausgangsbefund

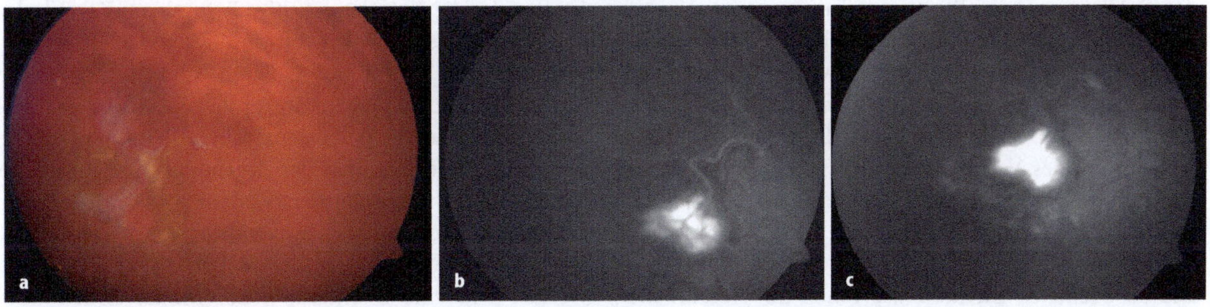

Abb. 4.11 Fundusphoto (**a**) und Fluoreszeinangiographie (**b**, **c**) eines retinalen kapillären Hämangioms 6 Monate nach der ersten PDT und vor der zweiten PDT mit einer im Vergleich zum Ausgangsbefund deutlichen Abnahme der Größe des retinalen kapillären Hämangiomes und der Exsudation. (Aus Jurklies B u. Bornfeld N 2007)

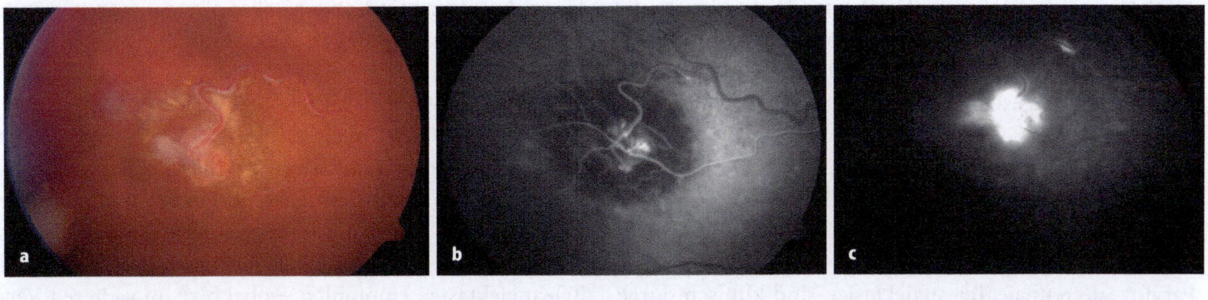

Abb. 4.12 Fundusphoto (**a**) und Fluoreszeinangiographie (**b**, **c**) eines retinalen kapillären Hämangioms 24 h nach der zweiten PDT mit einer um das retinale kapilläre Hämangiom sichtbaren Hypofluoreszenz, korrelierend zur Größe des beleuchteten Areals als Hinweis für eine erneut erfolgte Behandlung. Zusätzlich zeigt sich eine schwache Leckage in Form einer Hyperfluoreszenz. (Aus Jurklies B u. Bornfeld N 2007)

Peripherie anterior des Äquators lokalisiert. Begleitend entwickelt sich eine subretinale Exsudation mit Veränderungen des retinalen Pigmentepithels. In der Regel sind das zuführende, arterielle Gefäß und die drainierende Vene im Vergleich zum RCA nur geringfügig dilatiert, fluoreszeinangiografisch können jedoch ähnliche Befunde beobachtet werden. Symptomatisch werden die peripheren Tumore durch tumorferne Veränderungen wie eine exsudative Makulopathie, Blutungen und epiretinale Gliosen mit Visusminderung. Vasoproliferative Tumore können idiopathisch oder als sekundäre Veränderungen, typischerweise bei Retinitis pigmentosa, Uveitis, Morbus Coats, okulärer Toxocariasis, Sichelzell-Retinopathie oder länger bestehender Netzhautablösung auftreten. Bei Progressionstendenz im Sinne einer zunehmenden Exsudation, Symptomatik oder Funktionseinbußen sollten vaskuläre Tumore behandelt werden.

Therapie vasoproliferativer Tumore

Die Auswahl des Therapieverfahrens bei vasoproliferativen Tumoren richtet sich nach der Ausdehnung, Lokalisation und begleitenden Fundus Veränderungen. Einheitliche Behandlungsempfehlungen existieren nicht, die publizierten Strategien reichen von der Laser- und Kryokoagulation bis zur Strahlentherapie mittels Rutheniumapplikator oder Vitrektomie infolge der Komplikationen. In kleineren Fallserien wurde eine sehr gute Wirksamkeit der PDT bei vasoproliferativen Tumoren meist schon nach einmaliger Anwendung erzielt. Als effektive Behandlungsparameter wurde die Verwendung einer Lichtdosis von 50 J/cm^2, seltener 100 J/cm^2 und der übliche Zeitabstand von 15 min zwischen Infusionsbeginn und Aktivierung des Verteporfin mit der Standarddosis von 6 mg/m^2 Körperoberfläche verwendet.

PDT-Wirkung auf vasoproliferative Tumore

Die beobachteten Effekte entsprechen im Wesentlichen jenen nach PDT eines retinalen kapillären Angioms in Form einer Okklusion der Tumorgefäße des vasoproliferativen Tumors mit einer allmählichen Resorption der subretinalen Flüssigkeit, einer Abnahme der Tumorhöhe, gefolgt von einer Visusverbesserung. Diese dauerhafte Tumorregression wurde nach ein- bis zweimaliger PDT-Behandlung bei einer Nachbeobachtungszeit von 7 bis 12 Monaten festgestellt.

4.4.3 Parafoveale Teleangiektasien

Charakteristische klinische Befunde

Parafoveale retinale Teleangiektasien sind klinisch durch dilatierte parafoveale Kapillaren charakterisiert, welche zu einer Exsudation und einem Makulaödem führen können. Rechtwinklig veränderte Venolen, Kapillarokklusionen, eine Atrophie und Hyperplasie des retinalen Pigmentepithels (RPE), kristalline Ablagerungen und Lipidexsudationen sowie choroidale Neovaskularisationsmembranen (CNV) wurden bei parafovealen Teleangiektasien als charakteristisch beschrieben. Yanuzzi differenziert aneurysmatische und teleangiektatische parafoveale Teleangiektasien, wobei letztere im Verlauf mit einer neovaskulären Form (retionoretinale oder retinochoroidale Anastomose, choroidale Neovaskularisationsmembran) kombiniert sein können. Parafoveale Teleangiektasien sind in Abhängigkeit der jeweiligen Stadien als unilateral, bilateral, fokal oder diffus beschrieben worden. Fluoreszein angiografisch zeigen sich irreguläre parafoveoläre Kapillaren, die mit einer Leckage sowie Defekten des RPE kombiniert sein können. Die initial sehr positiven Effekte von VEGF-Inhibitoren bei der Behandlung von parafovealen Teleangiektasien wurden im Verlauf der Beobachtungsphasen von Rezidiven und Rebound-Phänomenen überlagert, die proportional zum Beobachtungszeitraum sowie zur Anzahl der Injektionen zunahmen. Kovach und Rosenfeld (2009) konnten keine signifikanten Effekte in einer Fallserie von neun Patienten beobachten, sodass sie von einer Behandlung mit VEGF-Inhibitoren ohne gleichzeitiges Vorliegen einer CNV abrieten. Als Ursache für die allenfalls vorübergehenden Effekte dürften Ergebnisse von Studien mithilfe der optischen Kohärenztomografie sein, die über degenerative Befunde im Bereich der Photorezeptoren in Form von verkürzten Außensegmenten und einer verdünnten äußeren Körnerschicht sowie einen Bruch zwischen Photorezptorinnen- und -außensegmenten berichteten. Der erhobene Visus korrelierte jeweils mit dem Ausmaß der degenerativen Befunde im Bereich der Photorezeptoren. Zudem wies die Dicke der äußeren Körnerschicht keine eindeutige Korrelation mit den zystischen Läsionen der Netzhaut auf. Auch ein Verlust und eine Dysfunktion der Müller Zellen wurden als charakteristische pathophysiologische Ursachen identifiziert. Diese Befunde sprechen gegen eine primär vaskuläre Genese der parafovealen Teleangiektasien. Sie lassen daher therapeutische Konzepte mit primär vaskulärem Ansatz zumindest zur Behandlung dieser primären Veränderungen als fraglich wirksam erscheinen.

Therapie parafovealer Teleangiektasien

Sofern keine CNV vorliegt, die mit VEGF-Inhibitoren behandelt werden kann, sind die therapeutischen Konzepte sehr begrenzt. Eine Laserphotokoagulation wurde anfänglich im Fall einer Visusminderung infolge eines Makulaödems und einer Exsudation vor allem bei Typ-1-Teleangiektasien empfohlen, wobei hier im weiteren Verlauf variable Ergebnisse beobachtet wurden, die vor dem Hintergrund der oben erwähnten Befunde der optischen

Kohärenztomografie im Nachhinein sehr gut nachzuvollziehen sind. Querques und Noci (2008) empfahlen die Injektion von VEGF-Inhibitoren nur im Falle einer normalen zentralen Netzhautdicke, die aufgrund der strukturellen Veränderungen bei parafovealen Teleangiektasien wiederum einer relativen Verdickung im Rahmen eines Makulaödems entsprechen würde. Hingegen konnten Kovach und Rosenfeld (2009) nicht einmal kurzfristige Effekte von VEGF Inhibitoren auf derartige Veränderungen bei parafovealen Teleangiektasien beobachten, sofern diese nicht mit einer CNV assoziiert waren.

PDT-Wirkung auf parafoveoläre Teleangiektasien

Einige wenige Fallserien untersuchten die Behandlung von juxtafoveolären Teleangiektasien mit einer PDT. Hierbei konnte keine signifikante Wirkung auf die Sehschärfe und die Ausprägung des Makulaödems nach PDT beobachtet werden. Bei gleichzeitig vorhandener CNV wurden bei einigen Fallserien teilweise positive Effekte auf die Therapie der CNV, nicht jedoch auf die juxtafoveolaren Teleangiektasien beobachtet: Nach einem Beobachtungszeitraum von 21 Monaten zeigten sich bei zwei Augen eine Stabilisierung der Sehschärfe (Abfall und Anstieg von weniger als einer Zeile), ein Visusanstieg bei drei Augen (mindestens 1 Zeile) und eine Visusminderung bei zwei Augen (mindestens 1 Zeile) bei gleichzeitiger Resorption der Flüssigkeit bei allen 7 Augen. Als negativer Effekt wurde eine Atrophie des RPE im Bereich des beleuchteten Dioden-Laserareals nach intravenöser Gabe des Verteporfins beobachtet. Insofern kommt der PDT derzeit in Anbetracht der Befunde der Photorezeptoren (OCT) sowie der insgesamt besseren Wirksamkeit von VEGF-Inhibitoren bei neovaskulären Erkrankungen keine Bedeutung zu.

Fazit für die Praxis

- Die Photodynamische Therapie mit Verteporfin hat als erstes relativ selektives Verfahren die Prognose zahlreicher Erkrankungen der Makula mit Beteiligung der Choroidea, der Choriokapillaris und der Retina verbessert, insbesondere bei subfoveolarer Lage der Läsion. Diese Effekte sind zwischenzeitlich von VEGF-Inhibitoren mit deutlich besseren morphologischen und funktionellen Ergebnissen bei exsudativen und choroidalen neovaskulären Läsionen überholt worden. Dies gilt insbesondere für die Behandlung von CNV.
- Wenn auch die PDT derzeit bei der AMD durch VEGF-Inhibitoren verdrängt worden ist und ihren Stellenwert verloren hat, kann sie durchaus noch in speziellen Situationen bei CNV außerhalb der AMD als sinnvolle Option gelten und ist in der Behandlung des choroidalen Hämangiom weiterhin die Therapie der ersten Wahl. Während die PDT bei retinalen kapillären Hämangiomen, bei denen eine Laserbehandlung nicht mehr möglich ist und ein Applikator überproportional viel gesundes Gewebe beeinträchtigen würde, sowie vasoproliferativen Tumoren eine sinnvolle Indikation darstellt, hat sich die Behandlung bei parafovealen Teleangiektasien nicht bewährt.
- Die PDT ist ein nicht-thermisches, photochemisches, medikamentöses, zweistufiges Verfahren mit einer relativen Selektivität gegenüber dem vaskularisierten, pathologischen Gewebe als Zielstruktur, bevorzugt in der Aderhaut, unter relativer Schonung der retinalen Strukturen. PDT erfordert:
  - Einen photoaktivierbaren Photosensibilisator, der vorzugsweise in dem Zielgewebe akkumuliert,
  - Sauerstoff,
  - Licht spezifischer Wellenlänge, welches das Absorptionsmaximum des Photosensibilisators besitzt und diesen aktiviert.
- Während die Photokoagulation im Falle eines überschwelligen Stimulus mit hoher Intensität und kurzer Applikationszeit unmittelbar einen sichtbaren thermischen Effekt in Form einer nicht selektiven Koagulationsnekrose verursacht, benötigt die PDT gegensätzliche Parameter in Form einer längeren Lichtexpositionszeit, einer kleineren Anzahl von Beleuchtungen, im Idealfall eine, mit einem größeren Zielstrahl und geringerer Lichtintensität. Die dadurch entstehende Photothrombose ist zunächst sowohl während als auch unmittelbar nach der Behandlung ophthalmoskopisch nicht sichtbar.
- Nach der Akkumulation des Photosensibilisators im Zielgewebe führt die Exposition von Licht spezifischer Wellenlänge zu einer Aktivierung und Transformierung des Sensibilisators in einen angeregten, sogenannten Triplet-Zustand, der entweder in Form einer Typ-I-Reaktion mit dem Gewebe oder in Form einer Typ-II-Reaktion mit Sauerstoff reagieren kann. Letztere führt zu sehr reaktiven singulären Sauerstoff und dürfte beim Wirkmechanismus der PDT die größere Rolle spielen.
- Die PDT kann zelluläre, vaskuläre und immunmodulatorische Effekte auslösen, die in einer Destruktion und Deformierung der Zellorganellen, Peroxidation von Lipidmembranen, einer erhöhten Membranpermeabilität, Endothelschäden, Thrombosen, Gefäßokklusionen, Aktivieren verschiedener Interleukine und Lymphozyten sowie immunsuppressiven Effekten bestehen.
- Verteporfin (Benzoporphyrinderivat Monoacid A) ist in zahlreichen tierexperimentellen und klinischen Multizenterstudien untersucht worden und der derzeit einzige zugelassene Photosensibilisator für die klinische Anwendung und die Therapie okulärer Erkrankungen.
  - Die liposomale Aufbereitung als Medikament erleichtert die Bindung an Plasmalipoproteine und LDL-Rezeptoren im Zielgewebe und verstärkt so die phototoxischen Effekte.

  - Die kurze Halbwertszeit reduziert die toxischen Nebenwirkungen und das Risiko einer Photosensibilisierung.
  - Das Absorptionsmaximum bei 692 nm wird in der Therapie genutzt.
- Die Effekte der PDT auf vaskuläre Läsionen können im Verlauf wie folgt charakterisiert werden:
  - Endothelschaden (Stunden nach der PDT)
  - Exsudation aufgrund der Gefäßpermeabilität (Stunden nach der PDT)
  - Photothrombose in den Gefäßen des Zielgewebes (Stunden bis Tage nach der PDT)
  - Rekanalisation und Reproliferation durch die Aktivierung und Stimulierung angiogenetischer Faktoren wie VEGF (Wochen nach PDT)
  - Fibrose und Deaktivierung nach wiederholter Behandlung (Wochen bis Monate nach PDT)
- Die Behandlung choroidaler Läsionen mit den experimentell und klinisch getesteten Parametern wurde vorrangig durch die relativ höhere Selektivität der PDT gegenüber choroidalen als retinalen Gewebe begründet, dennoch ist zu berücksichtigen, dass der Effekt der PDT, wenn auch in möglicherweise schwächer ausgeprägter Form, nicht nur im choroidalen Zielgewebe, sondern auch im gesunden Gewebe, welches dem Zielstrahl ausgesetzt ist, nachgewiesen werden kann.
- Toxische Effekte und Nebenwirkungen der PDT sind in Anlehnung an die klinischen Multizenterstudien im Wesentlichen:
  - Funktionelle Beeinträchtigungen (Visus, Gesichtsfeld)
  - Akuter schwerer Visusverlust und Visusminderung von mehr als 6 Zeilen
  - Blutungen (subretinal, retinal)
  - Veränderungen des retinalen Pigmentepithels (RPE), Einriss des RPE (RIP)
  - Lokale Injektionsreaktionen
  - Allergische Reaktionen
  - Photosensibilisierung
- Die derzeitigen Behandlungsparameter der PDT basieren auf den Multizenterstudien zur Behandlung von CNV:
  - Verteporfin in einer Dosierung von 6 mg/m^2 Körperoberfläche
  - Lichtdosis: 50 J/cm^2 (ggbf. 100 J/cm^2 bei vaskulären Tumoren, s.o.)
  - Lichtintensität: 600 mW/cm^2
  - Applikationsdauer: 83 s (166 s)
- Die Effekte der PDT auf retinale Läsionen sind unter Vorbehalt kleiner Fallzahlen und Fallserien bei gleichzeitig geringer Inzidenz dieser Erkrankungen zu bewerten:
  - Die PDT stellt eine sinnvolle Behandlungsoption für retinale kapilläre Angiome (RCA) dar, die einer alleinigen Laserkoagulation nicht mehr zugänglich sind, vor allem bei Vorliegen einer signifikanten Exsudation und peripheren Lage.
  - Es wurden vielversprechende Behandlungseffekte nach PDT vasoproliferativer Tumoren beobachtet.

In der Behandlung parafovealer Teleangiektasien spielt die PDT keine Rolle mehr.

Literatur

Aaberg TM Jr, Aaberg TM Sr, Martin DF, Gilman JP, Myles R (2006). Three cases of large retinal capillary hemangioma treated with verteporfin and photodynamic therapy. Arch Ophthalmol, 123:328-332.

Allison BA, Waterfield E, Richter AM, Levy JG (1991). The effects of plasma lipoproteins on in vitro tumor cell killing and in vivo tumor photosensitization with benzoporphyrin derivative. Photochem Photobiol 54:709-715.

Anastassiou G, Bornfeld N, Schüler AO, Schilling H, Weber S, Flühs D, Jurklies B, Sauerwein W (2006).Ruthenium-106 plaque brachytherapy for symptomatic vasoproliferative tumours of the retina. Br J Ophthalmol, 90:447-450.

Arnold JJ, Blinder KJ, Bressler NM, Bressler SB, Burdan A, Haynes L, Lim JI, Miller JW, Potter MJ, Reaves A, Rosenfeld PJ, Sickenberg M, Slakter JS, Soubrane G, Strong HA, Stur M, Treatment of Age-Related Macular Degeneration with Photodynamic Therapy Study Group, Verteporfin in Photodynamic Therapy Study Group (2004). Acute severe visual acuity decrease after photodynamic therapy with verteporfin: case reports from randomized clinical trials – TAP and VIP report No. 3. Am J Ophthalmol, 137:683-696.

Atebara NH (2002). Retinal capillary hemangioma treated with verteporfin photodynamic therapy. Am J Ophthalmol, 134:788-790.

Bakri SJ, Sears JE, Singh AD (2005).Transient closure of a retinal capillary hemangioma with verteporfin. Retina, 25:1103-1104.

Barbazetto IA, Smith RT (2003). Vasoproliferative tumor of the retina treated with PDT. Retina, 23:565-567.

Barthelmes D, Gillies MC, Sutter KP (2008). Quantitative OCT analysis of idiopathic perifoveal teleangiectasia. Invest Ophthalmol Vis Sci 49:2156-2162.

Berger JW (1999). Macular laser tissue interactions: implications for treatment and prophylaxis. Chapter 14 In: Berger JW, Fine SL, Maguire MG (eds.) age-related macular degeneration. Mosby, St. Louis, Chapter 14, 249-261.

Blasi MA, Scupola A, Tiberti AC, Sasso P, Balestrazzi E (2006). Photodynamic therapy for vasoproliferative retinal tumors. Retina, 26:404-409.

Bloom SM, Brucker AJ (1997). Principles of photocoagulation. In: Laser surgery of the posterior eye segment. Chapter 1; 3-36, Lippincott-Raven, Philadelphia.

Charbel Issa P, Finger RP, Holz FG, Scholl HPN (2008). Eighteen-month follow-up of intravitreal bevacizumab in type 2 idiopathic macular teleangiectasia. Br J Ophthalmol 92:941-945.

De Lahitte GD, Cohen SY, Gaudric A (2004). Lack of apparent short-term benefit of photodynamic therapy in bilateral, acquired, parafoveal teleangiectasis without subretinal neovascularization. Am J Ophthalmol, 138:892-894.

De Vree WJ, Essers MC, Koster JF, Sluiter W (1997). Role of interleukin 1 and granulocyte colony stimulating factor in photofrin-based photodynamic therapy of rat rhabdomyosarcoma tumors. Cancer Res, 57:2555-2558.

Dougherty TJ (1984). Photodynamic therapy of malignant tumors. Crit Rev Oncol Hematol, 2:83-116.

Dougherty TJ, Gomer CJ, Henderson B, Jori G, Kessel D, Korbelik M, Moan J, Peng Q (1998). Photodynamic therapy. J Natl Cancer Inst, 90:889-905.

Ergun E, Tittl M, Stur M (2004). Photodynamic therapy with Verteporfin in subfoveal choroidal neovascularization to central serous chorioretinopathy. Arch Ophthalmol, 122:37-41.

Evans S, Matthews W, Perry R, Fraker D, Norton J, Pass HI (1990). Effect of photodynamic therapy on tumor necrosis production by murine macrophages. J Natl Cancer Inst, 82:34-39.

Fingar VH (1996). Vascular effects of photodynamic therapy. J Clin Laser Med Surg, 14:323-328.

Gass JD, Blodi B (1993). Idiopathic juxtafoveolar retinal teleangiectasis. Update of classification and follow-up study. Ophthalmology, 100:1536-1546.

Ghazi NA, Jabbour NM, De La Cruz ZC, Green WR (2001). Clinicopathologic studies of age-related macular degeneration with classic subfoveal choroidal neovascularization treated with photodynamic therapy. Retina, 21:478-486.

Gibson SL, Murant RS, Hilf R (1988). Photosensitizing effects of hematoporphyrin derivative and Photofrin II on the plasma membrane enzymes 5'nucleotidase, Na+ K+ ATPase, and Mg2+ ATPase in R3230AC rat mammary adenocarcinomas. Cancer Res, 48:3360-3366.

Gomer CJ (1989) Photodynamic therapy in the treatment of malignancies. Semin Hematol, 26:24-34.

Haimovici R, Kramer M, Miller JW et al (1997). Localization of the lipoprotein delivered benzoporphyrin derivative in the rabbit. Curr Eye Res, 16:83-90.

Heimann H, Bornfeld N, Vij O, Coupland SE, Bechrakis NE, Kellner U, Foerster MH (2000). Vasoproliferative tumors of the retina. Br J Ophthalmol, 84: 1162-1169.

Henderson BW, Dougherty TJ (1992). How does photodynamic therapy work? Photochem Photobiol, 55:145-157.

Husain D, Miller JW, Michaud N, Connolly E, Flotte T, Gragoudas E (1996). Intravenous infusion of liposomal benzoporphyrin derivative for photodynamic therapy of experimental choroidal neovascularization. Arch Ophtahlmol, 114:978-986.

Husain D, Kramer M, Kenny AG, Michaud N, Flotte T, Gragoudas E, Miller JW (1999). Effects of photodynamic therapy on experimental choroidal neovascularization and normal retina and chorid up to 7 weeks after treatment. Invest Ophtalmol Vis Sci, 40:2322-2331.

Hussain N, Das T, Sumasri K, Ram LS (2005). Bilateral sequential photodynamic therapy for subretinal neovascularization with type 2A parafoveal teleangiectasis. Am J Ophthalmol, 140:333-335.

Johnson MW, Flynn HW, Gass JDM (1992). Pars plana vitrectomy and direct diathermy for complications of multiple retinal angiomas. Ophthalmic Surg, 23:47-50.

Jori G (1990). Factors controlling the selectivity and efficiency of tumor damage in photodynamic therapy. Lasers Med Sci, 5:115-120.

Jurklies B, Anastassiou G, Ortmans S, Schüler A, Schilling H, Schmidt-Erfurth U, Bornfeld N (2003). Photodynamic therapy using Verteporfin in circumscribed choroidal hemangioma. Br J Ophthalmol., 87:84-89.

Jurklies B, Bornfeld N, Schilling H (2006). Photodynamic therapy using Verteporfin for choroidal neovascularization associated with angioid streaks – long-term effects. Ophthalmic Res, 38:209-217.

Jurklies, B, Bornfeld N (2007) The role of photodynamic therapy in retinal vascular disease. In: Joussen AM, Gardner TW, Kirchhof B, Ryan SJ (Hrsg) Retinal Vascular Disease. Springer Berlin Heidelberg, p 239-255

Korbelik M, Krosl G (1994). Enhanced macrophage cytotoxicity against tumor cells treated with photodynamic therapy. Photochem Photobiol, 60:497-502.

Korbelik M (1996). Induction of tumor immunity by photodynamic therapy. J Clin Laser Med Surg, 14:329-334.

Kovach JL, Rosenfeld PJ (2009). Bevacizumab (Avastin) therapy for idiopathic macular teleangiectasia type II. Retina, 29:27-32.

Kramer M, Miller JW, Michaud N, Moulton RS, Hasan T, Flotte T, Gragoudas E (1996). Liposomal benzoporphyrin derivative Verteporfin photodynamic therapy. Selective treatment of choroidal neovascularization in monkeys. Ophthalmology, 103:427-438.

Kreusel KM, Bornfeld N, Lommatzsch A, et al (1998). Ruthenium-106 brachytherapy for peripheral retinal capillary hemangioma. Ophthalmology, 105:1386-1392.

Maruko I, Iida T, Sekiryu T, Fujiwara F (2008). Early morphological changes and functional abnormalities in group 2A idiopathic juxtafoveolar retinal teleangiectasis using spectral domain optical coherence tomography and microperimetry. Br J Ophthalmol, 92:1488-1491.

McDonald HR (2003). Diagnostic and therapeutic challenges. Juxtapapillary retinal capillary hemangioma. Retina, 23:86-91.

Menchini U, Visgili G, Introini U, Bandello F, Ambesi-Impiombato M, Pece A, Parodi MB, Giacomelli G, Capobianco B, Varano M, Brancato R (2004). Outcome of choroidal neovascularization in angioid streaks after photodynamic therapy. Retina 24:763-771.

Miller JW, Walsh AW, Kramer M, Hasan T, Michaud N, Flotte T, Haimovici R, Gragoudas E (1995). Photodynamic therapy of experimental choroidal neovascularization using lipoprotein-delivered benzoporphyrin. Arch Opthalmol, 113:810-818.

Miller JW, Schmidt-Erfurth U, Sickenberg M, Pournaras C, Laqua H, Barbazetto I, Zografos L, Piguet B, Donati G, Lane A-M, Birngruber R, van den Berg H, Strong A, Manjuris U, Todd G, Fsadni M, Bressler NM, Gragoudas E (1999). Photodynamic therapy with verteporfin for choroidal neovascularization caused by age-related macular degeneration: results of a single treatment in a phase 1 and 2 study. Arch Ophthalmol, 117:1161-1173.

Moan J, Christensen T (1981). Cellular uptake and photodynamic effects of hematoporphyrin. Photochem Photobiol, 2:291-299.

Moan J, McGhie J, Jacobsen PB (1983). Photodynamic effects of cells in vitro exposed to hematoporphyrin derivative in light. Photochem Photobiol, 37:599-604.

Moan J, Peng Q, Evensen JF, Berg K, Western A, Rimington C (1987). Photosensitizing efficiencies, tumor- and cellular uptake of different photosensibilizing drugs relevant for photodynamic therapy of cancer. Photochem Photobiol, 46:713-721.

Moore AT, Maher ER, Rosen P, et al. (1991) Ophthalmological screening for von Hippel Lindau disease. Eye, 5:723-728.

Obochi MO, Ratkay LG, Levy JG (1997). Prolonged skin allograft survival after photodynamic therapy associated with modification of donor skin antigenicity. Transplantation, 63:810-817.

Postelmans L, Pasteels B, Coquelet P, El Ouardighi H, Verougstraete C, Schmidt-Erfurth U (2004). Severe pigment epithelial alterations in the treatment area following photodynamic therapy for classic choroidal neovascularization in young females (2004). Am J Ophthalmol, 138:803-808.

Potter MJ, Szabo SM, Sarraf D, Michels R, Schmidt-Erfurth U (2006). Photodynamic therapy for subretinal neovascularization in type 2A idiopathic juxtafoveolar teleangiectasis. Can J Ophthalmol, 41:34-37.

Powner MB, Gillies MC, Tretiach M, Scott A, Guymer RH, Hageman GS, Fruttiger M (2010). Perifoveal Müller Cell Depletion in a Cas of Macular Teleangiectasia Type 2. Opthalmology, 117:2407-2416.

Querques G, delle Noci N (2008). Juxtafoveal Teleangiectasias. Ophalmology 115:1636

Reinke MH, Canakis C, Husain D, Michaud N, Flotte TJ, Gragoudas ES, Miller JW (1999). Verteporfin photodynamic therapy retreatment of normal retina and choroids in the cynomolgus monkey. Ophthalmology, 106:1915-1923.

Richter AM, Kelly B, Chow et al (1987). Preliminary studies on a more effective phototoxic agent than hematoporphyrin. J Natl Cancer Inst, 79:1327-1332.

Richter AM, Cerruti-Sola S, Sternberg ED, Dolphin D, Levy JG (1990). Biodistribution of triated benzoporphyrine derivative (3H-BPD-MA) a new potent photosensitizer in normal and tumor bearing mice. J Photochem Photobiol, 53:231-244.

Richter AM, Waterfield E, Jain AK, Allison B, Sternberg ED, Dolphin D, Levy JG (1991). Photosensitising potency of structural analogues of benzoporphyrin derivative (BPD) in a mouse tumor model. Br J Cancer, 63:87-93.

Rodriguez-Coleman H, Spaide R, Yanuzzi L (2002). Treatment of angiomatous lesions of the retina with photodynamic therapy. Retina, 22:228-232.

Rosenfeld PJ, Saperstein DA, Bressler NM, Reaves TA, Sickenberg M, Rosa RH, Sternberg P, Aaberg TM Sr, Aaberg TM Jr, for the Verteporfin in Ocular Histoplasmosis Study Group (2004). Photodynamic therapy with Verteporfin in ocular histoplasmosis: Uncontrolled, open-label 2-year study. Ophthalmology, 111:1725-1733.

Rubin GS, Bressler N, Treatment Of Age-Related Macular Degeneration With Photodynamic Therapy (TAP) Study Group (2002). Results from the treatment of age-related macular degeneration with photodynamic therapy (TAP) investigation – TAP report No.4. Retina, 22:536-544.

Ryan SJ (1982). Subretinal neovascularization: natural history of an experimental model. Arch Ophthalmol, 100:1804-1809.

Saperstein DA, Rosenfeld PJ, Bressler NM, Rosa RH, Sickenberg M, Sternberg P, Aaberg TM Sr, Aaberg TM Jr, Reaves TA, for the Verteporfin in ocular histoplasmosis (VOH) Study group (2002). Ophthalmology, 109:1499-1505.

Schlötzer-Schrehardt U, Viestenz A, Naumann GOH, Laqua H, Michels S, Schmidt-Erfurth U (2002). Dose-related structural effects of photodynamic therapy on choroidal and retinal structures of human eyes. Graefe's Arch Clin Exp Ophthalmol, 240:748-757.

Schmidt-Erfurth U, Bauman W, Gragoudas E (1994a). Photodynamic therapy of experimental choroidal melanoma using lipoprotein-delivered benzoporphyrin. Ophthalmology, 101:89-99.

Schmidt-Erfurth U, Hasan T, Gragoudas E, Michaud N, Flotte TJ, Birngruber R (1994b). Vascular targeting in photodynamic occlusion of subretinal vessels. Ophtahlmology, 101:1953-1961.

Schmidt-Erfurth U, Diddens H, Birngruber R, Hasan T (1997). Photodynamic targeting of human retinoblastoma cells using covalent low-density lipoprotein conjugates. Br J Ophthalmol, 75:54-61.

Schmidt-Erfurth U, Miller JW, Sickenberg M, Laqua H, Barbazetto I, Gragoudas ES, Zografos L, Piguet B, Pournaras CJ, Donati G, Lane AM, Birngruber R, van den Berg H, Strong A, Manjuris U, Gray T, Fsadni M, Bressler NM (1999). Photodynamic therapy with verteporfin for choroidal neovascularization caused by age-related macular degeneration: results of retreatments in a phase 1 and 2 study. Arch Ophthalmol, 117:1177-1187.

Schmidt-Erfurth U, Michels S, Kusserow C, Jurklies B, Augustin A (2002a). Photodynamic therapy for symptomatic choroidal hemangioma: Visual and anatomic results. Ophthalmology, 109:2284-2294.

Schmidt-Erfurth U, Laqua H, Schlötzer-Schrehardt U, Viestenz A, Naumann GOH (2002b). Histopathological changes following photodynamic therapy in human eyes. Arch. Ophthalmol, 120: 835-844.

Schmidt-Erfurth U, Michels S, Barbazetto I, Laqua H (2002c). Photodynamic effects on choroidal neovascularization and physiological choroids. Invest Ophthalmol Vis Sci, 43:830-841.

Schmidt-Erfurth U, Kusserow C, Barabazetto IA, Laqua H (2002d). Benefits and complications of photodynamic therapy of papillary capillary hemangiomas. Ophthalmology, 109:1256-1266.

Shanmugam MP, Agarwal M (2005). RPE atrophy following photodynamic therapy in type 2A idiopathic parafoveal teleangiectasis. Indian J Ophthalmol, 53:61-63.

Shields JA (1993). Response of retinal capillary hemangioma to cryotherapy. Arch Ophthalmol, 111:551.

Shields JA, Shields CL (1999). Vascular tumors of the retina and optic disc. In: Shields JA and Shields CL, Atlas of intraocular tumors. Lippincott Williams and Wilkins, Philadelphia, Chapter 17, 243-267.

Sickenberg M, Schmidt-Erfurth U, Miller JW Pournaras CJ, Zografos L, Piguet B, Donati G, Laqua H, Barbazetto I, Gragoudas ES, Lane AM, Birngruber R, van den Bergh H, Strong HA, Manjuris U, Gray T, Fsadni M, Bressler NM (2000). A preliminary study of photodynamic therapy using verteporfin for choroidal neovascularaization in pathologic myopia, ocular histoplasmosis syndrome, angioid streaks, and idiopathic causes. Arch Ophthalmol, 118:327-336.

Singh AD, Nouri M, Shields CL, Shields JA, Perez N (2002). Treatment of retinal capillary hemangioma. Ophthalmology, 109:1799-1806.

Snyers B, Verougstraete C, Postelmans L, Leys A, Hykin P (2004). Photodynamic therapy of subfoveal neovascular membrane in type 2A idiopathic juxtafoveolar retinal teleangiectasis. Am J Ophthalmol, 137:812-819.

Spaide RF, Freund KB, Slakter J, Sorenson J, Yanuzzi LA, Fisher Y (2002a) Treatment of subfoveal choroidal neovascularization associated with multifocal choroiditis and panuveitis with photodynamic therapy. Retina, 22:545-549.

Spaide RE, Donsoff I, Lam DL, Yanuzzi LA, Jampol LM, Slakter J, Sorenson J, Freund KB (2002b). Treatment of polypoidal choroidal vasculopathy with photodynamic therapy. Retina, 22:529-535.

Steinert RF, Puliafito CA (1985). The neodymium:YAG laser in ophthalmology: principles and clinical practice of photodisruption, Saunders, Philadelphia.

Szabo A, Gehl Z, Seres A (2005). Photodynamic (verteporfin) therapy for retinal capillary hemangioma, with monitoring of feeder and draining blood vessel diameters. Acta Opthalmol Scan, 83:512-513.

Thomas JP, Girotti AW (1989). Role of lipid peroxidation in hematoporphyrin derivative-senitized photokilling of tumor cells: protective effects of glutathione peroxidase. Cancer Res, 49:1682-1686.

Treatment of age-related macular degeneration with photodynamic therapy (TAP) study group (1999). Photodynamic therapy of subfoveal choroidal neovascularization in age-related macular degeneration with verteporfin: one-year results of 2 randomized clinical trials – TAP report 1. Arch Ophthalmol, 117:1329-1345.

Treatment of age-related macular degeneration with photodynamic therapy (TAP) study group (2001). Photodynamic therapy of subfoveal choroidal neovascularization in age-related macular degeneration with verteporfin: two-year results of 2 randomized clinical trials – TAP report 2. Arch Ophthalmol, 119:198-207.

Treatment of age-related macular degeneration with photodynamic therapy (TAP) study group (2002a). Photodynamic therapy of subfoveal choroidal neovascularization in age-related macular degeneration with verteporfin: additional information regarding baseline lesion composition's impact on vision outcomes – TAP report 3. Arch Ophthalmol, 120:1443-1454.

Treatment of age-related macular degeneration with photodynamic therapy (TAP) study group (2002b). Photodynamic therapy of subfoveal choroidal neovascularization in age-related macular degeneration with verteporfin: three-year results of an open-label extension of 2 randomized clinical trials – TAP report 5. Arch Ophthalmol, 120:1307-1314.

Treatment of age-related macular degeneration with photodynamic therapy (TAP) study group and Verteporfin in photodynamic therapy (VIP) study groups (2003). Effect of lesion size, visual acuity, and lesion composition on visual acuity change with and without verteporfin therapy for choroidal neovascularization secondary to age-related macular degeneration: TAP and VIP report 1 (2003). Am J Ophthalmol, 136:407- 418.

Valmaggia C, Niederberger H, Helbig H (2002). Photodynamic therapy for choroidal neovascularization in fundus flavimaculatus. Retina, 22:111-113.

Verbraak FD, Schlingemann RO, Keunen JE, de Smet MD (2003). Longstanding symptomatic choroidal hemangioma managed with limited PDT as initial or salvage therapy. Graefe's Arch Clin Exp Ophthalmol, 241:891-898.

Verteporfin in photodynamic therapy study group (2001a). Photodynamic therapy of subfoveal choroidal neovascularization in pathologic myopia with Verteporfin. 1-year results of a randomized clinical trial-VIP report No. 1. Ophthalmology, 108:841-852.

Verteporfin in photodynamic therapy study group (2001b). Verteporfin therapy of subfoveal choroidal neovascularization in age-related macular degeneration: Two year results of a randomized clinical trial including lesions with occult with no classic choroidal neovascularization- Verteporfin in photodynamic therapy report 2. Am J Ophthalmol, 131:541-560.

Verteporfin in photodynamic therapy study group (2003). Verteprofin of subfoveal choroidal neovascularization in pathologic myopia. 2 year results of a randomized clinical trial – VIP report No. 3. Ophthalmology, 110:667-673.

Verteporfin Roundtable Participants (2005). Guidelines for using Verteporfin (Visudyne) in photodynamic therapy for choroidal neovascularization due to age-related macular degeneration and other causes: Update. Retina, 25:119-134.

Visudyne in minimally classic choroidal neovascularization study group (2005). Verteporfin therapy of subfoveally minimally classic choroidal neovascularization in age-related macular degeneration. Arch Ophthalmol, 123:448-457.

Volden G, Christensen T, Moan J (1981). Photodynamic membrane damage of hematoporphyrine derivative treated NHIK 3025 cells in vitro. Photobiochem Photobiophy, 3:105-111.

Wachtlin J, Heimann H, Behme T, Foerster MH (2003a) Long-term results after photodynamic therapy with choroidal neovascularization secondary to inflammatory chorioretinal diseases. Graefes Arch Clin Exp Ophthalmol, 241:899-906.

Wachtlin J, Behme T, Heimann H, Kellner U, Foerster MH (2003b). Comcentric retinal pigment epithelium atrophy after a single photodynamic therapy. Graefes Arch Clin Exp Ophthalmol, 241:518-521.

Yanuzzi LA, Bardal AMC, Freund KB, Chen KJ, Eandi CM, Blodi B (2006). Idiopathic macular teleangiectasia. Arch Ophthalmol, 124 (4):450-460.

Vitrektomie: Chirurgische Prinzipien

S. Brunner, S. Binder

Mittels moderner vitreoretinaler Chirurgie können auch fortgeschrittene Fälle ischämischer retinaler Gefäßerkrankungen erfolgreich behandelt werden. Die Hauptprinzipien dabei sind das Entfernen von Medientrübungen (Blut), die Entlastung vitreo-retinaler Adhärenzen und Traktionen, die Ausschaltung ischämischer Netzhautareale und die Applikation verschiedener Tamponaden mit und ohne anti-angiogenen Medikamenten zur Langzeitprophylaxe. Dieses Vorgehen erfordert eine umfassende technische Ausstattung, wie Koaxial-Mikroskop, Weitwinkel-Linsensysteme, Endo-Lasersonde, Mikroinstrumente, sowie verschiedene Tamponaden und Farbstoffe. Bei fortgeschrittener Ischämie können die Endophotokoagulation, Silikonöltamponade und Applikation antiangiogener Stoffe die Freisetzung und Ausbreitung proangiogener Wachstumsfaktoren im Glaskörperraum hemmen. Weiters stehen verschiedene chirurgische Optionen zur vaskulären Rekanalisierung, verbesserten Oxygenierung und Ödemresorption in Erprobung. Bei kombinierter Kataraktchirurgie ist auf eine ausreichend große Kapsulorhexis bei Schonung der Hinterkapsel zu achten. Es sollten nur Intraokularlinsen aus Acrylat verwendet werden, da Silikonlinsen nach intraokularer Silikonöltamponade bei offener Linsenkapsel in Kontakt zu Silikonöl quellen und sich eintrüben können.

5

5.1 Einleitung, historischer Überblick

Der erste erfolgreiche Fall einer Pars-plana-Vitrektomie, den Robert Machemer 1970 ausführte, war an einer diabetischen Patientin, die an einer chronischen Glaskörperblutung litt, glücklicherweise ohne schwere Proliferationen und ohne traktive Netzhautabhebung. In der Folge gab es viele Misserfolge nach Vitrektomien, da die ergänzenden Instrumente, ein Endolaser und auch entsprechende Kenntnisse über den Verlauf einer vaskulären Netzhautkomplikation – sei es diabetesbedingt, aber auch nach Ast- und Zentralvenenverschlüssen – fehlte. Die Entfernung dauerhaft eingetrübter Medien war damals die Hauptindikation für eine Glaskörperchirurgie; über den Einfluss auf die Grunderkrankung hatte man keine entsprechenden Erfahrungen.

Erst in den 80er Jahren wurde das Instrumentarium entsprechend aufgerüstet, und der Einsatz des Endolasers verringerte die Nachblutungsrate bei Diabetikern um 75%. Die chirurgische Technik der Pars-plana-Vitrektomie war damals bereits eine 3-Port-Vitrektomie, verschiedene Linsensysteme ermöglichten einen guten Funduseinblick; das Konzept bei Gefäßerkrankungen war, primär alle anterior-posterioren Traktionen zu entfernen, sekundär alle horizontalen Traktionen in Netzhautnähe.

Adhärente fibrovaskuläre Platten (Proliferationen) wurden entweder mittels Mikroscheren segmentiert oder lamellär abgetragen, die Blutungen mittels Endodiathermie koaguliert und das Auge nach einer Standardlaserkoagulation mittels Gas- oder Silikonöltamponade versorgt. Reoperationen bei Diabetikern waren an der Tagesordnung, da Rezidivblutungen unterhalb der Gas- oder Silikonölblase, oder auch mit Silikon vermischt zu weiteren Fibrosierungen über der Netzhaut führten. Die so entstandenen zusätzlichen Peri-Silikonölproliferationen und anterioren Ischämien verursachten häufig eine Rubeosis iridis und ein Sekundärglaukom.

Das moderne Konzept für den Einsatz der Vitrektomie bei retinalen Gefäßerkrankungen hat heute 4 wesentliche Ziele:

1. Die Entfernung eingetrübter Medien
2. Die Erlangung eines inaktiven Zustandes der Erkrankung
3. Eine Verbesserung der Sauerstoffversorgung der Netzhaut
4. Neue Therapieoptionen zur vaskulären Rekanalisierung und Verbesserung der Durchblutung, sowie zur Abschwellung von Ödemen

5.2 Vorbereitung zur vitreoretinalen Chirurgie: Geräte und Material

Unverzichtbar sind ein **binokulares (Stereo-)Mikroskop** mit Koaxialbeleuchtung, 10- bis 30facher Vergrößerung und fußgesteuerter Einstellung von Schärfe, Vergrößerung (Zoom) und XY-Position. Das Mikroskop sollte mit entsprechenden Laserfiltern, einem Strahlenteiler für die Assistenz sowie einer Videokamera zur Dokumentation und Bildübertragung für das Pflegepersonal ausgerüstet sein. Die Patienten werden am Auge für mindestens drei Minuten desinfiziert und vor Einsetzen des Lidsperrers mit einem sterilen Tuch abgedeckt – dieses sollte für eine Vitrektomie mit Plastiktaschen auf beiden Seiten ausgerüstet sein.

Zur intraokularen Visualisierung werden verschiedene Linsensysteme verwendet, diese können auf die Hornhaut auflegbar (Kontakt-Systeme) oder am Mikroskop montiert sein (Non-Kontakt-Systeme; ◘ Abb. 5.1).

Die heute am meisten verwendeten, an der unteren Optik des Mikroskops montierten Non-Kontakt-Systeme sind das BIOM sowie das EIBOS. Das **BIOM** erzeugt ein invertiertes, spiegelverkehrtes Bild, das mittels optischer Invertiervorrichtung während der OP seitenrichtig dargestellt werden kann. Mittels verschiedener Linsen sind hier Bildwinkel von 70° bis 110° möglich. Das **EIBOS** hingegen erzeugt mit zwei verschiedenen Linsen ein aufrechtes Bild im Winkel von 100° oder 125°.

Die Kontaktsysteme bestehen aus auf die Hornhaut auflegbaren, miniaturisierten Linsen mit Bildwinkeln von 68° bis 130°, die ein invertiertes (AVI) oder reinvertiertes (ROLS) Bild erzeugen. Zur korrekten Positionierung dieser Linsen ist zumeist eine Assistenz erforderlich.

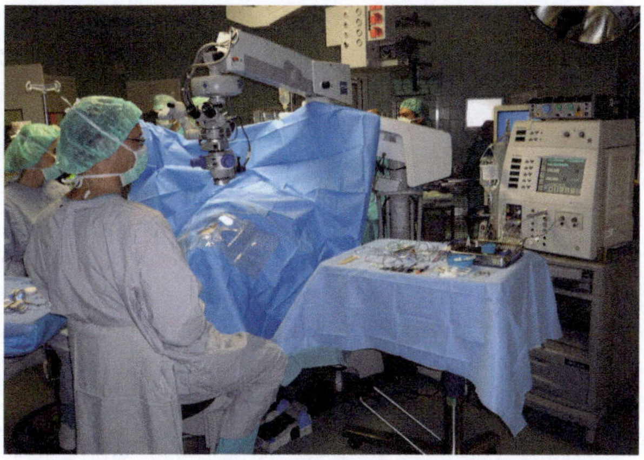

Abb. 5.1 OP-Situs vor einer Vitrektomie. Das Binokularmikroskop wurde mit sterilen Knöpfen versehen, am Objektiv ist ein BIOM-Weitwinkelsystem montiert. Das Steriltuch ist mit zwei Seitentaschen versehen

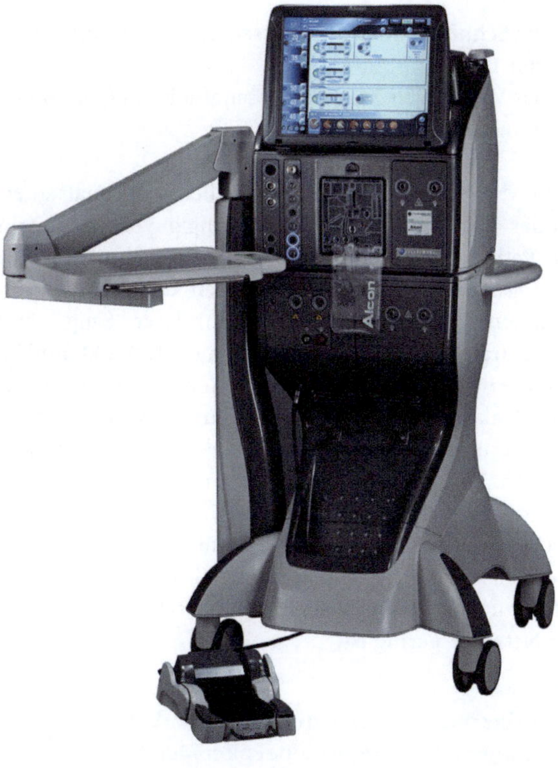

Abb. 5.2 Vitrektomiegerät der neuesten Generation (ALCON Constellation Vision System). Das Gerät verfügt über eine komplette Katarakt/Vitrektomie-Einheit mit Hochfrequenz-Cutter (max. 3.000 cpm) und zwei Laser-Systemen

Um eine Vitrektomie ausführen zu können, wird ein miniaturisiertes **Saug-Schneide-Gerät** (**Stripper** oder **Cutter**) in Kombination mit einer starken Glasfaserlichtquelle und einer zumeist druckgesteuerten Infusion verwendet. Diese technischen Basisfunktionen sind in der Regel in einem Vitrektomie-Kombigerät vereinigt, die neuesten Modelle haben meist auch noch Licht, Luftpumpe, Diathermie, Phakoemulsifikation und eine oder zwei Laserquellen integriert und sind über ein Touchpad oder das Fußpedal bedienbar (Abb. 5.2).

Weitere im Rahmen der chirurgischen Therapie retinaler Gefäßerkrankungen unverzichtbare Instrumente sind verschiedene (Endo-) Pinzetten, Scheren, Spatel, Kanülen, Absaugkanülen (»Fluidnadeln«) und weitere Spezialinstrumente, die teilweise noch in Erprobung stehen und bei den jeweiligen chirurgischen Techniken weiter unten angesprochen werden.

5.3 Chirurgische Technik

5.3.1 Inzisionstechniken

Seit den 1980er-Jahren werden bei einer Pars-plana-Vitrektomie nach türflügelartigem Eröffnen der Bindehaut standardisiert 3 sklerale Inzisionen (»Ports«) angelegt:

- zuerst eine für die Infusionskanüle temporal unten (bei 4 oder 8 Uhr),
- danach zwei weitere Inzisionen für das Endolicht und den Arbeitszugang bei 10 und 2 Uhr.

Die korrekte Lage der Infusionskanüle sollte sofort kontrolliert werden, um eine subretinale oder subchoroidale Infusion mit nachfolgender Hypotonie zu vermeiden.

Der Abstand der Inzisionen vom Limbus beträgt 4,0 mm beim phaken und 3,5 mm beim aphaken oder pseudophaken Auge. Bis in die 1990er-Jahre war die 20-gauge(20-g)-Inzision mit einem Durchmesser von 0,89 mm (Schnittbreite 1,4 mm) weltweiter Standard. Seit etwa 15 Jahren sind auch Kanülensysteme für wesentlich kleinere Inzisionen am Markt (23-g, 25-g, 27-g), bei denen die entsprechende Kanüle meist mittels Trokar eingesetzt wird. Durch schräges Einführen dieser Trokare durch die Sklera – parallel oder normal zum Limbus – entsteht ein selbstabdichtender Tunnel, sodass die Inzisionen am Ende der OP im Prinzip nicht zugenäht werden müssen (Abb. 5.3).

Bislang wurden aber nur wenige randomisierte Vergleichsstudien der verschiedenen Kleinschnitttechniken publiziert. Ihr wesentlicher Vorteil besteht in einem höheren Patientenkomfort in den ersten Tagen, diskutiert wird auch ein gewisser Schutz vor Glaskörperinkarzeration in der Sklerotomie. Werden gleiche Mengen an Glaskörper entfernt, wird der primäre Vorteil der kürzeren Inzisionsdauer aber durch eine verlängerte Vitrektomiezeit wieder aufgehoben. Das Instrumentarium der 23-g-Systeme entspricht heute etwa dem 20-g-Standard und wird bei nahezu allen Vitrektomieindikationen eingesetzt.

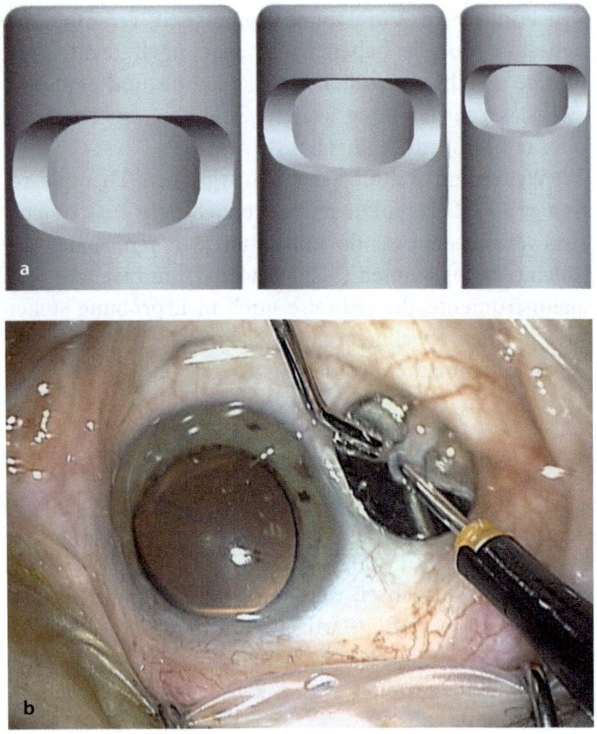

Abb. 5.3 Vergleich der derzeit verfügbaren Schneidsysteme (20-g, 23-g, 25-g). Die Ports der 23-g- und 25-g-Stripper liegen deutlich näher an der Instrumentenspitze (**a**). Beachte den für die nahtlose Technik notwendigen flachen Inzisionswinkel des Trokars (**b**)

> **Cave!**
> **Die 25-g- und 27-g-Systeme werden derzeit nach unserer Meinung für komplizierte Fälle (wie die proliferative Vitreoretinopathie = PVR, traktive diabetische Retinopathie) nicht empfohlen, da das Instrumentarium zu biegsam und das Lumen für die Aufarbeitung dichter fibrovaskulärer Proliferationen zu eng ist.**

Bei solchen Fällen kann auch eine vierte Sklerainzision bei 12 Uhr sinnvoll sein (»4-Port-Vitrektomie«); in dieser wird eine starke Endolichtsonde befestigt oder durch die Assistenz gehalten (»chandelier light«), um dem Operateur ein optimales bimanuelles Arbeiten durch beide Zugänge bei 10 und 2 Uhr zu ermöglichen.

5.3.2 Vitrektomieprinzipien

Ausschneiden von Medientrübungen

Glaskörpereinblutungen bei ischämischen oder proliferativen Erkrankungen entstehen meist durch rupturierte Gefäße oder Neovaskularisationen an der vitreoretinalen Grenzfläche, oft besteht dabei eine inkomplette hintere Glaskörperabhebung.

Ziel der Vitrektomie ist nicht nur die Entfernung der Medientrübung, sondern vor allem die Unterbrechung fibrovaskulärer Proliferationen oder Traktionen und das Ermöglichen einer adäquaten Laser- oder Kryopexiebehandlung ischämischer Areale, wie bei diabetischer Retinopathie oder der Frühgeborenenretinopathie (Retinopathia of Prematurity=ROP). Bei fehlendem Funduseinblick und anliegender Netzhaut sollte bei ischämischen Gefäßerkrankungen, vor allem bei Diabetes Typ I, eine möglichst frühzeitige Vitrektomie innerhalb von 4 bis 12 Wochen angestrebt werden, um die Prognose zu optimieren. Ein niedriges Patientenalter, das Fehlen einer vorangehenden Laserbehandlung, eine Rubeosis Iridis mit Neovaskularisationsglaukom oder eine beginnende periphere Netzhautabhebung führen zu einer noch dringlicheren OP-Indikation.

Neben der **Wahl des Vitrektomiesystems** (20-g oder kleiner) spielen bei der OP zwei Faktoren eine wesentliche Rolle:
- die **Schnittfrequenz** (gemessen in cuts per minute = cpm) und
- das **Vakuum** als Maß der Absaugfunktion (gemessen in mmHg).

Diese drei Parameter sollten möglichst optimal aufeinander abgestimmt werden, abhängig vor allem von der Pathologie des Auges. Die Grundtechnik besteht in langsam kreisenden Bewegungen des Strippers im zentralen Glaskörperraum bei mittlerer Saug- und Schneidrate (z.B. für 20-g-Systeme: 150-200 mmHg, 1.000-1.500 cpm). Bei Glaskörpereinblutung oder zellulärer Reaktion müssen Schnittrate und Vakuum entsprechend erhöht werden; bei fibrovaskulären Membranen im Rahmen ischämischer oder proliferativer Retinopathien wird die Schnittrate maximiert (bei 20-g: bis 2.000 cpm; bei 23-g und 25-g: bis maximal 5.000 cpm). Hier zeigt sich ein deutlicher Vorteil der 23-g- und 25-g-Instrumente, da bei hoher Schnittrate die Mobilität der Netzhaut gering ist.

> **Cave!**
> **Insbesondere bei netzhautnahem Arbeiten (z.B. Blutungen, Traktionsherde) oder Membranpeeling soll die Saugleistung deutlich (auf etwa 100-150 mmHg) reduziert werden, um ein Ansaugen der Netzhaut zu vermeiden.**

Im Gegensatz dazu wird das Vakuum zur Induktion einer hinteren Glaskörperabhebung über dem Nervus opticus deutlich erhöht (bei 20-g auf >300 mmHg, bei 23-g auf 400-500 mmHg). Die Stripperöffnung muss für den Operateur stets sichtbar sein. Nach zentraler und posteriorer Vitrektomie sollen die Glaskörperreste bei jeder Vitrektomie möglichst sorgfältig über 360° bis nach anterior

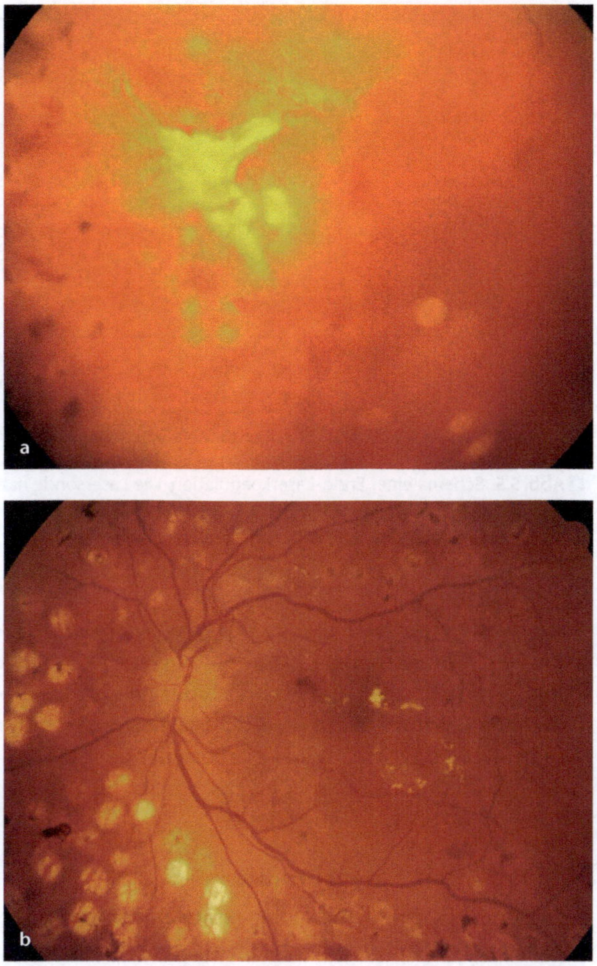

Abb. 5.4 **a** Beispiel eines Patienten mit proliferativer diabetischer Retinopathie, Glaskörpereinblutung und fibrovaskulären Traktionen über den Gefäßarkaden, beginnende Traktionsamotio der Netzhaut. **b** Derselbe Patient nach erfolgreicher Vitrektomie, Membranektomie, Laserkoagulation und Gas/Lufttamponade

ausgeschnitten werden, am besten unter Zuhilfenahme einer Eindellung von außen (Indentation).

Entlastung vitreo-retinaler Traktionen

Die besonders nach retinalen Gefäßerkrankungen häufig vorkommenden bindegewebigen vitreoretinalen Traktionen dienen auch als Verbindungsschiene für kontraktile Zellen und pro-angiogene sowie pro-inflammatorische Faktoren (zB. VEGF, SDF-1, IGF-1) mit den Kollagenfasern des Glaskörpers. Vor allem ein Zusammentreffen kontraktiler Pigmentzellen mit Entzündungsfaktoren führt dabei auch zu einem erhöhten PVR-Risiko. Fibrovaskuläre Gewebe können bei der Vitrektomie nach zwei verschiedenen Prinzipien ausgeschnitten werden:

- Die **klassische Methode** besteht in der Exzision zunächst der antero-posterioren Adhärenzen, darauffolgend auch der tangentialen oder horizontalen Traktionen.
- Bei der **neueren Methode**, die sich speziell bei komplexeren vitreoretinalen Proliferationen bewährt hat, wird nach einer einfachen zentralen (Core-) Vitrektomie die hintere Glaskörpergrenze »en bloc« angehoben und abgelöst, was durch die nicht durchtrennten antero-posterioren Verbindungen erleichtert wird. Besonders festhaftende fibrovaskuläre Membranen, vor allem bei der diabetischen Retinopathie (DRP), können dabei oftmals nur bis zum Ansatz zurückgeschnitten (segmentiert) werden. Flächige Adhärenzen müssen delaminiert werden. Auch hier kann ein bimanuelles Arbeiten mittels »chandelier light« oder kombiniertem Licht/Arbeitsinstrument von Vorteil sein. Bei vorliegender traktiver Netzhautabhebung wird empfohlen, diese Schritte nach Instillation einer Perfluoroctan-(PFCL) Blase über dem hinteren Pol durchzuführen, um Makula und Teile der abgehobenen Netzhaut zu stabilisieren (s. u.). In diesen schwierigen Fällen ist auch der zusätzliche Einsatz einer Cerclage zu überlegen (Abb. 5.4; ▶ Abschn. 8.2).

Praxistipp

Bei fest haftenden epiretinalen Membranen oder fibrovaskulären Segeln nach retinalen Gefäßerkrankungen ist die Verwendung eines 23-g-Strippers hilfreich, da die Öffnung (Port) nahe der Instrumentenspitze liegt und ein netzhautnahes Arbeiten ermöglicht. Die Schnittrate soll dabei eher hoch (>1.500 cpm) und das Vakuum mittel bis niedrig (<100 mmHg) eingestellt sein.

5.3.3 Färbemethoden

Farbstoffe werden bei einer Vitrektomie vor allem zur Darstellung schlecht kontrastierender epiretinaler und retinaler Membranen sowie Glaskörperstrukturen verwendet (»Chromovitrektomie«). Epiretinale Membranen oder fibrovaskuläre Segel können dabei mittels Kanüle direkt angefärbt (Positivfärbung) oder durch Färbung der Umgebung dargestellt werden (Negativfärbung).

Eine **Positivfärbung** erzeugen z.B. Trypanblau (MembraneBlue) oder Brillant Blau G (BrillantPeel), eine **Negativfärbung** z.B. Indozyaningrün (ICG) oder Infrazyaningrün (0,05% bis 0,125% in 5% Glucose). Innere Netzhautstrukturen, wie die Membrana limitans interna, werden mit den Trypanblaufarbstoffen eher schwach, mit den Zyaningrünfarbstoffen deutlich stärker gefärbt.

Zu beachten ist dabei eine relativ kurze Einwirkungszeit (10-30 s für Brillant Blau G bzw. 5-10 s für ICG), um toxische Gewebeschäden durch die Farbstoffe möglichst zu vermeiden. Vor allem nach einer ICG-Färbung wird ein intensives Absaugen und Ausspülen des Farbstoffes um den Nervus opticus empfohlen, da hier in Studien teils irreversible Schäden im peripheren Gesichtsfeld nachgewiesen wurden.

Praxistipp

Zur besseren Visualisierung eines noch anheftenden Glaskörpers kann auch Triamcinolonacetonid (4-10 mg; 40 mg/ml) in den Glaskörperraum appliziert werden. Die Kristalle sind ein guter Indikator für periphere oder anteriore Glaskörperreste, die besonders bei ischämischen oder proliferativen Retinopathien zu weiterer Schrumpfung oder PVR führen können. Des Weiteren verfügen die Kortisonkristalle über eine anti-inflammatorische und anti-proliferative Wirkung.

5.3.4 Behandlung ischämischer Netzhautareale

(Endo)-Laserkoagulation

Die Lasertherapie stellt nach wie vor die vielleicht wesentlichste und dauerhafteste Maßnahme in der Behandlung **ischämischer und proliferativer Retinopathien** dar. Neben der Versorgung von Netzhautforamina ist vor allem die Scatter-Koagulation bei fokaler Ischämie und die panretinale Koagulation bei allen ischämischen Retinopathien mit Neovaskularisation von Netzhaut oder Iris von Bedeutung (vor allem bei Thrombosen und DRP). Zunehmende Bedeutung erhält die Laserkoagulation auch bei der ROP, wo die Indikation zu einer Vitrektomie heute eher sparsamer und später im Krankheitsverlauf gestellt wird.

Zur intraoperativen Behandlung sind heutzutage vor allem Dioden- und Argon-Lasersysteme – teils auch integriert in die Vitrektomieeinheit (▣ Abb. 5.2) – in Verwendung. Das Schema einer Endo-Laserbehandlung entspricht im Prinzip der Behandlung an der Spaltlampe, wobei vor allem auf eine ausreichende periphere, aber auch anteriore Laserkoagulation unter zirkulärer Indentation zu achten ist. Neben den Parametern Spotgröße, Dauer, Intensität und Pigmentierungsgrad sind hier vor allem auch der Abstand und Winkel der Lasersonde zur Netzhautoberfläche entscheidend für eine korrekte Koagulation. Zu intensive Koagulate können zu choroidaler Neovaskularisation (CNV), Netzhautdefekten und -nekrosen führen. Die Laserbehandlung und Ausschaltung von Neovaskularisationen oder Aneurysmen soll mit Vorsicht erfolgen, da sie zu weiteren Gefäßverschlüssen und Ischämien führen kann. Blutungen sollten nicht direkt gelasert werden, um eine nachfolgende Narbenbildung oder Schrumpfung zu vermeiden. Bei vorliegender Netzhautablösung erfolgt die Laserkoagulation im PFCL- oder gasgefüllten Auge mit bereits wieder anliegender Netzhaut (▣ Abb. 5.5, ► Abschn. 8.2).

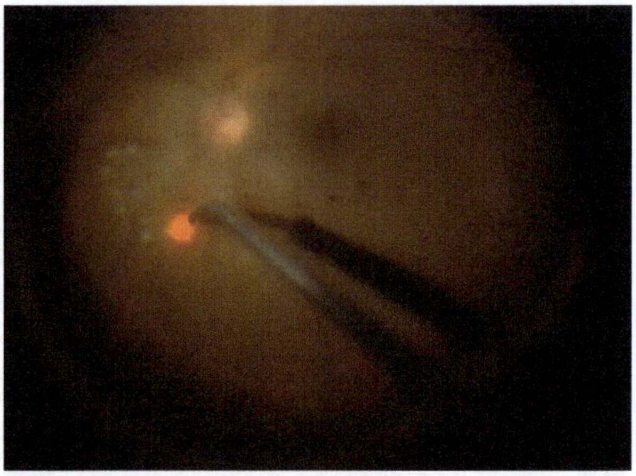

▣ **Abb. 5.5** Schema einer Endo-Laserkoagulation. Die Lasersonde hat eine ausfahrbare halbrunde Verlängerung, somit ist die netzhautnahe Koagulation an nahezu jeder Position im idealen Winkel möglich

Radiäre Optikusneurotomie

Diese Technik zur Behandlung **retinaler Zentralvenenthrombosen (ZVT)** beruht auf der Annahme, dass die meisten Thrombosen im Bereich der Lamina cribrosa entstehen. Bei abnehmendem Blutfluss kommt es an dieser natürlichen Engstelle zu einer »klappenartigen« Kompression der Zentralvene. Es folgen Endothelveränderungen und schließlich die Ausbildung eines Thrombus von posterior nach anterior. Die radiäre Optikusneurotomie (RON) verfolgt daher das Prinzip, den arteriellen Durchfluss an dieser Stelle mittels Durchtrennung des Skleraringes am nasalen Teil des Sehnervenkopfes zu entlasten. Durch konsekutive Reduktion der Ischämie soll damit auch der venöse Abfluss verbessert werden. Dazu wurde von Opremcak 2001 eine Spezialklinge entwickelt, die eine stumpfe und eine scharfe Seite aufweist. Eine entsprechende Markierung zeigt die ideale Eindringtiefe von 1,5 mm an. Im Rahmen einer Standardvitrektomie erfolgt die Inzision unter erhöhtem Intraokulardruck (ca. 50 mmHg), um mögliche Blutungen zu verhindern. Der Schnitt erfolgt sodann am nasalen Papillenrand horizontal, mit der spitzen Seite nach außen (▣ Abb. 5.6). Meist kommt es zu keiner signifikanten Blutung und die OP kann normal – mit und ohne Tamponade – zu Ende geführt werden. Histopatologische Studien zeigten keine nennenswerte Optikusatrophie oder tiefere Schädigung

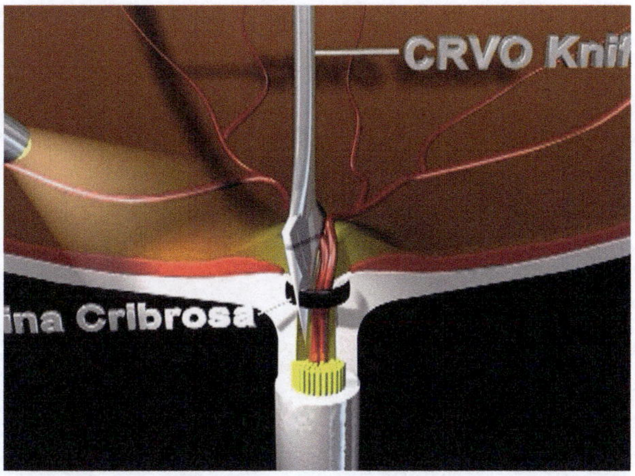

Abb. 5.6 Prinzip der radiären Optikusneurotomie (RON). Die nasale Inzision erfolgt nach Standardvitrektomie unter erhöhtem Intraokulardruck, die Markierung der Klinge ist sichtbar

von Aderhaut und Sklera. Zahlreiche klinische Studien ergaben eine anatomische Verbesserung mit Abnahme des Makulaödems und Erhöhung des Blutflusses bei bis zu 95%, sowie eine Visusbesserung über 4 Zeilen bei etwa 25%; bei unserem Patientengut kam es zu einem Visusanstieg von über 3 Zeilen bei 49%. Insbesondere beschrieben die meisten Autoren postoperativ eine signifikante, raschere Ausbildung chorio-retinaler Anastomosen an der Papille. Weitere randomisierte Studien sind noch ausständig, um den Stellenwert der RON im Rahmen einer ZVT besser einzuordnen (▶ Abschn. 8.3).

Sheathotomie

Eine **retinale Astvenenthrombose** (AVT) entsteht häufig vor arteriovenösen Gefäßkreuzungen. Das pathogenetische Konzept nimmt eine Kompression der Vene durch die jeweils darunter- oder darüberliegende Arterie an, da Arterie und Vene in einer gemeinsamen Adventitiascheide (»adventitial sheath«) liegen. Das Ziel der Sheathotomie ist somit, diese Scheide möglichst gefäßschonend zu durchtrennen, um damit die Obstruktion des venösen Blutstromes aufzuheben. Zu diesem Zweck wurde auch eine speziell gebogene Gefäßpinzette entwickelt.

Zahlreiche klinische Studien aus den letzten 20 Jahren zeigten, dass das Verfahren relativ sicher und reproduzierbar durchgeführt werden konnte. Eine verbesserte Perfusion sowie anatomische Verbesserung wurde bei den meisten operierten Patienten gefunden, eine Funktionsbesserung von mehr als 2 Zeilen bei über 60%.

Dennoch konnte sich diese Technik nicht völlig durchsetzen, da unter anderem nicht klar ist, ob die Sheathotomie selbst oder bereits das zentrale Peeling der Membrana limitans interna (MLI) im Rahmen der Vitrektomie dieses Funktionsverbesserungen bewirkten. Ein weiterer Nachteil dieser Methode besteht in einer relativ hohen intraoperativen (venösen) Blutungsrate von bis zu 40%.

Kritisch zu beurteilen sind auch die positiven Resultate einiger Studien, in denen Patienten mit AVT sofort nach Diagnosestellung operiert wurden, ohne den oftmals günstigen Spontanverlauf in diesen Fällen abzuwarten (▶ Abschn. 10.3).

Membranpeeling

Diese chirurgische Maßnahme stellt einen ganz wesentlichen Schritt bei vielen Vitrektomien dar, insbesondere nach retinalen Gefäßerkrankungen. Abgesehen von idiopathischen (»macular pucker«) oder traktiven epi- und subretinalen Membranen nach Ablatio retinae oder PVR kommt es sehr häufig auch zu sekundären Membranen. Diese können nach ischämischen Retinopathien – speziell nach venösen Gefäßverschlüssen, bei einer diabetischen Retino- und Makulopathie – sowie nach längerfristiger intraokulärer Silikonöltamponade auftreten. Die pathogenetische Bedeutung einer chirurgischen Membranentfernung (»Membranpeeling«) reicht von einer mechanischen Komponente, die Traktionen und Schrumpfung entgegenwirkt, bis hin zu physikalisch-chemischen Effekten einer verbesserten retinalen Oxygenierung durch optimierte Konvektion.

Alle Membranen können vor ihrer Entfernung mittels Vitalfärbung dargestellt (▶ Abschn. 5.3.3) und schließlich mittels Scraper, Mikropinzetten und -scheren abgezogen werden. Bei sehr festhaftenden Membranen muss gelegentlich der Ansatz stehen gelassen oder mit dem Stripper verkleinert werden. Subretinale Membranen und fibrotische Stränge können teilweise über kleine Retinotomien exzidiert oder zumindest verkürzt werden.

Besondere Erfolge konnten in den letzten Jahren bei der **Behandlung des diabetischen Makulaödems** (DMÖ) erzielt werden. Die Indikationen zur Vitrektomie mit und ohne Peeling von epiretinalen Membranen oder der Membrana limitans interna (MLI) wurden dabei auf Patienten mit vitreomakulärer Traktion, geringer subretinaler Flüssigkeit, relativ kurzer Anamnesedauer und nur mäßig verschlechtertem Ausgangsvisus eingegrenzt. Neben der Entfernung präretinaler traktiver Membranen könnte hier eine verbesserte präretinale Sauerstoffkonzentration nach Vitrektomie, sowie die Entfernung vasoaktiver Mediatoren in der hinteren Glaskörpergrenzschicht eine Rolle spielen. Eine Kontrolle dieser Faktoren kann nämlich direkt oder indirekt eine Stabilisierung der Blut-Retina-Schranke bewirken, die beim Diabetes mellitus (DM) in der Funktion gestört ist – was vor allem beim Typ-II-DM zu erhöhter Permeabilität der Netzhautgefäße mit daraus folgendem DMÖ führt (▶ Abschn. 8.3).

Embolektomie

Verschiedene Autoren konnten auch die erfolgreiche Rekanalisation verschlossener venöser und arterieller Netzhautgefäße nach chirurgischer Eröffnung des Gefäßlumens und nachfolgender Exzision oder Verdrängung des okkludierenden Embolus bzw. Thrombus zeigen. In einer Fallserie wurde der Thrombus nach Gefäßpunktion der Zentralvene mittels feiner Glaskanüle und Injektion von BSS und rtPA nach anterograd weitergespült. 54% der PatientInnen hatten daraufhin eine Visusbesserung um mindestens 3 Zeilen. Diese Technik wurde von anderen Gruppen wiederholt, die positiven Ergebnisse konnten jedoch nicht bestätigt werden, außerdem zeigte sich eine etwas höhere Komplikationsrate (vor allem intra- und postoperative Blutungen).

In einer kleineren Kohorte von PatientInnen nach Astarterienverschluss mit sichtbarem Embolus wurde dieser nach Stichinzision der Arterienwand entfernt und abgesaugt. Hier zeigten sich nur mäßige intra/postoperative Blutungskomplikationen bei deutlichem durchschnittlichem Visusanstieg um 4-5 Zeilen. Zusammenfassend befinden sich diese Operationsmethoden aber noch in klinischer Evaluierung, da weltweit erst etwa ein Dutzend Fälle publiziert worden sind. Sie können aber im Einzelfall, vor allem bei kurzer Anamnese, eine therapeutische Option für erfahrene Netzhautchirurgen darstellen (► Abschn. 10.4).

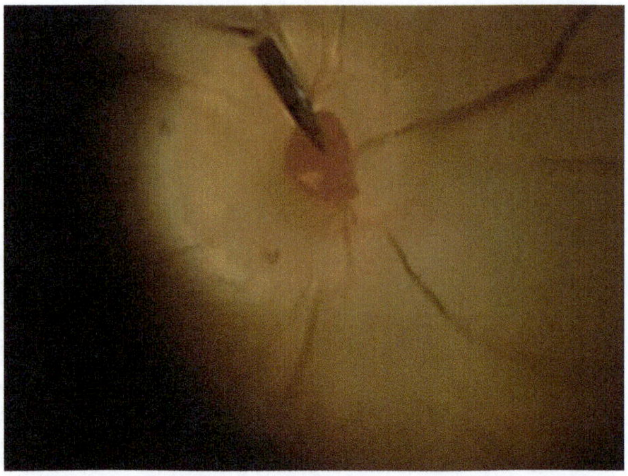

Abb. 5.7 Embolektomie bei einem Patienten nach Astarterienverschluss. Der exzidierte, kleine, gelbweiße, verkalkte Embolus ist neben der eröffneten Zentralarterie am Rande einer Blutung erkennbar

5.3.5 Tamponaden, Wundverschluss

Prinzipiell werden bei Vitrektomie nach retinalen Gefäßerkrankungen am Ende dieselben Tamponaden in den Glaskörperraum instilliert wie bei allen anderen Vitrektomieindikationen. In Frage kommen daher BSS, Luft, verschiedene expandierbare Gase, (nicht)expansible Gas/Luft-Gemische oder Silikonöl verschiedener Schweregrade.

Die Entscheidung, welche Tamponade zum Einsatz kommt, hängt natürlich von der jeweiligen Pathologie und den sonstigen Begleitumständen ab – etwa, ob es zu Nachblutungen oder einer Netzhautablösung (Ablatio) gekommen ist. Standardfälle ohne schwere intraoperative Komplikationen werden meist mit **BSS** oder **gefilterter Luft** alleine versorgt. Bei **mäßig schweren Komplikationen** wie Blutungen ohne PVR, Netzhautdefekten oder umschriebener Ablatio wird die Verwendung von **expandierenden Gasen**, wie **semifluorierten Alkanen** empfohlen. Diese haben die Tendenz Stickstoff, Sauerstoff und CO_2 aus dem Blut rasch aufzunehmen und dadurch bis zu einem Equilibrium zu expandieren, woraus sich eine unterschiedlich lange durchschnittliche Verweildauer im Glaskörperraum ergibt (SF6: 2 Wochen, C2F6: 2 Wochen, C3F8: 4 Wochen). Die Gase können auch als nichtexpandibles Luft/Gasgemisch verabreicht werden (SF6: 18%, C2F6: 16%, C3F8: 14%), um das Risiko einer postoperativen okulären Hypertension zu verringern.

> **Cave!**
> **Wichtig ist auch, bereits präoperativ abzuklären, ob der/die Patient/in eine entsprechend notwendige Lagerung auch einhalten kann. Die Verwendung von N_2O als Narkosegas bei diesen PatientInnen führt zur dessen Anreicherung in der Gasblase im Auge, aber auch dessen postoperativer Abatmung, sodass Gasnarkosen in diesem Zeitraum vermieden werden sollten.**

Als temporäre Tamponade während einer Vitrektomie sind **Perfluorkarbone (PFCL)** heutzutage ein unverzichtbares Werkzeug. Durch hohes spezifisches Gewicht und Oberflächenspannung kommen sie zur Stabiliserung der Netzhaut bei schwierigen Fällen (PVR, Ablatio retinae, Fremdkörper-Extraktion, Entfernung schwerer Silikonöle) oder intraoperativen Komplikationen, wie subretinalen Blutungen, zum Einsatz. Auch die Endolaserapplikation ist vereinfacht, da die Netzhaut durch PFCL an das Pigmentepithel gedrückt wird. PFCL müssen jedoch vor Ende der OP wieder entfernt werden, da sie bei längerer Verweilzeit im Auge durch Diffusion ins Gewebe toxische Effekte (Gliose, PVR, Photorezeptordefekte) haben können.

Bei schweren Komplikationen oder Rezidiveingriffen, nach (diabetischer) PVR, bei Ablatio der unteren Hälfte oder nach schwerer Ischämie ist die vorübergehende Instillation von **Silikonöl (SiO)** nach wie vor indiziert. SiO kann direkt im Austausch gegen BSS, PFCL oder Luft über die Infusionskanüle instilliert werden. Die SiOs sind chemisch hochgereinigte Polydimethylsiloxane, deren Molekulargerwicht und damit Viskosität von der Länge ihrer Seitenketten abhängig sind. Es sind SiOs von 1.000-5.000, 5.700 oder 10.000 centistokes (ct) als Maß für die Viskosität erhältlich. Es konnte jedoch bei den verschiedenen Kettenlängen der SiOs kein signifikanter Unterschied im funktionellen oder anatomischen Outcome gefunden werden. Im weiteren scheint in der Qualität und Sicherheit SiOs gleicher Kettenlänge von verschiedenen Herstellern kein klinisch signifikanter Unterschied zu bestehen. Die **kurzkettigen SiOs** sind für leichtere Fälle mit kürzerer Tamponadedauer von 1 bis 3 Monate geeignet, die **langkettigeren, schwereren SiOs** dienen der Versorgung komplexer Fälle mit inferiorer PVR für eine entsprechend längere Anwendungsdauer.

Densiron 68 ist eine Mischung aus 5.000 mPas SiO und 3,5 mPas F6H8, weist eine geringe Viskosität auf und ist etwas schwerer als Wasser (1,06 g/cm^3). Solche SiOs können im Rahmen retinaler Gefäßerkrankungen eine abdichtende Wirkung, vor allem im unteren Glaskörperraum ausüben. Damit können sie die Diffusion von (Blut-)Zellen und vasoaktiven Mediatoren (VEGF, SDF-1, IGF, Interleukine) nach anterior unterbrechen, sodass sowohl die Entwicklung einer anterioren PVR als auch eines Sekundärglaukoms damit gebremst werden können. Andererseits kann es, insbesondere nach retinalen Gefäßerkrankungen mit gestörter Blut-Retina-Schranke und erhöhter Permeabilität, zu einer »**Kompartimentierung**« vasoaktiver Substanzen unter der SiO-Blase, mit darauffolgender »sub-SiO-Proliferation« kommen. Um Spätkomplikationen durch die SiOs, wie Emulsifikation, epiretinale Membranformation, Fibrosierungen, Optikusatrophie, Glaukom oder Keratopathie, zu verhindern, wird die Entfernung der SiOs nach etwa 3 bis 6 Monaten empfohlen, bei Densiron 68 bereits nach maximal 3 Monaten; tendenziell sollte der jeweils frühestmögliche Termin angestrebt werden. Eine zukünftige Anwendungsmöglichkeit der SiOs, insbesondere bei ischämischen Retinopathien, ist die Verwendung modifizierter SiOs (FSiOs) als intraokulare Medikamententräger, im Idealfall als »Slow release-Systeme«. Erste Studien mit Triamcinolon und anderen Substanzen zeigten eine sichere Anwendung und gute Wirksamkeit dieser Systeme, sie stehen aber noch nicht in breiter klinischer Verwendung.

Praxistipp

PFCL sollten langsam und kontinuierlich über der Netzhaut instilliert werden, um iatrogene Netzhautforamina und subretinales PFCL zu vermeiden. Insbesondere submakuläre PFCL-Blasen müssen mittels einer Fluidnadel wieder abgesaugt werden, um einen Visusverlust zu vermeiden.

▼

- Bei abgehobener Netzhaut und notwendiger Präparation fibrovaskulärer Proliferationen oder epiretinaler Membranen schützt die Instillation von PFCL über dem hinteren Pol die Makula während der weiteren Schritte
- PFCL-Silikonaustausch: Nach kompletter Füllung des Auges mit PFCL bis zur Infusionsebene erfolgt der Umstieg auf Silikoninfusion. Das PFCL wird nun unterhalb des Silikonöls mittels Fluidnadel abgesaugt, wobei auf möglichst vollständige Entfernung der dazwischen liegenden Flüssigkeitslamelle zu achten ist.

Eine schonende Dissektion der Gewebe von der Netzhaut gelingt durch die »En-bloque-Technik«, hier kann auch ein wenig Healon zur leichteren Separation und zum Schutz vor iatrogenen Netzhautrissen verwendet werden

5.3.6 Kombinierte Kataraktchirurgie und Vitrektomie

Heute werden die meisten Vitrektomien – auch jene bei retinalen Gefäßerkrankungen – in Kombination mit einer Kataraktoperation ausgeführt, sofern der/die Patient/in über 50 Jahre und nicht pseudophak ist. Grund dafür ist die raschere Kataraktformation nach einer Vitrektomie – insbesondere bei Verwendung von Tamponaden wie Gas oder Silikonöl – aber natürlich auch die relativ große Sicherheit und Effizienz einer Katarakt-OP. Diese wird stets vor der Vitrektomie ausgeführt, um den Funduseinblick zu verbessern und die Gefahr eines »lens touch« zu vermeiden. Standard ist hier die übliche sklerokorneale oder korneale Kleinschnitttechnik mit Inzisionsgrößen unter 3 mm. Die Intraokularlinse (IOL) kann mittels Pinzette oder Injektor implantiert werden. Am Ende der Kataraktoperation kann die Inzision mit einer temporären Naht verschlossen oder hydratisiert werden; die Vorderkammer wird neuerlich mit Viskoelastikum gefüllt, um während der nachfolgenden Vitrektomie stabil zu bleiben. Zu beachten ist weiter eine ausreichend große vordere Kapsulorhexis, die den Rand der IOL gerade noch überdeckt, um die postoperative Kapselfibrose und Nachstarrate niedrig zu halten. Zonula und hintere Linsenkapsel müssen geschont werden, um einen Durchtritt eventueller Tamponaden in die Vorderkammer zu verhindern. Insbesondere bei geplanter oder möglicher Silikonölchirurgie dürfen keine Silikonlinsen verwendet werden, da diese sonst über die Linsenkapsel mit dem Silikonöl im Glaskörperraum verkleben. Zum Schutz der

Makula, insbesondere bei ischämischen Gefäßerkrankungen oder proliferativer diabetischer Retinopathie wird der protektive Effekt gelber Blaulichtfilter-IOLs diskutiert, hier fehlt zur Zeit aber noch die Evidenz einer klinischen Wirksamkeit.

5.4 Ausblick, Zukunftsperspektiven

Die Zukunft der Vitrektomie liegt sicherlich – wie schon die Erfahrung der letzten Jahrzehnte gezeigt hat – in einem immer breiter werdenden, aber auch differenzierterem Indikationsspektrum. Dazu beigetragen haben ihre relativ rasche weltweite Verbreitung, zunehmende Sicherheit und fortschreitende Weiterentwicklung. Die neuesten Innovationen betreffen Kleinschnitt-(»small-gauge«)-Inzisionen, die bei nahezu gleichem Anwendungsspektrum und niedrigen Komplikationsraten vor allem zur Verkürzung der postoperativen Wundheilung und Verbesserung des Komforts der PatientInnen beigetragen haben; die kleinsten Systeme (27-gauge) sind derzeit noch in Erprobung. Weitere Ansätze der jüngeren Forschung betreffen die Entwicklung vitreolytisch wirksamer Medikamente, die alleine oder in Kombination mit einer Vitrektomie zu einer effizienteren, schonenderen Behandlung bei vitreoretinalen Erkrankungen – vor allem bei vorliegenden vitreoretinalen Traktionen – beitragen sollen.

Durch die Entwicklung immer weiter miniaturisierter Instrumente, verbesserter Farbstoffe und Tamponaden kann die Vitrektomie seit einiger Zeit auch in der Frühbehandlung schwerer oder ischämischer retinaler Gefäßerkrankungen angewendet werden. Das Maß für die Invasivität soll jedoch auch hier sein: »so viel wie nötig, so wenig wie möglich«: Kleinschnitttechnik, saubere und ausreichende Vitrektomie, Membranpeeling nach sparsamem Anfärben, Laserkoagulation, eventuell Applikation anti-inflammatorischer und anti-angiogener Medikamente, stadiengerechte Auswahl der Tamponaden, mit tendenziell eher restriktivem Einsatz von Silikonöl. Das Behandlungskonzept wird dabei immer mehr individualisiert, also an Art und Ausmaß der Netzhauterkrankung sowie die sonstigen Begleitumstände angepasst werden (vor allem bei extrem schwierigen Erkrankungen wie der ROP). Das Ziel muss dabei immer eine möglichst rasche, bestmögliche funktionelle Rehabilitation mit geringstmöglicher Komplikations- oder Rezidivrate sein. Bei allen faszinierenden Entwicklungen der Netzhautchirurgie der jüngsten Zeit dürfen aber nach wie vor die Grenzen von Ethik und Sinnhaftigkeit nicht übersehen werden. Hier ist, insbesondere bei Augenerkrankungen mit entsprechender internistischer oder neurologischer Grunderkrankung, eine sorgfältige Nutzen-Risiko-Analyse und optimale interdisziplinäre Zusammenarbeit erforderlich.

Literatur

Binder S, Aggermann T, Brunner S (2007) Long-term effects of radial optic neurotomy for central retinal vein occlusion consecutive interventional case series. Graefes Arch Clin Exp Ophthalmol. 245(10):1447-52

Brunner S, Izay B, Weidinger B, Maichel B, Binder S (2011) Chemical impurities and contaminants in different silicone oils in human eyes before and after prolonged use. Graefes Arch Clin Exp Ophthalmol. Jan;249(1):29-36

Farah ME, Maia M, Rodrigues EB (2009) Dyes in ocular surgery: principles for use in chromovitrectomy. Am J Ophthalmol. 148(3):332-40

Feltgen N, Junker B, Agostini H, Hansen LL (2007) Retinal endovascular lysis in ischemic central retinal vein occlusion: one-year results of a pilot study. Ophthalmology 114(4):716-23

Figueroa MS, Contreras I, Noval S (2009) Anti-angiogenic drugs as an adjunctive therapy in the surgical treatment of diabetic retinopathy. Curr Diabetes Rev 5(1):52-6. Review

Gandorfer A, Kampik A (2005) Pharmacologic vitreolysis combining the two enzymes plasmin and hyaluronidase. Retina 25(5):674; author reply 674-5

García-Arumí J, Martinez-Castillo V, Boixadera A, Fonollosa A, Corcostegui B (2006) Surgical embolus removal in retinal artery occlusion. Br J Ophthalmol. 90(10):1252-5

Ibarra MS, Hermel M, Prenner JL, Hassan TS (2005) Longer-term outcomes of transconjunctival sutureless 25-gauge vitrectomy. Am J Ophthalmol 139:831-6.

Joussen AM, Gardner TW, Kirchhof B, Ryan SJ (2007) Retinal Vascular Disease. Springer-Verlag, Berlin, Heidelberg

Kellner L, Wimpissinger B, Stolba U, Brannath W, Binder S (2007) 25-gauge vs 20-gauge system for pars plana vitrectomy: a prospective randomised clinical trial. Br J Ophthalmol. 91(7):945-8

Kroll P, Meyer CH, Mester U, Binder S, García-Arumi J (2005) Sheathotomy to decompress BRVO. Ophthalmology 112(3):528-9

Lang GE (2007) Diabetic Retinopathy, Vol. 39; from Developments in Ophthalmology (Editor: W. Behrens-Baumann), Karger AG, Basel

Opremcak EM, Rehmar AJ, Ridenour CD, Kurz DE (2006) Radial optic neurotomy for central retinal vein occlusion: 117 consecutive cases. Retina 26(3):297-305

Oshima Y, Wakabayashi T, Sato T, Ohji M, Tano Y (2010) A 27-gauge instrument system for transconjunctival sutureless microincision vitrectomy surgery. Ophthalmology 117(1):93-102.e2. Epub 2009 Oct 31

Park DH, Kim IT (2010) Long-term effects of vitrectomy and internal limiting membrane peeling for macular edema secondary to central retinal vein occlusion and hemiretinal vein occlusion. Retina 30(1):117-24

Schmid-Kubista KE, Lamar PD, Schenk A, Stolba U, Binder S (2010) Comparison of macular function and visual fields after membrane blue or infracyanine green staining in vitreoretinal surgery. Graefes Arch Clin Exp Ophthalmol. 248(3):381-8

Scott IU, Flynn HW Jr, Murray TG, Smiddy WE, Davis JL, Feuer WJ (2005) Outcomes of complex retinal detachment repair using 1000- vs 5000-centistoke silicone oil. Arch Ophthalmol. 123(4):473-8

Stefansson E, Landers MB (2006) How does vitrectomy affect diabetic macular edema? Am J Ophthalmol 141:984

Stolba U, Binder S, Gruber D, Krebs I, Aggermann T, Neumaier B (2005) Vitrectomy for persistent diffuse diabetic macular edema. Am J Ophthalmol 140:295-301

Wong D, Van Meurs JC, Stappler T, Groenewald C, Pearce IA, McGalliard JN, Manousakis E, Herbert EN (2005) A pilot study on the use of a perfluorohexyloctane/silicone oil solution as a heavier than water internal tamponade agent. Br J Ophthalmol. 89(6):662-5

Behandlung des rubeotischen Sekundärglaukoms

T. Schlote, K. U. Bartz-Schmidt

Das rubeotische Sekundärglaukom (Neovaskularisationsglaukom) ist eines der am Schwersten zu therapierenden Sekundärglaukome überhaupt. Die Visusprognose ist in der Regel bereits als Folge der Grunderkrankung eher schlecht. Immerhin bis zu 15% aller Enukleationen erfolgen wegen eines therapieresistenten rubeotischen Sekundärglaukoms, bei bis zu 50% aller enukleierten Augen ließ sich eine Rubeosis iridis nachweisen. Die weit größte Zahl der rubeotischen Sekundärglaukome (rund 97%) entsteht auf der Basis einer retinalen Ischämie. Dabei spielen zwei Krankheitsbilder eine überragende Rolle:

- die proliferative diabetische Retinopathie und
- die proliferative Retinopathie nach Zentralvenenverschluss.

Die Häufigkeit des rubeotischen Sekundärglaukoms liegt bei bis zu 8% bei proliferativer diabetischer Retinopathie und bis zu 30% nach Zentralvenenverschluss. Zur Behandlung eines rubeotischen, ischämisch induzierten Sekundärglaukoms gehört deshalb immer auch die Behandlung der ischämischen Retinopathie. Viele dieser Behandlungsschritte wie der retinalen Pan-Laserkoagulation dienen bereits im Vorhinein der Prophylaxe eines rubeotischen Glaukoms.

Weit seltener sind dagegen die rubeotischen Glaukome anderer Genese (Tab. 6.1). In all diesen Fällen stellt die Therapie eine Kombination aus der Behandlung der jeweils vorliegenden Grunderkrankung und der Behandlung der Folgeerscheinung Neovaskularisationsglaukom dar. In diesem Kapitel gilt die besondere Aufmerksamkeit dem Letzteren.

Praxistipp

Hauptauslöser eines rubeotischen Sekundärgaukoms sind die proliferative diabetische Retinopathie und der Zentralvenenverschluss.

Tab. 6.1 Erkrankungen mit dem Risiko eines rubeotischen Sekundärglaukoms

Retinale Ischämie	Proliferative diabetische Retinopathie Zentralvenenverschluss Zentralarterienverschluss Ischämische Ophthalmopathie Lange bestehende Ablatio retinae Sichelzellanämie Retinopathia prematurorum Strahlenretinopathie X-chromosomal vererbte Retinoschisis
Entzündliche Erkrankungen	Intermediäre / posteriore Uveitiden Fuchs Heterochromie Zyklitis Morbus Behçet Morbus Eales Vogt-Koyanagi-Harada-Syndrom Systemischer Lupus erythematodes Sympathische Ophthalmie
Intraokulare Tumoren	Retinoblastom Melanom der Iris/ Choroidea Lymphom Metastasen

6.1 Stadieneinteilung und Therapieziele

Das rubeotische Sekundärglaukom bei retinaler Ischämie kann in 3 Formen bzw. Stadien eingeteilt werden:

- Frühes rubeotisches Sekundärglaukom mit überwiegend offenem Kammerwinkel (Abb. 6.1a,b)
- Fortgeschrittenes rubeotisches Sekundärglaukom mit verschlossenem Kammerwinkel (sekundäres Winkelblockglaukom) (Abb. 6.1c)
- Glaucoma absolutum mit oder ohne Schmerzen

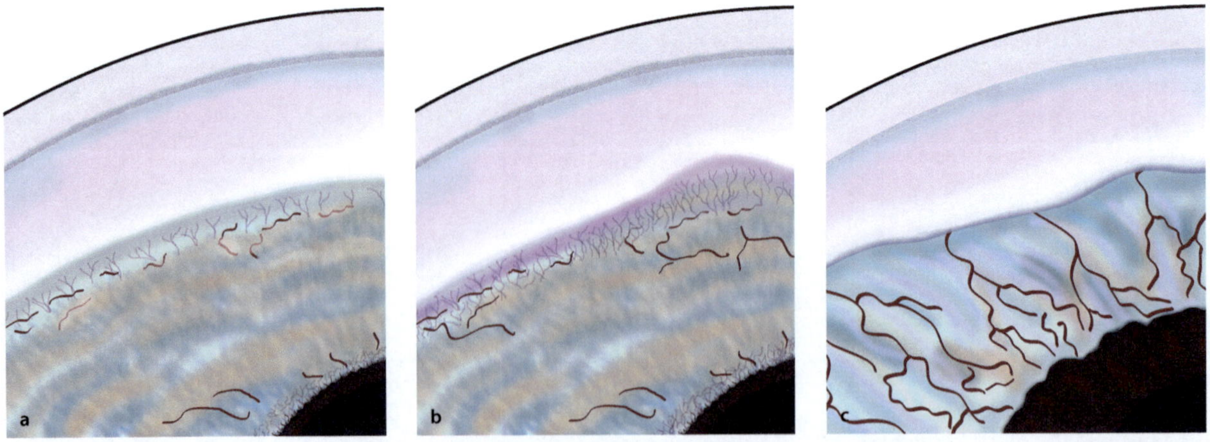

Abb. 6.1 Kammerwinkelbefunde bei rubeotischem Sekundärglaukom. **a** Offener Kammerwinkel (keine vorderen Synechien), beginnende Neovaskularisation. **b** Offener Kammerwinkel mit ausgeprägten Neovaskularisationen und fokalen peripheren vorderen Synechien. **c** Komplett verschlossener Kammerwinkel durch vordere Synechien (sekundärer Winkelblock) (Aus Schlote et al. 2007)

Dieser Stadieneinteilung folgend sind unterschiedliche Therapiestrategien erforderlich, die im Folgenden behandelt werden.

Grundsätzlich wird das Ziel einer Glaukomtherapie aktuell so definiert, dass die Sehfunktion des Patienten und damit seine Lebensqualität zu vertretbaren Kosten unter Berücksichtigung der Lebenserwartung eines individuellen Patienten zu erhalten ist.

Für die spezielle Situation der rubeotischen Sekundärglaukome (bei retinaler Ischämie) lassen sich die Therapieziele noch weiter konkretisieren:

- Behandlung der retinalen Ischämie
- Rückbildung von Rubeosis iridis und Kammerwinkelneovaskularisationen
- Verhinderung eines sekundären Winkelblocks durch vordere Synechierung
- Kontrolle des Intraokulardrucks (IOD)
- Erhalt der Sehschärfe (und Lebensqualität)
- Vermeidung chronischer Schmerzzustände

6.2 Therapie des frühen rubeotischen Sekundärglaukoms (Offenwinkeltyp)

Das frühe rubeotische Sekundärglaukom ist gekennzeichnet durch erhöhten Intraokulardruck (IOD), Kammerwinkelneovaskularisationen und fehlender (oder gerade beginnender) peripherer vorderer Synechierung (◻ Abb. 6.1a,b, ◻ Abb. 6.2a).

Bei der Verlaufskontrolle von Patienten mit retinaler Ischämie (D.m., Z.n. Zentralvenenverschluss) muss bedacht werden, das Kammerwinkelneovaskularisationen ohne an der Spaltlampe sichtbare Rubeosis nicht selten sind. Browning et al. (1988) konnten Kammerwinkelneovaskularisationen ohne Rubeosis iridis bei 12% der Augen nach Zentralvenenverschluss beobachten. Ähnliche Befunde fanden sich auch bei Patienten mit diabetischer Retinopathie. Die Gonioskopie ist deshalb unverzichtbarer Bestandteil aller Kontrolluntersuchungen von Patienten mit retinalen Ischämien. Typisch sind irregulär verteilte feine Gefäße, die über das ganze trabekuläre Maschenwerk hinweg ziehen können.

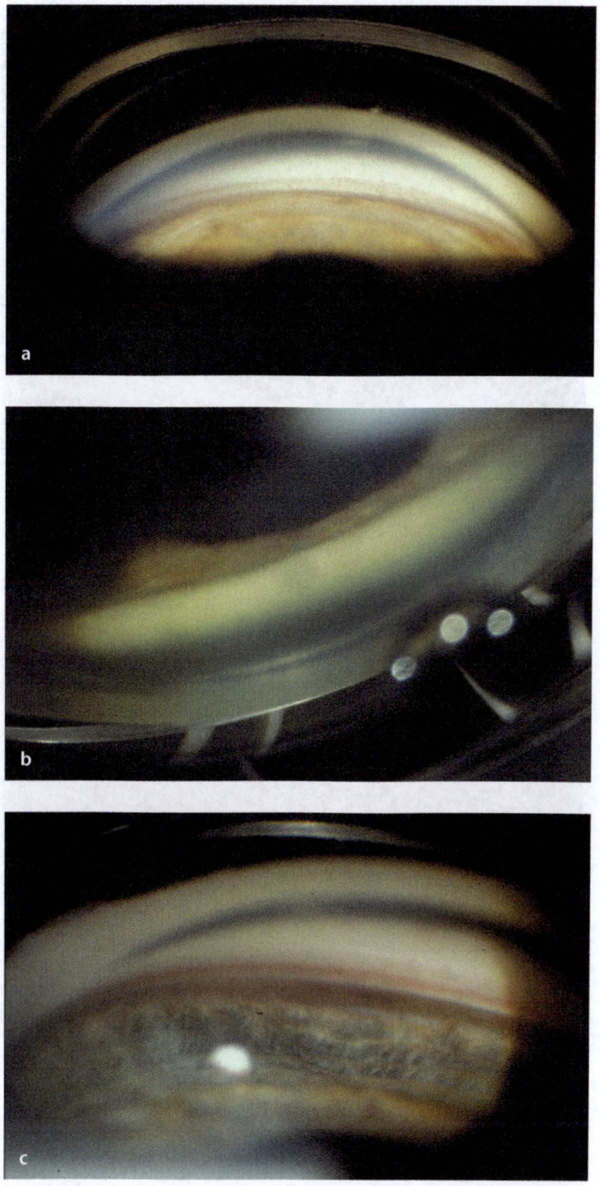

◻ **Abb. 6.2** Gonioskopiebefunde bei rubeotischem Sekundärglaukom. **a** Frühe Kammerwinkelneovaskularisationen ohne vordere Synechien. **b** Kompletter Kammerwinkelverschluss (sekundärer Winkelblock). **c** Siderosis des trabekulären Maschenwerks (Aus Schlote et al. 2007)

Praxistipp

Kammerwinkelneovaskularisationen ohne erkennbare Rubeosis sind nicht selten. Deshalb immer eine Gonioskopie durchführen!

Die Behandlung der retinalen Ischämie ist der wichtigste Schritt, um eine Rückbildung der Neovaskuarisationen auf der Iris und im Kammerwinkel zu bewirken, und damit auch ein sehr wichtiger Einflussfaktor für die Normalisierung des IOD beim frühen Neovaskularisationsglaukom.

Bei klaren optischen Medien ist die **panretinale Laserkoagulation** als Goldstandard zu bezeichnen. Ohnishi et al. (1994) konnten eine Rückbildung der Rubeosis bei 68% der Patienten und eine Normalisierung des IOD bei 42% der Patienten beobachten. Dabei besteht eine klare Abhängigkeit vom Umfang der Panlaserkoagulation. Striga und Ivanisevic (1993) fanden eine Rückgang der

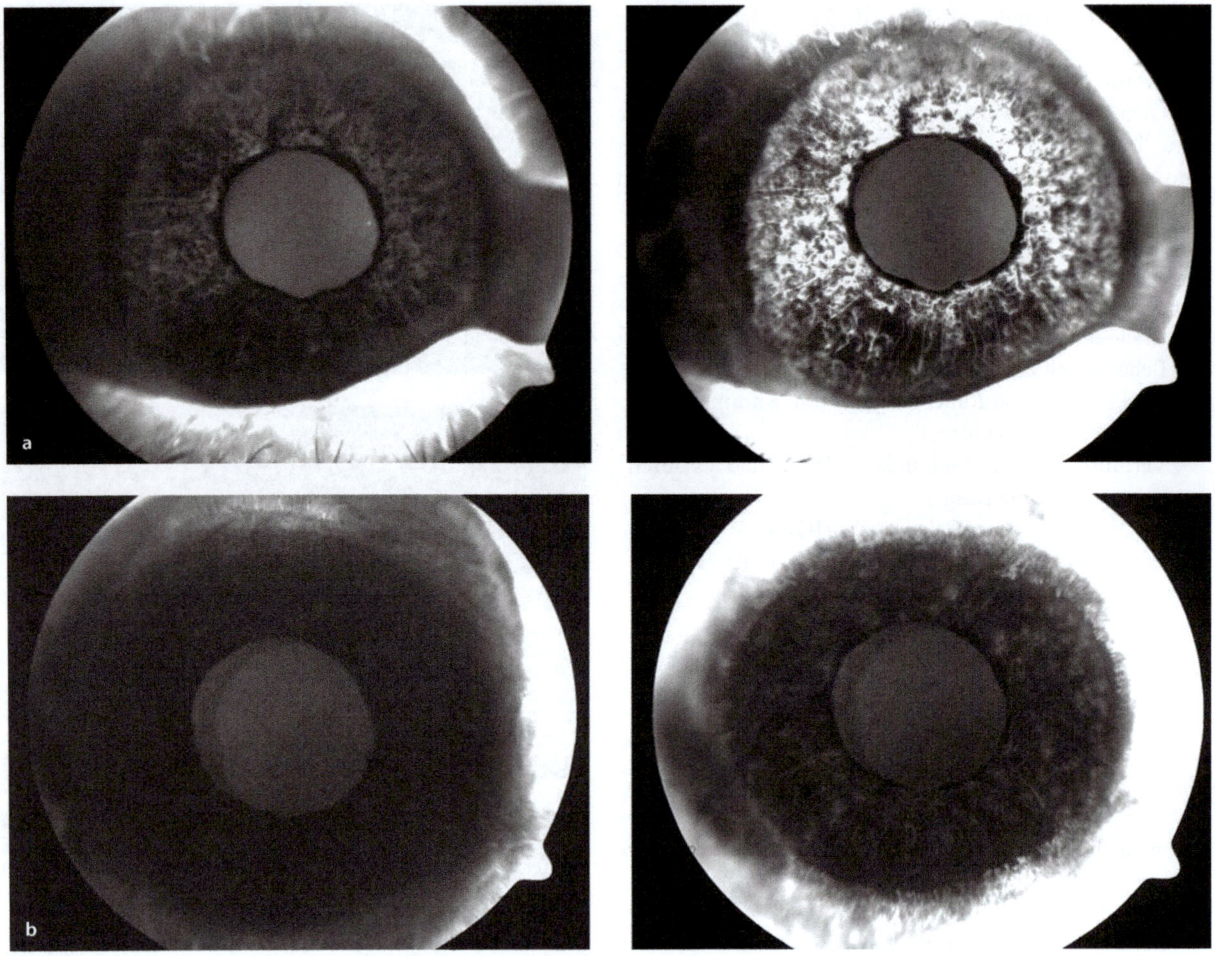

Abb. 6.3 Intravitreale Anti-VEGF-Therapie bei Rubeosis iridis. **a** Iris-Fluoreszenzangiographie zur Dokumentation der Rubeosis vor Gabe von Bevacizumab (*links* Leeraufnahme, *rechts* 2 min nach Applikation der Fluoreszein). **b** Iris-Fluoreszenzangiographie gleichen Auges nach Gabe von Bevacizumab (*links* Leeraufnahme, *rechts* 2 min nach Applikation von Flureszein) (Mit freundl. Genehmigung von Grisanti et al. 2006)

Rubeosis in 70% nach ausgiebiger Panlaserkoagulation (1.200-1.600 Herde), aber nur in 37,5% nach lockerer Panlaserbehandlung (400-650 Herde).

Cave!
Eine lockere oder unvollständige Panlaserkoagulation verschlechtert die Rückbildungstendenz einer Rubeosis erheblich.

Ergänzend zur Panlaserkoagulation hat sich die frühe, adjuvante Behandlung einer Rubeosis mittels **intravitrealer Applikation von Anti-VEGF-Antikörpern** (Ranibizumab oder Bevacizumab) als sehr erfolgreich erwiesen. Bereits die einmalige intravitreale Gabe kann innerhalb weniger Tage zu einem weitgehenden Verschluss rubeotischer Gefäße auf der Iris und im Kammerwinkel führen (Abb. 6.3). Wiederholte Injektionen sollten nur in Abhängigkeit vom individuellen Verlauf erfolgen.

Praxistipp

Die adjuvante (!), intravitreale Applikation von Anti-VEGF-Antikörpern zur Behandlung der Rubeosis ist ein »Off-label-use«, aber sehr schnell und gut wirksam.

Als topische **IOD-senkende Mittel** kommen vor allem Mittel zur Senkung der Kammerwasserproduktion (Betablocker, Karboanhydrasehemmer, Alpha-2-Analoga) unter Berücksichtigung möglicher Kontraindikationen infrage. Prostaglandinanaloga sind vermutlich weniger wirksam, da erhöhte intraokulare Prostaglandinspiegel aufgrund der begleitenden entzündlichen Prozesse vorliegen. Pilocarpin ist ebenfalls nicht empfehlenswert, da es die Blut-Kammerwasser-Schranke weiter verschlechtert und bei Pupillenverengung die Ausbildung hinterer Synechien fördert.

Praxistipp

Keine Prostaglandinanaloga oder Pilocarpin beim Neovaskularisationsglaukom.

Zusätzlich zur drucksenkenden Lokaltherapie sollte eine lokale antientzündliche Therapie durchgeführt werden, da der Zusammenbruch der Blut-Kammerwasser-Schranke zu einem erhöhten Protein- und Zellgehalt im Kammerwasser führt, und entzündliche Prozesse ein wesentlicher Faktor bei der Ausbildung von Synechien sind. Am Potentesten sind Prednisolonacetat- und Dexamethason-Augentropfen, allerdings mit dem Risiko des sekundären, steroidinduzierten Druckanstiegs. Alternativ kann auf Rimexolon zurückgegriffen werden, das eine geringere drucksteigernde Potenz haben soll.

Fistulierende Eingriffe wie die **Trabekulektomie** kommen bei Patienten mit persistierender IOD-Erhöhung trotz maximaler lokaler Therapie nach Behandlung der retinalen Ischämie mit einer Panlaserkoagulation, Rückbildung der Rubeosis und überwiegend offenem Kammerwinkel infrage. Ohne Antimetaboliten oder eine andere Form der adjuvanten Therapie ist jedoch mit einer hohen Vernarbungsrate (80%) zu rechnen (Mietz et al. 1999). Selbst mit Mitomycin C (MMC) Applikation ist von einer eher reduzierten Erfolgsrate (30-60%) auszugehen.

Neue Möglichkeiten bietet die Kombination aus Trabekulektomie und anti-VEGF-Therapie. Die gleichzeitige intravitreale Gabe von Bevacizumab verbessert die Prognose der Trabekulektomie im Vergleich zu einer alleinigen Trabekulektomie. Weitgehender ist das von Alkawas und Mitarbeitern (2010) untersuchte Konzept, bei dem zunächst eine Panlaserkoagulation mit intravitrealer Gabe von Bevacizumab erfolgte und nachfolgend eine Trabekulektomie mit MMC durchgeführt wurde. Eine weitere kleine Studie von Marey und Ellakwa (2011) an 20 Augen konnte bei gleicher Vorgehensweise eine Erfolgsrate von 78% nach einem Jahr beobachten. Histopathologisch konnte in den während der Trabekulektomie entnommenen Trabekelwerksproben bei Vorbehandlung mit anti-VEGF-Hemmern geringere entzündliche und vaskuläre Veränderungen beobachtet werden. In einer weiteren kleinen Fallserie wurde zusätzlich zur intraoperativen Gabe von MMC am Operationsende zusätzlich Bevazicumab subkonjunktival appliziert.

Fasst man all die genannten Möglichkeiten der adjuvanten anti-VEGF-Therapie im Rahmen der Glaukomchirurgie neovaskulärer Glaukome zusammen, scheint sich die anti-VEGF-Therapie auch in diesem Segment allmählich zu etablieren, auch wenn zukünftige Studien noch die beste Applikationsweise herausarbeiten müssen. Die Behandlung eines frühen rubeotischen Sekundärglaukoms mit überwiegend offenem Kammerwinkel und weitgehend klaren optischen Medien scheint auf der Basis der genannten Optionen in folgender **Kombination dieser Verfahren** aktuell am Erfolg versprechendsten:

1. Suffiziente panretinale Laserkoagulation
2. Frühe intravitreale Gabe von Bevacizumab
3. Topische IOD-senkende Therapie, bei Scheitern nachfolgende Trabekulektomie mit MMC.

Praxistipp

Therapie des frühes Neovaskularisationsglaukom
= Panlaserkoagulation + intravitreal Anti-VEGF + topische Glaukomittel und ggf. nachfolgende Trabekulektomie mit MMC.

Gelingt keine ausreichende Panlaserkoagulation (1.200 bis 1.600 Herde), kann zusätzlich eine periphere, retinale Kryotherapie oder transsklerale Zyklophotokoagulation erfolgen. Die **panretinale Kryotherapie** stellt durchaus eine effektive Behandlungsmethode zur Rückbildung einer Rubeosis und IOD-Kontrolle bei frühen Neovaskularisationsglaukomen dar. Es wurde über eine IOD-Kontrolle bei 82% der Patienten ein Jahr nach panretinaler Kryotherapie berichtet.

Aufgrund der guten technischen Entwicklung stellt die **Pars-plana-Vitektomie** (mit/ohne Lentektomie) und **Endolaserphotokoagulation** heute die Methode der Wahl dar zur Behandlung proliferativer Retinopathien mit Progression von Rubeosis und Retinopathie nach unzureichender bzw. therapeutisch nicht ausreichend wirksamer Panlaserkoagulation. Bei Glaskörpertrübungen kann sie bereits sehr früh notwendig werden. Bei dieser Vorgehensweise (Vitrektomie ohne Endotamponade) ist allerdings mit einer weiter erhöhten Konzentration von VEGF im Glaskörperraum zu rechnen. Ein rubeotisches Sekundärglaukom mit progressiver, proliferativer Retinopathie nach insuffizienter Panlaserkoagulation wird deshalb in der Regel eine so genannte antiproliferative Chirurgie benötigen. Diese beinhaltet eine Pars-plana-Vitrektomie, Endolaserphotokoagulation von Retina und Ziliarkörper sowie eine **Endotamponade mit Silikonöl.** Bartz-Schmidt et al. (1999) berichteten bei dieser Vorgehensweise über eine IOD-Normalisierung bei 72% der behandelten Patienten mit unkontrolliertem rubeotischen Sekundärglaukom bei proliferativer diabetischer Retinopathie oder Zentralvenenverschluss. Die Silikonöltamponade verhindert postoperative Komplikationen und separiert den vorderen und hinteren Augenabschnitt voneinander.

Praxistipp

Rubeotisches Sekundärglaukom, (Glaskörpertrübungen) und proliferative Retinopathie bei insuffizienter Panlaserkoagulation bedürfen einer Pars-plana-Vitrektomie/Endolaserkoagulation/Endotamponade mit Silikonöl.

Bei Scheitern einer Trabekulektomie kann eine translimbale Implantation eines Drainageröhrchens (Molteno, Baerveldt, Ahmed) oder eine transsklerale Zyklophotokoagulation durchgeführt werden. Die translimbale Implantation eines Drainageimplantats ist prinzipiell geeignet für Patienten ohne vollständige Verlegung des Kammerwinkels. Mermoud und Mitarbeiter (1993) berichteten über eine Erfolgsrate nach Einsetzen eines (»single plate«) Molteno-Implantats bei 60 Augen mit rubeotischem Glaukom von 62% nach einem Jahr und 10% nach 5 Jahren. 48% der Augen erblindeten, 18% entwickelten eine Phthisis bulbi. Die Autoren empfahlen die Methode deshalb nur bei Augen mit dem Behandlungsziel der Schmerzfreiheit und Vermeidung einer Enukleation.

Die **transsklerale Zyklophotokoagulation** kann bei einem deutlich geringeren Risiko von Komplikationen besonders bei älteren Patienten erfolgreich eingesetzt werden. Vergleichbare Erfolgsraten nach Zyklophotokoagulation versus Trabekulektomie beim Neovaskularisationsglaukom wurden berichtet (► Abschn. 6.3 und ► Abschn. 6.4).

6.3 Therapie des fortgeschrittenen rubeotischen Sekundärglaukoms (Winkelblocktyp)

Das fortgeschrittene rubeotische Glaukom ist durch den (sub)totalen Kammerwinkelverschluss durch exzessive vordere Synechierung (sekundärer Winkelblock) gekennzeichnet (◘ Abb. 6.1c und ◘ Abb. 6.2b). Der typische Spaltlampenbefund zeigt eine ausgeprägte Rubeosis iridis (◘ Abb. 6.4), die im Folgenden mit einem Verlust der normalen Irisarchitektur durch Ausbildung einer fibrovaskulären Membran einhergeht. Weitere Sekundärkomplikationen sind eine Pupillenverziehung, Ectropium uveae, Heterochromie, hintere Synechien, Katarakt, bandförmige Hornhautdegeneration.

Ein überwiegend verschlossener Kammerwinkel wird in der Regel mit einer bleibenden IOD-Erhöhung einhergehen, selbst wenn eine suffiziente Behandlung der retinalen Ischämie und ein Rückgang der Rubeosis erreicht werden. Auch die topische, medikamentöse Glaukomtherapie wird in dieser Situation häufig scheitern. Zu bevorzugen sind prinzipiell kammerwasserreduzierende Mittel wie bei der frühen Form des Neovaskularisationsglaukoms (► Abschn. 6.2).

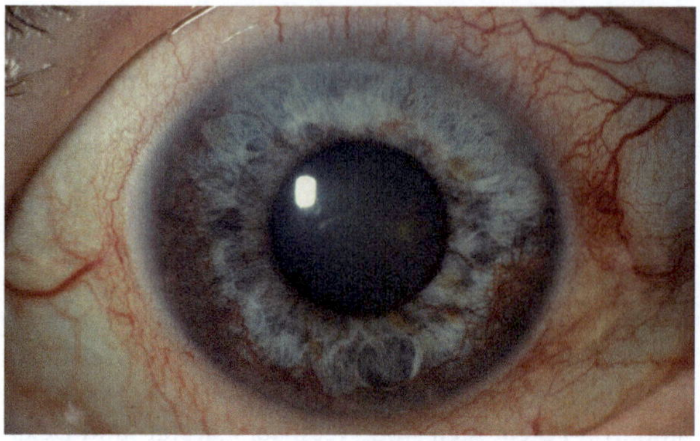

◘ **Abb. 6.4** Ausgeprägte Rubeosis vor allem der peripheren Iris und des Kammerwinkels bei proliferativer diabetischer Retinopathie. (Aus Schlote et al. 2007)

Für das sekundäre Winkelblockglaukom steht nach suffizienter Behandlung der retinalen Ischämie durch panretinale Laserkoagulation die **transsklerale Zyklophotokoagulation** zur Verfügung. In der Literatur sind Erfolgsraten zwischen 56% und 87% bei einer Nachbeobachtungszeit von 1 bis 5 Jahren beschrieben worden. Wiederholte Behandlungen sind bei 40% bis 50% der Patienten notwendig. Gegenüber anderen Glaukomformen besteht möglicherweise ein erhöhtes Risiko der Hypotonie und Phthisis, da die jeweils individuell erforderliche Dosis bei Vorliegen eines Kammerwinkelverschlusses kaum abschätzbar ist. Die wiederholte Behandlung scheint insgesamt die sinnvollere Vorgehensweise als eine forcierte Erstbehandlung.

Bei aktiver proliferativer Retinopathie wird die Zyklophotokoagulation (endo- oder transskleral) häufig in Kombination mit einer Pars-plana-Vitrektomie, Endolaserphotokoagulation und Silikonöltamponade notwendig sein (s. antiproliferative Chirurgie unter ► Abschn. 6.2)

Die transsklerale Zyklophotokoagulation bleibt weiter eine gute Option bei Patienten mit langfristiger Silikonöltamponade und Sekundärglaukom. Beschrieben wurden Erfolgsraten um 50%. Möglicherweise erhöhen mehrfache, vorhergehende vitreoretinale Eingriffe das Risiko einer späteren Bulbushypotonie nach Diodenlaser-Zyklophotokoagulation.

Trotzdem wird ein Teil der Patienten mit rubeotischem sekundären Winkelblockglaukom mit den oben genannten Möglichkeiten nicht ausreichend therapierbar sein. Eine Möglichkeit bieten hier die **Pars-plana modifizierten Drainageimplantate** (◘ Abb. 6.5). Für das modifizierte Baerveldt-Implantat wurden hohe Erfolgsraten von bis zu 90% bei sekundären Winkelblockglaukomen beschrieben.

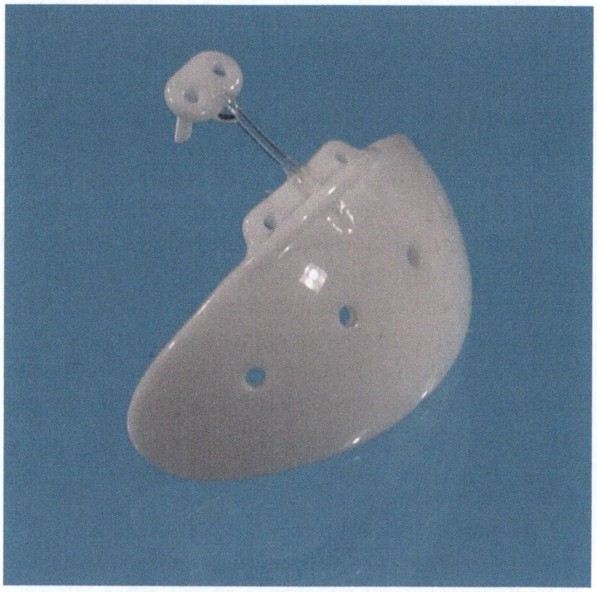

Abb. 6.5 Pars-plana Baerveldt Drainageimplantat mit Hofmann-Ellbogen. (Aus Schlote et al. 2007)

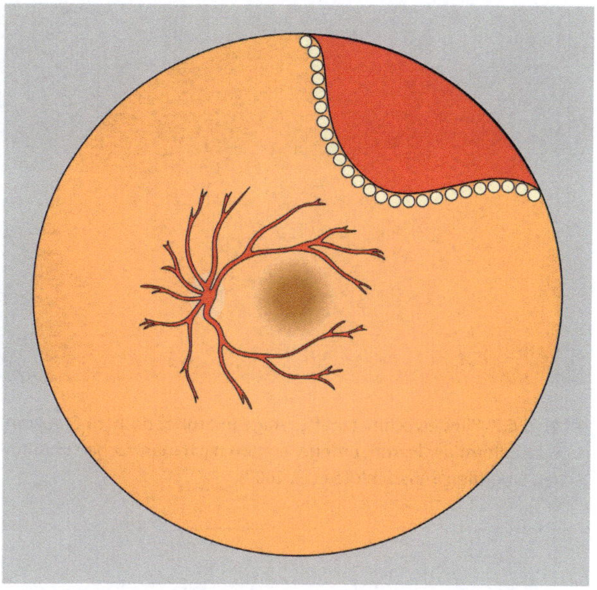

Abb. 6.6 Retinektomie im tempero-superioren Quadranten der Retina. (Aus Schlote et al. 2007)

Alternativ kann das modifizierte Ahmed Glaucoma Valve mit Pars-plana-Clip verwendet werden. In einer Pilotstudie wurde dieses nach vorheriger separater Vitrektomie und nach Scheitern der Zyklophotokoagulation bei sekundären Winkelblockglaukomen verschiedener Genese implantiert und führte zu einer IOD-Regulation (<21 mmHg) bei 91% der Patienten innerhalb des ersten Jahres. In einer weiteren Studie wurde bei 18 Augen mit Neovaskularisationsglaukom zeitgleich eine Vitrektomie, panretinale Laserkoagulation und Implantation einer Pars-plana Ahmed Valve durchgeführt. Insgesamt erreichten rund 72% der Augen einen IOD zwischen 5 und 21 mmHg. Bei der Implantation von Drainageimplantaten muss im Besonderen auf frühe und zeitliche etwas verzögerte (2 Monate postoperative) Druckspitzen geachtet werden. Ein größerer Teil der Patienten wird auch postoperativ mittelfristig eine zusätzlich drucksenkende Tropfentherapie benötigen.

Praxistipp

Pars-plana modifizierte Drainageimplantate sind bei vorheriger oder zeitgleicher Durchführung einer Pars-plana-Vitrektomie eine gute Option zur Senkung des IOD bei sekundären Winkelblockglaukomen.

Cave!
Druckspitzen nach Einsetzen von Drainageimplantaten in den ersten postoperativen Monaten!

Als letzte Möglichkeit der IOD-Senkung steht die **Retinektomie** zur Verfügung (Abb. 6.6). Bei der Retinektomie mit intraokularer Gastamponade zeigten 5 Jahre nach dem Eingriff 53% aller behandelten Augen einen IOD im Normbereich. Andererseits entwickelten 48% der Augen retinale Komplikationen. Das Risiko retinaler Komplikationen kann wahrscheinlich durch Kombination mit einer zeitlich begrenzten Silikonöltamponade deutlich verringert werden.

6.4 Glaucoma absolutum mit Schmerzen

Das primäre Ziel der Behandlung eines blinden, schmerzhaften Auges liegt in der Beschwerdefreiheit bei gleichzeitig kosmetisch akzeptabler Situation (Abb. 6.7).

Grundsätzlich ist zu beachten, dass die Schmerzen bei einem blinden Auge mehrere Gründe haben können:

- Schmerzen aufgrund eines erhöhten IOD
- Schmerzen aufgrund eines Ziliarkörperspasmus bei persistierender intraokularer Entzündung
- Schmerzen aufgrund einer Oberflächenproblematik

Bei **schmerzinduzierendem, erhöhten IOD** wird eine topische medikamentöse Therapie der erste Therapieschritt sein. Ein nicht kleiner Teil der Patienten wird aber so nicht ausreichend behandelbar sein. Die **transsklerale Zyklophotokoagulation** hat sich als gute Methode zur Reduktion des IOD, aber auch zur Reduktion

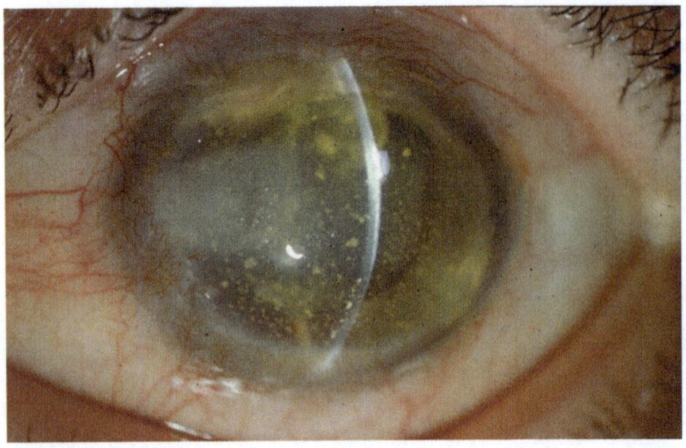

Abb. 6.7 Blindes, schmerzhaftes Auge mit rubeotischem Glaukom und bandförmiger Hornhautdegeneration nach mehrfachen chirurgischen Eingriffen. (Aus Schlote et al. 2007)

der Schmerzen (selbst wenn der IOD nicht oder nur graduell sinken sollte) bewährt. Martin und Broadway (2001) konnten über eine Beseitigung von Schmerzen bei 95% der Patienten nach Diodenlaser-Zyklophotokoagulation berichten. Die Schmerzreduktion war signifikant assoziiert mit einer IOD-Senkung über 30% des Ausgangswertes. Ein intraokularer Eingriff sollte wenn möglich vermieden werden, da bei diesen Augen wegen der schwierigen Ausgangssituation nicht beherrschbare Komplikationen auftreten können und ein (wenn auch niedriges) Risiko einer sympathischen Ophthalmie eingegangen wird.

Alternativ oder bei Scheitern anderer Behandlungsmöglichkeiten kann eine retrobulbäre Injektion von Alkohol oder **Chlorpromazin** (nicht mehr zugelassen in der Bundesrepublik Deutschland) erwogen werden. Es wurde über eine Erfolgsrate von 80% nach Retrobulbärinjektion von 1-2 ml Chlorpromazin (25 mg/ml) berichtet. Mehr als 50% der Patienten blieben länger als 1 Jahr schmerzfrei.

Die **Enukleation** bleibt die Ultima Ratio und bewirkt eine Schmerzbeseitigung bei den meisten Patienten (>90%). Dies gilt insbesondere für Fälle einer beginnenden schmerzhaften Phthisis.

Ein **entzündungsbedingter Schmerz** muss auch antientzündlich angegangen werden, wobei hier auf eine mögliche infektiöse Genese (z.B. bakterielle Hornhautinfiltrate) zu achten ist. Fehlen Hinweise auf eine infektiöse Genese, kommen bei intraokularer Entzündungsreaktion topische Kortikosteroide mit hoher Wirkpotenz (Dexamethason, Prednisolonacetat) in Kombination mit Zykloplegika in Frage. Eine beginnende schmerzhafte Phthisis kann gelegentlich auch auf eine systemische Kortikosteroidtherapie ansprechen. Die seltene, nichtinfektiöse Skleritis (die auch Teil einer Phthisis sein kann) kann ebenfalls mit einer systemischen Kortikosteroidtherapie über mehrere Wochen erfolgreich behandelbar sein. Es handelt sich hier jeweils um Einzelfallentscheidungen, für die es es keine allgemein gültigen Richtlinien gibt.

Schmerzen aufgrund einer Oberflächenproblematik beinhalten die Benetzungsstörung, Dekompensation der Hornhaut, bandförmige Hornhautdegeneration und tropische Hornhautulzera. In Frage kommen Tränenersatzmittel, Serum-Augentropfen, Verbandslinsen, Entfernung einer Hornhautbanddegeneration, oder die Amnionmembrantransplantation zur Deckung trophischer Hornhautulzera bis hin zur Bindehautdeckung oder partiellen bis kompletten Tarsorhaphie.

Fazit für die Praxis

Die Behandlung eines rubeotischen Sekundärglaukoms schließt sich zunächst der Therapie der Grunderkrankung an, wobei es sich vor allem um eine retinale Ischämie unterschiedlicher Genese handelt.

Bei frühen Formen des rubeotischen Glaukoms kann die konsequente panretinale Laserkoagulation eine IOD-Normalisierung bewirken. Die frühe intravitreale Gabe von Anti-VEGF-Faktoren scheint diesen Prozess wirksam zu unterstützen. Bei weiter persistierender IOD-Erhöhung trotz Lokaltherapie nach gelungener Behandlung der retinalen Ischämie scheint die Trabekulektomie mit Mitomycin C die Erfolg versprechendste Operationsmethode. Progrediente neovaskuläre Glaukome mit unzureichender Behandlung der retinalen Ischämie bedürfen einer antiproliferativen Chirurgie (Vitrektomie, Endolaser, Silikonöltamponade).

Das rubeotische Glaukom mit verschlossenem Kammerwinkel kann bei ausreichender retinaler Laserkoagulation mittels transskleraler Zyklophotokoagulation behandelt werden, da die topische medikamentöse Therapie zumeist nicht ausreichend ist. Bei Progredienz des proliferativen Geschehens wird eine antiproliferaitve Chirurgie erforderlich sein. Lässt sich der IOD trotz vorgenannter Möglichkeiten nicht beherrschen, stellen die Drainageimplantate via Pars plana eine gute Behandlungsmöglichkeit mit relativ hoher Erfolgsaussicht dar.

Beim blinden, schmerzhaften Glaukomauge richtet sich der Therapieansatz nach der Ursache der Schmerzen, die entzündungsbedingt, IOD-bedingt, oder durch Oberflächenprobleme bedingt sein können. Die Enukleation bleibt die Ultima Ratio.

Die Behandlung des neovaskulären Glaukoms befindet sich insgesamt in einem interessanten Entwicklungsprozess, wobei z.B. die weitere Optimierung der Anti-VEGF-Therapie und der Drainageimplantate wichtige Ansatzpunkte für eine Verbesserung der Prognose bei diesen schwierigen Glaukomen bieten.

Literatur

Alkawas AA, Shahien EA, Hussein AM (2010) Management of neovascular glaucoma with panretinal photocoagulation, intravitreal bevacizumab, and subsequent trabeculectomy with mitomycin C. J Glaucoma 19: 622-626

Bartz-Schmidt KU, Thumann G, Psichias A, Krieglstein GK, Heimann H (1999) Pars plana vitrectomy, endolaser coagulation of the retina and the ciliary body combined with silicone oil endotamponade in the treatment of uncontrolled neovascular glaucoma. Graefes Arch Clin Exp Ophthalmol 237:969-975

Browning DJ, Scott AQ, Peterson CB, Warnock J, Zhang Z (1998) The risk of missing angle neovascularisation by omitting screening gonioscopy in acute retinal vein occlusion. Ophthalmology 105:776-784

Chalam KV, Gandham S, Gupta S, Tripathi BJ, Tripathi RC (2002) Pars plana modified Baerveldt implant versus Neodymium:YAG cyclophotocoagulation in the management of neovascular glaucoma. Ophthalmic Surg Lasers 33:383-393.

Chen TC, Ahn Yuen SJ, Sangalang MA, Fernando RE, Leuenberger EU (2002) Retrobulbar chlorpromazine injections for the management of blind and seeing painful eyes. J Glaucoma 11:209-213

Chen CH, Lai IC, Wu PC, Chen YH, Lee JJ, Liu YC, Kuo HK (2010) Adjunctive intravitreal bevacizumab-combined trabeculectomy versus trabeculectomy alone in the treatment of neovascular glaucoma. J Ocul Pharmacol Ther 26: 111-118

Choi JY, Choi J, Kim YD (2010) Subconjunctival bevacizumab as an adjunct to trabeculectomy in eyes with refractory glaucoma: a case series. Korean J Ophthalmol 24: 47-52

Faghihi H, Hajizadeh F, Mohammadi SF, Kadkhoda A, Peyman GA, Riazi-Esfahani M (2007) Pars plana Ahmed valve implant and vitrectomy in the management of neovascular glaucoma. Ophthalmic Surg Lasers Imaging 38:292-300

Grisanti S, Biester S, Peters S, Tatar O, Ziemssen F, Bartz-Schmidt KU and the Tuebingen Bevacizumab Study Group. Intracameral Bevacizumab for iris ruebosis. Am J Ophthalmol 2006; 142: 158-160

Joussen AM, Walter P, Jonescu-Cypers CP, Koizumi K, Poulaki V, Bartz-Schmidt KU, Krieglstein GK, Kirchhof B (2003) Retinectomy for treatment of intractable glaucoma: long term results. Br J Ophthalmol 87:1094-1103

Leszczynski R, Domanski R, Forminska-Kapuscik M, Mrukwa-Kominek E, Rokita-Wala I (2009) Contact transscleral cyclophotocoagulation in the treatment of neovascular glaucoma: a five-year follow-up. Med Sci Monit 15: BR84-87

Mandal AK, Majji AB, Mandal SP, Das T, Jalali S, Gothwal VK, Jain SS, Nutheti R (2002) Mitomycin-C augmented trabeculectomy for neovascular glaucoma. A preliminary report. Indian J Ophthalmol 50:287-293

Marey HM, Ellakwa AF (2011) Intravitreal bevacizumab with or without mitomycin C trabeculectomy in the treatment of neovascular glaucoma. Clin Ophthalmol 5: 841-845

Martin KR, Broadway DC (2001) Cyclodiode laser therapy for painful, blind glaucomatous eyes. Br J Ophthalmol 85:474-476

Mermoud A, Salmon JF, Alexander P, Straker C, Murray AD (1993) Molteno tube implantation for neovascular glaucoma. Long-term results and factors influencing the outcome. Ophthalmology 100: 897-902

Schlote T, Bartz-Schmidt KU (2007) Treatment of rubeotic secondary glaucoma. In: Joussen AM, Gardner TW, Kirchhof B, Ryan SJ (Hrsg) Retinal Vascular Disease. Springer Berlin Heidelberg, p 274-282

Schlote T, Derse M, Rassmann K, Nicaeus T, Dietz K, Thiel H-J (2001) Efficacy and safety of contact transscleral diode laser cyclophotocoagulation for advanced glaucoma. J Glaucoma 10: 294-301

Schlote T, Ziemssen F, Bartz-Schmidt KU (2006) Pars-plana-modified Ahmed Glaucoma Valve for treatment of refractory glaucoma: a pilot study. Graefes Arch Clin Exp Ophthalmol 244: 336-341

Seitz B, Gruterich M, Cursiefen C, Kruse FE (2005) Konservative und chirurgische Behandlung der neurotrophen Keratopathie. Ophthalmologe 102:15-26

Sivagnavel V, Ortiz-Hurtado A, Williamson TH (2005) Diode laser transscleral cyclophotocoagulation in the management of glaucoma in patients with long-term intravitreal silicone oil. Eye 19:253-257

Wakabayashi T, Oshima Y, Sakaguchi H, Ikuno Y, Miki A, Gomi F, Otori Y, Kamei M, Kusaka S, Tano Y (2008) Intravitreal bevacizumab to treat iris neovascularisation and neovascular glaucoma secondary to ischemic retinal diseases in 41 consecutive cases. Ophthalmology 115: 1571-1580

Pharmakologische Ansätze in der Behandlung retinaler Gefäßerkrankungen

F. Ziemssen

Die Verfügbarkeit moderner Medikamente hat zu einem exponentiellen Anstieg der intravitrealen Pharmakotherapie geführt. Schon allein deshalb ist das Wissen um pharmakologische Prinzipien, die korrekte Durchführung sowie relevante Risiken des Eingriffs von großer Bedeutung für die klinische Routine.

7.1 Einleitung

Während früher allein Medikamente des vorderen Augenabschnitts – insbesondere Augentropfen – den Markt der ophthalmologischen Präparate dominiert haben, spielen retinale Strukturen als Angriffspunkte eine zunehmende Rolle. Obwohl das Konzept, den Glaskörper als Medikamentenreservoir oder Depot zu nutzen, ursprünglich schon von Machemer (PVR-Prophylaxe) stammt, wurden die ersten Erfahrungen mit der intravitrealen Pharmakotherapie hauptsächlich in der Behandlung infektiöser Retiniden und Endophthalmitiden weiterentwickelt. Indem Erreger wie Bakterien oder Cytomegalieviren direkt am Ort der Erkrankung behandelt wurden, konnte die systemische Exposition und so auch die Nebenwirkungen reduziert werden. Gleichzeitig kann die Dosis an die okulären Anforderungen angepasst werden, weil die Blut-Netzhaut-Schranke der retinalen Gefäße nicht mehr zu überwinden ist. Nach kristalloiden Wirkstoffen, die definierte Mengen entsprechend des Löslichkeitsprodukts abgeben, stehen heute ausgeklügelte Drug-Release-Systeme für den Glaskörperraum zur Verfügung.

Den rasanten Durchbruch verdankt die medikamentöse Therapie aber auch der Entwicklung zielgerichteter Biologika. Weil eine Affektion der retinalen Gefäße nicht zuletzt den ophthalmologischen »Volkserkrankungen« zu Grunde liegt, waren es die VEGF-Inhibitoren, die weltweit neue Therapiemaßstäbe mit der intravitrealen operativen Medikamentenapplikation (IVOM) setzten. Schätzungen gehen davon aus, dass in den westlichen Industrieländern mittlerweile mindestens 300 IVOMs/100.000 Einwohner und Jahr erfolgen.

7.2 Pharmakodynamische Prinzipien

Das Verständnis von biochemischen Abläufen erlaubt es, das gerichtete Angreifen eines Pharmakons an ein Molekül zu planen. Die Zielstruktur eines Medikaments ist dabei nicht notwendigerweise das retinale Gefäß selbst, sondern z.B. bei Infektionen ein Fremdorganismus. Neben Stoffen, die mit Membranproteinen und Ionenkanälen interagieren, sind Substanzen zu berücksichtigen, die intrazellulär binden (Zytoskelett, Promotoren). Die biotechnologischen Fortschritte ermöglichen es heute, ein Medikament so zu designen, das es zielgerichtet ein Zytokin, ein Rezeptormolekül oder den entscheidenden Botenstoff eines Signaltransduktionswegs beeinflusst. Die **Rezeptoren** werden grob in mindestens vier verschiedene funktionelle Familien eingeteilt:

1. Typ-1-Rezeptoren sind Membranproteine, die mit einem Ionenkanal verbunden sind (Rezeptor eines Neurotransmitters)
2. Bei Typ-2-Rezeptoren wird die biologische Wirkung zwischen Membranprotein und Enzym oder Kanal durch ein G-Protein vermittelt
3. Die Signalweitergabe an den Typ-3-Rezeptoren erfolgt typischerweise durch ein direkt gebundenes Enzym oder inhärente enzymatische Aktivität (Phosphorylierung des Insulinrezeptors)
4. Typ-4-Rezeptoren sind wiederum im Zellkern oder Zytoplasma lokalisiert und beeinflussen dort die Genexpression (Steroidrezeptoren)

Die räumliche Organisation ist dafür verantwortlich, dass es trotz überlappender Botenstoffe und interagierender Signalwege (Crosstalk) nicht zu einem völligen Durcheinander kommt.

Entsprechend der Wirkung werden Medikamente in

- Agonisten,
- Antagonisten,
- partielle Agonisten,
- inverse Agonisten und
- allosterische Modulatoren

unterschieden. Es ist wichtig, zwischen der Wirkstärke oder **Potenz** einer Substanz, die angibt, welche minimalen Dosen nötig sind, um einen gewünschten Effekt zu erzielen, und dem Maximaleffekt eines Wirkstoffs zu differenzieren. Einzelne Individuen können sich in dieser Dosiswirkungsbeziehung, die mit der mittleren Effektivdosis ED_{50} beschrieben werden kann, erheblich unterscheiden. Für das therapeutische Fenster eines Medikaments ist vor allem die Spanne zwischen wirksamem Bereich und negativen Effekten von Bedeutung. Bei den sogenannten Biologika steht auf Seiten der Toxizität die Antigenität zunehmend im Blickfeld (Anaphylaxie und Tachyphylaxie durch Antikörper).

In Bezug auf die Pharmakodynamik muss man zum Teil multiple Mechanismen eines einzelnen Wirkstoffs berücksichtigen (**Pleiotropie**). Diese können durch verschiedene Zielstrukturen bedingt sein, die auch ein zeitlich abweichendes Ansprechen (früh – spät) erklären können (◘ Tab. 7.1). Die Spezifität der Effekte muss genauso beachtet werden wie Reversibilität (Bindungsaffinität) und Kompetition mit anderen Bindungsepitopen (Spare-Rezeptor).

Tab. 7.1 Grundlegende pharmakodynamische Effekte an vaskulären Zielstrukturen.

Pharmako-dynamische Effekte	Zelluläre und molekulare Zielstrukturen
Anti-proliferativ	Müllerzellen/Glia, Gefäßendothel, Makrophagen
Anti-inflammatorisch	Lymphozyten, Makrophagen, Komplementfaktoren, Zytokine
Anti-exudativ	Zellkontakte, Proteasen
Rheologisch	Thrombozyten, Gerinnungsfaktoren, Membranproteine des Endothels (Integrine/Selektine), (lytische) Proteasen

7.3 Pharmakokinetik in der Behandlung retinaler Gefäßerkrankungen

Wichtige Nachteile der **topischen Applikation** bleiben die geringe okuläre Bioverfügbarkeit, daher auch die Notwendigkeit einer häufigen Behandlung, die pulsatile Penetration, die systemische Resorption durch Bindehaut und Nasenschleimhaut und die geringen Konzentrationen im hinteren Augensegment, die selbst mit besonderen Formulierungen wie Salben und Gelen und somit für den Preis einer schlechteren Optik nicht wesentlich gesteigert werden können. Die Strömung des Kammerwassers, die amphiphile Hornhaut sowie die lange Diffusionsstrecke erschweren für viele Augentropfen ein Überwinden des Iris-Linsen-Diaphragmas. Einzelne kleine Moleküle aus der pharmazeutischen Entwicklung sind in der Lage, den hinteren Augenpol zu erreichen.

Alternative Routen über den periokulären Raum wie **subkonjunktivale, subtenonale, peri- und retrobulbäre Gabe** sehen letztlich die Diffusion aus dem juxtaskleralen Raum in den hinteren Augenabschnitt vor. Bezogen auf die gesamte Oberfläche der Sklera (16-17 cm^2) ist eine Penetration vor allem im Äquatorbereich durch die niedrige Skleradicke (0,4 mm) aussichtsreich. Episklerale Exoplants sind meist zur Bindehaut hin verkapselt, um die systemische Resorption zu verringern. Lipophile und kleine Moleküle können das dichte Bindegewebe gut penetrieren. Für Stoffe mit höherem Molekulargewicht nimmt die Permeabilität der Sklera mit dem Alter ab. Allerdings ist auch die starke Aderhautperfusion zu beachten und die Barriere des Pigmentepithels zu überwinden.

Neben der **systemischen Verabreichung** bleibt somit die intraokulare Gabe unmittelbar in den Glaskörperraum ein probates Mittel, um die statischen (korneoskleral) und dynamischen (konjunktival) Barrieren zu umgehen. Hohe Wirkstoffdosen und systemische Exposition können so vermieden werden.

7.3.1 Glaskörperraum als »Reservoir«

Der Glaskörper macht mit 3,8-5 ml mehr als ⅔ des Augenvolumens aus. Abgesehen vom hohen Wassergehalt (98%) stellt Hyaluronsäure den wichtigsten Bestandteil dar, indem diese eine mehrfach höhere Viskosität gegenüber physiologischer Kochsalzlösung bewirkt. Entsprechend ist die Diffusionsgeschwindigkeit intravitreal eingebrachter Wirkstoffe gegenüber einer wässrigen Lösung verringert. Die Viskosität des Glaskörpers zeigt allerdings deutliche örtliche Unterschiede. Der zentrale Glaskörper weist in der mittleren Ebene den Cloquetschen Kanal auf, der als embryologisches Relikt (Regression der Arteria hyaloidea) einen Bereich geringerer Viskosität darstellt. Daher ist die Verteilung injizierter Substanzen von der genauen Lokalisation und Injektionsrichtung abhängig. Normalerweise zeigt der Glaskörper vorne an der sogenannten Basis, die als 3-4 mm breites Band jeweils zur Hälfte der peripheren Netzhaut und der Pars plana anhaftet, die stärkste Adhärenz mit der Augenwand.

7.3.2 Elimination und Verteilung intravitrealer Medikamente

Die Elimination und Verteilung der Wirkstoffe hängt wesentlich von deren chemischen Eigenschaften und der Verfügbarkeit aktiver Transportmechanismen ab. Lipophile Substanzen wie Fluorescein oder Dexamethason verlassen den Glaskörperraum überwiegend durch Netzhaut und Aderhaut (Abb. 7.1). Für die transretinale Absorption zeigt sich auf Grund der großen Diffusionsfläche meist eine kurze Halbwertszeit. Hingegen werden hydrophile Stoffe durch die Hinter- bzw. Vorderkammer drainiert. Je weiter nach hinten der Wirkstoff in den Glaskörperraum eingegeben wird, umso langsamer ist die Konvektion zum Trabekelwerk. Die Konzentrationen können insbesondere in pseudo- und aphaken Augen schnell absinken. Eine Störung der Blut-Netzhaut-Schranke beschleunigt in der Regel den Abtransport der Medikamente.

7.3.3 Blut-Netzhaut-Schranke

Die Barriere zwischen Blut und okulärem Gewebe wird vor allem durch das Endothel der retinalen Gefäße (innere Blut-Netzhaut-Schranke) und das Pigmentepithel (äußere Blut-Netzhaut-Schranke) gebildet und soll die Homöostase des neurosensorischen Gewebes sichern.

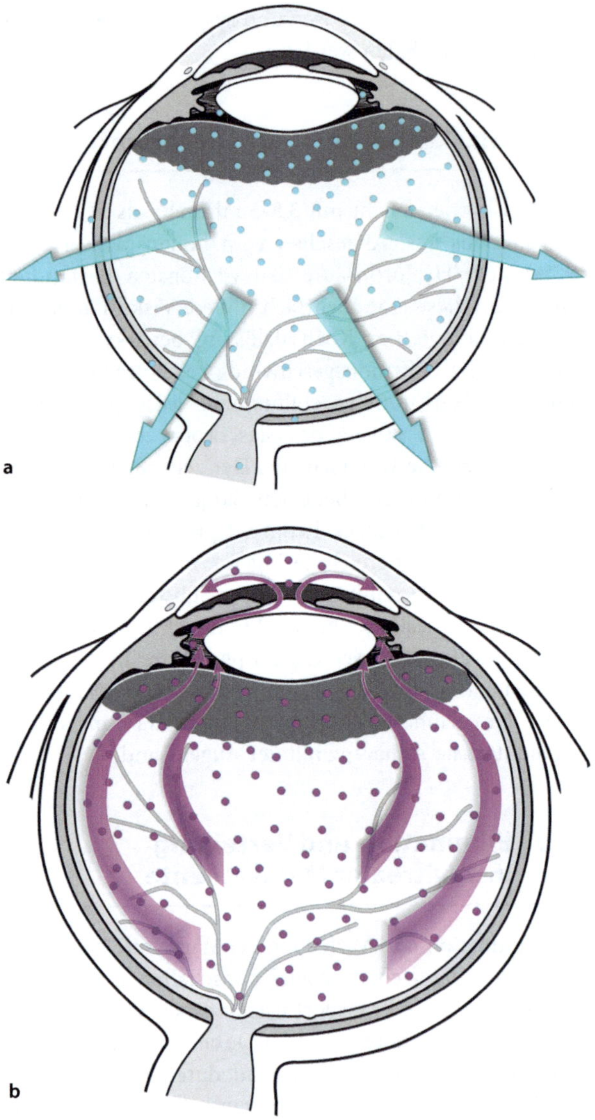

Abb. 7.1 a Hydrophobe Wirkstoffen verlassen den Glaskörperraum vorwiegend durch die Netzhaut. **b** Für wasserlösliche Medikamente ist die Drainage durch die Vorderkammer meist von größerer Bedeutung als der Abtransport über retinale und choridale Gefäße

Ultrastrukturell erinnern vor allem die retinalen Gefäße an die Blut-Hirn-Schranke (Abb. 7.2). Tight junctions und multiple interzelluläre Membranproteine formieren den junktionalen Komplex, der in der physiologischen Situation einen Stofftransport an der Endothelzelle vorbei verhindert und eine strenge Abgrenzung zwischen basaler und luminaler Seite bewirkt. Unterhalb des Pigmentepithels ergibt sich noch eine besondere Situation durch das gefensterte Endothel der Choriocapillaris.

Nach wie vor liegen für viele Substanzen lediglich pharmazeutische Spiegelbestimmungen aus dem Glaskörper vor, ohne dass die genauen Eliminationsmechanismen und -kinetiken genau verstanden werden. Die Ausstattung des Endothels mit multiplen Transportproteinen lässt erkennen, dass sowohl der regulierte Influx von Metaboliten und Vitaminen (GLUT1, MCT1, LAT, SR-BI) als auch der kontrollierte Efflux von Fremdstoffen höheren Molekulargewichts (MDR1, ABCG2) vorwiegend aktive Prozesse darstellen. Somit spielen energieabhängige Resorptions- und Transzytosevorgänge für die Absorption eines Medikaments eine wichtige Rolle und weniger die passive Diffusion entlang eines Konzentrationsgradienten wie früher angenommen. Besonders plastisch wird die strenge Kompartimentierung an den Kontrollmechanismen, die der Diapedese von Leukozyten – selbst in der Situation einer Entzündung – noch vorgeschaltet sind. Vor der Migration von Leukozyten durch die Blut-Netzhaut-Schranke werden die initialen Interaktionen durch Selektine vermittelt. Eine Aktivierung wird durch G-Protein gekoppelte Rezeptoren ausgelöst. Konformationsänderungen von Integrin-Molekülen bewirken eine größere Adhäsion am Endothel. Eine strikte Kompartimentierung wird durch Membranproteine der retinalen Gefäße erreicht. Die Diapedese wird dann durch Chemokine und Metalloproteinasen unterstützt. Proinflammatorische Zytokine und Nitrit (NO) können mit einem vollständigen Verlust der Barrierefunktion (»Schrankenstörung«) verbunden sein.

Im Bereich des Ziliarkörpers, der sogenannten Blut-Kammerwasser-Schranke, dominiert der Einstrom von Flüssigkeit, die in das posteriore Segment aktiv sezerniert wird. Viele systemisch verabreichte Medikamente erreichen über die Ziliarkörper- und Irisgefäße meist besser den (vorderen) Glaskörper als über die retinalen Gefäße.

7.3.4 Moderne Drug-Delivery-Systeme

Häufige und multiple Injektionen haben nicht nur wegen spitzer Nadeln und möglicher Schmerzen eine schlechte Akzeptanz bei den Patienten. Relevante Komplikationen lassen eine strenge Indikationsstellung fordern und haben das Bemühen um eine längere Wirkungsdauer verstärkt. Die einfache Verdopplung der Dosis kann die Wirkung eines Medikaments im besten Fall um eine Halbwertszeit verlängern. Neben Verbesserungen der Bioverfügbarkeit (Viskosität, Liposomen, Prodrugs, Iontophorese) werden eine verzögerte Freisetzung und protrahierte Wirkung angestrebt.

Materialien mit einer vollständigen Biodegradation umgehen die Notwendigkeit einer späteren Entfernung oder eines permanenten Verbleibens der Implantate, zeigen aber nicht selten einen letzten unkontrollierten Anstieg (»Burst«) im Freisetzungsprofil. Polymilchsäuren (Polylactide, PLA) und Copolymere mit Glykolsäure

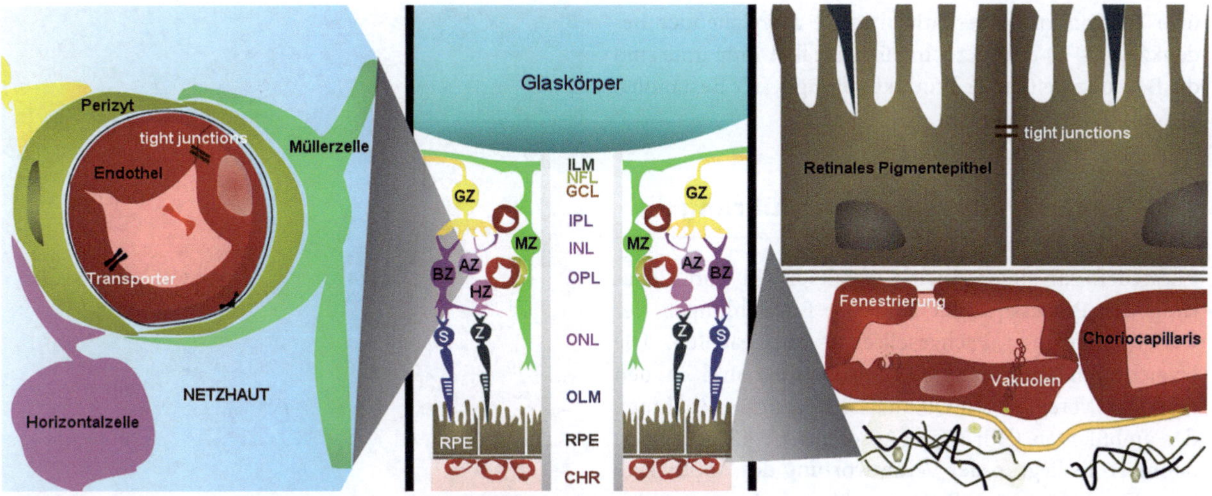

Abb. 7.2 Eine strikte Kompartimentierung wird durch Membranproteine der retinalen Gefäße erreicht. Während Perizyten Teil der inneren Blut-Netzhaut-Schranke sind (*links*), sichert ein Komplex aus Pigmentepithel und Bruchscher Membran die Integrität der äußeren Blut-Netzhaut-Schranke (*rechts*). *AZ* amakrine Zellen, *BZ* Bipolarzellen, *GZ* Ganglienzellen, *HZ* Horizintalzellen, *MZ* Müllerzellen, *S* Stäbchen, *Z* Zapfen

(PLGA) werden in die Einzelbestandteile zersetzt und letztlich im Krebszyklus zu CO_2 und Wasser abgebaut. Dadurch wird der Wirkstoff innerhalb der gesamten Matrix mittels Diffusion freigesetzt, meist aber mit einer ungleichmäßigen linearen Kinetik. Statt einer festeren Konsistenz erlaubt die Verwendung von Polyorthoesthern (POE) den Einschluss in eine visköse Matrix, die das Medikament nur an den äußeren Flächen kapazitätslimitiert freisetzt. Ozurdex (Allergan) ist beispielsweise ein zugelassenes Implantat aus PLGA, das über eine längere Zeit abfallende Konzentrationen von Dexamethason freisetzt.

Alternative Darreichungsformen wie Mikrosphären (Durchmesser: 1–1.000 mm) oder Nanosphären (1–1.000 nm) können mit Wirkstoff beladen werden. Weil Mikrosphären in den unteren Glaskörperraum absinken, verursachen sie nur eine temporäre opitsche Transparenzminderung. Der Einschluss in biologisch abbaubare Implantate kann Amino- und Nukleinsäuren auch vor endogenen Enzymen schützen und so die Stabilität und Wirkungsdauer verbessern. Allerdings bleiben der Erhalt und die Integrität empfindlicher Konformationen innerhalb der Trägersubstanz nicht zwingender Weise erhalten.

Nicht degradierbare Reservoire weisen meist eine zentrale Kammer auf, die von einer permeablen Membran (z.B. aus Polyvinylalkohol) abgetrennt ist. Die Gestaltung der umgebenden semipermeablen Membran (Polymere, Silikon) ermöglicht eine kontinuierliche Freisetzung einer definierten Menge (dosisunabhängige Eliminationskinetik). Beispiele sind Vitrasert (Ganciclovir) und Retisert (Fluocinolon, beide Bausch & Lomb), die mittels Naht fixiert werden. Daneben gibt es Reservoire, die injiziert werden (Iluvien, 3,5×0,37 mm, Alimera Sciences) oder als kleine Schraube in die Sklera gedreht werden (iIVation, SurModics). Es gibt auch Entwicklungen, die Öffnung des Reservoirs durch einen Mikrochip oder Laser zu kontrollieren.

Perspektivisch gesehen ist die Produktion oder die Hemmung von Proteinen durch nicht-viralen Gentransfer denkbar. Zwei Virusfamilien haben sich aber auch als mögliche Instrumente für den Einbau entsprechender DNA-Fragmente erwiesen: Mit adenoassoziierten Viren (AAV) und Adenoviren lässt sich eine effiziente Transkription in Photorezeptoren und RPE-Zellen erreichen. Über Vektoren mit Adenoviren kann wegen der höheren Immunogenität nur eine kürzere Expression erreicht werden, sie sind aber für größere Genfragmente besser geeignet. AAV-Systeme haben dagegen in verschiedenen Modellen eine stabile Genexpression über lange Zeiträume gezeigt und bieten den Vorteil, dass keine subretinale Injektion, sondern eine intravitreale Applikation ausreichend ist. Transfizierte Zellen (ARPE-19) können auch in kleine Kammern implantiert werden (Encapsulated Cell Technology, Neurotech), die dann Wachstumsfaktoren und Antikörper (CNTF, rHub) durch eine Membran sezernieren.

7.4 Intravitreale operative Medikamentenapplikation (IVOM)

Die Eingabe von Medikamenten in den Glaskörperraum stellt aus medizinjuristischer Sicht eindeutig einen operativen Eingriff dar. Von daher ist über die allgemeine Behandlungsinformation hinaus ein informiertes Einverständnis nach einer individuellen Eingriffsaufklärung über Risiken und Alternativen sowie ausreichender Bedenkzeit (24 h) erforderlich. Für Off-label-Präparate sind die Besonderheiten der Produkthaftung fester Bestandteil des Aufklärungsgesprächs.

7.4.1 Leitliniengerechte Durchführung

Zusätzlich zur allgemeinen Sorgfaltspflicht und Sicherung der Prozessqualität sind die Empfehlungen der wissenschaftlichen Fachgesellschaft zu beachten. Die Hygienestandards an den Eingriffsraum sind in den gesetzlich vereinbarten Qualitätssicherungsmaßnahmen der ambulanten Chirurgie (Abschnitt C, §5 und §6.4) definiert. Es liegt in der Verantwortung des Apothekers bzw. Herstellers, den Patienten über evtl. notwendige Kühlanforderungen des Wirkstoffs beim Transport hinzuweisen.

Vorbereitung

Nach der ersten Kontaktaufnahme mit Überprüfung der Patientenidentität und Behandlungsseite sollte durch eine Untersuchung des vorderen Augenabschnitts Infektionen ausgeschlossen und Risikofaktoren abgeklärt werden. Wenn eine erhebliche Erregerlast – selbst mit kommensalischen Baktereien – vorliegt, erscheint eine Vorbereitung mittels lokaler Antibiotika für einige Tage sinnvoll.

Eine ausreichende **Mydriasis** ist für die perioperative Beurteilung des Augenhintergrunds erforderlich. In der Regel ist eine **topische Anästhesie** mit Tropfen ausreichend, die Verwendung von Einzelophtiolen erscheint sinnvoll. Alternative Verfahren (Infiltrationsanästhesie, Sedierung) kommen vor allem für unruhige oder ängstliche Patienten in Frage. Weil Angst und Erregung – insbesondere vor der ersten Behandlung – den Blutdruck multimorbider Patienten erhöhen können, ist eine beruhigende Kommunikation und die Überwachung der Kreislaufparameter zu empfehlen. Allergien bzw. Unverträglichkeiten auf Jod oder Medikamente sind routinemäßig abzufragen.

Antisepsis und Injektion

Zur Prophylaxe der relevantesten Komplikation (Endophthalmitis) ist eine strenge Beachtung der hygienischen Anforderungen geboten. Wissenschaftliche Studien belegen den Nutzen der präoperativen Desinfektion mit Povidon-Jod, das nicht nur die bakterielle Flora deutlich reduzieren, sondern auch die Infektionsrate in prospektiven Untersuchungen signifikant senken konnte (◘ Abb. 7.3). Für das Ausspülen der betäubten Bindehaut wird eine 5%ige Lösung verwendet, für die äußere Lidhaut eine Konzentration von 10%. Literaturberichte deuten darauf hin, dass das Ausspülen des Bindehautsacks dem alleinigen Eintropfen der Lösung überlegen ist. Eine Alternative bei bekannten Jod- oder Kontrastmittelallergien sowie hyperthyreoter Struma sind bakterizide Desinfektionsmittel wie z.B. Octenidin.

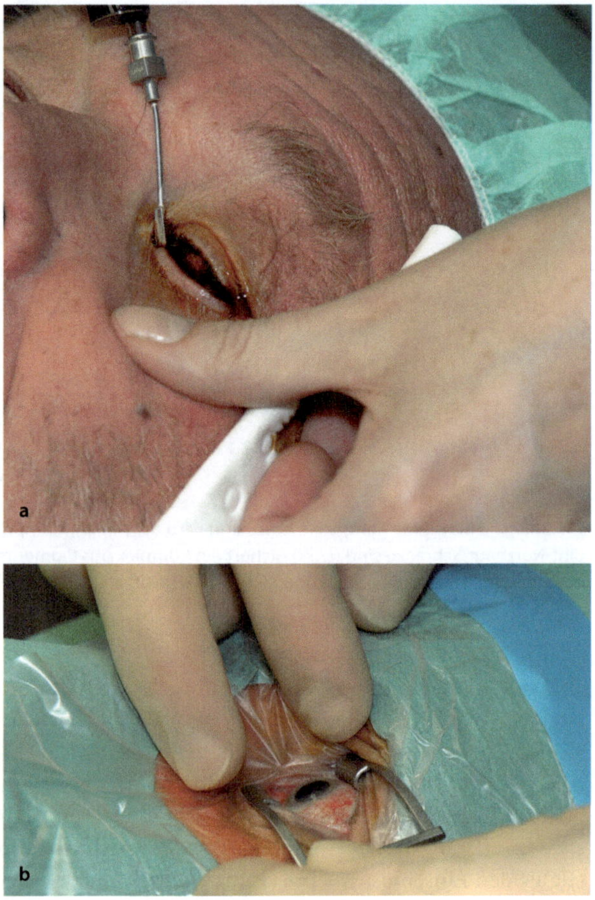

◘ **Abb. 7.3** **a** Für das sorgfältige Ausspülen der bulbären und fornikalen Bindehaut mit Povidon-Jod und das periokuläre Abstreichen ist auch eine ausreichende Einwirkzeit zu beachten (90 s). **b** Durch Abdecken und Verwendung einer Klebefolie können die Zilien aus dem Operationsgebiet gehalten werden

Nach der Entlüftung der Spritze sollte die Lokalisation in der unteren Zirkumferenz mit dem Wissen um die Anatomie der Pars plana gewählt werden (◘ Abb. 7.4). Der Aufblick des Patienten verhindert, dass sich der Bulbus bei Abwehrbewegungen (Bellsches Phänomen) gegenläufig bewegt. Eventuelle Netzhautdefekte zeigen in der unteren Hälfte eine höhere spontane Verschlussrate. Außerdem ist bei tieferliegenden Augen der inferiore Zugang besser zugänglich. Nach multiplen Injektionen oder für den Fall einer Skleromalazie kann auf lokale Verdünnungen Rücksicht genommen werden.

Vergleichende Studien haben gezeigt, dass subjektives Missempfinden und Schmerzen mit dem Durchmesser der Injektionsnadel abnehmen. Von daher empfiehlt sich

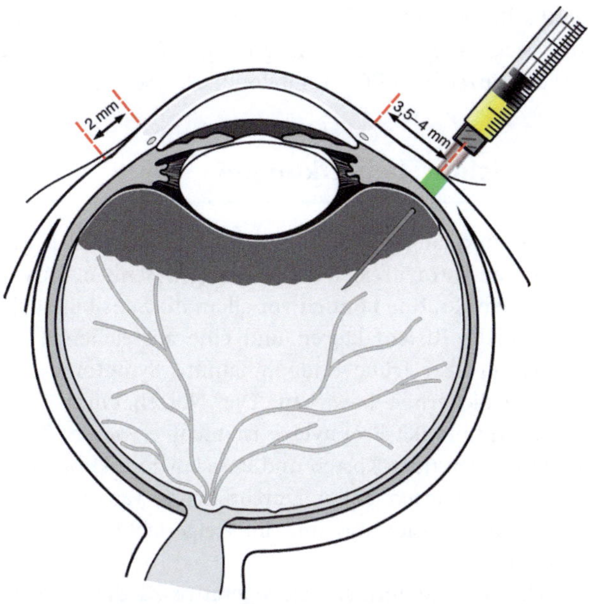

Abb. 7.4 Der Einstich erfolgt über die inferotemporale Pars plana (3,5 mm Limbusabstand) im Aufblick, um eine Verletzung von Linse oder Netzhaut zu vermeiden. Die Lage und Ausdehnung des Ziliarkörperbands (bei 2 mm) können durch Transillumination überprüft werden

ein geringer Außendurchmesser, zumindest 30-Gauge (0,31 mm)- oder 32-Gauge (0,24 mm)-Kanülen.

Praxistipp

Nach schrägem, tunneliertem Durchstechen der Bindehaut und Sklera sollte die Nadel zum hinteren Pol hin orientiert sein und der Wirkstoff langsam in die hintere Kavität erfolgen. Nach dem Verabreichen der genauen Dosis sollte die Spritze erst mit etwas Verzögerung zurückgezogen werden.

Der Nutzen einer generellen Parazentese ist umstritten. Insbesondere in kleinen hyperopen Augen ist die Gefahr einer Linsenverletzung oder eines schnellen Druckanstiegs (je nach Volumen des Wirkstoffs) jedoch erhöht. Ein kontrolliertes Ablassen von Kammerwasser **vor** der Eingabe des Wirkstoffs kann in diesen Situationen ein Reservevolumen schaffen und so auch das Risiko eines Reflux oder Glaskörperprolaps verringern. Nach dem Herausziehen der Nadel kann der Stichkanal mit einem Tupfer oder einer Kolibri zusätzlich kurz abgedichtet werden.

Nachkontrolle

Es ist sinnvoll, den postoperativen Augendruck palpatorisch, wenn nicht sogar applanatorisch zu beurteilen. Mittels einer Kontrolle sollte der Operateur sich von der erhaltenen Sehfunktion überzeugen. Für unkooperative Patienten (Demenz, Sprache, etc.) und einen schlechten Ausgangsvisus ist eine sofortige Funduskopie angeraten, um mit größerer Sicherheit eine ausreichende Perfusion der Zentralarterie überprüfen zu können.

7.4.2 Risiken und Komplikationen

Endophthalmitis

In der VISION-Studie wurde im ersten Jahr eine Rate von 0,18% beobachtet, als die Injektion noch an der Spaltlampe erfolgen durfte. Die Beachtung von Desinfektion und Verwendung steriler Handschuhe konnten die Inzidenz auf 0,07% senken. Während der Zulassungsstudien von Ranibizumab traten nach 18.096 Behandlungen acht Endophthalmitiden auf (0,04%). Somit handelt es sich schon um eine seltene Komplikation (<0,1%).

Cave!

Allerdings muss beachtet werden, dass die überwiegende Mehrheit der Patienten – wenn einmal erkrankt – eine schwere Sehverschlechterung erleidet (Erblindungsrisiko: 15%).

Die Keime stammen fast immer von der bakteriellen Flora der Bindehaut, sodass vor allem die individuellen Risikofaktoren berücksichtigt werden müssen. Neben der Erregerlast der okulären Adnexe kann das eine bekannte Immunsuppression oder -schwäche bzw. Neurodermitis sein.

Auch nicht-infektiöse Entzündungen sind für einzelne Wirkstoffe beschrieben. Im Vergleich zu den bakteriellen Infektionen scheint der Entzündungsreiz bei den immunogenen Entzündungen früher aufzutreten. Die akute Endophthalmitis ist dagegen häufiger von Schmerzen und einer zellulären Infiltration/Hypopyon begleitet.

Hyposphagma

Arteriosklerotische Gefäßveränderungen und die Manipulation an der oberflächlichen Bindehaut können zu Unterblutungen der Bindehaut variabler Ausprägung führen (Häufigkeit: 20%). Meist sind sie nur Ursache einer grundlosen Beunruhigung, selten kann eine prominente Blutung aber auch eine Benetzungsproblematik oder Erosio bewirken. Blutverdünnende oder gegen die Blutstillung gerichtete Medikamente müssen nicht abgesetzt werden.

Schmerzen

Postoperative Missempfindungen sind nicht selten. Sie gehen meist auf die Reizung der Bindehaut durch die Desinfektion zurück.

Hierzu kann selten eine Verletzung des konjunktivalen oder kornealen Epithels beitragen (Häufigkeit einer

Stippung: 32%), die durch Arzt oder Verband entstanden sind. Wichtig ist, dass der Augenarzt nach Untersuchung des Vorderabschnitts auf die individuellen Bedürfnisse und Empfindlichkeiten des Patienten eingeht.

Reflux von Glaskörper

Wenn die oben erwähnten Vorkehrungen nicht den Austritt von Kammerwasser/Glaskörper-Flüssigkeit vermeiden konnten (Häufigkeit: 26-50%), sind in der Regel keine weiteren Maßnahmen erforderlich. Eher theoretischer Natur sind die Überlegungen, dass eine mögliche Dochtwirkung nach außen das Infektionsrisiko erhöhen dürfte. Eine wirkliche Inkarzeration von Glaskörpersträngen ist extrem selten.

Traumatische Katarakt

Schon eine leichte Berührung der hinteren Linsenkapsel kann zu einer schnellen Eintrübung führen. Die seltene Komplikation (Häufigkeit: <1%) kann z.B. durch plötzliche Kopfbewegungen des Patienten hervorgerufen werden.

Netzhautdefekte, Amotio

Es gibt lediglich anekdotische Berichte über eine Netzhautablösung nach einer intravitrealen Injektion. Nach richtiger Durchführung und Einstechen vor der Ora serrata dürften Foramina nur sehr sporadisch nach der operativen Manipulation entstehen.

Druckanstieg und Glaukom

Der Volumenzuwachs innerhalb des Glaskörperraums (0,03-0,1 ml) kann kurzfristig nicht über den Kammerwinkel drainiert werden. So sind temporäre Druckanstiege über 30 mmHg keine Seltenheit (Häufigkeit: 17%). Eine Normalisierung findet jedoch meist innerhalb weniger Minuten statt.

Cave!
Insbesondere in kleinen hyperopen Augen ist die Gefahr einer Linsenverletzung oder eines plötzlichen Druckanstiegs besonders hoch!

In der Literatur ist immerhin eine Bulbusberstung beschrieben. Vorsicht ist sicher bei glaukomatös vorgeschädigten Sehnerven oder einer schlechten Perfusion geboten. In der Literatur gibt es einige Berichte, die von einer anterioren Optikusischämie oder einem Zentralarterienverschluss im Rahmen der Injektion berichten. Geht die Lichtscheinwahrnehmung verloren, kann durch eine Parazentese die Perfusion wiederhergestellt werden. Ist diese nur für eine Minute unterbrochen, ist kein bleibender Schaden zu erwarten.

Jedoch kann die Drucklage bei Glaukompatienten – nicht nur nach der Gabe von Steroiden – durch den Wirkstoff selbst erhöht werden. Erste Daten deuten darauf hin, dass sich das Risiko einer langfristigen Drucksteigerung für die einzelnen VEGF-Inhibitoren unterscheidet.

7.5 Schlussbemerkungen

Bessere und länger wirksame Medikamente werden den Bedarf an intravitrealen Behandlungen senken. In der klinischen Routine können vor allem die Sensibilität für individuelle Risikofaktoren und eine ausreichende Information über frühe Endophthalmitis-Symptome eine größere Sicherheit bewirken. Der Nutzen einer generellen Antibiotika-Prophylaxe ist nicht erwiesen. Trotz Diskussionen über Kosten und Resistenzinduktion kann sie in der konsequenten Durchführung (ausreichende Dauer und Dosierung) und im zielgerichteten Einsatz sinnvoll sein.

Obwohl die intravitreale operative Medikamentenapplikation zum festen Bestandteil des ophthalmologischen Alltags geworden ist, sollten die möglichen Visus bedrohenden Nebenwirkungen nicht bagatellisiert werden. Gerade angesichts der häufigen und repetitive Anwendung darf die Sensibilität für seltene Risiken nicht verloren gehen.

Fazit für die Praxis

Die restriktive Blut-Netzhaut-Schranke verhindert für viele Wirkstoffe das Erreichen ausreichender Spiegel im hinteren Augensegment, wenn keine direkte Applikation in den Glaskörperraum erfolgt.

Die Einhaltung steriler Kautelen ist für die intravitreale operative Medikamentenapplikation von entscheidender Bedeutung. Patienten sollten ausreichend über Frühsymptome einer Endophthalmitis informiert sein.

Postoperative Druckanstiege sind nicht selten, wenn auch in den meisten Fällen temporär. Problembewusstsein und ein schnelles Reaktionsvermögen sind hilfreich, wenn es (selten) doch einmal zu einem Verschluss der Zentralarterie kommt.

Literatur

Ach T, Dawczynski J, Konigsdorffer E et al. (2007) Subjective sensations after intravitreal injection of bevacizumab. Klin Monatsbl Augenheilkd 224: 180–184

Aiello LP, Brucker AJ, Chang S et al (2004) Evolving guidelines for intravitreous injections. Retina 2004;24 [5 Suppl]:S3-19

Anderson OA, Bainbridge JWB, Shima DT (2010) Delivery of anti-angiogenic molecular therapies for retinal disease. Drug Discovery Today 15 (7/8): 272-282

Anijeet DR, Hanson RJ, Bhagery J et al (2007) National survey of the technique of intravitreal triamcinolone injection in the United Kingdom. Eye 21(4): 480-486

Campbell RJ, Bronskill SE, Bell CM, Paterson JM, Whitehead M, Gill SS (2010) Rapid Expansion of Intravitreal Drug Injection Procedures, 2000 to 2008. Arch Ophthalmol. 128(3):359-362

Charles S, Rosenfeld PJ, Gayer S (2007) Medical consequences of stopping anticoagulant therapy before intraocular surgery or intravitreal injections. Retina 27: 813–815

Chen SD, Mohammed Q, Bowling B et al (2004) Vitreous wick syndrome – a potnetial cause of endophthalmitis after intravitreal injection of triamcinolone through the pars plana. Am J Ophthalmol 137 (6):1159-1160.

Eljarrat-Binstock E, Pe'er J, Domb AJ (2010) New Techniques for Drug Delivery to the Posterior Eye Segment. Pharmaceutical Research 27(4):530-543

Fauser S, Kalbacher H, Alteheld N, Koizumi K, Krohne TU, Joussen AM (2004) Pharmacokinetics and safety of intravitreally delivered etanercept. Graefe's Arch Clin Exp Ophthalmol 242(7):582-6

Good TJ, Kimura AE, Mandava N, Kahook MY (2010) Sustained elevation of intraocular pressure after intravitreal injections of anti-VEGF agents. r J Ophthalmol. In Press.

Gupta R, Negi A, Vernon (2005) Severe sub conjunctival haemorrhage following intravitreal triamcinolone for refractory diabetic macular oedema. Eye 19(5):590-591.

Heimann H (2007) Intravitreal injections: Techniques and sequelae. In: Holz FG, Spaide RF (eds) Essentials in ophthalmology-medical retina. Springer, Berlin Heidelberg New York Tokyo, pp 67–89

Hosoya K, Tachikawa M (2009) Inner blood-retinal barrier transporters: role of retinal drug delivery. Pharm Res. 26(9):2055-65

Hubschman JP, Coffee RE, Bourges JL, Yu F, Schwartz SD (2010) Experimental model of intravitreal injection techniques. Retina. 30(1):167-73

Jager RD, Aiello LP, Patel SC et al (2004) Risks of intravitreous injection: a comprehensive review. Retina 24(5):676-698.

Jaissle GB, Szurman P, Bartz-Schmidt KU (2005) Recommendation for the implementation of intravitreal injections. Klin Monatsbl Augenheilkd 225(5):390-395.

Jonas JB, Spandau UH, Rensch F et al. (2007) Infectious and noninfectious endophthalmitis after intravitreal bevacizumab. J Ocul Pharmacol Ther 23: 240–242

Kaderli B, Avci R (2006) Comparison of topical and subconjunctival anaesthesia in intravitreal injection administrations. Eur J Ophthalmol 16(5):718-721.

Knecht PB, Michels S, Sturm V, Bosch MM, Menke MN (2009) Tunnelled versus straight intravitreal injection: intraocular pressure changes, vitreous reflux, and patient discomfort. Retina 29(8):1175-81.

Mannermaa E, Vellonen K, Urtti A (2006) Drug transport in corneal epithelium and blood–retina barrier: Emerging role of transporters in ocular pharmacokinetics. Advanced Drug Delivery Reviews 58: 1136–1163

Mansour AM, Bynoe LA, Welch JC et al. (2010) Retinal vascular events after intravitreal bevacizumab. Acta Ophthalmol. In press.

Meyer CH, Ziemssen F, Heimann H (2008) Intravitreale Injektion – Kontrollen zur Vermeidung von postoperativen Komplikationen. Ophthalmologe 105(2):143-155

Meyer CH, Callizo J, Mennel S, Kussin A (2007) Perioperative management of anticoagulated patients undergoing repeated intravitreal injections. Arch Ophthalmol 125: 994

Mezad-Koursh D, Goldstein M, Heilwail G et al (2010) Clinical characteristics of endophthalmitis after an injection of intravitreal antivascular endothelial growth factor. Retina. 2010 Jul-Aug;30(7):1051-7.

Ochoa-Contreras D, Delsol-Coronado L, Buitrago ME et al (2000) Induced posterior vitreous detachment by intravitreal sulfur hexafluoride (SF6) injection in patients with nonproliferative diabetic retinopathy. Acta Ophthalmol Scand 78(6):687-688

Ung T, Williams CP, Canning CR (2007) Globe rupture as a complication of intravitreal injection of triamcinolone. Eye 21(3):423-4.

Zhu Q, Ziemssen F, Henke Fahle S et al. (2008) Vitreous levels of bevacizumab and vascular endothelial growth factor-A in patients with choroidal neovascularization.Ophthalmology 115(10):1750-5.

Ziemssen F, Bartz-Schmidt KU (2008) Intravitreale Injektion: Ablauf und Durchführung In: Bartz-Schmidt KU, Ziemssen F (Hrsg.) Intravitreale Pharmakotherapie. Schattauer, Stuttgart, S.38-49

II Pathologie, klinischer Verlauf und Behandlung retinaler Gefäßerkrankungen

Pathologie, Klinik und Behandlung von diabetischen retinalen Gefäßerkrankungen

Die mikrovaskulären Veränderungen im Rahmen des Diabetes mellitus führen zur diabetischen Retinopathie und -makulopathie.

Während die Einführung der Lasertherapie vor 35 Jahren einen ersten Meilenstein in der Therapie der Gefäßveränderungen darstellte, konnte in den vergangenen Jahrzehnten das Wissen um die pathophysiologischen Vorgänge wesentlich erweitert werden. Aufbauend auf diesen Erkenntnissen wurden neue anti-angiogene Therapieverfahren entwickelt. Die ▶ Kap. 8.1-8.3 erläutern diese Verfahren auf dem Hintergrund der Pathogenese der proliferativen Veränderungen und des diabetischen Makulaödems und diskutieren neue Therapieverfahren vor dem Hintergrund der Standardtherapie, der Laserphotokoagulation.

8.1 Nicht-proliferative diabetische Retinopathie

G. E. Lang, S. J. Lang

8.1.1 Einleitung

Der Diabetes mellitus führt zu zahlreichen Stoffwechselstörungen. Die Pathogenese der diabetischen Retinopathie ist daher komplex. Einer der Hauptgründe für die Entwicklung einer diabetischen Retinopathie ist ein Ungleichgewicht von pro- und antiangiogenen Faktoren. »Vascular endothelial growth factor« (VEGF), aber auch IGF-1 und GH spielen in der Pathogenese der diabetischen Retinopathie eine Rolle. Eine Mikroangiopathie der Netzhaut entwickelt sich, weil neben der Überexpression von proangiogenen Wachstumsfaktoren wie VEGF, IGF-1 und »basic fibroblast growth factor« (bFGF) gleichzeitig eine Reduktion an natürlichen, antiangiogenen Faktoren, wie z.B. »transforming growth factor β« (TGF-β) und »pigment epithelial derived factor« (PEDF), auftritt. Es zeichnet sich aufgrund von experimentellen und klinischen Studien zunehmend ab, dass einer der bedeutendsten Wachstumsfaktoren VEGF zu sein scheint.

Ziel der pharmakologischen Therapie ist derzeit im Wesentlichen eine Hemmung von angiogenen Stimulatoren. Systemische Therapieansätze sollen in den primären Pathomechanismus der diabetischen Retinopathie eingreifen. Sie verändern den Stoffwechsel aber nicht nur lokal im Auge, sondern haben auch systemische Effekte, was sowohl für die Wirkungen, als auch die Nebenwirkungen von Bedeutung ist. Im Folgenden werden Somatostatin-Analoga und Proteinkinase-C-Inhibitoren behandelt.

8.1.2 Pathogenese der diabetischen Retinopathie

Die Pathogenese der diabetischen Retinopathie ist komplex, da in unterschiedlichen Stadien verschiedene Faktoren eine Rolle spielen. Es gibt zahlreiche biochemische, funktionelle, strukturelle und endokrine Faktoren, die die Manifestation und Progredienz der diabetischen Retinopathie beeinflussen. Die Hyperglykämie führt im Frühstadium unter anderem zur Produktion von »advanced glycation endproducts« (AGEs), zur Aktivierung des Polyol-Wegs und Aktivierung der PKC, sowie zu verschiedenen Veränderungen in der zellulären Signaltransduktion. **Funktionelle Änderungen** sind Veränderungen des Blutflusses, eine Hyperviskosität, Störungen von interzellulären Verbindungen und erhöhte Gefäßpermeabilität. An **strukturellen Veränderungen** findet man vor allem einen Verlust von Perizyten und Endothelzellen sowie Verschlüsse von Kapillaren und Gefäßen. Weitere Faktoren, die eine Rolle in der Manifestation und Progredienz der diabetischen Retinopathie spielen, sind ein proinflammatorisches Milieu, die Leukozytenadhäsion und oxidativer Stress.

Klinisch wird die diabetische Retinopathie eingeteilt in nicht proliferative und proliferative Stadien. Die nicht proliferativen Stadien sind charakterisiert durch das Auftreten von Mikroaneurysmen, Blutungen, harten Exsudaten, Cotton-wool-Herden, intraretinalen mikrovaskulären Anomalien und venösen Kaliberschwankungen. Im Stadium der proliferativen diabetischen Retinopathie entstehen präretinale Neovakularisationen, Glaskörperblutungen, Rubeosis irdis und ein Winkelblockglaukom. Makulaödeme können in jedem Stadium der diabetischen Retinopathie auftreten.

Histologisch findet man früh eine Verdickung der Basalmembran. Durch den Verlust von intramuralen Perizyten und retinalen Endothelzellen ist die vaskuläre Reaktivität verändert. Veränderungen der Tight-junctions führen zu einem Zusammenbruch der inneren Blut-Netzhaut-Schranke mit Akkumulation von Flüssigkeit und eventuell Lipoproteinen in der Netzhaut. Als Folge von zunehmenden Verschlüssen von Netzhautkapillaren resultiert in fortgeschrittenen Stadien eine retinale Hypoxie. Dies führt zu einer Überexpression von proangiogenen Wachstumsfaktoren wie VEGF und IGF-1, die an der Entwicklung von retinalen Neovaskularsationen beteiligt sind.

8.1.3 Somatostatin und Somatostatin-Analoga

Somatostatin (»Somtotropin-release inhibitory factor«) ist ein zyklisches Tetrapeptid, das aus Hypothalamusextrakt isoliert wurde und das die GH-Sekretion reguliert.

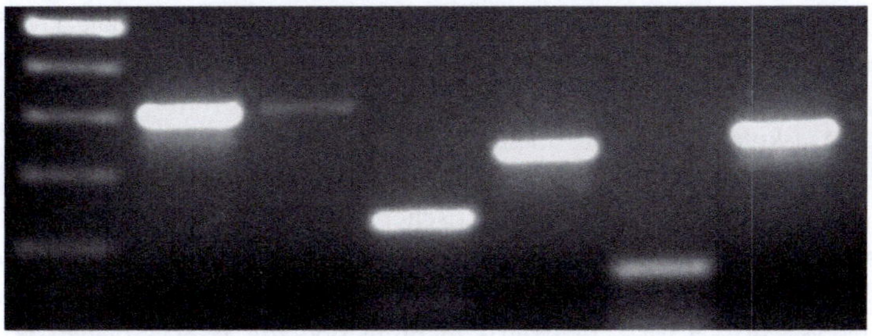

Abb. 8.1 In retinalen vaskulären Endothelzellen konnten die Somatostatinrezeptoren (SSTR1-5) mittels RT-PCR nachgewiesen werden. (Aus Lang 2007)

Dieses Neuropeptid wird auch in verschiedenen anderen menschlichen Organen wie Hypophyse, Darm, exokrinen und endokrinen Drüsen und in der Retina gebildet. Somatostatin wird über verschiedene Zellen verteilt und seine Wirkung betrifft unterschiedliche biologische Prozesse wie die Erregungsübertragung zwischen den Nervenzellen, Hormonsekretion, Zellproliferation, Membranstabilisierung und Entzündung.

Somatostatin wirkt über die Bindung an fünf Somatostatin-Rezeptor-Subtypen (SSTR1-5), die an G-Proteine gekoppelt sind. In der menschlichen Retina wurden nicht nur Somatostatin, sondern auch die Somatostatinrezeptoren identifiziert (Abb. 8.1).

Somatostatin hat einen antiangiogenen Effekt. Es wurde im Glaskörper gefunden und bei Diabetikern wurde über reduzierte Somatostatinspiegel im Glaskörper berichtet. Somatostatin scheint auch einen Effekt auf den Flüssigkeitstransport vom retinalen Pigmentepithel zur Chorioidea zu haben, einem Prozess, der bei der Entwicklung des Makulaödems eine Rolle spielt.

Somatostatin inhibiert die Freisetzung von verschiedenen Hormonen und Enzymen. Die **klassische Wirkung von Somatostatin** ist die Hemmung der Freisetzung von GH über die Rezeptoren 2 und 5. Nach der Bindung von Somatostatin generiert der Rezeptor ein Transmembransignal. Dies führt zu einer Reduktion der Kalziumkonzentration und Aktivierung der Tyrosinphosphatase. Somatostatin ist also ein Postrezeptorantagonist von Wachstumsfaktoren, der über die Hemmung der Signaltransduktion wirkt. **Octreotid** hat eine hohe Aktivität am SSTR2, gute Aktivität am SSTR5 und mäßige Aktivität am SSTR3. Es ist inaktiv am SSTR1 und 4.

Das GH wird im Hypophysenvorderlappen gebildet und führt zu einer Synthese von **IGF-1**. Dieses erhöht die zelluläre Aufnahme von Glukose im Gewebe und agiert als Überlebens-, Wachstums- und Progressionsfaktor. Wahrscheinlich ist es eines der Schlüsselsignale für die Zelle, um in den Mitosezyklus zu gehen. IGF-1 stimuliert die Somatostatin-Sekretion und hemmt die GH-Sekretion.

Somatstatinanaloga zeigen ähnliche pharmakologische Eigenschaften wie das natürliche Hormon Somatostatin.

Sandostatin (Octreotidacetat) ist ein synthetisches Oktapeptidanalogon von Somatostatin. Es ist ein spezifischer und potenter Agonist der SSTR2 und 45-mal so wirksam in Bezug auf die Hemmung der Wachstumsfaktorsekretion verglichen mit dem nativen Somatostatin. Natives Somatostatin hat eine kurze Halbwertszeit von etwa 3 min. Das länger wirkende, synthetische Somatostatin-Analogon Sandostatin LAR wurde für Patienten entwickelt, die eine Langzeittherapie benötigen. Es besteht aus Octreotidacetat, das in einem biodegradierbaren Polymer mikroverkapselt ist. Das ursprüngliche, injizierbare Octreotid musste 3-mal täglich subkutan injiziert werden. Sandostatin LAR ist ein langwirksames Depot, das einmal monatlich intramuskulär appliziert wird. Nach der Verabreichung erreicht die Serum-Octreotid-Konzentration einen initialen Gipfel innerhalb einer Stunde und dann ein Plateau innerhalb von 2 Wochen. Konstante Serumspiegel von Octreotid werden nach der dritten Injektion erreicht.

Somatostatin, Wachstumshormon und IGF-1 bei diabetischer Retinopathie

Es gibt Hinweise darauf, dass ein GH/IGF-1-Exzess und Interaktionen zwischen IGF-1 und VEGF eine Rolle in der Entwicklung und Progredienz der diabetischen Retinopathie spielen. Der Hypophysenvorderlappen sekretiert GH, was zur Synthese von IGF-1 in zahlreichen Organen führt. GH mediiert sowohl systemische als auch die lokale IGF-1-Produktion. IGF-1 wirkt als Wachstums- und Progressionsfaktor.

Poulsen fand eine Korrelation zwischen Hypophysenhormon und diabetischer Retinopathie bei einer Patientin mit proliferativer diabetischer Retinopathie, die eine postpartale Hypophyseninsuffizienz im Rahmen eines Sheehan-Syndroms entwickelte. Fünf Jahre nach dem Ereignis hatte sich die Retinopathie zurückgebildet. Dies zeigt, dass GH und IGF-1 bei diabetischer Retinopathie eine Rolle spielen. Nach der Erstbeschreibung 1953 wurden 20 Jahre lang Patienten mit Diabetes mellitus zur Behandlung der proliferativen diabetischen Retinopathie einer Hypophysenablation unterzogen. Bei diesen Patienten zeigten sich eine Regression von Neovaskularisationen und eine signifikante Reduktion der Erblindungsrate. Man nimmt an, dass der Effekt durch den postoperativen GH-Mangel bewirkt wurde. Interessanterweise findet sich bei zwergwüchsigen Patienten mit Diabetes mellitus, deren Ursache des Zwergwuchses ein Defizit an GH ist, keine diabetische Retinopathie, was ebenso diese Hypothese unterstützt.

Es gibt Hinweise darauf, dass bei Diabetes mellitus eine Übersekretion von GH vorliegt, da deutlich erhöhte GH-Werte bei Patienten mit Diabetes mellitus gefunden wurden. Eine weitere Evidenz für die Rolle des GH in der Pathogenese der diabetischen Retinopathie liefert ein Bericht über zwei Patienten, die nicht an Diabetes mellitus litten. Bei ihnen traten nach Behandlung mit GH retinale Veränderungen auf, die klinisch wie eine diabetische Retinopathie aussahen.

Der mitogene Effekt von GH wird über IGF-1 vermittelt. Bei Patienten mit diabetischer Retinopathie wurden erhöhte Serumspiegel von IGF-1 gefunden. Somatostatin reduziert die systemische Freisetzung von IGF-1 über die Suppression von GH (◘ Abb. 8.2). Zusätzliche Hinweise für die Rolle von IGF-1 liefern Studien über das **normoglykämische Reentry-Phänomen**. Dieses Phänomen beschreibt die Verschlechterung der diabetischen Retinopathie, die nach rascher Senkung des Blutzuckers bei Patienten auftritt, die über einen längeren Zeitraum schwere Hyperglykämien hatten. Ein rascher Anstieg der Serum-IGF-1-Spiegel wurde bei den Patienten gefunden, bei denen eine intensivierte Insulintherapie durchgeführt wurde, die zu einer raschen Verbesserung der metabolischen Kontrolle führte.

Es ist bekannt, dass Somatostatin, GH und IGF-1 eine Rolle in der Manifestation und Progredienz der diabetischen Retinopathie spielen. Retinale Hypoxie führt zu einer verstärkten intraokularen Synthese von IGF-1 und VEGF. Im Glaskörper von Patienten mit Diabetes mellitus fanden sich erhöhte Spiegel von IGF-1. Die höchsten Spiegel zeigten sich bei Patienten mit proliferativer diabetischer Retinopathie. Bei Patienten, bei denen nach Laserbehandlung eine Vitrektomie durchgeführt wurde, fanden sich die intravitrealen Spiegel von VEGF reduziert, nicht jedoch die IGF-1-Spiegel, was auf die Bedeutung von IGF-1 bei den fortgeschrittenen Formen der diabetischen Retinopathie hinweist, insbesondere bei Patienten, bei denen die Laserbehandlung alleine nicht effektiv war.

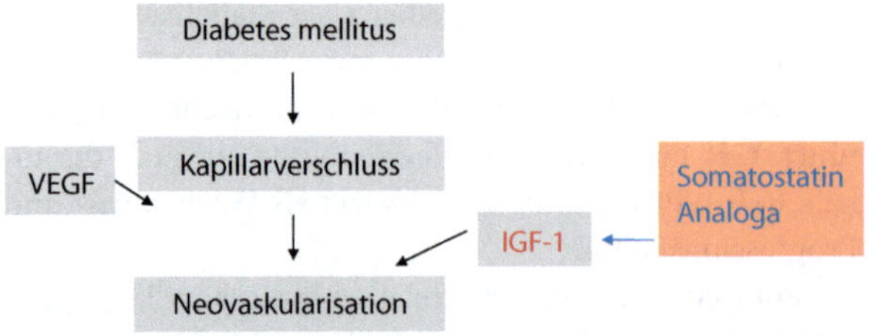

◘ **Abb. 8.2** Im Rahmen des Diabetes mellitus kommt es zu progredientem Kapillarverschluss mit retinaler Ischämie. »Vascular endothelial growth factor« (VEGF) ist einer der wichtigsten proangiogenen Wachstumsfaktoren und »insulin-like growth factor-1« (IGF-1) ein permissiver Faktor in Bezug auf die Entwicklung der Neovaskularsationen und damit der proliferativen diabetischen Retinopathie. IGF-1 kann mit Somatostatin-Analoga blockiert werden

Der natürlich vorkommende Wachstumshormoninhibitor Somatostatin besitzt antiangiogene Eigenschaften sowohl über die Wachstumshormonachse und IGF-1, als auch über direkte antiproliferative und antiapoptotische Effekte auf Endothelzellen.

Experimentelle Studien

Zahlreiche Laborversuche unterstützen die Hypothese der therapeutischen Wirkung von Octreotid bei diabetischer Retinopathie. Somatostatin- und IGF-1-Rezeptoren wurden an retinalen vaskulären Endothelzellen nachgewiesen.

In präklinischen Studien konnte gezeigt werden, dass GH die Proliferation humaner, retinaler Endothelzellen stimulieren kann. Sall et al (2004) fanden bei Kulturen von humanen retinalen Pigmentepithelzellen, dass IGF-1 eine dosisabhängige Zunahme der IGF-1-Rezeptorphosphorylierung und der VEGF-mRNA-Spiegel bewirkt. Somatostatin und Octreotid hemmten in physiologischen Spiegeln (1 nM) die IGF-1-Rezeptorphosphorylierung und reduzierten die VEGF-Produktion. Diese Ergebnisse legen nahe, dass diese Wirkung durch den Somatostatin-Rezeptor Typ 2 vermittelt wird.

Die Rolle von GH und IGF-1 wurde auch an transgenen und mit MK678 behandelten Mäusen untersucht. MK678 ist ein lange wirksames Somatostatin-Analogon, das dem Octreotid ähnlich ist. Im Mausmodell zeigte sich eine signifikante Reduktion der Neovaskularisationen. Diese Ergebnisse weisen darauf hin, dass die Interaktion von IGF-1 und dessen Rezeptoren notwendig ist für eine maximale Induktion der retinalen Neovaskularisation durch VEGF. Diese Daten legen ebenfalls nahe, dass IGF-1 eine wichtige Rolle in den fortgeschrittenen Stadien der diabetischen Retinopathie als permissiver und Progressionsfaktor im Hinblick auf die Neoangiogenese spielt.

Es konnte auch gezeigt werden, dass Octreotid die durch IGF-1 oder bFGF stimulierten Endothelzellproliferation bei niedrigen Konzentrationen von 10 nM Octreotid hemmt. In präklinischen Studien fand sich auch eine direkte Inhibition der Endothelzellproliferation durch Octreotid, was einen zusätzlichen antiangiogenen Mechanismus evtl. durch direkt über den SST Rezeptor mediierte Inhibition vermuten lässt.

Diese präklinischen Daten weisen auf die Bedeutung von parakrinen und autokrinen Effekten von Octreotid hin. Es hemmt die Endothelzellproliferation, die durch VEGF und IGF-1 stimuliert wird. Daher könnte Octreotid ein pharmakologischer Ansatz zur Therapie der diabetischen Retinopathie sein.

Klinische Anwendung von Octreotid

Octreotid ist derzeit zugelassen für die Behandlung von Tumoren wie

- das GH produzierende Hypophysenadenom,
- die Akromegalie,
- das maligne Carcinom-Syndrom,
- VIPome,
- gastropankreatische Tumore und
- neuroendokrine Tumore.

Es hemmt die Freisetzung von GH aus der Hypophyse und erniedrigt die IGF-1-Plasmaspiegel. Eine Zulassung für die diabetische Retinopathie gibt es nicht.

Therapie der diabetischen Retinopathie mit Octreotid

Die Idee, die diabetische Retinopathie mit Somatostatin-Analoga zu behandeln, ist etwa 25 Jahre alt. Die Medikamente Sandostatin und Sandostatin LAR (Novartis) sind selektiver und zeigen eine stärkere Wirkung als Somatostatin.

In-vitro- und In-vivo-Studien haben gezeigt, dass Somatostatin-Analoga spezifische und potente Inhibitoren von GH und IGF-1 sind. Es konnte nachgewiesen werden, dass Octreotid erhöhte Serumspiegel von GH und IGF-1 senken kann.

Es gibt kasuistische Berichte über die Wirksamkeit von Sandostatin-off-label-Anwendungen bei zystoider Makulopathie und proliferativer diabetischer Retinopathie. Klinisch kann Octreotid die Neoangiogenese hemmen und es stabilisiert auch die Blut-Netzhaut-Schranke bei Makulaödem. Dies führt zu einer Besserung des Makulaödems und einer Regression von präretinalen Neovaskularisationen. In kleinen Studien zeigte sich eine positive Wirkung bei Patienten mit diabetischer Retinopathie.

Es wurde in einigen Studien die Wirkung von Somatostatin-Analoga bei diabetischer Retinopathie untersucht.

Mallet et al. (1992) berichteten über eine signifikante Regression von retinalen Neovaskularisationen bei Patienten mit schwerer proliferativer diabetischer Retinopathie, die trotz panretinaler Laserbehandlung eine Progredienz zeigten. Die Patienten wurden mit SMS 201-995 (Octreotid) mit subkutaner Infusion für bis zu 20 Monate behandelt.

Böhm et al. (2001) behandelten 9 von 18 Patienten mit persistierender proliferativer diabetischer Retinopathie mit Glaskörperblutung, die trotz einer panretinalen Laserbehandlung auftrat, mit Octreotid. Die Therapie wurde für bis zu 3 Jahre in einer Dosis von 100 µg pro Tag dreimal täglich subkutan injiziert. Neun Patienten dienten als Kontrolle. In der mit Octreotid behandelten Gruppe zeigten sich signifikant weniger Rezidive der Glaskörperblutung und eine geringere Anzahl von Vitrektomien (▣ Abb. 8.3). In der behandelten Gruppe blieb der Visus stabil, während in der Kontrollgruppe der Visus abnahm. Die Neovaskularisationen zeigten bei 85% der mit Octreotid behandelten Patienten eine Regression und blieben bei den restlichen 15% stabil. Bei der Kontrollgruppe nahmen bei 42% die Neovaskularisationen zu und waren bei 58% unverändert. Octreotid wurde über den Zeitraum von 3 Jahren gut vertragen. Die Insulindosis musste unter der Octreotid-Therapie bei Insulinabhängigen Patienten um bis zu 50% reduziert werden. Kein Patient erlitt eine schwere Hypoglykämie.

Grant et al. (2000) untersuchten den Effekt von Octreotid bei 23 Patienten mit Diabetes mellitus Typ 1 und Typ 2. Die Patienten wurden mit der maximal tolerierten Dosis von Octreotid (200-5.000 µg/Tag subkutan) behandelt. Die Patienten wurden 15 Monate lang therapiert oder bis zu dem Zeitpunkt, bis eine beidseitige Laserbehandlung erforderlich war. In der mit Octreotid behandelten Gruppe entwickelten signifikant weniger Patienten eine Hochrisikoform einer proliferativen diabeti-

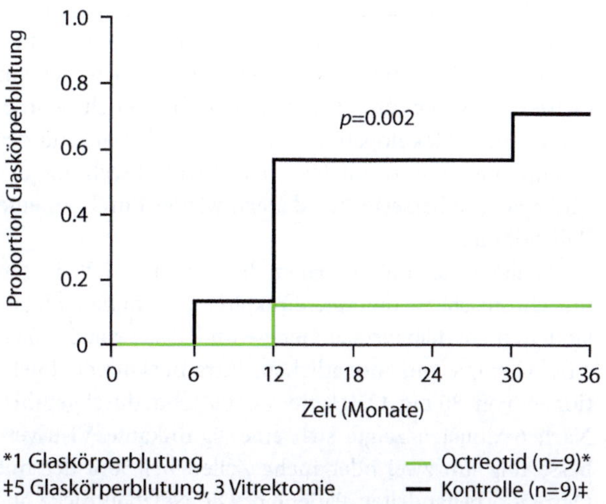

▣ **Abb. 8.3** Das Risiko einer Glaskörperblutung und eines vitreoretinalen Eingriffs ließ sich durch die Behandlung mit Octerotid signifikant reduzieren.

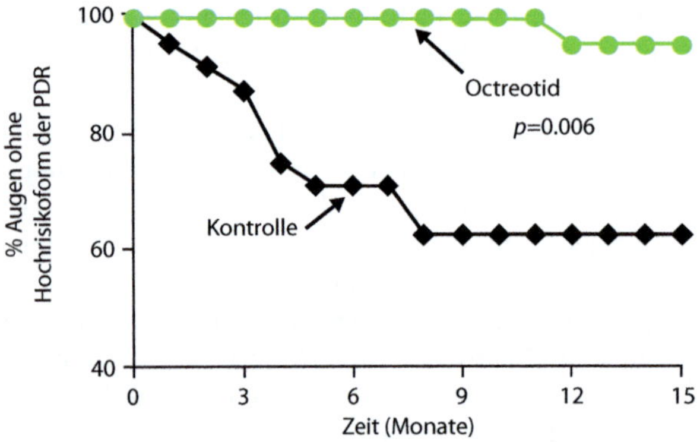

Abb. 8.4 In der mit Ocretotid behandelten Gruppe zeigte sich eine signifikant geringere Zahl von Patienten mit Hochrisikoform der proliferativen diabetischen Retinopathie (PDR) im Vergleich zur Kontrollgruppe

schen Retinopathie (Abb. 8.4). In der Octreotid-Gruppe musste nur eines von 22 Augen mit Laser behandelt werden wegen Hochrisikoform der proliferativen diabetischen Retinopathie im Gegensatz zu 9 von 24 Augen in der Kontrollgruppe. Die Octreotid-Behandlung führte zu einer signifikanten Reduktion der Progredienz der diabetischen Retinopathie.

Hernaez-Ortega et al. (2006) berichteten von einer Besserung des diabetischen Makulaödems unter Therapie mit Sandostatin LAR. Es war vorher ohne Erfolg versucht worden, das beidseitige diabetische Makulaödem mit einer Vitrektomie und mit periokulären Steroiden zu behandeln. Der Patient wurde mit Sandostatin LAR 20 mg einmal monatlich therapiert. Nach einem Jahr Behandlung war das Makulaödem am rechten Auge komplett resorbiert, am linken Auge hatte es sich deutlich gebessert. Der Visus nach Behandlung betrug rechts 20/40 und links 20/100.

Kuijepers et al. (1998) haben einen Patienten ohne Diabetes mellitus mit Makulaödem beschrieben, der mit Octreotid 100 µg pro Tag subkutan behandelt wurde. Die zystoide Makulopathie verbesserte sich während der Behandlung und rezidivierte nach Unterbrechung der Therapie und besserte sich danach wieder durch erneute Behandlung.

Shaha et al. (2010) haben bei 14 von 21 Patienten mit chronischem, therapierefraktärem, zystoiden Makulaödem nicht diabetischer Genese und Visus von 0,8-0,05 eine Therapie mit monatlichen, intramuskulären Injektionen von 30 mg Octreotid vs. Placebo durchgeführt. Nach 6 Monaten zeigte sich eine signifikante Visusverbesserung um zwei oder mehr Zeilen bei 50% der mit Octreotid behandelten Patienten. Die Netzhautdicke änderte sich nicht signifikant.

Chantelau und Frystyk (2005) berichteten über Patienten, bei denen die Progredienz der diabetischen Retinopathie, die während einer intensivierten metabolischen Kontrolle eintrat, mit Octreotid behandelt wurde. Dadurch kam es zu einer Senkung des gesamten IGF-1-Spiegels im Serum. Das Makulaödem besserte sich und der Visus stieg an. Die Verbesserung der metabolischen Kontrolle kann bei schlecht eingestellten Typ-1-Diabetikern im Sinne eines Reentry-Phänomens zu einer floriden diabetischen Retinopathie mit einer akuten Verschlechterung und Entwicklung eines Makulaödems führen. Dies kann mit Octreotid behandelt werden und ist verbunden mit einer Senkung der IGF-1-Spiegel.

Octreotid wurde in zwei prospektiven, randomisierten, multizentrischen doppelt maskierten, placebokontrollierten Phase-III-Studien (802 und 804, Novartis) untersucht. Eingeschlossen wurden Typ-1- und Typ-2-Diabetiker mit mäßiger bis schwerer nicht proliferativer diabetischer Retinopathie und früher proliferativer diabetischer Retinopathie (Stadium 47-61). Die Patienten wurden mit dem langwirksamen Octreotid (Sandostatin LAR, Novartis) behandelt, das einmal monatlich intramuskulär injiziert wurde. Die Studie wurde 1999 begonnen und 2006 beendet mit einer mittleren Behandlungsphase von 4 Jahren und einer maximalen Behandlungszeit von 6 Jahren. Die europäische Studie (802) untersuchte 585 Patienten, die nordamerikanische/brasilianische Studie (804) 313 Patienten. Die Probanden wurden mit 20 (nur 802) oder 30 mg Octreotid (beide Studien) intramuskulär alle 4 Wochen mit Standostatin LAR behandelt. Der primäre Endpunkt war die Progredienz der diabetischen Retinopathie (≥3 ETDRS-Stufen), der sekundäre Endpunkt die Veränderung des Visus (Verschlechterung um ≥15 ETDRS-Buchstaben) und die Progredienz des Makulaödems. Nur in einer Studie (804) wurde der primäre Endpunkt erreicht mit einer signifikanten Reduktion ($p<0{,}043$) der Progredienz der diabetischen Retinopathie, jedoch nicht in der Studie 802. Dies kann unter anderem an einer zu niedrigen Dosierung von Octreotid liegen, da in der Studie 802 die systemischen IGF-1-Spiegel nicht gesenkt wurden. Dieser Therapieansatz wird derzeit nicht weiter verfolgt.

Nebenwirkungen von Octreotid

Sandostatin beeinflusst den Glukosestoffwechsel durch Hemmung von Wachstumshormon, Glukagon und Insulinfreisetzung. Octreotid führt zu einer Reduktion des Blutzuckerspiegels bei Patienten, die mit Insulin behandelt werden. Dies führt zu einer Reduktion der erforderlichen Insulindosis. Daher muss die Insulindosis bei den meisten Patienten um 25 bis 50% reduziert werden. Engmaschige tägliche Kontrolle des Blutzuckers ist unter Octreotid-Therapie unbedingt erforderlich wegen des Risikos von Hypoglykämien.

Hypoglykämien treten unter der Therapie von Sandostatin LAR meistens 10 bis 14 Tage nach der ersten

Injektion auf, wenn die Insulindosis nicht angepasst wird. Bei Patienten mit Diabetes mellitus, die nicht mit Insulin behandelt werden, kann Sandostatin LAR entweder eine Erhöhung oder eine Erniedrigung der Blutglukose verursachen, abhängig von dem Einfluss auf die Glukagonsekretion.

Gastrointestinale Nebenwirkungen sind am häufigsten. Diarrhoen und Tenesmen treten bei einem Drittel der Patienten am Beginn der Octreotid-Behandlung auf. Sie manifestieren sich nach der ersten Injektion und können zu Beginn der Behandlung während der beiden folgenden Injektionen noch zunehmen. In der Regel verbessern sich diese Probleme jedoch bei den meisten Patienten innerhalb von drei Monaten. Übelkeit und Erbrechen sind seltenere Nebenwirkungen. Die gleichzeitige Anwendung von Pankreasenzymen führt zu einer Verbesserung der Nebenwirkungen. Hypothyreoidismus und Gallensteine treten selten nach längerer Therapie mit Octreotid auf. Lokale Reaktionen an der Injektionsstelle wie Schmerzen, Rötung und Schwellung sind ebenfalls selten.

Abschließende Beurteilung

Die Daten zur Anwendung für Octreotid bei der diabetischen Retinopathie sind variabel. Die besten Ergebnisse wurden in fortgeschrittenen Stadien der diabetischen Retinopathie und bei hohen Dosen von Sandostatin beschrieben.

Eine Wirkung konnte insbesondere bei einzelnen Patienten mit persistierenden Neovaskularisationen und Glaskörperblutungen nach Laserbehandlung oder Vitrektomie gefunden werden. Auch bei Patienten mit Rubeosis iridis zeigte sich bei Octreotid-Behandlung eine Besserung. Die Tatsache, dass insbesondere Patienten mit späten, neovaskulären Komplikationen profitieren, spricht dafür, dass IGF-1 vor allem in fortgeschrittenen Stadien der diabetischen Retinopathie als Progressionsfaktor beteiligt ist. Octreotid ist nicht für die Behandlung der diabetischen Retinopathie zugelassen.

8.1.4 Proteinkinase-C-Inhibitoren

Proteinkinase C (PKC) ist ein intrazelluläres, regulatorisches Protein, das bei der Entwicklung von mikrovaskulären Komplikationen des Diabetes mellitus eine Rolle spielt. Die PKC-β soll mittelbar und unmittelbar mit verantwortlich sein für die Entstehung des Makulaödems und der proliferativen diabetischen Retinopathie (◻ Abb. 8.5). Es wird vermutet, dass Inhibitoren der PKC-β einen therapeutischen Effekt auf die diabetische Retinopathie haben könnten.

Wirkungsmechanismus der Proteinkinase C und der PKC-Inhibitoren

PKC wird durch hohe Glukosespiegel aktiviert. Der Wirkungsmechanismus von PKC-β-Inhibitoren beruht auf der Beeinflussung der zellulären Signaltransduktion mittels Inhibition von spezifischen Proteinkinasen. Das Gleichgewicht von Kinasen und Phosphatasen ist von entscheidender Bedeutung für zelluläre Prozesse wie Wachstum, Differenzierung und Motilität.

Intrazelluläre Kinasen sind Enzyme, die Phosphatgruppen zu zellulären Proteinen hinzufügen. Die Proteinkinasen lassen sich nach der Natur der Akzeptor-Aminosäuren ihrer jeweiligen Substrate in vier Klassen unterteilen:

- Serin-/Threonin-spezifische Proteinkinasen,
- Tyrosin-spezifische Proteinkinasen,
- Histidin-spezifische Proteinkinasen und
- Aspartat-/Glutamat-spezifische Proteinkinasen.

Man unterscheidet außerdem drei große Gruppen von Serin-/Threonin-spezifischen Kinasen, die in allen Geweben zu finden sind:

- cAMP-abhängige Proteinkinase (Proteinkinase A),
- Proteinkinase B und
- Kalzium-Phospholipid aktivierte Kinase (Proteinkinase C).

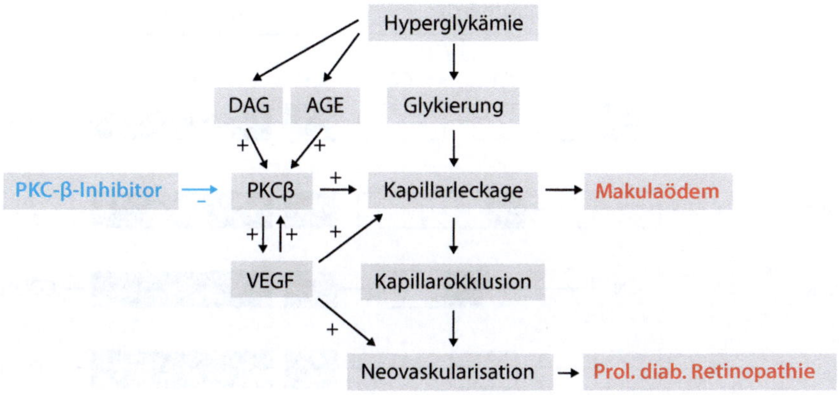

◻ Abb. 8.5 Die Hyperglykämie führt zu einer Produktion von »advanced glycation endproducts« (AGE) und erhöhten Diacylglycerol (DAG)-Spiegeln. Dies führt zu einer Aktivierung von Proteinkinase β (PKCβ) und Überexpression von »vascular endothelial growth factor« (VEGF). Die durch PKCβ-induzierten Effekte können mit PKCβ-Inhibitoren rückgängig gemacht werden. (Aus Lang 2004)

Die PKC ist eine Serin/Threonin-Kinase, die sich im ganzen Körper findet und an zahlreichen Signalprozessen beteiligt ist. Im Wesentlichen ist die PKC beteiligt an Veränderungen der Ionenkanäle, Permeabilität, Rezeptorfunktionen, Zytoskelettstruktur, Proliferation, Apoptose, Zellteilung und Transkription.

Proteinkinase-C-Familie

Die Proteinkinase-C-Familie wurde erstmals 1977 als eine proteolytisch aktivierte Kinase in Rattengehirnen isoliert. Die PKC sind eine Familie von strukturell und funktionell verwandten Proteinen, die durch alternatives Splicing von einzelnen mRNA Transkripten entstehen.

Diese Kinasen sind üblicherweise im Zytoplasma lokalisiert. Die PKC-Familie ist gekennzeichnet durch unterschiedliche Strukturen und die dazu jeweilig erforderliche Kofaktoren und Substrate. Durch die Übertragung von Phosphat auf Serin- und Threoningruppen steuert die PKC die Aktivität nachgeordneter Enzyme. Basierend auf dieser regulatorischen Funktion spielt die PKC eine zentrale Rolle bei der zellulären Signaltransduktion. Diacylglycerin, Phospholipide und Kalziumionen sind für die Aktivität der PKC erforderlich. Die PKC lassen sich in drei Gruppen einteilen basierend auf dem Grad ihrer Abhängigkeit von Kalzium und Phospholipid. Die klassischen oder konventionellen Isoformen werden durch Diazylglyzerol (DAG) oder Phorbolester in einem Kalzium-abhängigen Prozess aktiviert. Die neuen PKCs werden ebenfalls durch DAG aktiviert, wobei die Aktivierung dieser Isoformen von Kalzium unabhängig erfolgt. Die Gruppe der sogenannten atypischen PKCs und der neuen atypischen PKCs sind durch DAG nicht aktivierbar. Derzeit umfasst das Spektrum der PKC-Familie 13 Isoenzyme.

Die PKC-Isoenzyme bestehen aus einer regulatorischen und katalytischen Region: C1 bis C4, wobei an die C1-Domäne Diacylglyzerol, Phosphatidylserin und Phorbolester, an die C2-Region Kalzium und an die C3-Region ATP binden (Abb. 8.6).

Am NH_2-Terminus der meisten PKCs befindet sich eine regulatorische Domäne von etwa 20-70 kDa, die die autoinhibitorisch wirkende Pseudosubstratdomäne enthält. Weiter zum COOH-Terminus hin befinden sich die C1- und C2-Domäne. Durch Interaktion der katalytischen Untereinheit mit dem Pseudosubstrat wird die PKC in einem inaktiven Zustand gehalten. Durch Entfernung der autoinhibitorischen Pseudosubstratdomäne aus dem aktiven Zentrum wird die Bindung von DAG und Phosphatidylserin an die C1- bzw. C2-Domäne möglich und die Kinase aktiviert. Bei Aktivierung kommt es zur Phosphorylierung von PKC. Die in verschiedenen Geweben exprimierten PKCs unterscheiden sich deutlich hinsichtlich Anzahl und Expressionsniveau. PKCs sind an Signalkaskaden beteiligt, die Wachstum und Differenzierung von Zellen kontrollieren. Die PKC-vermittelten Signalwege, die für Zellwachstum und Zelltod verantwortlich sind, werden isoenzym- und zelltypspezifisch reguliert.

In den Gefäßen und der Retina werden die PKC-βI und -βII und-δ mehr als andere Isoenzyme exprimiert. Es konnte gezeigt werden, dass die PKC-Aktivität korreliert mit steigender Plasma-Glukose-Konzentration.

Effekt der PKC-Aktivierung

Die Hyperglykämie führt zu erhöhten Spiegeln von AGE und DAG. Diese sind Aktivatoren der PKC (Abb. 8.5). Dies führt über eine Dysregulation von verschiedenen zellulären Prozessen, in die PKC-Isoenzyme involviert sind wie die Überexpression von VEGF. Folge ist eine erhöhte Gefäßpermeabilität und die Entwicklung von Neovaskularisationen. In retinalen Perizyten kann die Expression von VEGF durch PKC aktiviert werden.

In-vitro-Studien belegen, dass die Aktivierung von PKC durch Phorbol-12-Myristat-13-Acetat oder hohe Glukosespiegel die Permeabilität von retinalen Endothelzellen steigert.

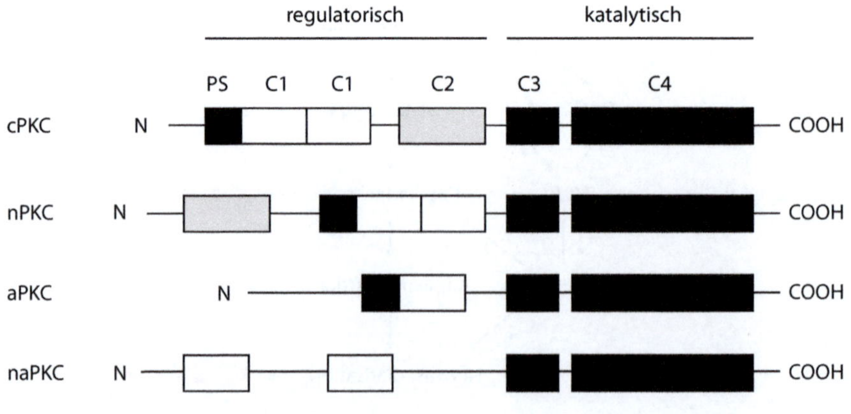

Abb. 8.6 Schematische Darstellung der primären Struktur der PKC Isoenzyme. Die PKC-Isoenzyme besitzen eine regulatorische (PS, C1-C2) und eine katalytische Region (C3-C4)

8.1.5 Proteinkinase C und diabetische Retinopathie

Die Hyperglykämie ist assoziiert mit einem gesteigerten Polyol-Stoffwechsel, der Bildung von AGE und von reaktiven Sauerstoffspezies.

Die Hyperglykämie stimuliert die Neusynthese von DAG. DAG verursacht eine vermehrte Expression der gewebsspezifischen PKC-Isoformen. Dies wiederum führt zu einer Translokation der Isoform vom Zytosol in die Membran. Die Überexpression von PKC bewirkt auch eine Stimulation der Expression von VEGF. Erhöhte VEGF-Spiegel führen wiederum zu einer gesteigerten Aktivierung von PKC.

In vielen Studien fanden sich Hinweise dafür, dass die PKC-Aktivierung durch die Hyperglykämie beim Diabetiker im Zusammenhang mit den erhöhten DAG-Spiegeln in vaskulären Geweben steht. Dies gilt auch für die Retina. Neuere Studien haben ergeben, dass die PKC-β an vaskulären Dysfunktionen beteiligt ist, die durch Hyperglykämie induziert werden. Die intrazelluläre Freisetzung von DAG scheint der primäre Schritt zur Aktivierung der PKC zu sein.

Die durch Hyperglykämie induzierte PKC-Aktivierung spielt eine zentrale Rolle bei der Entstehung und Progression der diabetischen Retinopathie. Glukose gelangt in die Zellen und wird dann über die Glykolyse weiter verstoffwechselt. Dies führt zu einer Neusynthese von DAG. Erhöhte DAG-Spiegel sind in der Retina von Diabetikern gefunden worden. So führt eine Hyperglykämie zu einer verstärkten DAG-PKC Signaltransduktion in der Retina. Weiterhin spielen unabhängig von der DAG-Synthese auch Fettsäuren eine entscheidende Rolle in der Modulation der PKC-Aktivierung, jedoch scheinen die PKC-Isoenzyme der jeweiligen Gewebe unterschiedlich stark aktiviert zu werden. Dabei ist PKC-β ein wichtiges Isoenzym in der Retina. Ein möglicher Grund für die bevorzugte Aktivierung von PKC-β bei Diabetikern ist die hohe Sensitivität gegenüber DAG. Die Aktivierung der DAG-PKC Stoffwechselwege führt zu langfristigen, strukturellen und funktionellen Veränderungen, die mit mikrovaskulären Komplikationen assoziiert sind.

Das Gefäßendothel spielt eine Schlüsselrolle in der Regulation der Hämostase, dem Blutgefäßtonus, der vaskulären Permeabilität und der Thrombozytenaktivierung. Endotheliale Dysfunktion und Zellaktivierung führen zur Entwicklung der Mikroangiopathie. Bei biochemischer oder mechanischer Stimulation setzen endotheliale Zellen umfangreiche Substanzen frei, darunter unter anderem Angiotensin II, Endothelin-1 (ET-1), TGFβ, VEGF und Prostaglandine. Dabei ist die PKC-Aktivierung ein biochemisch wichtiger Schritt in der durch Hyperglykämie verursachten endothelialen Dysfunktion. Durch die PKC wird die NO-vermittelte Vasodilatation gehemmt. Dies ist von Bedeutung, da eine Hemmung der PKC die retinale, mikrovaskuläre Hämodynamik wieder normalisieren kann.

Die Adhäsion von Monozyten an endotheliale Zellen der Gefäßwand ist bei Diabetes mellitus verstärkt. Die Membran-assoziierte PKC-Aktivität von Monozyten, die bei Diabetikern deutlich erhöht ist, spielt dabei eine Rolle.

Die Aktivität der PKC ist auch für die Regulation der Hormonrezeptorendichte an der Zelloberfläche von Bedeutung. Sie ist involviert in intrazelluläre Signalantworten, Ionenkanal-Aktivitäten, dem intrazellulärem pH und der Phosphorylierung von Proteinen. Auch die bei Diabetikern beobachtete erhöhte reaktive Kontraktilität der glatten Gefäßmuskulatur wird verursacht durch eine PKC-Aktivierung, an der die Hyperglykämie kausal beteiligt ist. Veränderungen der intrazellulären Kalziumkonzentration sind mit der PKC-Aktivierung verknüpft und modulieren über Wachstumsfaktoren induzierte Mitogenese und Kontraktion. Auch die Apoptose der glatten Gefäßmuskelzellen ist PKC abhängig.

Wirkung der PKC-Aktivierung

Der Verlust der endothelialen Barrierefunktion ist ein frühes pathophysiologisches Phänomen der diabetischen Retinopathie. Dabei spielt die durch PKC vermittelte Phosphorylierung und Relaxation von zytoskeletalen- und Adhäsionsproteinen wie Caldesmon, Vimentin, Talin und Vinulin eine Rolle. Diese Proteine sind mitverantwortlich für die pathologische Gefäßpermeabilität, die bei erhöhten Glukosespiegeln gefunden werden. Dabei scheint VEGF der primäre Mediator der gestörten Gefäßpermeabilität zu sein, ebenso wie auch der Neoangiogenese. In Augen von Diabetikern mit Retinopathie sind erhöhte VEGF-Spiegel gefunden worden. Bei erhöhten Glukosespiegeln ist die VEGF-Genexpression auch von der PKC abhängig.

Die Verdickung der kapillären Basalmembran und die Vermehrung der extrazellulären Matrix sind die im Vordergrund stehenden vaskulären Veränderungen in der Frühphase der Entwicklung der diabetischen Retinopathie. Die Basalmembran spielt eine Rolle bei der vaskulären Permeabilität, der zellulären Adhäsion, Zellproliferation, Zelldifferenzierung und Genexpression. Kollagen vom Typ IV und VI sowie auch Fibronektin werden beim Diabetiker vermehrt produziert. PKC-Inhibitoren können diese Effekte verhindern.

Bei der Verdickung der Basalmembran und der Synthese von extrazellulärer Matrix spielen insbesondere auch TGF-β und der »connective tissue growth factor« (CTGF) eine Rolle. Die Expression von TGF-β und CTGF können durch einen PKC-Inhibitor blockiert werden.

Experimentelle Studien zu Inhibitoren der Proteinkinase C

In tierexperimentellen Studien konnte gezeigt werden, dass die intravitreale Injektion von VEGF zu einer raschen Aktivierung der PKC in der Retina, einer Membrantranslokation der PKC-Isoformen α, βII und δ und einer dreifach erhöhten retinalen Gefäßpermeabilität führte. Welche Rolle dabei die PKC exakt spielt, ist jedoch noch unklar. Eine intravitreale oder orale Applikation von PKC-Inhibitoren reduzierte in dieser Studie die gesteigerte Gefäßpermeabilität.

Saishin et al. (2003) konnten an einem Schweinemodell für chorioidale Neovaskularisation zeigen, dass durch periokulare Injektionen von mit dem Inhibitor PKC412 beladenen Mikrosphären signifikant kleinere CNV gefunden wurden im Vergleich zur Kontrollgruppe.

Seo et al. (1999) konnten in einem Mausmodell mit ischämischer Retinopathie und mit durch Laser induzierten chorioidalen Neovaskularsationen nachweisen, dass durch einen selektiven PKC-Inhibitor CGP 41251 retinale Neovakularisationen bei Mäusen mit ischämischer Retinopathie und chorioidale Neovaskularisation nach Laser-induzierter Ruptur der Bruchschen Membran verhindert werden konnten.

Danis et al. (1998) zeigten an einem Schweinemodell, dass mit dem spezifischen PKC-Inhibitor LY333531 die Entwicklung von präretinalen Neovaskularisationen nach Venenastverschluss effektiv verhindert werden konnte. Dies legt nahe, dass die PKC an der Entwicklung von Neovaskularisationen, die durch Ischämie bedingt sind, beteiligt ist.

In einem Mausmodell für Diabetes mellitus Typ 2 konnte nachgewiesen werden, dass der PKC-Inhibitor Ly333531 (Lilly) eine durch Diabetes mellitus induzierte retinale erhöhte Gefäßdurchlässigkeit und retinale Neovaskularisationen verhindern konnte.

In diabetischen Ratten konnte mit einer Behandlung mit Ruboxistaurin Mesylat eine dosisabhängige Verbesserung des retinalen Blutflusses und eine Reduzierung der retinalen PKC-Aktivität erzielt werden.

Nach neueren Untersuchungen von Deissler et al. (2010) scheinen die PKC-Inhibitoren bei Diabetes mellitus aber nicht vorwiegend über eine Hemmung der VEGF-Effekte zu wirken. Immortalisierte, bovine, retinale Endothelzellen wurden mit PKC inkubiert. Dies führte zu einer Delokalisation von Claudin-1, einem wichtigen Schrankenprotein der Tight-junctions (Abb. 8.7). Dies konnte mit einem PKC- δ-Inhibitor rückgängig gemacht werden. Wurden die Zellen allerdings mit $VEGF_{165}$ über längere Zeit inkubiert, so konnten die Delokalisation von Claudin-1 und die dadurch verursachte Schrankenstörung – gemessen am transendothelialen Widerstand – mit keinem PKC-Inhibitor, insbesondere auch nicht mit einem PKC-β-Inhibitor, rückgängig gemacht werden. In diesem präklinischen Modell zeigte sich, dass die verschiedenen PKC-Isoformen nicht wesentlich an der durch VEGF165 initiierten Signaltransduktion beteiligt sind, die zu einer Delokalisation von Claudin-1 führt und eine gesteigerte Zellpermeabilität verursacht.

Studien mit Proteinkinase-Inhibitoren

Die Behandlung von Patienten mit diabetischem Makulaödem (DMÖ) mit PKC412, einem Inhibitor verschiedener Isoformen der PKC und VEGF-Rezeptoren, für 3 Monate führte zu einer Reduktion der Netzhautdicke in der optischen Kohärenztomographie (OCT). Die Studien mit dem unspezifischen PKC-Hemmer PKC412 zeigten schwere Nebenwirkungen wie gastrointestinale Beschwerden und Lebertoxizität, sodass die Studien eingestellt wurden.

▪ Ruboxistaurin

Das einzige Präparat, das sich bis vor Kurzem noch in einer klinischen Studie befand, ist Ruboxystaurin. Ruboxistaurin Mesylat (LY333531, Eli Lilly) wurde 1994 entwickelt. Es handelt sich um ein Bisindolylmaleimid. Es ist ein Isoenzym-selektiver PKC-Inhibitor, der oral verabreicht wird. Ruboxistaurin Mesylat ist der am selektivsten wirkende PKC-Inhibitor.

Ruboxistaurin Mesylat (Ly333531) ist ein spezifischer Inhibitor der beiden Isoformen PKC-βI und -βII. Durch Inhibition von PKC-β wird versucht, die diabetische Retinopathie zu behandeln. Ruboxistaurin wird einmal täglich oral verabreicht. Die Halbwertszeit des Metaboliten, N-Desmethyl-Ruboxistaurin beträgt etwa 16 h.

Die PKC-Diabetic Retinopathy Study (PKC-DRS) war eine Phase III, multizentrische, randomisierte, maskierte, placebokontrollierte Studie an 252 Patienten, die entweder Placebo, 8 mg, 16 mg oder 32 mg Ruboxistaurin pro Tag über 3 Jahre erhielten. Der primäre Endpunkt war eine Progredienz der diabetischen Retinopathie um 3 ETDRS-Stufen oder eine panretinale Laserbehandlung.

Einschlusskriterien waren ein ETDRS-Level von 47b-53e und ein bestkorrigierter Visus von mindestens 45 Buchstaben. Der Ausgangsvisus lag im Mittel bei 80 Buchstaben. Der primäre Endpunkt wurde nicht erreicht. Bezüglich des sekundären Endpunktes zeigte sich bei der 32-mg-Gruppe eine signifikante Reduktion des Visusverlustes um 3 Zeilen.

In der PKC-Diabetic Macular Edema Study (PKC-DMES, MBBK Trial) wurden 686 Patienten in einer multizentrischen, prospektiven, randomisierten, placebokontrollieren Phase-III-Studie untersucht. Die Patienten wurden randomisiert zu 4 mg, 16 mg oder 32 mg Ruboxistaurin pro Tag. Die Dauer der Studie betrug 3 Jahre. Der primäre Endpunkt war die Progredienz des Makulaödems innerhalb von 100 μm zum Zentrum der Makula

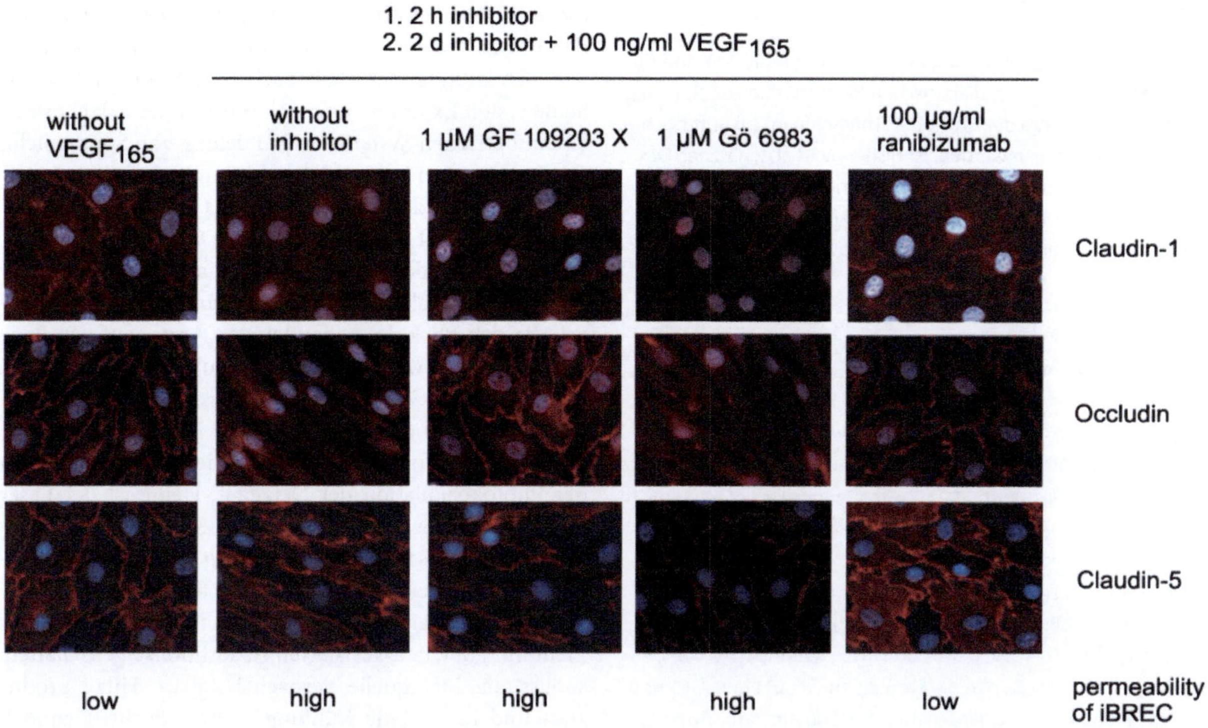

Abb. 8.7 Die durch VEGF induzierte Delokalisation von Claudin-1 kann durch die Inhibition von PKC nicht verhindert warden. Immortalisierte, bovine retinale Endothelzellen (iBREC) wurden entweder mit PKC-Inhibitoren (GF 109203X, Gö 6983)) oder Ranibizumab für 2 h inkubiert, bevor VEGF165 für 2 Tage zugefügt wurde. Nur der VEGF-Inhibitor Ranibizumab war in der Lage, die Delokalisation von Claudin-1 zu verhindern. Dagegen konnte die durch VEGF induzierte Delokalisation von Occludin von Ranibzumab und den PKC-Inhibitoren verhindert werden. Die Lokalisation von Claudin-5 wurde durch VEGF nicht verändert. (Mit freundl. Genehmigung aus Deissler et al. 2010)

oder eine erforderliche fokale oder Gridlaser-Behandlung. Die Patienten hatten eine Makulaverdickung zwischen 300 und 3.000 µm vom Zentrum der Makula und eine nicht proliferative diabetische Retinopathie. Der bestkorrigierte Visus betrug mindestens 75 Buchstaben. Es zeigte sich kein signifikanter Unterschied zwischen den Gruppen. Beim direkten Vergleich der 32-mg-Gruppe mit Placebo zeigte sich ein signifikanter Unterschied.

In der PKC-Diabetic Retinopathy Study 2 (PKC-DRS2, MBCM Trial) wurde als primärer Endpunkt die Progredienz der diabetischern Retinopathie oder die panretinale Laserkoagulation gewählt und dann aufgrund der Ergebnisse der anderen beiden Studien in mäßigen Visusverlust geändert. Es handelte sich ebenfalls um eine prospektive, randomisierte, placebokontrollierte Phase-III-Studie mit 685 Patienten, die Placebo oder 32 mg Ruboxistaurin über 3 Jahre erhielten. Der primäre Endpunkt war der anhaltende signifikante Visusverlust von mindestens 3 Zeilen. Der bestkorrigierte Visus bei Einschluss betrug mindestens 45 Buchstaben. Der mittlere Visus bei Einschluss betrug 77 Buchstaben. Es zeigte sich ein um 40% reduziertes Risiko des Visusverlustes in der Verumgruppe im Vergleich zu Placebo (p=0,034).

In einer Phase-III-Studie konnte bereits gezeigt werden, dass Ruboxistaurin bei bestimmten Patientengruppen die Progredienz des diabetischen Makulaödems signifikant reduziert.

In den multizentrischen Studien wird derzeit untersucht, ob Ruboxistaurin Mesylat die Progredienz des diabetischen Makulaödems und der diabetischen Retinopathie aufhalten kann.

Nebenwirkungen

Es wurden über 2.000 Patienten mit Ruboxistaurin behandelt und es erwies sich als gut verträglich. Selten kommt es zu Dypepsie, Diarrhöen, Kopfschmerzen, Nasopharyngitis oder Husten.

Zusammenfassende Beurteilung

Die Überexpression von Proteinkinase spielt pathogenetisch im Rahmen der diabetischen Retinopathie eine Rolle. Es zeigte sich eine Wirkung der spezifischen PKC-Inhibition in tierexperimentellen und klinischen Studien. Ob die PKC-Inhibitoren zu Therapie geeignet sind und ggf. zugelassen werden, wird sich herausstellen, wenn die endgültigen Studienergebnisse vorliegen.

Praxistipp

Weder Somatostatin-Analoga noch PKC-Inhibitoren sind für die Behandlung der diabetischen Retinopathie zugelassen. Ob sie in der Ära der Anti-VEGF-Therapien in Zukunft noch eine Rolle spielen werden, ist bisher nicht abschätzbar. Das erste Medikament, das eine Zulassung für die Behandlung der Visusreduktion des diabetischen Makulaödems erhalten hat, ist Ranibizucab (Lucenits, Novartis AG).

Fazit für die Praxis

Somatostatin-Analoga

Da Wachstumshormon (GH) und »Insulin-like growth factor 1« (IGF-1) Mediatoren der Angiogenese in der Retina bei Patienten mit Diabetes mellitus sind, ist der natürlich vorkommende Hemmer des Wachstumshormons, Somatostatin, einer der Kandidaten für die pharmakologische Therapie der diabetischen Retinopathie. Für den klinischen Einsatz stehen synthetische Somatostatin-Analoga des natürlich vorkommenden Wachstumshormon-Inhibitors, wie z.B. Sandostatin (Octreotid), zur Verfügung. Diese könnten für die Therapie der diabetischen Retinopathie von Bedeutung sein. Sie hemmen die Produktion von GH und IGF1 und weisen antiangogene Eigenschaften auf. Somatostatin-Analoga wurden bisher zur Therapie von zystoider Makulopathie und proliferativer diabetischer Retinopathie off-label eingesetzt.

Proteinkinase-C-Inhibitoren

Die Proteinkinase C (PKC) gehört zur Familie der Proteinkinasen und ist in zelluläre Signalwege involviert. Sie steuert die Aktivität von nachgeordneten Enzymen und Faktoren. Die PKC ist beteiligt an Dysregulationen der Zellen, die durch Hyperglykämie verursacht sind. Im Rahmen der Hyperglykämie kommt es zu erhöhten Diacylglycerol (DAG)-Spiegeln, die zu einer Aktivierung der PKC führen. Daher könnten PKC-Inhibitoren zur Therapie der diabetischen Retinopathie infrage kommen. Experimentelle und klinische Studien weisen darauf hin, dass die Hemmung des PKC Subtyps β (PKC-β) zur Behandlung der diabetischen Retinopathie geeignet sein könnte. Der selektive PKC-β-Inhibitor Ruboxistaurin Mesylat wird derzeit in klinischen Studien untersucht.

8.2 Proliferative diabetische Retinopathie

8.2.1 Photokoagulation bei proliferativer diabetischer Retinopathie (PDR)

W. Soliman, M. Larsen, H. Helbig

Geschichte der Photokoagulation

Wer als Erster die klinische Beobachtung machte, dass eine Netzhautdegeneration oder eine posttraumatische Netzhautatrophie vor der Entwicklung einer diabetischen Retinopathie schützt, ist nicht überliefert. Aber **Gerd Meyer-Schwickerath** war in den späten 1950ern der Erste, der bewusst einen photothermischen Netzhautschaden zur Behandlung der diabetischen Retinopathie setzte. Seine ersten Experimente machte er mit dem »Heliostat«, einem optischen System zur Bündelung von Sonnenlicht. Diese ersten Geräte wurden bald durch ein kommerzielles Instrument der Firma Carl Zeiss mit einem Xenon-Lichtbogen als Lichtquelle ersetzt. Das Applikationssystem dieses Lichtkoagulators basierte auf dem Prinzip der direkten Ophthalmoskopie und einem beweglichen Spiegel, der den Blick des behandelnden Arztes auf den Fundus blockierte, während der Lichtpuls appliziert wurde. Dieses klobige Gerät mit einer exzessiven Hitzeproduktion wurde bald durch Laser ersetzt. Der Laser fand eine seiner ersten erfolgreichen kommerziellen Anwendung in der Photokoagulation der Netzhaut. Heute ist der Laser integriert in den Strahlengang des Spaltlampen-Biomikroskops, sodass eine Beobachtung des Fundus während der Applikation von Licht und thermischer Energie möglich ist. Der Laser produziert monochromatisches Licht mit gut charakterisierten Absorbtionseigenschaften, sodass die Lichtquelle vernachlässigbare Hitze produziert und keine laute Kühlung mehr braucht. Dennoch bleiben die fundamentalen Charakteristika der gesetzten Photokoagulationsläsionen an der Netzhaut grundsätzlich dieselben.

Zunächst basierte das Konzept der Photokoagulationsbehandlung darauf, Neovaskularisationen direkt durch thermische Koagulationen der neuen Gefäße zu verschließen. Dieses Konzept wurde allerdings bald verlassen, als sich zeigte, dass eine teilweise Laserablation der äußeren Netzhaut ausreichend war, um den vollen therapeutischen Effekt zu erreichen. Auch zeigte sich, dass die Energie, die zur Koagulation neugebildeter retinaler Gefäße notwendig war, auch Schäden an den darunterliegenden, normalen retinalen Blutgefäßen und den Nervenfasern der inneren Netzhautschichten bedingte.

Um den gewünschten therapeutischen Erfolg bei der proliferativen diabetischen Retinopathie zu erzielen, war lediglich ein verödender Effekt an der äußeren Netzhaut zu setzen, also am retinalen Pigmentepithel und der Photorezeptorenschicht. Eine gute Verteilung der Photokoagulationsherde spart die zentrale Netzhaut aus und lässt ein konfluentes Netzwerk von intaktem retinalen Pigmentepithel und Photorezeptoren, das möglichst für eine volle Gesichtfeldbreite sorgen soll, zurück.

Dennoch muss ein ausreichend großer Anteil der äußeren Netzhaut eliminiert wird, um die Bildung der Hypoxie-induzierten Signalmoleküle zu verhindern, welche die Neovaskularisationen induzieren. Es ist zweifelhaft, ob die Läsion auch das retinale Pigmentepithel (RPE) umfassen muss, um den therapeutischen Effekt zu erreichen. Allerdings kann nur dank des Pigmentes

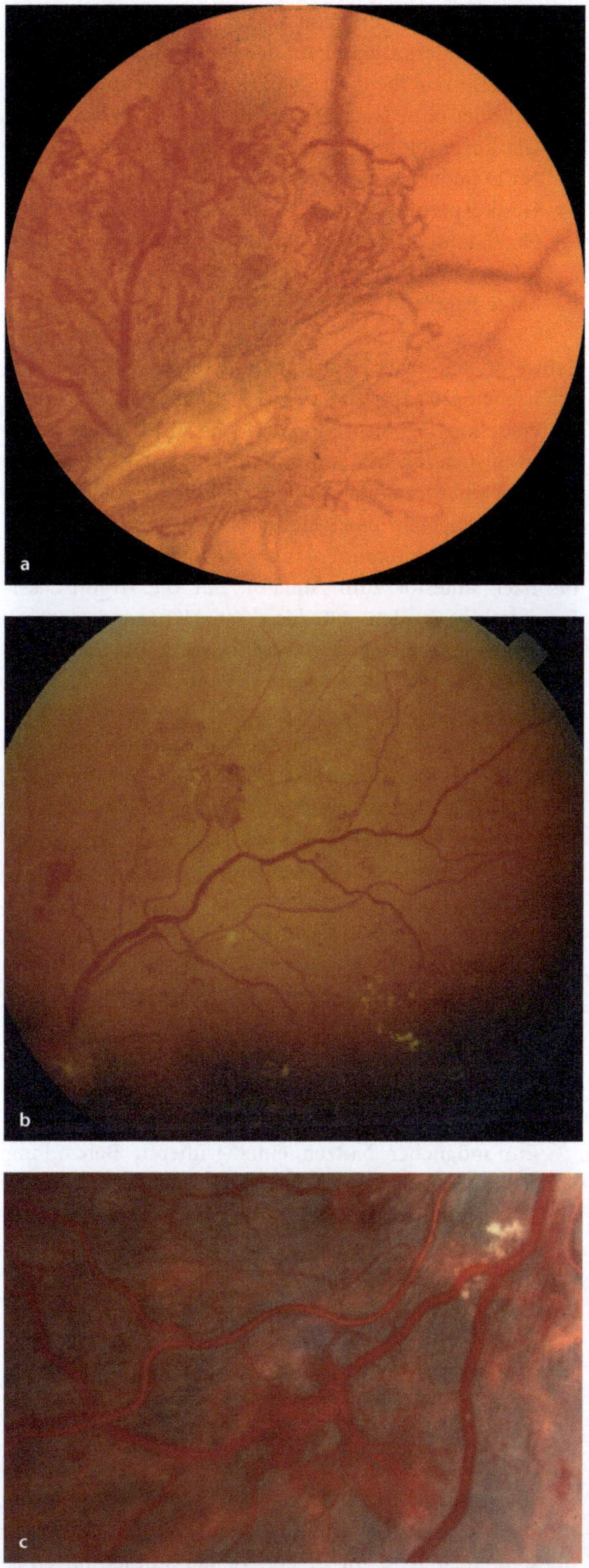

Abb. 8.8 Präretinale Proliferationen von neuen Gefäßen bei proliferativer diabetischer Retinopathie. (a, b Aus Solimann W u. Larsen M 2007)

im retinalen Pigmentepithel ausreichend sichtbares Licht absorbiert werden und in thermische Energie konvertiert werden, sodass sekundär auch die benachbarten Photorezeptoren koaguliert werden können. Eine isolierte Verödung der Photorezeptoren mit dem Laser unter Aussparung des RPE ist nicht möglich.

Wirkungsmechanismus

Die Absorption von Licht im RPE führt zu einer Wärmeentwicklung, und wenn der Energiefluss hoch genug ist, zu einer Koagulation des Pigmentepithels und der Photorezeptor-Außensegmente. Diese liegen in so engem Kontakt mit den Melanin-enthaltenen Elementen des Pigmentepithels, sodass ein Schaden in der anliegenden Netzhaut unvermeidbar ist. Ein primärer Schaden wird auch in der Choriocapillaris gesetzt.

Praxistipp

Um den gewünschten Effekt, also die letale Wirkung auf die Zellen, zu erreichen, muss die Hitze groß genug sein, um die Gewebeproteine zu denaturieren, d.h. buchstäblich, sie zu »garen« ohne eine Verdampfung zu induzieren.

Die Konsequenz der Verdampfung wäre ein explosiver Effekt, der unerwünschte Wirkungen im Gewebe hervorruft, wie eine Ruptur der Bruchschen Membran, welche für eine sekundäre Entwicklung einer subretinalen neovaskulären Membran prädisponiert.

Erhebliche Anstrengungen wurden gemacht, die optimale Wellenlänge des Lichtes für die Photokoagulation zu bestimmen. Anfangs war die Wahl der Wellenlänge limitiert durch die verfügbaren Laser. Der erste Laser, ein Ruby-Laser emittierte im roten Bereich bei 694 nm. In diesem Teil des Spektrums ist die Transparenz des retinalen Pigmentpithels hoch und die Energie, welche für den gewünschten Effekt nötig ist – eine zarte Weißfärbung der äußeren Netzhaut – ist so hoch, dass die unerwünschte Hitzeentwicklung in der Aderhaut und der Sklera erhebliche Schmerzen hervorruft und eine Retrobulbäranästhesie notwendig ist. Dies war einer der Gründe, weshalb bald der Argon-Laser eine attraktive Alternative darstellte. Seine Emissionslinien bei 488 nm und 514,5nm werden zu einem hohen Grad im RPE absorbiert. Zwei Argumente gegen blaues und grünes Licht sind allerdings, dass die Streuung des Lichtes in der alternden Linse bzw. in der Katarakt relativ hoch ist. Zum Anderen macht das gelbe Xantophyll in der neurosensorischen Netzhaut der Makula Licht dieser Wellenlängen, insbesondere das blaue Licht, unattraktiv für Photokoagulationen nahe des Zentrums. Der rote Krypton 647-nm-Laser wurde als Alternative vorgeschlagen, mit Vorteilen

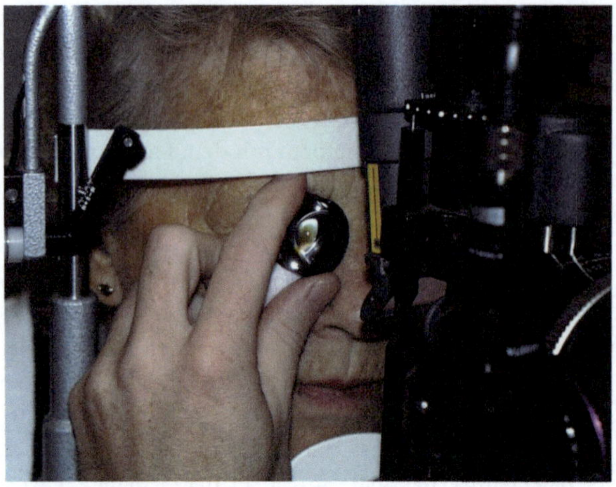

Abb. 8.9 Fundusphotokoagulation mit einem Kontaktglas. (Aus Soliman W u. Larsen M 2007)

sowohl in Bezug auf die Lichtstreuung in der Linse als auch wegen besserer Penetration bei Glaskörperblutungen. Allerdings blieben die Ergebnisse der Behandlung subfovealer Neovaskularisationen unbefriedigend und der Krypton-Laser fand klinisch nur begrenzte Anwendung. Aktuell bieten Dioden-Laser am gelben Ende des Grünspektrums bei 532 nm eine attraktive Option, vor allem wegen ihres kompakten Designs, aber auch ihrer geringen Streuung in der Linse.

Der Wirkungsmechanismus der Laserphotokoagulation bei proliferativer diabetischer Retinopathie kann vereinfacht als eine Wiederherstellung der Balance zwischen Sauerstoffbedarf und Sauerstoffzufuhr in einer Situation mit diffusem Verlust der Kapillardurchblutung angesehen werden. In der Tat zeigten Messungen der Sauerstoffkonzentration im Gewebe, dass die Photokoagulation eine Verbesserung der Oxigenierung der inneren Netzhaut schichten bewirkt, in dem sie die metabolisch hoch aktive Photorezeptorenschicht zerstört und damit zu einer erhöhten Sauerstoffdiffusion in den inneren Netzhautschichten führt.

Klinische Studien und daraus folgende Indikationen für die retinale Photokoagulationsbehandlung

Die Diabetic Retinopathy Study (DRS), deren erste Ergebnisse 1976 veröffentlicht wurden, hatte zum Ziel, den Effekt der Argonlaserkoagulation und der Photokoagulation mit dem Xenon-Lichtbogen auf die Neovaskularisationen bei proliferativer diabetischer Retinopathie (PDR) zu untersuchen. Die DRS zeigte überzeugend, dass das Risiko eines schweren Sehverlusts bei Augen mit Hochrisiko-PDR um ca. 50% reduziert werden konnte.

Hochrisiko-Charakteristika:

- Neovaskularisationen auf der Papille (»Neovavascularization on the disc«, NVD) >1/3 der Papillenfläche mit oder ohne Glaskörperblutung
- Glaskörperblutung oder präretinale Blutung mit NVD (jeder Größe)
- Glaskörperblutung und Neovaskularisation auf der Netzhautoberfläche außerhalb des Papillenbereiches (Neovascularization elsewhere, NVE) größer als eine halbe Papillenfläche.

Schwerer Sehverlust wurde hier definiert als eine Sehschärfe < 5/200 (ca. <1/50) bei 2 aufeinander folgenden Untersuchungen mit 4 Monaten Abstand. Die Photokoagulationstechnik bestand aus diffus verteilten Effekten (»scatter photocoagulation«), d.h. Photokoagulationsläsionen mit ungefähr einer Herdgröße Abstand von einander, zwischen hinterem Pol unter Aussparung der Makula bis nach anterior zum Äquator. Für die Argon-Laserkoagulation wurden 800 bis 1.600 Herde mit 500 µm Durchmesser und einer Expositionszeit von 0,1 Sekunden gesetzt, mit Energiewerten ausreichend, um eine mäßig intensive Weißfärbung der Herde zu erreichen.

Die obengenannten Hochrisiko-Charakteristika definieren eine Situation, in der ein bisher unbehandeltes Auge von der Photokoagulation profitieren kann, d.h. mit Behandlung eine verbesserte Aussicht auf Funktionserhalt hat. Es ist jedoch klinisch offensichtlich, dass Augen weit oberhalb dieser Schwelle, zum Beispiel Augen mit weit fortgeschrittenen fibrotischen Veränderungen, oft nicht günstig auf die Photokoagulation reagieren.

Für Augen mit schwerer nichtproliferativer diabetischer Retinopathie (NPDR) oder PDR ohne Hochrisiko-Charakeristika empfahl die DRS regelmäßige Kontrolluntersuchungen und bei Auftreten von Hochrisiko-Charakteristika eine sofortige Laserkoagulation.

Ein möglicher Nutzen einer früheren Behandlung wurde in der Early Treatment Diabetic Retinopathy Study (ETDRS) untersucht. Die ETDRS definierte die schwere NPDR über das Vorliegen von einer der 3 folgenden Charakteristika (auch bekannt als die 4-2-1-Regel):

- Größere Punkt- und Fleckblutungen in 4 Quadranten
- Kaliberschwankungen der Venen in 2 Quadranten
- Intraretinale mikrovaskuläre Anomalien (IRMA) in 1 Quadrant

Die ETDRS verglich eine frühe disseminierte (»scatter«) Photokoagulation mit Beobachtung bei Patienten mit milder bis schwerer NPDR oder früher PDR mit oder ohne Makulaödem. Die Ergebnisse der Studie führten zu einer revidierten Empfehlung, nämlich dass die Schwelle zur Behandlung mit einer disseminierten (»scatter«) Photokoagulation bei älteren Patienten mit Typ-II-Diabetes

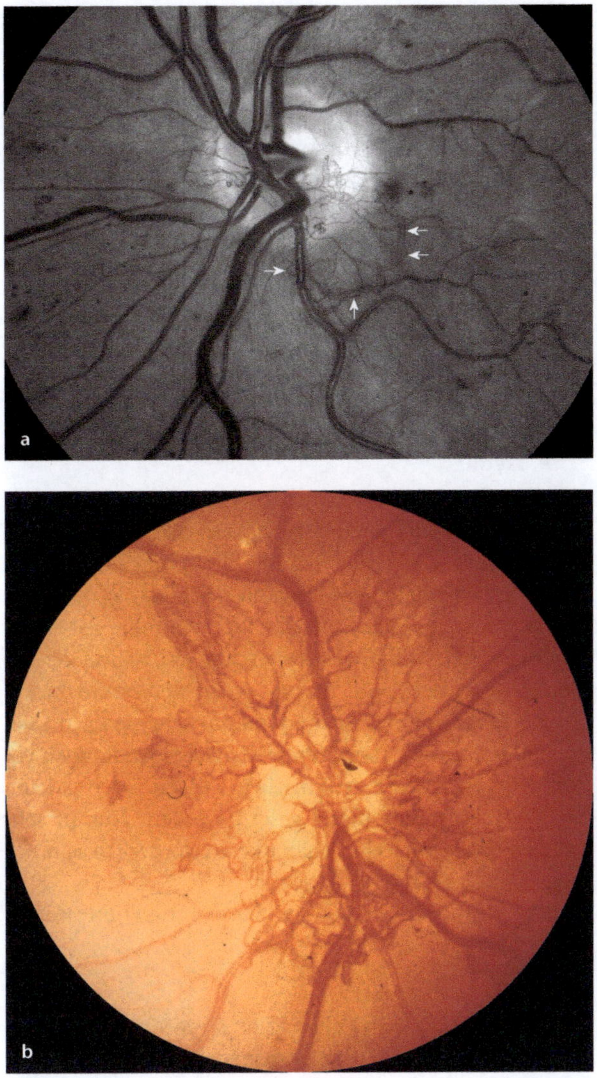

Abb. 8.10 Neovaskularisationen auf dem Sehnervenkopf (NVD) bei PDR. Die *Pfeile* (**a**) markieren den Rand des neovaskulären Gefäßnetzes. (Aus Soliman W u. Larsen M 2007)

schon bei sehr schwerer NPDR (mindestens 2 Kriterien der 4-2-1-Regel oder früher PDR ohne die DRS-Hochrisiko-Charakteristika) durchgeführt werden sollte. Bei jüngeren Patienten mit Typ-I-Diabetes sahen die ETDRS-Empfehlungen unverändert vor, dass die Photokoagulation bis zur Entwicklung von DRS-Hochrisiko-Charakteristika hinausgeschoben werden kann.

Es ist erwähnenswert, dass ganz generell die proliferative diabetische Retinopathie charakterisiert ist durch präretinale Gefäßneubildungen, die mit einer partiellen Abhebung der hinteren Glaskörpergrenzfläche verknüpft sind. Neovaskularisationen auf der Netzhautoberfläche, flach aufliegend, sind schwer zu unterscheiden von IRMAs (Abb. 8.10, Abb. 8.11).

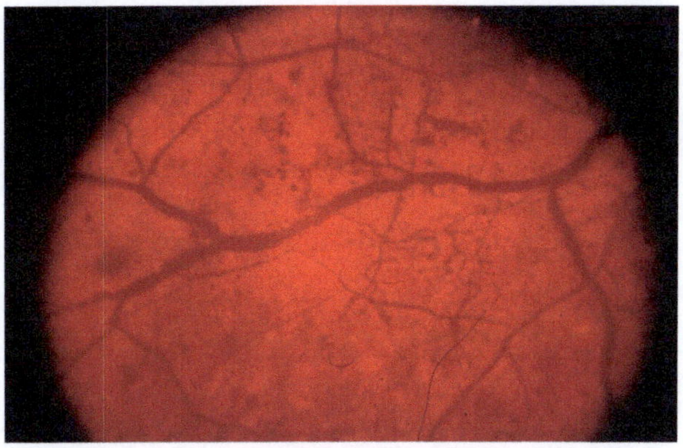

Abb. 8.11 Sehr schwere nicht-proliferative diabetische Retinopathie mit IRMAs und venösen Kaliberschwankungen

Praxistipp

Der Goldstandard der Fundusuntersuchung bleibt die stereoskopische Fundusbiomikroskopie

Klinische Praxis

In der klinischen Praxis sollten eine Reihe von Faktoren bedacht werden, bevor die Entscheidung, eine disseminierte (»scatter«) Photokoagulation zu empfehlen, gefällt wird:

- **Systemische Faktoren**, wie z.B. eine schlechte metabolische Einstellung oder eine kürzliche wesentliche Verbesserung der Blutzuckereinstellung, ein arterieller Hypertonus, Schwangerschaft und Niereninsuffizienz sind mit einer schlechteren Visusprognose assoziiert und können eine frühere disseminierte (»scatter«) Photokoagulation rechtfertigen.
- Ein **aggressiver Verlauf der PDR am Partnerauge** ist ein starkes Argument, auch das zweite Auge frühzeitig mit Photokoagulation zu behandeln. Eine Behandlung, in früheren Stadien als es die Standardleitlinien empfehlen, ist sinnvoll bei Patienten, welche eine schlechte Mitarbeit (»Compliance«) bei Therapie oder Retinopathie-Screening gezeigt haben. Vorbehalte gegen eine Retrobulbäranästhesie, zusammen mit der Angst vor Schmerz, können zu mehr Sitzungen mit kleineren Herden, aber insgesamt größerer Zahl von weniger schmerzhaften Herden führen.
- **Trübungen der optischen Medien** wie Katarakt oder Glaskörperblutung sollten die Entscheidung zur frühen Photokoagulation beschleunigen.
- Bei einer **anstehenden Kataraktoperation bei Patienten mit aktiver PDR** sollte die Photokoagulationsbehandlung vor der Kataraktoperation erfolgen, weil dieser Eingriff die Progresssion der Retinopathie beschleunigen kann [9].

- Bei gleichzeitig bestehendem klinisch signifikantem Makulaödem sollte das Makulaödem vor der PDR behandelt werden, weil die Photokoagulation zu einer Verschlechterung des Makulaödems und zu einem transienten oder permanenten Sehverlust führen kann.
- In Gegenwart von **Vorderabschnittsneovaskularisationen** (Rubeosis iridis) sollte eine rasche und aggressive Laserkoagulation der Netzhaut erfolgen, weil die Progression zum neovaskulären Glaukom mit einer besonders schlechten funktionellen Prognose assoziiert ist. Differentialdiagnostisch sollten ein Zentralvenenverschluss und ein okuläres ischämisches Syndrom abgegrenzt werden.

Vorbereitung zur Photokoagulation: Information und Einwilligung

Vor der Photokoagulation der Netzhaut sollte sichergestellt sein, dass der Patient über eine Reihe relevanter Punkte voll informiert ist. Das folgende Kapitel enthält Informationen, die es dem behandelten Arzt erlauben, typische Patientenfragen zu beantworten.

▪ Was ist das Ziel der Behandlung und welches sind die Kriterien für den Erfolg?

Ziel der Behandlung ist, die zukünftige Entwicklung der Sehschärfe besser zu gestalten, als es im unbehandelten Fortschreiten des Krankheitsverlaufes geschehen würde. Es soll versucht werden, die Situation zu stabilisieren und eine weitere Verschlechterung aufzuhalten, die im schlimmsten Fall zu Blindheit führen kann. Ein Verlust der Sehschärfe kann nicht immer verhindert werden, aber mit einer modernen, guten Diabetesversorgung werden heutzutage nur sehr wenige Patienten blind und nur ein kleiner Teil der Patienten verliert die Lesefähigkeit. Ein Großteil der Patienten mit PDR ohne Makulaödem wird nach der disseminierten (»scatter«) Photokoagulation eine im Wesentlichen unveränderte, zentrale Sehschärfe behalten. Die Kriterien für einen kurzfristigen Erfolg der Behandlung sind eine Rückbildung oder zumindest eine Stabilisierung retinaler Gefäßneubildungen sowie die Vorbeugung einer Umwandlung neuer Gefäße in fibrotisches Bindegewebe mit Entwicklung einer Traktionsablatio.

Langzeiterfolg ist definiert als die Verhinderung von Glaskörperblutungen, Netzhautablösungen und schwerem Sehverlust. Klinische Daten zeigen, dass diese Ziele bei den allermeisten Patienten erreichbar sind, wenn eine gute, qualitativ hochwertige Versorgung zur Verfügung steht und genutzt wird, einschließlich der augenärztlichen Retinopathie-Sreeninguntersuchung und der rechtzeitigen Photokoagulation. Nur die Kombination von systemischer und okulärer Prävention kann den Sehverlust durch diabetische Retinopathie erfolgreich verhindern. In vielen Situationen stellt sich ein Großteil der Patienten dem Augenarzt erst dann vor, wenn schon eine fortgeschrittene diabetische Retinopathie mit Sehverlust vorliegt. Bei solchen Patienten ist die Prognose begrenzt. Die funktionellen Ergebnisse schwanken zwischen sehr gut und schlecht. Die Information, die man diesen Patienten geben sollte, reicht von Beruhigung eines nervösen Patienten, dass die Visusprognose gut ist, bis zum Hinweis, dass zusätzliche Maßnahmen nötig werden könnten, um die Retinopathie zu kontrollieren, nicht weil die Photokoagulation nicht wirksam ist, und nicht, weil sie subjektiv bedeutende negative Effekte hat, sondern weil sie alleine möglicherweise nicht ausreicht.

▪ Ist die Photokoagulation bei PDR eine sichere Prozedur?

Die Photokoagulation bei diabetischer Retinopathie ist generell eine sehr sichere Prozedur. Der wesentliche, allerdings dramatische, unerwünschte Effekt ist, dass während der Photokoagulation ein Herd unabsichtlich in die Fovea gesetzt werden könnte. Schlechte Patientenmitarbeit ist dafür selten die Ursache, weil diese schon am Beginn der Behandlung bemerkt wird und zu geeigneten Maßnahmen, wie z.B. einer Trainingssitzung mit nur sehr wenigen Läsionen, führen würde. Sedierende Medikamente können vor der nächsten Sitzung verschrieben werden, oder es kann eine Retrobulbaranästhesie gesetzt werden. Nur in sehr seltenen Fällen wird eine Vollnarkose erforderlich sein.

▪ Welche Sicherheitsmaßnahmen können getroffen werden?

! Cave!
Um eine versehentliche Läsion in der Fovea zu vermeiden, sollte man immer sorgsam beobachten, wohin der Zielstrahl jederzeit gerichtet ist.

Wenn man während der Behandlung seinen Blick auf das Laser-Kontrollpanel richtet, oder irgendein anderes Projekt außerhalb des Fundus, muss jedes Mal erneut die Position des Zielstrahls in Beziehung zur Fovea überprüft werden. Der Sehnervenkopf bietet gewöhnlich die sicherste Orientierung, von welcher ausgehend man sich in die Peripherie bewegt. Man beginne im Zwischenraum von 2 Gefäßästen und schreite in die Peripherie fort, soweit es eine Kontaktlinse ohne interne Spiegel zulässt. Dann fahre man im nächsten Zwischenraum von 2 Gefäßästen fort und bleibe immer außerhalb der temporal vaskulären Arkaden und mindestens 3 Papillendurchmesser entfernt vom Zentrum der Fovea. Bei Benutzung eines Dreispiegel-Kontaktglases besteht das Risiko unbeabsichtigt durch die zentrale Öffnung auf den Fundus zu schauen, während man glaubt, durch einen peripheren Spiegel zu sehen. Das Risiko für dieses Problem kann minimiert werden, indem man eine geringe Vergrößerung benutzt, um alle Spiegel gleichzeitig im Blickfeld zu behalten. Die Laserherde sollten zwischen den Gefäßen appliziert werden. Unabsichtliche Herde auf retinale Venen können Glaskörperblutungen hervorrufen. Diese Blutungen sind gewöhnlich selbst limitierend und klein und bedürfen keiner Behandlung. Die Applikation kurzer Herde mit hoher Energie auf einem kleinen Fleck kann zu einer Aderhautblutung in den subretinalen Raum führen. Dies kann sekundär zu einer subretinalen Neovaskularisation führen, aber außerhalb der großen Gefäßarkaden hat dies gewöhnlich keine Konsequenzen. In der Makula ist das Risiko einer Progression zu einer subfovealen Neovaskularisation umso größer, je näher die Läsion an der Fovea liegt.

▪ Ist die Photokoagulation schmerzhaft?

Eine Photokoagulation am hinteren Pol des Auges ist generell schmerzfrei, wo hingegen ein gewisser Schmerz wahrgenommen wird, wenn man sich dem Äquator nähert. Der Schmerz kann recht intensiv sein, je weiter man vom Äquator nach anterior kommt. Der Schmerz variiert oft zwischen einem Herd und dem nächsten, aber ist generell am intensivsten in den horizontalen Meridianen, wo die größeren Zilliarnerven liegen. Der Schmerz strahlt oft in den Nacken aus.

❗ Cave!
Tropfanästhesie ermöglicht die Benutzung von Kontaktgläsern, aber es reduziert nicht die Schmerzen, die mit der Fundusphotokoagulation verbunden sein können.

Bei den meisten Patienten kann eine volle Behandlung in Tropfanästhesie durchgeführt werden, abhängig von der Spotgröße, den Energieeinstellungen und der Zahl der Herde. Zur Schmerzreduktion kann eine retrobulbäre, peribulbäre oder subtenonale Anästhesie gesetzt werden. Einige Laserchirurgen benutzen ein mildes Sedativum, z.B. 5 mg Diazepam, und ein Schmerzmittel, z.B. 1 g Paracetamol, eine Stunde vor Beginn der Behandlung. Andere Ophthalmologen ziehen es vor, durch eine ausführliche, beruhigende und geduldige Kommunikation mit den Patienten dessen Ängste und Schmerzwahrnehmung zu vermindern. Einige Patienten fürchten bald blind zu werden, was meistens unbegründet ist.

▪ Wie lange dauert eine retinale Photokoagulation und wie viele Sitzungen sind erforderlich?

Eine volle Behandlung für die PDR sollte in mindestens 2 Sitzungen pro Auge aufgeteilt werden. Wenn keine Retrobulbäranästhesie angewandt wird, kann die Behandlung auf eine größere Zahl von Sitzungen verteilt werden, aber ungern auf mehr als 6 Sitzungen pro Auge. Die Dauer der Photokoagulation beträgt typischerweise zwischen 5 und 15 Minuten pro Sitzung.

▪ Was ist der früheste Effekt des Lasers?

Direkt nach der Behandlung wird das behandelte Auge nur sehr wenig sehen können, weil es diffus geblendet ist. Davon wird sich das Auge in ca. einer halben Stunde erholen. Einige Patienten berichten, dass sie das Muster der Laser-Photokoagulationsherde wahrnehmen und gelegentlich auch Photopsien für einige Monate nach der Behandlung.

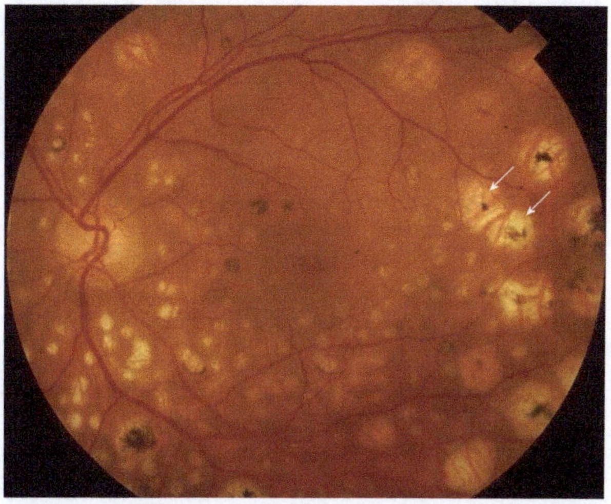

Abb. 8.12 Photokoagulationsherde mit verschiedenem Durchmesser, Jahre nach der primären Behandlung mit 500 µm als größte Herdgröße. Die Vergrößerung der Läsionen bis zu einem Durchmesser von ungefähr 1.000 µm und die gelegentliche Konfluenz der Narben (*Pfeile*) ist bedingt durch eine schleichende Atrophie am Rand der Läsion. (Aus Soliman W u. Larsen M 2007)

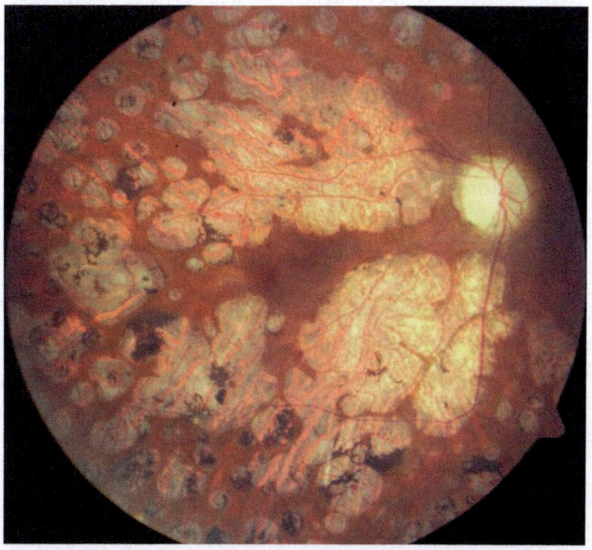

Abb. 8.13 Photokoagulationsherde Jahre nach der primären Behandlung. Die Konfluenz der Narben ist durch schleichende Vergrößerung der Atrophie entstanden, die primären Herde waren weniger dicht gesetzt.

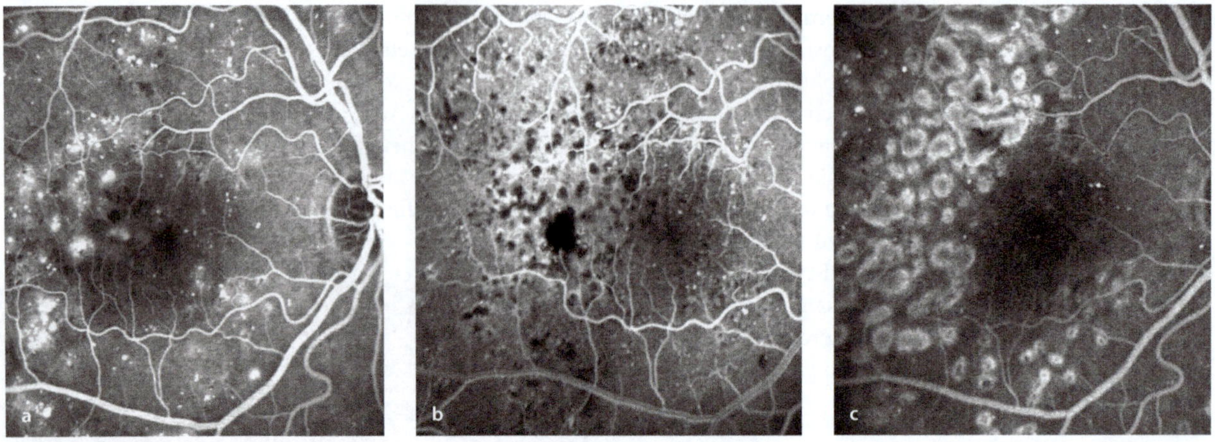

Abb. 8.14 Fluoreszeinangiographie-Bilder vor Laser (**a**), kurz nach Laser (**b**), und viele Jahre nach Laser (**c**) zeigen im Verlauf die erhebliche Vergrößerung der atrophen Lasernarben

Wird sich das Sehen nach der Photokoagulation bessern?

Die Photokoagulation der Netzhaut bei PDR hat zum Ziel die Langzeitprognose für das zentrale Sehen zu verbessern. Die Photokoagulation führt nicht zu einer Visusbesserung, aber es kann das Sehen stabilisieren, während es unbehandelt verloren gehen würde. Deshalb muss die Photokoagulation im Allgemeinen angewandt werden, bevor die Sehverschlechterung eingetreten ist.

Die Photokoagulation bei PDR induziert viele kleine Ausfälle im peripheren Gesichtsfeld, die mit der Zeit durch den Prozess der fortschreitenden Atrophie (s.u.) konfluieren können. Die Patienten beklagen selten einen Verlust des peripheren Gesichtsfeldes. Dafür gibt es mehrere Erklärungen. Zum einen ist das periphere Gesichtsfeld schon vor der Photokoagulation durch die Retinopathie beeinträchtigt. Zum anderen werden periphere Gesichtsfeldausfälle oft nicht wahrgenommen, wie dies ja auch für den physiologischen blinden Fleck und für glaukomatöse Gesichtsfeldausfälle gilt. Verantwortlich für die fehlende Wahrnehmung der Skotome ist das psychophysische Phänomens des »filling-in«.

Was bedeutet der Begriff »panretinal«?

Der Begriff »panretinale« (= ganze Netzhaut) Photokoagulation ist eigentlich ein fehlerhafter Begriff, weil er falsch dahin gehend interpretiert werden kann, dass die gesamte Netzhaut gelasert werden sollte, was natürlich ein Desaster wäre. Eine Photokoagulationsnarbe ist ein blinder Fleck. Daher kann nur durch das Belassen von ausreichend unbehandelter Netzhaut ein symptomatischer Sehverlust vermieden werden. Der Begriff »panretinale Photokoagulation« beschreibt eine Behandlung, bei der die Photokoagulation diffus über den Fundus mit Aussparung der Makula verteilt wird. Die Intention ist, das zentrale Sehen auf Kosten eines Teils des peripheren Sehens zu erhalten. Durch Verteilung der peripheren Herde in nicht-konfluenter Art und Weise bleiben die absoluten Skotome im peripheren Gesichtsfeld klein genug, um im täglichen Leben kaum praktische Konsequenzen zu haben. Allerdings kann gelegentlich die Fahrtüchtigkeit beeinträchtigt sein. Weil die Photokoagulation die inneren Netzhautschichten ausspart, sind die Läsionen nicht mit einem bogenförmigen, größeren Skotom assoziiert und die Skotome sind begrenzt auf die koagulierte Fläche selbst. Über längere Zeit können sich die atrophen Herde allerdings spontan langsam vergrößern (Engl. **»creeping atrophy«)** , sodass Jahre später Areale mit konfluierenden atrophen Herden entstehen und den falschen Eindruck erwecken, die primäre Behandlung sei zu dicht gewesen.

Sollte eine Fluoreszeinangiographie vor Laserbehandlung der PDR und zur Verlaufskontrolle durchgeführt werden?

Die Diagnose und Verlaufskontrolle der PDR sollte primär auf der stereoskopischen Biomikroskopie basieren. Eine Angiographie ist selten notwendig. Persistierende, präretinale Proliferationen, die biomikroskopisch schwer zu identifizieren sind, brauchen nicht notwendigerweise ergänzende Laserbehandlungen, aber sollten sorgfältig auf Zeichen der Progression beobachtet werden (Abb. 8.15).

Welche Richtlinien bestehen für die Nachkontrolle?

Eine rechtzeitige und ausreichende Photokoagulation präretinaler Gefäße bei der PDR wird zur Elimination der Proliferation, zur Größenreduktion oder zur Transformation in fibrotische Membranen ohne Traktionseffekte auf die Retina führen. Daher sollte die Photokoagulation bei PDR immer nachkontrolliert werden, um festzustellen, ob zusätzliche Behandlungen oder gar eine Vitrektomie

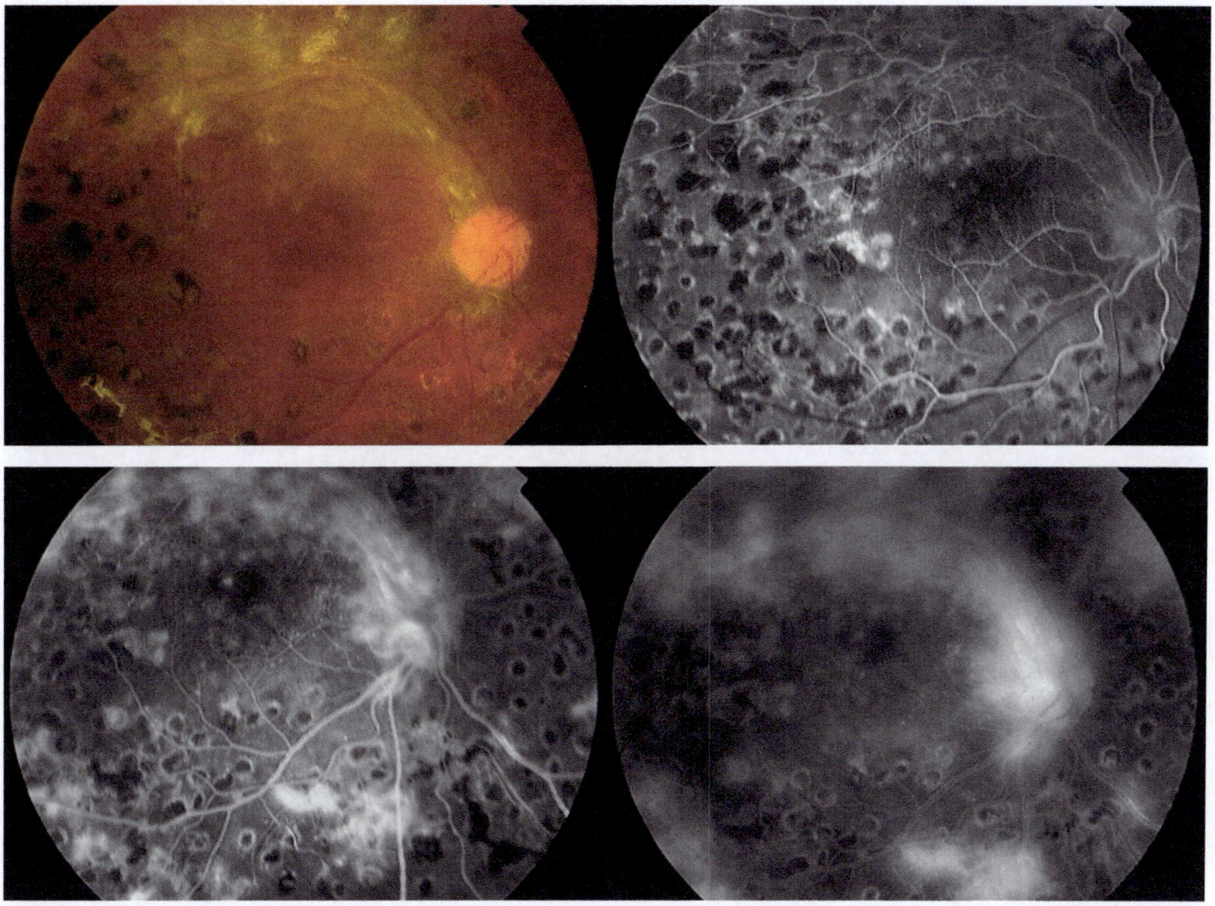

■ **Abb. 8.15** Persistierende präretinale fibrovaskuläre Proliferationen nach voller Photokoagulationsbehandlung bei proliferativer diabetischer Retinopathie. Photokoagulationsnarben mit einem dunklen oder aschgrauen Erscheinungsbild sind typisch für Personen mit einer pigmentierten Sklera. (Aus Soliman W u. Larsen M 2007)

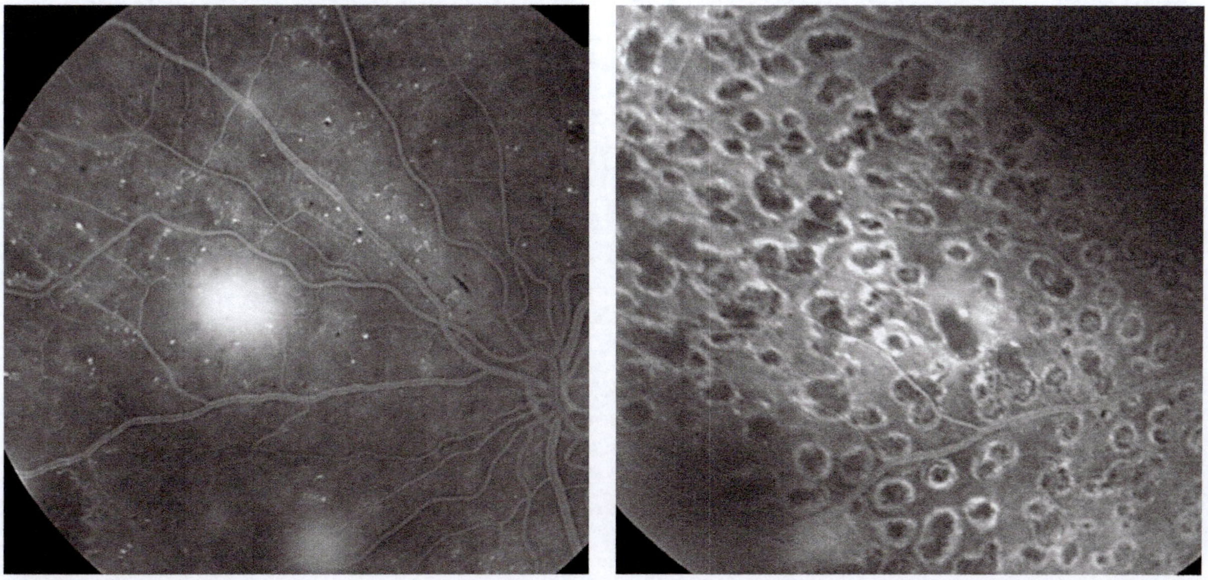

■ **Abb. 8.16** Angiographiebilder vor und nach Laserkoagulation zeigen eine wesentliche Rückbildung der leckenden Neovaskularisationen

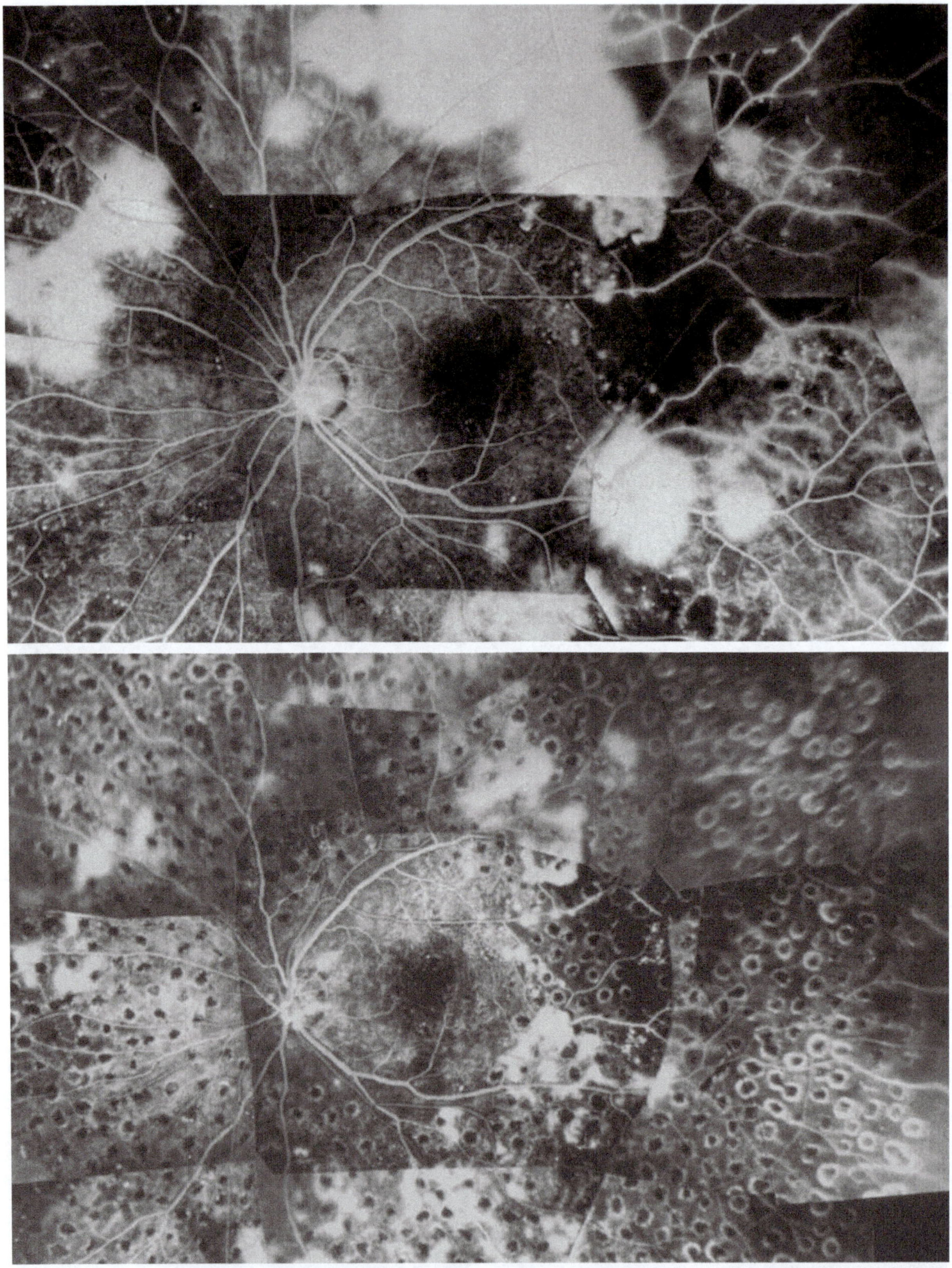

Abb. 8.17 Zusammengesetzte Angiographiebilder vor (oben) und nach (unten) Laserkoagulation zeigen eine wesentliche Rückbildung der Neovaskularisationen (Mit freundl. Genehmigung aus Bornfeld N et al. 2010)

notwendig wird. Die Photokoagulation bei der PDR wird in gewissem Maße von der zu applizierenden Dosis her an der klinischen Wirkung titriert. Die initialen Sitzungen sollten die Fläche innerhalb der temporalen Arkaden aussparen. Wenn die initialen Sitzungen abgeschlossen sind, sollte der Patient ungefähr 3 Monate später kontrolliert werden. Zu diesem Zeitpunkt kann eine Regression der Gefäße bei günstigem Verlauf gesehen werden. Wenn anhaltende Aktivität vorliegt, ist eine zusätzliche Therapie sinnvoll. Oft ist es möglich, die Behandlung mehr nach anterior Richtung Ora serrata auszudehnen. Diese Flächen sollten ausgeschöpft werden, bevor die Photokoagulation innerhalb der temporalen Arkaden fortgesetzt wird.

- **Gibt es eine Rolle für intravitreale anti-angiogene Medikamente bei PDR?**

Anti-angiogene Medikamente werden inzwischen für eine Reihe retinaler Erkrankungen eingesetzt, z.B. die altersbedingte Makuladegeneration, das Makulaödem bei retinalen Venenverschlüssen oder auch das diabetische Makulaödem. Möglicherweise werden sie auch eine Rolle in der Behandlung der PDR spielen, aber zumindest zum gegenwärtigen Zeitpunkt nicht als alleinige Therapie. Sie können evtl. eine adjuvante Therapie darstellen, wenn die Photokoagulation nicht ausreicht, um einen Sehverlust zu vermeiden.

- **Ist eine späte Glaskörperblutung ein Zeichen für ein Versagen der Therapie?**

Eine Glaskörperblutung kann kurz nach aber auch lange Zeit nach Beendigung einer ansonsten erfolgreichen Photokoagulation bei PDR auftreten. Die wahrscheinlichste Ursache für diese Blutungen sind kleine residuale Neovaskularisationen, die unter Traktion des schrumpfenden Glaskörpers stehen. Die Blutung ist meistens nur gering und kann sich spontan resorbieren. Nur wenige Fälle erfordern eine Vitrektomie.

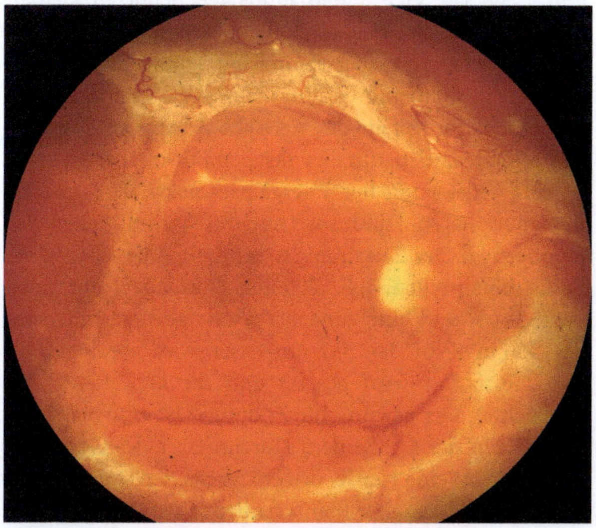

Abb. 8.18 Proliferative diabetische Retinopathie in einem späten, unbehandelten fibrotischen Stadium. Weitere Kontraktion, der die Makula zirkulär umspannenden präretinalen Fibrose kann zu einem plötzlichen Verlust des zentralen Sehens durch eine Abhebung der Fovea führen. (Aus Soliman W u. Larsen M 2007)

Einwilligung zur Behandlung

Die formalen, forensischen Erfordernisse für die Patienteneinwilligung zur Behandlung variieren zwischen verschiedenen Ländern, aber die gute klinische Praxis sollte immer eine sorgfältige Information des Patienten über verfügbare Optionen, Ziel der Behandlung, mögliche Komplikationen, postoperative Vorsichtsmaßnahmen und Richtlinien für die Nachbehandlung einschließen. Eine Einwilligung des Patienten zur Behandlung sollte dokumentiert werden.

Protokoll für die Photokoagulation

Wellenlänge/Farbe

Die beliebtesten retinalen Photokoagulatoren für die PDR sind zur Zeit der Argon-Grün-Laser mit 514,5 nm und vor allem der grüne Dioden-Laser mit 532 nm. Krypton-Rot 647 nm war ebenfalls effektiv. Sein wesentlicher potentieller Vorteil bei der PDR ist die bessere Penetration durch eine gelbe oder braune Katarakt verglichen mit grünem Licht. Der Infrarot-Diodenlaser mit 810 nm verursacht stärkere Schmerzen als der Grün-Laser und hat den Nachteil, dass der Laserstrahl nicht sichtbar ist. Dafür ist der Patient aber weniger geblendet. Einige neue Geräte können automatisch die Laserherde in schneller Folge (0,02 s) in einem vorausbestimmten Muster abgeben. Dies kann potentiell eine schnellere Behandlung ermöglichen. Zu beachten ist allerdings, dass dabei alle Herde ausreichend intensiv gesetzt werden müssen.

> **Cave!**
> **Das Verwenden einer vorherbestimmten automatischen Musterphotokoagulation ist besonders bei Makulaödem nicht empfehlenswert, weil die notwendige Energie für die optimale Intensität der Herde von Punkt zu Punkt variiert, abhängig vor allem von der Pigmentierung und der Dichte zur Makula.**

Anästhesie

Retrobulbäre Anästhesie, peribulbäre Anästhesie und subtenonale Anästhesie sind effektive schmerzlindernde Prozeduren, genauso wie die systemische Gabe von Analgetika und Sedativa. Die Verwendung kleinerer Herdgrößen und mehrerer Behandlungssitzungen ist ebenfalls eine Möglichkeit, Schmerz zu reduzieren.

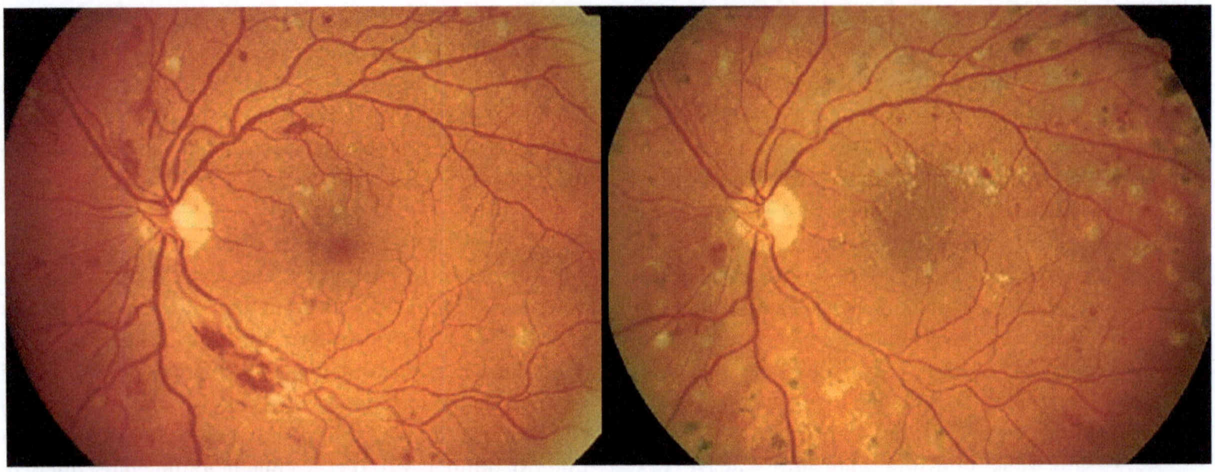

Abb. 8.19 Schwere, nichtproliferative diabetische Retinopathie vor (*links*) und nach Photokoagulationsbehandlung (*rechts*) außerhalb der temporalen Gefäßarkaden. Die Retinopathieläsionen in den behandelten Arealen sind zurückgebildet, allerdings hat sich innerhalb der Arkaden ein diabetisches Makulaödem entwickelt. (Aus Soliman W u. Larsen M 2007)

Biomikroskopie mit Kontaktlinse oder präkornealen Linsen für die Photokoagulation

Eine Anzahl exzellenter Linsen ist für die Fundusphotokoagulation verfügbar, ebenso Spaltlampenmikroskope mit integriertem Laser. Die Linsen unterscheiden sich in Vergrößerung, Bildausschnitt, Bildqualität, Bequemlichkeit in der Benutzung und darin, ob das Bild umgekehrt oder aufrecht ist. Weitwinkellinsen bieten die beste Orientierung am Fundus, wo hingegen Goldmanns Dreispiegelkontaktglas oft den besten Zugang zur peripheren Netzhaut erlaubt. Die Vergrößerung des Laserspots ist definiert als die lineare Vergrößerung in Relation zu einem Laserherd, der durch das Goldmann-Dreispiegelkontaktglas projiziert wird. Die Laserherdvergrößerung ist umgekehrt proportional zur Vergrößerung des Fundusbildes. Wenn der Laserspot um den Faktor 2 vergrößert ist, muß die Energie im Prinzip im Quadrat erhöht werden, d.h. hier um einen Faktor 4. Diese Regel ist nur eine grobe Richtlinie und eine erneute Anpassung der Energieeinstellung nach Veränderung von Herdgröße oder der verwendeten Linse ist immer erforderlich. Die Behandlung an der Spaltlampe sollte, wenn möglich, mit einem Kontaktglas erfolgen, da dass Kontaktglas die beste Kontrolle über Augenbewegungen bietet, verglichen mit »non-contact« präkornealen Linsen.

Die retinale Photokoagulation kann auch an einem Patienten in Vollnarkose mit einem indirekten Ophthalmoskop appliziert werden. Während der Vitrektomie stehen Endolasersonden zur Verfügung, um die Laserenergie zu applizieren. Die gewünschte Verteilung und die Gewebeeffekte sind grundsätzlich die gleichen wie für eine Laserung an der Splatlampe.

Parameter und Endpunkte

Die DRS beschreibt eine Dosierung von 800 bis 1.600 mäßig intensiven Argon-Laserherden platziert mit jeweils 1 Herdgröße Abstand mit einem Herddurchmesser von 500 µm und einer Expositionszeit von 0,1 s. Die posteriore Grenze des behandelten Areals sollte ungefähr 1 Papillendurchmesser nasal der Papille und nicht dichter als 2 Papillendurchmesser oberhalb, temporal und unterhalb der Makula liegen und peripher bis zum Äquator des Auges reichen. Die gleichen Parameter wurden in der ETDRS beschrieben, außer dass die Herdzahl hier zwischen 1.200 und 1.600 lag. Viele Ophthalmologen benutzen kleinere Herden, typischerweise mit 200 µm Durchmesser, um weniger Schmerz zu erzeugen und mit Tropfanästhesie auskommen zu können. Allerdings muss bei halbiertem Herddurchmesser ungefähr die vierfache Anzahl an Laserherden gesetzt werden, um den gleichen Effekt zu erreichen.

Die Einstellung der Energieparameter erfolgt an einem peripheren Fundusort mit durchschnittlicher Pigmentierung. Der Zielstrahl ist auf die gewünschte Herdgröße einzustellen, z.B. 200 µm. Pulsdauer, normalerweise 0,1 s, und eine zunächst relativ geringe Intensität, z.B. 200 mW für den 532-nm-Laser, wird voreingestellt. Eine Testläsion wird gesetzt und die Gewebereaktion beobachtet. Der gewünschte Endpunkt ist eine blasse Läsion, die in der Größe dem Durchmesser des Zielstrahls entspricht. Weiße Herde, die größer als der Durchmesser des Zielstrahls sind, sollten vermieden werden, weil eine unnötig tiefe und schmerzhafte Läsion dabei entsteht.

Platzierung und Ausmaß der Behandlung?

Die Strategie der Behandlung ist, den neovaskulären Stimulus zu eliminieren, indem eine große Zahl von

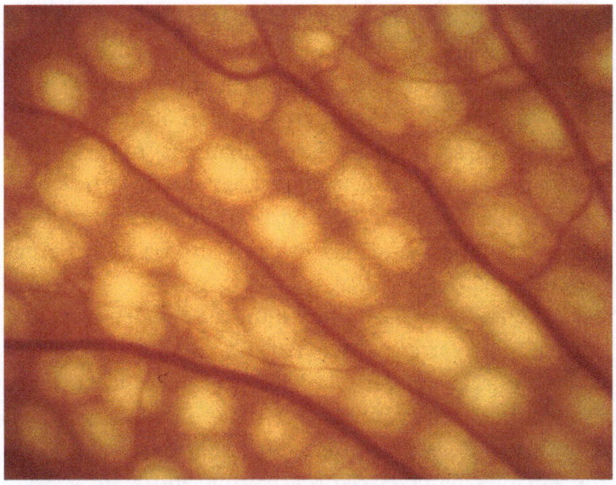

Abb. 8.20 Fundusphotographie mehrere Jahre nach Scatter-Behandlung für proliferative diabetische Retinopathie. Die initiale Größe der Photokoagulationsherde stellt sich im hellen Zentrum der Läsion dar. Der angestrebte Abstand zwischen den Herden war eine Herdgröße. Der dunklere Ring um das weiße Zentrum ist bedingt durch das Phänomen der schleichenden Atrophie. Man beachte die Lokalisation zwischen den großen Gefäßen. (Aus Soliman W u. Larsen M 2007)

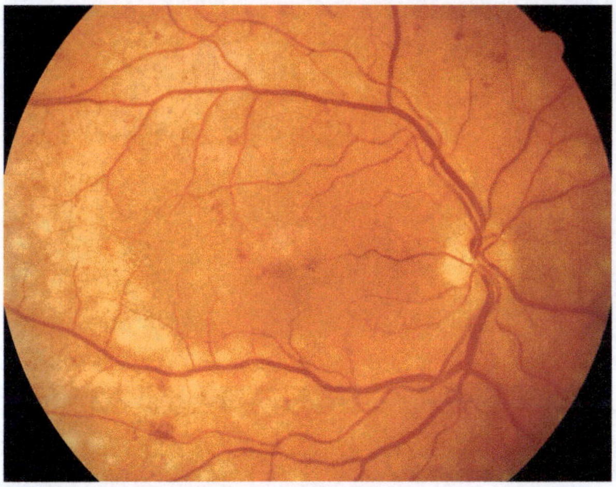

Abb. 8.21 Seröse Abhebung der gesamten Makula nach extensiver Photokoagulationsbehandlung bei proliferativer diabetischer Retinopathie. (Aus Soliman W u. Larsen M 2007)

kleinen Flächen der äußeren Netzhaut verödet wird. Daraus folgt, dass Neovaskularisationen, fibrotisches Gewebe und abgehobene Netzhaut nicht direkt behandelt werden sollten.

Sitzungen

Eine extensive Photokoagulation ist assoziiert mit dem Risiko, eine Progression des diabetischen Makulaödems oder sogar einer schweren serösen Abhebung der Makula (Abb. 8.21). Eine seröse Abhebung des Zilliarkörpers

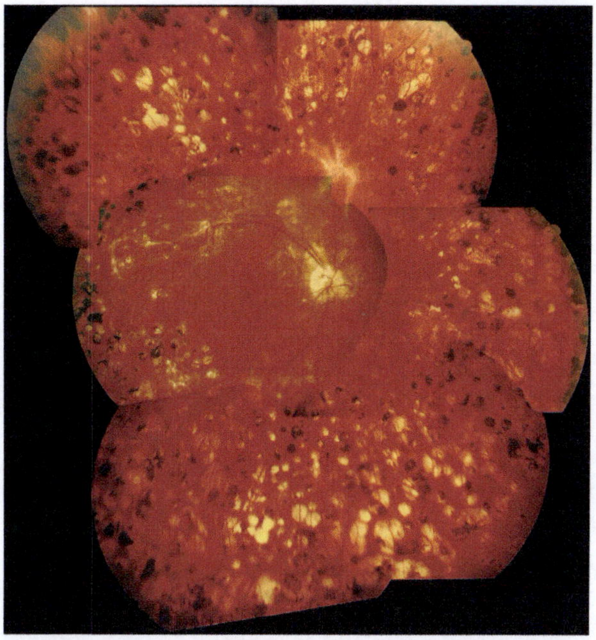

Abb. 8.22 Zusammengesetztes Fundusphoto, dass das Ausmaß der retinalen Photokoagulationsbehandlung bei PDR 2 Jahre nach Abschluß der Behandlung zeigt. Beachte die komplette fibrotische Involution der präretinalen Neovaskularisationen oberhalb der Papille und die partielle fibrotische Involution der großen Neovaskularisation am Ende der temporal oberen Gefäßarkade. Beachte ebenso das variable Aussehen der Photokoagulationsnarben von dunkelbraun hyperpigmentiert zu weiß depigmentiert. Die Variationen der Herdgrößen sind teilweise bedingt durch die zunehmende Bildvergrößerung mit steigender Exzentrizität.

kann nach extensiver peripherer Koagulation sogar zu einem sekundären Winkelblockglaukom führen. Um solche Komplikationen zu vermeiden, sollte die Photokoagulationsbehandlung der PDR auf mindestens 2 Sitzungen pro Auge verteilt werden, welche mindestens 2 Wochen auseinanderliegen. Bei kleineren Herdzahlen pro Sitzung können die Intervalle kürzer gewählt werden.

Bei Patienten mit schlechter Mitarbeit kann ggf. von diesen Empfehlungen abgewichen werden.

Bei Patienten mit signifikanter Glaskörperblutung ist es das Ziel, in einer Sitzung so viele Laserherde anzubringen, wie es die Glaskörperblutung zuläßt, um nach Resorption der Blutung nach und nach Laserherde zu ergänzen.

Postoperative Behandlung

Ein kurz wirksames Zycloplegicum sollte nach extensiver Behandlung gegeben werden, um Synechien zu vermeiden und Zilliarkörperschwellung zu reduzieren. Bei Patienten mit einer Iritis in der Vorgeschichte sollte eine kurzzeitige Behandlung mit Kortikosteroiden erfolgen, um einem Rezidiv der Iritis vorzubeugen.

Nachkontrolle und Wiederbehandlung

Ziel der Nachbehandlung ist, die Aktivität der Retinopathie zu beurteilen und die Behandlung, falls nötig, zu ergänzen. Eine erfolgreiche Behandlung reduziert das Ausmaß und die Gefäßfülle der Neovaskularisationen oder verhindert zumindest das weitere Wachstum neuer Gefäße. Wenn sie früh genug behandelt werden, können die Neovaskularisationen sogar komplett verschwinden. Eine späte Behandlung fortgeschrittener Retinopathien kann in einer extensiven präretinalen Fibrose resultieren. Die nachfolgende Schrumpfung derselben, scheint durch die Photokoagulation nicht positiv beeinflußt zu werden. Die Beurteilung der Progression basiert auf:

1. Dem Erscheinungsbild des Randes der Neovaskularisation; neu geformte Gefäße sind eher dilatiert ohne sichtbare Fibrose und formen ein dichtes Netzwerk,
2. Vergleich mit einer vorbestehenden Beschreibung des Fundus oder
3. Vergleich mit Fundusphotos.

Das neue Auftauchen von Neovaskularisationen, die bei der Voruntersuchung noch nicht vorhanden waren, zeigt, dass die durchgeführte Behandlung noch nicht ausgereicht hat, um den neovaskulären Stimulus zu eliminieren. Insbesondere Laserchirurgen mit geringer Erfahrung benutzen gelegentlich zu niedrige Energieeinstellungen, weil sie Standardwerte einstellen und die Energie nicht anhand des Effektes am jeweiligen Auge titrieren.

Zunehmende Glaskörperblutungen müssen nicht unbedingt ein Versagen der Behandlung bedeuten, weil sie als Konsequenz der Glaskörperkontraktion entstehen können. In seltenen Fällen kann sogar durch die Laserkoagulation eine solche Kontraktion induziert werden und eine entsprechende Glaskörperblutung auftreten.

Die Behandlung ist nicht abgeschlossen, bis die Photokoagulationsherde gleichmäßig über die gesamte periphere Netzhaut verteilt sind, mit einem Abstand zwischen den Läsionen von je 1 Herd Durchmesser. Trotz

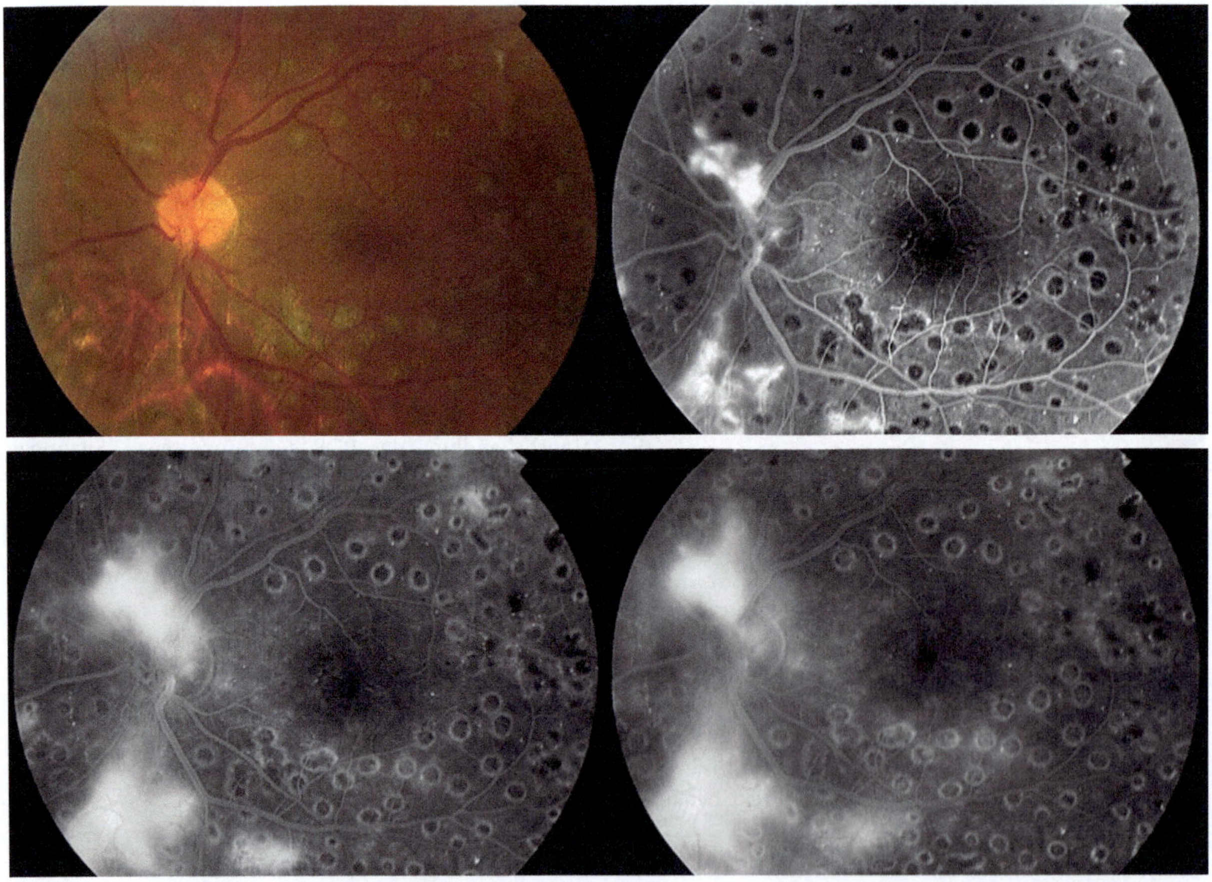

Abb. 8.23 Persistierende PDR nach einer initialen Photokoagulationssitzung. In mehreren Regionen des Fundus ist der Abstand zwischen den Herden größer als empfohlen und eine ergänzende Behandlung sollte durchgeführt werden. Das dunkle angiographische Erscheinungsbild der Photokoagulationsnarben ist bedingt durch den Verlust der Choriocapillarisperfusion. Der helle Ring der Narben ist bedingt durch den Verlust des retinalen Pigmentepithels über der darunterliegenden intakten Choriocapillaris. (Mit freundl. Genehmigung von Dr. Khaled Abdelazeem, Assiut University)

Beendigung der Behandlung, bevor die Standards von 1.200 bis 1.600 Herden von 500 µm Durchmesser erreicht sind, kann die Behandlung gelegentlich ausreichen, um die Retinopathie zu stabilisieren. Man muss aber beachten, dass solche partielle Behandlungen nicht durch größere Studien validiert sind, weshalb eine häufigere postoperative Kontrolle zu empfehlen ist.

Jede Untersuchung sollte eine Beurteilung der Iris auf Rubeosis einschließen und eine Gonioskopie sollte erfolgen, wenn eine Neovaskularisation im Vorderabschnitt vermutet werden.

Nach ETDRS-Protokoll sollte eine zusätzliche Behandlung, wenn nötig, zwischen den vorhandenen Narben nach anterior erfolgen. Wenn zusätzlich eine Ergänzung nach posterior nötig ist, sollte die zentrale Makula mit mindestens 500 µm ausgespart werden und die Herde nahe dem Zentrum nicht größer als 200 µm gesetzt werden.

Komplikationen der Photokoagulation bei PDR

Intraoperative und postoperative Komplikationen der Fundusphotokoagulation schließen ein:

- Erosio des Hornhautepithels durch das Kontaktglas
- Iridozyklitis
- Kammerwinkelverengung durch Schwellung mit Vorwärtsbewegung und Rotation des Zilliarkörpers und in schweren Fällen Engwinkelglaukom mit Druckanstieg und starken
- Akkomodationsparalyse, meist transient, und Mydriasis durch Schädigung der Nerven in der Aderhaut, welche den Vorderabschnitt des Auges innervieren
- Symptomatische periphere Gesichtsfeldausfällen, die durch konfluente Laserherde verursacht sind
- Subjektiv reduzierte Dunkeladaptation
- Aderhautamotiones, exsudativen Netzhautablösungen, Aderhautblutungen, Netzhautrissen und Netzhautablösungen, besonders nach extensive Laserbehandlungen. Auch eine Progression der Traktionsablatio, möglicherweise auch durch eine transiente Exsudation mitbedingt, ist beschrieben. Choroidale neovaskuläre Membranen (CNV) können aus zentralen, aber auch aus peripheren Herden entstehen, insbesondere wenn der Herd zu einer Ruptur der Bruchschen Membran mit Aderhautblutung geführt hat
- Ein Makulaödem kann sich nach Photokoagulation entwickeln oder verschlechtern, insbesondere bei Patienten mit ischämischen Kapillarverschlüssen. Meist erfolgt eine Erholung des Sehens innerhalb von Wochen, manchmal kann es aber auch zu bleibenden Sehverlusten kommen. Ein Makulaödem sollte, falls vorhanden, mindestens 1 Woche vor der Photokoagulation der PDR behandelt werden.
- Eine unabsichtliche Photokoagulation der Fovea kann geschehen, wenn der Laserchirurg die Orientierung verliert. Plötzliche Augenbewegungen sind hier selten das Problem bei der Behandlung der PDR. Obwohl eine gewisse Erholung innerhalb der ersten Monate erfolgen kann, führt eine Läsion im Zentrum der Fovea in der Regel zu einem permanenten Verlust von Sehschärfe.
- Glaskörperblutungen können aus Rupturen von Neovaskularisationen während der Behandlung resultieren. Sie sind meist von geringem Ausmaß und resorbieren sich spontan innerhalb weniger Monate.
- Die meisten dieser Komplikationen können reduziert oder vermieden werden, indem die Behandlung auf mehrere Sitzungen verteilt wird und durch Vermeidung großer Spotgrößen und hoher Lichtintensitäten.

Fazit für die Praxis

- Die Photokoagulation bleibt die wirkungsvollste Behandlung der proliferativen diabetischen Retinopathie (PDR).
- Das Ziel der Photokoagulationsbehandlung der PDR ist, das Wachstum von Neovaskularisationen zu stoppen und ihre Rückbildung zu induzieren. Dadurch werden Glaskörperblutung, Traktionsablatio und Sehverlust verhindert.
- Der fundamentale Wirkungsmechanismus der Photokoagulation auf die retinalen Neovaskularisationen besteht in einer gezielten Verödung von Gewebe der äußeren Netzhaut durch die Applikation von Licht, welches im Pigmentepithel absorbiert und in Wärme umgewandelt wird.
- Die Ausschaltung der Sauerstoff verbrauchenden Photorezeptoren kann die Oxygenierung der inneren Netzhaut verbessern, die Bildung vasoproliferativer Faktoren (vor allem VEGF) reduzieren und eine Regression von Neovaskularisationen erreichen.

8.2.2 Chirurgische Behandlung der proliferativen diabetischen Retinopathie

H. Helbig

Ziele der Chirurgie bei diabetischer Retinopathie

Die diabetische Retinopathie ist eine mikrovaskuläre Erkrankung der Retina. Chirurgische Maßnahmen können nicht die primären Veränderungen behandeln und sind somit auch keine kausale Therapie. Chirurgische Maßnahmen können nur versuchen, sekundäre Komplikationen eines primär mikrovaskulären Problems anzugehen. Chirurgisch behandelbare Komplikationen der diabeti-

schen Retinopathie und damit sinnvolle Ziele für die Chirurgie sind:
- Entfernung von Medientrübungen, besonders Glaskörperblutung
- Entlastung von Traktionen auf die Retina durch aktive oder atrophe fibrovaskuläre Membranen
- Wiederanlage einer abgelösten Netzhaut, traktiv oder rhegmatogen
- Ermöglichen einer notwendigen Koagulationsbehandlung ischämischer Netzhaut
- Entfernung des Glaskörpers als Leitschiene für Neovaskularisationen
- Verbesserung des retinalen Metabolismus durch Erleichterung der Diffusion von Sauerstoff und Nährstoffen aus dem Glaskörper zur Netzhaut und erleichterte Abdiffusion von Wachstumsfaktoren aus der inneren Netzhaut in den Glaskörper

Da die primäre mikrovaskuläre Erkrankung der diabetischen Retinopathie durch die Chirurgie nicht angegangen werden kann, sind die funktionellen Resultate der operativen Behandlung bei diabetischer Retinopathie oft limitiert durch einen ischämischen Schaden der Netzhaut.

Indikationen für eine chirurgische Behandlung der diabetischen Retinopathie

Hilft die wissenschaftliche Literatur?

Viele Studien über Resultate der Glaskörperchirurgie bei Komplikationen der diabetischen Retinopathie sind publiziert. Nach den Kriterien der »evidence based medicine« werden verschiedene »level of evidence« für therapeutische Prozeduren unterschieden. Den höchsten Evidenzlevel haben randomisierte prospektive Studien. Die »Vitrectomy for Diabetic Retinopathy Study (DRVS)« war eine solche Studie, die eine frühe Vitrektomie mit Beobachtung verglichen hat. Die DRVS untersuchte zwei Gruppen: Glaskörperblutung und schwere proliferative diabetische Retinopathie mit gutem Visus. Für Augen mit Glaskörperblutung fand diese Studie lediglich einen Vorteil für die Chirurgie bei jüngeren Diabetikern. Für Augen mit progressiver proliferativer diabetischer Retinopathie war ein positiver Effekt der Chirurgie nachweisbar bei Augen mit großen aktiven Neovaskularisationen. Diese Ergebnisse müssen allerdings mit einer gewissen Vorsicht interpretiert werden. Randomisierte Studien folgen einem strikten Protokoll und laufen lange Zeit, bevor Ergebnisse vorliegen. Durch das strikte Protokoll können Veränderungen und Verbesserungen technischer Entwicklungen und ein besseres Verständnis der Pathophysiologie im Allgemeinen nicht angepasst werden. Daher geben randomisierte Studien gelegentlich Antworten auf Fragen, die nicht mehr relevant sind.

Viele andere nicht-randomisierte Studien beschreiben reprospektiv die Ergebnisse der Chirurgie bei diabetischer Retinopathie. Die meisten Studien haben die chirurgischen Indikationen in folgende Gruppen unterteilt:
- Glaskörperblutung
- Traktionsablatio der Makula
- Traktiv rhegmatogene Netzhautablösung
- Schwere, progressive proliferative Retinopathie

Der individuelle Patient lässt sich allerdings oft nicht eindeutig einer dieser Kategorien zuordnen. Patienten mit Glaskörperblutung haben häufig auch umschriebene Traktionen oder aktive Neovaskularisationen. Selbst die Definition der Abhebung der Makula ist nicht einheitlich. Manche Autoren schließen auch Augen mit peripheren Traktionsablationes im Bereich der Gefäßbögen und vollem Visus in diese Gruppe ein, während andere Autoren sich in dieser Gruppe auf Augen mit komplett abgelöster Fovea beschränken. Auch die chirurgischen Techniken und Instrumente sowie das Verständnis für die Pathophysiologie haben sich in den letzten Jahren erheblich verbessert. Diese technischen Neuerungen schließen ein:
- Verfügbarkeit eines Endolasers
- Extrakapsuläre anstelle von intrakapsulärer Kataraktoperation
- Weitwinkelbeobachtungssysteme
- Perfluor-Carbon, schwere Flüssigkeiten
- Peeling der Membrana limitans interna
- Unterstützende, medikamentöse Behandlung (z.B. intravitreales Triamcinolon)

Die Ergebnisse der Chirurgie haben sich deshalb ständig verbessert, Komplikationen wurden seltener und die Indikationen für die Chirurgie wurden ausgeweitet. Ältere Studien sind daher von begrenzter Aussagekraft, um quantitativ Chancen und Risiken der Chirurgie abzuschätzen, aber sie waren sehr hilfreich darin, die Indikationen für die Chirurgie zu strukturieren, das Verständnis der Pathophysiologie zu verbessern und intraoperative Strategien zu entwickeln.

Praxistipp

Eine individuelle Entscheidung für oder gegen eine Chirurgie erfordert die Berücksichtigung multipler Faktoren einschließlich des Status des Partnerauges, die allgemeine Gesundheit, die Dauer der Visusminderung, klinischer Verlauf, Linsenstatus, Ausmaß der Makulaischämie und letztendlich auch die Wünsche des Patienten.

All diese Faktoren sind in einer Studie für eine Erkrankung mit solch weiter Variation des klinischen Bildes schwierig zu kontrollieren. Die Indikationsstellung für die Chirurgie bei einem Patienten mit diabetischer Retinopathie basiert daher auf einer individuellen Abwägung von Risiken und Nutzen und weniger auf »high level evidence« basierten Daten.

Glaskörperblutung

Die erste historische Pars-plana-Vitrektomie wurde an einem Auge mit diabetischer Glaskörperblutung durchgeführt. Die Glaskörperblutung ist eine klassische Indikation für die Vitrektomie. Dennoch ist die individuelle Entscheidung für eine Chirurgie im Allgemeinen nicht so einfach. Auf der einen Seite ist das chirurgische Risiko bei einer »einfachen« Glaskörperblutung niedrig, auf der anderen Seite kann sich eine solche Blutung auch spontan auflösen. Solange keine Netzhautablösung, Rubeosis iridis oder eine Makulaödem vorliegt, entsteht kein irreversibler Schaden, wenn die Chirurgie verschoben wird. Daher ist es nicht möglich, eine klare, generelle Empfehlung zu geben, wie lange bei einer Glaskörperblutung gewartet werden sollte, bis operativ interveniert wird. Bei einer sehr dichten oder rezidivierenden Glaskörperblutung mag es empfehlenswert sein, innerhalb kurzer Zeit zu operieren. Andere Patienten profitieren davon, teilweise viele Monate zu warten, bis sich die Blutung spontan aufklart. Es unterliegt daher der gemeinsamen Abschätzung von Chirurg und Patient, welche Glaskörperblutung beobachtet und welche operiert werden sollte.

Glaskörperblutungen treten auf, wenn Neovaskularisationen einreißen. Dies geschieht oft bei Augen, bei denen eine partielle Glaskörperabhebung abläuft oder sich fibrovaskuläre Membranen kontrahieren. Glaskörperveränderungen können spontan auftreten, können aber auch durch eine panretinale Laserkoagulation induziert werden. Die retinale Photokoagulation induziert eine fibrotische Transformation und damit eine Kontraktion von neovaskulären Membranen, aber auch teilweise eine partielle Glaskörperabhebung. Daher können durchaus kurz nach einer panretinalen Laserkoagulation Glaskörperblutungen auftreten, bevor die Neovaskularisationen komplett atroph werden.

Cave!
Bei Augen mit bekannter Traktion auf die zentrale Retina oder Hinweis auf Traktionen im Ultraschall, kann eine Verzögerung der chirurgischen Behandlung irreversible Schädigungen der Makula begünstigen. In diesen Fällen sollte die Operation nicht verzögert werden.

Abb. 8.24a zeigt ein Beispiel für eine Glaskörperblutung, die beobachtet werden kann. Die Glaskörperblutung ist nicht sehr dicht, es kann keine Traktion auf die Netz-

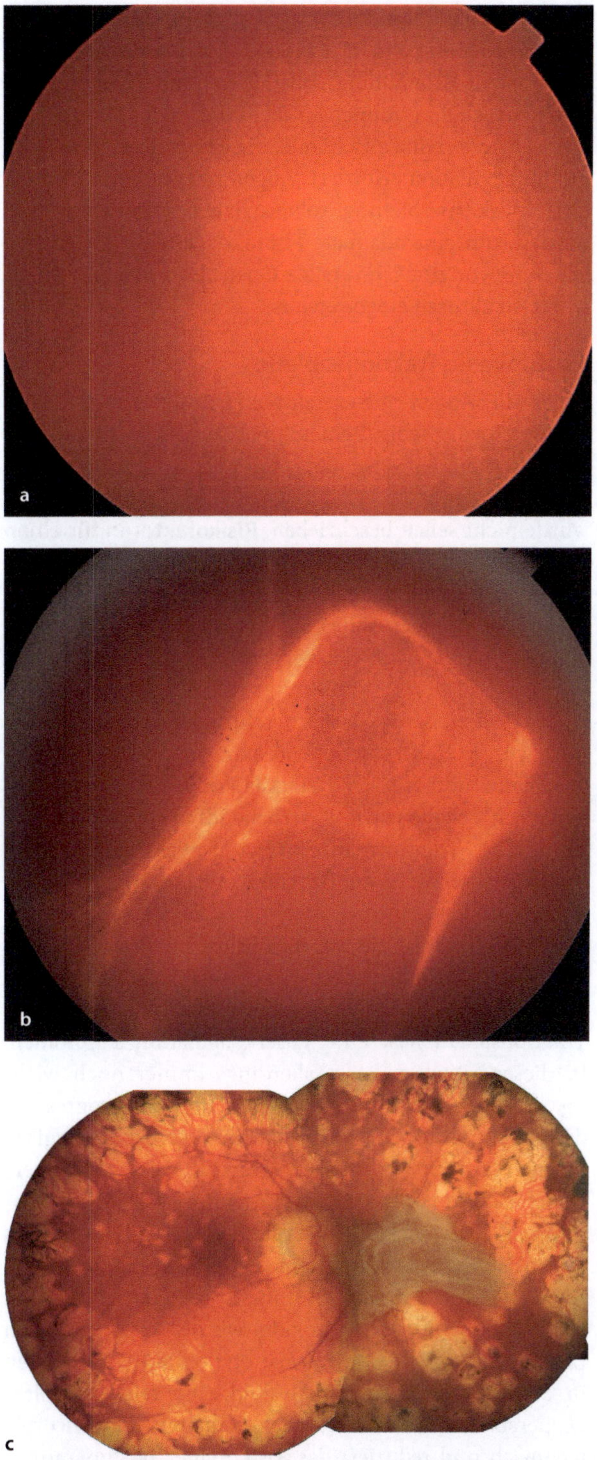

Abb. 8.24 **a** Diffuse Glaskörperblutung, die Lage der Papille kann gerade erahnt werden. Visus HBW. **b** Glaskörper- und subhyaloidale Blutung. Ausgeprägte fibrovaskuläre Membranen sind erkennbar und eine Traktionsablatio der Netzhaut wird vermutet. Visus HBW. **c** Traktionsablatio der Netzhaut nasal der Fovea. Die Membranen sind nach Laserkoagulation atroph und die Traktionen bedrohen nicht die Fovea. Der Visus betrug 0,7 und keine weitere Behandlung war nötig. (Aus Helbig 2007)

haut dargestellt werden. Im Gegensatz dazu zeigt die Glaskörperblutung in ◘ Abb. 8.24b Traktionsmembranen, eine rasche Behandlung sollte hier empfohlen werden. Iris-Neovaskularisationen sind ein indirektes Zeichen für eine schwere retinale Ischämie, die dringend eine retinale Photokoagulation erfordert. Augen mit Rubeosis der Iris und Glaskörperblutung sollten daher zeitnah operiert werden, um eine adäquate Photokoagulation zu ermöglichen, bevor eine irreversible Obstruktion der Kammerwinkelstrukturen eingetreten ist.

Extrafoveale Traktionsablatio

Nicht alle Augen mit extrafovealer Traktionsablatio bedürfen chirurgischer Behandlung. In vielen Fällen kann die Situation teilweise über viele Jahre stabil bleiben. Auch eine spontane Wiederanlage einer Traktionsablatio wurde nicht selten beschrieben. **Risikofaktoren für einen Sehverlust** bei extrafovealer Traktionsablatio waren

- aktive Neovaskularisationen,
- Progression der Ablösung und
- das Auftreten von Glaskörperblutungen.

In den Zeiten, bevor Glaskörperchirurgie leicht verfügbar war, wurde eine retinale Photokoagulation bei Traktionsablatio und aktiven Neovaskularisationen für problematisch gehalten. Die Laserbehandlung induziert eine fibrotische Transformation von Neovaskularisationen, die möglicherweise die Traktion auf die Netzhaut verstärken und zu einem Fortschreiten der Ablatio führen kann. Ohne Chirurgie war die Visusprognose dieser Augen schlecht. Im Gegensatz dazu wird heute bei aktiven Proliferationen, auch in Gegenwart von umschriebenen Traktionsablationes, eine Laserkoagulation empfohlen. In dieser Situation ist es allerdings immer noch wichtig, die Augen gut zu kontrollieren und bei Progression der Ablatio und Bedrohung der Fovea sofort chirurgisch zu intervenieren. Ist die Fovea erst einmal abgehoben, verschlechtert sich die Visusprognose auch nach anatomisch erfolgreicher Chirurgie. Allerdings lassen sich die meisten Augen durch eine Laserkoagulation alleine stabilisieren und benötigen keine Chirurgie. Selbst wenn später eine Chirurgie notwendig würde, wird durch den Laser eine partielle Transformation von aktiven Gefäßen in atrophischen Membranen und eine teilweise Glaskörperabhebung induziert. Dies erleichtert die Chirurgie technisch und reduziert das Risiko einer postoperativen Nachblutung.

◘ Abb. 8.24c zeigt ein Beispiel für eine Traktionsablatio nasal der Fovea, welche die Fovea nicht bedroht. Eine panretinale Laserkoagulation war durchgeführt worden, die Membran ist atroph und die Situation ist auch ohne weitere Therapie stabil. ◘ Abb. 8.25 und ◘ Abb. 8.26 zeigen den Verlauf der Erkrankung in Augen mit aktiven fib-

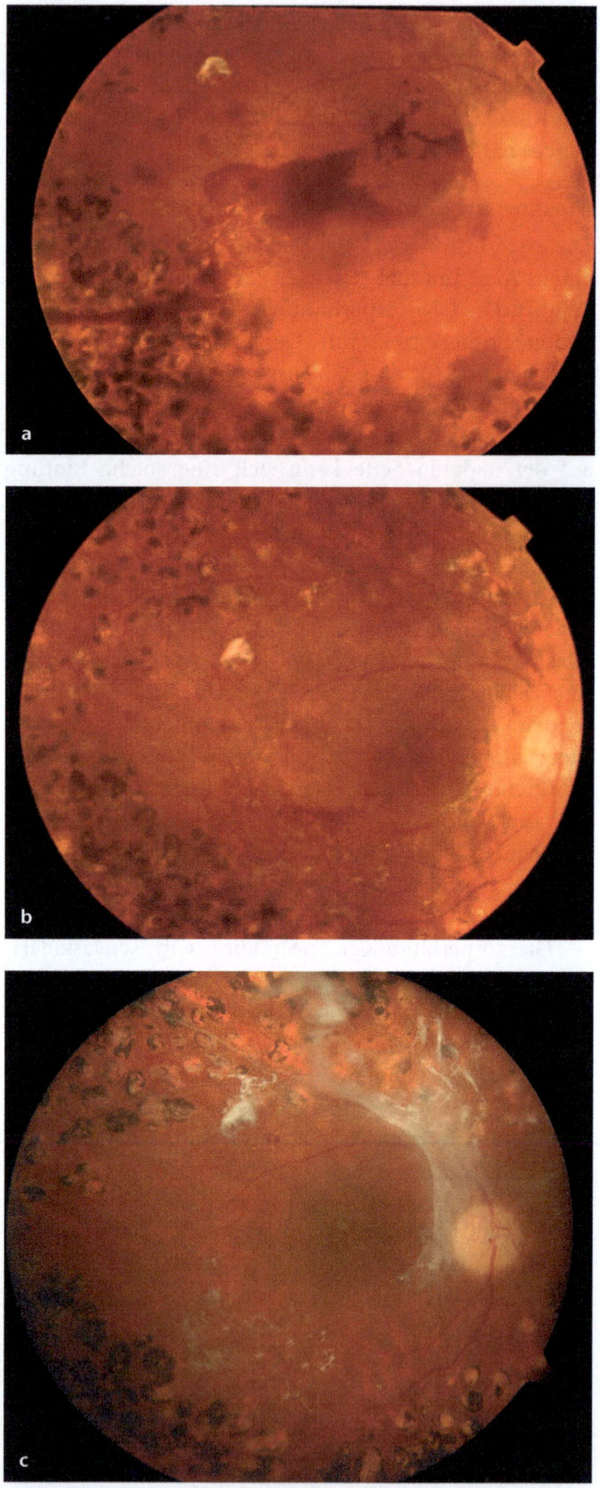

◘ **Abb. 8.25** **a** Schwere proliferative diabetische Retinopathie mit subhyaloidaler Blutung und fibrovaskulären Membranen. Visus 0,1. **b** Drei Monate nach zusätzlicher panretinaler Laserkoagulation hat sich die Glaskörperblutung resorbiert, aktive Neovaskularisationen sind noch sichtbar. Visus 0,3. **c** Ein Jahr später, nach zusätzlicher panretinaler Laserkoagulation, sind die fibrovaskulären Membranen atroph, der Visus war stabil bei 0,3. (Aus Helbig 2007)

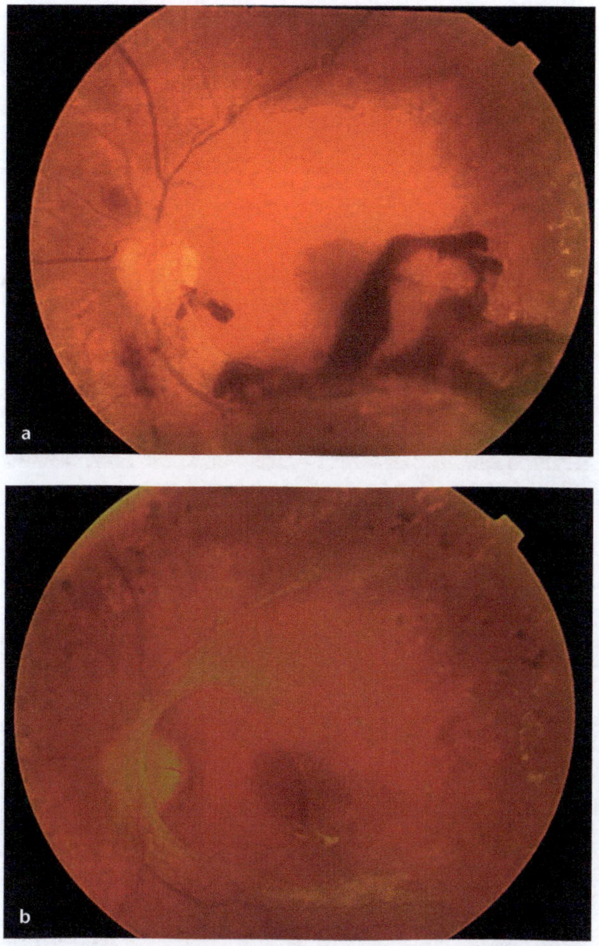

Abb. 8.26 **a** Fibrovaskuläre Membranen entlang der großen Gefäßbögen ohne Traktion auf die Fovea aber mit retrohyaloidaler Blutung. Visus 0,3. **b** Ein Jahr später, nach panretinaler Laserkoagulation, sind die Membranen atroph, das Blut hatte sich absorbiert und eine signifikante Traktion auf die Fovea ist nicht sichtbar. Der Visus verblieb stabil bei 0,3. (Aus Helbig 2007)

rovaskulären Membranen ohne foveale Traktion, welche sich nach Laserkoagulation stabilisiert hat. Abb. 8.27, Abb. 8.28 und Abb. 8.29 zeigen dagegen Augen, bei denen die Laserkoagulation die Retinopathie nicht ausreichend stabilisiert hat und sich eine Traktion auf die Fovea entwickelte. In diesen Situationen war eine Glaskörperchirurgie erforderlich, um das Sehen zu stabilisieren. In einigen Fällen kann eine Traktion auf die Fovea ein traktives Makulaödem hervorrufen, auch wenn die Fovea selbst nicht abgehoben ist. Eine fokale Laserbehandlung ist in diesem Falle nicht sinnvoll. Die beste Behandlung für ein traktives Makulaödem ist die chirurgische Entfernung der Membranen. Abb. 8.30 zeigt die langsame Resorption eines traktiven Makulaödems nach chirurgischer Entfernung der Membranen.

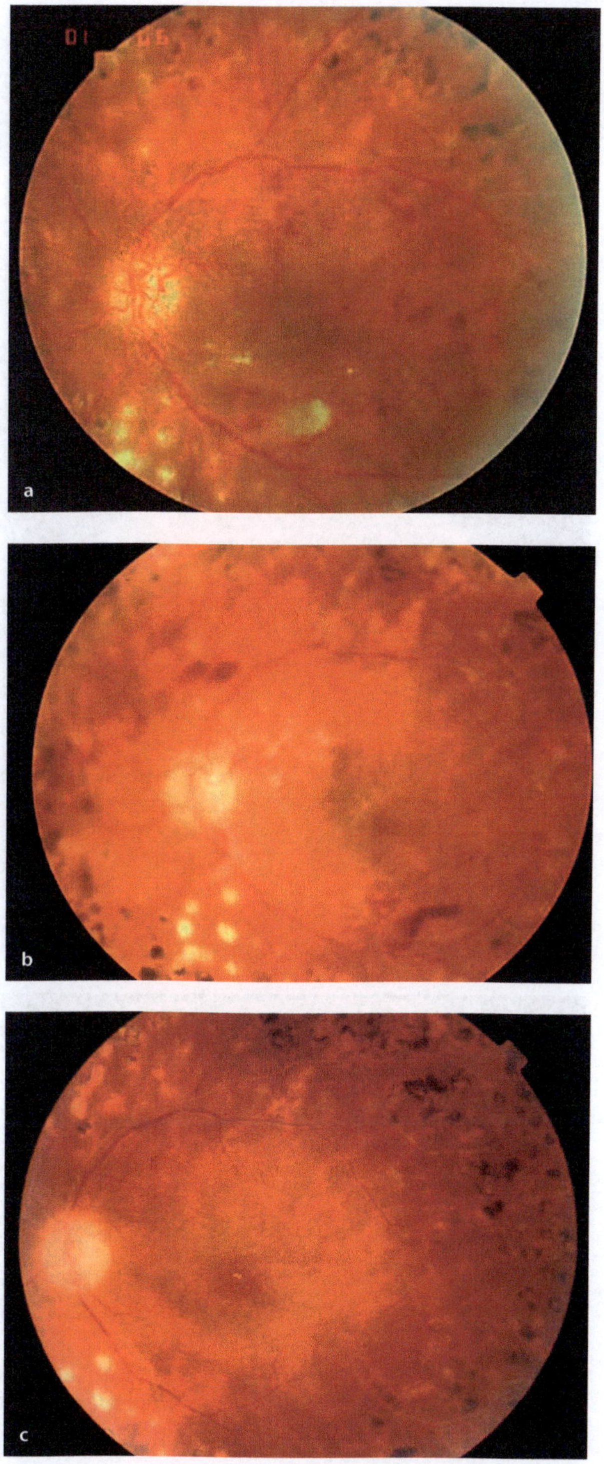

Abb. 8.27 **a** Schwere proliferative diabetische Retinopathie mit aktiven fibrovaskulären Membranen. Visus 0,3. **b** Drei Monate nach zusätzlicher panretinaler Laserkoagulation sind die Membranen atroph. Es hat sich eine Traktion auf die Fovea entwickelt und der Visus war auf 0,05 abgefallen. **c** Ein Jahr später, nach Vitrektomie und Entfernung der Membranen hat sich der Visus wieder auf 0,3 gebessert. Auffällig sind die verdickten Arterienwände mit Verengung des Gefäßlumens. (Aus Helbig 2007)

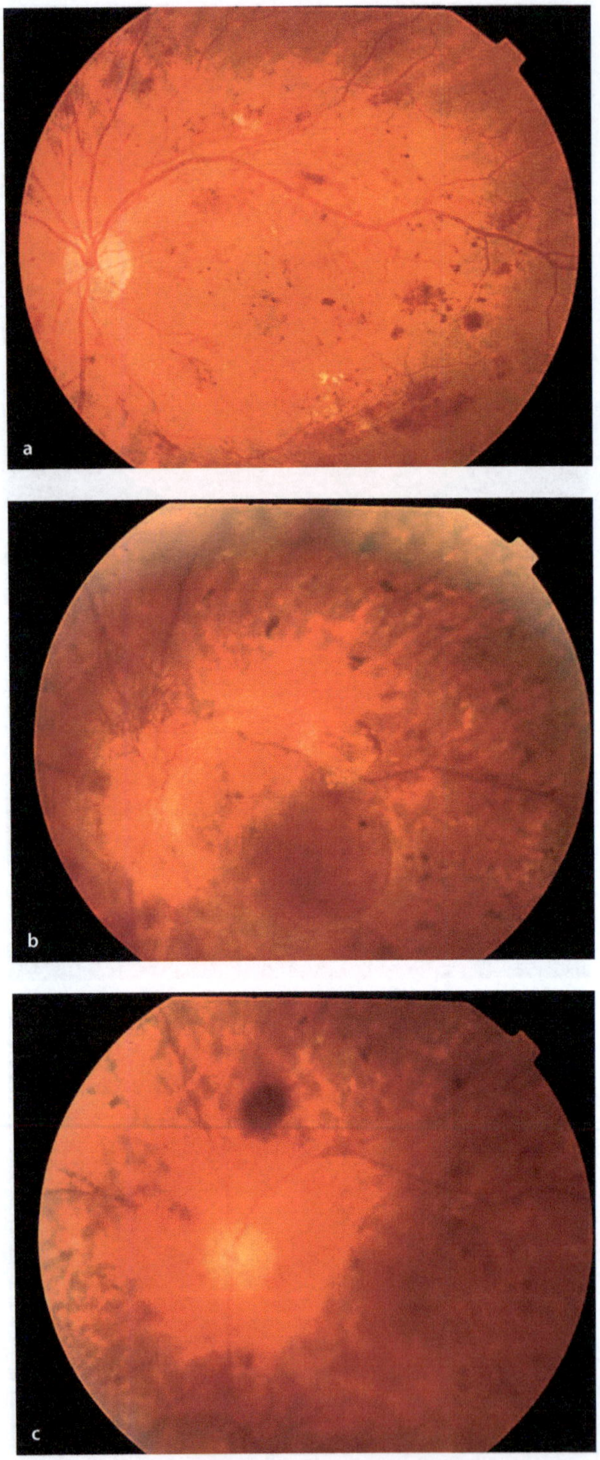

Abb. 8.28 **a** Schwere nichtproliferative diabetische Retinopathie, Visus 0,7. **b** Ein Jahr später hat sich eine schwere progrediente proliferative diabetische Retinopathie mit Traktion auf die Makula und Glaskörperblutung entwickelt, trotz Durchführung einer panretinalen Laserkoagulation. Der Visus war auf 0,05 abgefallen. **c** Drei Wochen nach Vitrektomie, Endolaser und Entfernung der Membranen liegt die Netzhaut an. Der Visus erholte sich später wieder auf 0,3. (Aus Helbig 2007)

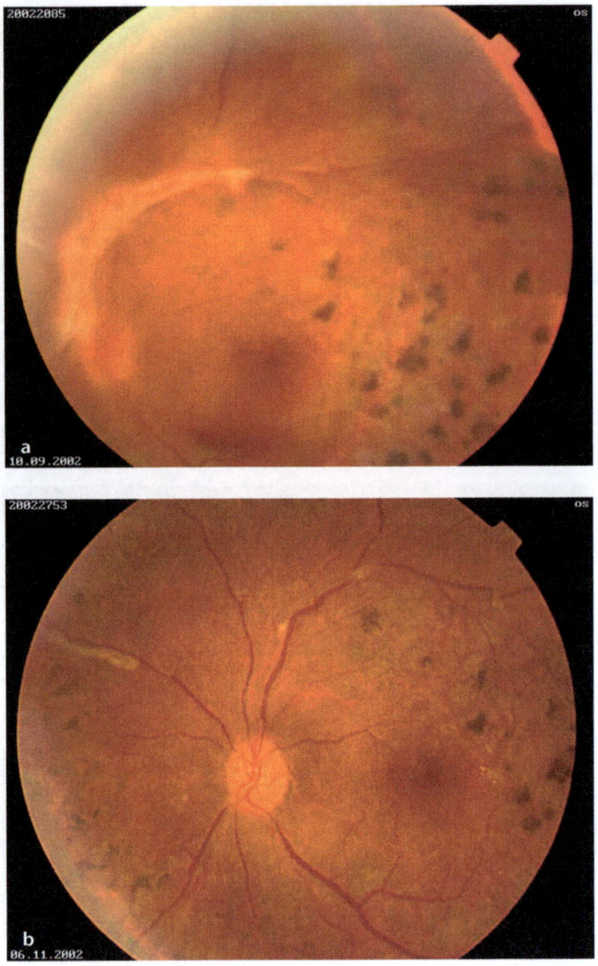

Abb. 8.29 **a** Fibrovaskuläre Membranen entlang der großen Gefäßbögen mit Traktion auf die Fovea und mit Glaskörperblutungen trotz dichter panretinaler Laserkoagulation. Visus 0,05. **b** Ein Jahr nach Vitrektomie und Entfernung der Membranen hat sich die Situation stabilisiert und der Visus auf 0,5 verbessert. (Aus Helbig 2007)

Traktionsablatio der Fovea

Wenn die Fovea selbst traktiv abgehoben ist, ist die Visusprognose meistens schlecht. Für diese Situationen ist die Chirurgie die einzige therapeutische Option. Dennoch sind auch nach einer anatomisch erfolgreichen Chirurgie die funktionellen Resultate oft enttäuschend, viel schlechter als nach Chirurgie bei nicht diabetischer rhegmatogener Ablösung der Makula. Oft haben die Augen mit Traktionsablatio der Makula fortgeschrittene Ischämien, die die Visuserholung limitieren. **Risikofaktoren für eine schlechte postoperative Visusentwicklung** sind

- Ausdehnung der Netzhautablösung,
- Dauer der Makulaabhebung und
- eine Rubeosis der Iris als indirektes Zeichen für eine schwere retinale Ischämie.

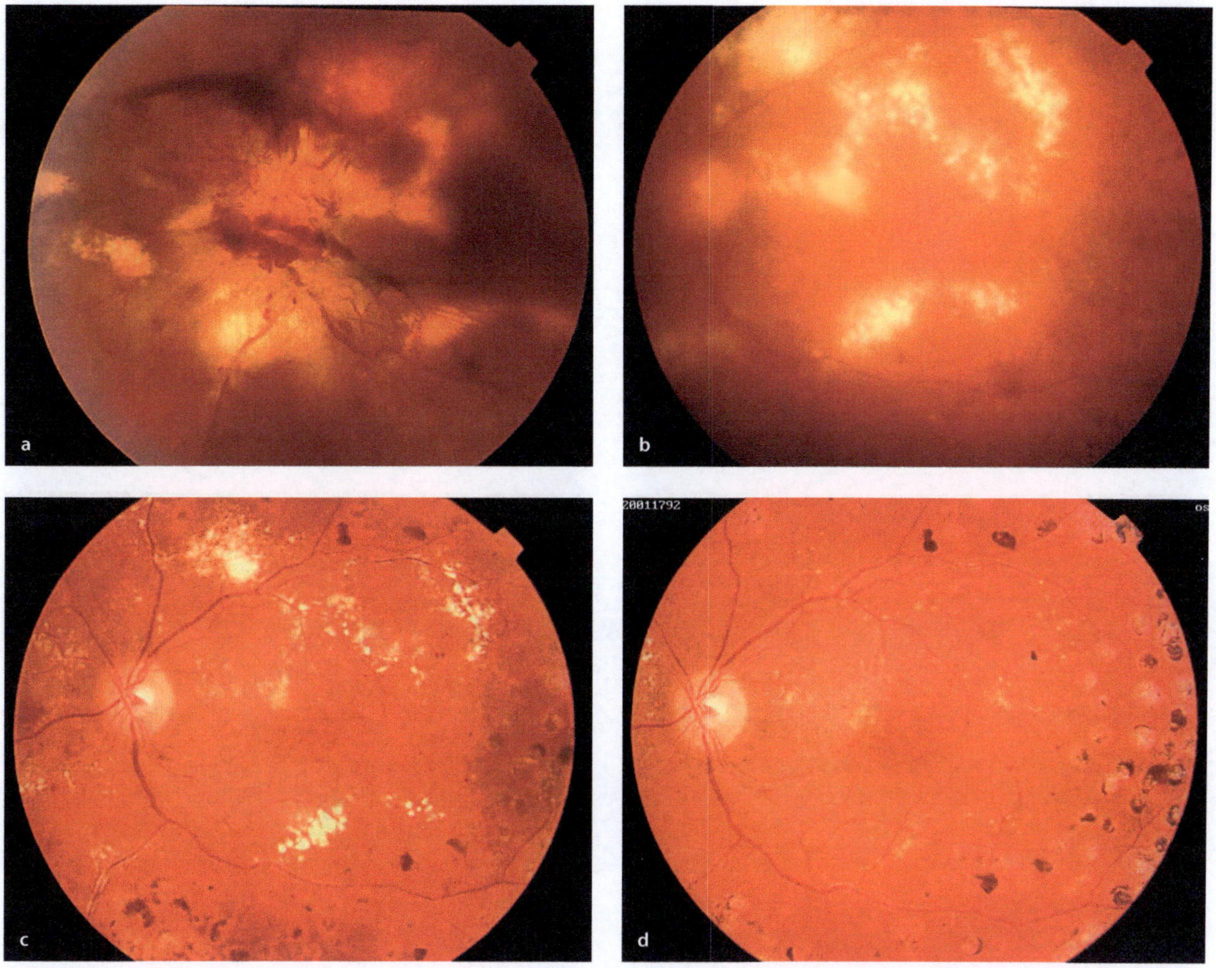

Abb. 8.30 **a** Glaskörper- und subhyaloidale Blutung bei schwerer proliferativer diabetischer Retinopathie mit aktiven fibrovaskulären Membranen. Visus HBW. **b** Zwei Wochen nach Glaskörperchirurgie und Endolaserkoagulation sind ausgeprägte harte Exsudate in der Makula sichtbar. Der Visus hatte sich auf 0,1 gebessert. **c** Ein Jahr später, langsame Resorption der Exsudate und des Ödems, der Visus verbesserte sich auf 0,25. **d** Zwei Jahre später, die Exsudate haben sich komplett resorbiert und der Visus ist auf 0,5 angestiegen. (Aus Helbig 2007)

In Augen mit mehreren dieser Risikofaktoren müssen wir darüber nachdenken, ob nicht auf eine Chirurgie verzichtet werden sollte, besonders wenn das Partnerauge noch gut sieht und der Allgemeinzustand des Patienten reduziert ist. Patienten mit fortgeschrittener diabetischer Retinopathie leiden häufig auch an anderen schweren Manifestationen der mikrovaskulären und makrovaskulären diabetischen Komplikationen. Ausgedehnte und wiederholte Operationen des Auges können für diese Patienten eine ernsthafte Belastung darstellen. Auch die Lebenserwartung ist erheblich limitiert und nicht wesentlich besser als bei Patienten mit Malignomen. Auch diese nicht okulären Faktoren müssen berücksichtigt werden, wenn eine Entscheidung für eine Chirurgie des Auges mit schlechter Prognose *quo ad visum* getroffen wird. Wenn allerdings beide Augen einen schlechten Visus haben, müssen chirurgische Versuche im Allgemeinen trotz schlechter Prognose unternommen werden.

Abb. 8.31 zeigt einen Patienten mit lang bestehender Traktionsablatio der Makula in seinem einzigen Auge. Nachdem der Visus bis auf Lichtscheinwahrnehmung abgefallen war, wurde eine Operation durchgeführt. Trotz anatomisch erfolgreicher Wiederanlage der Netzhaut besserte sich das Sehen allerdings nicht. Abb. 8.32 zeigt den Fundus eines Auges mit einer frischen Traktionsablatio der Fovea und einen Visus von Handbewegungen. Das Partnerauge hatte einen guten Visus. Eine Fluoreszeinangiographie ergab eine schwere retinale Ischämie, insbesondere im Bereich der Makula, sodass keine Chirurgie empfohlen wurde.

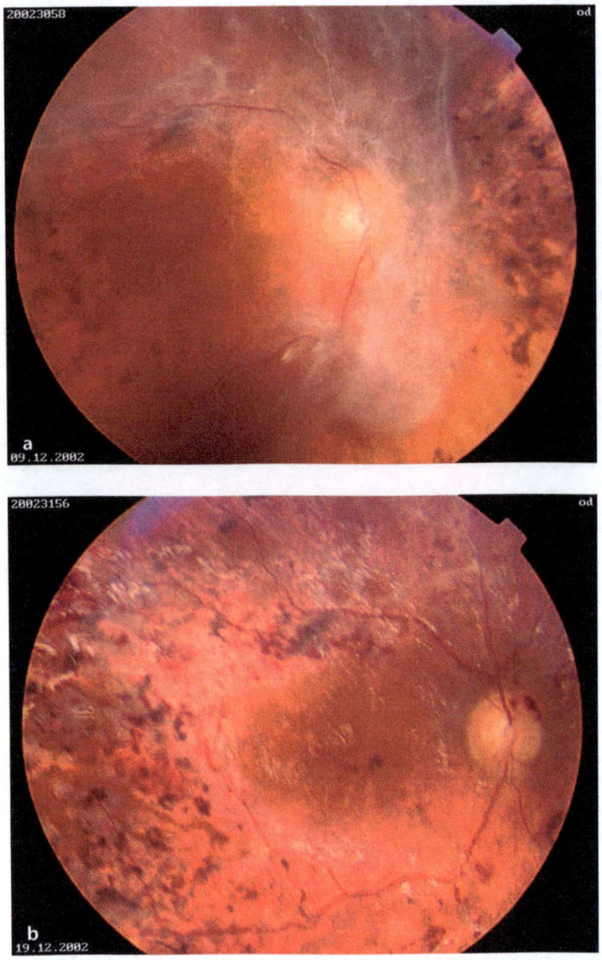

Abb. 8.31 **a** Lang bestehende diabetische Traktionsablatio der Makula mit atrophen, fibrotischen Membranen, Visus LS. **b** Nach Vitrektomie und Silikontamponade ist die Netzhaut anliegend, der Visus beträgt aber immer noch LS. (Aus Helbig 2007)

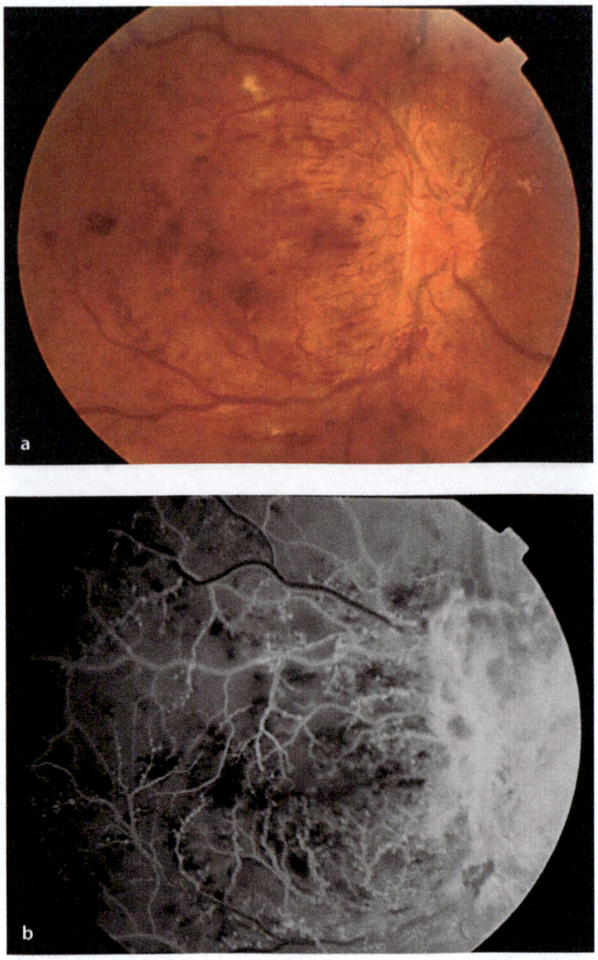

Abb. 8.32 **a** Diabetische Traktionsablatio, Visus FZ. **b** Fluoreszeinangiographie zeigt schwere diffuse retinale Ischämie mit großflächig verschlossenem Kapillarbett der Netzhaut. (Aus Helbig 2007)

Traktiv rhegmatogene Netzhautablösung

Diabetische fibrovaskuläre Membranen können in seltenen Fällen auch zu Rissen in der Netzhaut führen. Daraus entwickelt sich dann eine rhegmatogene Netzhautablösung.

Cave!
Klinisch können diese Risse bei traktiv-rhegmatogener Ablatio in der Netzhaut oft schwer zu identifizieren sein, wenn sie klein sind oder hinter Membranen oder Blut verborgen sind.

Andererseits können umschriebene Verdünnungen der Netzhaut, z.B. in Regionen vorhergegangener Laserkoagulation, wie Netzhautlöcher imponieren. Für die Diagnose einer rhegmatogenen Netzhautablösung sollte die Form der Netzhautablösung beobachtet werden. Bei **rhegmatogenen Netzhautablösungen** ist sie eher bullös und mobil, im Gegensatz zur konkaven immobilen, zeltartigen Form der **traktiven Netzhautablösung**.

Die diabetische traktive rhegmatogene Netzhautablösung ist in den meisten Fällen rasch progredient und sollte daher sofort operiert werden, wie auch andere rhegmatogene Netzhautablösungen. Technisch ist diese Form der Netzhautablösung anspruchsvoll zu operieren, da die fest adhärierenden traktiven Membranen von einer mobilen, abgelösten Netzhaut abpräpariert werden müssen. Die Rate der intraoperativ erzeugten Löcher ist daher relativ hoch. Reproliferationen nach der Chirurgie sind unglücklicherweise nicht selten und entstehen auf der Basis einer Kombination von diabetischer fibrovaskulärer Membran und der typischen proliferativen Vitreoretinopathie (PVR), die wir nach rhegmatogener Netzhautablösung kennen. Abb. 8.33 zeigt ein solches Auge mit traktiv rhegmatogener Netzhautablösung, welche schwere

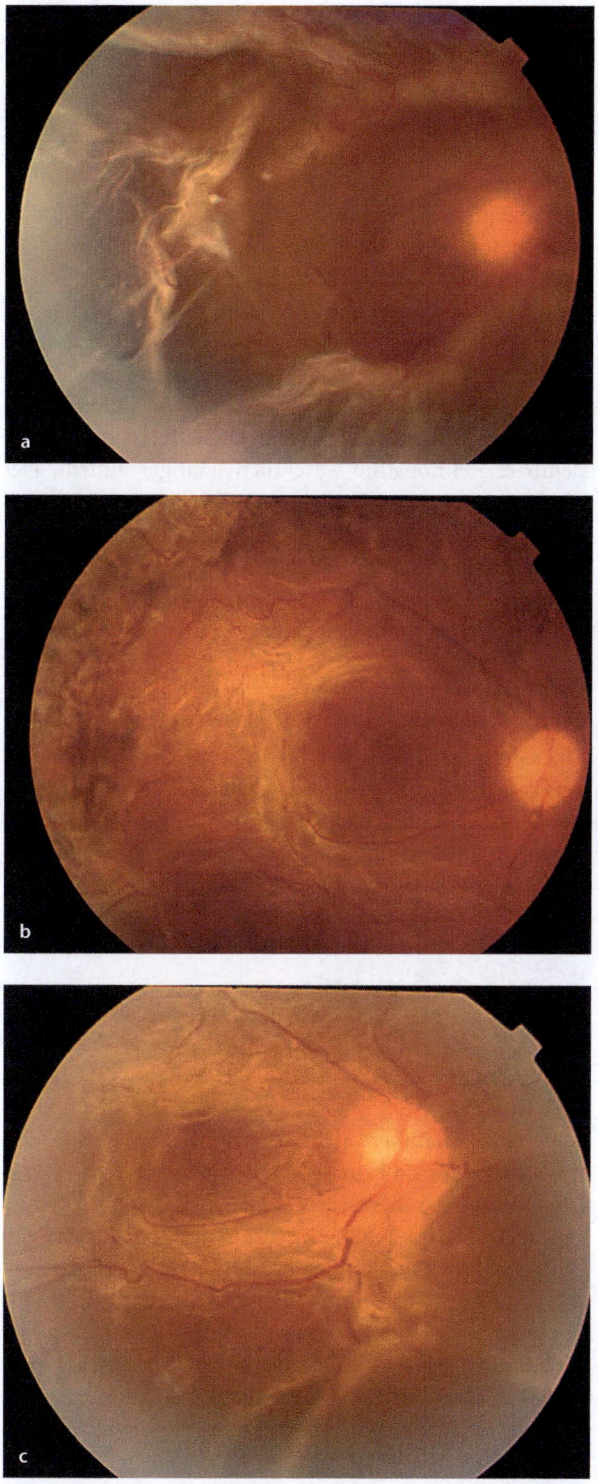

■ **Abb. 8.33** **a** Traktiv rhegmatogene Netzhautablösung, Visus HBW. **b** Nach Vitrektomie mit Gastamponade und Endolaser ist die Netzhaut wieder anliegend, der Visus hat sich auf 0,2 verbessert. Acht Wochen nach Therapie bemerkte der Patient Metamorphopsien. Eine proliferative Vitreoretinopathie mit epiretinalen Membranen und Fältelung der Netzhaut wurde sichtbar. **c** Zwei Wochen später war die Netzhaut wieder komplett abgelöst. (Aus Helbig 2007)

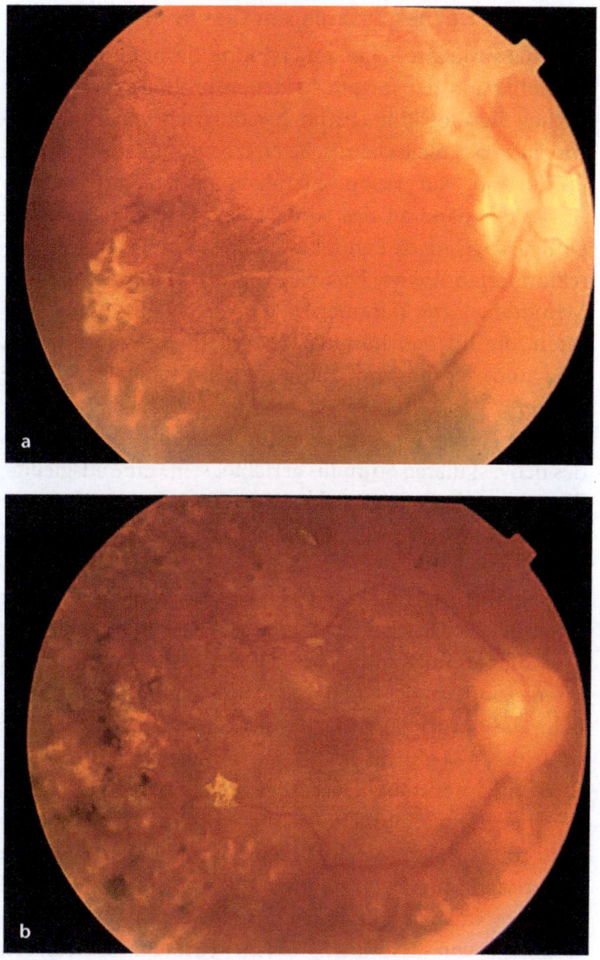

■ **Abb. 8.34** **a** Atrophische diabetische fibrovaskuläre Membranen mit Traktion an der Fovea, welche ein Schichtloch hervorgerufen haben, Visus 0,05. **b** Drei Monate nach Entfernung der epiretinalen Membranen hat sich der Visus auf 0,3 verbessert. (Aus Helbig 2007)

Reproliferationen zwei Monaten nach primär erfolgreicher Chirurgie entwickelte.

Makulaödem

Die Behandlung des diabetischen Makulaödems wird detailliert im nächsten Kapitel beschrieben. Hier soll nur das traktive diabetische Makulaödem erwähnt werden. Traktionen durch atrophe fibrovaskuläre Membranen können sich als zentrale Verziehungen der Netzhaut präsentieren, ähnlich wie das Bild des typischen Makula Pucker. Ein solches Beispiel ist in ■ Abb. 8.34 dargestellt. Traktionen von fibrovaskulären Membranen können aber auch ein typisches Makulaödem mit harten Exsudaten hervorrufen. Das traktive Ödem hat eine gute Chance sich nach Entlastung der Makula zu resorbieren (■ Abb. 8.30). Die Visusprognose ist dabei abhängig vom Grad der Makula-Ischämie

Chirurgie bei neovaskulärem Glaukom

Das neovaskuläre Glaukom ist eine besonders schwere Komplikation der fortgeschrittenen proliferativen diabetischen Retinopathie. Pathophysiologisch gehen wir davon aus, dass die ischämische Netzhaut die Quelle für die Produktion von vasoproliferativen Wachstumsfaktoren ist, welche dann an das vordere Segment des Auges per Diffusion gelangen kann, besonders an aphaken und vitrektomierten Augen. Das Wachstum von fibrovaskulären Membranen im Kammerwinkel verschließt die Strukturen, die für den Kammerwasserabfluss verantwortlich sind und der Augendruck steigt an, oft auf sehr hohe Werte.

Die **Therapie** sollte, wenn möglich, auf die Ursache des neovaskulären Stimulus gerichtet sein. Eine ausgiebige Photokoagulation der ischämischen Netzhaut oder eine transsklerale Kryobehandlung der peripheren Netzhaut ist erforderlich. Diese Behandlung kann eine Regression von Neovaskularisationen erreichen, allerdings bleibt der intraokulare Druck häufig eleviert, weil die vaskulären Membranen im Kammerwinkel sich nicht komplett auflösen, sondern sich in fibrotische Membranen umwandeln, die immer noch den Ausfluss des Kammerwassers obstruieren. Deshalb ist oft auch eine Behandlung zur Senkung des Intraokulardruckes erforderlich.

Die **konventionelle Glaukomtherapie** hat sehr schlechte Erfolgraten in diesen Augen. Sie haben eine zusammengebrochene Blutkammerwasserschranke und die intraokularen Flüssigkeiten enthalten hohe Konzentrationen von Zytokinen, welche eine Fibrosereaktion stimulieren. Ein relativ rascher Verschluss der Trabekulektomieöffnung ist daher häufig, auch wenn Antimetaboliten eingesetzt sind. Implantate, wie das Moltenon- oder Barfield-Implantat, wurden in einigen Fällen erfolgreich implantiert, aber die Komplikationsrate mit dieser Methode ist erheblich.

Viele Kliniker ziehen daher **zyklodestruktive Maßnahmen zur Senkung des Intraokulardruckes** vor. Entweder eine transsklerale Kryotherapie oder eine transsklerale Diodenlaserbehandlung des Ziliarkörpers wird eingesetzt. Während einer vitreoretinalen oder einer Kataraktchirurgie kann auch eine direkte Endolaserbehandlung der Ziliarfortsätze zur Reduktion der Kammerwassersekretion durchgeführt werden. Intreavitreale oder intracamerale Gabe von VEGF-Antagonisten führt zu einer vorübergehenden Regression der Vorderabschnittsneovaskularisationen, häufig verbunden mit einer Augendrucksenkung und Reduktion der Entzündung. So lässt sich durch die anti-VEGF-Behandlung die notwendige Koagulationstherapie erleichtern. Injektionen allein müssen auf lange Zeit oft wiederholt werden und scheinen alleine kein optimales Mittel zur Behandlung des neovaskulären Sekundärglaukoms.

Kataraktchirurgie

Eine Kataraktchirurgie bei Augen mit proliferativer diabetischerRetinopathie hat zwei Ziele. Einerseits soll der Visus durch Entfernung der trüben Linse für den Patienten verbessert werden, andererseits ermöglicht die Entfernung von Medientrübungen uns Augenärzten auch eine adäquate Beurteilung der Netzhaut, und erlaubt es, eine Photokoagulation der Netzhaut durchzuführen.

Leider hat die Kataraktchirurgie wahrscheinlich einen negativen Effekt auf die Entwicklung der Retinopathie. Sowohl präretinale- als auch Iris-Neovaskularisationen können sich nach Kataraktchirurgie verschlechtern. Das wesentliche Problem allerdings ist eine Verschlechterung des Makulaödems, welches bei Diabetikern auch ohne sichtbare Retinopathie wesentlich häufiger auftritt. Der Mechanismus ist noch nicht ganz klar, aber die chirurgisch induzierte Produktion von Entzündungsmediatoren und die erleichterte Diffusion von Zytokinen zwischen vorderem und hinterem Segment nach Entfernung der Linse, dürften eine Rolle spielen.

Chirurgische Prinzipien

Komplette Entfernung des Glaskörpers

Eines der primären Ziele der Chirurgie ist es, Traktionen auf die Netzhaut zu entlasten, abgelöste Netzhaut wieder anzulegen und die Netzhautfunktion zu verbessern. Eine komplette Entfernung des Glaskörpers und des fibrovaskulären Gewebes ist entscheidend für den postoperativen Verlauf der Erkrankung.

Praxistipp

Augen mit komplett abgehobenem Glaskörper entwickeln seltener retinale Neovaskularisationen.

Neue Gefäße können nicht in den Glaskörperraum einwachsen, wenn sie kein Substrat haben, auf dem sie entlangwachsen können. Insbesondere ein teilweise anliegender Glaskörper stellt ein Gerüst für das Auswachsen fibrovaskulärer Membranen dar. Die Vitrektomie entfernt dieses Substrat für fibrovaskuläres Gewebe. Reste anliegenden Glaskörpers oder epiretinaler fibrovaskulärer Membranen nach Vitrektomie formen allerdings eine exzellente Basis für Reproliferation. Es ist daher erforderlich, alle epiretinalen Membranen so gut wie möglich zu entfernen.

Diabetische fibrovaskuläre Membranen verhalten sich anders als epiretinale Membranen bei Makula Pucker und erfordern ein unterschiedliches chirurgisches Vorgehen. »Pucker-Membranen« wachsen flach auf der Oberfläche der Netzhaut, ohne invasiv oder infiltrativ in die Netzhaut einzuwachsen. Diese »Pucker-Membranen« können in einem Stück von der Netzhaut abgezogen werden, sobald es gelingt, ein freies Ende der Membran darzustellen und mit der Pinzette zu fassen. Es ist nicht notwendig, Adhäsionen mit der Netzhaut mit scharfen Instrumenten zu schneiden. Diabetische fibrovaskuläre Membranen allerdings wachsen aus retinalen Gefäßen aus und bilden somit feste Verbindungen mit der Netzhaut. Versuche, diese Membranen stumpf abzuziehen, ohne die Adhäsionen scharf zu lösen, führen häufig zu retinalen Rissen. Verschiedene Techniken wurden für diesen Zweck beschrieben. Entweder können die Membranen mit vertikal schneidenden Scheren zwischen den Adhäsionsstellen mit der Netzhaut durchtrennt werden (Segmentationstechnik) und anschließend die verbleibenden Stümpfe mit dem Cutter getrimmt werden. Andere Techniken sehen vor, die Membranen von der Netzhaut im Stück anzuheben und die Adhäsionen mit der Netzhaut mit horizontal schneidenden Scheren zu durchtrennen (»Delamination« oder »En-bloc-Technik«).

Diabetische neovaskuläre Membranen wachsen primär aus retinalen Gefäßen aus. Um sie zu entfernen, muss das Gefäß entweder geschnitten oder abgerissen werden. Dieses Manöver kreiert eine Öffnung des Gefäßlumens und eine potenzielle Quelle für eine Glaskörperblutung. Sichtbare blutende Proliferationsstümpfe können intraoperativ mit der Endodiathermie diathermiert werden, abhängig von der Lokalisation. Wenn die Quelle der Blutung ein großes Gefäß oder der Sehnerv ist, ist dies nicht möglich. Die Blutung stoppt häufig spontan oder nach Anheben des Infusionsdruckes. Dennoch können diese winzigen Risse im Bereich von retinalen Gefäßwänden Ursache von postoperativen Blutungen sein.

Einsatz des Endolasers, wann immer möglich

Einer der wichtigsten Schritte in der diabetischen Glaskörperchirurgie ist die Koagulationsbehandlung der Netzhaut. Komplikationen, welche eine Glaskörperchirurgie fordern, sind praktisch immer ein Indikator für eine aktive und instabile Retinopathie. Daher muss praktisch immer im Rahmen einer Vitrektomie bei proliferativer diabetischer Retinopathie eine Endolaserkoagulation der ischämischen Netzhaut erfolgen. Mehr noch, die Chirurgie selbst, kann einige Aspekte der Retinopathie sogar noch verschlechtern. Präretinale Neovaskularisationen tragen möglicherweise auch zur Sauerstoff- und Nährstoffversorgung der Netzhaut bei. Wenn diese aktiven Neovaskularisationen von der Netzhautoberfläche entfernt werden, kann dies die Versorgung der inneren Netzhaut weiter verschlechtern. Die Vitrektomie kann also die retinale Ischämie noch verschlechtern und die Produktion von vaso-proliferativen Faktoren stimulieren. Mehr noch, nach Entfernung des Glaskörpers können diese Faktoren leichter an den vorderen Augenabschnitten diffundieren. Eine Progression der Rubeosis iridis ist eine schwere Komplikation der diabetischen Vitrektomie. Diese Komplikation kann allerdings durch eine adäquate intraoperative Endolaserbehandlung signifikant reduziert werden.

Sorgfältige Untersuchung der Netzhautperipherie mit Weitwinkelbeobachtungssystemen

Die Präparation fest anliegender fibrovaskulärer Membranen von der Netzhaut ist oft zeitaufwendig und erfordert den wiederholten Austausch von Instrumenten im Auge. Der Glaskörper ist häufig teilweise anliegend und besonders fest adhärierend, möglicherweise, weil er mehr Blut und Fibrin durch eine Beeinträchtigung der Blut-Retina-Barriere enthält. Iatrogene Netzhautlöcher in der Glaskörperbasis nach komplexen Glaskörper-chirurgischen Eingriffen sind deshalb bei Diabetikern nicht selten und können zur postoperativen rhegmatogenen Netzhautablösung führen, wenn sie nicht adäquat behandelt sind. Eine sorgfältige Inspektion der peripheren Netzhaut, vorzugsweise mit einem Weitwinkelbeobachtungssystem unter Indentation, ist daher unbedingt erforderlich.

Kataraktoperationen

In Situationen, in denen die Linse entfernt werden muss, sollte eine intrakapsuläre Kataraktoperation vermieden werden, um die Barriere zwischen vorderem und hinterem Augenabschnitt intakt zu lassen. Die intrakapsuläre Kataraktoperation ist mit einem erhöhten Risiko für neovaskuläre Glaukome assoziiert. Wenn die Kapsel der Linse bei extrakapsulärer Kataraktoperation belassen wird, haben diabetische Augen allerdings ein erhöhtes Risiko für eine postoperative Fibrinexsudation für die Ausbildung von Synechien zwischen Kapsel und Iris, vermutlich ebenfalls durch die herabgesetzte Schrankenfunktion der intraokularen Gefäße. Es gibt keine absolute Kontraindikation für die Implantation von Kunstlinsen in diesen Augen. Selbst in Augen mit Rubeosis iridis kann eine Kunstlinse implantiert werden, allerdings ist hier eine ausgiebige Koagulation der ischämischen Netzhaut erforderlich. Die Kunstlinse in diabetischen Augen sollte sicher im Kapselsack implantiert werden, mit einer großen vorderen Rhexis, um die postoperative Fundusuntersuchung oder Laserkoagulation zu erreichen. Silikonlinsen sollten vermieden werden. Wenn später im Verlauf der Erkrankung flüssiges Silikon in den Glaskörperraum eingegeben werden muss, formt dieses Silikon feste Adhäsionen mit der Silikon-IOL, sodass die Silikontröpfchen nicht von der IOL entfernt werden können und optisch sehr störend sind. Dies erfordert gelegentlich den Austausch der IOL. Eine kombinierte vitreoretinale und Kataraktoperation kann problemlos durchgeführt werden. Entzündliche Reaktionen der Vorderkammer mit Fibrin- und Synechienbildung ist allerdings wahrscheinlich seltener, wenn die Operationen in zwei Schritten durchgeführt werden. Hier kann es empfehlenswert sein, Kataraktoperationen in derselben Prozedur wie den vitreoretinalen Eingriff nur dann durchzuführen, wenn Linsentrübungen die Visualisierung des hinteren Segmentes beeinträchtigen. Da die Progression eines diabetischen Makulaödems ein häufiges Problem nach Kataraktoperationen bei Diabetikern ist, kann überlegt werden, am Ende der Operation intravitreal Steroide oder anti-VEGF-Medikamente zu injizieren. Diese zusätzliche Behandlung kann wahrscheinlich die Verschlechterung des Makulaödems vermeiden und sogar zu einer Visusbesserung führen.

Silikon

Die Einführung von flüssigem Silikon hat unser Arsenal für die Glaskörperchirurgie bei diabetischer Retinopathie erheblich erweitert. Während der Präparation diabetischer fibrovaskulärer Membranen können Netzhautlöcher entstehen, insbesondere wenn die Traktionsablatio länger besteht und die Netzhaut selbst dünn und atroph geworden ist. In diesen Situationen macht eine Silikontamponade Sinn, um die retinalen Defekte zu tamponieren. Silikon darf allerdings nicht eingesetzt werden, ohne die Traktionsmembranen komplett zu entfernen. Da die wasserlöslichen Wachstumsfaktoren in hohen Konzentrationen im dünnen Flüssigkeitsspalt zwischen Netzhaut und Silikon akkumulieren, entsteht dort ein starker proliferativer Stimulus für fibrovaskuläre Membranen, welcher zu massiven Reproliferationen und Ablationen unter Silikon führen kann. Diese Komplikation kann in einigen Fällen durch eine komplette Entfernung des gesamten fibrovaskulären Gewebes vor Installation von Silikon vermieden werden.

Eine andere Indikation für Silikon ist die rezidivierende Glaskörperblutung nach Vitrektomie. Da das Silikon den Glaskörperraum komplett ausfüllt, sorgt es für eine klare optische Achse und verbessert die visuelle Rehabilitation in diesen Situationen.

Eine dritte Indikation für Silikon können schwere Vorderabschnittsneovaskularisationen darstellen. Wenn der Glaskörperraum mit Silikon gefüllt ist, sorgt das Silikon für eine Diffusionsbarriere zwischen hinterem und vorderem Augenabschnitt. Dadurch kann in Augen mit schwerer Rubeosis iridis die Diffusion von vasoproliferativen Faktoren von der ischämischen Netzhaut zur Iris verhindert werden. Zusammen mit einer ausgiebigen retinalen Koagulationsbehandlung ist Silikon daher eine wirksame Behandlungsoption für schwere Vorderabschnittsneovaskularisationen.

Adjuvante-intravitreale Pharmakotherapie

Als Hilfsmittel für die vitreoretinale Chirurgie bei Komplikationen hat sich die adjuvante intravitreale Medikamententherapie inzwischen etabliert. Die präoperative Gabe von **anti-VEGF-Medikamenten** (meist Bevacizumab) konnte das Risiko für intraoperative Blutungen und postoperative Nachblutungen merklich reduzieren. Die Wirkung setzt innerhalb weniger Tage ein. Allerdings sollte nach der intravitrealen Injektion nicht all zu lange mit der Operation gewartet werden, da eine Induktion von Traktionen und eine zunehmende Traktionsablatio beobachtet wurden (▫ Abb. 8.35).

Auch eine Gabe von **intravitrealen Steroiden** am Ende der Operation macht in gewissen Situationen Sinn.

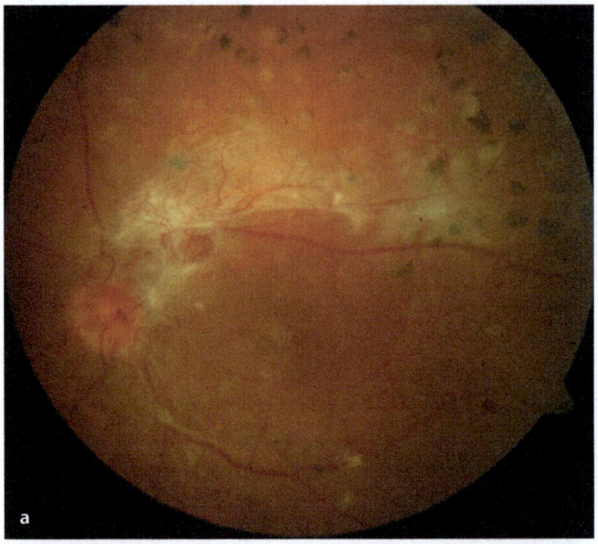

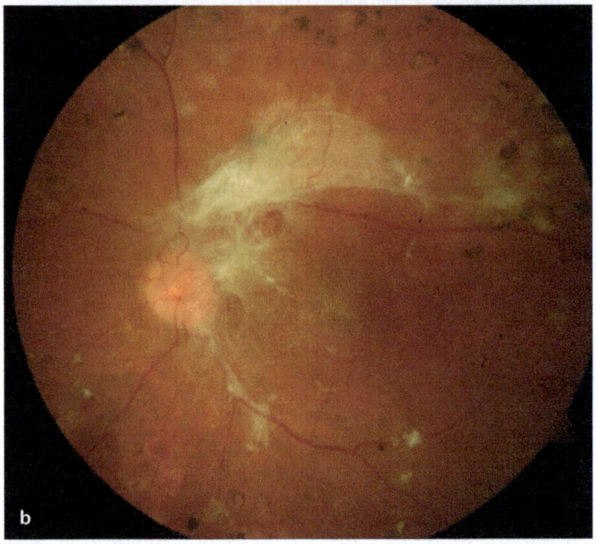

▫ Abb. 8.35 **a** Aktive diabetische fibrovaskuläre Membranen mit Traktion an der Fovea. **b** Drei Tage nach intravitrealer Avastin-Injektion als Vorbereitung zur Vitrektomie sind die aktiven Neovaskularisationen nicht mehr sichtbar und die fibrotischen Traktionen wirken verstärkt.

Insbesondere bei kombinierten Kataraktoperationen mit Vitrektomien und ausgiebiger Endolaserkoagulation kommt es vermehrt zu exsudativen (Zunahme des Makulaödems) und entzündlichen Komplikationen am Vorderabschnitt, die durch Steroide abgefangen werden können. Zudem lässt sich durch intraoperative Triamcinolon-Anwendung der Glaskörper gut darstellen und sicherer komplett entfernen.

Fazit für die Praxis

Glaskörperchirurgie bei proliferativer diabetischer Retinopathie kann Medientrübungen entfernen und die Netzhaut von Traktionen entlasten.

Die Retinopathie kann günstig beeinbflusst werden durch eine mögliche Verbesserung der Sauerstoffversorgung der inneren Netzhaut und eine Entfernung der Leitschienen für Proliferationen.

Die Laserbehandlung der Netzhaut ist essentiell, um das Risiko für Komplikationen wie Rubeosis iridis oder Nachblutungen zu reduzieren

Die funktionellen Ergebnisse nach Vitrektomie werden durch die primäre mikrovaskuläre Grundkrankheit und das Ausmaß der Ischämie limitiert.

8.3 Diabetisches Makulaödem

A. M. Joussen, S. Winterhalter, V. Kakkassery

8.3.1 Einleitung

Weltweit sind ca. 194 Millionen Menschen am Diabetes mellitus erkrankt. Die Tendenz ist allein durch die demographische Entwicklung weiterhin steigend. Aufgrund der Weiterentwicklung des Insulins und der immer besseren internistischen Betreuung und Schulung dieser Patienten stehen heute die Langzeitkomplikationen im Vordergrund. Das diabetische Makulaödem (DMÖ) ist dabei die häufigste Ursache für eine Sehverschlechterung. Grobe Schätzungen gehen, abhängig vom Diabetes-Typ und von einer Insulinbehandlung, von eine Sehverschlechterung von 9% bis 37% aller Patienten nach 10 Jahren aus. Ein wichtiger Risikofaktor für die Ausbildung des Makulaödems ist der Schweregrad der peripheren Retinopathie. Während ein Makulaödem nur in 3% der Augen mit leichten, nicht proliferativen Stadien auftritt, sind 71% der Augen mit proliferativen Stadien davon betroffen (s. folgende Übersicht). Weitere Risikofaktoren sind Alter, männliches Geschlecht, schlechte Blutglukosekontrolle (Hb_{A1c}) und Bluthochdruck. Aufgrund der weltweit weiterhin steigenden Inzidenz des Diabetes mellitus und der damit verbundenen Zunahme des DMÖ als Erblindungsursache ist die Therapieoptimierung der diabetologischen Einstellung (z.B. anhand des Hb_{A1c} als Messparameter) von hoher klinischer Relevanz.

Auswahl publizierter Inzidenz und Prävalenzdaten zum diabetischen Makulaödem

- BKK-Studie: 0,85% DMÖ
- WESDER: Zwischen 0 und 29% je nach Alter, Diabetesdauer und Insulintherapie
- Exeter Screening Programme:
  - DMÖ Inzidenz: 4,79 bis 5,18%,
  - DMÖ Prävalenz: 4,1 bis 11,5%
- Liverpool: DMÖ Prävalenz: 6,4%
- Denmark: DMÖ Prävalenz: 9,6 (7,9 für Typ 1 und 12,8 für Typ 2)

Noch in den 60er Jahren wurde von Duke-Elder ein schicksalhafter Verlauf der diabetischen Retinopathie beschrieben. Während die Laserkoagulation zwar die Folgen der peripheren Ischämie und der Gefäßleckage eindämmen konnte, hat erst die Beschäftigung mit Wachstumsfaktoren seit den 80er Jahren die Moleküle identifizieren können, die für eine erhöhte Gefäßpermeabilität ursächlich sind.

Obwohl außer Zweifel steht, dass die Inzidenz einer Erblindung oder einer schweren Visusminderung durch die diabetische Retinopathie mit der Einführung der retinalen Photokoagulation und der Vitrektomie drastisch abgenommen hat, zeigt die tägliche klinische Praxis, dass die diabetische Retinopathie nach wie vor zu den Visus bedrohenden Erkrankungen gehört. Insbesondere beim diabetischen Makulaödem führt die Lasertherapie nicht zu der erwünschten Visusbesserung oder kann, wie im Falle der ischämischen Form, gar nicht angewandt werden. Umso dringender ist der Bedarf nach einer präventiven oder zumindest unterstützenden pharmakologischen Therapie.

8.3.2 Pathophysiologie des Diabetischen Makulaödems

Praxistipp

Hyperglykämie führt zu Veränderungen im Polyol- und des Hexosamin-Stoffwechsel, einer nicht-enzymatische Glykosilierung und der Aktivierung der Proteinkinase C (PKC).

Makulaödeme entstehen durch den Zusammenbruch der inneren Blut-Retina-Schranke. Tight-junction-Proteine spielen in diesem Prozess eine Rolle.

Die Hyperglykämie und ihre Folgen

Die Hyperglykämie ist mit einer Reihe von biologischen Effekten wie beispielsweise einer Änderung des Glukosetransportes, einer Verdickung der kapillären Basalmembran und dem Verlust von Perizyten assoziiert. Es werden hauptsächlich vier Mechanismen diskutiert, über die die Hyperglykämie zu vaskulären Veränderungen und damit zur diabetischen Retinopathie führt (▣ Abb. 8.36):

- der Polyol-Stoffwechsel,
- die nicht-enzymatische Glykosilierung,
- der Hexosamin-Stoffwechsel und
- die Aktivierung der Proteinkinase C (PKC).

Als grundlegender Mechanismus wird angenommen, dass durch die Hyperglykämie vermehrt Superoxide in der mitochondrialen Elektronentransportkette entstehen. Superoxide inhibieren das Enzym GAPDH der Glykolyse, wodurch vermehrt Metaboliten in den Polyol- und Hexosamin-Stoffwechsel gelangen. Dadurch wird wiederum die PKC aktiviert und es entstehen Vorstufen von Glykosilierungsendprodukten (AGEs). Diese Mechanismen haben nun vielfältige, zum Teil noch nicht ganz aufgeklärte Konsequenzen. Es kommt zum oxidativen Stress, zu Veränderungen des Blutflusses (u.a. über NO), zu einer proinflammatorische Genexpression, zu Störungen der Zellinteraktion und zu einem Anstieg von VEGF, mit den Konsequenzen einer erhöhten Gefäßleckage und einer Ödembildung.

Es ist sehr schwierig, in grundlegende Prozesse wie den Polyol-Stoffwechsel einzugreifen, da auf dieser Stufe mehr als ein paralleler Stoffwechselweg existiert, sodass die Inhibition nur eines Weges therapeutisch nicht hinreichend effizient ist.

Anatomische Ursachen für die Entstehung eines Makulaödems

Die Blutversorgung der Retina erfolgt über die Gefäßsysteme der retinalen Kapillaren und der Aderhautgefäße. Im gesunden Auge wird der Übertritt von Flüssigkeit aus diesen Gefäßen in die Netzhaut im Falle der Aderhautgefäße durch das retinale Pigmentepithel (RPE) und im Falle der retinalen Kapillaren durch das Gefäßendothel verhindert. Diese Zellschichten werden deshalb auch als äußere beziehungsweise innere Blut-Retina-Schranke bezeichnet.

Bei Hyperglykämie kommt es zu einem Zusammenbruch der Blut-Retina-Schranke mit nachfolgender Flüssigkeitsansammlung im Bereich der Netzhaut. Betroffen ist hiervon vor allem die innere Blut-Retina-Schranke, obwohl auch Störungen des RPE nachweisbar sind. Sowohl die fokale, als auch die diffuse Form des Makulaödems ist charakterisiert durch eine Ansammlung von extrazellulärer Flüssigkeit in der Henle-Schicht und der inneren Körnerschicht der Retina. Die Kompartimentierung des Ödems ist wahrscheinlich bedingt durch die relativen Barriereeigenschaften der inneren und äußeren plexiformen Schicht.

Diese anatomischen Besonderheiten erklären, warum besonders die zentrale Netzhaut so anfällig für die Entstehung eines Ödems ist. Da die Makula im Bereich der zentralen avaskulären Zone gefäßfrei ist, erfolgt ihre Versorgung hier durch Diffusion. Flüssigkeit, die sich in diesem Bereich einlagert, kann nur sehr langsam wieder resorbiert werden.

Der Ursprung der extrazellulären Flüssigkeit beim Makulaödem ist das intravasale Kompartiment. Obwohl auch Veränderungen im retinalen Blutstrom zum Austritt von Flüssigkeit beitragen, ist der wichtigste Mechanismus der Zusammenbruch der inneren Blut-Retina-Schranke.

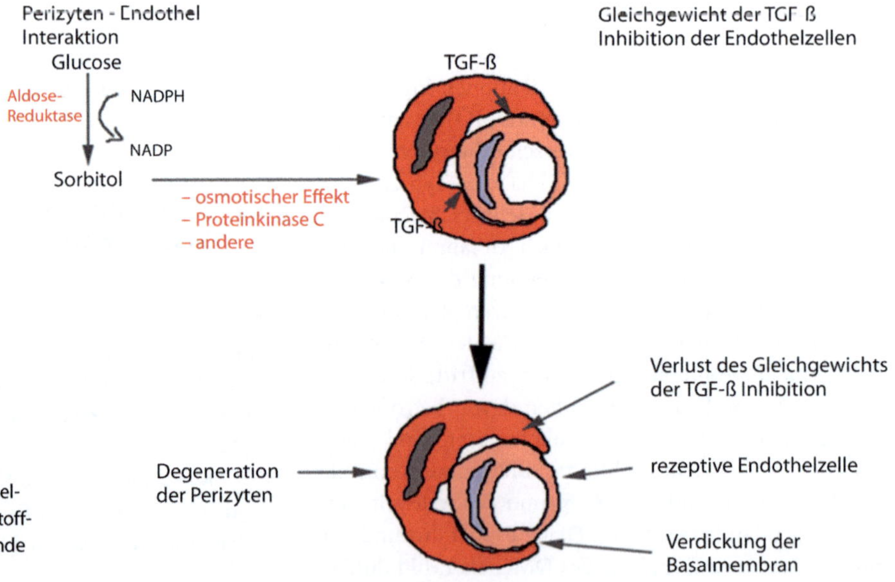

▣ **Abb. 8.36** Die Perizyten-Endothel-Interaktion ist geprägt durch die Stoffwechselveränderungen und folgende Wachstumsfaktorfreisetzungen

Die Bewegung von Flüssigkeit über die Blut-Retina-Schranke hat zwei verschiedene Komponenten: die überwiegend passive Leckage von Flüssigkeit aus den Gefäßen in das Retinagewebe und den aktiven Rücktransport in die entgegengesetzte Richtung. In-vitro-Studien an isolierten RPE-Choroidea-Präparaten belegen, dass unter normalen Bedingungen die Kapazität des Rücktransports die Gefäßleckage deutlich übersteigt. Im Unterschied zum aktiven Rücktransport ist die Gefäßleckage aber von der Ausprägung der diabetischen Retinopathie abhängig. Patienten mit nicht-proliferativer Retinopathie weisen mit zunehmendem Schweregrad der Erkrankung eine signifikante Erhöhung der Leckage aus den retinalen Gefäßen auf. Obwohl auch der Rücktransport kompensatorisch erhöht wird, ist dieser Anstieg zu gering, um bei zunehmender Gefäßleckage ein Ödem zu verhindern.

Das histologische Korrelat der inneren Blut-Retina-Schranke ist die Endothelzellschicht, die die retinalen Gefäße nach innen auskleiden. Gefäßleckage durch das Endothel kann generell auf drei unterschiedliche Weisen erfolgen:

1. durch parazellulären, passiven Flüssigkeitsausstrom aufgrund defekter interzellulärer Verbindungen der Endothelzellen,
2. durch den Verlust der Endothelkontinuität bei direkter Schädigung und Untergang von Endothelzellen und
3. durch transzellulären, aktiven Transport durch die Endothelschicht (▫ Abb. 8.37).

Gefäßleckage durch parazellulären Flüssigkeitsausstrom

Endotheliale Permeabilität wird in gesunden Geweben hauptsächlich über die interzellulären Verbindungen reguliert. Dabei handelt es sich um komplexe Strukturen, die aus transmembranen Verbindungsmolekülen gebildet werden, die intrazellulär mit dem Zytoskelett verbunden sind. Für die Regulation der parazellulären Permeabilität sind vor allem die Zonula occludens (»tight junctions«) und die Zonula adhaerens (»adherens junctions«) verantwortlich.

Tight junctions sind die am weitesten apikal gelegene »Komponenten« der interzellulären Verbindung. Viele ihrer molekulare Bestandteile sind bereits identifiziert worden. Occludin, Claudine und JAM (»junctional adhesion molecule«) sind integrale Membranproteine, die extrazellulär die Verbindung zur Nachbarzelle bilden. Intrazellulär sind sie über ZO-1 (zonula occludens 1), ZO-2 oder ZO-3 am Zytoskelett der Zelle verankert.

Ähnlich aufgebaut ist die **Zonula adherens**, die sich im interzellulären Spalt basal an die Tight junctions anschließen. Ihre transmembrane Komponente bilden die Cadherine, im Gefäßendothel vor allem das VE-cadherin (»vascular endothelium cadherin«, cadherin-5). Diese sind über β-Catenin und α-Catenin ebenfalls mit dem Zytoskelett verbunden.

Obwohl die molekulare Struktur der Tight junctions generell in allen Geweben ähnlich ist, gibt es Unterschiede zwischen epithelialen und endothelialen Tight junctions, sowie zwischen Tight junctions des peripheren Gefäßendothels und der Blut-Hirn-und Blut-Retina-Schranke. Im Unterschied zu epithelialen Tight junctions sind die strukturellen und funktionellen Eigenschaften von Tight junctions der Endothelzellen hochgradig beeinflussbar durch äußere Faktoren.

Die Mechanismen, die das Öffnen und Schließen von endothelialen Zellverbindungen steuern, sind bisher unbekannt. Es ist vorstellbar, dass Substanzen wie Entzündungsmediatoren die Permeabilität dadurch erhöhen, dass sie an spezifische Rezeptoren binden, die intrazelluläre Signalkaskaden auslösen und so zu eine zytoskelettalen Umstrukturierung und einer Öffnung der Zellverbindungen führen. Die Wechselwirkungen zwischen den Komponenten der Tight junctions und der Adherens junctions legen zudem eine enge funktionelle Abhängigkeit dieser beiden Zell-Zell-Kontaktsysteme nahe (▫ Abb. 8.38).

In humanen retinalen Endothelzellen wurden die Expression von Occludin und VE-cadherin nachgewiesen. Die Expression ihrer jeweiligen zytoplasmatischen Proteine ZO-1 und β-Catenin an Stellen des Endothelzellkontaktes lässt eine Beteiligung dieser Proteine an der Aufrechterhaltung der retinalen Endothelbarriere vermuten. Der Anstieg der Gefäßleckage, der in der diabetischen Retina beobachtet wird, könnte mit einer Reduktion der Expression des wichtigen Adherens-junction-Proteins VE-cadherin verbunden sein. Immunfluoreszenzuntersuchungen haben in diabetischen Augen eine unveränderte

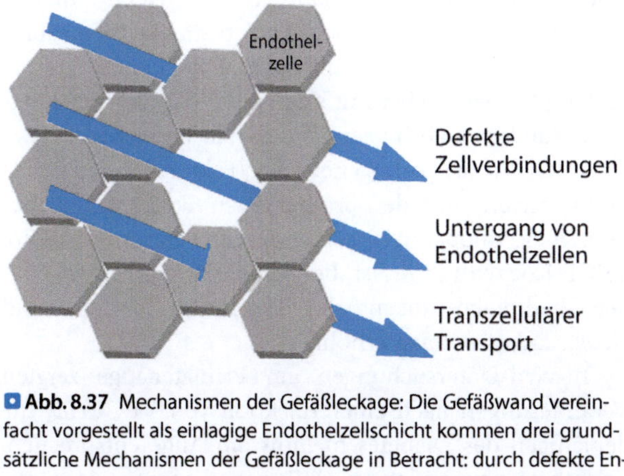

▫ **Abb. 8.37** Mechanismen der Gefäßleckage: Die Gefäßwand vereinfacht vorgestellt als einlagige Endothelzellschicht kommen drei grundsätzliche Mechanismen der Gefäßleckage in Betracht: durch defekte Endothelzellen (z.B. durch Apoptose), parazellulär durch veränderte Tight junctions, transzellulär durch einen erhöhten transzellulären Transport.

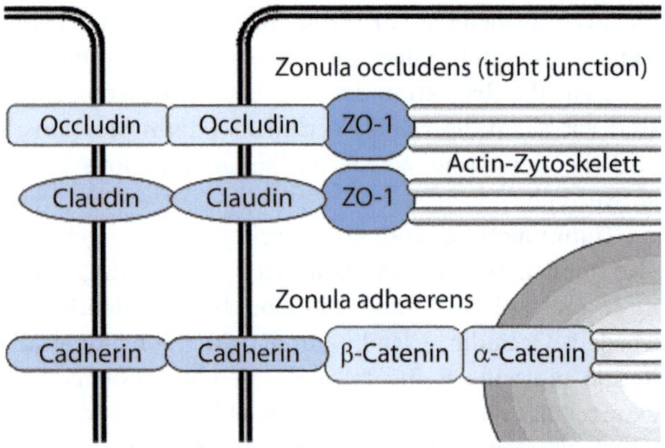

Abb. 8.38 Tight junction: eine Gruppe von Tight-junction-Molekülen ist für die strukturelle Verbindung zwischen Endothelzellen verantwortlich. Hierbei sind insbesondere Occludin und ZO-1 zu nennen sowie die Gruppe der Claudins.

Anfärbung für Occludin und ZO-1, aber eine verminderte Anfärbung für VE-cadherin nachgewiesen.

Beim Diabetes ist die Regulation der Tight-junctions verändert. Durch VEGF, das bei diabetischer Retinopathie vermehrt exprimiert wird, wird die Occludin-Expression in retinalen Endothelzellen gesenkt. Im Tiermodell wurde bei diabetischer Stoffwechsellage eine verminderte Occludin-Expression in den retinalen Gefäßen nachgewiesen, die sich durch die Gabe von Insulin wieder normalisierte. Die molekularen Mechanismen, über die Hyperglykämie die Zellverbindungen beeinflusst, sind bisher noch unbekannt, kürzlich konnte jedoch gezeigt werden, dass eine Inhibition der PKC den Effekt von VEGF165 auf die Expression von Tight-junction-Molekülen wie Claudin-1 und die Permeabilität nicht zurückbilden konnte.

Gefäßleckage durch transendothelialen Flüssigkeitstransport – die Rolle von »vascular endothelial growth factor« (VEGF)

Praxistipp

»Vascular endothelial growth factor« (VEGF) wurde ursprünglich als »vascular permeability factor« (VPF) beschrieben.

VEGF ist nachweislich der hauptursächliche Wachstumsfaktor bei der proliferativen diabetischen Retinopathie aber auch Hauptursache der Gefäßleckage im Rahmen des Makulaödems

Neben der Zunahme der Gefäßpermeabilität durch Veränderungen der Zellverbindungen und durch endothelialen Zelltod ist möglicherweise auch ein aktiver Flüssigkeitstransport mittels Pinozytose an der diabetischen Gefäßleckage beteiligt. Obwohl pinozytotischer Transport maßgeblich am transendothelialen Flüssigkeitsaustausch beteiligt ist, wurde seine Regulation bei der diabetischen Retinopathie bisher noch nicht untersucht. Studien an VEGF-behandelten Augen haben jedoch ergeben, dass erhöhte Konzentrationen von VEGF, wie sie auch in der diabetischen Netzhaut vorkommen, zu einer Steigerung des transendothelialen Transports mittels pinozytotischer Vesikel führen und dadurch eine erhöhte Permeabilität der Blut-Retina-Schrank verursachen. In den betroffenen Blutgefäßen war die Anzahl der pinozytotischen Vesikel an der luminalen Membran der Endothelzellen deutlich erhöht und diese Vesikel transportierten Plasmaproteine wie IgG.

Diese Ergebnisse weisen darauf hin, dass pinozytotischer Transport bei vielen der Vorgänge beteiligt ist, die bei der Störung der diabetischen Blut-Retina-Schranke eine Rolle spielen. Die pathophysiologischen Ursachen und Konsequenzen dieses Phänomens sind bisher aber noch nicht geklärt.

Der Wachstumsfaktor VEGF ist ein extrem wirksamer Auslöser von Gefäßleckage. Seine permeabilitätssteigernde Potenz liegt noch 50.000fach höher als die des Entzündungsmediators Histamin.

Während histologische Veränderungen im diabetischen Tiermodell erst nach Monaten einer Hyperglykämie nachweisbar sind, kann man schon nach wenigen Tagen und Wochen die Hochregulation von Wachstumsfaktoren wie z.B. VEGF zeigen.

Die VEGF-Expression ist zum einen direkt von der Glukosekonzentration abhängig, wird zum anderen aber auch durch die oben beschriebenen Stimuli beeinflusst.

Das historische Synonym »vascular permeability factor (VPF)« des heute als »vascular endothelial growth factor« (VEGF) bezeichneten Wachstumsfaktors deutet bereits eine Induktion der Durchlässigkeit von Blutgefäße an. In Versuchen mit kultivierten bovinen retinalen Endothelzellen konnte eine VEGF bedingte Permeabilitätserhöhung nachgewiesen werden. Dieser Effekt konnte in den gleichen Zellen mit dem VEGF-Antikörper-Fragment Ranibizumab (Lucentis) neutralisiert werden.

VEGF ist als pathogenetischer Faktor bei der nichtproliferativen und der proliferativen Form der diabetischen Retinopathie nachgewiesen. Die intraokuläre VEGF-Konzentration ist bei Patienten mit einer Diabetes-bedingten Störung der Blut-Retina-Schranke und Neovaskularisationen erhöht.

In-vivo-Untersuchungen am Primatenauge zeigten Veränderungen nach einer Injektion von VEGF165, die denjenigen des Diabetes mellitus am Auge entsprechen. Endothelzellhyperplasien, Mikroaneurysmen, ischämischen Arealen der Netzhaut, Proliferationen in den Glas-

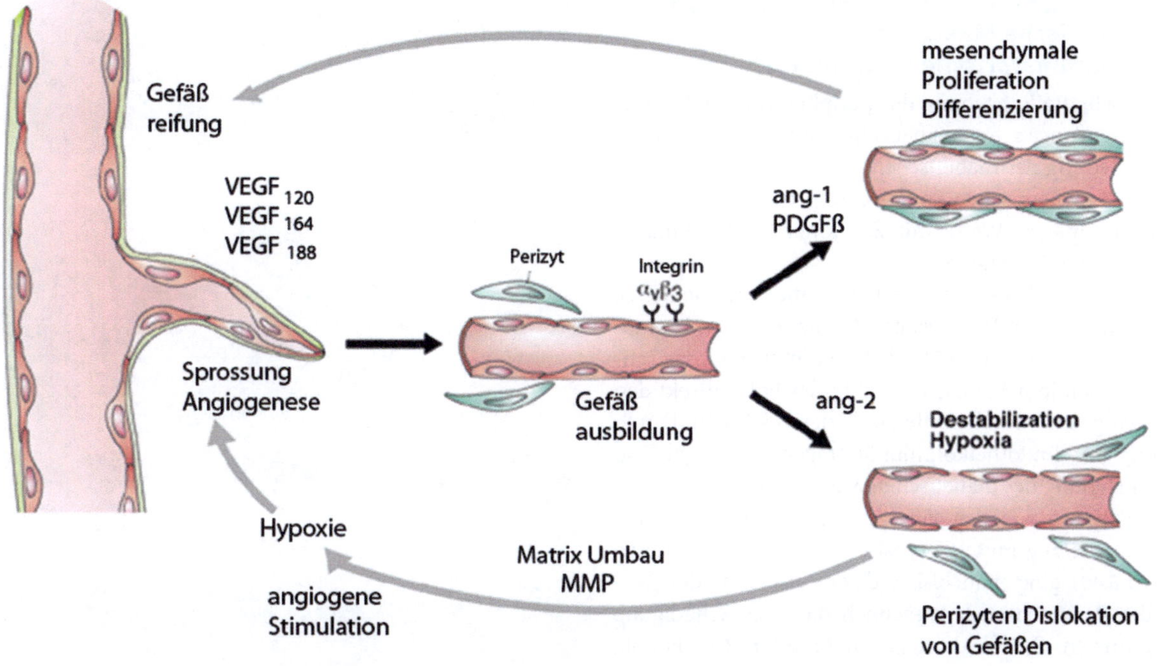

Abb. 8.39 VEGF interagiert eng mit Substanzen wie Angiopoietin und PDGF, die eine Gefäßreifung bzw. Destabilisierung bedingen

körper sowie eine Rubeosis iridis manifestierten sich im Verlauf des Versuches. VEGF erhöht dabei die Gefäßpermeabilität im diabetischen Auge und steigert durch die Induktion von ICAM (»intercellular adhesion molecule«) die Adhäsion von Leukozyten an die Endothelzellen. Schließlich induziert VEGF die Expression von eNOS (endotheliale Stickoxidsynthetase/«nitric oxide synthase«) in der diabetischen Retina, was zu Veränderungen des Blutflusses führt. Über die Interaktion mit Faktoren die die Gefäßreifung beeinflussen, wie die Angiopoietine, hat VEGF Einfluss auf die Gefäßstabilität (Abb. 8.39).

Eine spezifische Inhibition von VEGF im Tiermodell vermag die pathologische Durchlässigkeit der Blut-Retina-Schranke zu verhindern. Die Gabe von VEGF TrapA40, einem löslichen VEGF-Rezeptor, der die biologische Aktivität von VEGF inhibiert, reduziert nicht nur die pathologische Gefäßleckage im diabetischen Auge, sondern unterdrückt darüber hinaus die Leukostase in retinalen Arteriolen, Venolen und Kapillaren (s.u.). Die Expression von Entzündungsmediatoren wie ICAM-1 nimmt im Vergleich zu nicht behandelten Kontrolltieren deutlich ab.

Zu den bisher bekannten Modulatoren der VEGF-Expression gehören

- cAMP,
- Steroide,
- PKC-Inhibitoren,
- Wachstumsfaktoren,
- Sauerstoff,
- freie Radikale und
- Glukose.

Am wirksamsten ist allerdings die Hypoxie.

Die Frage nach der Ursache der Hypoxie in den retinalen Gefäßen lässt sich zumindest teilweise aus der anatomischen Situation erklären. Das retinale Gefäßsystem ist gemessen an seinen Anforderungen spärlich ausgelegt, möglicherweise um eine optische Interferenz mit dem durchfallenden Licht zu verhindern. Die Folge ist eine hohe Sauerstoffspannung zwischen den retinalen Arterien und Venen. Gefäßschädigungen bewirken frühzeitig Gewebehypoxie. Hypoxie setzt einen Kreislauf von kapillärer Minderperfusion, Verlust von retinalen Kapillaren, weiterer Hypoxie und Wachstumsfaktor- und Zytokinausschüttung in Gang. Makulaödeme bilden sich in Reaktion von peripherer Ischämie. Vollständig ist das Gefüge von Wachstumsfaktoren und ihrer Reaktion auf Hypoxie noch nicht bekannt. Der Hypoxie-induzierte Faktor HIF-1a (»hypoxia-inducible factor-1a«) scheint einer der Haupttranskriptionsfaktoren zu sein. HIF-1a ist ein Transkriptionsfaktor, der die Expression verschiedener Gene fördert, die, wie beispielsweise VEGF, bestimmte Promotor-bindende Elemente, die sogenannten »hypoxia-responsive elements« (HREs) tragen. Bei der diabetischen Retinopathie induziert HIF-1a die Freisetzung weiterer Faktoren, insbesonders VEGF, und kann somit ein Makulaödem bewirken.

Gefäßleckage durch Endothelzellschädigung: Das diabetische Makulaödem – eine inflammatorische Erkrankung?

Ebenso wie die Entstehung der peripheren retinalen Gefäßveränderungen bei diabetischer Stoffwechsellage ist die Entstehung der diabetischen Makulopathie von einer Vielzahl biochemischer Stoffwechselprodukte abhängig, die in komplexer Weise mit Zytokinen und zellulären Komponenten interagieren.

Veränderte Leukozyten spielen eine entscheidende Rolle in der frühen Pathogenese der diabetischen Retinopathie, indem sie sich bei Diabetes vermehrt an das retinale Gefäßendothel anlagern und in der Folge direkt den Untergang von Endothelzellen induzieren können. Durch Störung der Endothelkontinuität tragen Leukozyten so zur Entstehung des diabetischen Makulaödems bei.

Ausgehend von der gängigen Technik der retinalen Gefäßdarstellung mittels Trypsin-Verdauungs-Präparaten (◻ Abb. 8.40) ging man bisher davon aus, dass der Verlust der Perizyten auch tatsächlich die erste Schädigung der retinalen Gefäße darstellt. In jüngster Zeit konnte gezeigt werden, dass intravaskuläre Veränderungen eine bedeutende Rolle in der Pathogenese des Makulaödems spielen und dass das retinale Gefäßsystem von Menschen und Nagern mit Diabetes mellitus eine erhöhte Anzahl von Leukozyten enthält. Die vermehrte Adhäsion von Leukozyten am retinalen Gefäßendothel lässt sich bereits früh im Verlauf der experimentellen diabetischen Retinopathie nachweisen. Wir konnten zeigen, dass Leukozytenadhäsion und endothelialer Zelluntergang bereits vor dem Auftreten erster klinischer Krankheitszeichen nachweisbar sind und zeitlich parallel mit der Störung der Blut-Retina-Schranke und dem Verschluss von Kapillaren auftreten. Das Leukozyten-Adhäsionsmolekül ICAM-1 (»intracellular adhesion molecule 1«) auf der Oberfläche der Endothelzellen und sein Ligand CD18 auf der Leukozytenoberfläche spielen nachweislich eine entscheidende Rolle bei diesen Ereignissen. Die Expression beider Moleküle ist bei Diabetes erhöht, und die spezifische Hemmung von ICAM-1 oder CD18 verhindert sowohl die Leukozytenadhäsion in den retinalen Kapillaren als auch die erhöhte Gefäßleckage. Die Induktion von ICAM-1 wird zumindest teilweise durch VEGFvermittelt, das in der diabetischen Netzhaut vermehrt exprimiert wird.

Die spezifische Wirkung von Leukozyten auf bestimmte Zielorgane wird zusätzlich durch eine Reihe weitere Adhäsionsmoleküle und Chemotaxine reguliert. Endothelzellen synthetisieren Chemokine wie Interleukin-8 (IL-8), Monozyten-Chemokine-Protein 1 (MCP-1) und »macrophage inflammatory protein« (MIP-1), die Adhäsionsrezeptoren auf Leukozyten aktivieren und deren Migration vermitteln. Leukozyten können nachfolgend zwischen den Endothelzellen hindurchwandern und im

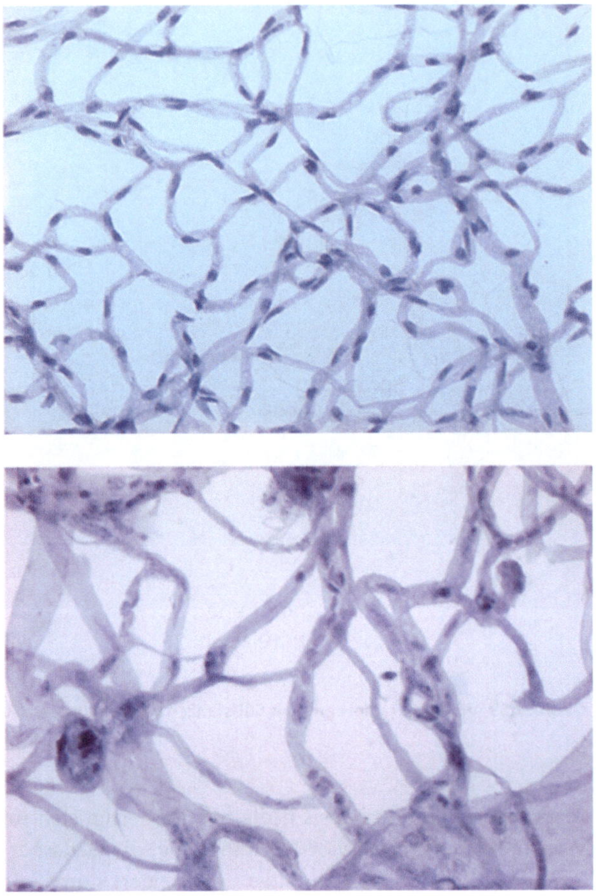

◻ **Abb. 8.40** Trypsin Digest Präparate. *Oben*: retinales Kapillarbett einer nicht-diabetischen Maus. *Unten*: retinales Kapillarbett einer Maus nach 24 Monaten Diabetes: es zeigen sich azelluläre Kapillaren, Mikroaneurysmen, Perizytenverlust sowie Endothelzellrarifizierungen

Gewebe Zytokine und angiogene Stimuli freisetzen. Ähnliche Mechanismen sind auch bei der diabetischen Retinopathie zu erwarten.

Zusätzlich zu den positiven Modulatoren und Stimulatoren der Leukozyten-Extravasation exprimiert das Gefäßendothel auch Faktoren, die diesen Prozess negativ regulieren und damit zusätzliche Kontrollmechanismen zum Erhalt einer Homeostase bieten: CD95 (Fas)-Ligand (CD95-L) induziert einen apoptotischen Zelltod in den Zellen, die den entsprechenden Rezeptor Fas (CD95) tragen. Experimentelle Untersuchungen zur Frage des Mechanismus der Leukozyten-Endothel-Interaktion zeigten in vitro, dass Leukozyten diabetischer Tiere vermehrt Endothelzellapoptose induzieren, während normale, unbehandelte humane Endothelzellen in vitro keine Fas-vermittelte Apoptose zeigten. Die Hemmung von Fas/FasL mit spezifischen Antikörpern verhindert den Endothelzelltod. Neutrophile Granulozyten vermitteln somit bei der diabetischen Stoffwechsellage eine Apoptose in Endo-

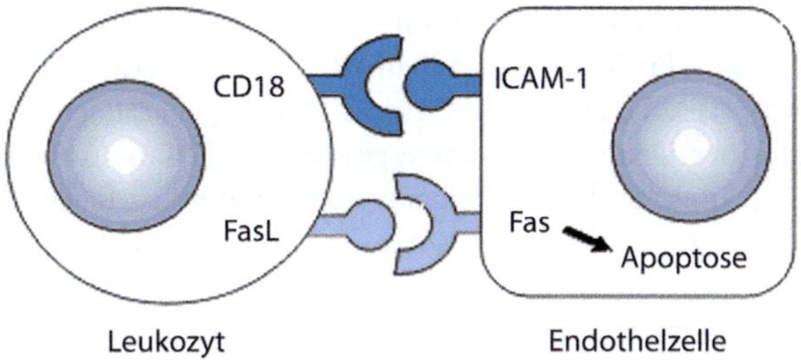

Abb. 8.41 Die Leukozyten-Endothel-Adhäsion wird durch Adhäsionsmoleküle wie ICAM-1 (»intercellular adhesion molecule-1«) auf den Endothelzellen und Oberflächenintegrinen auf den Leukozyten als Gegenspieler reguliert. An ICAM-1 koppelt dabei beispielsweise das Oberflächenintegrin CD18. Darüberhaus wird die Adhäsion von Leukozyten und deren Druchwanderung durch das Endothel über eine Reihe von anderen Faktoren und Zytokinen wie TNFα (»tumor necrose factor α«), MCP-1 (»monozyten-chemoattractant-protein«) und MIP-1 (»macrophage inflammatory protein«).

thelzellen und damit eine erhöhte retinale Gefäßleckage. Der Untergang von retinalen Endothelzellen, im Sinne eines kummulativen Schadens bei zunehmender Dauer der Erkrankung, spielt somit vermutlich eine wichtige Rolle bei der Entstehung des diabetischen Makulaödems. Die systemische Hemmung der Fas-FasL-Interaktion mit einem FasL-spezifischen Antikörper führt in vivo zu einer signifikanten Verminderung nicht nur des endothelialen Zelltods sondern auch der Gefäßleckage.

Eine Inhibition der Leukozyten-Endothel-Interaktion könnte ein effizientes Ziel zur Prophylaxe der diabetischen Retinopathie sein (Abb. 8.41).

Auch eine lokale Regulation von TNF-α konnte bei Patienten mit proliferativer diabetischer Retinopathie nachgewiesen werden. Proinflammatorische Zytokine wie TNF-α und Interleukin-1 sind in der Lage, Endothelzellen zur Expression von Leukozyten-Adhäsionsmolekülen zu stimulieren. Außerdem können sie neutrophile Leukozyten aktivieren, was die zytotoxische Aktivität der Leukozyten und damit die Endothelzellschädigung verstärken kann. Lokal applizierbare TNF-α-Inhibitoren müssen in ihrer Wirksamkeit gegen das diabetische Makulaödem untersucht werden.

8.3.3 Klinische Stadien des Makulaödems

Praxistipp

Ophthalmoskopisch erscheint die diabetische Makulopathie als eine fokale oder diffuse retinale Verdickung, teilweise sind harte Exsudate vorhanden als Zeichen eines aktuellen oder abgelaufenen Ödems. Es werden drei verschiedene Erscheinungsbilder unterschieden:

Das **fokale Makulaödem** ist gekennzeichnet durch einen fluoreszenzangiographisch lokalisierbaren Flüssigkeitsaustritt aus undichten Mikroaneurysmen. Im Fundus sind umschriebene retinale Ödeme abgrenzbar, die Gruppen von Mikroaneurysmen oder dilatierten Kapillaren zugeordnet werden können.

Dem **diffusen Makulaödem** liegt ein generalisierter Zusammenbruch der Blut-Retina-Schranke zu Grunde. Es steht deswegen oft im Zusammenhang mit systemischen Krankheitsfaktoren, wie beispielsweise einer Hypertonie. Es findet sich eine diffuse Verdickung im Bereich der Makula mit einer angiographischen Fluoreszeinleckage aus den makulanahen Kapillaren, oftmals ohne harte Exsudate oder retinale Mikroaneurysmen. Nach der Definition von Olk liegt ein diffuses diabetisches Makulaödem dann vor, wenn eine Zone retinaler Verdickung eine Fläche von mindestens zwei Sehnervenköpfen umfasst und diese Fläche die avaskuläre Zone der Fovea betrifft.

Eine **ischämische Makulopathie** ist durch den Verlust/Untergang der perifovealen Kapillararkade und darüber hinaus charakterisiert. Funduskopisch sind diese schwer oder gar nicht zu erkennen, die Diagnose muss deswegen fluoreszenzangiographisch gestellt werden. Die ischämische Makulopathie signalisiert eine schlechte Visusprognose. Klinisch finden sich auch häufig kombinierte Formen mit ischämischen und diffusen Anteilen. In diesem Fall oder bei unklarem Befund wird bei einem Visus ≤0,6 eine Fluoreszenzangiographie zur Differenzierung des Makulaödems empfohlen.

Ein klinisch signifikantes, also visusbedrohendes Makulaödem betrifft etwa 1-29% der Patienten mit Diabetes mellitus (s.o. Übersicht).

Die Veränderungen liegen hierbei ganz oder teilweise innerhalb eines Papillendurchmessers von der Foveola entfernt. Das klinisch signifikante Makulaödem ist die häufigste Ursache einer Visusreduktion bei Patienten mit diabetischen Augenerkrankungen (Abb. 8.42).

Evidenzbasierte Daten aus randomisierten Studien zur Therapie der diabetischen Retinopathie beruhten bisher in erster Linie auf einer multizentrischen Studie, der »Early Treatment Diabetic Retinopathy Study« (ETDRS) aus den 70iger und 80iger Jahren, die in der Folgezeit in den klinischen Alltag umgesetzt wurde. Insbesondere die wohl definierte Stadieneinteilung und die Entscheidungskriterien für eine zentrale oder panretinale Laserbehandlung trugen zum Erfolg dieser Studie bei. Die Diagnose »klinisch signifikantes« Makulaödem wird mittels binokular-steroskopischer Funduskopie gestellt. Unterschieden wurde in der ETDRS in eine diffuse oder

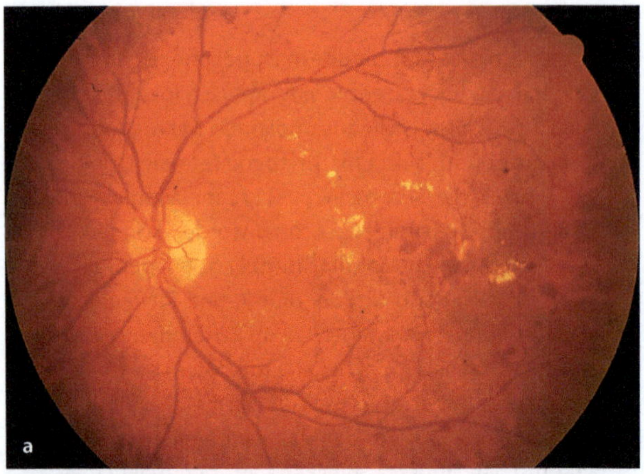

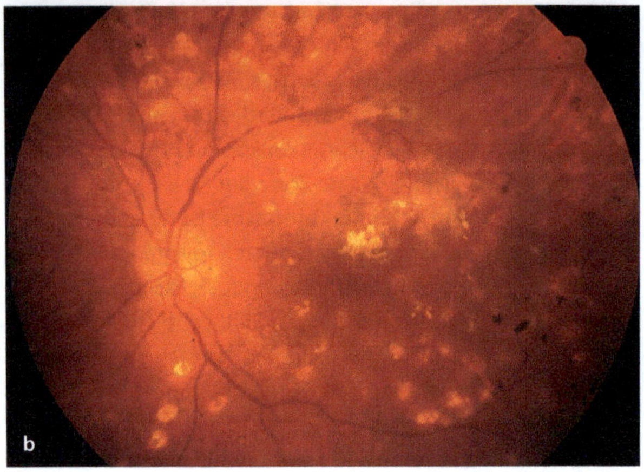

Abb. 8.42 **a** Fundusbild eines Patienten mit einem klinisch signifikanten DMÖ mit harten Exsudaten, Blutungen und Mikroaneurysmata. **b** Fundusbild des gleichen Patienten nach parazentraler Laserkoagulation ein Jahr später. Es zeigt sich eine Zunahme des klinisch signifikanten DMÖ und der harten Exsudate

eine fokale Form des DMÖ und durch den Abstand des DMÖ zur Fovea.

Praxistipp

Nach ETDRS (Early Treatment Diabetic Retinopathy Study) liegt ein klinisch signifikantes (visusbedrohendes und damit auch therapiebedürftiges) Makulaödem vor, wenn eines der folgenden Kriterien zutrifft:

- Verdickung der Retina im Zentrum oder einem Umkreis von 500 µm um die Makula
- Harte Exsudate im Zentrum oder einem Umkreis von 500 µm um die Makula mit einer Verdichtung der umgebenden Netzhaut
- Zone retinaler Verdickung von einer Größe von mehr als einem Sehnervenkopfdurchmesser. Diese retinale Verdickung liegt im Zentrum oder im Umfeld von einer Sehnervenkopfgröße um die Makula.

Eine **vereinfachte Definition** wurde von der Initiativgruppe »Früherkennung diabetischer Augenerkrankungen« (IFDA), des Berufsverbands der Augenärzte (BVA) und der Deutschen Diabetesgesellschaft (DDG) formuliert: umschriebene Netzhautverdickung(en), evtl. kombiniert mit Mikroaneurysmen, intraretinalen Blutungen und/oder harten Exsudaten, die ganz oder teilweise innerhalb eines Papillendurchmessers von der Foveola entfernt liegen.

Weltweit bestanden trotz der ETDRS große Unterschiede in der Stadieneinteilung des diabetischen Makulaödems. Die »Proposed international clinical diabetic retinopathy and diabetic macular edema disease severity scales«, erstellt von 31 Arbeitsgruppen aus 16 verschiedenen Ländern (**global diabetic retinopathy project group**), überprüfte und modifizierte diese funduskopische Stadieneinteilung 2003. Hierbei werden zwei Hauptgruppen unterschieden, je nach dem Vorhandensein oder dem Fehlen eines Makulaödems. Besteht ein Makulaödem, so wird in drei Schweregrade unterteilt: mild, moderat und schwer. Die Einteilung erfolgt hierbei je nach Lage der retinalen Verdickung, also fern des Zentrums der Makula, nahe dem Zentrum und im Zentrum. In diesem Konsensfindungsprozess konnte die Stadieneinteilung durch die alleinige Funduskopie in die Stadien fokal und diffus nicht mehr aufrecht erhalten werden.

Dennoch trägt auch eine graduelle Einteilung nicht der Problematik der ischämischen Makulopathie Rechnung. Entscheidend ist eine Einteilung, die sowohl die Lokalisation als auch die Form (fokale, diffuse und ischämische Makulopathie) berücksichtigt, da sich nach diesen zwei Kriterien die Wahl der Therapie richtet. Die Diagnose der ischämischen Makulopathie erfordert dafür den Einsatz angiographischer Verfahren.

In der neusten Studie des »Diabetic Retinopathy Clinical Research Network« (www.DRCR.net) wurde unter anderem auf die Schwierigkeit hinsichtlich objektiver Kriterien zur Unterscheidung zwischen dem diffusen und fokalen DMÖ mittels Fundoskopie, Optical Coherence Tomographie und Fluoreszenzangiographie hingewiesen. Es wurden schließlich drei Typen des DMÖ (»predominant diffus«, »predominant fokal« und »weder predominant diffus, noch fokal«) unterschieden. Es besteht eine moderate Korrelation zwischen zentraler Netzhautdicke und Visus, jedoch ist die Variationsbreite der Sehschärfe bei einem gegebenen Grad des Makulaödems groß. In wieweit die Einteilung unter Zuhilfenahme der Netzhautdickenmessung Unterschiede in der Visusentwicklung und im Therapieerfolg erklären kann, bleibt abzuwarten.

8.3.4 Lasertherapie

Praxistipp

Die **Lasertherapie** ist momentan ein Goldstandard der Therapie.

- 500-3.000 µm von Zentrum der Makula entfernt
- Wellenlänge: gelb oder grün
- Fleckgröße 50 µm, Dauer 0,05 bis 0,1 s

Modifizierte Grid-Technik nach ETDRS:

- nach Fluoreszeinangiographie soll die Koagulation auf alle Bereiche einer diffusen Leckage oder nicht-Perfusion sowie auf alle Bereiche einer retinalen Verdickung appliziert werden. Falls keine Fluoreszeinangiographie durchgeführt wird, auf alle Bereiche einer Netzhautverdickung
- Abstand der Herde: 2 gerade sichtbare Herde Entfernung

Fokale Koagulation

- auf leckende Mikroaneurysmata ausschließlich in Bereichen einer retinalen Verdickung

Die Laserbehandlung ist weiterhin ein Standard in der Therapie des diabetischen Makulaödems. Sie ist allerdings eine symptomatische Therapie und kann schon entstandene Funktionsverluste nur bedingt rückgängig machen.

Als destruktives Verfahren hat die Lasertherapie auch Nachteile: zentrale Lasernarben haben die Tendenz sich zu vergrößern und können bei zu enger Koagulation insbesondere in hoch myopen Augen fast konfluierende atrophe Areale hinterlassen (◻ Abb. 8.43). Neben der möglichen Entstehung von Neovaskularisationsmembranen bei gelaserten Patienten (◻ Abb. 8.44) gibt es therapierefraktäre Verläufe (◻ Abb. 8.42) mit persistierendem Makulaödem trotz Therapie.

Eine Behandlung ist mit dem Auftreten eines »klinisch signifikanten« Makulaödems angezeigt, wobei »klinisch signifikant« am ehesten mit »visusbedrohend« gleichgesetzt werden sollte. Eine prophylaktische Laserbehandlung eines nicht klinisch signifikanten Ödems bringt dagegen keine Vorteile.

Die fokale Laserkoagulation überführt Mikroaneurysmen und hypoxisches Gewebe in chorioretinale Narben. Die Grid-Laserkoagulation soll die Proliferation von Pigmentepithelzellen und Endothelzellen steigern und dadurch schadhafte Zellen ersetzen, was die Integrität der Blut-Retina-Schranke verbessert. Eine andere Theorie hebt die Senkung des Sauerstoffbedarfs der Netzhaut durch die Zerstörung der Photorezeptoren hervor, dies gilt allerdings eher für die disseminierte Koagulation der Peripherie. Zudem soll durch die laserinduzierte Nekrose die Freisetzung von Faktoren stimuliert werden, die die Blut-Retina-Schranke stabilisieren. Die Resorbtion eines Makulaödems nach Laserkoagulation kann bis zu 4 bis 6 Monate in Anspruch nehmen.

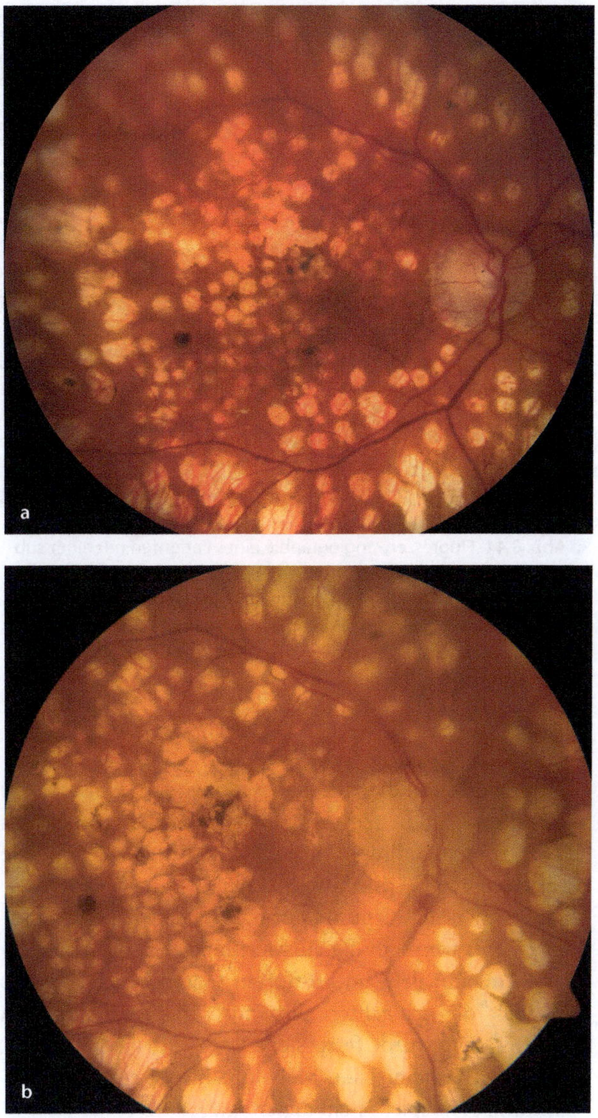

◻ **Abb. 8.43** **a** Fundusbild eines Patienten nach einer aktuellen parazentralen Laserkoagulation. **b** Fundusbild des gleichen Patienten mit einer deutlichen Ausdehnung der parazentralen Lasernarben drei Jahre später

Beim fokalen Makulaödem hat die ETDRS-Studie nachgewiesen, dass bei Patienten mit klinisch signifikantem Makulaödem drei Jahre nach Behandlung nur 12% einen signifikanten Visusverlust aufwiesen im Vergleich zu einer unbehandelten Kontrollgruppe mit 24%. Allerdings sprachen 50% der Patienten weder funktionell noch anatomisch auf eine Behandlung an.

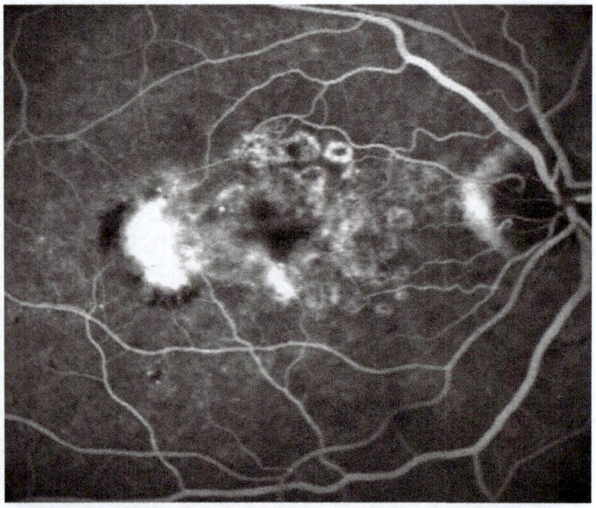

Abb. 8.44 Fluoreszenzangiographie eines Patienten mit einer subretinalen Neovaskularisation nach einer parazentralen Laserkoagulation. Temporal der Fovea eine Leckage mit einer diffusen Ausbreitung des Farbstoffes als Zeichen der Neovaskularisation. Füllung des arteriellen und venösen Systems mit Farbstoff als Zeichen der Spätphase der Angiographie

Beim diffusen diabetischen Makulaödem gibt es keine eindeutigen Studienergebnisse zum Wirkungsnachweis einer Laserbehandlung. Die ETDRS-Studie behandelte zwar Patienten bei diffusem Makulaödem mit Grid-Laser, doch lag der Schwerpunkt auf der fokalen Laserbehandlung und es wurde in der Auswertung nicht zwischen Patienten mit fokalem und diffusem Ödem unterschieden. Lediglich die schlechtere Prognose im Vergleich zum fokalen Ödem wurde festgestellt.

Bei der ischämischen Makulopathie ist eine Laserbehandlung prinzipiell nicht angezeigt.

Olk konnte in einer prospektiven randomisierten Studie bei 92 Patienten mit diffusem diabetischen Makulaödem mit einem modifizierten Grid nach 12 und 24 Monaten einen signifikant geringeren Visusverlust im Vergleich zu einer unbehandelten Kontrollgruppe zeigen. Ein diffuses Makulaödem wurde definiert als eine Zone retinaler Verdickung, die eine Fläche von mindestens zwei Sehnervenköpfen umfasst und die avaskuläre Zone der Fovea einschließt. In einer späteren Nachuntersuchung von behandelten 302 Augen (185 Patienten) zeigte sich, dass der Visus nach drei Jahren im Vergleich zum Vorbefund bei 14,5% besser, 60,9% jedoch gleich und bei 24,6% schlechter geworden war. Diese Daten wurden nicht mit einer unbehandelten oder alternativ behandelten Kontrollgruppe verglichen.

Problematisch ist der **Langzeiteffekt der Lasertherapie**:

Ladas und Theodossiadis untersuchten in einer prospektiven randomisierten Studie 50 Augen mit diffusem Makulaödem nach der Definition von Olk mit Grid-Laser. Im Vergleich zu einer unbehandelten Kontrollgruppe fand sich zwar nach zwei Jahren noch ein Unterschied, der jedoch nach drei Jahren nicht mehr statistisch signifikant war. McNaught et al. untersuchten 29 Patienten mit diffusem Makulaödem zwei Jahre nach einer Grid-Laserbehandlung. Während sich keine statistisch signifikante Verbesserung des Fernvisus zeigte, profitierten die Patienten beim Nahvisus bis ein Jahr Nachbeobachtungszeit. Dieser Effekt war nach zwei Jahren nicht mehr erkennbar. Ebenfalls konnte Blankenship in einer prospektiven randomisierten Studie bei 23 Patienten und 20 Kontrollen nach zwei Jahren keinen statistisch signifikanten Unterschied zwischen den beiden Gruppen feststellen.

In einer prospektiven Studie mit 28 Patienten von Whitelocke et al. profitierten nach einer durchschnittlichen Nachbeobachtung von zwei Jahren 25% von einer Grid-Behandlung. Bei 71% zeigte sich keine Veränderung und bei 4% verschlechterte sich der Visus. Insgesamt berichten immer mehr Studien, dass die Grid-Laserbehandlung die makuläre Funktion auch beeinträchtigen kann. So wurde z.B. in 11 von 203 Augen eine progressive Vergrößerung von Grid-Lasernarben berichtet. Diese direkten negativen Folgen sollten zusammen mit den nicht eindeutigen Studienergebnissen vor einer Therapieentscheidung bei Patienten mit diffusem Makulaödem in Erwägung gezogen werden.

Ein direkter Vergleich der Studien gestaltet sich schwierig aufgrund der vielen unterschiedlich definierten Parameter für Ein- und Ausschlusskriterien, Behandlung und Auswertung (Tab. 8.1). Im Gegensatz zum funktionellen Verlauf (Visus) lässt sich das anatomische Makulaödem – jedenfalls kurzfristig – erfolgreich mit Grid-Laser behandeln. Je nach Studie zeigte sich hier eine Besserung in 88-100% der Fälle.

Eine Studie des DRCR.net untersuchte die Faktoren, die zu einer Verbesserung oder Verschlechterung des Visus 2 Jahre nach einer fokalen oder Grid-Laserkoagulation geführt haben. Ein schlechter Ausgangsvisus war der einzige Faktor, der mit einer häufigeren Verbesserung der Sehschärfe assoziiert war. Eine größere zentrale Netzhautdicke und eine bessere Ausgangssehschärfe waren häufiger mit einer Verschlechterung der Sehschärfe assoziiert. Die initiale Sehschärfe nach 4 Monaten war in der Regel nicht ausschlaggebend für den folgenden Verlauf. Viele Augen, die initial eine Verschlechterung von über 10 Buchstaben hatten, verbesserten sich in der Folge wieder, andere Augen, die zunächst eine Verbesserung hatten, verschlechterten sich in der Folgezeit.

Nicht eindeutig zu beantworten ist die Frage, wie die zeitliche Reihenfolge aussehen soll, wenn ein klinisch signifikantes Makulaödem und eine behandlungsbedürftige periphere Retinopathie vorliegen. Die Auffassung,

Tab. 8.1 Studien zur Photokoagulation des diabetischen Makulaödems.

		Augen		Nachbeobachtungszeit	Visus nach Grid-Laser			Unbehandelt			Signifikanzniveau	Bemerkungen
Studie		Behandelt	Kontrollen		Besser	Gleich	Schlechter	Besser	Gleich	Schlechter		
ETDRS 1985	Prosp. randomisiert	keine Auswertung nach fokalem und diffusem Makulaödem										
Olk 1986	Prosp. randomisiert	42	37	24Monate	45,2	45,2	9,5	8,1	48,5	43,2	sign.	
Lee 1991	Retrospektiv	302	0	36 Monate	14,5	60,9	24,6					
Ladas 1993	Prosp. randomisiert	26	23	24 Monate	15,4	65,4	19,2	0	56,5	43,5	p=0,049	
		24	22	36 Monate	8,3	54,2	37,5	0	40,9	59,1	ns	
McNaught 1988	Prosp. randomisiert	37	35	6 Monate	72	14	14	17	66	17	p<0.001	Nahvisus, bei Fernvisus kein Unterschied
		18	17	24 Monate	61	11	28	18	47	35	ns	Nahvisus
Tachi 1996	Retrospektiv	41	0	12 Monate	12	39	49					
McDonald 1985	Retrospektiv	89	0	3-33 Monate	17	77	6					
Bailey 1999	Prospektiv	33	0	9 Monate	65,7	20	8,6					28,9% nur fokal behandelt
Blankenship 1979	Prosp. randomisiert	23	20	24 Monate	17	52	30	5	50	45	ns	
Aiello	Prospektiv	330	330 (Triamcinolone)	24 Monate	guter Initialvisus, geht oft mit Visusminderung einher. Anfänglich schlechteres Sehen geht eher mit einer Visusverbesserung einher							Laser bleibt Standardtherapie

dass eine panretinale Laserbehandlung ein vorbestehendes Makulaödems vorübergehend verstärken kann, ist allgemein akzeptiert. Dies wird mit einer Entzündungsreaktion oder einem veränderten Blutfluss aufgrund der Laserkoagulation erklärt. Interessanterweise konnte die DRCR.net-Analyse aber zeigen, dass die Visusergebnisse 2 Jahre nach einer zentralen Koagulation in Augen unabhängig von einer vorherigen zentralen oder panretinalen Photokoagulation sind. In der ETDRS-Studie wirkte sich eine panretinale Laserbehandlung in den ersten Wochen negativ auf die Sehschärfe aus, doch überwog der positive Effekt der Behandlung mit der Zeit. Außerdem zeigte sich, dass ein Makulaödem ein entscheidender prognostischer Faktor für die Verschlechterung des Sehvermögens ist. Die initiale Visusminderung nach panretinaler Laserbehandlung war dabei unabhängig von der Visusminderung durch das Makulaödem.

Aufgrund dieser Beobachtungen wird empfohlen, wenn möglich, zunächst das Makulaödem zu behandeln und die panretinale Koagulation mit einem Abstand von 4 bis 6 Wochen anzuschließen.

Nur wenn eine panretinale Laserbehandlung nicht aufgeschoben werden kann, sollte eine Kombinationsbehandlung durchgeführt werden. In diesem Fall wurde eine Kombinationsbehandlung aus milder panretinaler (400-650 Herde) und fokaler Laserkoagulation vorgeschlagen. Initial werden hierbei die nasalen Quadranten koaguliert.

Eine andere Studie verfolgt ebenfalls ein kombiniertes Vorgehen: In einer ersten Sitzung werden eine gitterförmige und eine panretinale Laserkoagulation in den unteren 180 Grad der Retina durchgeführt, in einer zweiten Sitzung werden die oberen 180 Grad behandelt.

Die diabetische Retinopathie verschlechtert sich oft nach einer Kataraktoperation, meist durch das Auftreten eines Makulaödems. Deswegen ist anzuraten, eine Laserbehandlung vor der Operation durchzuführen, sofern die Trübung der Linse dies gestattet. Im Zeitalter der VEGF Inhibition kann eine perioperative Anti-VEGF-Behandlung in Erwägung gezogen werden.

8.3.5 VEGF-Inhibitoren in der Behandlung der diabetischen Retinopathie

Vor dem Hintergrund der VEGF basierten Gefäßleckage entstanden klinisch anwendbare okuläre Anti-VEGF-Therapien, welche zunächst zur Behandlung der feuchten altersbedingten Makuladegeneration (AMD) eingesetzt wurden. Während für die feuchte AMD mittlerweile mehrere Präparate für die Therapie zugelassen sind, besteht seit Anfang 2011 auch eine Zulassung für die Therapie des DMÖ.

Erste Daten aus randomisierten klinischen Multizenterstudien wurden vom »Diabetic Retinopathy Clinical Research Network« (www.DRCR.net) durch das NIH gefördert und sind publiziert worden. Darüber hinaus liegen jetzt Daten der Zulassungsstudien von den Anti-VEGF-Medikamente Ranibizumab und Macugen und erste publizierte Daten von VEGF Trap Eye für die Behandlung des diabetischen Makulaödems vor. Auch für das für okuläre Anwendung nicht zugelassene Avastin mehren sich die Untersuchungen mit geringeren Evidenzleveln über eine erfolgreiche Behandlung. Bei vergleichenden Messungen der okulären VEGF-Spiegel in Patienten mit verschiedenen zu einem Makulaödem führenden Pathologien (Astvenenverschluss, Zentralvenenverschluss, feuchte AMD, DMÖ), zeigte sich, dass die VEGF-Werte der DMÖ-Patienten am höchsten waren.

Ermutigt durch experimentelle Daten wurden verschiedene VEGF-Blocker in der Therapie des DMÖ untersucht und zeigten Erfolge in der Reduktion des Ödems, wie in ◻ Abb. 8.45a vor einer Anti-VEGF Behandlung und in ◻ Abb. 8.45b 6 Wochen nach Behandlung mittels Optischer Kohärenztomographie (OCT) dargestellt.

Therapie des DMÖ mit Ranibizumab (Lucentis)

Inhalte dieses Kapitels der Behandlung DMÖ sind dem Review von der Autoren (Kakkassery, Winterhalter und Joussen/Klinischen Monatsblättern der Augenheilkunde 2010) entnommen worden.

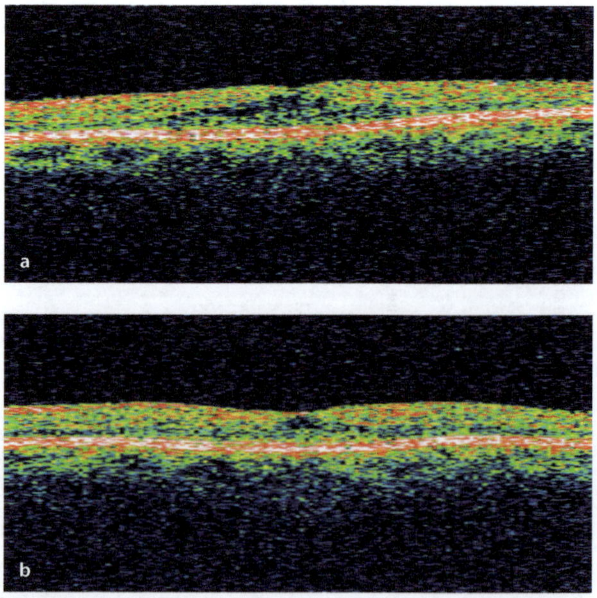

◻ **Abb. 8.45** **a** OCT eines Patienten mit der Darstellung eines DMÖ. **b** OCT desselben Patienten nach einer Behandlung mit Ranibizumab. Es zeigt sich eine Minderung des DMÖ 6 Wochen später.

Tab. 8.2 Studien zur Behandlung des DMÖ mit Ranibizumab: ausgiebige Studien mit verschiedenen Behandlungsarmen und mehrmaligen Injektionen

Studie	Follow up	Studiendesign	Einschlusskriterien	Behandlungsgruppen	Wiederbehandlung	Schlussfolgerung	Zielgrößenmessung
Nguyen et al. 2006 READ I	3 Monate	Prospektive, nicht nicht vergleichende Phase-I-Studie	Chronische DMÖ	IVR 0,5 mg	Erneute Injektion nach 1,2, 4 und 6 Monaten	Signifikante Visusminderung um 12,3 Buchstaben und RSD-Reduktion im Vergleich zu Ausgangswert	ETDRS Letters, OCT
Nguyen et al. 2009 READ II	6 Monate	prospektive randomisierte Phase-II-Studie	Diffuses DMÖ	a) IVR 0,5 mg b) LK c) IVR 0,5 mg +LK	Erneute gleiche Therapie nach 1,3,5 Monaten	Signifikante Verbesserung des Visus in a) um 7,24 im Vergleich zu b), sonst keine Signifikanzen, jedoch a) um 3,44 Buchstaben besser als c)	BCVA, OCT
Elmann et al. 2010 DRCR.net	1 Jahr	prospektive randomisierte Studie	DMÖ	a) SI + sofortige LK b) IVR 0,5 mg + sofortige LK c) IVR 0,5 mg + LK nach 24 Wochen d) IVt 0,5 mg + sofortige LK	Keine	Signifikante Verbesserung des Visus in b) und c) im Vergleich zu a) um 5 Buchstaben und in RSD-Reduktion im Vergleich zu a)	BCVA, OCT
RESOLVE ClinicalTrials.gov NCT00284050	1 Jahr	Prospektive, randomisierte Phase-II-Studie	DMÖ	a) SI b) IVR 0,3 mg c) IVR 0,5 mg	Monatliche Injektionen nach Maßgabe des Studienarztes, Verdopplung der Dosis nach erstem Monat mgl., LK nach 3 Monaten möglich	Signifikante Verbesserung des Visus um ca.10 Buchstaben und RSD-Reduktion in b) und c) im Vergleich zu a), kein signifikanter Unterschied zwischen b) und c) im Vergleich zu a)	BCVA, OCT
RESTORE ClinicalTrials.gov NCT00687804	1 Jahr	Prospektive, randomisierte Phase-III-Studie	DMÖ	a) LK + SI b) LK + IVR 0,5mg c) IVR 0,5mg	Monatliche Injektionen nach Maßgabe des Studienarztes	Signifikante Verbesserung des Visus in b) und c) im Vergleich zu a) um 5 Buchstaben, kein signifikanter Unterschied zwischen b) und c)	BCVA, OCT
RISE ClinicalTrials.gov, NCT00473330	3 Jahre	Prospektive, randomizierte Studie	DMÖ	a) SI b) IVR 0,3 mg c) IVR 0,5 mg	Monatliche Injektionen nach Maßgabe des Studienarztes	Noch keine Ergebnisse	BVCA, OCT
RIDE ClinicalTrials.gov, NCT00473382	3 Jahre	Prospektive nicht vergleichende Fallserie	DMÖ	IVB 1,25 mg	Monatliche Injektionen nach Maßgabe des Studienarztes	Noch keine Ergebnisse	BVCA, OCT

DMÖ diabetische Makulaödem; *LK* zentrale Laserkoagulation; *SI* Scheininjektion; *RSD* Retinale Schichtdicke; *IVR* Intravitreale Injektionen von Ranibizumab

Ranibizumab ist derzeit das einzige Präparat mit einer Zulassung für das diabetische Makulaödem. Für Ranibizumab stehen bereits große Mengen an Sicherheitsdaten aus den Zulassungs- und anderen Studien für die feuchte AMD und der Erfassung von Sicherheitsdaten in den letzten Jahren zur Verfügung (in ◘ Tab. 8.2 zusammengefasst). Initial wurden erste vergleichende Falluntersuchungen zur Wirkung von Ranibizumab beim DMÖ mit geringen Fallzahlen zum Teil durchgeführt, Die Phase-I-Studie »**READ**« (Ranibizumab for edema of the macula in diabetes) untersuchte den Effekt einer intravitrealen Ranibizumab-Injektion von 0.5 mg zu Studienbeginn, sowie weiteren nach 1, 2, 4 und 6 Monaten im Beobachtungszeitraum von 7 Monaten. Die Untersuchung konnte eine Reduktion der retinalen Schichtdicke im Mittel um 150 bis 200 Mikrometer und eine Sehverbesserung um 7-8 Buchstaben nach 7 Monaten belegen.

Aufbauend auf die positiven Ergebnisse der Phase-I-Studie erfolgte die Phase-II-Studie durch die gleiche Studiengruppe (**READ-II-Studie**). In dieser Studie, angelegt als multizentrische, open-label randomisierte Studie wurde die Gabe von 0,5 mg Ranibizumab alleine, oder in Kombination mit Lasertherapie im Vergleich zur Lasermonotherapie alleine an 126 Patienten mit einem DMÖ analysiert. Das primäre Ergebnis nach 6 Monaten war eine Visusverbesserung von 7,2 Buchstaben mit der Ranibizumab als Monotherapie, 3,8 Buchstaben mit der Kombinationstherapie und 0,4 Buchstaben Verlust mit der Lasermonotherapie. In der Folge wurden alle Patienten mit Ranibizumab weiter behandelbar. Injektionen konnten alle 2 Monate gegeben werden, soweit die retinale Schichtdicke größer als 250 µm war. Nach 24 Monaten zeigten die Ranibizumabgruppe einen mittleren Visusgewinn von 7,7 Buchstaben, die Kombinationsgruppe einen von 6,8 Buchstaben, Lasergruppe einen von 5,1 Buchstaben. Die initialen Gewinne in der Ranibizumab-Monotherapie-Gruppe konnten erhalten werden, die ehemalige Kombinationsgruppe zeigte einen Zugewinn von 3 Buchstaben nach der Umstellung auf Monotherapie und auch die ehemalige Lasermonotherapiegruppe gewinnt durch die Umstellung auf Ranibizumab mehr als eine Zeile. Diese Studien legten die Basis für weitere Zulassungsstudien zur Behandlung des diabetischen Makulaödems mit dem VEGF-Antagonisten Ranibizumab (◘ Abb. 8.45).

Die **RESOLVE-Studie** (Safety and Efficacy of Ranibizumab in Diabetic Macular Edema With Center Involvement, ClinicalTrials.gov NCT00284050) ist als Phase-II-Studie zum Nachweis der Wirksamkeit und zur Untersuchung der Sicherheit konzipiert worden. Ranibizumab wurde dem zufolge in Dosierungen von 0,3 mg oder 0,5 mg intravitreal verabreicht und mit einer Scheininjektion bei 151 Patienten verglichen. Eine Rescue-Laserkoagulation war drei Monate nach Studienbeginn in allen Behandlungsarmen möglich. Als primäres Studienziel wurde in einer Gruppe die Überlegenheit von Ranibizumab gegenüber der Kontrollgruppe (Scheinbehandlung) im Hinblick auf die Reduktion der retinalen Schichtdicke nach 6 Monaten und in einer zweiten Gruppe die Wirksamkeit von Ranibizumab bezüglich Sehschärfe nach 12 Monaten festgelegt.

Behandlungen mit Ranibizumab erfolgten monatlich, bis ein Visus von ≥79 Buchstaben (≥20/25) und eine retinalen Schichtdicke von ≤225 m erreicht waren. Innerhalb der Resolve-Studie bestand die Möglichkeit der Dosisverdopplung von Ranibizumab bei fehlender Minderung der Netzhautschichtdicke. Ein Therapieabbruch konnte erfolgten, wenn keine Verbesserung nach 3 aufeinanderfolgenden Injektionen hinsichtlich der Visusentwicklung oder der retinalen Schichtdicke registriert werden konnte.

Ein Behandlungserfolg mit Ranibizumab konnte nach 6 und nach 12 Monaten gezeigt werden. Nach 6 Monaten zeigte sich eine Abnahme der retinalen Schichtdicke von mehr als 100 µm, nach 12 Monaten um fast 150 µm in der Behandlungsgruppe im Gegensatz zur Placebogruppe. Entsprechend zeigte sich nach 12 Monaten Untersuchungszeit in der behandelten Gruppe eine Visusbesserung von mehr als 10 Buchstaben (entsprechend 2 Zeilen) im Vergleich zur nicht behandelten Gruppe.

Die **RESTORE-Studie** (Efficacy and Safety of Ranibizumab in Patients With Visual Impairment Due to Diabetic Macular Edema ClinicalTrials.gov NCT00687804) diente als Phase-III-Studie zur weiteren Untersuchung der Wirksamkeit und Sicherheit von Ranibizumab bei der Behandlung eines Visusverlust aufgrund eines DMÖ. Bei dieser Zulassungsstudie handelt es sich um eine randomisierte, doppelblinde, multizentrische Studie, die die intravitreale Ranibizumab-Therapie alleine oder in Kombination mit einer Laserbehandlung mit der Lasertherapie verglich. Im Gegensatz zur Resolve-Studie (Phase II) wurde hier ein »Stabilitätskriterium« zur Wiederbehandlung herangezogen, d.h. zeigte der Visus eines Patienten bei 3 aufeinanderfolgenden Visiten unter Ranibizumabtherapie keinen Zugewinn oder war er bei den letzten beiden Visiten ≥84 Buchstaben (20/20), wurde er als stabil eingestuft und es erfolgten keine weiteren Behandlungen. Eine Wiederbehandlung erfolgte bei erneutem Visusverlust infolge eines DMÖ nach Entscheidung des Untersuchers bei einem Visusverlust an 3 aufeinanderfolgenden Visiten. Auch die RESTORE-Studie zeigte über einen Zeitraum von 12 Monaten einen signifikanten Visusgewinn von 6,1 Buchstaben für Ranibizumab-Monotherapie und von 5,9 Buchstaben für die Kombination von Ranibizumab und Laser im Vergleich zu 0,8 Buchstaben für alleinige Laserung. Interessanterweise brachte die Kombination von Ranibizumab mit der Lasertherapie

Tab. 8.3 Vergleich der Studienmerkmale von RESOLVE und RESTORE

Studienmerkmale	RESOLVE	RESTORE
Einschlusskriterien	Alter ≥18 Jahre Typ I / II Diabetes mit HbA1c ≤12% DMÖ an einem Auge RSD über 300 µm BCVA zwischen 73 und 39 ETDRS Buchstaben	Alter ≥18 Jahre Typ I / II Diabetes mit HbA1c ≤10% Visusminderung durch DMÖ, das mit Laser behandelt werden kann, BCVA 20/32 – 20/160 (39-78)
Vergleichsgruppen	a) SI b) IVR 0,3 mg c) IVR 0,6 mg	a) LK b) LK+IVR 0,5 mg c) IVR 0,5 mg
Dauer	12 Monate	12 Monate (2 Jahre Verlängerung)
Injektionsschema	Monatliche Injektionen Verdoppelung der Dosis in jeder Gruppe nach 1 Monat, soweit a) RSD über 300 µm oder b) RSD>225µm und Ödemreduktion weniger als <50µm	PRN gleiche Behandlung bei monatlicher Kontrolle
Primäre Ziele	Reduktion des RSD nach 6 Monaten Visusbesserung nach 12 Monaten	Visusbesserung nach 12 Monaten
Visusgewinn zur Vergleichsgruppe	b) und c) signifikante Visusverbesserung um bis zu 10 Buchstaben im Vergleich zu a)	b) und c) signifikante Visusverbesserung um bis zu ca. 6 Buchstaben im Vergleich zu a)
Abnahme der RSD	b) und c) signifikante RSD im Vergleich zu a)	b) und c) signifikante RSD im Vergleich zu a)

keine weitere Besserung im Vergleich zur ausschließlichen Ranibizumab-Injektion und hatte auch keinen Einfluss auf die Injektionsfrequenz. Im Vergleich zur RESOLVE-Studie mit einem Visusgewinn von 10,3 Buchstaben nach 12 Monaten (Baseline-Endpunkt-Differenz) war der Buchstabengewinn der mit Ranibizumab behandelten Patienten nach 12 Monaten in der RESTORE-Studie mit 6,8 Buchstaben (Integral aus den monatlichen Veränderungen) niedriger. Dieses hängt mit dem höheren Eingangsvisus in der RESTORE-Studie (max. 78 Buchstaben in RESTORE vs. max. 73 Buchstaben in RESOLVE) zusammen, der zu entsprechend geringeren Besserungspotential geführt haben könnte (Abb. 8.46, Tab. 8.2, Tab. 8.3).

Weitere wichtige Ergebnisse wurden durch eine Studie des Diabetic Retinopathy Clinical Research Network« (www.DRCR.net), die nach einer Ranibizumab-Behandlung eine Laserung entweder eine Woche nach der Injektion (n=187) oder frühesten 24 Wochen nach der Injektion (n=188) durchführte, geliefert. Verglichen wurden diese Studienpatienten mit einer Triamcinolon-Laser-Kombinationsbehandlunggruppe (n=186) und einer Laser-Monotherapie-Gruppe (n= 293). Nach 12 Monaten zeigte Ranibizumab in Kombination mit einer Lasertherapie ein besseres Ergebnis bei der durchschnittlichen Zunahme der Sehschärfe als die Laser-Monotherapie mit 9 Buchstaben Visugewinn nach 1 Jahr versus Baseline. Durch die Ranibizumabtherapie konnte ein anhaltender Visusgewinn über 2 Jahre erreicht waren.

Ungefähr 50% der Augen hatten eine substantielle Verbesserung (≥10 Buchstaben), verglichen mit 28% der Augen bei der Lasermonotherapie. Interessanterweise erhielten nur 28% der Patienten des späteren Laser-Arms überhaupt einen Laserbehandlung, entsprechend den Studienkriterien. Hinsichtlich Visusgewinn und Anzahl benötigter Ranibizumab-Injektionen zeigten sich nach 12 Monaten keine Unterschiede in beiden Ranibizumab-Gruppen. Im Median wurden 8 bis 9 Injektionen im ersten Jahr benötigt und nur noch 2 bis 3 im 2. Jahr entsprechend der abnehmenden Injektionshäufigkeit, die auch in der RESTORE beobachtet wurde. Die Triamcinolon-Laser-Kombination zeigte nach 12 Monaten im Gegensatz zur Ranibizumab-Laser-Kombination verminderte Visuswerte, was im Wesentlichen durch die hohe Kataraktrate zu erklären ist. Allerdings folgerichtig konnte in der Subgruppe der pseudophaken Patienten eine Gleichwertigkeit der Triamcinolon-Therapie und der Ranibizumab-Therapie gezeigt werden.

Zurzeit werden die **RISE**-Studie (Study of Ranibizumab Injection in Subjects With Clinically Significant Macular Edema With Center Involvement Secondary to Diabetes Mellitus, ClinicalTrials.gov, NCT00473330) und die **RIDE**-Studie (Study of Ranibizumab Injection in Subjects With Clinically Significant Macular Edema With Center Invol-

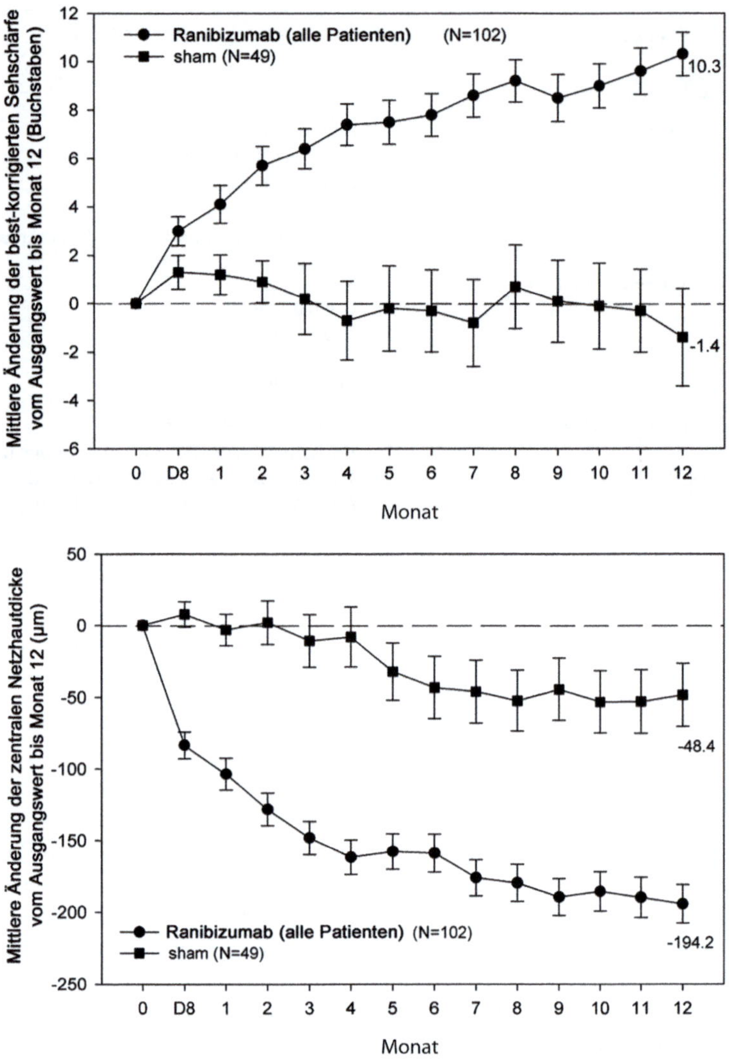

Abb. 8.46 Ergebnisse der Resolve-Studie: die best-korrigierte Sehschärfe nimmt unter der Injektionstherapie im Vergleich zur Kontrollgruppe zu, was mit einer Reduktion der zentralen Netzhautdicke einhergeht. Ausgewertet wurde ein »full analysis set« unter »last observation carried foreward«.

vement Secondary to Diabetes Mellitus, ClinicalTrials.gov, NCT00473382) in den USA durchgeführt.

Beide Studien laufen 3 Jahre und untersuchen erstmals den Effekt auf Progredienz. Mit Ergebnissen ist jedoch nicht vor Ende 2012 zu rechnen.

Therapie des diabetischen Makulaödems mit VEGF Trap Eye

Als weiterer Ansatz VEGF-basierten Therapie am Auge wurde das Medikament VEGF Trap Eye entwickelt. VEGF Trap Eye stellt im Gegensatz zu allen anderen Anti-VEGF-basierenden Therapien keinen Antikörper oder Antikörperfragment dar, sondern ist ein humanisiertes, lösliches Rezeptor-Fusions-Protein, welches ebenfalls freies VEGF bindet. Neben seinen primären Bemühungen der Zulassung zur Behandlung der AMD wurden erste Untersuchungen hinsichtlich der Sicherheit und der Bioverfügbarkeit bei Patienten mit einem DMÖ durchgeführt (ClinicalTrials.gov, NCT00789477). Bei fünf Patienten mit einem DMÖ wurden bei einer intravitrealen Gabe von 4 mg keine okulären oder systemischen unerwarteten Ereignisse oder Nebenwirkungen festgestellt. Die durchschnittliche retinale Schichtdickenverminderung 6 Wochen nach der Injektion betrug 74 µm mit einer Visusbesserung bei vier von fünf Patienten.

Die größte publizierte Untersuchung umfasste 200 Patienten und konnte nach 24 Wochen in vier verschiedenen Dosisgruppen eine signifikante Visusverbesserung zwischen 8,5 und 11,4 Buchstaben nach VEGF Trap Eye im Vergleich zu 2,5 Buchstaben nach Laserbehandlung zeigen.

Therapie des diabetischen Makulaödems mit Pegaptanib (Macugen)

Pegaptanib-Natrium (Macugen) ist ein VEGF-Aptamer, das bioaktives VEGF vor seiner Wirksamkeit an der Zelle abfängt und zur Behandlung der feuchten AMD zugelassen ist. Hinsichtlich der Behandlung des DMÖ wurde bisher eine Phase-II-Studie durchgeführt. Diese Studie der Macugen Diabetic Retinopathy Study Group, multizentrisch, explorativ, prospektiv, randomisiert, kontrolliert, und doppelblind, untersucht an 172 Patienten die intravitreale DMÖ-Behandlung mit einer Dosis von 0,3 mg, 1,0 mg oder 3,0 mg Pegaptanib-Natrium im Vergleich zu einer Placebogruppe. Vorgeschriebene Injektionen erfolgten bei Studienbeginn, nach 6 Wochen und nach 12 Wochen. Nach der 3. Injektion konnte entsprechend dem Studienprotokoll adjuvant eine zentrale Laserkoagulation durchgeführt werden. Im Anschluss folgten in den nächsten 18-30 Wochen weitere Injektionen nach Maßgabe des behandelnden Augenarztes.

Interessanterweise zeigte die Gruppe mit der niedrigsten Dosis Pegaptanib die besten Ergebnisse nach 36 Wochen. Hierbei wurde eine signifikante Visusverbesserung von 5,1 Buchstaben ETDRS-Tafel (entsprechend einer Zeile) und eine Reduktion der retinalen Schichtdicke um 71,7 µm im Vergleich zur Placebogruppe nachgewiesen. Insbesondere war dieses Ergebnis beeindruckend, da im Design dieser Dosisfindungsstudie keine Power hinsichtlich des Nachweises der Visusbesserung, unter anderem aufgrund der verschiedenen gemessenen Parameter, angestrebt wurde.

In den gleichen Studien konnte in einer gesonderten Auswertung gezeigt werden, dass eine Behandlung mit Pegaptanib zu einer signifikanten Minderung der diabetischen bedingten Neovaskularisation führte. Eine retrospektive Auswertung von 48 Patienten zeigte ebenfalls eine signifikante Visusverbesserung und eine signifikante Verringerung der retinalen Schichtdicke nach Pegaptanib-Injektionen. Insgesamt konnte ein positiver Effekt von Pegaptanib in der Behandlung des diabetischen Makulaödems gezeigt wurden.

Therapie des diabetischen Makulaödems mit Bevacicumab (Avastin)

Bevacizumab (Avastin) ist für die intraokulare Therapie nicht zugelassen und muss als Off-label-use betrachtet werden. Vergleicht man die publizierten Daten mit den verschiedenen anti-VEGF Therapeutika zur Behandlung des diabetischen Makulaödems, so sind weltweit die meisten Untersuchungen, wenn auch mit niedrigem Evidenzlevel, zu Bevacizumab (Avastin) durchgeführt worden. Viele kleine Studien wurden in den letzten Jahren mit unterschiedlichem Aufbau, zum Teil als Fallserien, vergleichend oder mit verschieden Behandlungsschemata publiziert, und sind in ◘ Tab. 8.4 zusammengefasst.

Diese ersten nicht vergleichenden Versuche mit zum Teil deutlicher anatomischer Besserung waren sicher wegweisend für die weitere Untersuchung der Bevacizumab-Therapie bei DMÖ und stellten mit weiteren Studien erste Primärdaten dar. Dennoch waren weitere vergleichende Untersuchungen notwendig, um eine neue Therapieverbesserung durch die Anti-VEGF-Therapie überzeugend darstellen zu können (◘ Tab. 8.4).

Zeitgleich zu den ersten Untersuchungen wurden verschiedene retrospektive Auswertungen von Bevacizumab-Behandlungen des DMÖ durchgeführt. Als eine der wichtigsten ist hierbei die Auswertung der Pan-American Collaborative Retina Study Group zu nennen. In 101 Augen wurden durchschnittlich 5,8 Injektionen pro Auge zur Behandlung des DMÖ appliziert. Nach einem Jahr zeigte sich eine signifikante Visusbesserung verbunden mit einer Minderung der retinalen Schichtdicke im Vergleich zum Ausgangsbefund. Der retrospektive Vergleich der Dosen 1,25 mg und 2,5 mg Bevacizumab konnte keinen signifikanten Unterschied zwischen den Dosierungen zeigen. Diese Daten wurden in der retrospektiven 24-Monaten-Auswertung der gleichen Gruppe bestätigt. Weitere retrospektive Untersuchungen konnten ebenfalls signifikante Visusbesserungen nach der Bevacizumab-Behandlung belegen. Jedoch ließen sich im Vergleich zu einer Triamcinolonbehandlung, mit oder ohne Laserkoagulation, keine Unterschiede herausarbeiten. Aufbauend auf diese retrospektiven Auswertungen wurde die Planung weiterer, prospektiver, vergleichender Untersuchungen vorangetrieben.

In einer der ersten vergleichenden, prospektiven Studien wurde die einmalige intravitreale Bevacizumab-Gabe mit der von Triamcinolon bei DMÖ durch die Arbeitsgruppe von Shimura et al. und Paccola et al. untersucht. Es zeigten sich bei beiden Untersuchungen jedoch keine signifikanten Unterschiede in der Visuszunahme nach 24 Wochen zwischen beiden Behandlungsgruppen. Eine Schlussfolgerung aus diesen Ergebnissen war, dass, im Vergleich zur signifikanten Visusbesserung in der retrospektiven Untersuchung der Pan-American Collaborative Retina Study Group nach einer durchschnittlichen Injektionsrate von 5,8 pro Patient, eine einmalige Injektion eines VEGF-Inhibitors als Therapie für das DMÖ nicht alleine ausreichend sein kann.

Infolgedessen untersuchten 2 Studien daraufhin prospektiv die mehrfache Bevacizumab-Injektion zur Behandlung des DMÖ. Eine prospektive, randomisierte Phase-II-Studie mit einem fünfarmigen Versuchsansatz wurde durch das »Diabetic Retinopathy Clinical Research Network« (www.DRCR.net) durchgeführt, die unterschiedliche Dosen Bevacizumab gegen eine Laserbehandlung in einem Cross-over-Ansatz, also einem Wechsel der Therapie nach 6 Wochen, untersucht hat. Endpunkte waren der Visus und die retinale Schichtdicke nach 12 Wochen. Hierbei ließ sich weder im Hinblick auf den Visus noch die retinale Schichtdicke ein signifikanter Unterschied zwischen den Gruppen nachweisen. Die »Bevacizumab

Tab. 8.4 Tabelle 5: Studien zur Behandlung des DMÖ mit Bevacizumab: X frühe vergleichende Serien mit einzelner Injektion X retrospektive Studien X ausgiebige Studien mit verschiedenen Behandlungsarmen und mehrmaligen Injektionen

Studie	Follow up	Studiendesign	Einschluss-kriterien	Behandlungs-gruppen	Wiederbehandlungskriterum	Schlussfolgerung	Zielgrößen-messung
Shimura et al. 2008	24 Wochen	Prospektive, vergleichende Studie	DMÖ	a) IVB 1,25 mg b) IVT 4 mg	Keine	Keine signifikanten Veränderungen nach 24 Monaten	BCVA, OCT
Paccola et al. 2008	24 Wochen	Prospektive, randomizierte Studie	Diffuse DMÖ	a) IVB 1,5 mg b) IVT 4 mg	Keine	Keine signifikanten Unterschiede	BVCA, OCT
Arevalo JF et al. 2009 Pan-American Collaborative Retina Study Group	24 Monate	Retrospektive, vergleichende Fallserie	Diffuses DMÖ	a) IVB 1,25 mg b) IVB 2,5 mg	Im Mittel 5,8 Injektionen	Signifikanter Unterschied zum Ausgangswert. Keine signifikanten Unterschiede bgzl der beiden Dosisgruppen	BCVA, OCT
Forte et al. 2010	unterschiedlich	Retrospektive vergleichende Studie	DMÖ	a) IVB b) LK + IVT	Unterschiedlich	signifikante Unterschiede in Visus und RSD nur in der IVB Grupppe	BCVA, OCT
Kreutzner et al. 2010	unterschiedlich	Retrospektive vergleichende Studie »matched pairs«	DMÖ	a) IVB 1,25 mg b) IVT 4 mg	a) 2 weitere Injektionen alle 4 Wochen b) keine	a) signifikante Unterschiede in Visus und RSD nach 3 Monaten im Vergleich zum Ausgangswert b) keine signifikante Unterschiede innerhalb der Gruppen	BCVA, OCT
Scott et al. 2007 DRCR. net	24 Wochen	prospektive randomisierte, zu Teil maskiert, fünf Behandlungsarme, Phase II	Diffuses DMÖ, Visus 20/32 bis 20/320	a) LK b) IVB 1,25 mg c) IVB 2,5 mg d) IVB 1,25 mg e) IVB 1,25 mg	a) IVB 1,25mg b) IVB 1,25mg c) IVB 2,5mg d) SI e) LK nach 6 Wochen	Teilweise Verbesserung des Visus um eine Linie und einer Reduktion der RSD nach zweifacher Injektion, jedoch nicht signifikant	ETDRS Letters, OCT
Lam et al. 2009	6 Monate	Prospektiv, randomisiert, vergleichende Studie	Diffuse DMÖ	a) IVB 1,25 mg b) IVB 2,5 mg	Alle drei Monate	a) signifikante Unterschiede in Visus und RSD nach 6 Monaten im Vergleich zum Ausgangswert b) keine Unterschiede innerhalb der Gruppe	BCVA, OCT
Soheilian et al. 2009	36 Wochen	Prospektiv, randomisiert, vergleichende Studie	DMÖ, keine Behandlung vorher	a) IVB 1,25 mg b) IVB 1,25 mg + IVT 2 mg c) LK	Alle 12 Wochen erneute gleiche Behandlung bei weiterhin bestehendem DMÖ nach ETDRS Kriterien	a) keine signifikante Unterschiede in Visus und RSD nach 36 Wochen im Vergleich zum Ausgangswert b) keine signifikanten Unterschiede innerhalb der Gruppen	BCVA, OCT
Michaelides et al. 2010 BOLT study	2 Jahre	Prospektiv, randomisiert, maskierte, vergleichende Studie	DMÖ nach ETDRS Kriterien	a) IVB 1,25 mg b) LK	a) 2 weitere Injektion nach alle 4 Wochen, bei RSD mehr als 270 µm, weiterere Injektionen alle 4 Wochen (maximal 9 Injektionen) b) nach 16, 32 und 48 Wochen weitere LK nach ETDRS Kriterien	a) signifikante Unterschiede in Visus und RSD nach 12 Monaten im Vergleich zum Ausgangswert b) signifakten besser Visus und RSD in der IVB Gruppe nach 12 Monaten	BCVA, OCT

DMÖ diabetische Makulaödem, *LK* zentrale Laserkoagulation, *SI* Scheininjektion, *RSD* Retinale Schichtdicke, *IVB* Intravitreale Injektionen von Bevacizumab or laser therapy in the management of diabetic macular edema«-Studie (**BOLT-Studie**) verglich die intravitreale Injektion mit 1,25 mg Bevacizumab mit einer parazentralen Laserbehandlung beim DMÖ. In diesem prospektiven, randomisierten Ansatz wurden in der Bevacizumabgruppe initial 3 Injektionen und im Verlauf alle 4 Wochen, je nach Entwicklung der retinalen Schichtdicke, weitere Injektionen verabreicht. In der Lasergruppe wurde nach der initialen Laserbehandlung entsprechend der ETDRS-Kriterien nach 16, 32 und 48 Wochen über eine Wiederbehandlung entschieden. Nach 12 Monaten konnten eine signifikante Verbesserung des Visus von 8 Buchstaben und eine Abnahme der retinalen Schichtdicke um 50 µm im Vergleich zum Lasern gezeigt werden. In der BOLT-Studie wird eine Anzahl von 9 Injektionen im Median angegeben, im Vergleich dazu wurden in der RESTORE-Studie mit Ranibizumab im Mittel 7 Injektionen appliziert.

Weitere Untersuchungen und eine Metaanalyse konnten diese Ergebnisse, abhängig von den Injektionsintervallen in kleineren Fallzahlen teilweise bestätigen.

Praxistipp

Anti-VEGF-Injektionen sind eine wirksame Therapie bei diabetischem Makulaödem. Während **Ranibizumab** seit Anfang 2011 für die Therapie des diabetischen Makulaöems zugelassen ist, ist die Behandlung mit **Bevacicumab** weiterhin Off-label-use. Wie für die AMD sind hier »Head-to-head-Studien« zu fordern. Nach derzeitiger Studienlage verbessert eine zusätzliche Lasertherapie das Visusergebnis nicht. Weitere Studien werden hinsichtlich eines sequentiellen Vorgehens bzw. einer Verkürzung der Therapiedauer durch Optimierung der Stoffwechselsituation benötigt.

Während **Pegaptanib** keine weitere Verbreitung gefunden hat, ist die Wirkdauer von **VEGF-Trap** abzuwarten und muss mit der Wirkung von Ranibizumab verglichen werden.

Sicherheit der Anti-VEGF-Therapie beim DMÖ

Langzeitdaten hinsichtlich der Sicherheit von Bevacizumab bei der Behandlung des diabetischen Makulaödems wurden bislang nicht veröffentlicht, zumal Pharmakovigilanzdaten bei der fehlenden Zulassung nicht erhoben werden. Für VEGF Trap-Eye sind bislang ebenfalls noch keine Sicherheitsdaten publiziert.

Validierte Daten hinsichtlich der Sicherheit der Anti-VEGF-Therapie zur Behandlung des diabetischen Makulaödems wurden bisher aus Studien mit Ranibizumab gewonnen. In der RESOLVE-Studie zeigten insgesamt 4 von 102 Patienten mit Ranibizumab-Behandlung eine schwere okuläre Nebenwirkung mit einer Endophthalmitis oder Netzhautablösung. Vierzehn Patienten hatten schwere nicht-okuläre Nebenwirkungen. Ähnliche Häufigkeiten, jedoch keine neuen Sicherheitsaspekte konnten in der RESTORE Studie registriert werden. Diese Daten gleichen dem Sicherheitsprofil von vorherigen für die AMD durchgeführten Studien für Ranibizumab und belegen die Sicherheit der Behandlung mit Ranibizumab beim diabetischen Makulaödem.

Die Unterschiede in der Molekülstuktur und der Pharmakokinetik und -dynamik der Substanzen werden intensiv diskutiert und lassen durchaus Unterschiede vermuten, die sich im Sicherheitsprofil niederschlagen könnten. Eine retrospektive Kohortenstudie von 147.000 Patienten mit altersbedingter Makuladegeneration wurden nach einer anti-VEGF-Therapie im Hinblick auf Mortalitätsrisiken, Myokardinfarkte, Blutungen und Schlaganfälle untersucht. Hierbei war die Mortalität unter Verwendung von Ranibizumab kleiner als diejenige nach Verwendung von Bevacizumab. Eine signifikante Korrelation zwischen den anti-VEGF-Behandlungsgruppen und Blutungen oder Schlaganfällen bestand insgesamt nicht.

Diskussion

Die Anti-VEGF-Therapie führt beim DMÖ zu einem signifikanten und anhaltenden Visusgewinn im Vergleich zu alternativen Methoden wie der Laserkoagulation oder der Triamcinolon-Injektion. Wie bei den Studien zur AMD zeigt sich, dass eine Wiederbehandlung erforderlich ist und die einmalige Injektion nicht ausreicht. Offenbar hängt zumindest im ersten Jahr der Behandlungserfolg von der Anzahl Injektionen ab. Die RESTORE und DRCR.net-Studie haben gezeigt, dass die Therapie mit einem individuellen z.B. auf Stabilitätskriterien ausgelegten Behandlungsplan den Visus auch mit einem nicht-festen Injektionsschema schnell und signifikant verbessern und langfristig mit abnehmender Injektionszahl sichern kann.

Interessanterweise kann die Kombination der Laserkoagulation mit der Injektion den Visusgewinn im ersten Behandlungsjahr nicht weiter verbessern und auch keine Einsparungen bei Injektionen oder notwendigen Visiten erreichen. Es bleibt jedoch abzuwarten, ob diese Effekte der Kombinationstherapie innerhalb der zweiten und dritten Studienjahre (RESTORE) auftreten, da die Wirkung des Lasers eher langfristig zu sehen ist.

Die BOLT-Studie untersuchte neben dem Effekt der Anti-VEGF-Therapie einen möglichen negativen Einfluss auf die ischämischen Makulopathie bei der diabetischen Retinopathie. Mittels einer Fluoreszenzangiographie wurde die avaskulären Zonen vor und nach Therapie bestimmt und die Differenz ermittelt. Der Vergleich der Gruppen zeigte keinen positiven, jedoch auch trotz des VEGF-Entzuges keinen negativen Effekt auf die ischämische diabetische Makulopathie.

Unterschiede zwischen einem fokalen und diffusen Makulaödem gibt es nach den Auswertungen der Restore-Studie und der DRCR.net-Studie nicht. Patienten mit PDR und Makulaödem werden in der RELATION-Studie untersucht. Preleminäre Daten aus DRCR.net zeigen eine Regression des Stadiums der diabetischen Retinopathie bei schweren nicht-proliferativen Retinopathien durch Ranibizumab und Triamcinolonacetonid. Zu klären bleibt, ob anatomische oder funktionelle Kriterien für die erneute Injektion am sinnvollsten und klinisch praktikabelsten sind. Im gleichen Zusammenhang wird auch zur Beendigung von therapierefraktären Verläufen die Findung von klaren Abbruchkriterien notwendig sein.

Für alle Studien ist gleichermaßen zu fordern, dass Langzeitergebnisse vorgelegt werden, die der Tatsache Rechnung tragen, dass sich die meisten therapiebedürftigen Diabetiker im mittleren Lebensalter befinden und hinsichtlich der potentiellen Risiken der systemischen VEGF-Inhibition besonders gefährdet sind

8.3.6 Anti-inflammatorische Therapie

Nicht-Steroidale Antiphlogistika

Vor dem Hintergrund der pathophysiologischen Untersuchungen zur Rolle der Entzündungsmediatoren werden viele der zunächst als scheinbar unwirksam nachgewiesene Substanzen heute wieder neu diskutiert. Die ETDRS-Studie hatte gezeigt, dass die Gabe von **Aspirin** in einer Dosierung von 650 mg/Tag im Vergleich zur Placebotherapie den Verlust der Sehschäfe bei Patienten mit diabetischem Makulaödem oder schwerer nicht-proliferativer Retinopathie in einem Beobachtungszeitraum von 9 Jahren nicht verhindern konnte. Ziel der Studie und auch der Dosierung von Aspirin war eine antikoagulative Wirkung, von der man sich eine Hemmung des diabetischen Kapillarverschlusses erhoffte, wie in experimentellen Untersuchungen gezeigt worden war.

Vor dem Hintergrund der inflammatorischen Komponente der diabetischen Retinopathie scheint die Anwendung von anti-inflammatorischen Substanzen wie beispielsweise von nicht-steroidalen Antiphlogistika und damit auch von Aspirin wieder sinnvoll und untersuchenswert. Das ursprüngliche Interesse an Aspirin war durch die Beobachtung entstanden, dass Patienten, die bei einer rheumatoiden Arthritis hohe Dosen Aspirin bekamen, eine nur geringe Ausprägung der diabetischen Retinopathie aufwiesen, die antiinflammatorische Wirkung von Aspirin also auch bei der diabetischen Retinopathie therapeutisch genutzt werden konnte. Aspirin hemmt in der Tat in niedriger Dosierung (<0,2 mg/kg/Tag) die Plättchenaggregation. Dies erfolgt in der Hauptsache über die Azetylierung der Zyklooxigenase-1 (COX-1; s. weiter unten) und eine Reduktion der Thromboxan-A2-Produktion. In intermediären Dosierungen (25-50 mg/kg/Tag) hemmt Aspirin sowohl COX-1 als auch COX-2 und blockiert damit die Prostaglandinproduktion. Erst in hohen Dosen von 80-100 mg/kg/Tag ist Aspirin eine wirkungsvolle antiinflammatorische Substanz, z.B. bei der Behandlung von rheumatoiden Erkrankungen. Der Mechanismus der antiinflammatorischen Wirkung in dieser hohen Dosierung scheint Zyklooxigenase- und Prostaglandin-unabhängig zu sein.

Der antiinflammatorische Effekt von hohen Dosen von Aspirin konnte kürzlich im diabetischen Rattenmodell belegen werden. Aspirin führt über eine Hemmung eines spezifischen Kinase-Transduktionsweges (Erk-Kinase) zu einer Hemmung von Leukozytenadhäsionsmolekülen wie CD18. Daraus resultieren eine Reduktion der diabetischen Leukozytenadhäsion in den retinalen Gefäßen und eine Minderung der diabetischen Gefäßleckage. Die VEGF-Expression wird dabei nicht, oder nur indirekt beeinflusst. Inwieweit solch hohe Dosierungen sinnvoll, z.B. lokal, appliziert werden können, bleibt abzuwarten.

In letzter Zeit richtet sich das Interesse vermehrt auf die Verwendung von selektiven COX-2-Inhibitoren, die einige der unerwünschten gastrointestinalen Nebenwirkungen von antiinflammatorischen Substanzen wie Aspirin nicht aufweisen. Die Zyklooxigenasen COX-1 und COX-2 sind Schlüsselenzyme, die Arachidonsäure in Prostaglandin H2, einem Vorläufer für alle anderen Eikosamoide, umwandeln. Während COX-1 unbiquitär vorkommt, wird COX-2 früh bei akuten Entzündungen exprimiert und kann pro-inflammatorische Eikosanoide generieren, die wiederum über eine Rückkopplungskette durch den Transkriptionsfaktor Nf-kB vermittelt weitere inflammatorische Zytokine freisetzen. Die erhöhte Prostanoidproduktion im diabetischen Milieu ist gut bekannt. Eine Aktivierung der Proteinkinase C (PKC) durch die Hyperglykämie führt zu einer Aktivierung der Phospholipase A2 und stimuliert die Freisetzung von Arachidonsäure und die Produktion von PGE2. Bei der diabetischen Stoffwechsellage kann COX-2 darüber hinaus auch durch Glykosilierungsendprodukte (AGEs) aktiviert werden und interagiert mit anderen relevanten Stoffwechselwegen. Im diabetischen Rattenmodell kann Meloxicam, ein COX-2 -Inhibitor, die diabetische Leukostase und deren Folgen reduzieren. Interessanterweise greift der COX-2-Inhibitor über eine Hemmung der Expression des inflammatorischen Zytokins TNF-α in die entzündliche Kaskade ein. Klinische Untersuchungen liegen derzeit noch nicht vor.

Steroide

Die intravitreale Gabe von Steroiden ist eine Erfolgsgeschichte beim diabetischen Makulaödem (■ Abb. 8.47). Steroide inhibieren über den Arachidonsäurestoffwechsel

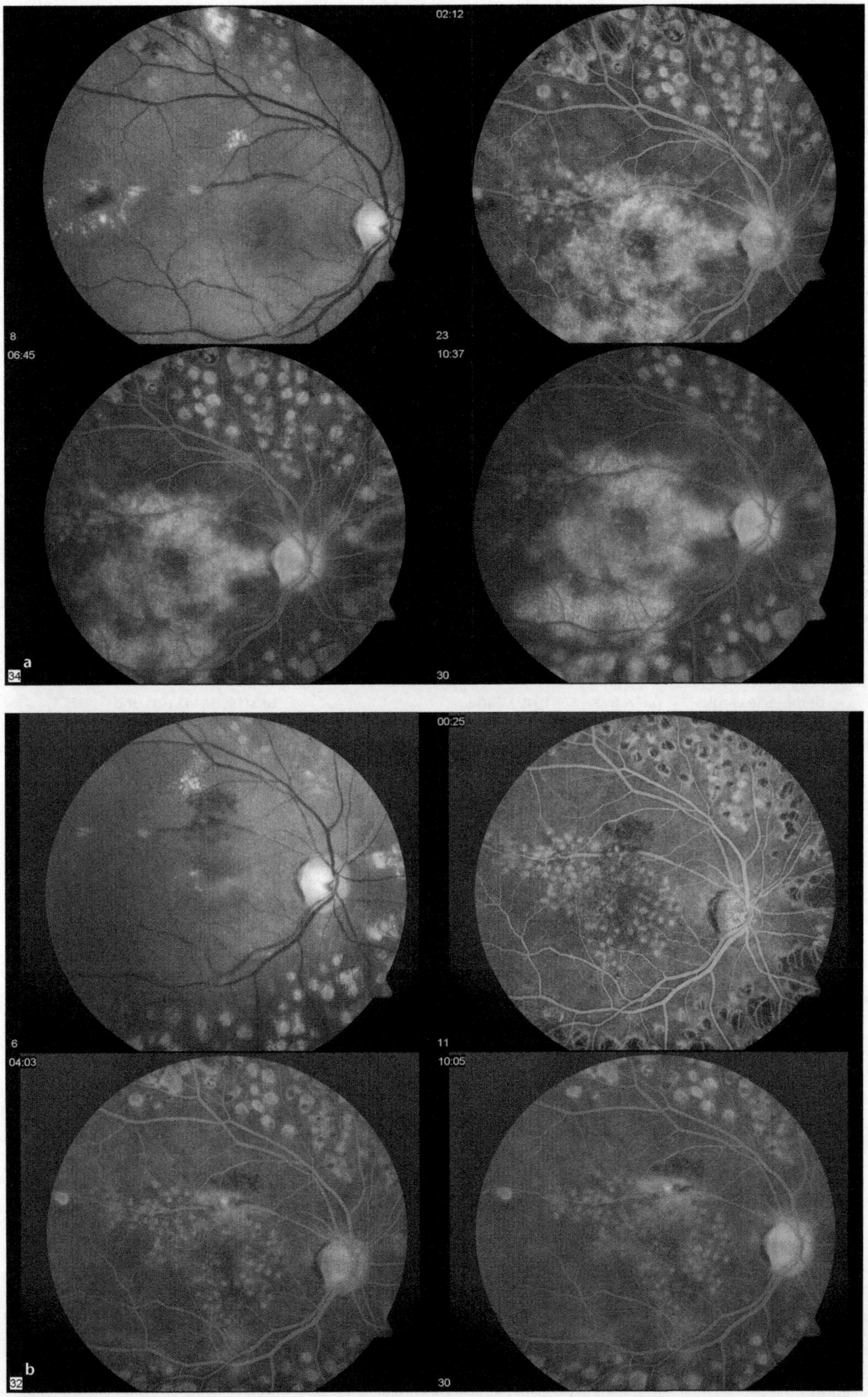

Abb. 8.47 Vor und 3 Monate nach Triamcinolon-Injektion zeigt sich ein deutlich geringeres Makulaödem in der Fluoreszeinangiographie, die Laserherde werden erstmalig sichtbar

die Synthese von Protaglandinen und vermindern darüber die Migration von Leukozyten und die Ausschüttung entzündungsfördernder Mediatoren (u.a. VEGF). Kortikosteroide stabilisieren darüber hinaus endotheliale Tight junctions, u.a. indem sie deren Anzahl erhöhen. Die Anzahl der Tight junctions ist bei der diabetischen Retinopathie reduziert. Die Wirksamkeit von nicht-steroidalen Antiphlogistika, die ebenfalls Entzündungsmediatoren wie z.B. Prostaglandine hemmen, konnte nur beim zystoiden Makulaödem als Komplikation der IOL-Implantation (Irvine-Gass-Syndrom) gezeigt werden.

Die Wirksamkeit einer intravitrealen Gabe von Triamcinolon wurde in einer Reihe kleinerer Studien überprüft, die in ◘ Tab. 8.5 aufgeführt sind. In einer prospektiven Studie erhielten 15 Patienten (16 Augen) mit diffusem Makulaödem 4 mg Triamcinolon Acetonid, einem kristallinen Kortikosteroid, intravitreal, die zuvor nicht auf eine Laserkoagulation reagiert hatten. Nach 3 Monaten war im OCT die retinale Dicke durchschnittlich um 55% und nach 6 Monaten noch um 38% zurückgegangen. Ein Vergleich mit einer Kontrollgruppe wurde nicht vorgenommen.

In einer prospektiven, nicht randomisierten Studie wurden Patienten mit diffusem Makulaödem untersucht. 20 Patienten (26 Augen) bekamen 25 mg Triamcinolon intravitreal injiziert und wurden mit 16 Patienten verglichen, die eine Grid-Laserbehandlung erhielten. In der Triamcinolon-Gruppe stieg der Visus statistisch

8

◘ Tab. 8.5 Augewählte Studien zur intravitrealen Therapie mit Triamcinolon zur Behandlung des diabetischen Makulaödems

Studie	Follow up	Studiendesign	Einschlusskriterien	Behandlungsgruppen	Wiederbehandlungskriterum	Schlussfolgerung	Zielgrößenmessung
Jonas et al 2004	Bis zu 12 Monate	Prospektive, vergleichende Studie	Diffuse DMÖ	a) keine b) IVT 4 mg	Keine	Keine signifikante Unterschiede in Visus und RSD in den Gruppen	BCVA, OCT
Ockrim et al. 2008	12 Monate	Prospektive, randomisierte vergleichende Studie	Lasertherapie-refraktäres DMÖ	a) LK b) IVT 4 mg	Keine	Keine signifikante Unterschiede in Visus und RSD in den Gruppen	BCVA, OCT
Spandau et al. 2005	Bis zu 12 Monate	Prospektive, randomisierte vergleichende Studie	Diffuse DMÖ	a) IVT 4 mg b) IVT 5 mg c) IVT 13 mg	Keine	Signikante Unterschiede in allen Gruppen mit der besten Visusbesserung in der Gruppe mit der höchsten Dosierung	BCVA, OCT
Beck et al. 2009	3 Jahre	Prospektive, randomisierte vergleichende Studie	DMÖ	a) LK b) IVT 1 mg c) IVT 4 mg	Keine	Keine signifikante Unterschiede in Visus und RSD in den Gruppen	BCVA, OCT
Soheilian et al. 2009	36 Wochen	Prospektive, randomisierte vergleichende Studie	DMÖ, keine Behandlung vorher	a) IVB 1,25 mg b) IVB 1,25 mg + IVT 2 mg c) LK	Alle 12 Wochen erneute gleiche Behandlung bei weiterhin bestehendem DMÖ nach ETDRS Kriterien	a) keine signifikante Unterschiede in Visus und RSD nach 36 Wochen im Vergleich zum Ausgangswert b)keine signifikanten Unterschiede innerhalb der Gruppen	BCVA, OCT
Elmann et al. 2010 DRCR. net	12 Monate	Prospektive, randomisierte vergleichende Studie	DMÖ	a) SI + sofortige LK b) IVR 0,5 mg + sofortige LK c) IVR 0,5 mg + LK nach 24 Wochen d) IVT 0,5 mg + sofortige LK	Keine	Signifikante Verbesserung des Visus in b) und c) im Vergleich zu a) um 5 Buchstaben und in RSD-Reduktion im Vergleich zu a)	BCVA, OCT

DMÖ diabetische Makulaödem, *LK* zentrale Laserkoagulation, *SI* Scheininjektion, *RSD* Retinale Schichtdicke, *IVT* Intravitreale Injektionen von Triamzinolon, *STT* subtenonale Injektion von Triamzinolon signifikant durchschnittlich von 0,12 auf 0,19. 17 von 19 Augen zeigten einen Monat nach Injektion einen Visusanstieg. Nach 5 Monaten Beobachtungszeit zeigte sich allerdings eine Tendenz wieder zum Visusabfall. Die laserbehandelte Gruppe zeigte keine Visusänderung.

Die 6 Monatsergebnisse einer intravitrealen Triamcinolongabe vor der Laserkoagulation (ClinicalTrials.gov number, NCT00148265) zeigte keinen Vorteil für die vorherige Ödemreduktion vor der Lasertherapie. Weder das visuelle Ergebnis war in der IVTA-Gruppe besser noch die Anzahl der erforderlichen Laserbehandlungen, obwohl ein besseres anatomisches Ergebnis mit einer geringeren mittleren zentralen Netzhautdicke nachgewiesen werden konnte.

Das DRCR.net hat in einer randomisierten Studie an 854 Studienaugen Ranibizumab in Kombination mit einer prompten oder verzögerten Laserkoagulation im Vergleich zu einer Triamcinolongabe kombiniert mit einer Laserkoagulation verglichen.

Der best-korrigierte Visus ist nach einem Jahr in beiden Ranibizumab Gruppen der Kontrollgruppe und der Triamcinolon-Gruppe überlegen. In der Untergruppe der pseudophaken Patienten ist dieser Unterschied nicht nachweisbar. Nebenwirkungen in der Triamcinolon-Gruppe waren Augeninnendruckanstiege und die Ausbildung einer Katarakt.

Ein Cochrane Database Systemic Review aus dem Jahre 2008 untersuchte 7 randomisierte klinische Untersuchungen, davon 4 zur intravitrealen Injektion von Triamcinolon Acetat (IVTA), 3 zur Implantation von Fluozinolone Acetonid Implantaten (FAI) oder Dexamethason Slow-release Systemen (DDS). Der Vergleich der IVTA mit der Kontrolle zeigt eine Überlegenheit bezüglich des Visus über einen Zeitraum von 24 Monaten, wobei 3 oder mehr Zeilen Visusgewinn nicht erreicht wurden (Im Vergleich hat Ranibizumab in 36% einen Visusanstieg ≥3 Zeilen. Ebenso konnten die Studien zum FAI oder DDS einen Vorteil der Steroide bei chronischen diabetischen Makulaödemen zeigen.

Erste Untersuchungen zur Applikation von Dexamethason-Freisetzungssystemen (Ozurdex), die zur Therapie des Makulaödems bei Venenthrombosen zugelassen sind, haben für die mit 700 µg behandelte Gruppe nach 90 Tagen eine Verbesserung um 10 Buchstaben ETDRS-Tafel oder mehr in 33,3% der Fälle im Vergleich mit 21,1% in der 350-µg-Gruppe und 12,3% in der Kontrollgruppe gezeigt. Interessanterweise haben erste Untersuchungen zur Applikation der Dexamethason Implantate in vitrektomierten Augen zeigen können, dass ähnliche Effekte wie in glaskörperhaltigen Augen erzielt werden können. Das Wirksamkeitsmaximum lag in den vitrektomierten Augen bei etwa 13 Wochen.

8.3.7 Chirurgische Therapie des diabetischen Makulaödems

Die chirurgische Therapie des Makulaödems geht auf die Beobachtung zurück, dass sich ein zystoides Makulaödem nach Peeling der Membrana limitans interna zurückbilden kann. Die Membrana limitans interna (»inner limiting membrane«, ILM) besteht aus den Endplatten der Müllerzellen und soll eine Diffusionsbarriere zwischen Retina und Glaskörper bilden. Die Entfernung der ILM könnte also theoretisch die Diffusion von Flüssigkeit in den Glaskörperraum erleichtern. Deshalb wird zur Therapie eines diffusen, laserchirurgisch nicht behandelbaren Makulaödems versucht, durch eine Pars-Plana-Vitrektomie mit einem Peeling der Membrana limitans interna etwaige vitreoretinale Traktion zu mindern und die postulierte Diffusionsbarriere zu entfernen. Eine Verbesserung auch der perifovealen Zirkulation konnte in Pilotstudien gezeigt werden.

Als Wirkungsmechanismus wäre denkbar, dass nach der Entfernung der ILM vermehrt Flüssigkeit und eventuell auch VEGF aus dem Makulabereich in den Glaskörperraum abdiffundieren können. Auch mechanische Gründe kommen infrage. Eine vitreoretinale Traktion auf die Makula könnte lokal zur Freisetzung von Mediatoren führen, die das Zusammenbrechen der Blut-Retina-Schranke begünstigen.

Der potentiell günstige Effekt der chirurgischen Therapie muss jedoch gegen das Risiko chirurgischer Komplikationen abgewogen werden. In einer retrospektiven Studie von 24 Augen mit einer mittleren Nachbeobachtungszeit von 8 Monaten, zeigten 23% eine Verbesserung um 2 Zeilen, 54% keine Verbesserung der Sehschärfe und 21% eine Verschlechterung um mehr als 2 Zeilen. Während eine Reduktion des Makulaödems im OCT in den meisten Fällen nachweisbar war, zeigten die Visusergebnisse nur eine minimale Verbesserung verglichen zum Ausgangswert. Randomisierte multizentrische Studien zum ILM Peeling wurden begonnen, jedoch teilweise (TIME-Studie) wegen mangelnder Rekrutierung abgebrochen.

Es zeichnet sich jedoch ab, dass klinisch insbesondere Patienten mit einer nachweislichen vitreomakulären Traktion von einer Vitrektomie profitieren können (◘ Abb. 8.48). In einer Kohortenstudie an 89 Augen mit nachweislichem diabetischem Makulaödem und vitreomakulärer Traktion, wurde in 61% der Augen ein zusätzliches epiretinales Peeling durchgeführt, in 64% zusätzliche Steroide injiziert. In den meisten Augen konnte eine Minderung der Netzhautdicke nachgewiesen werden, bei 28-49% der Augen eine Visusverbesserung. Die Komplikationsrate ist niedrig und entspricht den in der Literatur dargestellten Daten. Insgesamt bleibt die Vitrektomie

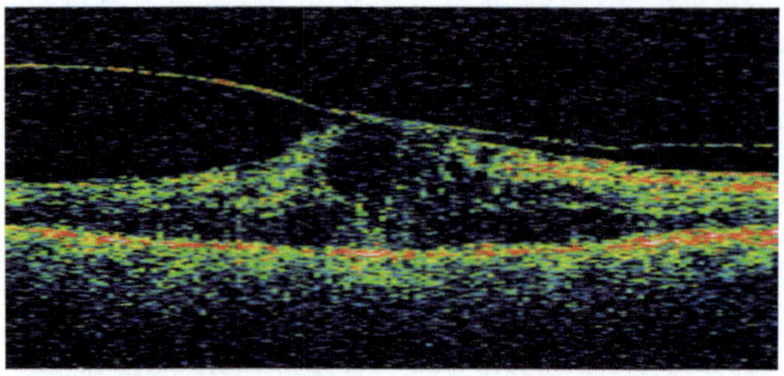

Abb. 8.48 Diabetisches Makulaödem mit deutlich traktiver Komponente. Hier kann eine ppV mit ILM Peeling zu einer Ödemreduktion führen

mit oder ohne ILM-Peeling bislang selektierten Patienten vorbehalten.

Fazit für die Praxis

Das diabetische Makulaödem bleibt die häufigste Ursache für eine Visusminderung.

Während die Lasertherapie noch ein Goldstandard ist, ist seit Januar 2011 die Anti-VEGF-Therapie zur Behandlung des DMÖ zugelassen. Verschiedenste Studien konnten die Effektivität der intravitrealen Injektion mit einer alleinigen Anti-VEGF-Therapie oder in Kombination mit dem Laser zeigen, wobei sich eine Überlegenheit der Anti-VEGF-Therapie gegenüber der Lasertherapie darstellt. Auch Steroide können das Makulaödem signifikant verringern. Vergleichsstudien zeigen eine ähnliche Wirksamkeit in den ersten 6 Therapiemonaten, jedoch führt die Steroidgabe zu einer progredienten Kataraktbildung und zum Steroidglaukom. Weitere Studien müssen folgen, um diese Ergebnisse zu bestätigen und die Langzeitprognose abzuschätzen. Ziel künftiger Studien muss darüber hinaus auch die Untersuchung der Wirksamkeit in Untergruppen, wie bei Patienten mit ischämischen DMÖ, sein. Ebenso müssen Therapiekonzepte im Zusammenhang mit einer optimierten Blutzuckereinstellung erstellt werden.

Literatur

Literatur zu Abschnitt 8.1

Baldysiak-Figiel A, Lang GK, Kampmeier J, Lang GE (2004) Octreotide prevents growth factor-induced proliferation of bovine retinal endothelial cells under hypoxia. Journal of Endocrinology 180: 417-424

Böhm BO, Feldmann B, Lang GK, Lang GE (1999) Treatment of diabetic retinopathy with long-acting somatostatin analogues. In Octreotide: The next decade. Ed SWJ Lamberts BioScientifica Ltd, Bristol, pp241-257

Böhm BO, Lang GK, Jehle PM, Feldmann B, Lang GE (2001) Octreotide reduces vitreous hemorrhage and loss of visual acuity risk in patients with high-rsk proliferative diabetic retinopathy. Horm Metab Res 33: 300-306

Böhm BO, Lang GE, Volpert O, Jehle PM, Kurkhaus A, Rosinger S, Lang GK, Bouck N (2003) Low content of the natural ocular anti-angiogenic agent pigment epithelium-derived factor (PEDF) in aqueous humor predicts progression of diabetic retinopathy. Diabetologica 46:394-400

Chantelau E, Frystyk J (2005) Progression of diabetic retinopathy during improved metabolic control may be treated with reduced insulin dosage and/or somatostatin analogue administration – a case report. Growth Horm IGF Res 15:130-135

Danis RP, Bingman DP, Jirousek M, Yang Y (1998) Inhibition of intraocular neovascularization caused by retinal ischemia in pigs by PKCß inhibition with LY333531. Invest Ophthalmol Vis Sci 39:171-179

Deissler H, Deissler H, Lang GE (2010) Inhibition of Protein Kinase C Is not Sufficient to Prevent or Revert Effects of VEGF165 on Tight Junction Protein Claudin-1 and Permeability in Microvascular Retinal Endothelial Cells. Invest. Ophthalmol. Vis. Sci. 50:535-542

Deissler H, Lang GE (2010) Protein kinase C inhibitor: ruboxistaurin. In Retinal Pharmacotherapy. Editors Nguyen QD, Rodrigues EB, Farah ME, Mieler WF.Saunders Elsevier Inc. 273-277

Girach A, Fong DS (2007) Protein kinase C inhibitors. In Retinal Vascular Disease. Editors Joussen AM, Gardner TW, Kirchhof B, Ryan SJ Springer-Verlag, Berlin, Heidelberg, 317-323

Grant MB Caballero S, Millard W (1993) Inhibition of IGF-1 and b-FGF stimulated growth of human retinal endothelial cells by the somatostatin analogue, octreotide: a potential treatment for ocular neovascularization. Regulatory Peptides 48:267-278

Grant MB, Mames RN, Fitzgerald C, Hahariwala KM, Cooper-DeHoff R, Caballero S, Estes KS (2000) The efficacy of octreotide in the therapy of severe nonproliferative and early proliferative diabetic retinopathy. Diabetes Care 23: 504-509

Hernaez-Ortega MC, Soto-Pedre E, Martin JJ (2004) Sandostatin LAR for cystoid diabetic macular edema: a 1-year experience. Diabetes Res Clin Pract 64:71-72

Kuijpers RWAM (1998) Treatment of cystoid macular edema with octreotide. New England Journal of Medicine 338:624-62

Lang GE, Kampmeier J (2002). Die Bedeutung der Proteinkinase C in der Pathophysiologie der diabetischen Retinopathie. Klin Monatsbl Augenheilkd; 219: 769-776

Lang GE (2004) Therapie der diabetischen Retinopathie mit Somatostatinanaloga. Ophthalmologe 101:290-293

Lang GE (2004) Medikamentöse Therapie der diabetischen Retinopathie. Ophthalmologe 101: 1165-1170

Lang GE (2007) Somatostatin analogues. In: Joussen AM, Gardner TW, Kirchhof B, Ryan SJ (Hrsg) Retinal Vascular Disease. Springer Berlin Heidelberg, 324-329

Lang GE (2007) Treatment of diabetic retinopathy with protein kinase C subtype ß inhibitor. In Diabetic Retinopathy. Editor Lang GE, Karger-Verlag Basel, 157-165

Lang GE (2007) Treatment of diabetic retinopathy with protein kinase C subtype ß inhibitor. Dev Ophthalmol 39:157-167

Lang GE (2007) Pharmacological treatment of diabetic retinopathy. Ophthalmologica 221:112-117

Lang GE (2007) Somatostatin analogues. In Retinal Vascular Disease. Editors Joussen AM, Gardner TW, Kirchhof B, Ryan SJ Springer-Verlag, Berlin, Heidelberg, 324-329

Mallet B, Vialettes B, Haroche S, Escoffier P, Gastaut P, Taubert JP, Vague P (1992) Stabiliziation of severe proliferative diabetic retinopathy by long-term treatment with SMS 201-995. Diabete et Metabolisme 18: 438-444

Poulsen JE (1966) Diabetes and anterior pituitary insufficiency: final course and postpartum study of a diabetic patient with Sheehan's syndrome. Diabetes 15: 73-77

Saishin Y, Silva RL, Saishin Y, Callahan K, Schoch C, Ahlheim M, Lai H, Kane F, Brazzell RK, Bodmer D, Campochiaro PA (2003) Periocular injection of microspheres containing PKC412 inhibitors choroidal neovascularization in a porcine model. Invest Ophthalmol Vis Sci 2003; 44:4989-4993

Sall JW, Klisovic DD, O'Sorisio MS, Katz SE (2004) Somatostatin inhibits IGF-1 mediated induction of VEGF in human retinal pigment epithelial cells. Exp Eye Res 79:465-476

Seo MS, Kwak N, Ozaki H, Yamada H, Okamoto N, Yamada E, Fabbro D, Hofmann F, Wood JM, Campochiaro PA (1999) Dramatic inhibiton of retinal and choroidal neovascularization by oral administration of a kinase inhibitor. American Journal of Pathology 154:1743-1753

Shaha SM, Nguyen QD, Mir HS, Polito A, Hafiz G, Tatlipinar S, Do DV, Vitale S, Haller JA (2010) Randomized double-masked controlled clinical trial of Sandostatin long acting release depot in patients with postsurgical cystoid macular edema. Retina 30:160-166

Spraul CW, Baldysiak-Figiel A, Lang GK, Lang GE (2002) Octreotide inhibits growth factor-induced bovine choriocapillary endothelial cells in vitro. Graefes Arch Clin Exp Ophthalmol 240:227-231

The PKC-DRS Study Group (2005) The effect of ruboxistaurin on visual loss in patients with moderately severe to very severe nonproliferative diabetic retinopathy. Diabetes 54: 2188-2197

Literatur zu Abschnitt 8.2

Aiello, L, Berrocal, J, Davis, M, Ederer, F, Goldberg, MF, Harris, JE, Klimt, CR, Knatterud, GL, Margherio, RR, McLean, EN, et al (1973) The diabetic retinopathy study. Arch Ophthalmol 90(5): 347-8.

Bandello F, Brancato R, Lattanzio R, Trabucchi G, Azzolini C, Malegori A (1996) Double-frequency Nd:YAG laser vs. argon-green laser in the treatment of proliferative diabetic retinopathy: randomized study with long-term follow-up. Lasers Surg Med 19(2):173-6.

Charles S, Flinn CE (1981) The natural history of diabetic extramacular traction retinal detachment. Arch Ophthalmol 99:66-68.

Diabetic Retinopathy Study Research Group (1981) Photocoagulation treatment of proliferative diabetic retinopathy: clinical application of diabetic retinopathy study (DRS) finding. DRS Report Number 8. Ophthalmology 88:583–600.

Diabetic Retinopathy Vitrectomy Study Group (1985) Early vitrectomy for severe vitreous hemorrhage in diabetic retinopathy. Two-year results of a randomized trial. Diabetic Retinopathy Vitrectomy Study report 2. The Diabetic Retinopathy Vitrectomy Study Research Group. Arch Ophthalmol 103:1644-1652.

Diabetic Retinopathy Vitrectomy Study Group (1988) Early vitrectomy for severe proliferative diabetic retinopathy in eyes with useful vision. Clinical application of results of a randomized trial-- Diabetic Retinopathy Vitrectomy Study Report 4. The Diabetic Retinopathy Vitrectomy Study Research Group. Ophthalmology 95:1321-1334.

Diabetic Retinopathy Vitrectomy Study Group (1990) Early vitrectomy for severe vitreous hemorrhage in diabetic retinopathy. Four-year results of a randomized trial: Diabetic Retinopathy Vitrectomy Study Report 5. Arch Ophthalmol 108:958-964.

Doft BH, Blankenship GW (1982) Single versus multiple treatment sessions of argon laser panretinal Photocoagulation for proliferative diabetic retinopathy. Ophthalmology 89(7):772-9.

Early Treatment Diabetic Retinopathy Study Research Group. Early Photocoagulation for diabetic retinopathy ETDRS Report Number 9 (1991) Ophthalmology 98(suppl): 766–785.

Ferris F (1996) Early Photocoagulation in patients with type II diabetes or I. Trans Am Ophthalmol Soc 94:504–537

Helbig H (2007) A surgical approach to proliferative diabetic retinopathy. In: Joussen AM, Gardner TW, Kirchhof B, Ryan SJ (Hrsg) Retinal Vascular Disease. Springer Berlin Heidelberg, p 330-341

Helbig H, Kellner U, Bornfeld N, et al. (1996) Life expectancy of diabetic patients undergoing vitreous surgery. Br J Ophthalmol 80:640-643.

Helbig H, Kellner U, Bornfeld N, et al. (1998) Vitrektomie bei diabetischer Retinopathie: Ergebnisse, Risikofaktoren, Komplikationen. Klin Monatsbl Augenheilkd 212:339-342.

Helbig H, Sutter FK (2004) Surgical treatment of diabetic retinopathy. Graefe's Arch Clin Exp Ophthalmol 242:704-709

Hoerauf H, Roider J, Bopp S, et al. (1995) Endotamponade with silicon oil in severe proliferative retinopathy with attached retina. Ophthalmologe 92:657-662.

Jaffe GJ, Burton TC (1988) Progression of nonproliferative diabetic retinopathy following cataract extraction. Arch Ophthalmol 106:745–749.

Joussen A, Llacer H, Mazciewicz J, et al. (2004) Chirurgische Therapie der diabetischen Retinopathie und Makulopathie. Ophthalmologe 101:1138-1146

Kleiner R, Elman M, Murphy R, et al (1988) Transient severe visual loss after panretinal Photocoagulation. Am J Ophthalmol106: 298–306.

McDonald HR, Schatz H (1985) Visual loss following panretinal Photocoagulation for proliferative diabetic retinopathy. Ophthalmology 92(3): 388-93.

McDonald HR, Schatz H (1985) Macular edema following panretinal Photocoagulation. Retina 5(1): 5-10.

Machemer R (1995) Reminescences after 25 years of pars plana vitrectomy. Am J Ophthalmol 119:505-510

Machemer R, Buettner H, Norton RWD, et al. (1971) Vitrectomy: A pars plana approach. Trans Am Acad Ophthalmol Otolaryngol 75:813-820

Messmer E, Bornfeld N, Oehlschlager U, et al. (1992) Epiretinal membrane formation after pars plana vitrectomy in proliferative diabetic retinopathy. Klin Monatsbl Augenheilkd 200:267-272.

Meyer-Schwickerath G (1960) Light coagulation (translated by Drance SM) St Louis: Mosby.

Molnar I, Poitry S, Tsacopoulos M, Gilodi N, Leuenberger PM (1985) Effect of laser Photocoagulation on oxygenation of the retina in miniature pigs. Invest Ophthalmol Vis Sci 26(10):1410-4.

Pauleikhoff D, Gerke E (1987) Photocoagulation in diabetic rubeosis iridis and neovascular glaucoma. Klin Monatsbl Augenheilkd 190:11-16

Peyman GA, Salzano TC, Green JL (1981) Argon endolaser. Arch Ophthalmol 99:2037-2038

Randomized comparison of krypton versus argon scatter Photocoagulation for diabetic disc neovascularization. The Krypton Argon Regression Neovascularization Study report number 1. (1993) Ophthalmology 100(11): 1655-64.

Rice TA, Michels RG, Rice EF (1983) Vitrectomy for diabetic traction retinal detachment involving the macula. Am J Ophthalmol 95:22-33

Ripart J, Lefrant JY, de La Coussaye JE, Prat-Pradal D, Vivien B, Eledjam JJ (2001) Peribulbar versus retrobulbar anesthesia for ophthalmic surgery: an anatomical comparison of extraconal and intraconal injections. Anesthesiology 94: 56–62.

Romano MR, Gibran SK, Marticorena J, et al. (2009) Can a preoperative bevacizumab injection prevent recurrent postvitrectomy diabetic vitreous haemorrhage? Eye (Lond) 23:1698-1701. Epub 2008 Nov 1628.

Ryan SJ (ed.) (2001) Retina. vol 2, chapter 61. Mosby, St. Louis, Mo, USA.

Schachat AP, Oyakawa RT, Michels RG, et al. (1983) Complications of vitreous surgery for diabetic retinopathy. II. Postoperative complications. Ophthalmology 90:522-530

Seiberth V, Alexandridis E, Feng W (1987) Function of the diabetic retina after panretinal argon laser coagulation.Graefes Arch Clin Exp Ophthalmol 225(6):385-90.

Smiddy WE, Flynn HW, Jr. (1999) Vitrectomy in the management of diabetic retinopathy. Surv Ophthalmol 43:491-507.

Soliman W, Larsen M (2007) Laser coagulation of proliferative diabetic retinopathy. In: Joussen AM, Gardner TW, Kirchhof B, Ryan SJ (Hrsg) Retinal Vascular Disease. Springer Berlin Heidelberg, p 342-352.

Stefansson E, Hatchell DL, Fisher BL, Sutherland FS, Machemer R (1986) Panretinal Photocoagulation and retinal oxygenation in normal and diabetic cats.Am J Ophthalmol 15;101(6):657-64.

Stefansson E, Landers MB, 3rd, Wolbarsht ML (1982) Vitrectomy, lensectomy, and ocular oxygenation. Retina 2:159-166

Techniques for scatter and local Photocoagulation treatment of diabetic retinopathy: Early Treatment Diabetic Retinopathy Study Report no. 3. The Early Treatment Diabetic Retinopathy Study Research Group. (1987) Int Ophthalmol Clin 27(4):254-64.

Thompson JT, de Bustros S, Michels RG, et al. (1986) Results of vitrectomy for proliferative diabetic retinopathy. Ophthalmology 93:1571-1574.

Weinberger D, Ron Y, Lichter H, Rosenblat I, Axer-Siegel R, Yassur Y (2000) Analgesic effect of topical sodium, diclofenac 0.1% drops during retinal laser Photocoagulation. Br J Ophthalmol 84: 135–137.

8

▪ Literatur zu Abschnitt 8.3

Adamis AP, Miller JW, Bernal MT, D'Amico DJ, Folkman J, Yeo TK, Yeo KT (1994) Increased vascular endothelial growth factor levels in the vitreous of eyes with proliferative diabetic retinopathy. Am J Ophthalmol 4:445-450

Aiello LP, Avery RL, Arrigg PG, et al (1994) Vascular endothelial growth factor in ocular fluid of patients with diabetic retinopathy and other retinal disorders. N Engl J Med 331:1480-1487

Aiello LP, Edwards AR, Beck RW, Bressler NM, Davis MD, Ferris F, Glassman AR, Ip MS, Miller KM; Diabetic Retinopathy Clinical Research Network (2010) Factors associated with improvement and worsening of visual acuity 2 years after focal/grid photocoagulation for diabetic macular edema. Ophthalmology. 117:946-953

Aiello LP, Pierce EA, Foley ED, Takagi H, Chen H, Riddle L, Ferrara N, King GL, Smith LE (1995) Suppression of retinal neovascularization in vivo by inhibition of vascular endothelial growth factor (VEGF) using soluble VEGF-receptor chimeric proteins. Proc Natl Acad Sci U S A 23:10457-10461

Antonetti DA, Wolpert EB, DeMaio L, Harhaj NS, Scaduto RC, Jr (2002) Hydrocortisone decreases retinal endothelial cell water and solute flux coincident with increased content and decreased phosphorylation of occludin. J Neurochem 80:667-677

Behzadian MA, Windsor LJ, Ghaly N, et al (2003) VEGF-induced paracellular permeability in cultured endothelial cells involves urokinase and its receptor. Faseb J 17:752-754

Blankenship GW (1979) Diabetic macular edema and argon laser photocoagulation: a prospective randomized study. Ophthalmology 86:69-78

Browning DJ, Altaweel MM, Bressler NM, Bressler SB, Scott IU (2008) Diabetic macular edema: what is focal and what is diffuse? Am J Ophthalmol 146:649-655

Brownlee M (2001) Biochemistry and molecular cell biology of diabetic complications. Nature; 414:813-820

Cunningham ET, Jr., Adamis AP, Altaweel M, et al (2005) A phase II randomized double-masked trial of pegaptanib, an anti-vascular endothelial growth factor aptamer, for diabetic macular edema. Ophthalmology 112:1747-1757

Diabetic Retinopathy Clinical Research Network, Elman MJ, Aiello LP, Beck RW, Bressler NM, Bressler SB, Edwards AR, Ferris FL 3rd, Friedman SM, Glassman AR, Miller KM, Scott IU, Stockdale CR, Sun JK (2010) Randomized trial evaluating ranibizumab plus prompt or deferred laser or triamcinolone plus prompt laser for diabetic macular edema. Ophthalmology.;117:1064-1077.e35

Diabetic Retinopathy Clinical Research Network Writing Committee, Haller JA, Qin H, Apte RS, Beck RR, Bressler NM, Browning DJ, Danis RP, Glassman AR, Googe JM, Kollman C, Lauer AK, Peters MA, Stockman ME (2010) Vitrectomy outcomes in eyes with diabetic macular edema and vitreomacular traction. Ophthalmology. 117:1087-1093

Diabetic Retinopathy Clinical Research Network, Elman MJ, Aiello LP, Beck RW, et al (2010) Randomized trial evaluating ranibizumab plus prompt or deferred laser or triamcinolone plus prompt laser for diabetic macular edema. Ophthalmology;117:1064-1077

Do DV, Nguyen QD, Shah SM, et al. (2009) An exploratory study of the safety, tolerability and bioactivity of a single intravitreal injection of vascular endothelial growth factor Trap-Eye in patients with diabetic macular oedema. Br J Ophthalmol 93:144-149

Early Treatment Diabetic Retinopathy Study Research Group (1987) Early Treatment Diabetic Retinopathy Study Report Number 2. Treatment techniques and clinical guidelines for photocoagulation of diabetic macular edema. Ophthalmology 94:761-774

Early Treatment Diabetic Retinopathy Study Research Group (1991) Effects of aspirin treatment on diabetic retinopathy. ETDRS report number 8. Ophthalmology 5 Suppl:757-765

Engerman RL (1989) Pathogenesis of diabetic retinopathy. Diabetes 38:1203-1206

Gillies MC, McAllister IL, Zhu M, Wong W, Louis D, Arnold JJ, Wong TY (2010) Pretreatment with intravitreal triamcinolone before laser for diabetic macular edema: 6-month results of a randomized, placebo-controlled trial. Invest Ophthalmol Vis Sci. 51:2322-2328

Grover D, Li TJ, Chong CC (2008) Intravitreal steroids for macular edema in diabetes. Cochrane Database Syst Rev. 23:CD005656

Haller JA, Kuppermann BD, Blumenkranz MS, Williams GA, Weinberg DV, Chou C, Whitcup SM; Dexamethasone DDS Phase II Study Group (2010) Randomized controlled trial of an intravitreous dexamethasone drug delivery system in patients with diabetic macular edema. Arch Ophthalmol.;128 :289-296

Hartley KL, Smiddy WE, Flynn HW Jr, Murray TG (2008) Pars plana vitrectomy with internal limiting membrane peeling for diabetic macular edema. Retina. 2008 28:410-419

Joussen AM, Murata T, Tsujikawa A, Kirchhof B, Bursell SE, Adamis AP (2001) Leukocyte-mediated endothelial cell injury and death in the diabetic retina. Am J Pathol 158:147-52

Kakkassery V, Winterhalter S, Joussen AM. VEGF Inhibitoren in der Behandlung des diabetischen Makulaödems. Klin Monbl Augenheilkd. 2010; 227:701-11

Kern TS, Engerman RL (2001) Pharmacological inhibition of diabetic retinopathy: aminoguanidine and aspirin. Diabetes 7:1636-1642

Martidis A, Duker JS, Greenberg PB, Rogers AH, Puliafito CA, Reichel E (2002) Intravitreal triamcinolone for refractory diabetic macular edema. Ophthalmology 109:920-927

Meyers SM (1980) Macular edema after scatter laser photocoagulation for proliferative diabetic retinopathy. Am J Ophthalmol 90:210-216

Micelli Ferrari T, Sborgia L, Furino C, et al (2004) Intravitreal triamcinolone acetonide: valuation of retinal thickness changes measured by optical coherence tomography in diffuse diabetic macular edema. Eur J Ophthalmol 14:321-324

Qaum T, Xu Q, Joussen AM, Clemens MW, Qin W, Miyamoto K, Adamis AP (2001) VEGF-initiated blood-retinal barrier breakdown in early diabetes. Invest Ophthalmol Vis Sci 42:2408-2413

Russ PK, Davidson MK, Hoffman LH, Haselton FR (1998) Partial characterization of the human retinal endothelial cell tight and adherens junction complexes. Invest Ophthalmol Vis Sci 39:2479-2485

Schröder S, Palinski W, Schmid-Schönbein GW (1991) Activated monocytes and granulocytes, capillary nonperfusion, and neovascularization in diabetic retinopathy. Am J Pathol 139:81-100

Tolentino MJ, Miller JW, Gragoudas ES, et al (1996) Intravitreous injections of vascular endothelial growth factor produce retinal ischemia and microangiopathy in an adult primate. Ophthalmology 103:1820-1828

Treatment techniques and clinical guidelines for photocoagulation of diabetic macular edema. Early Treatment Diabetic Retinopathy Study Report Number 2 (1987) Early Treatment Diabetic Retinopathy Study Research Group. Ophthalmology 94:761-774

UK Prospective Diabetes Study Group (1998) Tight blood pressure control and risk of macrovascular and microvascular complications in type 2 diabetes: UKPDS 38.. Bmj 7160:703-713

Watanabe M, Oshima Y, Emi K (2000) Optical cross-sectional observation of resolved diabetic macular edema associated with vitreomacular separation. Am J Ophthalmol 129:264–267

Wild S, Roglic G, Green A, Sicree R, King H (2004) Global prevalence of diabetes: estimates for the year 2000 and projections for 2030. Diabetes Care 27:1047-1053

▪▪ Literatur zu Tabelle 8.1

Aiello LP, Edwards AR, Beck RW, Bressler NM, Davis MD, Ferris F, Glassman AR, Ip MS, Miller KM; Diabetic Retinopathy Clinical Research Network (2010) Factors associated with improvement and worsening of visual acuity 2 years after focal/grid photocoagulation for diabetic macular edema Ophthalmology 117: 946-953

Bailey CC, Sparrow JM, Grey RH, Cheng H (1999) The National Diabetic Retinopathy Laser Treatment Audit. III. Clinical outcomes. Eye 13: 151-159

Blankenship GW (1979) Diabetic macular edema and argon laser photocoagulation: a prospective randomized study. Ophthalmology 86: 69-76

Early Treatment Diabetic Retinopathy Study research group (1985) Photocoagulation for diabetic macular edema. Early Treatment Diabetic Retinopathy Study report number 1. Arch Ophthalmol 103:1796-1806

Olk RJ (1986) Modified grid argon (blue-green) laser photocoagulation for diffuse diabetic macular edema. Ophthalmology 93:938-950

Lee CM, Olk RJ (1991) Modified grid laser photocoagulation for diffuse diabetic macular edema. Long-term visual results. Ophthalmology 98:1594-1602

Ladas ID, Theodossiadis GP (1993) Long-term effectiveness of modified grid laser photocoagulation for diffuse diabetic macular edema. Acta Ophthalmol (Copenh) 71: 393-397

McDonald HR, Schatz H (1985) Grid photocoagulation for diffuse macular edema. Retina 5: 65-72

McNaught EI, Foulds WS, Allan D (1988) Grid photocoagulation improves reading ability in diffuse diabetic macular oedema. Eye 2: 288-296

Tachi N, Ogino N (1996) Vitrectomy for diffuse macular edema in cases of diabetic retinopathy. Am J Ophthalmol 8: 258-260

▪▪ Literatur zu Tabelle 8.2

Elman MJ, Aiello LP, Beck RW, Bressler NM, Bressler SB, Edwards AR, Ferris FL, Friedman SM, Glassman AR, Miller KM, Scott IU, Stockdale CR, Sun JK Randomized trial evaluating ranibizumab plus prompt or deferred laser or triamcinolone plus prompt laser for diabetic macular edema. Ophthalmology 2010;117:1064-1077 e1035

Nguyen QD, Shah SM, Heier JS, Do DV, Lim J, Boyer D, Abraham P, Campochiaro PA (2009) Results of the Ranibizumab for Edema of the mAcula in diabetes (READ-2) study. Ophthalmology 116:2175-2181 e2171

Nguyen QD, Tatlipinar S, Shah SM, Haller JA, Quinlan E, Sung J, Zimmer-Galler I, Do DV, Campochiaro PA Vascular endothelial growth factor is a critical stimulus for diabetic macular edema. Am J Ophthalmol 2006;142:961-969

▪▪ Literatur zu Tabelle 8.4

Arevalo JF, Sanchez JG, Wu L, et al (2009) Primary intravitreal bevacizumab for diffuse diabetic macular edema: the Pan-American Collaborative Retina Study Group at 24 months. Ophthalmology 116:1488-1497

Forte R, Cennamo GL, Finelli M, Farese E, D'Amico G, Nicoletti G, de Crecchio G, Cennamo G (2010) Intravitreal bevacizumab vs intravitreal triamcinolone combined with macular laser grid for diffuse diabetic macular oedema. Eye 24:1325-1330

Kreutzer TC, Al Saeidi R, Kook D, Wolf A, Ulbig MW, Neubauer AS, Haritoglou C (2010) Comparison of intravitreal bevacizumab versus triamcinolone for the treatment of diffuse diabetic macular edema. Ophthalmologica 224:258-264

Lam DS, Lai TY, Lee VY, Chan CK, Liu DT, Mohamed S, Li CL (2009) Efficacy of 1.25 MG versus 2.5 MG intravitreal bevacizumab for diabetic macular edema: six-month results of a randomized controlled trial. Retina 29:292-299

Michaelides M, Kaines A, Hamilton RD, et al (2010) A prospective randomized trial of intravitreal bevacizumab or laser therapy in the management of diabetic macular edema (BOLT study) 12-month data: report 2. Ophthalmology;117:1078-1086

Paccola L, Costa RA, Folgosa MS, Barbosa JC, Scott IU, Jorge R (2008) Intravitreal triamcinolone versus bevacizumab for treatment of refractory diabetic macular oedema (IBEME study). 92:76-80

Scott IU, Edwards AR, Beck RW, et al (2007) A phase II randomized clinical trial of intravitreal bevacizumab for diabetic macular edema. Ophthalmology 114:1860-1867

Shimura M, Nakazawa T, Yasuda K, Shiono T, Iida T, Sakamoto T, Nishida K (2008) Comparative therapy evaluation of intravitreal bevacizumab and triamcinolone acetonide on persistent diffuse diabetic macular edema. Br J Ophthalmol http://www.ncbi.nlm.nih.gov/pubmed?term=Shimura%202008%20and%20Bevacizumab – # 145:854-861

Soheilian M, Ramezani A, Obudi A, et al (2009) Randomized trial of intravitreal bevacizumab alone or combined with triamcinolone versus macular photocoagulation in diabetic macular edema. Ophthalmology 116:1142-1150

▪▪ Literatur zu Tabelle 8.5

Beck RW, Edwards AR, Aiello LP, et al (2009) Three-year follow-up of a randomized trial comparing focal/grid photocoagulation and intravitreal triamcinolone for diabetic macular edema. Arch Ophthalmol 127:245-251

Elman MJ, Aiello LP, Beck RW, Bressler NM, Bressler SB, Edwards AR, Ferris FL, Friedman SM, Glassman AR, Miller KM, Scott IU, Stockdale CR, Sun JK Randomized trial evaluating ranibizumab plus prompt or deferred laser or triamcinolone plus prompt laser for diabetic macular edema. Ophthalmology 2010;117:1064-1077 e1035

Jonas JB, Degenring RF, Kamppeter BA, Kreissig I, Akkoyun I (2004) Duration of the effect of intravitreal triamcinolone acetonide as treatment for diffuse diabetic macular edema. Am J Ophthalmol 138:158-160

Ockrim ZK, Sivaprasad S, Falk S, Roghani S, Bunce C, Gregor Z, Hykin P (2008) Intravitreal triamcinolone versus laser photocoagulation for persistent diabetic macular oedema. Br J Ophthalmol 92:795-799

Soheilian M, Ramezani A, Obudi A, Bijanzadeh B, Salehipour M, Yaseri M, Ahmadieh H, Dehghan MH, Azarmina M, Moradian S, Peyman GA (2009) Randomized trial of intravitreal bevacizumab alone or combined with triamcinolone versus macular photocoagulation in diabetic macular edema. Ophthalmology 116:1142-1150

Spandau UH, Derse M, Schmitz-Valckenberg P, Papoulis C, Jonas JB (2005) Dosage dependency of intravitreal triamcinolone acetonide as treatment for diabetic macular oedema. Br J Ophthalmol 89:999-1003

Frühgeborenenretinopathie

C. Jandeck, H. Agostini

Die Frühgeborenenretinopathie ist eine Erkrankung die nur bei Frühgeborenen (meist <32 Gestationswochen) auftritt. Je unreifer der Säugling ist, desto höher ist die Wahrscheinlichkeit eine Retinopathia präematurorum (RPM) zu entwickeln. Sie ist eine proliferative retinale Gefäßerkrankung. Die zugrunde liegenden molekularen Mechanismen ähneln den angioproliferativen Netzhautveränderungen bei Diabetes oder nach Gefäßverschlüssen. Die wesentliche Ursache der RPM liegt in der postpartalen Störung der retinalen Gefäßentwicklung durch Sauerstoffgabe, was in der Folge zu einer Unterversorgung der reifenden Netzhaut führt. Die Erkrankung kann je nach Ausprägung zur Erblindung führen. Rechtzeitige Entdeckung und Behandlung von therapiebedürftigen RPM Veränderungen reduziert die Wahrscheinlichkeit der Erblindung, ist aber nicht immer erfolgreich. Mögliche Spätveränderungen erfordern eine lebenslange Betreuung der Patienten. Das zunehmende Wissen um Angiogenese und die pathogenetischen Zusammenhänge bei der Frühgeborenenretinopathie auf molekularer Ebene eröffnet neue Wege bei der Risikoabschätzung, Prophylaxe und Therapie.

9.1 Definition

Die Frühgeborenenretinopathie (Retinopathia praematurorum = RPM, englisch: »retinopathy of prematurity« = ROP) ist eine Erkrankung, die nur bei Frühgeborenen auftritt. Die zugrunde liegenden molekularen Mechanismen ähneln den angioproliferativen Netzhautveränderungen bei Diabetes oder nach Gefäßverschlüssen. Die avaskulären Areale insbesondere der peripheren Netzhaut sind ischämisch. Dies kann zu überschießenden Gefäßneubildungen führen.

9.2 Einleitung

Die RPM wurde erstmals 1942 von Terry beschrieben. Aufgrund der weißlichen Membranen im vorderen Glaskörperraum bezeichnete er die Erkrankung als »Retrolentale Fibroplasie«. Dabei handelt es sich um die komplett abgelöste Netzhaut, die hinter der Linse einen geschlossenen Trichter bildet. In den letzten beiden Dekaden wurde für die Frühgeborenenretinopathie Diagnose und Behandlungsstandards etabliert und erfolgreich umgesetzt, sodass die Erfolgsaussichten für Frühgeborene mit Retinopathia praematurorum deutlich verbessert wurden. Durch eine Therapie zum optimalen Zeitpunkt kann das Erblindungsrisiko signifikant reduziert werden. Heute sind die Folgen der Frühgeborenenretinopathie immer noch weltweit die häufigste Ursache für eine Visusminderung im Kindesalter.

Die Ursache der Frühgeborenenretinopathie ist ein komplexes Zusammenspiel zwischen
- Sauerstoffangebot,
- Steuerung der retinalen Gefäßentwicklung und
- den daran beteiligten molekularen Regulatoren der Angiogenese.

Als Frühgeborene werden Kinder bezeichnet, die vor 37 vollendeten Schwangerschaftswochen (≤ 259 Tage) geboren werden (ca. 7% aller Lebendgeborenen). Die Frühgeborenenretinopathie tritt jedoch überwiegend bei Kindern auf, die vor 33 Gestationswochen (ca. 2% aller Lebendgeborenen) geboren sind oder bei älteren Frühgeborenen mit schweren Allgemeinerkrankungen und verlängertem Sauerstoffbedarf. Mit Hilfe von Tiermodellen ist es inzwischen möglich, die molekularen Grundlagen der Frühgeborenenretinopathie besser zu verstehen. Ähnlich wie bei anderen angioproliferativen Netzhauterkrankungen scheint das Ziel, die Erkrankungen mit möglichst wenig Gewebsdestruktion zu behandeln, in greifbare Nähe zu rücken. Außerdem wurden in den letzten Jahren neben den individuellen Risikofaktoren der Frühgeborenen serologische Marker beschrieben, die es erleichtern könnten, Risikokinder zu identifizieren. Jedoch haben sich weder die medikamentöse Therapie der Frühgeborenenretinopathie noch die serologische Früherkennung bisher als Routineverfahren etabliert.

9.3 Pathogenese der Frühgeborenenretinopathie

9.3.1 Risikofaktoren

Geringes Geburtsgewicht, geringes Gestationsalter und unkontrollierte Sauerstoffgabe sind die wichtigsten Risikofaktoren für die Entwicklung einer Frühgeborenenretinopathie. Dabei ist der Dauer der Beatmung mit einem erreichten Sauerstoffpartialdruck von über 80 mmHg und möglicherweise auch die Schwankungen in der Sauerstoffsättigung von pathogenetischer Bedeutung. Tritt bei einem extrem unreifen Frühgeborenen zusätzlich eine Sepsis oder eine respiratorische Insuffizienz auf, erhöht dies die Wahrscheinlichkeit für das Auftreten einer Frühgeborenenretinopathie.

Nicht bei jedem Kind, das eine Frühgeborenenretinopathie entwickelt, geht eine Sauerstoffbeatmung voraus. In Ausnahmefällen reicht auch die physiologische Erhöhung des Sauerstoffpartialdrucks nach Umstellung des fetalen auf den postnatalen Kreislauf aus, um eine relative Hyperoxie der Netzhaut zu erzeugen. Bluttransfusionen mit adultem Blut, welches eine höhere Sauerstoffbindung aufweist, können diesen Effekt verstärken.

Ein unphysiologisches Überangebot an Sauerstoff in einem frühen Stadium der Netzhautentwicklung hemmt die retinale Gefäßentwicklung. Die undifferenzierte Netzhaut kann dies teilweise noch über die Aderhautversorgung kompensieren; mit zunehmender Reifung tritt jedoch eine Unterversorgung vor allem der inneren Netzhautschichten auf.

9.3.2 Physiologische Gefäßentwicklung der Netzhaut

Die menschliche Netzhaut ist zu Beginn des zweiten Trimenons noch weitgehend gefäßfrei und wird über die bereits angelegte Aderhaut versorgt. Dann wachsen pluripotente, spindelförmige, mesenchymale Vorläuferzellen aus der Umgebung der Papille aus. Diese Zellen differenzieren sich zu Endothelzellen, assoziieren mit Gefäßmuskelzellen und Perizyten und bilden bereits nach einer Woche erste primitive Gefäßnetzwerke um die Papille herum. Diese Bildung von einfachen Blutgefäßen aus Vorläuferzellen wird als **Vaskulogenese** bezeichnet. Zwischen der 15.–20. Embryonalwoche verlaufen Vaskulogenese und Angiogenese parallel. Dann ist die Vaskulogenesephase abgeschlossen. Für die Entwicklung der Vaskulogenesephase ist kein Gewebshypoxie gesteuertes VEGF erforderlich.

In der Phase der **Angiogenese** wachsen die Gefäße durch Sprossung oder Intussuszeption (Doppelung) und werden durch Perizyten stabilisiert. Darüber hinaus mehren sich die Hinweise, dass auch im Rahmen der Angiogenese undifferenzierte Vorläuferzellen (»endothelial precursor cells«) in die Proliferationsgebiete einwandern und zur Gefäßneubildung beitragen. Die Grenzen zwischen Vaskulogenese und Angiogenese sind dadurch weniger klar zu ziehen.

Das embryonale Wachstum der retinalen Gefäße wird durch die umgebenden Strukturen bestimmt. Parallel zu den peripapillären Gefäßnetzen nimmt die Zahl der Astroyzten in der Netzhaut zu. Astroglia und Mikroglia sind auch unter physiologischen Bedingungen eng mit der morphologischen Ausprägung des retinalen Gefäßnetzes verknüpft und sind an der Ausbildung der Blut-Retina-Schranke des ungefensterten retinalen Gefäßendothels beteiligt. Die reifende neurosensorische Netzhaut hat einen zunehmenden Bedarf an Energie und steuert das Gefäßwachstum durch lokale Gradienten von Wachstumsfaktoren. Dabei spielt die Gewebshypoxie eine treibende Rolle. Gewebe können innerhalb von Sekunden auf einen Mangel an Sauerstoff reagieren.

Besonders gut erforscht ist die Regulierung der Transkription von Wachstumsfaktorgenen mit Hilfe des Hypoxie-induzierbaren Faktors HIF-1, der aus zwei funktionellen Untereinheiten α und β besteht. Während die β-Einheit im Überfluss vorliegt, wird die Herstellung und Aktivierung der α-Einheit streng durch das Sauerstoffangebot einer Zelle reguliert. HIF-1 bindet dann an bestimmte Nukleinsäuresequenzen (»hypoxia response element«) im Bereich der Promotor/Enhancer-Region vor einem Gen für Wachstumsfaktoren wie VEGF, dessen Rezeptoren, Erythropoetin oder andere Proteine, die Zellproliferation und Apoptose oder den Transport von Glukose beeinflussen.

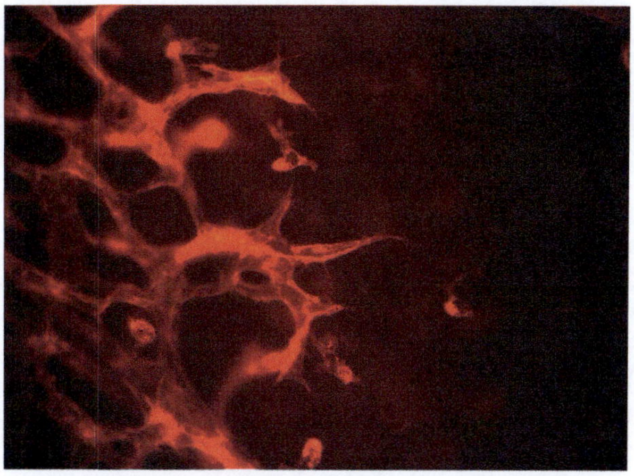

Abb. 9.1 »Tip cells« sind Endothelzellen, die beim Aussprossen der Gefäße bei der Angiogenese auftreten. Sie orientieren sich im Gewebe an Gradienten von Wachstumsfaktoren und richten ihre Pseudopodien (Wachstumsverlängerungen *rechts* im Bild) entsprechend aus

Lösliche Wachstumsfaktoren können Gewebsgradienten bilden, welche die Wachstumsrichtung von Zellen beeinflussen. Besonders eindrucksvoll ist diese Ausrichtung bei sprossenden Endothelzellen zu beobachten. »Tip cells« sind an der Wachstumsfront eines Gefäßnetzes zu finden. Ihre Pseudopodien zeigen die Richtung des weiteren Gefäßwachstums an (Abb. 9.1). So entsteht radiär zur Papille erst ein inneres und ab der 25. Gestationswoche auch ein tiefer liegendes äußeres Kapillarnetz, welches bis zur 32. Woche aufgrund der kürzeren Entfernung den nasalen Netzhautrand erreicht. Im Bereich der temporalen Retina ist das vollständige Kapillarnetz erst zum Geburtstermin vollständig ausgebildet.

9.4 Pathologische Gefäßentwicklung der Netzhaut

Bei der Ausbildung der Frühgeborenenretinopathie spielt die Abhängigkeit der retinalen Gefäßentwicklung von der Gewebsoxygenierung die entscheidende Rolle. Angebot und Nachfrage von Sauerstoff und anderen Metaboliten ändern sich mit der Umstellung des intrauterinen auf den postpartalen Stoffwechsel, mit der Reifung der neurosensorischen Retina, der therapeutischen Sauerstoffgabe und jeder Bluttransfusionen mit adultem Blut.

Mit Blick auf die Pathogenese der Frühgeborenenretinopathie unterscheidet Lois Smith zwei Phasen, die besonders klar am Mausmodell der Sauerstoff-induzierten Retinopathie zu verfolgen sind (s.u.): In Phase I besteht eine relative Hyperoxie der Netzhaut. Hauptursache ist die lebenserhaltende künstliche Beatmung der Frühgeborenen. Da das embryonale retinale Gefäßwachstum wesentlich von der Hypoxie als Wachtumsanreiz abhängt, verlangsamt sich in dieser Zeit der Sauerstoff-Überversorgung die Wachstumsrate der Netzhautgefäße deutlich; es kommt zur Vasokonstriktion, einzelne Gefäße können sogar untergehen. Während der weiteren Reifung des Frühgeborenen wird die Netzhaut metabolisch zunehmend aktiv und durch die in Phase I nicht weiterentwickelten retinalen Blutgefäße zunehmend hypoxisch. Dies leitet Phase II der Frühgeborenenretinopathie ein. Die vermehrte Ausschüttung von hypoxieinduzierten Wachstumsfaktoren bewirkt ab der 32. postmenstruellen Woche funduskopisch sichtbare, überschießende Gefäßneubildung oder auch Gefäßschlängelung. Die klinischen Phasen der Frühgeborenenretinopathie sind unten beschrieben.

Die Veränderungen des retinalen Gefäßbettes werden jedoch nicht nur durch Änderungen der Gewebsoxygenierung gesteuert. Entzündung beeinflusst die Gefäßbiologie ebenso wie Änderungen im Strömungsverhalten z.B. in Nachbargefäßen verschlossener Kapillaren. Diese erzeugen neue Scherkräfte auf die Gefäßwand. Endothelzellen beginnen nach Strömungsänderungen damit, Chemokine wie MCP-1 (»monocyte chemotactic protein«) zu produzieren, was unter anderem eine Anpassung der Gefäßwand an die neuen Verhältnisse bewirkt. Die Summe dieser Vorgänge wird unter dem Begriff **Arteriogenese** zusammengefasst.

Darüber hinaus tragen systemisch wirksame Faktoren zur Pathogenese der Frühgeborenenretinopathie bei. Ein wichtiges Beispiel ist der »Insulin like growth factor«, IGF-1. IGF-1 wird unabhängig von der retinalen Hypoxie reguliert und vermittelt die Wirkung des Wachstumshormons in der Peripherie. Er ist plazentagängig und kann vom unreifen Neugeborenen nicht in ausreichender Menge gebildet werden. IGF-1 beeinflusst die intrazelluläre Signalübertragung von VEGF. Ein niedriger IGF-I-Spiegel in der Phase I der Frühgeborenenretinopathie verhindert (trotz Vorhandensein von VEGF) die normale Entwicklung der vaskulären Endothelzellen (s. u.)

9.5 Von der Krankheit zum Modell

Nach der Erstbeschreibung der Frühgeborenenretinopathie dauerte es knapp zehn weitere Jahre, bis der Zusammenhang zwischen Sauerstoffbeatmung und Ausprägung der Netzhauterkrankung erkannt und in ein Frühgeborenenmodell der Maus und der Ratte übertragen werden konnte. Mithilfe des Sauerstoff-induzierten Retinopathie-Modells (»oxygen induced retinopathy« = OIR-Modell) konnten erste systematische Untersuchungen zum Pathomechanismus dieser angioproliferativen Netzhauter-

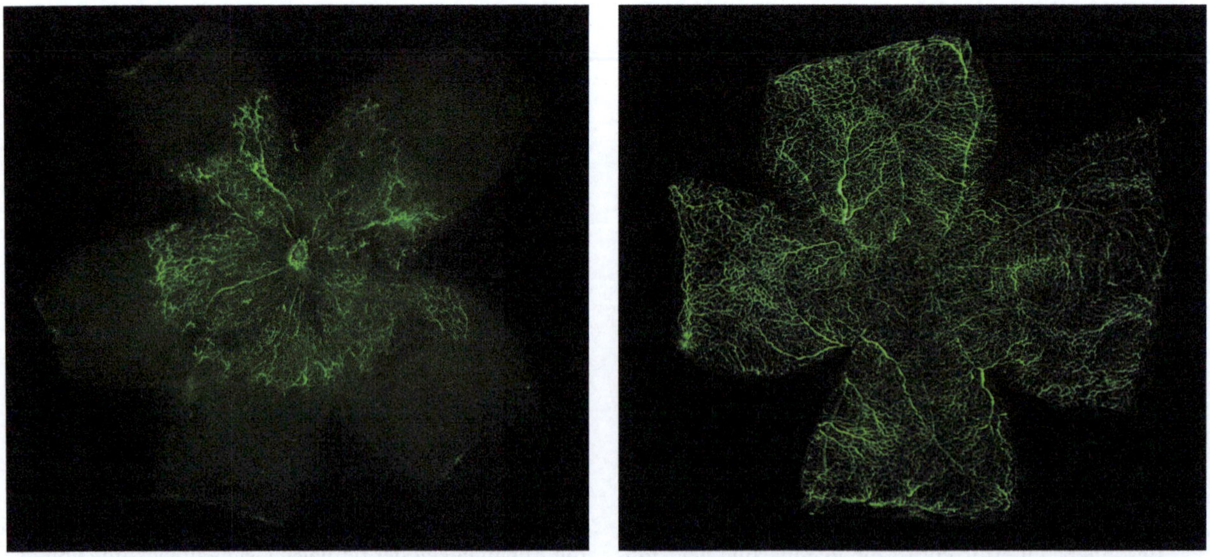

Abb. 9.2 Flachpräparate von normalen Mausnetzhäuten nach Perfusion mit Fluoreszein. Zwei Tage nach Geburt ist das zentrale Netzhautdrittel oberflächlich vaskularisiert (*links*). Vollständig ausgebildete retinale Gefäße (*rechts*)

krankung durchgeführt werden. Knapp vier Jahrzehnte später gelang es den Arbeitsgruppen Smith und Penn das Tiermodell der sauerstoffinduzierten Frühgeborenenretinopathie so zu verfeinern, dass es bis heute weltweit als wissenschaftliches Grundlagenmodell für Studien zur Pathogenese und medikamentösen Therapie der ischämieinduzierten angioproliferativen Retinopathie zum Einsatz kommt.

Ein für das Modell wichtiger Unterschied zwischen Mensch und Maus, Ratte oder Katze besteht in der Tatsache, dass die retinale Gefäßentwicklung bei diesen Tieren erst mit der Geburt beginnt (◘ Abb. 9.2)

Dadurch ist der Einfluss von Sauerstoff auf die retinale Gefäßentwicklung besonders gut zu beobachten und molekularbiologisch zu untersuchen. Werden sieben Tage alte Jungtiere mit den Muttertieren für fünf Tage bei 75% Sauerstoff gehalten, entsteht eine zentrale, avaskuläre Zone bei der Maus bzw. unter ähnlichen Bedingungen bei der Ratte ein Wachstumsstopp der retinalen Gefäßentwicklung. Beides führt nach Rückkehr in normale Raumluft zu einer relativen Hypoxie mit anschließender »überschießender« Gefäßneubildung, die ähnlich wie beim Menschen den Glaskörper erreichen kann. Im Mausmodell normalisiert sich das retinale Gefäßbild ohne experimentelle Manipulation 10 bis 13 Tage nach der Sauerstoffexposition, sodass fortgeschrittene Stadien der Frühgeborenenretinopathie im OIR-Modell in der Regel nicht zu sehen sind.

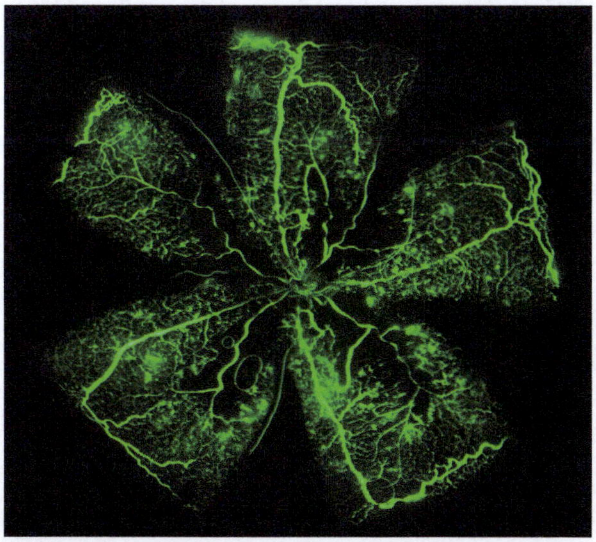

◘ **Abb. 9.3** Angioproliferative Retinopathie im Sauerstoff-induzierten Mausmodell (Flachpräparat nach Fluoreszein-Perfusion an P17). Zentral ist fünf Tage nach der Exposition mit 75%igen Sauerstoff und anschließender Haltung in normaler Raumluft noch die zentrale avaskuläre Zone zu erkennen. In der mittleren Peripherie der Netzhaut zeigen sich die retinalen Gefäßproliferationsbeete

Neben den morphologischen Beobachtungen des retinalen Gefäßnetzes ist es im Tiermodell möglich die Wachstumsfaktoren nachzuweisen, die bestimmte Stadien der proliferativen Retinopathie charakterisieren. Der am besten beschriebene Wachstumsfaktor ist der Gefäßwachstumsfaktor VEGF (»vascular endothelial growth factor«, s. u.). Im Mausmodell steigt die retinale Produktion dieses Wachstumsfaktors nur wenige Stunden nach der Rückkehr aus der sauerstoffreichen Umgebung in normale Raumluft deutlich an, Tage bevor das durch ihn geförderte retinale Gefäßwachstum sichtbar wird (◘ Abb. 9.3). Auch wenn die vermehrte Expression von VEGF eine wichtige Rolle spielt und beispielhaft für den oben beschriebenen Übergang von Phase I in die proliferative Phase II steht, wird der retinale Gewebeumbau durch andere lokale Wachstumsfaktoren und Zellarten wie Neurone, Astrozyten und Mikrogliazellen mitbestimmt. Dies wird unter anderem daran deutlich, dass auch unter hyperoxischen Bedingungen das periphere, physiologische Gefäßwachstum im Mausmodell nicht vollständig zum Stillstand kommt. Ein weiteres Argument für das Zusammenwirken unterschiedlicher Faktoren ist die Beobachtung, dass die medikamentöse Hemmung von VEGF im Tiermodell nicht zu einer vollständigen Inhibition der proliferativen Retinopathie führt.

9.6 Kommunikation im Rahmen retinaler Angiogenese

Die Regulierung von retinalem Gefäßwachstum oder retinaler Gefäßstabilität sind aktive biologische Prozesse, an denen verschiedene Wachstumsfaktoren und auch verschiedene Zellentypen der Netzhaut beteiligt sind. Damit ein Gewebskomplex stabil und funktionsfähig bleibt, ist es notwendig, dass die einzelnen Zelltypen Informationen austauschen können. Störfaktoren, wie z.B. Hyperoxie oder Hypoxie, Infektion und Trauma, steigern die Notwendigkeit innerhalb dieses Komplexes zu kommunizieren. Dafür stehen unterschiedliche Kommunikationswege zur Verfügung, die über lösliche Botenstoffe und deren Rezeptoren auf der Zielzelle, über Zell-Zell- oder Zell-Matrix-Kontakt genutzt werden. Dies geschieht mit dem Ziel, das gestörte Gleichgewicht eines Gewebskomplexes in ein neues, stabiles zu überführen, das Funktion und Überleben sichert.

Im Folgenden sollen einige dieser Kommunikationssysteme und -wege (◘ Abb. 9.4) im Hinblick auf die Frühgeborenenretinopathie des Menschen oder das OIR-Maus-Modell exemplarisch dargestellt werden:

- VEGF als Beispiel für lösliche Wachstumsfaktoren
- Ephrine als Mediatoren bei Zell-Zell-Kontakt

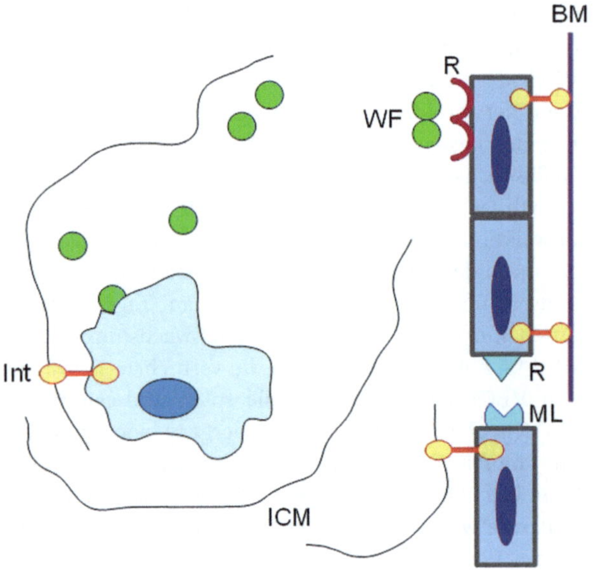

Abb. 9.4 Die Orientierung einer Zelle im Gewebsverband, in der interzellulären Matrix und die Kommunikation mit anderen Zielzellen über lösliche Botenstoffe sind elementare Voraussetzungen, um auf Störungen einer biologischen Funktionseinheit zu reagieren. *ICM* interzelluläre Matrix, *BM* Basalmembran, *Int* Integrin, *WF* löslicher Wachstumsfaktor, *R* transmembranöser Rezeptor, *ML* membranständiger Ligand

- Integrine als Orientierungshilfe einer Zelle in der umgebenden interzellulären Matrix
- IGF-1 in seiner Funktion als modulierendes Somatomedin

9.6.1 VEGF

Der Ophthalmologe Michaelson hat vor über 60 Jahren bereits einen löslichen Faktor X postuliert, der die Ischämie der Netzhaut mit der der Gefäßneubildung im Bereich der Iris in Verbindung bringt. Mit der Entdeckung des VPF (»vascular permeability factor«), der später in »vascular endothelial growth factor« (VEGF) umbenannt wurde, wurde die Hypothese des Faktors X wissenschaftlich überprüfbar und therapeutisch manipulierbar. Von den inzwischen fünf bekannten Genen, die für VEGF-A bis E kodieren, werden **VEGF-C** und **D** vor allem mit der Lymphangiogenese in Verbindung gebracht, können jedoch auch die Angiogenese beeinflussen. Dem gegenüber stehen drei bekannte membrangebundene Rezeptoren auf den Zielzellen, VEGFR1 bis R3, wobei letzterer bei der Lymphangiogenese eine bedeutende Rolle spielt.

Eine zentrale Rolle für die Blutgefäßentwicklung unter hypoxischen Bedingungen nimmt das **VEGF-A** ein. Die Steuerung der VEGF-Transkription durch das HIF-1-Dimer wurde oben beschrieben. Durch posttranskriptionale Modifikation wie »splicing« entstehen aus einem Gentranskript verschiedene Boten-RNA-Moleküle, die zu den verschiedenen Isoformen von VEGF-A führen. Hier ist es insbesondere das Protein mit 165 Aminosäuren, **VEGF-A165**, hervorzuheben, das die Permeabilität eines Gefäßes erhöht, die Apoptoserate der Rezeptortragenden Zelle reduziert, die Rekrutierung von Entzündungszellen fördert und vor allem das Wachstum von Endothelzellen anregt. Etwas komplexer wurde das Bild von VEGF-A als von der Arbeitsgruppe um Bates und Churchill in Bristol, England entdeckt wurde, dass weitere Splice-Varianten von VEGF-A existieren, die zwar die gleiche Länge aufwiesen jedoch zum Teil gegensätzlich wirkten. **VEGF-A165b** wird in vielen gesunden Geweben des Körpers nachgewiesen, auch im Auge. Es wirkt hemmend auf die Gefäßbildung. Mit Entstehen einer proliferativen diabetischen Retinopathie verschiebt sich jedoch das Gleichgewicht von VEGF-A165 und VEGF-A165b zu Gunsten der angiogenen Isoform. Ähnliches konnte in der Glaskörperflüssigkeit von Patienten mit Zentralvenenthombose nachgewiesen werden. Für die Frühgeborenenretinopathie gibt es hierzu noch keine Untersuchungen.

9.6.2 Integrine

Integrine sind transmembranöse Glukoproteine, die aus einem nichtkovalenten Dimer einer α- und einer β-Untereinheit bestehen. Erstere ist vor allem für die Spezifität dieser Oberflächenrezeptoren zuständig. Die β-Einheit ist für die intrazelluläre Signalweiterleitung unverzichtbar. Integrine stellen den funktionellen Kontakt zwischen einer Zelle, insbesondere ihrem Zytoskelett, und ihrer biologischen Umgebung her. Neben den Zytoadhäsionsmolekulen werden die Leukozytenadhäsionsmoleküle den Integrinen zugeordnet.

Im Zusammenhang mit Augenerkrankungen wurden in Tiermodellen die Rolle des Integrins **αV-β1**, dem Rezeptor für Fibronektin, Laminin und anderen Matrixproteinen, untersucht. αV-β1 ist an der Migration und Proliferation von Endothelzellen beteiligt. Die medikamentöse Hemmung dieses Dimers führt in dem OIR-Mausmodell zu einer Abnahme der Gefäßproliferationen.

αV-β3 wird neben Osteoklasten häufig auf Endothelzellen sowie glatten Muskelzellen gefunden. Auch wenn dieses Protein häufig als Vitronektin-Rezeptor bezeichnet wird, bindet es an eine Vielzahl von Matrixproteinen. Ähnlich wie αV-β1 ist es auf Endothelzellen und glatten Muskelzellen nachweisbar. Da auch verschiedene Tumorzellen positiv für αV-β3 sind, ist auch dieses Integrin als Ziel einer antiangiogenen Therapie interessant.

9.6.3 Ephrine

Ephrine und ihre Eph-Rezeptoren sind beide membrangebundenen Moleküle und gehören wie die VEGF-Rezeptoren zu den Rezeptor-Tyrosin-Kinasen. Am besten untersucht ist ihr lenkender Einfluss bei Wachstum der Ganglienzell-Axone in Richtung Tektum. Es findet sich jedoch auch eine spezifische Expression von EphrinB2 auf Arterien und EphB4 auf Venen. Mindestens sieben der Ephrin-Isoformen und drei der Eph-Rezeptoren sind an der Angiogenese beteiligt, Knockoutmutanten im Tiermodell sind nicht überlebensfähig und weisen erhebliche Störungen ihres Gefäßsystems auf. In Gewebepräparaten von Augen mit Frühgeborenenretinopathie konnte EphrinB2, EphB2 und EphB3 nachgewiesen werden. Die Ausprägung der proliferativen Retinopathie im OIR-Mausmodell lässt sich durch Ephrine und ihre Rezeptoren in löslicher Form beeinflussen. Dimeres EphB4 (EphB4-Fc) und EphrinB2 (EfnB2-Fc) vermehrte die Hypoxie-induzierte Retinopathie, hatten jedoch keinen Einfluss auf die physiologische Vaskularisierung. Monomeres EphB4 (sEphB4) hingegen zeigte einen entgegengesetzten Effekt im OIR-Modell. Interessanterweise nimmt die Expression von EphrinB2 auf Ebene der Boten-RNA während der Hyperoxiephase in diesem Modell zu, während die von EphB4, VEGF, VEGFR1 and VEGFR2 erst nach Rückkehr in normale Raumluft, also nach Einsetzen der retinalen Ischämie deutlich anstiegen.

9.6.4 IGF-1

Die insulinähnlichen Wachstumsfaktoren (»insulin like growth factor« IGF-1 und IGF-2) sind Somatomedine. Sie vermitteln die Wirkung des Wachstumshormons (»growth hormone«, GH), das in der Hypophyse gebildet wird, aber keine direkte Wirkung auf die wachsenden Gewebe hat. **IGF-2** spielt vor allem in frühen Entwicklungsphasen eine Rolle, **IGF-1** beim Größenwachstum. IGF-1 bindet an einen spezifischen Rezeptor, der dem Insulin-Rezeptor sehr ähnlich ist und ebenfalls zu den Tyrosin-Kinase Rezeptoren gehört. Interessanterweise verstärkt die Aktivierung dieses Rezeptors auch die Wirkung von VEGF auf Endothelzellen. Dies geschieht nicht über eine Regulierung der Expression von VEGF sondern über eine Verstärkung der intrazellulären, angiogenen Signalwege. Ist die Konzentration von IGF-1 zu niedrig, kann auch VEGF nicht seine volle gefäßbildende Wirkung ausbilden. Wird in einer Maus die physiologische Expression von IGF-1 unterdrückt, ist auch die physiologische retinale Vaskularisierung reduziert.

9.7 Serologische Marker der Frühgeborenenretinopathie

Ein besonderes Augenmerk verdienen Faktoren, die im Plasma oder Serum von Frühgeborenen nachweisbar sind und mit der Ausprägung der Erkrankung assoziiert sind. Nachteil dieser Methode ist die Tatsache, dass häufige zusätzliche Blutabnahmen bei den extrem unreifen Frühgeborenen die Wahrscheinlichkeit für zusätzliche Bluttransfusionen erhöhen. Serologische Risikomarker bei Frühgeborenen muss ihre Relevanz im klinischen Alltag noch beweisen. Mögliche Kandidaten sind IGF-1 und lösliches E-Selectin.

9.7.1 IGF-1

Während der Schwangerschaft besteht eine direkte Korrelation zwischen IGF-1-Serumspiegel und Größenwachstum eines Säuglings vor allem im dritten Trimenon. Dabei stammt der Wachstumsfaktor zu einem nicht unerheblichen Teil von der Mutter und passiert die Plazenta. Bei einer Frühgeburt ist das Neugeborene nicht in der Lage den Verlust des mütterlichen IGF-1 vollständig zu kompensieren. IGF-1 wird in der Leber produziert und wird reduziert durch geringe Ernährung, bei einer reduzierten Gewichtszunahme, bei Sepsis und bei nekrotisierender Enterokolitis. Wie oben beschrieben, verhindern jedoch zu niedrige IGF-1-Spiegel die maximale Wirkung von VEGF. Besteht dieser Mangel über längere Zeit, könnte auch das retinale Gefäßwachstum davon betroffen werden, was nach einiger Zeit wiederum das Risiko für eine Frühgeborenenretinopathie erhöht, da die daraus resultierende Hypoxie mit der Zeit zunähme. In einer Studie der Arbeitsgruppe um Lois Smith konnte gezeigt werden, dass die mittleren Serumwerte für IGF-I zwischen der 30. bis 33. postmenstruellen Woche bei Kindern mit schwerer Frühgeborenenretinopathie mit etwa 25 µg/L am niedrigsten, bei Kindern mit mäßiger Frühgeborenenretinopathie mit etwa 29 µg/L höher und bei Kindern ohne Frühgeborenenretinopathie mit durchschnittlich 33 µg/L am höchsten lagen. Auch die Dauer des IGF-1-Mangels korrelierte mit der Ausprägung der Erkrankung. Inwiefern die Substitution von IGF-1 pränatal eine therapeutische Option darstellt, um bei Risikoschwangerschaften das Risiko für eine Frühgeborenenretinopathie zu reduzieren, wird de rzeit diskutiert.

9.7.2 Lösliches E-Selectin

E-Selectin ist ein induzierbares Adhäsionsmolekül für Leukozyten, das auf der Oberfläche von Endothelzellen zu finden ist. Die Konzentration der im Plasma nachweisbaren, löslichen Form von E-Selectin (»soluble« = sE-Selectin) korreliert mit der zellulären Expression. Erhöhte Plasmaspiegel von sE-Selectin wurden bisher bei Patienten mit aktiver rheumatischer Arthritis, bei Tumorpatienten aber auch im Zusammenhang mit proliferativer diabetischer Retinopathie gefunden. In einer Untersuchung konnten Pieh und Kollegen zeigen, dass erhöhte Plasmakonzentrationen von sE-Selectin signifikant häufiger bei Frühgeborenen mit Frühgeborenenretinopathie gefunden werden als bei Gleichaltrigen ohne Frühgeborenenretinopathie. Hingegen zeigten andere im Serum nachgewiesene Faktoren wie VEGF, lösliche VEGF-Rezeptoren R1 und R2 sowie der lösliche Angiopoietin-Rezeptor Tie-2 keine eindeutige Assoziation. Bei den Untersuchungen an insgesamt 85 Plasmaproben von 42 Frühgeborenen war die Erhöhung des Plasmaspiegels von sE-Selectin um 10 ng/ml bei einem medianen Plasmawert von 74,7 ng/ml mit einer Erhöhung des Frühgeborenenretinopathierisikos um den Faktor 1,6 signifikant erhöht. Im Vergleich dazu stieg das Risiko in dieser Studie etwa um den Faktor 5 je Woche vorzeitiger Geburt. Werden beide Parameter kombiniert, kann ein Grenzwert berechnet werden, der es erlaubt das Auftreten einer Frühgeborenenretinopathie mit einer Spezifität von 83% und einer Sensitivität von 92% vorauszusagen.

9.8 Epidemiologie

In der EU kommen jedes Jahr ca. 7% der Kinder zu früh (<37 Gestationswochen) zur Welt und 1% aller Kinder sind Frühgeborene zwischen 24-31 Gestationswochen. In Deutschland werden ca. 700.000 Kinder pro Jahr geboren, ca. 50.000 sind davon Frühgeborene (<37 Gestationswochen) und ca. 7.000 Kinder sind Frühgeborene unter 32 Gestationswochen.

Die Überlebensrate der Frühgeborenen hat sich im Laufe der Jahrzehnte durch optimiertere neonatologischen Therapien und Überwachungsmöglichkeiten für Kinder unter 1.000 g Geburtsgewicht deutlich verbessert und stieg seit 1950 von 8% auf heute über 80% an. Heutzutage überleben ca. 90% der Kinder, die mit weniger als 30 Gestationswochen geboren werden. Etwa 25% der Frühgeborenen mit 24 Gestationswochen überleben, jedoch mit einem sehr hohen Risiko an schweren körperlichen und geistigen Behinderungen. Die unteren Überlebensgrenzen liegen derzeit bei ca. 400 g Geburtsgewicht und 23 Gestationswochen.

Die Inzidenz der Frühgeborenenretinopathie ist in den letzten 20 Jahren konstant und beträgt für Frühgeborene unter 1.500 g Geburtsgewicht zwischen 27-40%. 3-9% aller Frühgeborenen mit einem Gestationsalter <32 Wochen entwickeln ein behandlungsbedürftiges Stadium. Heutzutage überleben immer unreifere Kinder, sodass das mittlere Gestationsalter und Geburtsgewicht der betroffenen Kinder in den letzten Jahren abgenommen hat. Etwa 71% der Kinder <27 Gestationswochen entwickeln eine Frühgeborenenretinopathie. Fast 20% dieser Kinder müssen behandelt werden.

Trotz Behandlung werden in den USA 3-4% (ca. 500 Kinder) der Frühgeborenen jedes Jahr »legally blind« (Visus ≤0,1). Die Inzidenz der Frühgeborenenretinopathie verhält sich invers zum Geburtsgewicht und Gestationsalter. Eine spezielle Geschlechterpräferenz besteht nicht.

9.9 Symptomatik und klinisches Bild

Internationale Klassifikation der Frühgeborenenretinopathie (RPM) (1984/1987/2005)

In dieser Klassifikation erfolgt eine Unterteilung der Netzhaut in die konzentrischen Zonen I-III (Abb. 9.5). Diese orientieren sich an der physiologischen Vaskularisierung der Netzhaut mit der Papille als Ausgangs- und entsprechendem Mittelpunkt der Zonen. Dabei ist zu beachten, dass der Netzhautrand temporal weiter von der Papille entfernt ist als nasal, die Wachstumsfront temporal also später ankommt als nasal. Die Ausdehnung wird in Stunden 1 bis 12 beschrieben (= 30 Grad Sektoren). Die Stadien 1-5 beschreiben die Ausprägung der Veränderungen. Zusätzlich wurde die vermehrte posteriore venöse Gefäßschlängelung und arterielle Dilatation als »plus-disease« beschrieben. 2005 wurde eine Sonderform der Erkrankung mit einem

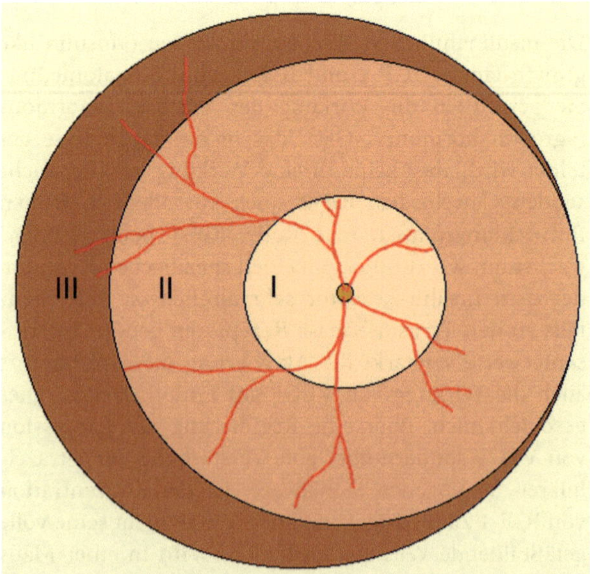

Abb. 9.5 Internationale Klassifikation: Unterteilung der Netzhaut in die Zonen I-III. (Aus Jandeck C u. Foerster MH 2007)

sehr hohen Risiko für ein schlechtes Endergebnis als »aggressive posteriore ROP« abgegrenzt (◻ Tab. 9.1).

Nach Abschluss des maximalen akuten Stadiums kommt es überwiegend zu einer Regression der Netzhautveränderungen. Die Rückbildung beginnt typischerweise mit 38 postmenstruellen Wochen. Die Gefäße wachsen über die Veränderungen hinweg und diese bilden sich meistens zurück (◻ Abb. 9.7). Geschieht dieses nicht komplett, entstehen typische Fundusveränderungen (Regression der Frühgeborenenretinopathie) mit möglichen nachfolgenden Veränderungen und Komplikationen (z.B. Netzhautablösung).

9.10 Diagnostik

Das Ziel aller Empfehlungen ist es, Screening-Kriterien zu definieren, um alle Frühgeborenen zu erfassen, deren Retinopathie eine therapiebedürftige Ausprägung erreicht.

Verschiedene Länder haben verschiedene Screening-Empfehlungen für die Untersuchung der Frühgeborenen, aber die Einschlusskriterien und der Zeitpunkt der Erstuntersuchung sind für die Industrienationen nahezu gleich. Das benutzte Screening-Protokoll sollte auf den offiziellen Screening-Empfehlungen des jeweiligen Landes basieren.

◻ Tab. 9.1 Zonen und Stadieneinteilung

Zonen	
Zone I	Die zentrale Netzhaut innerhalb eines Kreises um die Papille mit dem Radius des doppelten Papillen-Fovea Abstandes
Zone II	Die mittelperiphere Netzhaut peripher der Zone I mit einem Radius des Abstandes von Papille zu nasaler Ora serrata.
Zone III	Die periphere Netzhaut außerhalb von Zone II
Stadien	
Stadium 1	Eine dünne, weiße, im Netzhautniveau liegende Linie zwischen vaskulärer und avaskulärer Netzhaut. Abnorme Gefäßverzweigungen oder besenreiserartige Gefäße können dorthin ziehen. (◻ Abb. 9.6a)
Stadium 2	Prominente leistenförmige Netzhautverdickung, die sich im Bereich der Demarkationslinie gebildet hat und leicht über das Netzhautniveau erhaben ist. Die Leiste ist weißlich, durch entstehende arteriovenöse Shunts kann es zu einer relativen Hyperämie und damit Rotfärbung kommen. (◻ Abb. 9.6b)
Stadium 3	Prominente Leiste und extraretinale fibrovaskuläre Proliferationen. Das neu gebildete Gewebe durchbricht an der Leiste die Lamina limitans interna. In diesem Stadium entscheidet sich je nach Ausdehnung des Befundes, ob eine Therapieindikation besteht (◻ Abb. 9.6c)
Stadium 4	a: Partielle Netzhautablösung, welche die Makula nicht mit einbezieht. (◻ Abb. 9.6d) b: Partielle Netzhautablösung unter Einbeziehung der Makula
Stadium 5	Komplette Netzhautablösung mit offenem oder geschlossenem Trichter. Durch anteriore Verlagerung des retinalen und extraretinalen Gewebes kann es zu einer retrolentalen Membranbildung kommen. (◻ Abb. 9.6e)
»Plus disease«	Vermehrte posteriore venöse Gefäßfüllung und arterielle Gefäßschlängelung in mindestens 2 Quadranten (◻ Abb. 9.6f)
»Pre-plus disease«	Abnormale Dilatation und Gefäßschlängelung im Bereich des hinteren Pols – jedoch nicht ausreichend für eine »plus disease«
Sonderform	
Aggressive posteriore ROP	Veränderungen im Bereich des hinteren Pols, die unbehandelt zu einem Stadium 5 führen. Charakteristische Veränderungen: posteriore Lokalisation, prominente »plus disease« (frühere »rush type disease«) Unproportionale vermehrte Gefäßfüllung und Schlängelung in allen 4 Quadranten im Verhältnis zu den peripheren Veränderungen. Shuntgefäße zwischen den retinalen Gefäßen nicht nur im Bereich der Vaskularisationsgrenze, dort evtl. Blutungen. Die Veränderungen durchlaufen nicht die normale Stadieneinteilung. Flaches Neovaskularisationsnetz an der verwaschenen Grenze zwischen durchbluteter und undurchbluteter Netzhaut (leicht übersehbar) Die aggressive posteriore ROP dehnt sich typischerweise zirkulär aus.

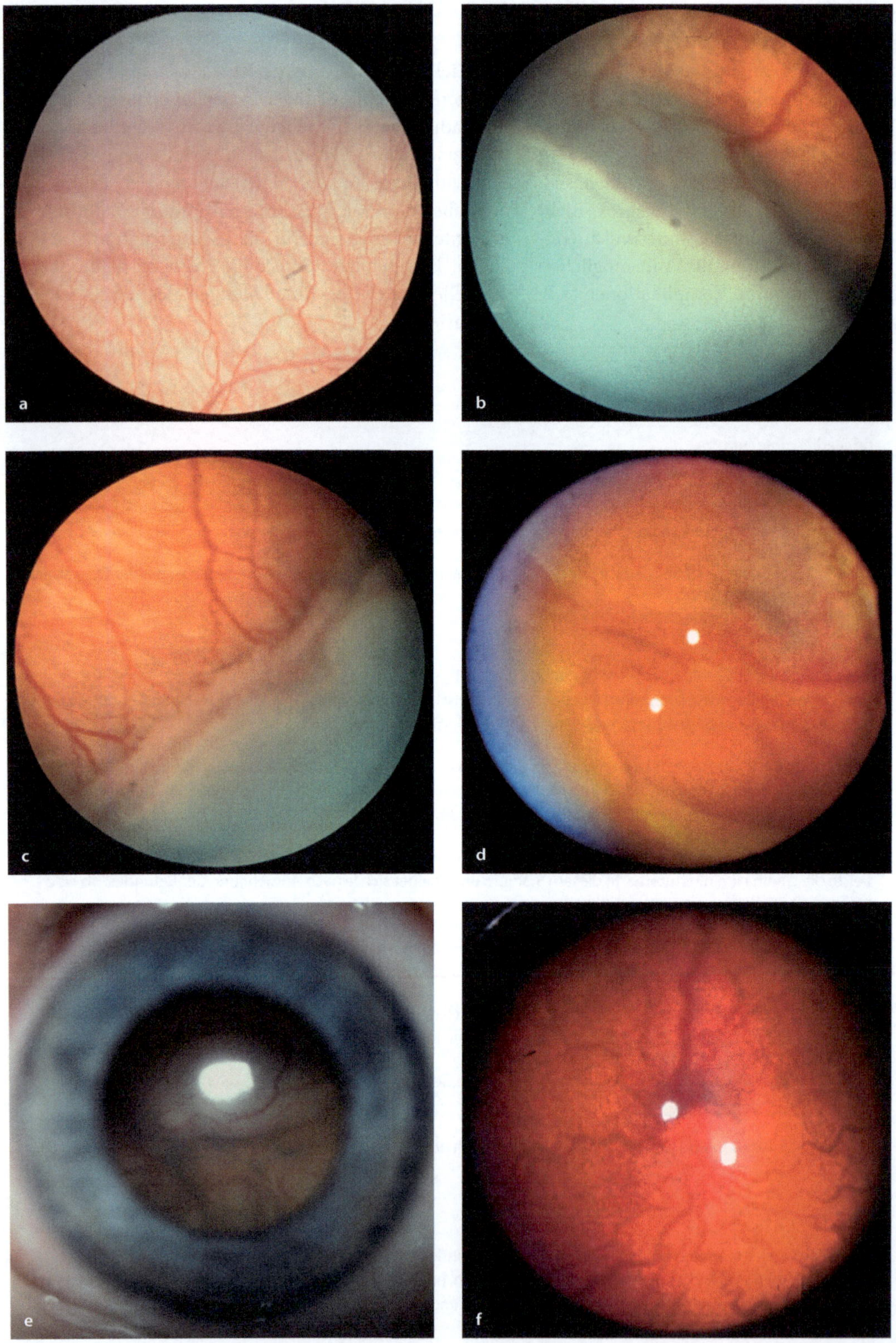

Abb. 9.6 Frühgeborenenretinopathie-Stadien. **a** Stadium 1: dünne weißliche Linie an der Grenze der vaskularisierten zur avaskulären (grauen) Netzhaut. **b** Stadium 2: Leiste: verdickte weißliche Linie an der Grenze der vaskularisierten zur avaskulären Netzhaut, das gräuliche dunkle Areal ist durch die Indentation bedingt. **c** Stadium 3: Leiste mit extraretinalen Proliferationen über mehrere Stunden an der Grenze der vaskularisierten zur avaskulären Netzhaut. **d** Stadium 4: inkomplette Netzhautablösung. **e** Stadium 5: komplette Netzhautablösung; die Netzhaut ist direkt hinter der Linse sichtbar. **f** »Plus disease«: dilatierte und vermehrt geschlängelte Gefäße am hinteren Pol. (Aus Jandeck C u. Foerster MH 2007)

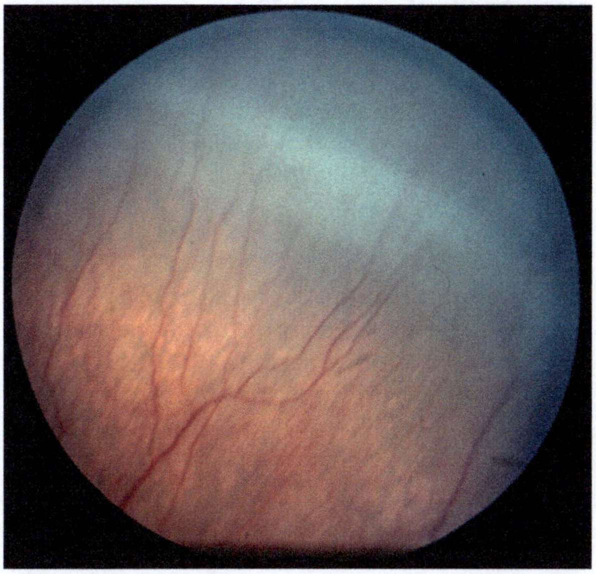

Abb. 9.7 Netzhautgefäße wachsen über die ehemalige Leiste nach peripher in die avaskuläre Netzhaut. (Aus Jandeck C u. Foerster MH 2007)

9.10.1 Frühgeborenenretinopathie-Screening nach den deutschen Screening-Kriterien von 2008

Folgende Frühgeborene sollten entsprechend dem nachfolgenden Screening-Schema auf Veränderungen im Sinne einer Frühgeborenenretinopathie untersucht werden:

- **Einschlusskriterien**
  - Frühgeborene mit einem Gestationsalter unter 32 Wochen (bei nicht sicher bekanntem Gestationsalter bei einem Geburtsgewicht ≤1.500 g) unabhängig von einer zusätzlichen Sauerstoffgabe
  - Frühgeborene zwischen 32 und 36 Wochen Gestationsalter, wenn postnatal mehr als 3 Tage Sauerstoff gegeben wurde

- **Erstuntersuchung**
  - In der 6. postnatalen Woche (Lebenstag 36-42), aber nicht vor einem postmenstruellen Alter von 31 Wochen

- **Folgeuntersuchungen**

Wöchentlich
- Vaskularisationsgrenze in Zone I oder in der zentralen Zone II ohne oder mit Frühgeborenenretinopathie
- Vaskularisationsgrenze in Zone II mit Frühgeborenenretinopathie-Stadium 2 oder 3
- Jede Frühgeborenenretinopathie mit »plus disease«

Kürzere Kontrollabstände als eine Woche können bei rasch progredienter Retinopathie und/oder sehr unreifer Netzhaut nötig sein.

Zweiwöchentlich
- Vaskularisationsgrenze in der peripheren Zone II ohne Frühgeborenenretinopathie oder mit FRÜHGEBORENENRETINOPATHIE-Stadium 1
- Vaskularisationsgrenze in der Zone III ohne oder mit Frühgeborenenretinopathie

Längere Untersuchungsabstände
- Falls über mehrere Untersuchungstermine ein rückläufiger Befund festgestellt wurde
- Nach dem errechneten Geburtstermin

- **Abschluss der Screening-Untersuchungen auf akute Frühgeborenenretinopathie**
  - Wenn die Netzhaut peripher zirkulär vollständig vaskularisiert ist
  - Wenn eine deutliche Regression der peripheren Netzhautveränderungen der akuten Frühgeborenenretinopathie zu erkennen ist, aber erst nach dem errechneten Geburtstermin (Abb. 9.7)

- **Untersuchungen nach Abschluss der Screening-Untersuchungen auf akute Frühgeborenenretinopathie**
  - Mindestens halbjährlich im ersten und zweiten Lebensjahr und jährlich im dritten Lebensjahr

Im Gegensatz zu den amerikanischen Screening-Kriterien (2006) wird in Deutschland die erste Untersuchung bei allen Kindern unabhängig von dem Gestationsalter in der 6. Lebenswoche, jedoch nicht vor 31 postmenstruellen Wochen durchgeführt.

Die Zeitspanne des Auftretens für ein behandlungsbedürftiges Stadium liegt in der Literatur meistens zwischen 32-42 postmenstruellen Wochen, wobei das Maximum bei 37 postmenstruellen Wochen (unabhängig vom Gestationsalter) liegt. Vor 31 und nach 48 postmenstruellen Wochen war in keiner Studie die Behandlung einer Retinopathie notwendig. Eine Untersuchung vor 31 postmenstruellen Wochen ist somit nicht erforderlich und erspart dem Säugling die deutliche körperliche Stressbelastung. Bei unreifen Frühgeborenen kann es unter Umständen durch eine Untersuchung zu Bradykardie und Apnoen oder im schlimmsten Fall zu akutem Herz-Lungen-Versagen kommen. Behandlungsbedürftige Retinopathien vor der 6. Lebenswoche, sogenannte »rush types«, sind in der Literatur Raritäten.

9.11 Untersuchungstechnik

Die Untersuchung der Frühgeborenen sollte in einem abgedunkelten Raum in medikamentöser Mydriasis (z.B. 2,5% Phenylephrin + 0,5% Tropicamid 2- bis 3-mal getropft im Abstand von 5-10 min) durchgeführt werden. Eine zweite Person fixiert das Kind. Vor der Untersuchung sollte eine Händedesinfektion erfolgen und für jedes Kind neue sterile Instrumente verwendet werden. Nach Gabe eines Lokalanästhetikums und Einsetzen eines Lidsperrers kann mit einem Lokalisator oder Schielhaken bei binokularer Ophthalmoskopie durch Bulbusrotation und -indentation auch die äußerste Netzhautperipherie eingesehen werden (Abb. 9.8).

Bei der Untersuchung sollte zuerst der vordere Augenabschnitt beurteilt werden. Insbesondere ist auf die Pupillenweite, eine Tunica vasculosa lentis, sowie eine Rubeosis iridis zu achten. Bei der Beurteilung der Netzhaut ist die Vaskularisationsgrenze festzulegen und die Beurteilung der Gefäße bezüglich einer »plus disease« erforderlich.

Eine eindeutige Dokumentation des erhobenen Befundes mit Festlegung des Zeitpunktes der Kontrolluntersuchung oder ggf. des Datums der Behandlung oder des Screening-Abschlusses sollte vermerkt werden.

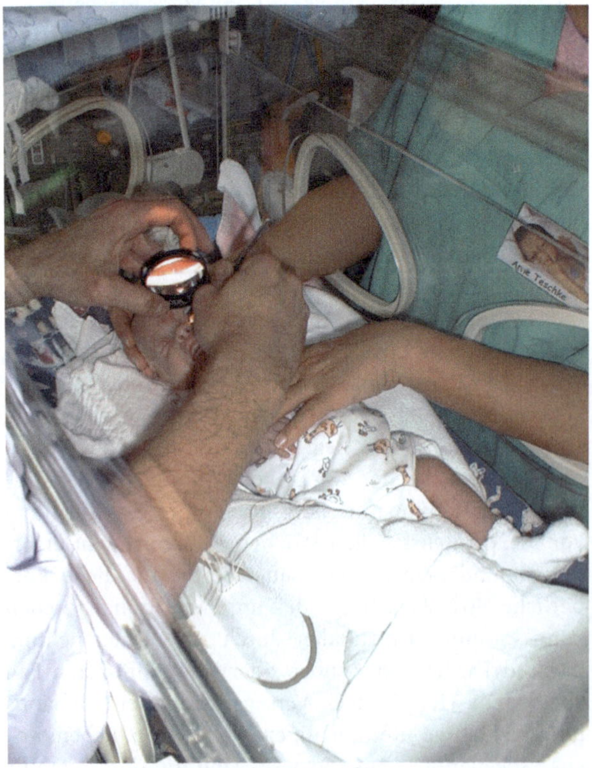

Abb. 9.8 Netzhautuntersuchung eines Frühgeborenen im Inkubator. (Aus Jandeck C u. Foerster MH 2007)

9

9.12 Indikationen zur Therapie

Die Indikationen für die Behandlung variieren geringfügig zwischen den unterschiedlichen Staaten, basieren jedoch alle auf den Ergebnissen der multizentrischen amerikanischen CRYO-ROP-Studie (1990) und der ET-ROP-Studie (2003).

9.12.1 Indikationen zur Behandlung mittels Laserkoagulation nach der deutschen Leitlinie (2008)

In Abhängigkeit von der Vaskularisationsgrenze:
- In der Zone III
  - In der Zone III ist eine Therapie in der Regel nicht erforderlich
- In der Zone II
  - Stadium 3 mit extraretinalen Proliferationen über mindestens 5 zusammenhängende oder 8 nicht-zusammenhängende Stunden, in Verbindung mit einer »plus disease« in mindestens 2 Quadranten
  - Im Einzelfall kann eine frühere Therapie angezeigt sein (z. B. bei rascher Progression, beginnender Verziehung der Netzhaut)
- In der Zone I
  - »Plus disease« in mindestens 2 Quadranten unabhängig vom Stadium
  - Stadium 3 ohne »plus disease«

Wird die Indikation zur Therapie gestellt, sollte die Behandlung innerhalb weniger Tage erfolgen.

9.12.2 Indikationen zur Behandlung nach den Kriterien der ETROP-Studie

Behandlung bei Typ 1 (ETROP)

In Abhängigkeit von der Vaskularisationsgrenze:
- In der Zone II
  - Stadium 2 oder 3 mit »plus disease«
- In der Zone I
  - »Plus disease« in mindestens 2 Quadranten unabhängig vom Stadium
  - Stadium 3 mit oder ohne »plus disease«

Kontrolle bei Typ 2 (ETROP):

In Abhängigkeit von der Vaskularisationsgrenze:
- In der Zone II
  - Stadium 3 ohne »plus disease«
- In der Zone I
  - Stadium 1 oder 2 ohne »plus disease«

In der ETROP-Studie (Early Treatment of Retinopathy of Prematurity) erfolgte eine Behandlung bereits zu einem »früheren« Zeitpunkt verglichen mit der CRYO-ROP-Studie. Hier wurde anhand einer Risikoanalyse für eine behandlungsbedürftige Frühgeborenenretinopathie die Augen in »high risk« und »low risk« eingeteilt. Eine Behandlung erfolgte nun schon, wenn in der Zone I eine »plus disease« oder ein Stadium 3 mit oder ohne »plus disease« bestand. In der Zone II wurde eine Behandlung bei Vorliegen einer »plus disease« in den Stadien 2 oder 3 durchgeführt. Durch diese »frühere« Behandlung konnten signifikant bessere funktionelle und strukturelle Ergebnisse erreicht werden.

In dem Zweijahresbericht sind die Ergebnisse weiter nach den einzelnen Zonen aufgeschlüsselt. Für die Zone II lässt sich kein signifikanter Unterschied zwischen den beiden Behandlungszeitpunkten feststellen. In der Studie wurde zusätzlich beobachtet, dass Säuglinge, die früher behandelt wurden häufiger systemische Nebenwirkungen hatten. In den 3 Jahresergebnissen fanden sich für beide Gruppen eine Myopieinzidenz in ca. 70% und ein Astigmatismus ≥1 dpt in ca. 43%. 2010 erschien der Abschlussbericht dieser Studie: Für alle behandelten Augen ließ sich im Alter von 6 Jahren bezüglich des Visus kein signifikanter Unterschied zwischen früher und konventioneller Behandlung feststellen. Es fand sich jedoch ein deutlicher signifikanter Unterschied zugunsten der früheren Behandlung, für Kinder, die in die Risikogruppe Typ 1 eingestuft wurden. Ebenso wurde ein deutlicher Unterschied für Augen mit einem Stadium 3 in der Zone I gefunden. Hier hatten in der früh behandelten Gruppe nur 30% einen Visus ≤0,1 (»unfavorable outcome«) verglichen mit 65% in der konventionell behandelten Gruppe.

9.12.3 Sonderform: Zone-I-Erkrankung

Ein retinales Gefäßnetz, das sich bei Erstuntersuchung nur auf die Zone I beschränkt, ist sehr selten. In der CRYO-ROP-Studie (1990) lag nur in 5% eine Zone-I-Erkrankung vor. 33% dieser Augen wurden nach Erreichen der Schwellenkriterien behandelt. Es wird jedoch eine sehr hohe Misserfolgsrate von 78% beschrieben. Andere Studien zeigten, dass allein durch die Änderung der Koagulationsform: Laser- statt Kryokoagulation in der Zone I der »unfavorable outcome« auf 15-36% gesenkt werden konnte. In der ETROP-Studie lag in 40% die Grenze der Vaskularisierung in der Zone I. Aufgrund der früheren Behandlung gegenüber der konventionellen Behandlung, konnte der »unfavorable outcome« signifikant von 53,8% auf 29,6% reduziert werden. Diese Ergebnisse führten weltweit zu einer Änderung der Behandlungskriterien und damit zu einer früheren Behandlung in der Zone I.

9.13 Therapie

9.13.1 Kryokoagulation

Nagata behandelte 1968 erstmals die Netzhautveränderungen bei einer Frühgeborenenretinopathie mit dem Xenonkoagulator. Weitere japanische Arbeitsgruppen haben über eine erfolgreiche Koagulationstherapie der aktiven Stadien berichtet, wobei Yamashita erstmals die Kryokoagulation einsetzte.

Die amerikanische multizentrische CRYO-ROP-Studie (1988) ergab einen so eindeutigen Nachweis des Therapieerfolges, dass bereits vor dem geplanten Studienende die ersten Ergebnisse veröffentlicht wurden. Durch Kryokoagulation der avaskulären peripheren Netzhaut konnte eine Reduktion der Inzidenz eines »unfavorable outcome« von 43% auf 21,8% erreicht werden. Auch 15 Jahre nach der Rekrutierung der Studienkinder zeigen die Ergebnisse unverändert den positiven Effekt der Koagulationsbehandlung. Die Anzahl der Augen mit einem »unfavorable outcome« nimmt jedoch auch nach 15 Jahren noch weiter langsam zu: »unfavorable outcome« für behandelte Augen 30% und für Kontrollaugen 51,9%.

In der CRYO-ROP-Studie wurde ein monokularer Visus (geprüft mit ETDRS-Tafeln) von ≤0,1 als »unfavorable outcome« definiert. In den 10-Jahresergebnissen der CRYO-ROP-Studie hatten behandelten Augen nur in 44,4% einen Visus ≤0,1, unbehandelte Auge dagegen in 62,1%. Unter Voraussetzung einer Netzhautanlage, war der Anteil der Augen, die einen Visus von 0,5 oder besser erreichten in beiden Gruppen gleich groß (25,2% behandelte Augen, 23,7% unbehandelte Augen). Für das Kontrastsehen ließ sich ebenfalls ein signifikanter Unterschied zugunsten der behandelten Augen nachweisen. Das Gesichtsfeld war nach Kryokoagulation nur um 7% gegenüber unbehandelten Augen mit einem Stadium 3+ reduziert. Das Gesichtsfeld war jedoch bei allen Augen mit einer schweren Retinopathie (Stadium 3+) unabhängig von einer Behandlung signifikant kleiner als bei Augen ohne eine Frühgeborenenretinopathie.

Bei der Kryokoagulation wird die gesamte avaskuläre Netzhaut konfluierend zerstört. Sie ist nur indiziert, wenn eine Behandlung mit Laserverfahren nicht möglich ist.

9.13.2 Laserkoagulation

Die Therapie der Wahl ist die indirekte Laserkoagulation (Diodenlaser, Argonlaser). Diese hat im Vergleich zur Kryokoagulation bessere anatomische, funktionelle und refraktive Ergebnisse. Der Diodenlasser hat aufgrund seiner Wellenlänge gegenüber dem Argonlaser Vorteile. Bei ausgeprägter Tunica vasculosa lentis besteht aufgrund der geringeren Absorption in den Gefäßen und damit geringeren Wärmebildung im anterioren Bereich ein geringeres Risiko einer Kataraktentstehung.

In Augen mit einer ausgeprägten Tunica vasculosa lentis und damit reduziertem Angehen der Laserherde sollte eine transsklerale Diodenlaserkoagulation erwogen werden.

Behandlungsprinzip

Bei allen Behandlungsmethoden wird das avaskuläre Areal peripher der Leiste koaguliert. Die Leiste sollte zur Vermeidung einer Blutung nicht mitbehandelt werden. Bei der indirekten Laserkoagulation werden die Laserherde angrenzend an die Leiste in dichtem (ca. 1/4 Herdbreite) Abstand gesetzt. Zur Peripherie hin kann der Abstand bis auf eine Herdgröße erweitert werden. Zur Koagulation ist eine 20-dpt- oder 2,2-dpt-Lupe in Verbindung mit einem Kopfophthalmoskop empfehlenswert. Die erforderliche Herdzahl ist abhängig von der Größe des avaskulären Areals und der verwendeten Lupe und kann zwischen 600-2.000 Spots schwanken (Abb. 9.9). Dementsprechend dauert die Behandlung eines Auges zwischen 20 und 40 Minuten.

9

Praxistipp

Die Laserkoagulation bei Frühgeborenen sollte im Rahmen einer Kurznarkose durchgeführt werden. Zur Laserkoagulation der peripheren Netzhaut ist ein Skleraindentator erforderlich. Immer nur peripher der Leiste koagulieren, nie die Leiste selbst mit behandeln!

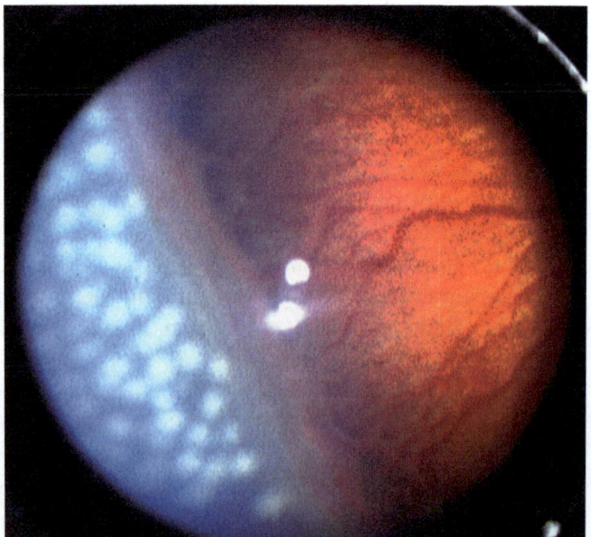

Abb. 9.9 Stadium 3 mit extraretinalen Proliferationen, vermehrte Gefäßfüllung, frische Laserherde in dem avaskulären Areal. (Aus Jandeck C u. Foerster MH 2007)

9.13.3 Behandlung bei Stadium 4 und 5

Zur netzhautchirurgischen Behandlungen der fortgeschrittenen Frühgeborenenretinopathie-Stadien liegen u.a. aufgrund der geringen Fallzahl, keine kontrollierten Studien vor. Eine Netzhautablösung, die durch ein noch aktives Stadium 3 entsteht, kann sich teilweise spontan zurückbilden, wenn die Gefäße weiter in das avaskuläre Areal vorwachsen. In Augen mit einem Stadium 4a kann in seltenen Fällen allein durch eine Kryokoagulation mit peripherer Narbenbildung die Netzhaut wieder angelegt werden. Durch eine »lens sparing vitrectomy« im Stadium 4a konnte eine Wiederanlegungsrate von 80% bis 90% erreicht werden. Die funktionellen Ergebnisse waren mit einem Visus von ca. 0,3 oder besser sehr gut. Im Stadium 4b und 5 konnte in einer älteren Studie durch eine Cerclage eine Netzhautanlage in 59% bis 75% erreicht werden. In dem fortgeschrittenen Stadium 5 war in einigen wenigen Studien ein anatomischer Erfolg in 31% bis 76% mit einer »lens sparing vitrectomy« möglich. Ein orientierender Visus wurde jedoch aufgrund der Mitbeteiligung der Makula nur in 11% bis 30% erreicht.

Aufgrund der deutlichen Diskrepanz zwischen anatomischen und funktionellen Erfolg sollte bei Stadium 4 oder 5 eine Therapieentscheidung individuell getroffen werden.

9.13.4 Anti-VEGF-Therapie

Zur Verbesserung der Frühgeborenenretinopathie-Therapie mit weniger akuten und späten Komplikationen und Langzeitveränderungen wird nach einer alternativen erfolgreicheren Therapie gesucht. Als neue Behandlungsmethode steht die intravitreale Medikamenteneingabe von Anti-VEGF zur Verfügung. Anfangs wurden hierzu nur kleine Fallberichten im Stadium 3 oder 4 alternativ mit und ohne zusätzliche Laserkoagulation publiziert. Anfang 2011 erschien die erste größere randomisierte Studie mit 150 Kindern (BEAT-ROP-Studie). Nach Erreichen der Behandlungskriterien »Stadium 3+« wurde entweder einer Behandlung mit Bevacizumab (0,625 mg in 0,025 ml) oder eine Laserkoagulation durchgeführt. Die Behandlungsergebnisse nach 54 Wochen waren in der Anti-VEGF-Gruppe signifikant besser. Jedoch zeigte sich dieser Unterschied nur bei einer Zone-I-Erkrankung. Für die Zone II sind die bisher berichteten Ergebnisse, besonders für eine Behandlung im Stadium 3 viel versprechend. In einzelnen Fällen wurde jedoch nach einer lokalen Anti-VEGF-Therapie das Auftreten zystischer Lungenveränderungen beobachtet.

Cave!
Nach der derzeitigen Studienlage scheint in der Zone I eine Therapie mit Bevacizumab der Laserkoagulation überlegen zu sein. In der Zone II erlauben die bisherigen Studien noch keine endgültige Aussage. Beachten sollte man mögliche systemische Nebenwirkungen der intravitrealen Anti-VEGF-Therapie bei Frühgeborenen mit schlechter Lungenreife.

9.13.5 Konservative Therapieverfahren

Verschiedene konservative Therapieverfahren (vorübergehend erhöhte Sauerstoffzufuhr, Lichtschutz, Vitamin-E-Gabe) zur Behandlung bzw. Prophylaxe höherer Frühgeborenenretinopathie-Stadien wurden untersucht. Bislang hat jedoch kein Verfahren eine eindeutige Wirkung gezeigt. Eine Verhinderung der Frühgeborenenretinopathie-Entwicklung durch eine Surfactant-Gabe oder Erhöhung der CO_2-Konzentration im Blut konnte nicht nachgewiesen werden. Evtl. führt eine erhöhte CO_2-Konzentration sogar zu einer Zunahme abnormaler Gefäße. Die pränatale Glukokortikoidgabe hat evtl. einen protektiven Effekt. Eine verlängerte (>3 Wochen) postnatale Glukokortikoidgabe scheint das Risiko für eine Frühgeborenenretinopathie eher zu erhöhen. Eine tägliche Vitamin-A-Gabe wird bei sehr unreifen Frühgeborenen empfohlen, da ein niedriger Vitamin-A-Spiegel die Frühgeborenenretinopathie-Entstehung begünstigt.

9.14 Spätveränderungen

Verschiedene Studien fanden, auch nach Abschluss der akuten Phase der Frühgeborenenretinopathie und bei Frühgeborenen ohne primäre Netzhautveränderungen, in 25-59% okuläre Veränderungen. Dazu gehören z. B. Refraktionsfehler (Myopie), die nicht nur nach einer Koagulationsbehandlung, sondern auch bei Frühgeborenen mit schweren Netzhautveränderungen entstehen können. Frühgeborene, die keine schwere Netzhautveränderung aufwiesen und deren Veränderungen spontan rückläufig waren, haben im Vergleich zur Normalbevölkerung kein erhöhtes Risiko für einen Refraktionsfehler oder eine Anisometropie. Die Astigmatismusrate, gemessen im Alter von 3 Jahren, ist bei Augen mit schweren Frühgeborenenretinopathie-Veränderungen auf ca. 40% erhöht. Mehrere Studien bzgl. des funktionellen Ergebnisses zeigten, dass durch die Koagulationsbehandlung die Myopieinzidenz im Vergleich zu unbehandelten Augen steigt.

Im Alter von 10 Jahren hatten 25% der ehemaligen Frühgeborenen eine schwere Sehstörung. Hauptrisikofaktoren für ein schlechtes Sehvermögen sind neurologische Veränderungen, behandelte Frühgeborenenretinopathie, Anisometropie und Astigmatismus. Weitere okuläre Veränderungen sind eine erhöhte Strabismus- und Nystagmusinzidenz, Sekundärglaukom und eine erhöhte Kataraktrate.

Durch sekundäre Veränderungen des Glaskörpers können vitreoretinale Traktionen mit nachfolgenden Netzhautforamina und Netzhautablösungen entstehen. Diese Art der Netzhautablösung entsteht typischerweise in der Pubertät. Zur Behandlung dieser Netzhautablösung ist die Pars-plana Vitrektomie eine erfolgreiche Behandlungsmethode. In der »Classification late stages (1988)« wurden die retinale Pigmentveränderungen, Netzhautverziehung, vitreoretinale Degenerationen, Netzhautfalten, Netzhautforamina beschrieben.

9.15 Differentialdiagnosen

Die Differentialdiagnosen zu einer Frühgeborenenretinopathie sind abhängig vom jeweiligen Frühgeborenenretinopathie-Stadium. In den früheren Stadien sind es Veränderungen mit peripher avaskulärer Netzhaut, wie die familiäre exsudative Vitreoretinopathie, die Incontinentia pigmenti (Bloch-Sulzberger Erkrankung) oder das Norrie-Syndrom. In den Spätstadien sind es Erkrankungen, die mit einer Leukokorie einhergehen, wie kongenitale Katarakt, persistierender hyperplastischer primärer Vitreous (PHPV), Retinoblastom, okuläre Toxocarainfektion, Morbus Coats, Uveitiden und Glaskörperblutungen.

9.16 Ausblick

Durch die verbesserte Neonatalmedizin überleben immer mehr unreifere Kinder. Diese unreiferen Kinder haben ein erhöhtes Risiko für retinale Veränderungen.

Die CRYO-ROP-Studie / ETROP-Studie haben eindeutig gezeigt, dass durch ein optimales Screening der Frühgeborenen mit Koagulationsbehandlung in bestimmten Stadien eine Verbesserung des Sehvermögens erreicht und die Erblindungsrate gesenkt wird.

Die Behandlung der Frühgeborenenretinopathie hat sich im Laufe der Jahre von einer sehr destruktiven Kryokoagulationstherapie zu einer weniger destruktiven Laserkoagulationstherapie weiterentwickelt. Die Behandlungsergebnisse einer Therapie mit Bevacizumab sind in der Zone I der Laserkoagulation überlegen (BEAT-ROP-Studie) und bisher ohne lokale oder systemische Nebenwirkungen. Wenn in der Zone II auch Evidenz-basierte Daten, die beschriebenen Ergebnisse bestätigen, kann Bevacizumab zur Behandlung der Frühgeborenenretinopathie als Alternative zur Lasertherapie, bevor eine Netzhautablösung entsteht, empfohlen werden. Besonders in Augen mit reduziertem Einblick aufgrund einer Glaskörperblutung, enger rigider Pupille oder bei der aggressiven posterioren Frühgeborenenretinopathie wird Bevacizumab sehr wahrscheinlich erfolgreich sein, da diese Augen sehr schlecht auf eine Laserbehandlung ansprechen.

Derzeit ist es möglich, im Gegensatz zu anderen Erkrankungen, durch ein effektives Screening Protokoll alle Kinder zum optimalen Zeitpunkt zu erfassen und damit die schweren Stadien der Netzhautveränderung früh genug für eine angemessene Therapie zu entdecken. Dieser Zeitpunkt ist jedoch für die Gesundheitssysteme verschiedener Länder unterschiedlich und abhängig von dem jeweiligem Entwicklungsstand der Neonatologie und den sozioökonomischen Bedingungen des Landes. Durch die optimale Betreuung der Frühgeborenen kann eine Erblindung weitestgehend verhindert werden. Die Spätfolgen der regressiven Netzhautveränderungen erfordern jedoch eine intensive weitere lebenslange Betreuung.

Fazit für die Praxis

- Die Frühgeborenenretinopathie ist eine Erkrankung, die nur bei Frühgeborenen auftritt.
- Die Unreife der Kinder in Kombination mit einer vermehrten Sauerstoffzufuhr kann zu einer Ischämie der Netzhaut mit nachfolgendem vermehrtem Gefäßwachstum führen.
- Durch ein zeitgerechtes Screening haben wir die Möglichkeit, alle behandlungsbedürftigen Kinder rechtzeitig zu erfassen und somit eine Therapie zum optimalen Zeitpunkt durchzuführen. Damit kann das Erblindungsrisiko deutlich reduziert werden.
- Die Einschlusskriterien, Untersuchungsfrequenz und Therapieindikation sollten entsprechend der Leitlinie (2008) durchgeführt werden.
- Die indirekte Laserkoagulation bei behandlungsbedüftiger Frühgeborenenretinopathie ist aufgrund der im Vergleich zur Kryokoagulation besseren anatomischen und funktionellen Ergebnisse die Therapie der Wahl.
- Neuere Studiendaten zur Behandlung mit Bevacizumab sind vielversprechend. Die intravitreale Medikamentengabe ist wenig destruktiv.
- Die Frühgeborenenretinopathie ist eine lebenslange Erkrankung. Auch nach Abschluss der akuten Phase können Veränderungen, wie z.B. Myopie, Strabismus und selten eine Katarakt oder eine Netzhautablösung, auftreten.

Literatur

Connolly BP, Ng EY, McNamara JA, Regillo CD, Vander JF, Tasman W (2002) A comparison of laser photocoagulation with cryotherapy for threshold retinopathy of prematurity at 10 years: part 2. Refractive outcome. Ophthalmology 109:936-941

Darlow BA, Gilbert C, Quinn GE, Azad R, Ells AL, Fielder A, Zin A (2009) Promise and potential pitfalls of anti-VEGF drugs in retinopathy of prematurity. Br J Ophthalmol. 93:986

Ehlken C, Martin G, Lange C, Gogaki EG, Fiedler U, Schaffner F, Hansen LL, Augustin HG, Agostini HT (2011) Therapeutic interference with EphrinB2 signalling inhibits oxygen-induced angioproliferative retinopathy. Acta Ophthalmol. Sep 17. 89:82-90

Dorrell MI, Aguilar E, Jacobson R, Trauger SA, Friedlander J, Siuzdak G, Friedlander M (2010) Maintaining retinal astrocytes normalizes revascularization and prevents vascular pathology associated with oxygen-induced retinopathy. Glia 58(1):43-54

Good WV, Hardy RJ, Dobson V, Palmer EA, Phelps DL, Tung B, Redford M (2010) Final visual acuity results in the early treatment for retinopathy of prematurity study. Early Treatment for Retinopathy of Prematurity Cooperative Group, Arch Ophthalmol. Jun;128:663-71.

Jandeck C (2009) Neue therapeutische Ansätze in der Behandlung der Frühgeborenenretinopathie. Klin Mbl Augenheilkd 226;914-20 Review

Jandeck C u. Foerster MH (2007) Clinical course and treatment. In: Joussen AM, Gardner TW, Kirchhof B, Ryan SJ (Hrsg) Retinal Vascular Disease. Springer Berlin Heidelberg, p 403-417

Jandeck C, Kellner U, Lorenz B, Seiberth V. Arbeitsgruppe der Retinologischen Gesellschaft zur Erstellung der Leitlinie zur augenärztlichen Screening-Untersuchung von Frühgeborenen (2008) Augenärztliche Screening-Untersuchung von Frühgeborenen Klin Mbl Augenheilkd 225:123-130

Lange C, Ehlken C, Stahl A, Martin G, Hansen L, Agostini HAT (2009) Kinetics of retinal vaso-obliteration and neovascularisation in the oxygen-induced retinopathy (OIR) mouse model. Graefes Arch Clin Exp Ophthalmol. 247(9):1205-11.

Löfqvist C, Hansen-Pupp I, Andersson E, Holm K, Smith LE, Ley D, Hellström A. (2009) Validation of a new retinopathy of prematurity screening method monitoring longitudinal postnatal weight and insulinlike growth factor I. Arch Ophthalmol. 127(5):622-7.

Magnussen AL, Rennel ES, Hua J, Bevan HS, Beazley Long N, Lehrling C, Gammons M, Floege J, Harper SJ, Agostini HT, Bates DO, Churchill AJ (2010) VEGF-A165b is cytoprotective and antiangiogenic in the retina. Invest Ophthalmol Vis Sci. 51(8):4273-81.

Mintz-Hittner HA, Kennedy KA, Chuang AZ; BEAT-ROP Cooperative Group (2011) Efficacy of intravitreal bevacizumab for stage 3+ retinopathy of prematurity. N Engl J Med. 17;364(7):603-15.

Ng E Y, Connolly B P, McNamara J A, Regillo C D, Vander J F, Tasman W (2002) A comparison of laser photocoagulation with cryotherapy for threshold retinopathy of prematurity at 10 years: part 1. Visual function and structural outcome. Ophthalmology 109: 928-934; discussion 935

Palmer EA, Flynn JT, Hardy RJ, et al. (1991) Incidence and early course of retinopathy of prematurity. The Cryotherapy for Retinopathy of Prematurity Cooperative Group. Ophthalmology 98(11):1628-40

Palmer EA, Hardy RJ, Dobson V, Phelps DL, Quinn GE, Summers CG, Krom CP, Tung B (2005) Cryotherapy for Retinopathy of Prematurity Cooperative Group. 15-year outcomes following threshold retinopathy of prematurity: final results from the multicenter trial of cryotherapy for retinopathy of prematurity. Arch Ophthalmol. 123:311-8.

Pieh C, Krüger M, Lagrèze WA, Gimpel C, Buschbeck C, Zirrgiebel U, Agostini HT (2010) Plasma sE-selectin in premature infants: a possible surrogate marker of retinopathy of prematurity. Invest Ophthalmol Vis Sci. 51(7):3709-13.

Pieh C, Agostini H, Buschbeck C, Krüger M, Schulte-Mönting J, Zirrgiebel U, Drevs J, Lagrèze WA (2008) VEGF-A, VEGFR-1, VEGFR-2 and

Tie2 levels in plasma of premature infants: relationship to retinopathy of prematurity. Br J Ophthalmol. 92(5):689-93.

Stahl A, Connor KM, Sapieha P, Chen J, Dennison RJ, Krah NM, Seaward MR, Willett KL, Aderman CM, Guerin KI, Hua J, Löfqvist C, Hellström A, Smith LE (2010) The mouse retina as an angiogenesis model. Invest Ophthalmol Vis Sci. 51(6):2813-26.

The Committee for the Classification of Retinopathy of Prematurity (1984) An international classification of retinopathy of prematurity. Arch Ophthalmol 102:1130-1134

The Early Treatment for Retinopathy of Prematurity Cooperative Group (2003) Revised indications for treatment of retinopathy of prematurity: results of the early treatment for retinopathy of prematurity randomized trial. Arch Ophthalmol 121:1684–1696

The Early Treatment for Retinopathy of Prematurity Cooperative Group (2006) The Early Treatment for Retinopathy of Prematurity Study: structural findings at age 2 years. British Journal of Ophthalmology 90:1378-1382

The International Committee for the Classification of the Late Stages of Retinopathy of Prematurity (1987) An international classification of retinopathy of prematurity. II. The classification of retinal detachment. Arch Ophthalmol 105:906-912

The International Committee for the Classification of Retinopathy of Prematurity (2005) An international classification of retinopathy of prematurity revisited. Arch Ophthalmol 123; 991-999

Wu C, Vanderveen DK, Hellström A, Löfqvist C, Smith LE (2010) Longitudinal postnatal weight measurements for the prediction of retinopathy of prematurity. Arch Ophthalmol. 128(4):443-7

Yang CS, Wang AG, Sung CS, Hsu WM, Lee FL, Lee SM (2010) Long-term visual outcomes of laser-treated threshold retinopathy of prematurity: a study of refractive status at 7 years. Eye 24:14-20

Verschlusserkrankungen

Okuläre Gefäßverschlüsse sind eine der häufigsten Ursachen für eine bleibende Sehminderung. Deren Folgekomplikationen können nicht nur zu einer Funktionseinschränkung führen, sondern auch das Auge selber in seiner Existenz gefährden. Die Prognose hängt im Wesentlichen von der Lokalisation, dem Ausmaß und der Dauer der retinalen Ischämie ab. Grundsätzlich unterscheidet man arterielle und venöse Verschlüsse, jedoch gibt es auch Mischbilder, wie beispielsweise beim retinalen Ischämiesyndrom. Retinale Gefäßverschlüsse haben meist systemische Ursachen, deren Abklärung und adäquate Therapie nicht nur den ophthalmologischen Verlauf, sondern auch die Prognose des zukünftigen Morbiditäts- und Mortalitätsgrades der Betroffenen beeinflussen wird. In diesem Zusammenhang kommt der interdisziplinären Zusammenarbeit eine zentrale Bedeutung zu. So erfordert die allgemeine Abklärung zugrunde liegender kardiovaskulärer Erkrankungen spezielle weiterführende Untersuchungen wie die Thrombophiliediagnostik, sodass eine enge Kooperation mit anderen Fachdisziplinen benötigt wird.

10.1 Plasmaproteine und Gerinnung

L.-O. Hattenbach, C. Hattenbach

Die häufigsten im Blutplasma vorkommenden Blutproteine bezeichnet man als Plasmaproteine. Im Blutplasma kommen ca. 100 verschiedene Proteine und Glykoproteine vor, die sich nach elektrophoretischer Trennung in Albumine und Globuline unterteilen lassen. Ihr Gewichtsanteil liegt bei 6-8 g/100 ml. Der häufig als Synonym verwendete Begriff Serumprotein umfasst alle Plasmaproteine ohne Fibrinogen.

Die Synthese der Plasmaproteine erfolgt überwiegend in der Leber und in den lymphatischen Organen. Neben zahlreichen anderen Aufgaben wie Immunabwehr und Aufrechterhaltung des kolloidosmotischen Drucks spielen Plasmaproteine eine wichtige Rolle für die Homöostase und Blutgerinnung.

Die Blutgerinnung stellt einen der wesentlichen Schutzmechanismen unseres Körpers dar. Um eine effektive und kontrollierte Blutstillung (»Hämostase«) zu gewährleisten, muss zum einen die Abdichtung der Gefäße und auch die Drosselung oder im besten Fall die Beendigung von Blutaustritten erreicht werden, zum anderen aber auch die Zusammensetzung und Fließfähigkeit des Blutes weiterhin bestehen bleiben.

Unter physiologischen Bedingungen befinden sich die prokoagulatorische und die antikoagulatorische Seite des Systems der Hämostase im Gleichgewicht. Gerinnung und Fibrinolyse werden dabei durch eine Reihe endogener Inhibitoren kontrolliert. Eine Verschiebung dieses Gleichgewichts hin zur antikoagulatorischen Komponente ist mit der Gefahr von Blutungen (»**Hämophilie**«) verbunden, eine Verschiebung zugunsten der koagulatorischen Komponente mit einer vermehrten Neigung zur Blutgerinnung (»**Thrombophilie**«).

Die Blutgerinnung stellt ein komplexes Geschehen dar. Zu den daran beteiligten Komponenten zählen

- Plasmaproteine,
- Thrombozyten,
- Strukturen der Gefäßwand und
- Leukozyten.

Obwohl man zwischen Thrombozyten-vermittelter (primärer) und plasmatischer (sekundärer) Blutgerinnung unterscheidet, sind doch beide Vorgänge eng miteinander verknüpft. So wird die plasmatische Gerinnung durch die Thrombozyten gesteuert, während Thrombin im Gegenzug eine Aktivierung der Thrombozyten bewirkt.

Initiiert wird die plättchenvermittelte Blutgerinnung mit Bildung von Plättchenaggregaten durch den Kontakt mit subendothelialen Gefäßwandstrukturen oder anderen extravasalen Oberflächen, z.B. im Falle einer Gefäßverletzung. Gleichzeitig kommt es zu Auslösung der Kaskade der plasmatischen Gerinnung, deren zentraler Mechanismus in der Umwandlung von Prothrombin zu Thrombin, dem »Schlüsselenzym« der Gerinnung besteht. Thrombin wandelt schließlich lösliches Fibrinogen in unlösliches Fibrin um, das die lockeren Plättchenaggregate stabilisiert und so erst ein festes Blutgerinnsel herstellt. Unter physiologischen Bedingungen dient die Bildung eines Blutgerinnsels zur Gewährleistung eines stabilen Wundverschlusses. Unter pathologischen Bedingungen hingegen führt diese zur Entstehung eines Thrombus bzw. eines Gefäßverschlusses.

Die plasmatische Gerinnung wird durch eine Reihe endogener Inhibitoren reguliert, von denen als wichtigste

- aktiviertes Protein C und Protein S,
- Antithrombin III (AT III),
- Heparin-Cofaktor II,
- »tissue factor pathway inhibitor« (TFPI),
- α_2-Makroglobulin und
- α_1-Antitrypsin

zu nennen sind.

Ein Mangel oder eine Störung der Regulation dieser endogenen Inhibitoren ist mit einem erhöhten Thromboserisiko assoziiert, das sich offenbar auch im retinalen Gefäßsystem manifestieren kann. Das Gefäßsystem des Auges ist ein hochsensibler Bereich, der einerseits prinzipiell denselben Einflüssen und Veränderungen ausgesetzt ist, wie das allgemeine Kreislaufsystem des menschlichen Körpers. Andererseits stellt das Auge als mikrovaskuläres Stromgebiet eine besondere Situation dar, wahrscheinlich auch aufgrund der herausragenden Bedeutung einer effektiven intraokulären Blutstillung zur Aufrechterhaltung der Transparenz der brechenden Medien.

10.1.1 Störungen der Gerinnung und intraokuläre Blutungen

Intraokuläre Hämorrhagien aufgrund einer mit einer Blutungsneigung (Hämophilie) einhergehenden Gerinnungsstörung stellen insgesamt ein eher seltenes Ereignis dar. Meist treten Blutungen im Zusammenhang mit zugrunde liegenden okulären Erkrankungen auf. Hierzu zählen Vorderkammer- und Glaskörperblutungen bei neovaskulären Erkrankungen des hinteren Augenabschnitts, Blutungen nach Trauma oder Hypotonie oder postoperative Hämorrhagien. Eine diagnostische Abklärung bei Patienten mit intraokulären Blutungen sollte daher immer zuerst solche mit typischen Augenerkrankungen einhergehenden Ursachen ausschließen.

Der Zusammenhang zwischen okulären Blutungen und Gerinnungsstörungen wurde bisher nicht systematisch untersucht. Allerdings konnte gezeigt werden, dass die Einnahme gerinnungswirksamer Medikamente mit der Entstehung von Blutungen auf der Grundlage neovaskulärer Veränderungen assoziiert ist. So entwickeln Patienten mit exsudativer AMD unter Therapie mit Thrombozytenaggregationshemmern oder Antikoagulanzien signifikant häufiger submakuläre Blutungen größeren Ausmaßes, als dies bei Vergleichspatienten ohne eine solche Begleitmedikation der Fall ist.

Darüber hinaus weist eine Reihe von Untersuchungen darauf hin, dass es auch einen Zusammenhang zwischen spontan und ohne Vor- oder Begleiterkrankungen auftretenden okulären Blutungen und Störungen des Gerinnungssystems gibt. Dies betrifft anscheinend vor allem solche Komponenten der Gerinnung, die an der Regulation der Fibrinolyse oder der Thrombozytenaggregation beteiligt sind. Hierzu zählt u.a. der von-Willebrand-Faktor, der von den Gefäßendothelzellen gebildet wird. Ein Mangel dieses Faktors oder ein Defekt seiner Proteinstruktur (von Willebrand-Jürgens-Syndrom) beeinträchtigt vor allem die zelluläre Blutstillung und hat auch Auswirkungen auf die plasmatische Gerinnung (◘ Abb. 10.1). Beschrieben sind auch intraokuläre Blutungen bei einem Mangel des Plasminogenaktivator-Inhibitors 1 (◘ Abb. 10.2), bei erworbenem Faktor-VIII-Mangel oder Hypofibrinogenämie. Dies sollte bei der Wahl der Parameter zur Durchführung eines Hämophiliescreenings bei Patienten mit okulären Blutungen entsprechend berücksichtigt werden (s. Übersicht).

Praxistipp

Insbesondere bei jüngeren Patienten ohne erkennbare Ursache stellt der Ausschluss einer hämophilen Gerinnungsstörung durchaus eine sinnvolle Erweiterung der diagnostischen Maßnahmen dar. Eine auffällige Eigen- oder Familienanamnese ist dabei richtungweisend, jedoch nicht unbedingte Voraussetzung.

Parameter für ein Hämophiliescreening bei okulären Blutungen

- Blutbild (Thrombozytenzahl)
- Thromboplastinzeit (TPZ), Thrombinzeit (TZ), aktivierte partielle Thromboplastinzeit (aPTT)
- Fibrinogen
- Faktor VIII
- von Willebrand-Faktor Ag
- Ristocetin-Cofaktor
- Faktor IX
- Plasminogenaktivität
- Gewebsplasminogenaktivator (»tissue plasminogen activator« = t-PA) Antigen
- Plasminogenaktivator-Inhibitor (PAI) Aktivität und Antigen

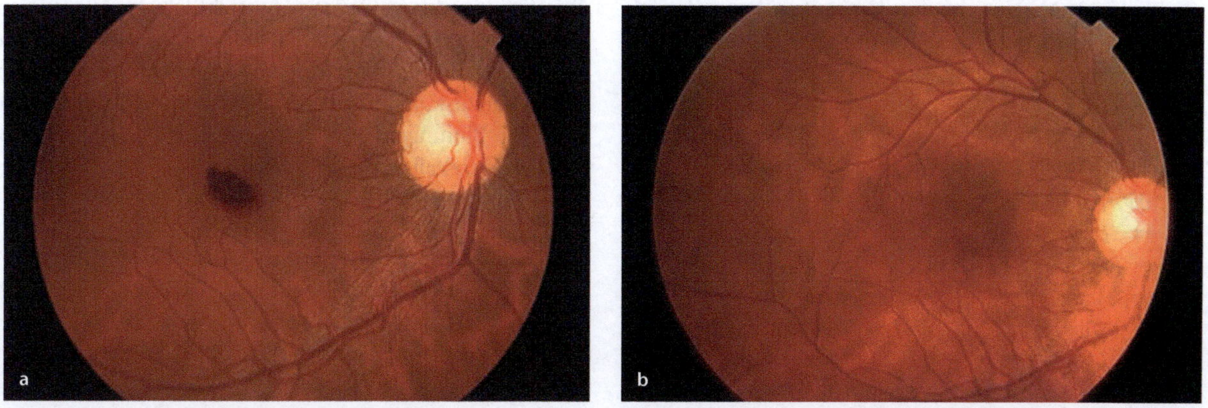

◘ **Abb. 10.1** **a** Fundusphoto eines männlichen Patienten mit spontaner präretinaler Blutung im Bereich der Makula. Die gerinnungsdiagnostische Untersuchung deckte ein von Willebrand-Syndrom auf, das mit einem erhöhten Blutungsrisiko einhergeht. **b** Im weiteren Verlauf kam es zu einer spontanen Resorption der Blutung.

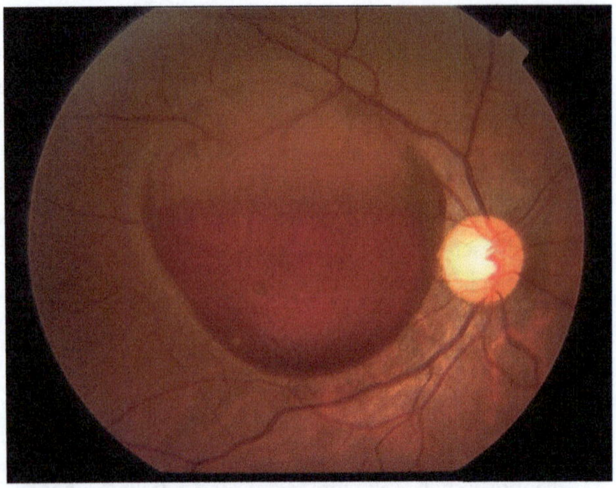

Abb. 10.2 Funduskopischer Befund einer 29jährigen Patientin mit massiver spontaner subhyaloidaler Blutung bei unauffälliger Eigen- und Familienanamnese hinsichtlich einer Blutungsneigung. Die durchgeführte gerinnungsdiagnostische Untersuchung ergab das Vorliegen eines Plasminogenaktivator-Inhibitor-1 (PAI-1)-Mangels. Aufgrund der ausbleibenden spontanen Resorption erfolgte im weiteren Verlauf eine Pars-plana-Vitrektomie, durch die eine vollständige Wiederherstellung der zentralen Sehschärfe erreicht werden konnte.

10.1.2 Disseminierte intravasale Koagulopathie (DIC)

Bei der disseminierten intravasalen Koagulopathie oder »Verbrauchskoagulopathie« kommt es durch eine pathologisch gesteigerte Blutgerinnung zu einem abnormen Verbrauch von Gerinnungsfaktoren, aus dem schließlich eine Blutungsneigung resultiert. Die DIC ist ein erworbener, lebensbedrohlicher Zustand, der unter verschiedenen Bedingungen auftreten kann. Zu den möglichen Auslösern der akuten Form zählen Schock, operative Eingriffe, Komplikationen unter der Geburt, schweres Trauma und Sepsis (s.u.). Als Ursache der chronischen Form der DIC kommen u.a. verschiedene Karzinomformen und die Leberzirrhose in Betracht.

Mögliche Ursachen einer disseminierten intravasalen Koagulopathie (DIC)

- Schock
- Sepsis
- Bakterielle und virale Infektionen
- Malignome (Lunge, gastrointestinal, Prostata, Akute myeloische Leukämie)
- Präeklampsie, Abruptio placentae, Fruchtwasserembolie
- Extensive operative Eingriffe

Im Endstadium der DIC kommt es zum Vollbild des Schocks mit Multiorganversagen durch Embolien bzw. Thrombosen sowie dem Auftreten von Spontanblutungen. Die okuläre Symptomatik entspricht der Entwicklung der u.a. aus der Blutungsneigung resultierenden systemischen Komplikationen mit retinalen oder subretinalen Blutungen, die in der Regel beidseitig auftreten. Dabei kann es auch zu massiven, ausgeprägt prominenten subretinalen Hämorrhagien kommen. Weitere Symptome können in einem Papillenödem, einem zystoiden Makulaödem oder einer serösen Netzhautablösung bestehen.

In der Regel handelt es sich bei DIC-Patienten um Schwerstkrankte. Die Diagnosesicherung erfolgt anhand des klinischen Befundes sowie labordiagnostisch durch Bestimmung von Fibrinogen, D-Dimeren, Thrombozytenzahl und INR (International Normalization Ratio).

Differentialdiagnostisch ist die DIC insbesondere gegen thrombotische Mikroangiopathien wie die thrombotische thrombozytopenische Purpura (TTP, Moschcowitz-Syndrom) abzugrenzen, was vor allem für die therapeutische Vorgehensweise von entscheidender Bedeutung ist. Obwohl die TTP meist als idiopathische Autoimmunkrankheit, selten auch familiär gehäuft auftritt, kommt diese auch in einer sekundären Form vor, die ähnlich wie bei der DIC durch bestimmte Ereignisse wie Schwangerschaft oder die Einnahme von Medikamenten ausgelöst werden kann.

Die Behandlung der DIC stützt sich vor allem auf die Therapie der Grunderkrankungen wie Schock oder Sepsis. Eine therapeutische Beeinflussung der Gerinnungsproblematik durch Gabe von Thrombozytenkonzentraten bei Thrombozytopenie oder »fresh frozen plasma« (FFP) bzw. Substitution von Einzelfaktoren bei Blutungen ist schwierig und richtet sich nach dem Stadium der DIC. Aufgrund der mit einer DIC verbundenen hohen Letalität ist eine sichere Aussage hinsichtlich der Visusprognose nur begrenzt möglich. Diese hängt im Wesentlichen vom Ausmaß des Befundes und der Stabilisierung des Allgemeinzustands ab. Befundbesserungen mit Resorption der Blutungen und Rückgang der serösen Amotio sind in Einzelfällen beschrieben.

10.1.3 Gerinnungsstörungen als Ursache arterieller retinaler Gefäßverschlüsse

Im Gegensatz zu den arteriitischen retinalen Gefäßverschlüssen, bei denen es in der Regel um die Erkennung und rechtzeitige Behandlung einer kausal zugrunde liegenden entzündlichen Systemerkrankung geht, steht bei den weitaus häufigeren nichtarteriitischen Verschlüssen die Abklärung kardiovaskulärer Grunderkrankungen und Risikofaktoren im Vordergrund (s. Übersicht).

Mögliche Ursachen für einen nichtarteriitischen retinalen Arterienverschluss

- Embolien
- intraluminale Thrombose
- Gefäßeineingung,
- Blutung unter einen atherosklerotischen Plaque
- Gefäßspasmus
- ein zirkulatorischer Kollaps
- ein Aneurysma dissecans

Hierbei sind retinale arterielle Verschlüsse in der Regel auf arterioarterielle Embolien im Rahmen einer Arteriosklerose und konsekutiven Stenosierung der A. carotis, einer Herzwand- oder Herzklappenerkrankung zurückzuführen. Das Vorhandensein retinaler Emboli, insbesondere cholesterinhaltiger Emboli, ist dabei als schlechtes prognostisches Zeichen quo ad vitam zu werten.

Retinale Zentralarterienverschlüsse (ZAV) oder Arterienastverschlüsse (AAV) sind mit einem Durchschnittsalter von 62 (ZAV) bzw. 58 Jahren (AAV) in erster Linie eine Erkrankung des höheren Lebensalters, wobei das männliche Geschlecht häufiger betroffen ist. In über 90% der Fälle ist der arterielle Verschluss Folge einer Systemerkrankung und häufig mit kardiovaskulären Risikofaktoren wie der arteriellen Hypertonie assoziiert. Die Bedeutung arteriosklerotischer Gefäßveränderungen für die Entstehung arterieller retinaler Gefäßverschlüsse gilt allgemein als belegt: So haben 20% der Patienten mit ZAV eine hämodynamisch relevante Karotisstenose.

Insbesondere jüngere Patienten entsprechen jedoch häufig nicht diesem Risikofaktorprofil. Im Gegensatz zu älteren Patienten finden sich bei jüngeren Individuen (<30 Jahre) mit arteriellen retinalen Verschlüssen häufiger folgende Ätiologien: Migräne, Gerinnungsstörungen, intraokulare Veränderungen (erhöhter Augeninnendruck, Papillendrusen, präpapilläre arterielle Gefäßschlingen), Trauma, Hämoglobinopathien, Einnahme oraler Kontrazeptiva und Schwangerschaften.

Bei diesen Patienten kann eine spezielle weiterführende Diagnostik sinnvoll sein. Dabei empfiehlt sich eine systematische Vorgehensweise mit Basisdiagnostik und erweiterter Diagnostik unter Berücksichtigung von Lebensalter sowie Eigen- und Familienanamnese (s.u.). Dies gilt insbesondere für die labordiagnostische Untersuchung zur Frage des Vorliegens einer Gerinnungsstörung.

Tab. 10.1 Kriterien für die Durchführung eines Thrombophiliescreenings bei Patienten mit retinalen Gefäßverschlüssen

Kriterien	Definition
Alter ≤45 Jahre	Zeitpunkt des 1. thromboembolischen Ereignisses
Fehlen kardiovaskulärer Risikofaktoren	Ausschluss RR, D.m., Hypercholesterinämie, Rauchen
Positive Familienanamnese	Thromboembolische Ereignisse bei Verwandten 1. Grades ≤45. Lj.

Praxistipp

Da ein umfassendes Thrombophiliescreening sehr kostenintensiv ist, sollte es nur nach Ausschluss der »klassischen« kardiovaskulären Risikofaktoren, bei sehr jungen Patienten oder bei Patienten mit einer auffälligen Eigen- oder Familienanamnese hinsichtlich thromboembolischer Ereignisse angeordnet werden (Tab. 10.1).

Insgesamt liegen sehr wenige prospektive Daten hinsichtlich der Prävalenz thrombophiler Gerinnungsstörungen bei bestimmten Subgruppen von arteriellen retinalen Gefäßverschlusspatienten vor, sodass sich die bisherigen Erkenntnisse zumeist noch auf einige wenige Fallberichte sowie kleinere Fallserien stützen. Die Kenntnis über das Vorliegen eines zugrunde liegenden Gerinnungsdefekts ist jedoch von erheblicher Bedeutung, da sich hieraus direkte Konsequenzen hinsichtlich der Frage einer dauerhaften oder vorübergehenden Antikoagulation zur Prophylaxe bei rezidivierenden thromboembolischen Ereignissen sowohl für den Patienten selbst als auch für Familienangehörige ergeben.

Einige Studien konnten bei jüngeren Patienten mit nichtariitischer anteriorer ischämischer Optikusneuropathie bestimmte thrombophile Gerinnungsstörungen wie eine APC-Resistenz, eine Faktor-VIII- oder Lipoprotein (a)-Erhöhung signifikant häufiger nachweisen als bei gesunden Probanden. Interessanterweise war auch bei jüngeren Patienten mit nicht-arteriitischer anteriorer Optikusneuropathie NAION das Fehlen kardiovaskulärer Risikofaktoren signifikant häufig mit thrombophilen Gerinnungsstörungen assoziiert.

Neben angeborenen oder erworbenen Gerinnungsstörungen muss bei der Gruppe der jüngeren Patienten mit ZAV oder AAV auch an seltene Hämoglobinopathien wie Sichelzellanämie oder Thalassämie sowie an andere seltene Ursachen wie Endokarditis oder kardiale Tumoren gedacht werden.

Thrombophilieprogramm bei arteriellen retinalen Gefäßverschlüssen

- Thromboplastinzeit (TPZ)
- Aktivierte partielle Thromboplastinzeit (aPTT), Thrombinzeit (TZ)
- APC-Resistenz
- Fibrinogen
- Plasminogen
- Gewebsplasminogenaktivator (t-PA) und -Inhibitor (PAI-1)
- Antiphospholipid-Antikörper
- Homozystein

10.1.4 Gerinnungsstörungen als Ursache venöser retinaler Gefäßverschlüsse

Zu den systemischen und okulären Risikofaktoren, die mit der Entstehung venöser retinaler Gefäßverschlüsse in Verbindung gebracht werden, zählen

- die arterielle Hypertonie,
- der Diabetes mellitus,
- das Offenwinkelglaukom,
- eine erhöhte Blutkörperchensenkungsgeschwindigkeit (BSG) oder erhöhte Erythrozytenaggregation,
- eine erhöhte Plasmaviskosität sowie
- Gerinnungsstörungen.

Die pathogenetische Bedeutung thrombophiler Gerinnungsstörungen für die Entstehung venöser retinaler Gefäßverschlüsse wird bis heute noch immer kontrovers diskutiert, was aufgrund der methodischen Einschränkungen und der damit verbundenen mangelnden Aussagefähigkeit und Vergleichbarkeit vieler in den letzten Jahren und Jahrzehnten veröffentlichter ophthalmologischer Studien nicht verwunderlich ist. So wurden häufig nur sehr kleine Patientengruppen und kein Vergleichskollektiv untersucht, lediglich ein oder wenige Gerinnungsparameter erhoben oder eine retrospektive Studienkonzeption gewählt. Darüber hinaus definierten einige Autoren eine positive Eigen- oder Familienanamnese hinsichtlich thromboembolischer Komplikationen als Ausschlusskriterium für die Untersuchung von Patienten im Rahmen einer ophthalmologischen Studie.

Venöse retinale Gefäßverschlüsse gelten als Erkrankung des höheren Lebensalters und können meist auf kardiovaskuläre Grunderkrankungen und Risikofaktoren zurückgeführt werden, die typischerweise bei älteren Patienten vorkommen. Dementsprechend sollte bei allen Patienten mit venösen retinalen Gefäßverschlüssen interdisziplinär eine Abklärung kardiovaskulärer Risikofaktoren wie arterielle Hypertonie und Arteriosklerose, Diabetes mellitus, Fettstoffwechselstörung und Rauchen erfolgen. Im Gegensatz zu arteriellen retinalen Verschlüssen ist jedoch keine Diagnostik zum Ausschluss einer Emboliequelle erforderlich (Tab. 10.2). Eine Ausnahme hiervon stellen Patienten dar, bei denen differentialdiagnostisch das Vorliegen eines okulären Ischämiesyndroms in Betracht gezogen werden muss. In diesen Fällen sollte eine Farbduplexsonographie der hirnversorgenden Gefäße erfolgen.

Bei jüngeren Individuen mit retinalem Gefäßverschluss lassen sich kardiovaskuläre Grunderkrankungen häufig nicht nachweisen. Dabei ist etwa jeder zehnte Patient mit venösem retinalem Gefäßverschluss zum Zeitpunkt des Erkrankungsbeginns 50 Jahre oder jünger. In dieser Altersgruppe findet sich aber nicht selten eine familiäre Häufung oder eine entsprechende Eigenanamnese mit vorangegangenem thromboembolischem Ereignis als Hinweis auf genetisch determinierte Risikofaktoren. Im Gegensatz zu früheren Untersuchungen konnten jüngere prospektive Studien mit adäquaten Kontrollgruppen und geeigneten Kriterien für die Patientenselektion einen eindeutigen Zusammenhang zwischen thrombophilen Gerinnungsstörungen und der Entstehung venöser retinaler Gefäßverschlüsse belegen. In bestimmten Subgruppen von Patienten wurden die APC-Resistenz, Antiphospholipid-Antikörper, der Faktor-XII-Mangel sowie Defekte des antikoagulatorischen Systems (Antithrombin-III-, Protein-C-, Protein-S-sowie Heparin-Co-Faktor-II-Mangel) signifikant häufiger nachgewiesen (Abb. 10.3, Abb. 10.4). Zudem gibt es Hinweise, dass auch eine Erhöhung von Lipoprotein (a) und Faktor VIII sowie die Prothrombinmutante und eine Hyperhomozysteinämie mit einem erhöhten Risiko für die Entstehung venöser retinaler Gefäßverschlüsse einhergehen.

Die Thrombophiliediagnostik bei Patienten mit venösen retinalen Gefäßverschlüssen entspricht also exakt der diagnostischen Vorgehensweise bei Patienten mit Thromboembolien großer Gefäße. Auch hier gehen thrombophile Gerinnungsdefekte häufig mit einem jungen Alter, Rezidivereignissen, auffälliger Familienanamnese, atypischer Lokalisation und besonders schweren Verläufen einher. Ein Thrombophiliescreening ophthalmologischer Patienten sollte daher selektiv junge Patienten mit retinalen Gefäßverschlüssen erfassen bzw. eine auffällige Eigen- oder Familienanamnese hinsichtlich thromboembolischer Ereignisse berücksichtigen. Dabei sollte auch nicht nur das Alter zum Zeitpunkt des retinalen Gefäßverschlusses, sondern ggf. das Lebensalter zum Zeitpunkt eines (anamnestisch) ersten thromboembolischen Ereignisses als Kriterium für eine weiterführende Thrombophiliediagnostik herangezogen werden. Als Leitkriterien für eine erhöhte Prävalenz thrombophiler Gerinnungsstörungen bei Pa-

Tab. 10.2 Vergleich der Vorgehensweise zur Abklärung systemischer Grunderkrankungen bei arteriellen und venösen retinalen Gefäßverschlüssen. Aufgrund des fehlenden pathophysiologischen Zusammenhangs ist bei venösen Gefäßverschlüssen der Ausschluss einer Emboliequelle nicht erforderlich.

	Arterieller Verschluss	Venöser Verschluss
Blutdruckkontrolle	Ja	Ja
Echokardiographie	Ja	Nein
EKG	Ja	Ja
Farbduplexsonographie A. carotis	Ja	Nein
Doppler A. temporalis	Bei V.a. Arteriitis temporalis Horton	Nein
Allgemeine Blutuntersuchung	Ja	Ja
Thrombophiliediagnostik	Tab. 10.1	Tab. 10.1
Bildgebung (MRT, MR-Angio etc.)	Nur bei begründetem Verdacht	i.d.R nicht

tienten mit venösem retinalem Gefäßverschluss wurden ein Alter ≤45 Jahre zum Zeitpunkt des ersten thromboembolischen Ereignisses, das Fehlen kardiovaskulärer Risikofaktoren unabhängig vom Alter, sowie bei Patienten ≤60 Jahren eine auffällige Familienanamnese hinsichtlich thromboembolischer Ereignisse identifiziert (s.o.). Von zentraler Bedeutung ist auch ein geeignetes Thrombophiliescreening, das das entsprechende Spektrum an Laborparametern abdeckt (s.u.). Beachtet werden sollte auch, dass das Fehlen eines vorangegangenen thromboembolischen Ereignisses das Vorliegen eines Gerinnungsdefekts nicht ausschließt, da es sich bei einer Thrombophilie lediglich um die Prädisposition und ein erhöhtes Risiko für thromboembolische Ereignisse handelt, die keinesfalls zwangsläufig zur klinischen Manifestation führen muss.

Thrombophiliescreeningprogramm

- Blutbild (Thrombozytenzahl)
- Thromboplastinzeit (TPZ), Thrombinzeit (TZ), aktivierte partielle Thromboplastinzeit (aPTT)
- Fibrinogen
- Antithrombin-III-Aktivität (AT III)
- Faktor-VII-Aktivität und Antigen, Faktor-VIII-Aktivität und Antigen, Faktor-XII-Aktivität
- Aktiviertes Protein C (APC)-Resistenz (und Genanalyse Faktor-V-Leiden-Mutation)
- Protein-C- und –S-Aktivität, Protein-S-Antigen
- Homozysteinspiegel
- Histidinreiches Glykoprotein (HRG)
- Heparin-Cofaktor II
- Lupus-Antikoagulantien (Exner, DRVVT), Anticardiolipin-Antikörper (IgG, IgM)
- Plasminogenaktivität
- Gewebsplasminogenaktivator (»tissue plasminogen activator« = t-PA)-Antigen
- Plasminogenaktivator-Inhibitor (PAI)-Aktivität und -Antigen
- Lipoprotein (a)

Idiopathische systemische Thrombosen aufgrund einer Gerinnungsstörung gehen mit einem höheren Risiko für ein Rezidiv einher. Prospektive, randomisierte Studien konnten zeigen, dass die Rezidivrate systemischer Thrombosen durch eine verlängerte Antikoagulation gesenkt werden kann. Geht man auch bei ophthalmologischen Patienten mit einer Thrombophilie von einem erhöhten Rezidivrisiko aus, ergibt sich zwangsläufig auch die Frage nach Beginn und Dauer einer Antikoagulationstherapie. Demgegenüber steht jedoch das kumulative Blutungsrisiko einer Langzeitantikoagulation.

Obwohl die Assoziation thrombophiler Gerinnungsstörungen mit einer positiven Eigenanamnese thromboembolischer Ereignisse großer Gefäße bei einzelnen Patienten mit venösem Netzhautgefäßverschluss auf ein erhöhtes Rezidivrisiko hindeutet, ist aufgrund mangelnder Daten eine abschließende Beurteilung dieser Frage derzeit nicht möglich.

Die Notwendigkeit einer Antikoagulation bei Patienten mit venösen retinalen Gefäßverschlüssen mit einer zugrunde liegenden Thrombophilie sollte daher individuell in Rücksprache mit dem behandelnden Hämostaseologen erfolgen, u.a. um eine gezielte Prophylaxe in Risikosituationen zu ermöglichen (z.B. Heparinisierung, Thrombosestrümpfe bei Immobilisation,

Langstreckenflügen etc., strenge Einstellung zusätzlicher kardiovaskulärer Risikofaktoren, zurückhaltende Verordnung von Hormonpräparaten wie orale Kontrazeptiva).

10.1.5 Hyperviskositätssyndrom und retinale Gefäßverschlüsse

Als Hyperviskositätssyndrom wird eine abnorme Plasmaviskosität durch Erhöhung der Konzentration der Paraproteine (IgG, IgA, IgM) bezeichnet. Die erhöhte Viskosität bedingt eine Herabsetzung des Fließeigenschaften des Blutes. Zu den Ursachen eines durch Paraproteine bedingten Hyperviskositätssyndroms zählen der M. Waldenström sowie das Multiple Myelom.

Bei Patienten mit Hyperviskositätssyndrom besteht ein erhöhtes Risiko für Thrombosen oder Thromboembolien. Gleichzeitig kann es jedoch auch zu einer blutungsbedingten Anämie kommen, da die Paraproteine zu einer Behinderung der Rezeptoren an der Thrombozytenoberfläche führen. Am Auge lässt sich bei einem Hyperviskositätssyndrom häufig eine bilaterale Stauung der retinalen Venen beobachten, wobei es je nach Schweregrad und Dauer der hämatologischen Grunderkrankung, Art der Blutbildveränderungen (Thrombozytose, Leukozytose) oder zusätzlich vorhandenen Risikofaktoren zur Ausprägung des Vollbilds eines Zentralvenenverschlusses kommen kann (▫ Abb. 10.5).

Ein spezifischer symptomatischer Therapieansatz zur Behandlung eines Hyperviskositätssyndroms besteht in der Durchführung einer Plasmapherese.

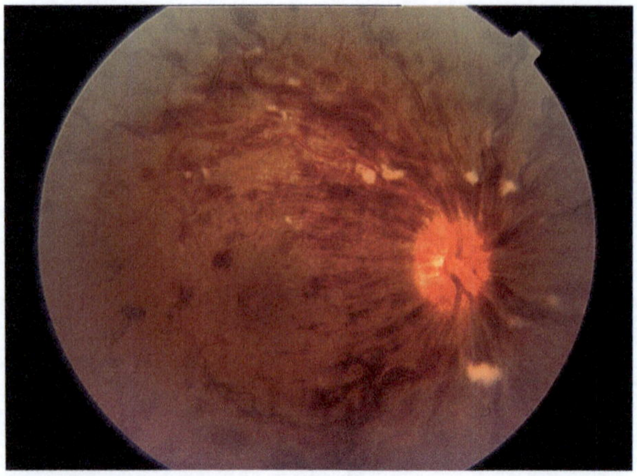

▫ **Abb. 10.3** Fundusphoto einer 18-jährigen Patientin mit frischem Zentralvenenverschluss, 2 Wochen nach Beginn einer oralen Kontrazeption. Die weiterführende Diagnostik ergab das Vorliegen eines Faktor-XII-Mangels

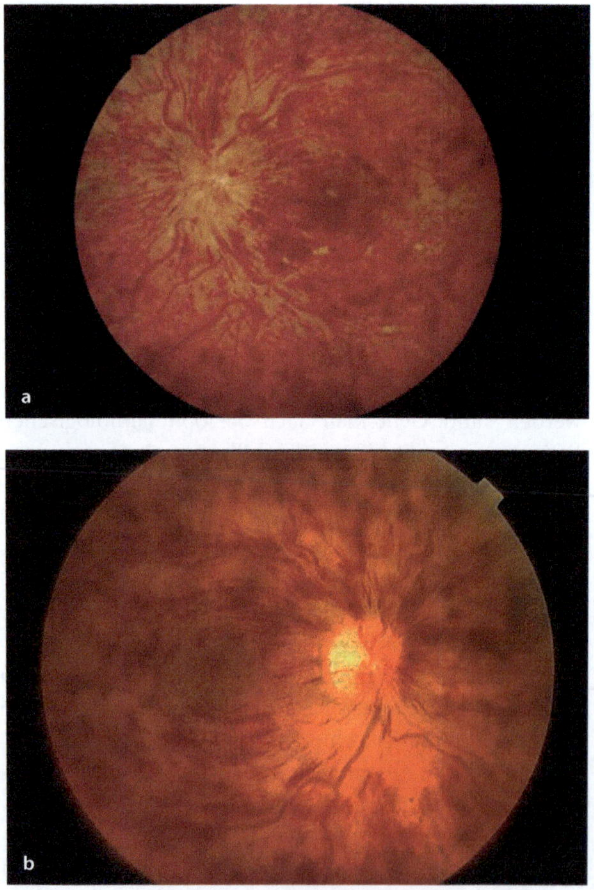

▫ **Abb. 10.4** Fundusphoto eines 47-jährigen Mannes mit ischämischem ZVV am LA (**a**) und RA (**b**) innerhalb von 2 Jahren. Anamnestisch war es bereits im Alter von 33 Jahren zu einer tiefen Beinvenenthrombose gekommen. Die Thrombophiliediagnostik ergab das Vorliegen einer homozygoten APC-Resistenz

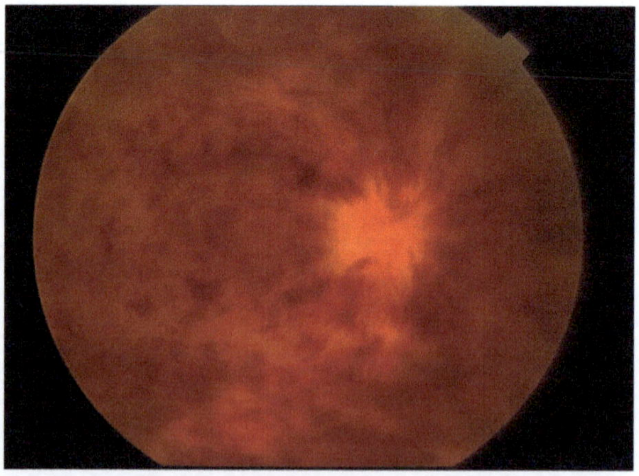

▫ **Abb. 10.5** Fundusphoto einer 72-jährigen Patientin mit Vollbild eines Zentralvenenverschlusses bei Thrombozytose (>800.000, Normwert: <400.000) und Leukozytose

Der Verlauf der okulären Symptomatik ist extrem variabel und u.a. abhängig vom Erfolg der Therapie der systemischen Grunderkrankung. Im Falle der Erstmanifestation einer zugrunde liegenden hämatologischen Erkrankung am Auge ist die rechtzeitige Diagnosestellung und Einleitung einer interdisziplinären Behandlung für den Patienten von vitaler Bedeutung.

Fazit für die Praxis

Venöse retinale Gefäßverschlüsse gelten als Erkrankung des höheren Lebensalters und können meist auf kardiovaskuläre Grunderkrankungen und Risikofaktoren zurückgeführt werden. Thrombophile Gerinnungsdefekte finden sich meist bei Patienten mit jungem Alter, Rezidivereignissen, auffälliger Familienanamnese, atypischer Lokalisation und besonders schweren Verläufen.

Arterielle retinale Verschlüsse sind in der Regel auf arterioarterielle Embolien im Rahmen einer Arteriosklerose und konsekutiven Stenosierung der A. carotis, einer Herzwand- oder Herzklappenerkrankung zurückzuführen. Insbesondere bei jungen Patienten kann eine spezielle weiterführende Diagnostik sinnvoll sein.

Ein Thrombophiliescreening bei retinalen Gefäßverschlüssen sollte selektiv junge Patienten erfassen bzw. eine auffällige Eigen- oder Familienanamnese hinsichtlich thromboembolischer Ereignisse berücksichtigen.

Spontane intraokuläre Hämorrhagien aufgrund einer mit einer Blutungsneigung einhergehenden Gerinnungsstörung sind selten. Insbesondere bei jüngeren Patienten ohne erkennbare Ursache ist daher der Ausschluss einer hämophilen Gerinnungsstörung sinnvoll. Blutungen auf der Grundlage neovaskulärer Veränderungen sind häufig mit der Einnahme gerinnungswirksamer Medikamente assoziiert.

10.2 Zentralvenenverschluss (ZVV)

L.L. Hansen

10.2.1 Grundlagen

Retinale Venenverschlüsse stellen die häufigste primäre vaskuläre Erkrankung der Retina dar. Unter allen vaskulären Erkrankungen werden sie an Häufigkeit nur durch die diabetische Retinopathie übertroffen. Die erste Beschreibung eines Falles mit Zentralvenenverschluss geht auf Liebreich 1855 zurück, aber erst von Michel deutete 1878 den Befund als zentrale Venenthrombose der Netzhaut. Der Begriff Zentralvenenverschluss (»central vein occlusion«) stellt heute die bevorzugte Benennung dar, denn wir haben die Pathogenese der teilweisen Blockade im Sehnervenkopf bis heute nicht komplett verstanden. Zu den Venenverschlüssen der Retina zählen auch der Verschluss der Stammvene (Hemizentralvenenverschluss) und der Verschluss eines Venenastes (▶ Abschn. 10.3).

Die **Einteilung des Zentralvenenverschlusses** (ZVV) ist nicht ganz einfach und auch nicht einheitlich. Es wurden Begriffe wie drohender, partieller, inkompletter ZVV, aber auch venöse Stase-Retinopathie, hämorrhagische Retinopathie verwendet, um den weit gefächerten Verlauf von gutartig bis desaströs zu beschreiben. Die korrekte Einteilung bezieht sich heute auf den Grad der Ischämie und unterscheidet nicht ischämische oder perfundierte ZVV als mildere Form von einem ischämischen oder nicht perfundierten Verschluss als schwere Form. Beide Formen stellen jedoch nur die jeweiligen Enden eines kontinuierlichen Spektrums dar. Eine sichere Zuordnung zu einer dieser beiden Formen ist zu Beginn häufig noch nicht möglich, sondern ergibt sich erst aus dem Verlauf. Der nicht oder schwer bestimmbare Typ des ZVV wird dann als intermediär (»indeterminate«) bezeichnet.

Die Prävalenz retinaler Venenverschlüsse in populationsbasierten Studien beträgt zwischen 0,3 und 3,7% und nimmt mit dem Alter zu. In der Blue Mountain Eye Studie betrug die Prävalenz vor dem 60. Lebensjahr 0,7% und jenseits des 80. Lebensjahres 4,6%. Die 5-Jahresinzidenz liegt bei 0,8%, innerhalb von 10 Jahren bei 1,7-2,1%.

Ein ZVV kann aber in jedem Alter auftreten und ist von 9 Monaten bis weit über 90 Jahre beschrieben worden. Das mittlere Alter der Patienten liegt zwischen 60 und 70 Jahren. Etwa 10% sind jünger als 50 Jahre, wenn der Verschluss auftritt. Frauen und Männer sind insgesamt gleich häufig betroffen, unter 50 Jahren allerdings überwiegt das Auftreten eines Verschlusses bei den Männern. Beide Augen sind gleich häufig betroffen. 5 bis 11% aller Patienten erleiden innerhalb von 5 Jahren auch am zweiten Auge einen ZVV.

10.2.2 Ätiologie und Pathogenese

Beim ZVV liegt sicher eine multifaktorielle Genese zugrunde. Kline führte bereits in den fünfziger Jahren drei Faktoren an, die zu einem ZVV führen können:

1. Kompression der Vene durch eine sklerotische Zentralarterie und die Lamina cribrosa.
2. Hämodynamische Veränderungen mit Stagnation und primärer Thrombusformation.
3. Degenerative und/oder entzündliche Erkrankungen der Venenwand.

Alle diese Faktoren sind auch heute noch in Betracht zu ziehen und werden ergänzt durch systemische Faktoren wie Thrombophilie und Erhöhung der Blutviskosität.

Bei der eigentlichen Pathogenese sollte man die Faktoren sorgfältig danach trennen, ob sie den ZVV auslösen oder seine Entwicklung und seinen Verlauf beeinflussen. Hierbei müssen wirkliche Auslöser von fördernden Risikofaktoren und assoziierten Erkrankungen (Tab. 10.3) unterschieden werden, da sie für die Entwicklung und Prognose der Krankheit entscheidend sind. Dabei ist die Bewertung schwierig, besonders bei kardiovaskulären Risikofaktoren, Thrombophilie oder rheologischen Faktoren, da diese eine hohe Inzidenz in der Allgemeinbevölkerung aufweisen.

Praxistipp

Dem ZVV liegt eine multifaktorielle Genese mit Kompression der Vene, hämodynamischen Veränderungen mit Stagnation und primärer Thrombusformation sowie degenerative und/oder entzündliche Erkrankungen der Venenwand zugrunde.

Tab. 10.3 Risikofaktoren und assoziierte Erkrankungen beim Zentralvenenverschluss

Risikofaktoren und assoziierte Erkrankungen	
Kardiovaskulär	Arteriosklerotische Herzerkrankung Arterielle Hypertension Diabetes mellitus Hyperlipidämie Adipositas Rauchen Karotisverschluss (Ischämischer ZVV)
Rheologische Veränderungen	Erhöhter Hämatokrit Erhöhte Plasmaviskosität Erhöhte Erythrozytenaggregation Erhöhte Erythrozytenrigidität
Thrombophilie	Hyperhomocysteinämie Antiphospholipid Syndrome Erhöhte APC-Resistenz/FV-Leiden Mutation (junge Patienten) Verminderte Hemmung des Plasminogenaktivators
Lokale Risikofaktoren	Glaukom Trauma? Retinale Vaskulitis Zentralarterienverschluss Drusen, Papillenschwellung Arteriovenöse Malformation
Hyperviskositätssyndrome	Polyzythämie, Makroglobulinämie, Myelom Leukämie

Risikofaktoren

Kardiovaskuläre Risikofaktoren

Kardiovaskuläre Risikofaktoren (Bluthochdruck, kardiovaskuläre Erkrankungen, Diabetes mellitus, Adipositas, Hyperlipidämie, Hyperhomozysteinämie, Rauchen) sind häufig anzutreffen. Bei 2/3 der Patienten über 50 Jahren wird mindestens einer dieser systemischen Risikofaktoren gefunden, beim ischämischen Typ häufiger als bei der nicht-ischämischen Variante. Das Risiko (Odds Ratio) einen ZVV zu erleiden, wird durch kardiovaskuläre Risikofaktoren um das 3- bis 5-fache erhöht. Die Angaben über die Häufigkeit der assoziierten Risikofaktoren variieren und liegen zwischen 32 und 70% bei Bluthochdruck, 22-50% bei arteriosklerotischen Herzerkrankungen, bei 30-60% bei Hyperlipidämie und bei 14-34% bei Diabetes mellitus. Bemerkenswert ist, dass flussrelevante Karotisstenosen bei Patienten mit Venenverschlüssen nicht häufiger vorkommen als bei Kontrollpatienten. Allerdings ist der ischämische Typ des ZVV häufiger mit Karotiserkrankungen verbunden als der nicht-ischämische Typ.

Bei Patienten unter 50 Jahren spielen kardiovaskuläre Risikofaktoren eine geringere Rolle. Ein Drittel dieser Patienten leidet an erhöhtem Blutdruck und 3-9% weisen einen Diabetes mellitus auf. Trotzdem wurde in einer Langzeitstudie junger Patienten mit ZVV eine Mortalität von 12% aufgrund vaskulärer Erkrankungen gesehen. Auch ein Zusammenhang mit Migräne und mit Mitralklappenprolaps wurde berichtet, obwohl der pathophysiologische Zusammenhang mit ZVV unklar bleibt.

Hyperviskosität des Blutes

Eine Veränderung der Blutviskosität durch erhöhte Zellzahlen und oder eine erhöhte Plasmaproteinkonzentration (z.B. Polyzythämie, Leukämie, Makroglobulinämie, Myelom) kann zu einer beidseitigen Venostase mit allen Zeichen eines ZVV führen (Hyperviskositätssyndrom). Diese Veränderungen sind immer beidseitig. Es ist belegt, dass ein erhöhter Hämatokrit, eine erhöhte Plasmaviskosität, eine verstärkte Aggregationsneigung der Erythrozyten sowie eine verminderte Verformbarkeit der Erythrozyten beim ZVV gefunden werden. Ein erhöhtes Plasmafibrinogen vermehrt das Risiko sogar auf das Dreifache. Diese Veränderungen führen nicht zu einer schwerwiegenden Beeinträchtigung des Blutflusses wie beim Hyperviskositätssyndrom, können aber sehr wohl als Risikofaktoren für die Auslösung und Entwicklung eines ZVV betrachtet werden.

Thrombophilie

Die logische Annahme, dass eine erhöhte Neigung zur Thrombenbildung einen ZVV in seiner Entstehung und Entwicklung fördert, hat zu zahllosen Untersuchungen der Rolle der Thrombophilie in den letzten 20 Jahren geführt. Ein disponierender Faktor für Thrombophilie wird in 70-80% der Patienten mit rezidivierender Thromboembolie *außerhalb* des Auges gefunden. Auf der anderen Seite verursachen diese Faktoren eher eine venöse statt einer arteriellen Thrombose, während die retinale Venenokklusion typischerweise mit den Risikofaktoren für arterielle Thrombenbildung verbunden ist.

Die Existenz von Thromben beim ZVV war lange Zeit umstritten bis Green und Mitarbeiter eine Untersuchung veröffentlichten, bei der 29 Augen mit rubeotischem Sekundärglaukom untersucht wurden. Hier fand die Arbeitsgruppe in fast allen Zentralvenen Thromben. Wir kennen aber weiterhin nicht die Situation bei frischen Verschlüssen.

In den letzten Jahren wurde eine Großzahl von **Faktoren der Koagulationskaskade** beim Venenverschluss untersucht. Die Thrombophilie kann durch Mangel an Plasmaproteinen, die die Koagulationskaskade bremsen (z.B. Faktor XII, Antithrombin III, Antiphospholipid-Antikörper, Faktor V Leiden/APC-Resistenz) wie auch durch eine Hypofibrinolyse verursacht werden. Jeweils zwei Arbeiten fanden einen verminderten Faktor XII und ein reduziertes Antithrombin III.

Antiphospholipidfaktoren (Antikardiolipin-Antikörper, Lupus Antikoagulans) aktivieren die Koagulationskaskaden und können so zu arteriellen wie auch venösen Thrombosen führen. 6-8% der Prozent der Patienten mit einem Antiphospholipidsyndrom weisen okuläre Veränderungen auf. Entsprechend wurden Antiphospholipid-Antikörper von einigen Autoren mit dem ZVV assoziiert, von anderen aber als nicht relevant angesehen. In ihrer Metaanalyse berechneten Janssen und Mitarbeiter eine Odds Ratio von 3,9 für das Antikardiolipin.

Noch kontroverser wird die Rolle einer erhöhten Resistenz des aktivierten Protein C sowie Protein-C- und -S-Mangel diskutiert. Vossen und Mitarbeiter berichteten über eine große Protein-C-defiziente Familie mit einer Anamnese von nicht-okulären venösen Thrombosen, aber nie Zeichen eines retinalen Venenverschlusses. Es scheint jetzt weitgehend Einverständnis darüber zu bestehen, dass in jungen Patienten häufiger eine APC-Resistenz zu finden ist, obwohl dies nicht in allen Arbeiten bestätigt wird. Möglicherweise hat die erhöhte APC-Resistenz eine gewisse Bedeutung bei der Auslösung von ZVV in jungen Patienten. Die meisten Autoren stimmen darin überein, dass in älteren Patienten mit ZVV die erhöhte APC-Resistenz keine Rolle spielt. Eine Hypofibrinolyse, verursacht durch niedrige Spiegel des Hemmers des Plasminogenaktivators, kann bei ZVV in Einzelfällen auch eine Rolle spielen.

Hyperhomocysteinämie

Sie ist ein bekannter Risikofaktor für systemische vaskuläre Erkrankungen. Ihre Wirkung kommt über eine Schädigung des vaskulären Endothels zustande, wodurch eine erhöhte Thrombozytenaggregation mit nachfolgender Lipidansammlung und arterieller Thrombose ausgelöst werden kann. Es wird aber kontrovers diskutiert, ob die Hyperhomocysteinämie, die meistens auf einer einzigen Mutation des MTHFR-Gens beruht, auch mit einem höheren Risiko für ZVV verbunden ist. Janssen und Mitarbeiter kamen in einer Metaanalyse allerdings zum Schluss, dass die Odds Ratio von 8,9 für Hyperhomocysteinämie über der 95zigsten Perzentile liegt.

Praxistipp

Bei der Diagnose beachten:
- Hyperhomocysteinämie und Antiphospholipidsyndrom stellen Risikofaktoren für den ZVV dar.
- Erbliche Thrombophilien sind als Risikofaktoren zu vernachlässigen, können aber bei Patienten unter 50 Jahren eine gewisse Rolle spielen.

Trauma

McGrath berichtete 1978, dass in 14% der Fälle mit ZVV eine Anamnese für ein vorausgegangenes Trauma besteht. Als Mechanismen werden bei einem Kopftrauma die Kompression oder Schwerkräfte der zentralen Vene gegen die Lamina cribrosa angenommen oder auch eine Verengung durch ein Hämatom in der Sehnervenscheide. Diese Mechanismen könnten Turbulenzen im Blutfluss und Endothelschäden hervorrufen, die dann eine Thrombenbildung auslösen (s.u.). Bei einem solchen Mechanismus müsste man annehmen, dass auch die Retrobulbäranästhesie häufiger Anlass zur Bildung eines ZVV geben könnte, dies ist aber nur einmal beschrieben worden. Meine eigenen Erfahrungen sprechen eher gegen eine Rolle von direkten oder indirekten Traumata bei der Auslösung des ZVV.

Glaukom

Ein Glaukom erhöht das Risiko, an einem ZVV zu erkranken um das 5- bis 7-fache. Die Inzidenz von Glaukomen bei ZVV wird mit 23-69% angegeben, wenn die okuläre Hypertension mit eingeschlossen wird. Umgekehrt entwickeln 2-8% aller Glaukompatienten einen ZVV. Hayreh wies darauf hin, dass der ZVV anschließend zu einem Druckabfall im betroffenen Auge führt. Daher ist es wichtig bei allen Patienten mit ZVV oder Hemi-ZVV, ein Glaukom oder eine okuläre Hypertension im Partnerauge auszuschließen. Interessant ist, dass sowohl beim Glaukom als auch beim ZVV eine hohe Prävalenz von arterieller Hypertension und Hyperlipidämie vorliegt.

Okuläre Erkrankungen

Eine Reihe von okulären Erkrankungen und Faktoren erhöht das Risiko für einen ZVV. Arteriovenöse Malformationen, Sehnerverkrankungen mit Verengung der

Zentralgefäße (Drusen, Papillenschwellung) können einen mangelhaften Abfluss bewirken und damit einen ZVV auslösen. Green nahm an, dass nicht nur die Kompression, sondern auch Endothelzellschäden durch Drusen den Verschluss auslösen können. Nicht selten führen arteriovenöse Fisteln im Sinus cavernosus zu einem ZVV. Auch Zentralarterienverschlüsse können den Fluss bis zur Stase erniedrigen, was dann im Falle der Reperfusion nach mehreren Stunden zu einer partiellen Thrombose der Zentralvene führen kann. Dieses ist wahrscheinlich der häufigste Grund für kombinierte retinale Verschlüsse.

Pathogenese

Die genaue Pathogenese des ZVV bleibt weiterhin spekulativ. Leider stehen uns nur eine Handvoll Fälle mit histologischen Untersuchungen zur Verfügung. Trotzdem geht man heute im Allgemeinen von einer Thrombose aus, aber es ist unmöglich festzustellen, ob die Thrombose am Beginn oder erst am Ende der Pathogenese steht. Man muss daher davon ausgehen, dass der eigentliche Grund für den ZVV nicht geklärt ist und kontrovers bleibt, weil er zahlreiche verschiedene Faktoren einbezieht.

Hierbei sollte man auslösende Faktoren und Risikofaktoren nicht verwechseln. Es ist hilfreich, diese Faktoren richtig zuzuordnen, die darüber entscheiden, ob ein Verlauf relativ gutartig oder schwerwiegend sein wird.

Die Pathogenese lässt sich in drei Kreisen (Abb. 10.6) darstellen:

- (A) Auslösung der venösen Abflussstörung,
- (B) die Entwicklung der Retinopathie und
- (C) Übergang in die neovaskuläre Erkrankung.

Auslösende Faktoren des Zentralvenenverschlusses

Risikofaktoren für den Venenverschluss sind zwar gut bekannt, ihre eigentliche Rolle in der Auslösung des Circulus viciosus ist aber nicht gut gesichert. Drei Mechanismen scheinen an der Auslösung und dem Erhalt der Strömungsturbulenz, der Abflussverminderung und der partiellen Thrombose beteiligt zu sein:

1. Verengung der Zentralvene.
2. Hämodynamische Störungen.
3. Thrombophilie oder rheologische Veränderungen des Blutes.

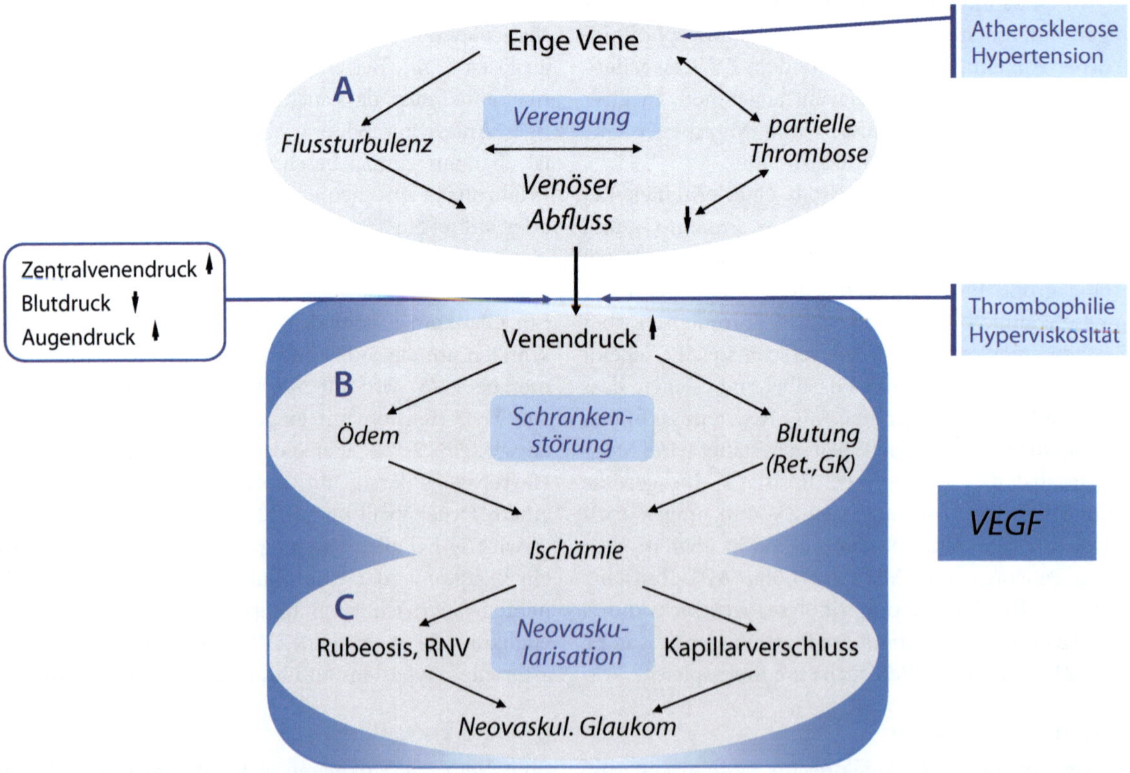

Abb. 10.6 Pathogenese retinaler Venenverschlüsse. *VEGF* vascular endothelial growth factor, *Ret.* Retina, *GK* Glaskörper, *RNV* retinale Neovaskularisation. (Modifiziert aus Hansen 2007)

Verengung der Zentralvene. Diese könnte durch eine verdickte arteriosklerotische Zentralarterie verursacht werden, die als Folge einer lang dauernden arteriellen Hypertension und einer Arteriosklerose anzusehen ist. Dies unterstützt die hohe Inzidenz kardiovaskulärer Risikofaktoren bei Patienten mit ZVV. In diesem Zusammenhang erscheint der Durchtritt der Gefäße durch ein dünnes, nicht dehnbares Foramen in der Lamina cribrosa relevant zu sein. Es ist allerdings nie gezeigt worden, dass kleine Papillen mit einem erhöhten Risiko für ZVV einhergehen, so wie es für die anteriore ischämische Optikoneuropathie typisch ist. Als Folge eines verminderten venösen Abflusses können die daraus entstehenden Strömungsturbulenzen durchaus einen Endothelschaden auslösen, der dann eine partielle Thrombose begünstigt. In diesem Falle dürfte es von zusätzlichen Faktoren (s.u.) abhängen, ob sich der Circulus viciosus entwickelt oder nicht.

Eine Verengung der Vene ist natürlich auch durch eine Schwellung des Sehnerven denkbar (Papillenschwellung, anteriore ischämische Optikusneuropathie, Drusen), allerdings ist dies nur in wenigen Fällen beschrieben worden. Eine dauerhafte Kompression der Zentralvene gegen die Lamina cribrosa durch einen erhöhten Augendruck muss sehr wohl als Risikofaktor betrachtet werden (s.o.), dagegen ist ein ZVV nach akutem Glaukom mit hohem Augendruck nicht beschrieben worden. Bei jungen Patienten mit ZVV ohne kardiovaskuläre Risikofaktoren könnte eine Schädigung der Gefäßwand durch Trauma oder Entzündung mit nachfolgender Veränderung des Volumens ein auslösender Faktor sein. Hayreh ging davon aus, dass besonders bei jüngeren Patienten eine entzündliche Ätiologie eine Rolle spielt. Neuere Studien haben dagegen eine Prädilektion für Entzündungen bei jungen Patienten nicht bestätigt.

Thrombogenese. Eine erhöhte Thrombogenese verstärkt sicher den Circulus viciosus des gestörten Blutflusses und der partiellen Thrombose. Die Hauptrisikofaktoren der Thrombophilie sind oben dargestellt worden (▶ Abschn. 10.2.1, Risikofaktoren). Man kann nicht annehmen, dass diese Faktoren alleine einen ZVV auslösen, denn ein zu erwartender bilateraler ZVV ist unter diesen Bedingungen niemals berichtet worden.

Blutviskosität. Auch eine erhöhte Blutviskosität als Folge leichter rheologischer Veränderungen ist bei Patienten mit ZVV gefunden worden und unterstützt die Entwicklung von Venenverschlüssen (▶ Abschn. 10.2.1, Risikofaktoren). Allerdings muss auch hier, wie bei der Thrombophilie, betont werden, dass es sich mehr um einen Risikofaktor handelt. Sehr starke Veränderungen der Hyperviskosität mit hohen Zellzahlen oder stark erhöhten Plasmaproteinen verursachen praktisch immer das Bild eines »beidseitigen ZVV« (Hyperviskositätssyndrom) und belegen damit in diesem Fällen die kausale Beziehung.

Hämodynamische Faktoren. Sie sind bei der Auslösung eines ZVV entweder durch einen nächtlichen Anstieg des zentralvenösen Druckes und/oder einen Abfall des arteriellen Blutdruckes wirksam. Die Sehverschlechterung wird vom Patienten daher auch in der Regel morgens bemerkt (anders als bei arteriellen Verschlüssen, wo zu jeder Tageszeit eine Sehverschlechterung eintreten kann). Entsprechend kommt es mit dem Anstieg des Blutdruckes und dem Abfall des zentralvenösen Druckes in aufrechter Position während des Tages immer zu einer besseren Drainage der Zentralvene, was sich in einer leichten Besserung der Sehschärfe äußert. Francis berichtete, dass auch eine Dehydratation bei jungen Patienten den Venenverschluss auslösen kann.

Entwicklung der Retinopathie

Der **verminderte venöse Abfluss** spiegelt sich recht gut durch eine Verlängerung aller Transitzeiten sowohl im arteriellen wie auch im venösen Schenkel der Fluoreszenzangiographie wider. Dies wurde schon von Sinclair und Gragoudas 1979 beschrieben. Als Maßstab für die Schwere des ZVV fanden sie die Zeit von der ersten arteriellen Füllung bis zur maximalen venösen Füllung als günstigsten Indikator (◘ Tab. 10.4). Auch mittels Laser-Doppler-Velozimetrie konnte ein verminderter Blutfluss im nicht-ischämischen ZVV nachgewiesen werden. Jede Absenkung der Fließgeschwindigkeit erhöht die Viskosität des Blutes logarithmisch und verschlechtert damit die Mikrozirkulation bedeutend.

Der **erhöhte Druck** innerhalb des venösen retinalen Gefäßsystems ruft nicht sofort eine Schädigung der Gefäße hervor. Allerdings führt eine lang dauernde Überfüllung der Venen zur Extravasation von Blutzellen und zur Störung der endothelialen Blut-Retina-Schranke und damit zur Exsudation von Plasma. Der Abfall der Sehschärfe wird meist erst dann merkbar, wenn ein Makulaödem entsteht. Möglicherweise spielt bei der Entstehung und dem Erhalt eines chronischen Ödems bei ZVV auch noch eine erhöhte vitreomakuläre Adhäsion eine Rolle.

Der ZVV führt nicht nur zu einer Abnahme der Geschwindigkeiten in den Kapillaren, sondern auch zu einer Vergrößerung der perifovealen interkapillären Flächen. Kommt es zu einer Blutung in die zentralen Zysten der Fovea, wird die Sehschärfe natürlich deutlich stärker beeinträchtigt. Die Schwellung der Retina, die relative Stasis des Blutes und der Verschluss von Venulen führen zu Cotton-wool-Flecken und tragen sicherlich zur Entwicklung und Verstärkung einer Ischämie der inneren Retina bei. Die Progression zu einer ischämischen Erkrankung oder die Begrenzung auf den nicht-ischämischen Typ

Tab. 10.4 Wertigkeit (+ bis +++) von Ischämiezeichen beim Zentralvenenverschluss

Untersuchung/ Parameter	Befund	Bedeutung
Spaltlampe	Rubeosis iridis	+++
	Kammerwinkelneovaskularisation	+++
Sehschärfe	≤0,1 (20/200)	++
Relativer afferenter Pupillendefekt	Differenz zum gesunden Auge (≥1,2 log Stufen)	++
Fluoreszenzangiographie	Kapillarverschluss ≥10 PF	++
	Zeit bis zur maximalen venösen Füllung ≥20 s	+
Perimetrie	Periphere Konstriktion	++
Elektroretinogramm	Reduzierte b-Welle	++
	Verminderte b/a-Amplitude	++
Funduskopie	Flächige, ausgedehnte retinale Blutungen	+

PF Papillenfläche

des ZVV hängt wahrscheinlich davon ab, ob ein neues Gleichgewicht zwischen dem Zufluss und dem Abfluss entsteht. Dies könnte durchaus durch eine rasche Bildung von Kollateralen im Sehnervenkopfbereich und der Erweiterung neuer Drainagewege verbessert werden.

Progression zum ischämischen ZVV (C)

Bis heute ist nicht bekannt, warum einige Fälle von ZVV sich zu einer ischämischen Retinopathie mit ausgedehnten Kapillarverschlussgebieten entwickeln und andere nicht. Die bereits genannten Risikofaktoren mögen hierbei eine entscheidende Rolle spielen, wie die meist ungünstige Prognose bei älteren Patienten oder solchen mit Diabetes mellitus zeigt. Die schlechte Perfusion der inneren Retina führt zu einer Ischämie mit der Freisetzung von Wachstumsfaktoren. Die Hypoxie induziert die Bildung des VEGF (»vascular endothelial growth factor«) und stellt damit die Brücke zwischen retinaler Ischämie und Gefäßneubildung auf der Iris und Retina her. Unter Umständen führt auch die VEGF-induzierte Endothelzellhypertrophie möglicherweise zu Kapillarverschlüssen und damit zur Verstärkung der ischämischen Retinopathie. Erstes Zeichen dieser ischämischen Retinopathie ist fast immer die Rubeosis iridis, die ohne Behandlung zum neovaskulären Glaukom mit Vorderkammerblutung führt. Seltener als bei ischämischen Retinopathien anderer Genese (diabetische Retinopathie, Venenastverschluss) treten retinale Neovaskularisationen auf (s.u.).

10.2.3 Klinisches Bild

Eine adäquate Behandlung des ZVV erfordert eine sorgfältige Klassifikation. Zeichen arterieller Erkrankungen sollten von solchen getrennt werden, die allein auf den venösen Verschluss zurückzuführen sind, um so das Ausmaß der retinalen Ischämie richtig einschätzen zu können. Da sich der ZVV mehr subakut als akut entwickelt, sollte das Alter des Verschlusses vom klinischen Bild her immer mit der Dauer der Symptome abgestimmt werden. Diese und weitere Faktoren (Patientenalter, Gesundheitszustand, kardiovaskuläres Risiko) bestimmen Verlauf und Prognose des ZVV entscheidend mit.

Symptome und Fundusbefund

Symptome. Der typische Patient mit ZVV beklagt ein Verschwommensehen des betroffenen Auges unmittelbar nach dem Aufstehen. Dieses Verschwommensehen kann im Anfangsstadium während des Tages fast vollständig verschwinden oder sich zumindest bessern, um am nächsten Morgen noch deutlicher zurückzukehren. Es kann dann zu einer Verschlechterung über mehrere Tage kommen, bis die Verbesserung im Laufe des Tages für den Patienten nur noch wenig merkbar wird. Häufig führt erst diese länger dauernde Verschlechterung dazu, dass der Patient den Augenarzt aufsucht, häufig nach 1-3 Wochen. Damit unterscheidet sich die Symptomatik deutlich von der bei Patienten mit arteriellen Verschlüssen, die einen plötzlichen starken Visusverlust des betroffenen Auges beklagen, der zu jeder Tageszeit eintreten kann. Weitere Symptome, die vom Patienten beklagt werden, sind Flusen, schwarze Flecken, selten auch ein »Verzerrtsehen«. Die Sehschärfe eines **reinen** venösen Verschlusses ist bei der Erstvorstellung selten geringer als 0,05. Meistens stellt sich der Patient mit einer Sehschärfe zwischen 0,1 und 0,5 vor, bei jüngeren Patienten auch noch mit scheinbar voller Sehschärfe. Das Lesen geht im betroffenen Auge rasch verloren. Bei jungen Patienten ist die Sehschärfe während der ersten 14 Tage häufig kaum eingeschränkt und es kommt erst zu einem Abfall, wenn sich das zystoide Makulaödem (s.u.) entwickelt hat.

Praxistipp

Für den ZVV spricht immer eine Visusbesserung im Laufe des Tages!

Frühe Veränderungen am Augenhintergrund sind charakteristisch und erlauben meist eine Blickdiagnose, ob-

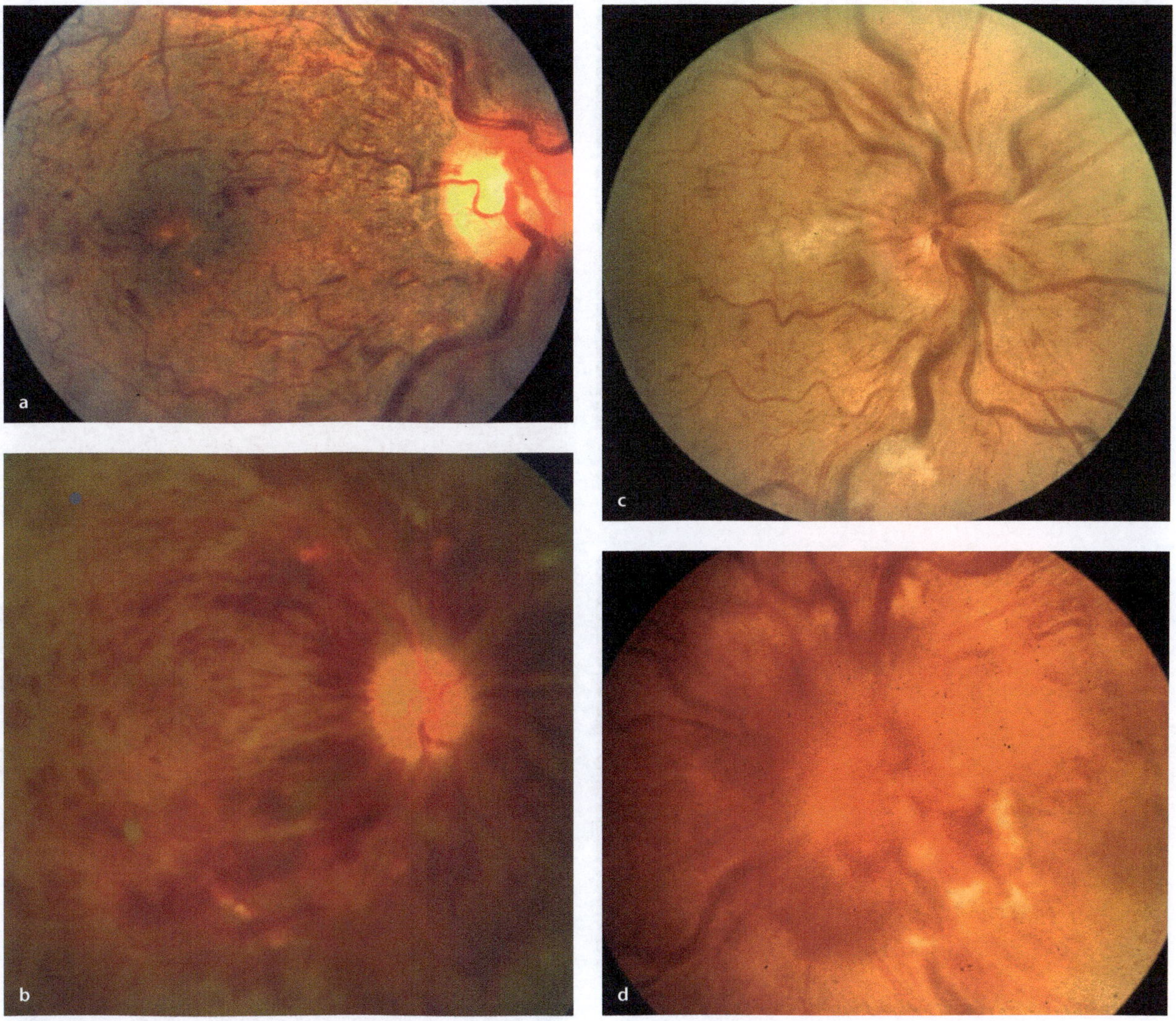

Abb. 10.7 ZVV (**a**) vom milden, nicht-ischämischen Typ, (**b**) mit starken Blutungen, (**c**) mit wenigen Blutungen, Cotton-wool-Herden und starkem Venenstau und (**d**) mit präpapillärer Glaskörperblutung und starker Papillenschwellung. Alle haben ein Makulaödem. (Aus Hansen 2007)

wohl eine große Variationsbreite möglich ist. Das Spektrum eines frischen ZVV reicht von geringen Veränderungen mit wenigen oberflächlichen, im Nervenfaserbereich flammenförmigen Blutungen, leichter Überfüllung der Venen, Hyperämie und Schwellung des Sehnervenkopfes (Abb. 10.7a) bis zu dichten ausgedehnten Blutungen (Abb. 10.7b) mit stark erweiterten, geschlängelten, oft dunkelroten Venen (Abb. 10.7c). Bei starkem Papillenödem finden sich gelegentlich präpapilläre vitreale Blutungen (Abb. 10.7d).

Intraretinale Blutungen bestehen am gesamten Fundus und sind in Gebieten mit dicker Nervenfaserschicht flammenförmig, d.h. vor allen Dingen um den Sehnervenkopf herum. Tiefere Blutungen imponieren als runde Flecken, vor allen Dingen im Bereich der Raphe temporal der Makula (Abb. 10.8). Die Blutungen nehmen fast immer zur Peripherie hin ab. Glaskörperblutungen sind selten und eher in der Papillenregion jüngerer Patienten zu finden (Typ Papillophlebitis, Abb. 10.7d, Abb. 10.9).

Cotton-wool-Flecken sind Zeichen kleinerer Kapillarverschlussgebiete und bedeuten daher eine lokale Ischämie (Abb. 10.10). Sie lassen sich in allen Typen des ZVV finden. Auch ein Makulaödem besteht bei allen Patienten mit Visusverlust. Dieses Makulaödem ist vom zystoiden extrazellulären Typ und findet sich nach Tagen bis Wochen. Eine blutgefüllte zentrale Zyste ist ein ungünstiges Zeichen für die Visusprognose.

Die Schwellung des Sehnervenkopfes ist immer deutlich, seine Ränder sind meistens verdeckt durch Cotton-wool-Flecken und Blutungen. Wo das nicht der Fall ist,

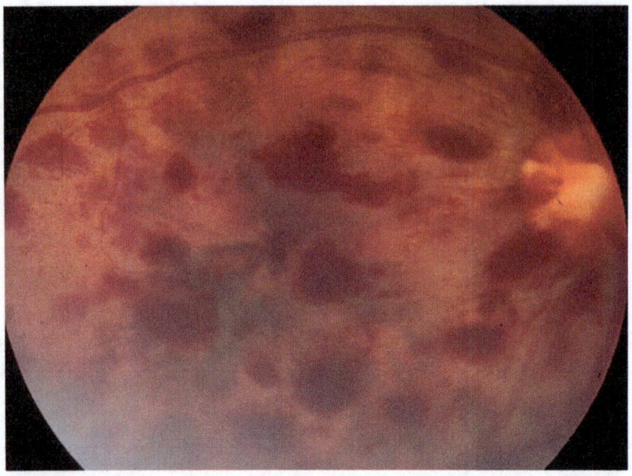

Abb. 10.8 ZVV mit tiefen Fleckblutungen »dot and blot«. (Aus Hansen 2007)

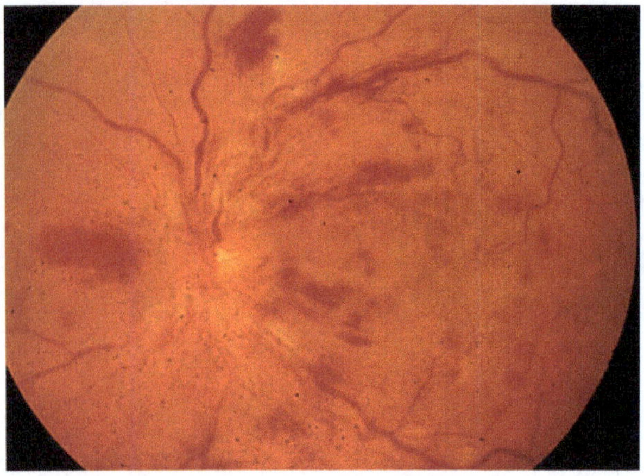

Abb. 10.9 ZVV mit dominierender Papillenschwellung: Typ »Papillophlebitis«. (Aus Hansen 2007)

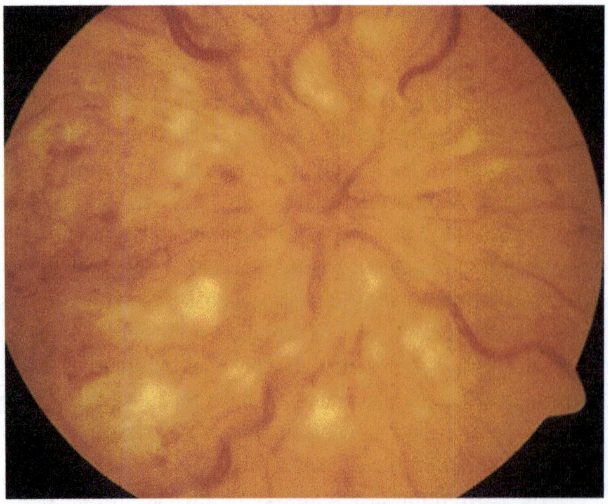

Abb. 10.10 ZVV mit vielen »Cotton-wool-Flecken« (dennoch nicht ischämisch!). (Aus Hansen 2007)

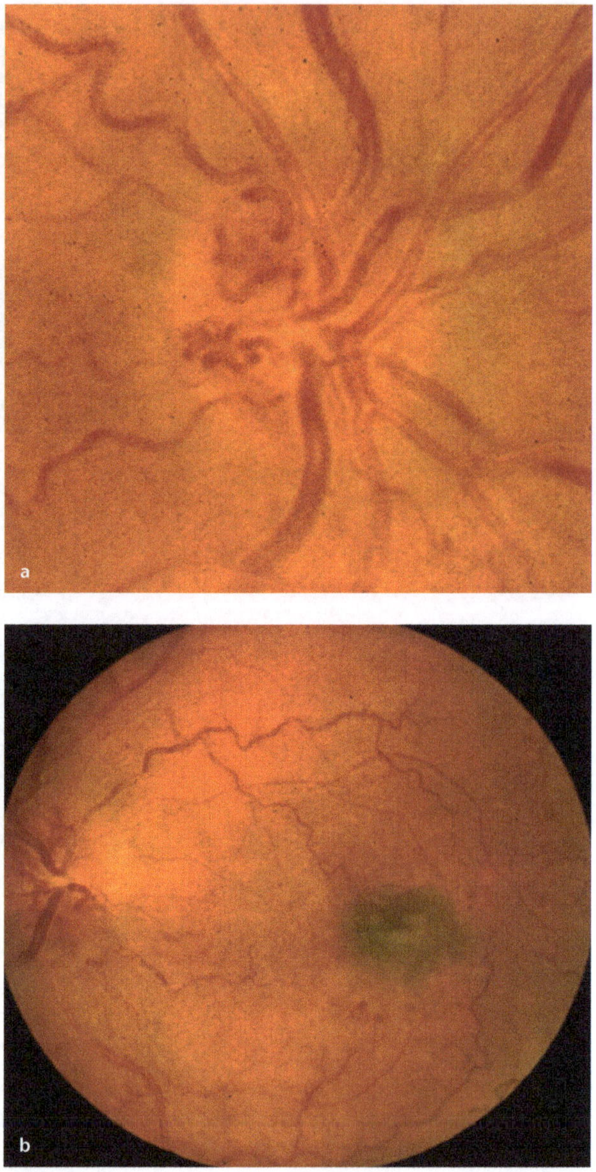

Abb. 10.11 Alter ZVV nach Monaten bis Jahren mit (**a**) Kollateralen und (**b**) der typischen atrophischen Makulanarbe. (Aus Hansen 2007)

hilft die Hyperämie der Papille den ZVV von anderen Erkrankungen des Sehnervenkopfes zu unterscheiden. Bei jüngeren Patienten findet man oft den Typ der Papillophlebitis (Abb. 10.7d, Abb. 10.9) bei dem die Beteiligung des Sehnervenkopfes dominiert und der Fundus nur wenige Blutungen in der mittleren und äußeren Peripherie zeigt. Einige Autoren vermuten in diesen Fällen eine entzündliche Genese oder zumindest eine entzündliche Beteiligung, die den Einsatz von Steroiden rechtfertigt (► Abschn. 10.2.5, Steroide).

Späte Zeichen eines langdauernden ZVV können, abhängig von der Entwicklung zwischen Zufluss und

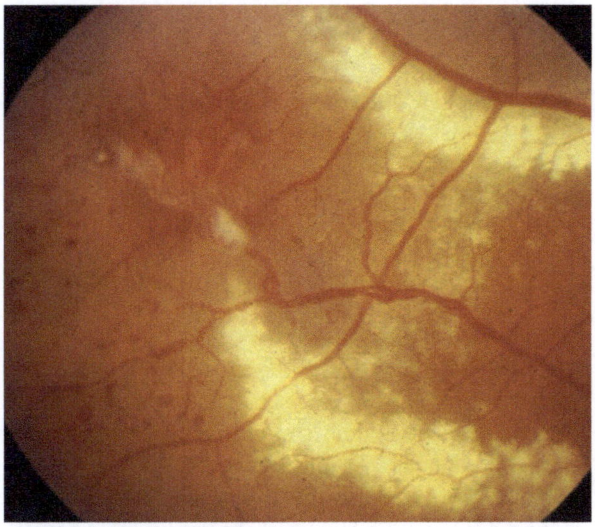

Abb. 10.12 Alter ZVV vom nicht-ischämischen, exsudativen Typ. (Aus Hansen 2007)

Abfluss, sehr unterschiedlich sein. Die strichförmigen Blutungen werden innerhalb der ersten Monate verwaschen und fangen langsam an zu verschwinden. Auch die Überfüllung der Venen nimmt ab, die Gefäßwände verlieren ihre Transparenz und erscheinen weißer. Zilioretinale Kollateralen sind ein sehr charakteristisches Zeichen eines mindestens einige Wochen bis Monate alten ZVV (Abb. 10.11a). Sie sollten nicht mit Neovaskularisationen verwechselt werden (▶ Abschn. 10.2.3, Spontanverlauf).

Das Makulaödem nimmt zunächst noch zu, Einblutungen in Zysten verschwinden nur langsam. Die meist zögernd eintretende Verminderung des Ödems nach Monaten und Jahren kann eine trockene pigmentierte Narbe als einziges Zeichen für einen alten ZVV zurücklassen (Abb. 10.11b). Allerdings wird es nicht immer zu einer deutlichen Abnahme des arteriellen Zuflusses kommen und damit zu keiner Adaptation an den verminderten venösen Abfluss. In diesen Fällen bleibt die Wiederherstellung einer Blut-Retina-Schranke aus und es kann sich über weite Bereiche eine seröse retinale Abhebung mit harten Exsudaten entwickeln (Abb. 10.12).

Das erste beweisende Zeichen eines ischämischen ZVV ist eine Gefäßneubildung auf der Iris. Eine unbehandelte Rubeosis iridis führt leicht zu einem Verschluss des Kammerwinkels mit einem nachfolgenden Sekundärglaukom und einem Hyphaema. Eine solche Entwicklung kann in schweren Fällen innerhalb von wenigen Wochen eintreten (sog. »100-Tage-Glaukom«). Interessanterweise sieht man retinale Neovaskularisationen beim ZVV nicht so häufig, wie bei anderen ischämischen Retinopathien (diabetische Retinopathie, Venenastverschluss), beim ZVV steht ganz die anteriore Neovaskularisation im Vordergrund. Nicht selten wird ein lange übersehener ZVV durch ein hämorrhagisches Sekundärglaukom entdeckt.

Klassifikation

Das breite Spektrum des klinischen Bildes beim ZVV erfordert eine sorgfältige Klassifikation, da diese entscheidend für den Verlauf (▶ Abschn. 10.2.4) und die Behandlung sein kann. Die große Herausforderung besteht darin, Patienten mit einer ischämischen Form des ZVV (Synonyme: nicht perfundierter ZVV, hämorrhagische Retinopathie) zu erkennen. Dies ist nur selten bei der ersten Vorstellung des Patienten möglich und eine alleinige fundusskopische Untersuchung reicht dafür nicht. Die ischämische und die nicht-ischämische Variante (Synonyme: venöse Stase-Retinopathie, partieller ZVV, perfundierter ZVV, Präthrombose) bilden die zwei Enden eines kontinuierlichen Spektrums und nicht so sehr eigene Krankheitsbilder. Besonders innerhalb des ersten Halbjahres sollte man immer wieder das Ausmaß der Ischämie abschätzen, um nicht den Übergang eines nicht-ischämischen Verschlusses oder einer unbestimmbaren (»indeterminate, intermediate«) Form in die laserpflichtige neovaskuläre Form zu verpassen. Dieser Grundsatz gilt auch für den Hemi-ZVV.

Ischämische Zeichen sind nicht allein über die Ophthalmoskopie des Fundus zu erkennen. Ein schwacher Indikator können ausgedehnte dichte Blutungen (Abb. 10.13a) sein, obwohl der ischämische ZVV auch mit nur wenigen retinalen Blutungen vorkommen kann (Abb. 10.13b,c). Andere Zeichen, die den Verschluss als schwerer erscheinen lassen, z.B. starkes Papillenödem, zahlreiche Cotton-wool-Spots, ausgeprägte Dilatation und Tortuositas der Venen sowie ein hohes Makulaödem können nicht eindeutig dem Ausmaß der Ischämie zugeordnet werden, wie in Abb. 10.13b,c gezeigt.

Ein verlässliches Zeichen der Ischämie ist die Rubeosis iridis. Auch die Fluoreszenzangiographie (Kapillarverschlussgebiete, verlängerte Transitzeiten) hilft bei der Feststellung eines ischämischen Verschlusses, aber auch hier gibt es keine eindeutigen Grenzen.

Margagal klassifizierte ZVV über einen sogenannten ischämischen Index. Ein ischämischer Index von etwa 50% (entspricht etwa 10 Papillenflächen mit Kapillarverschluss) wurde von ihm als eindeutiges Risiko für neovaskuläre Komplikationen angesehen. Dieser Wert wurde in der Central Vein Occlusion Study als Ischämie-definierender Parameter aufgenommen, obwohl dieser später durch die Daten selbst (s.u.) und von Hayreh in Frage gestellt wurde. Über diese Parameter hinaus können die funktionellen Untersuchungen (Sehschärfe, Gesichtsfelder, relativer afferenter Pupillendefekt, Elektroretinographie) dem Ophthalmologen dienen, das ischämische Risiko besser einzuschätzen (Tab. 10.4).

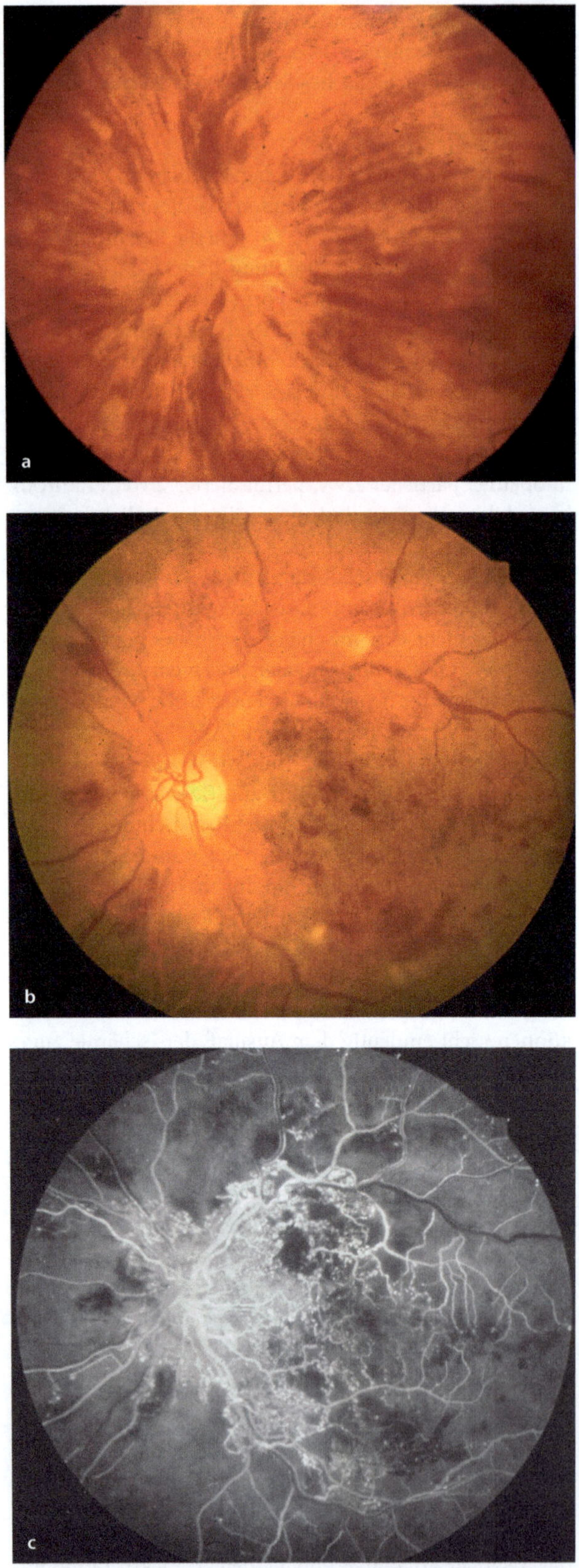

Abb. 10.13 ZVV vom (a) intermediären Typ, und (b) ischämischen Typ mit (c) mit ausgedehnten Kapillarverschlussgebieten. (Aus Hansen 2007)

Praxistipp

Beweisendes Zeichen eines ischämischen Zentralvenenverschlusses ist die Gefäßneubildung auf der Iris. Besonders innerhalb des ersten Halbjahres sollte immer wieder das Ausmaß der Ischämie abgeschätzt werden, um nicht den Übergang in eine laserpflichtige neovaskuläre Erkrankung zu verpassen!

Spontanverlauf

Wie bereits erwähnt, handelt es sich beim retinalen Venenverschluss eher um eine subakut chronische Erkrankung, wenn man sie mit dem dramatischen Visusabfall, der beim retinalen Arterienverschluss vorkommt, vergleicht. Entsprechend ist die Prognose sehr viel komplexer und der Verlauf schwer vorherzusagen. Der Spontanverlauf reicht von vollständiger Heilung bis zu schmerzhafter Erblindung mit Neovaskularisationsglaukom. 30-50% aller Augen zeigen eine leichte Progression über die ersten Wochen und Monate. Ungünstige Faktoren sind in Tab. 10.5 aufgeführt. Ein Endpunkt in der Entwicklung ist frühestens nach 6 Monaten erreicht, kann sich aber über Jahre hinziehen. Gründe für eine schlechte Prognose sind zweifach:

1. Der fortgesetzte Zusammenbruch der Blut-Retina-Schranke führt zu einem chronischen Makulaödem oder sogar zu einer exsudativen Netzhautablösung (Abb. 10.12).
2. Die ischämische innere Retina bei noch funktionierenden Photorezeptoren führt zur VEGF-Ausschüttung mit neovaskulären Komplikationen.

Diese entwickeln sich in der Regel zwischen dem dritten und sechsten Monat (s.u.), sehr selten später als ein Jahr nach Symptombeginn. Dies verlangt eine sorgfältige Beobachtung aller nicht-ischämischen ZVV während des ersten Jahres. Darüber hinaus haben Augen mit einem zunächst günstigen Verlauf ein Risiko von 2-5% innerhalb von 2 Jahren eine zweite, dann meist schwerere Episode des ZVV zu erleiden.

Tab. 10.5 Faktoren, die auf eine schlechte Prognose deuten

	Befunde
Ophthalmologisch	Frühe Rubeosis iridis innerhalb von 5-10 Wochen Zentrale Zysten mit Einblutung Dunkle flächige Blutungen Ausgangsvisus ≤0,05 (20/400)
Allgemein	Schlecht eingestellte arterielle Hypertension Diabetische Retinopathie Patienten ≥80 Jahre

Ausgangssehschärfe. Diese ist anfangs häufig normal und fällt erst innerhalb der ersten 14 Tage ab. 25-30% der Augen können bei Erstvorstellung noch lesen (Sehschärfe ≥ 0,4) etwa 50% sehen bei Entdeckung des Venenverschlusses 0,1 oder weniger. Zieht man das Ausmaß der Ischämie in Betracht, so zeigen 70-80% der Patienten mit einem nicht-ischämischen Verschluss eine Sehschärfe von ≥0,1, während dies nur bei 7-14% ischämischer Augen der Fall ist. Daher ist auch ein Sehschärfenabfall auf <0,1 ein wichtiger Hinweis auf einen ischämischen ZVV (▫ Tab. 10.4). Dieser Marker gilt weniger für Patienten unter 50 Jahren, die zu Beginn eine bessere Sehschärfe aufweisen.

Entwicklung der Sehschärfe. Diese lässt sich im Einzelfall schwer vorhersagen, ist aber in zwei großen Studien über den Spontanverlauf gut untersucht. Die CVOS (Central Vein Occlusion Study) fand eine deutliche Abhängigkeit der Visusprognose von der initialen Sehschärfe (IVA). 65% der Augen mit einer Sehschärfe ≥0,5 konnten die Sehschärfe in diesem Bereich bis zum Ende der einjährigen Studie halten. Dagegen zeigten Patienten aus der Gruppe zwischen 0,1 bis 0,4 eine stärke Variation: 44% blieben in diesem Visusbereich, aber 37% endeten <0,1. Insgesamt erreichten nur 19% am Ende dieser Studie eine Sehschärfe ≥0,5.

Diese Daten passen gut zu den Untersuchungen von Quinlan über den Spontanverlauf, obwohl die Ausgangssehschärfe (IVA) in dieser Patientengruppe etwas anders war. In der Patientengruppe der CVOS hatten 29% eine IVA ≥0,5, während in der Studie von Quinlan nur 18% mit diesem relativ guten Visus begannen. Aus den Daten der letzteren Arbeit (▫ Tab. 10.6) lassen sich auch die Raten für eine Besserung von über 2 Zeilen errechnen. Diese lagen bei 12%, während 30% einen Sehschärfenverlust von mehr als 2 Linien zeigten. Die stabile Gruppe (±2 Zeilen) umfasste etwa 58%. Diese Ergebnisse stimmen sehr gut überein mit denen der Kontrollen aus den randomisierten Studien (▫ Tab. 10.6).

Interessanterweise gab es keinen großen Unterschied zwischen den beiden Typen des ZVV, obwohl die Verbesserungsrate mit 20% in der ischämischen Gruppe höher als in der nicht-ischämischen Variante mit nur 13% war (▫ Tab. 10.7). Dies spiegelt aber eher die bessere IVA wieder, von der aus nur selten eine Verbesserung um mehr als zwei Zeilen möglich ist. Bezieht man die Lesefähigkeit in die Visusprogose mit ein (Sehschärfe ≥0,4), wird dieser Unterschied in der Prognose des ischämischen und nicht-ischämischen ZVV evident. Quinlan und Mitarbeiter fanden, dass nach einem Jahr 54% der nicht-ischämischen Augen, aber kein Patient mit ischämischem ZVV lesefähig war. In der CVOS-Gruppe fiel die Rate der Patienten mit einer Sehschärfe von ≥0,5 von 29% auf 26% und korrespondiert damit einigermaßen mit den 19% von Quinlan. Aus diesem Grunde sollte man immer betonen, dass auch der nicht-ischämische ZVV keine gutartige Erkrankung darstellt.

Cave!
Nur ein Viertel bis ein Fünftel der Patienten erreichen unbehandelt einen Visus von ≥0,5. Eine Besserung von mehr als zwei Zeilen tritt nur bei jedem achten Patienten ein.

Neovaskuläre Erkrankung. Die CVOS benutzte als Parameter für das Risiko, eine neovaskuläre Komplikation zu entwickeln, die **nicht-perfundierte Fläche** im Fluoreszenzangiogramm. Dabei wurde als Schwelle zur Ischämie

▫ **Tab. 10.6** Spontanverlauf der Sehschärfe bei ZVV mit Bezug auf den Ausgangsvisus ohne Berücksichtigung der Ischämie

Studientyp	Visus >		IVA	Endvisus			Visusanstieg ≥2 Zeilen
	Autor	N	≥0,5	≥0,5	≥0,4	<0,1	
Spontanverlauf	CVOS	714	29%	28%	n.u.	41%	n.u.
	Quinlan	155	18%	19%	37%	48%	12%
Kontrollen*	Hansen	30	40%	20%	40%	27%	10%
	Wolf	21	38%	19%	38%	43%	14%
IHD	Hansen	33	30%	39%	55%	18%	46%
HHD/IHD	Wolf	19	42%	63%	63%	16%	37%
IHD	Hansen	82	17%	35%	48%	32%	37%

N Patientenzahl (Daten aus den Arbeiten der CVOS, von Qinlan, Hansen und Wolf); *n.u.* nicht untersucht; *IVA* Ausgangssehschärfe; *IHD* isovolämische Hämodilution; *HHD* hypervolämische Hämodilution. * Unbehandelte Patienten aus den kontrollierten randomisierten Studien

Tab. 10.7 Spontanverlauf der Sehschärfe bei ZVV mit Bezug auf den Ausgangsvisus und Berücksichtigung der Ischämie

Studie	Visus >			IVA	Endvisus			Visusanstieg ≥2 Zeilen
	Autor	Perf	N	≥0,5	≥0,5	≥0,4	<0,1	
Spontanverlauf	Quinlan et al. 1990	ni	107	26%	27%	54%	32%	13%
IHD	Hansen et al. 1989a	ni	47	30%	46%	63%	26%	28%
Spontanverlauf	Quinlan et al. 1990	i	48	0%	0%	0%	85%	20%
IHD	Hansen	i	35	0%	20%	26%	40%	49%

N Patientenzahl (Daten aus den Arbeiten von Qinlan, Hansen); *IVA* Ausgangssehschärfe; *IHD* isovolämische Hämodilution; *Perf* Perfusionsstatus; *ni* nicht ischämisch; *i* ischämisch

Tab. 10.8 Häufigkeit einer Iris-/Kammerwinkelneovaskularisation (INV) in Bezug zur Ausgangsvisus zum ZVV-Typ (Daten der Central Vein Occlusion Study)

Ausgangsvisus	≥0,5			0,4-0,1			<0,1			All		
Perfusion	n	INV	%INV	n	INV	%INV	N	INV	%INV	N	INV	%INV
Perfundiert	200	9	5%	259	32	12%	79	15	19%	538	56	10%
Nicht perfundiert	8	0	0	32	7	22%	86	34	40%	126	41	33%
Intermediär	1	1	100%	13	6	48%	36	13	36%	50	20	40%
Alle Augen	209	10	5%	304	45	15%	201	62	31%	714	117	16%

eine Fläche von ≥10 Papillenflächen angenommen. Dies wurde berechtigterweise von Hayreh kritisiert und ist im Nachhinein durch die Daten der CVOS bestätigt worden. Alle Typen des ZVV können neovaskuläre Komplikationen entwickeln (Abb. 10.14a-d). Das o.g. Kriterium für Nicht-Perfusion traf für 18% der 700 eingeschlossenen Patienten zu, während 7% weder der einen noch anderen Gruppe zuzuordnen waren (»indeterminate«). Von den 714 eingeschlossenen Augen entwickelten 16% eine Iris- oder Kammerwinkelneovaskularisation (INV). Diese Augen korrelierten aber nur teilweise mit dem Nicht-Perfusionskriterium (Tab. 10.8). Während 33% der nicht-perfundierten ZVV eine INV entwickelten, lag die Rate bei den unbestimmbaren ZVV bei 40% und beim perfundierten Typ immerhin noch bei 9,5%. Dies verdeutlicht die Schwierigkeiten, eine verlässliche Prognose hinsichtlich des Ischämiegrades allein auf die Angiographie zu gründen.

Die Häufigkeit einer INV war deutlich zur niedrigen **Ausgangssehschärfe** korreliert (Tab. 10.8). Die Häufigkeiten lagen bei 5% (IVA >0,4), 15% (IVA 0,1-0,4) und 31% (IVA <0,1), sodass man sagen kann, eine Irisneovaskularisation entwickelt sich umso häufiger, je niedriger der Ausgangsvisus ist. 20% der Irisneovaskularisationen entstehen innerhalb der ersten vier Monate, davon 7% in der Gruppe IVA >0,4 und 44% in Augen mit IVA <0,1. Obwohl diese Korrelation zwischen der Anfangssehschärfe und der neovaskulären Erkrankung besteht, kann die Entwicklung einer INV in Patienten mit gutem Ausgangsvisus nicht ausgeschlossen werden. Patienten mit niedrigem Ausgangsvisus müssen in jedem Fall während der ersten Wochen und Monate engmaschig kontrolliert werden.

Zusätzliche Risikofaktoren für eine neovaskuläre Erkrankung neben der niedrigen Sehschärfe und einem ausgedehnten Kapillarausfall sind starke **Venenschlängelung und ausgedehnte retinale Blutungen**. Die Letzteren erklären gut die hohe Rate der INV bei unbestimmbarem ZVV (»indeterminate«), weil die Nicht-Perfusion in diesen eingebluteten Bereichen schwer bestimmbar ist. Retinochorioidale Kollateralen sind negativ mit INV assoziiert und scheinen vor den neovaskulären Komplikationen zu schützen.

Jüngere Patienten (≤50 Jahre) mit ZVV haben meist eine geringfügig bessere Prognose hinsichtlich des Visus. Etwa 42% enden mit einer Sehschärfe ≥0,4. Trotzdem kön-

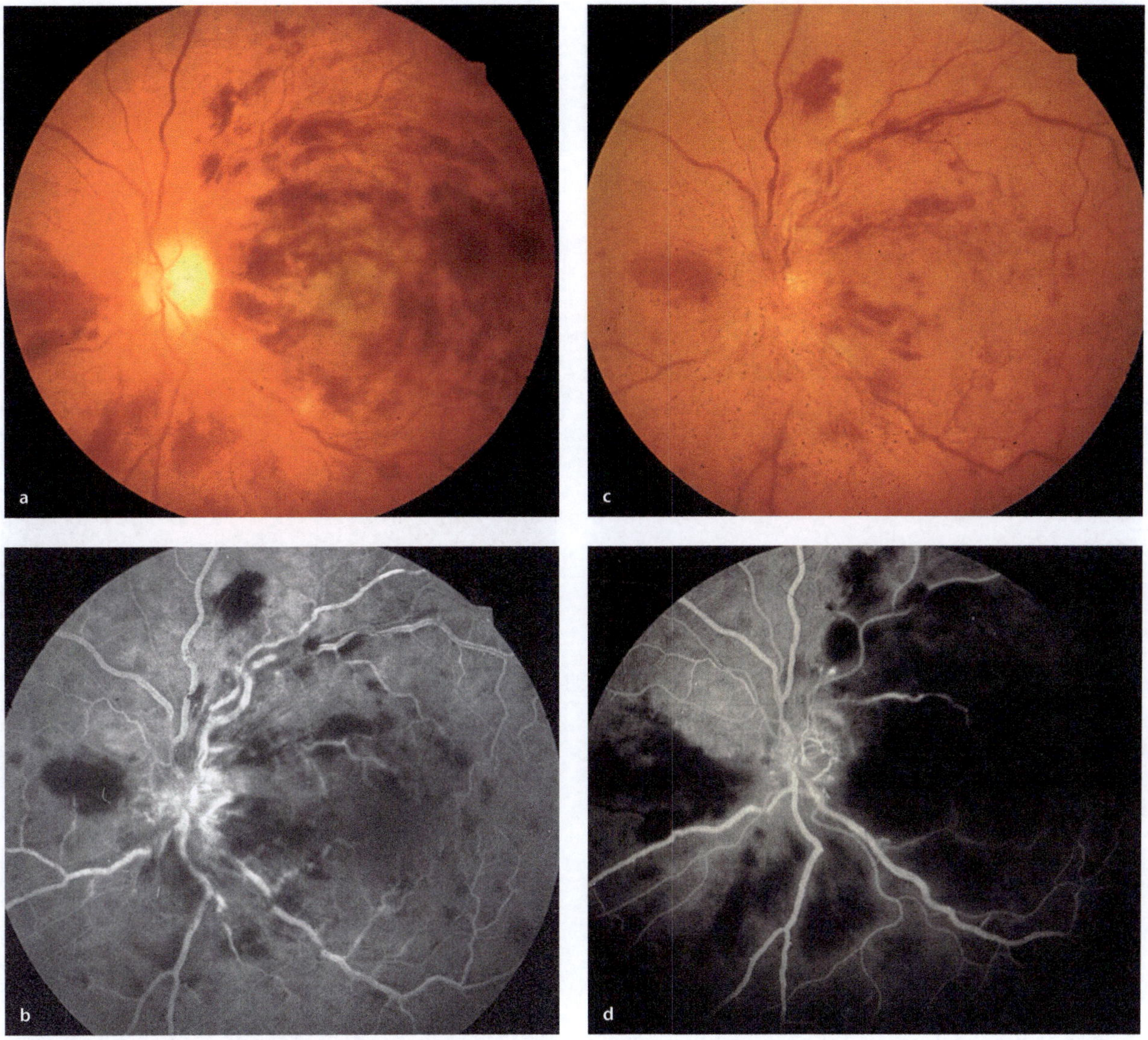

Abb. 10.14 Progression eines (**a**, **b**) nicht-ischämischen ZVV nach zwei Monaten zum (**c**, **d**) ischämischen Typ. (Aus Hansen 2007)

nen auch bei diesen Patienten sehr komplikative Verläufe auftreten. Die Ausgangssehschärfe scheint bei jüngeren Patienten nicht so aussagekräftig, wie bei älteren. 42% der jüngeren Patienten zeigen aber einen ungünstigen Verlauf mit einer finalen Sehschärfe von ≤0,1 und 18% entwickeln eine neovaskuläre Erkrankung. Diese Daten unterscheiden sich nur wenig vom Ausgang bei älteren Patienten und unterstreichen die Notwendigkeit einer sorgfältigen Nachkontrolle auch dieser Patienten im ersten Jahr.

Cave!
Auch Patienten mit primär nichtischämischem ZVV können innerhalb der ersten zwei Jahre Neovaskularisationen entwickeln.

10.2.4 Diagnose und Differentialdiagnose

Diagnostik

Fluoreszenzangiographie. Eine Fluoreszenzangiographie ist immer hilfreich und meistens im Verlauf einer ZVV auch notwendig. Die verzögerte Venenfüllung ruft das typische Bild der schwarzen Venen auf einem hellen chorioidalen Hintergrund in der Frühphase hervor. Sinclair und Gragoudas fanden heraus, dass eine Zeit von mehr als 20 s von der ersten Anfärbung der Arterien auf der Papille bis zur maximalen Füllung der Temporalvenen ein deutlicher Hinweis auf einen ischämischen ZVV ist. Während der Spätphase kommt es zu einer intensiven Anfärbung der Gefäßwände der

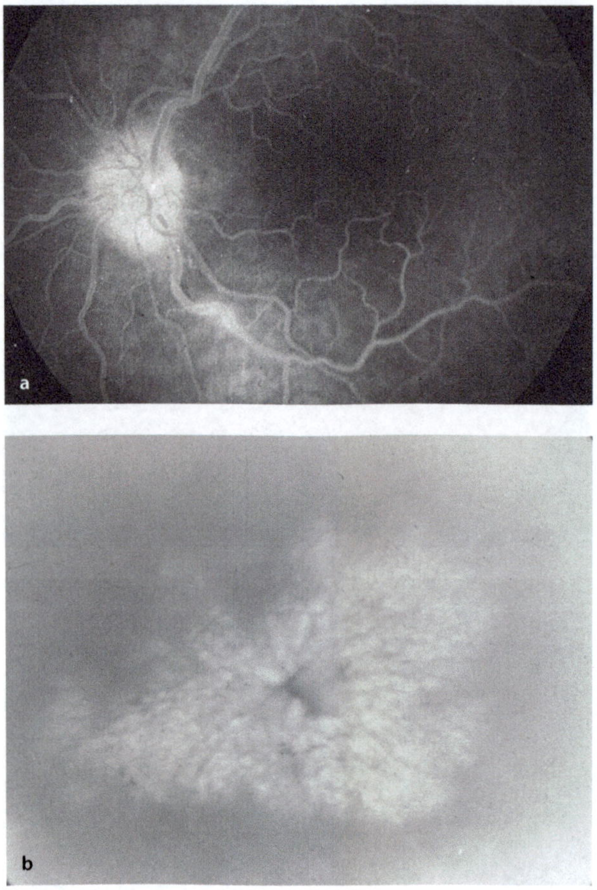

■ **Abb. 10.15** Fluoreszenzangiographie des ZVV. **a** Milder ZVV mit Wandanfärbung und persistierender Papillenschwellung. **b** Nicht-ischämischer ZVV mit zystoidem Makulaödem nach 6 Monaten. (Aus Hansen 2007)

großen Venen, auch wenn kein generalisierter Farbstoffaustritt aus den kleinen Gefäßen zu beobachten ist (■ Abb. 10.15a). Ein starker Farbstoffaustritt überdeckt häufig die Rosettenform des zystoiden Makulaödems, das immer bei Augen mit einem Visusverlust auftritt, aber erst häufig im Laufe des Verlaufs deutlicher sichtbar wird (■ Abb. 10.15b). Die für die Prognose wichtigen Areale mit Kapillarverschluss oder Minderperfusion sind in den ersten Wochen häufig nur schwer zu erkennen, da sie von retinalen Blutungen überdeckt werden. Dies begrenzt auch den Wert der frühen Angiographie in der Beurteilung von Kapillarverschlussgebieten und mindert damit den prognostischen Wert eines frühen Angiogramms (▶ Abschn. 10.2.4, Differentialdiagnose). Eine abnehmende retinale Fluoreszenz bei gering strukturiertem chorioidalen Hintergrund verbunden mit knospenartigen Gefäßstummeln weist auf eine massive Ischämie (■ Abb. 10.13c) und erlaubt daher die Klassifikation ischämischer ZVV (■ Abb. 10.16).

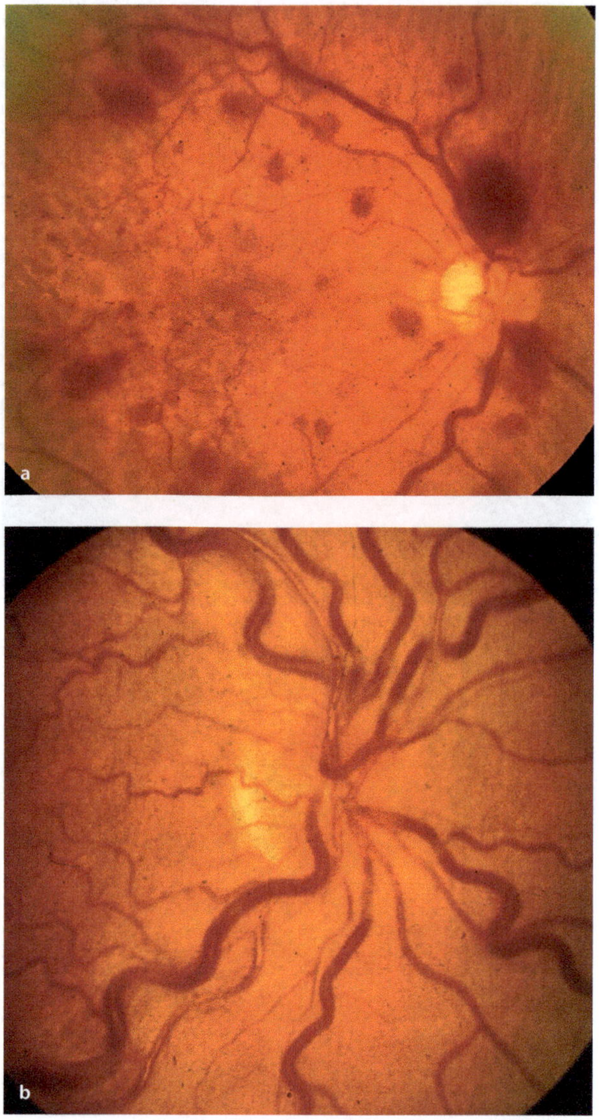

■ **Abb. 10.16** Differentialdiagnose des ZVV. **a** Okuläre Ischämie bei kompletter gleichseitiger Karotisstenose. **b** Hyperviskositätssyndrom bei Plasmozytom. (Aus Hansen 2007)

Beim älteren ZVV sind die sehr seltenen Papillenneovaskularisationen durch ihre starke Leckage im Zweifelsfall leicht von den häufigen Kollateralen (■ Abb. 10.11a,b) ohne Farbstoffaustritt zu unterscheiden.

Optisches Kohärenztomogramm (OCT). Das OCT als nicht invasives Verfahren erlaubt auch beim ZVV neue und das Fluoreszenzangiogramm ergänzende Einblicke in die Netzhautmorphologie. Dies trifft besonders für die hochauflösenden mit der spektralen Analyse arbeitenden Verfahren (»spectral domain OCT«) mit Eye-tracking zu. Rezeptoren, Körnerschichten, Pigmentepithel, Cho-

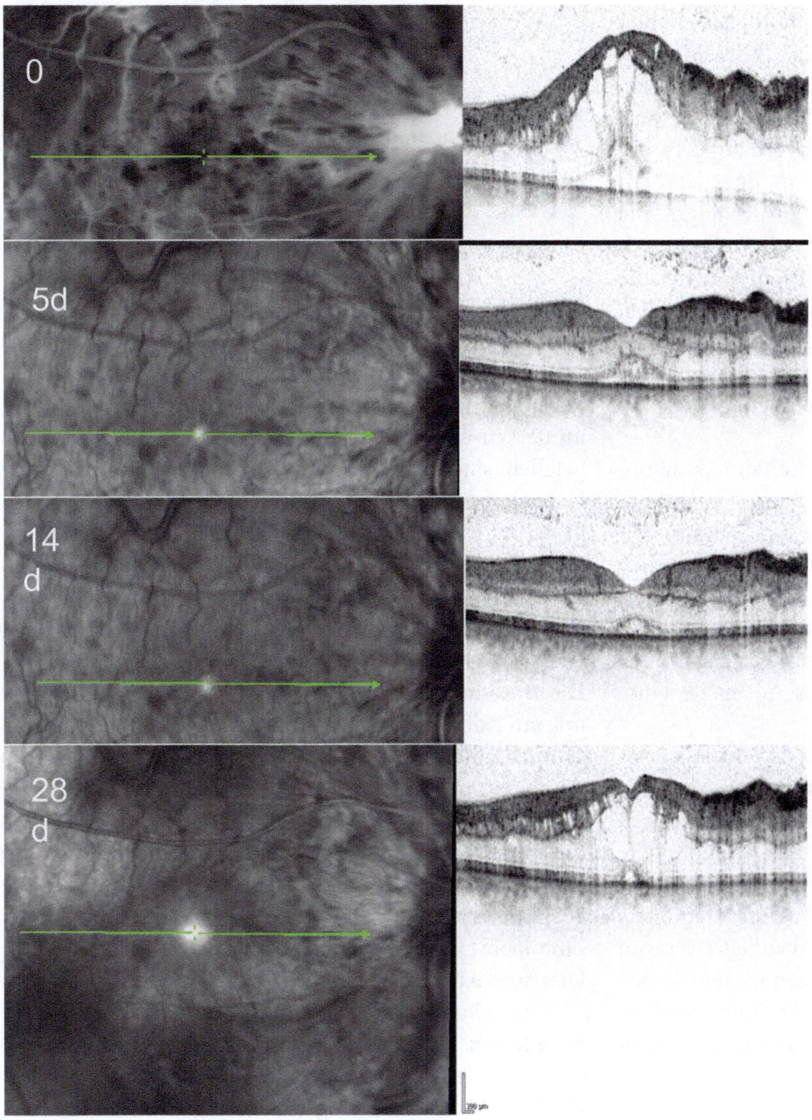

Abb. 10.17 Optische Kohärenztomographie bei Zentralvenenverschluss. Effekt von 0,5 mg Ranibizumab über 28 Tage (0 Tagd-28 Tag): Höhepunkt des Ödemrückganges am 14. Tag, am 28.Tag bereits wieder deutliche Zunahme des Ödems. (Mit freundl. Genehmigung aus Hansen LL und Feltgen N 2010)

riocapillaris im Zentrum sind besser zuzuordnen und machen es auch möglich, auf funktionelle Veränderungen zu schließen. Besonders hilfreich ist das OCT bei der Entscheidungsfindung in der Therapie (z.B. Beurteilung der äußeren Netzhaut, vitreomakuläre Traktion). Es ist bei der Objektivierung von Therapieerfolgen (z.B. Netzhautdickenverlauf, Ödemcharakter) heute unentbehrlich (Abb. 10.17). In der Beurteilung des Ischämiegrades hilft das OCT nicht.

Perimetrie. Sie meist entbehrlich und wenig zielführend, kann aber hilfreich bei Patienten mit dem intermediären Typ des ZVV sein. Fast alle Augen weisen ein relatives Zentralskotom auf, aber das periphere Gesichtsfeld ist nur bei ischämischen ZVV eingeschränkt. Hayreh und Mitarbeiter fanden, dass bei 71% der Augen mit nicht-ischämischem ZVV, aber nur bei 8% mit ischämischem ZVV unauffällige periphere Gesichtsfelder vorhanden waren.

Relativer afferenter Pupillendefekt (RAPD). Der RAPD ist ein einfacher Test und ist recht verlässlich in der Unterscheidung des ischämischen ZVV von dem nichtischämischen Typ. Bei einem Unterschied von ≥0,9 logarithmischen Einheiten fand Hayreh mit dem RAPD eine Sensitivität von 80% und eine Spezifität von 97%. Vorbedingung dieses objektiven Testes ist eine normale Pupille und ein gesundes Partnerauge.

Elektroretinogramm (ERG). Für die Differenzierung des ZVV-Typs kann auch das ERG hilfreich sein. Hierbei spielt die b-Wellen-Amplitude unter photopischen und skotopischen Bedingungen eine wichtige Rolle. Mit diesen Routine-ERG-Parametern kann eine Sensitivität von 80-90% und eine Spezifität von 70–80% erreicht werden. Eine Reduktion des Amplitudenverhältnisses der b- zur a-Welle korreliert signifikant mit dem Vorhandensein von Kapillarverschlussgebieten im Angiogramm. Die Implikationszeit für die photopische b-Welle im 30-Herz-Flicker-ERG scheint ein guter Prädiktor für die Iris-Neovaskularisation zu sein. Larsson hat empfohlen, diese Untersuchung drei Wochen nach Symptombeginn durchzuführen und fand sie der durch das Fluoreszenzangiogramm zu erhaltenden Prognose überlegen.

Weitere Untersuchungen. Mit der Ophthalmodynamometrie in Verbindung mit einer Goldmann-Kontaktlinse lässt sich der venöse Kollapsdruck messen. Dieser Kollapsdruck ist in Augen mit ischämischem ZVV deutlich erhöht.

Der Blutdruck sollte immer in mehrfachen Einzelmessungen geprüft werden, unter Umständen ist auch eine Nachtmessung zum Erkennen des Ausmaßes eines nächtlichen Blutdruckabfalls sinnvoll.

Blutentnahmen richten sich nach den Risikofaktoren. Der Hämatokrit muss immer bestimmt werden. Bei jüngeren Patienten muss auch daran gedacht werden, die APC-Resistenz zu prüfen, um eine Thrombophilie auszuschließen. Die Anamnese einer nicht-okulären Venenthrombose sollte zu ausführlicheren Untersuchungen beim Internisten führen. Ansonsten sind vor allen Dingen bei Verdacht auf assoziierte Erkrankungen entsprechende Untersuchungen einzuleiten (Tab. 10.3). Eine Dopplersonographie ist im Allgemeinen nicht notwendig, kann aber beim ischämischen Verschluss einen zusätzlichen Risikofaktor aufdecken.

Praxistipp

Der Hämatokritwert muss immer bestimmt werden. Das Fluoreszenzangiogramm und das optische Kohärenztomogramm bleiben die Basis bei der Beurteilung des ZVV und bei der Therapiekontrolle. Weitere Untersuchungen sind selten notwendig.

Differentialdiagnose

Die Differentialdiagnose eines ZVV ist gewöhnlich nicht schwierig (Tab. 10.9). Die diabetische und hypertensive Retinopathie wie auch Hyperviskositätssyndrome führen immer zu einem beidseitigen Bild. Wenn beide Augen befallen sind, ist immer eine sorgfältige internistische Untersuchung notwendig. Die häufigsten Schwierigkeiten in der Differentialdiagnose finden sich bei frühen, leichten nicht-ischämischen ZVV und bei den späten Formen und ihren Komplikationen.

Früher ZVV

Die **Anteriore ischämische Optikusneuropathie (AION)** mit ihrer deutlichen Schwellung der Papille täuscht gelegentlich einen milden ZVV vor, kann aber leicht davon durch den typischen altitudinalen Gesichtsfelddefekt unterschieden werden. Wenn retinale Blutungen sich bis in die mittlere Peripherie ausdehnen, spricht das eher für Diagnose ZVV, obwohl eine starke Papillenschwellung allein auch zu einer Überfüllung der Vene führen kann. Eine kleine Papille auf dem Partnerauge unterstützt die Diagnose AION.

Die **okuläre Ischämie** (venöse Stase-Retinopathie nach Kearns), die durch eine schwere Karotisstenose ausgelöst werden kann, sollte nicht als nicht-ischämischer ZVV (Abb. 10.17a) aufgefasst werden. Hilfreiche Zei-

Tab. 10.9 Differentialdiagnose des ZVV

	Differentialdiagnose	Charakteristika
Früher ZVV	Anteriore ischämische Neuropathie	Keine peripheren Blutungen
	Papillenschwellung	Kein Visusabfall
	Hypertensive Retinopathie Diabetische Retinopathie Hyperviskositätssyndrome	Beide Augen betroffen
	Okuläre Ischämie	Fleckblutungen Geringe oder keine Papillenschwellung
Später ZVV	Geographische Atrophie bei später AMD Neovaskuläre Erkrankungen M. Eales	Keine Kollateralen, keine leckenden Gefäße im FA Anamnese Vaskulitis, präretinale Blutung

AMD Altersabhängige Makuladegeneration. *FA* Fluoreszenzangiogramm.

chen bei der Differentialdiagnose sind die geringe oder manchmal fehlende Papillenschwellung, eher tiefer gelegene Fleckblutungen und ein verminderter retinaler arterieller Perfusionsdruck in der Ophthalmodynamometrie. Außerdem sind Blutungen bei der okulären Ischämie weniger häufig und mehr über die mittlere Peripherie verteilt. Ein Makulaödem ist sehr viel seltener. Ein Tyndalleffekt in der Vorderkammer und eine Rubeosis iridis bei noch relativ guter Sehschärfe sprechen immer eher für eine okuläre Ischämie.

Nicht selten ist ein Venenverschluss auf eine **diabetische Retinopathie** aufgepfropft. In diesem Fall findet man ein recht unterschiedliches Bild zwischen beiden Augen. Eine normale diabetische Retinopathie zeigt aber in der Regel keine Papillenschwellung, außerdem sind harte Exsudate im ZVV seltener anzutreffen. Wenn eine diabetische Retinopathie in einem Auge deutlich stärker ist, sollte der ZVV mit einem Angiogramm, das die spätere Venenfüllung anzeigt, ausgeschlossen werden,

Hypertensive Retinopathie und **Hyperviskositätssyndrom** (■ Abb. 10.17b) können leicht durch die Blutdruckmessung und Laboruntersuchungen wie Blutbild, Blutsenkung, Zellzählung und Bestimmung der Plasmaproteine ausgeschlossen werden. Darüber hinaus wird eine gründliche Anamnese die Allgemeinsymptome aufdecken, die nicht dem ZVV zuzuordnen sind. Eine Tagesschwankung im Visus mit morgendlichem schlechteren Sehen unterstützt immer die Diagnose eines ZVV.

Älterer ZVV

Ein **Makulaödem** mit wenigen oder keinen Blutungen deutet nicht selten auf einen alten, nicht ischämischen ZVV hin. Dies kann besonders nach einer Kataraktextraktion zum falschen Schluss eines rein postoperativen Ödems führen. Pigmentationen im fovealen Bereich und **Kollateralen** auf der Papille (■ Abb. 10.11a,b) deuten auf einen ZVV hin. Kollateralen auf der Papille (■ Abb. 10.11a) können sehr leicht von Neovaskularisationen auf der Papille durch ein Fluoreszenzangiogramm unterschieden werden, da sie kein Leck zeigen. Kollateralen als Folge eines Optikusmeningeoms weisen nie eine Makulanarbe auf.

Makulanarben nach ZVV bilden sich manchmal erst Jahre später und können als altersbedingte geographische Atrophie fehlgedeutet werden. Auch hier sprechen Kollateralen auf der Papille sowie eine Hyperämie der Papille für einen Venenverschluss und gegen eine Spätform der altersabhängigen Makuladegeneration (■ Abb. 10.11b).

Ein älterer ZVV ist der häufigste Grund eines **Neovaskularisationsglaukoms**. Allerdings sollte, wenn kein sicherer Einblick besteht, immer ein intraokulares Melanom durch die Echographie ausgeschlossen werden, vor allen Dingen, wenn keine Anamnese eines Venenverschlusses bekannt ist.

10.2.5 Medizinische Behandlung

Grundlagen der Behandlung

Wie bereits ausgeführt, ist der ZVV durch ein sehr breites Spektrum hinsichtlich des Ausgangs gekennzeichnet und wir besitzen nur sehr wenige verlässliche Parameter für eine sichere Differentierung zwischen gutartigem und ungünstigem Verlauf am Beginn der Erkrankung. Das erschwert auch, den Nutzen einer bestimmten Therapie vorherzusagen und besonders sich für eine Behandlung mit höherem Risiko zu entscheiden. Deshalb hat Hayreh immer dazu geraten, den Verlauf abzuwarten, bevor man eilig eine ungewisse Therapie beginnt.

Der schwer einschätzbare Verlauf erklärt auch, warum eine so große Anzahl verschiedener Behandlungen versucht wurde (■ Tab. 10.10). Allerdings waren hierunter sehr viele Pilotstudien ohne eindeutigen Erfolg. Die meisten der ZVV-Therapie-Studien sind nicht nur nicht randomisiert, sondern weisen eine Vielzahl von Schwächen auf, die dann den eigentlichen Nutzen nicht erkennen lassen. Diese Schwächen bestehen, abgesehen von problematischem Studienaufbau, im Zusammenwerfen von Zentral- und Venenastverschluss, einer fehlende Differenzierung zwischen ischämischen und nicht-ischämischen ZVV und vorgefassten Meinungen.

Die Therapie des ZVV sollte

1. das chronische Makulaödem und damit auch die Vernarbung der Makula und
2. neovaskuläre Komplikationen verhindern.

Bezüglich des Makulaödems gibt es zwar noch keine generell akzeptierte Behandlung, doch scheint sich hier eine wesentliche Änderung mit Anwendung der VEGF-Inhibitoren anzubahnen. Die Verhinderung der Neovaskularisation ist in den meisten Fällen durch eine Laserbehandlung möglich, Uneinigkeit besteht aber über den Zeitpunkt des Eingriffs.

Beim ZVV handelt es sich wie oben gezeigt um eine eher subakute bis chronische Erkrankung, die nie eine sofortige Intervention innerhalb von Stunden verlangt und in ihrem Verlauf häufig schwer einzuschätzen ist. Trotzdem ist die frühe Behandlung innerhalb der ersten Wochen wichtig, um die Chancen für eine vernünftige Endsehschärfe zu erhöhen. Faktoren, die den Verschluss ausgelöst haben und ihn exazerbieren könnten, sollten bereits innerhalb von Tagen oder Wochen angegangen werden. Es gibt allerdings auch keine sichere zeitliche Grenze nach hinten mit der Therapie zu beginnen, so-

Tab. 10.10 Übersicht über neuere versuchte Therapien bei ZVV (Kontrollierte [*KS*] und prospektive [*PS*] Studien)

Therapieansatz	Behandlung	Design	Erfolg
Kardiovaskuläre Risikofaktoren	Senkung des Blutdrucks	PS	(+)
	Senkung der Hyperlipidämie	PS	(+)
Vasodilatation	Carbogeninhalation	PS	±
	Medikamentöse Vasodilatation	PS	±
Antikoagulation	Coumarin, Heparin	PS	±
	Thrombozytenaggregationshemmung	PS	±
Thrombolyse	System. Fibrinolyse, hoch	KS	+*
	System. Fibrinolyse, niedrig	PS	+
	Selektive Fibrinolyse	PS	(+)
	Retinale endovasculäre Lyse	PS	+
	Intravitreale Lyse	PS	±
Blutviskosität	Isovolämische Hämodilution	KS	+
	Hypervolämische Hämodilution	KS	+
	Hypovolämische Hämodilution	KS	–
	Troxerutin	KS	+
Steroide	Systemische Steroide	PS	(+)
	Intravitreale Steroide	KS	+

* nicht empfohlen vom Autor wegen der Nebenwirkungen. (Literatur: Elman 1996, Kohner et al. 1976, Sedney 1976)

lange noch keine endgültige Vernarbung mit Untergang der Rezeptoren eingetreten ist. (Literatur s. b. Hansen 2007)

Behandlung von Risikofaktoren

Risikofaktoren

Die Behandlung der kardivaskulären Risikofaktoren oder assoziierter Erkrankungen wird keine Verbesserung bringen, so lange nicht eine eindeutige Ursache wie z.B. beim Hyperviskositätssyndrom für den Verschluss verantwortlich ist. Allerdings kann durch eine Reduktion der Risikofaktoren die Progression eines nicht-ischämischen in den ischämischen ZVV gemindert und die Häufigkeit eines zweiten Schubes oder einer Beteiligung des Partnerauges gesenkt werden. Entsprechend sollten die arterielle Hypertension und kardiovaskuläre Risikofaktoren (z.B. Adipositas, Rauchen, geringe physische Aktivität, Dehydratation) behandelt werden. Der Patient sollte während des Schlafes den Oberkörper eher leicht erhöht halten, um einen zu starken Anstieg des zentralvenösen Druckes zu vermeiden.

Glaukom

Ob eine Verminderung des intraokularen Druckes die Prognose der Erkrankung verbessert, wie es von Font und Mitarbeitern angenommen wurde, wissen wir bis heute nicht. Die Evidenz für einen verbesserten Blutfluss durch ein Senken des intraokularen Druckes ist gering.

Eingriffe in das Gerinnungssystem

Antikoagulation

Eine antikoagulative Therapie kann die Thrombose nicht rückgängig machen, daher kann die Rationale im besten Falle nur darauf zielen, ein weiteres Thrombuswachstum und damit auch die Progression des ZVV zu verhindern. Versucht worden sind antikoagulative Therapien mit Natriumheparin, Bishydroxicoumarin und Acetylsalicylsäure. Obwohl die Daten von den Autoren positiv beurteilt wurden, waren Nachfolgestudien nicht bestätigend und erfüllten in keinem Falle die Bedingungen evidenzbasierter Studien.

Thrombolyse

Der Ansatz, einen Thrombus aufzulösen erscheint sinnvoller als der einer antikoagulativen Therapie. Aus diesem Grunde sind in den letzten 40 Jahren sehr viele Studien mit einer Reihe von Lysesubstanzen (Streptokinase, Urokinase, rtPA und über verschiedene Zugangsformen (systemisch, intravitreal, retinal endovasal) durchgeführt worden, um den Blutfluss wieder herzustellen und die Sehschärfe zu verbessern. Idealerweise sollten diese Lytika so schnell wie möglich gegeben werden, um die drohenden Komplikationen, wie eine retinale Ischämie und deren Folgen, zu verhindern. Zusätzlich muss man bedenken, dass die Lyse den Patienten einem erheblichen Risiko für systemische Blutungen bis hin zur Lebensbedrohung aussetzt.

Eine der ersten randomisierten und kontrollierten Studien für die Behandlung des ZVV wurde von Kohner und Mitarbeitern in den frühen 70ziger Jahren durchgeführt. Sie wendeten **systemische Streptokinase** in vorwiegend ischämischen ZVV an. Die Autoren erreichten zwar eine signifikante Verbesserung der Sehschärfe in der Behandlungsgruppe, allerdings wurde das neovaskuläre Glaukom nicht abgewendet und mehrere Durchbruchsblutungen in den Glaskörper traten als schwere Komplikation auf, sodass die Autoren diese Behandlung trotz des relativen Erfolges nicht empfahlen.

Nachdem die Wirksamkeit von **rekombiniertem Gewebsplasminaktivator (rtPA)** in einem Kaninchenmodell mit frischen Thromben belegt war, griffen Elman und Mitarbeiter diese Methode in einer prospektiven Interventionstudie auf und verwendeten **systemische rtPA** in 96 Patienten mit ZVV. Auch hier wurde ein Visusanstieg von 3 oder mehr Zeilen in 42% der Patienten innerhalb von 6 Monaten erreicht, deutlich besser als die 15-20% Verbesserung, die wir im Spontanverlauf sehen. Obwohl diese Ergebnisse vielversprechend waren, starb ein Patient an einer intrakraniellen Blutung, was zum Abbruch der Studie führte.

Hattenbach verminderte dieses Risiko durch eine **niedrig dosierte Lyse** (50 mg rtPA). In einer Interventionsstudie bei 23 sorgfältig ausgesuchten Patienten kam es bei keinem zu einer schweren Blutung. Diese verhältnismäßig jungen Patienten (mittleres Alter 53 Jahre) zeigten eine Verbesserungsrate von mehr als 2 Zeilen bei 44% und letztlich erreichten 52% eine Sehschärfe von ≥0,4. Diese Ergebnisse sind etwas besser als die von Recchia und Mitarbeitern bei vergleichbar jungen Patienten ohne Behandlung.

Lahey und Mitarbeiter haben als erste die Anwendung von **intravitrealem rtPA** bei ZVV versucht. Ihre Kohorte bestand aus 23 Augen und sie erreichten nach transskleraler Injektion von etwa 100 µg rtPA eine finale Sehschärfe von ≥0,5 in 34% der Augen. Glacet-Bernard und Mitarbeiter fanden bei intravitrealem rtPA in 15 Augen keine Verbesserung der Visusprognose. Dieses Ergebnis wurde von Elman und Mitarbeitern bestätigt.

Ein weiterer Versuch, die lebensbedrohlichen Komplikationen einer systemischen Lyse zu vermeiden, ist die **lokale endovasale Lyse**. Die potentiellen Vorteile dieses Verfahrens sind, dass

1. das Medikament direkt an den Ort des Thrombus geleitet wird,
2. man die Infusion in die Vene beobachten kann und
3. die Gesamtdosis auf etwa 1% einer normalen systemischen Dosis gesenkt werden kann.

Darüber hinaus ist diese Anwendung vermutlich mit einer höheren lokalen Konzentration des lytischen Agens verbunden. Eine französische Arbeitsgruppe benutzte die Femoralarterie mit einem Mikrokatheter als Eingangspforte (wie von Schmidt und Mitarbeitern für Zentralarterienverschlüsse vorgeschlagen), um Urokinase in die Arteria ophthalmica zu geben. Eine kleine Pilotstudie zeigte, dass bei Anwendung innerhalb von 24 bis 48 Stunden bei 4 von 43 Patienten eine deutliche Sehverbesserung eintrat. Einschränkend muss gesagt werden, dass die Intervention bei 3 dieser 4 Patienten mit gutem Ausgang bereits ein Tag nach Symptomenbeginn durchgeführt werden konnte, sodass die Fibrinolyse möglicherweise für frühe ZVV günstig ist. Natürlich müssen hier die Komplikationsmöglichkeiten und der Aufwand mit bedacht werden.

Weiss wählte einen direkteren Zugang, indem er einen großen temporalen Venenast mit einer speziellen Kanüle punktierte und einen Bolus von etwa 200 µg pro ml rtPA in Richtung des Sehnervs injizierte. Die ersten Studienergebnisse wurden in einer Interventionserie mit 28 Augen durchgeführt. Hierbei erreichten 54% einen Visusanstieg von ≥2 Zeilen innerhalb von 3 Monaten. Unterschiede zwischen ischämischen und nicht-ischämischen Typen wurden nicht beobachtet, eine Glaskörperblutung trat bei 25% der Patienten auf und eine neue Rubeosis iridis entwickelte sich bei 13% der Patienten. Diese günstigen Ergebnisse konnten durch andere Gruppen bestätigt werden, dagegen konnten wir in einer eigenen Studie trotz eindeutig gelungener Kannulierung die positiven Ergebnisse nicht bestätigen. Wir fanden sogar eine deutlich höhere Komplikationsrate als im Spontanverlauf.

Zusammengefasst muss die Thrombolyse weiterhin als eine potenziell effektive Therapie angesehen werden. Obwohl die systemische Therapie risikoreich ist und ihr Gebrauch nur für selektierte Patienten möglich ist, sollten intravitreale und endovaskuläre Anwendungen in einer randomisierten Studie ihre Wirksamkeit zu belegen. Allerdings ist die Rolle einer so risikoreichen Therapie in der heutigen Zeit der intravitrealen Injektionen von VEGF-Inhibitoren eher mit großer Vorsicht anzusehen.

Praxistipp

Die Thrombolyse ist eine potenziell effektive Therapie. Ihre Anwendung ist jedoch wegen des Risikos für zerebrale Blutungen nur bei selektierten Patienten möglich.

Senkung der Blutviskosität

Die rheologische Behandlung verändert den Thrombus nicht, kann aber die Fließfähigkeit des Blutes verbessern und damit die Sauerstoffversorgung in der schlecht perfundierten Retina erhöhen. Obwohl die erhöhte Blutviskosität allein keine größere Rolle in der Pathogenese des

ZVV zu spielen scheint (▶ Abschn. 10.2.1 Risikofaktoren), erscheint die Reduktion der Viskosität dennoch sinnvoll, da die Blutviskosität den Kapillaren mit verminderter Perfusion logarithmisch ansteigt und damit einen Circulus viciosus auslösen könnte. Die Viskosität kann durch verschiedene Methoden (Hämodilution, Plasmapharese) und Medikamente (z.B. Pentoxifyllin, Troxerutin) vermindert werden, die isovolämische Hämodilution ist hier aber sicher die effektivste Methode hinsichtlich der Senkung der Blutviskosität.

Der Nutzen einer rheologischen Behandlung von ZVV ist in zahlreichen kleinen randomisierten Studien gezeigt worden, je eine mit Troxerutin und Pentoxifyllin und mit 6 Studien für die Hämodilution.

Senkung der Erythrozytenverformbarkeit

Troxerutin verbesserte die Tansitzeiten bei ZVV im Vergleich zu Placebo und führte auch zu einem Visusanstieg in dieser kleinen Serie von 27 Patienten. Auch für Pentoxifyllin ließ sich eine Verbesserung des venösen Blutflusses mithilfe der Dopplersonographie zeigen. Beide Medikamente können als zusätzliche Gabe bei ZVV verwendet werden, allerdings können mit Pentoxifyllin Blutdruckprobleme auftreten.

Hämodilution

Randomisierte und kontrollierte Studien der Hämodilution bei ZVV haben weit überwiegend die Anwendung dieser rheologischen Behandlung befürwortet. Nur Luckie und Mitarbeiter fanden keinen signifikanten Effekt auf die Sehschärfe zwischen der Kontroll- und der Venenverschlussgruppe. Allerdings sind die Daten von Luckie schwer mit den anderen Studien zu vergleichen, da ihr Behandlungsschema mit kürzeren Hämodilutionsperioden arbeitete und statt Hydroxyäthylstärke physiologische Kochsalzlösung als Blutersatz benutzte. Letzteres führt sicherlich vorübergehend zu einer leichten Hypovolämie und wirkt damit dem eigentlichen Effekt der Hämodilution entgegen. Darüber hinaus lässt diese Studie keinen Vergleich zu großen Studien mit Spontanverlauf zu, da die Originaldaten nicht publiziert wurden. Zum anderen waren die positiven randomisierten Studien sehr klein und nicht verblindet. Ihre Eingangsdaten waren aber sehr gut vergleichbar mit denen der Studien über den Spontanverlauf. Darüber hinaus wurden die Ergebnisse auch durch größere prospektive nicht randomisierte Studien unterstützt.

Eine Übersicht über die Ergebnisse dieser wichtigsten Studien im Vergleich zum Spontanverlauf ist in ◻ Tab. 10.6 wiedergegeben. Die CVOS zeigte, dass die Ausgangssehschärfe (IVA) sehr wichtig für die endgültige Sehschärfe (FVA) ist. Obwohl die Anzahl der Patienten mit einer Ausgangssehschärfe ≥0,5 bei den verschiedenen unbehandelten Patientengruppen zwischen 18 und 40% variieren, ist die FVA bei allen Gruppen sehr ähnlich und liegt nach 3-12 Monaten bei einer Verbesserungsrate zwischen 10-14%. Dieser Anteil wird durch die Hämodilution auf 27-45% gehoben und belegt damit den günstigeren Verlauf nach der rheologischen Behandlung. Der Vergleich zwischen ischämischen und nicht-ischämischen Varianten zeigt, dass der Effekt bei der ischämischen ZVV noch deutlicher ist (◻ Tab. 10.7). Dies entspricht dem Befund, dass die Hämodilution bei sehr schlechter Mikrozirkulation stärker wirksam wird.

Zusammengefasst verbessert die Hämodilution die Visusprognose von Augen mit ZVV leicht, aber signifikant. Es darf nicht vergessen werden, dass eine Neovaskularisation durch diese Behandlung nicht verhindert wird. Wir empfehlen daher weiterhin die isovolämische Hämodilution als Basisbehandlung innerhalb der ersten 4-6 Wochen nach Symtombeginn. Die Hämodilution kann dabei sehr wohl andere therapeutische Ansätze wie z.B. die intravitreale Medikamenteninjektion unterstützen.

Praxistipp

Die Hämodilution verbessert die Visusprognose von Augen mit ZVV leicht, verhindert aber keine Neovaskularisation. Sie kann sehr wohl andere therapeutische Ansätze wie z.B. intravitreale Medikamenteninjektionen unterstützen

Steroide

Grundlage

Kortikosteroide vermindern die Permeabilität der Gefäße unabhängig davon, ob die Ursache in einer Entzündung oder einer Stauung liegt. Auf diese Weise kann ein Makulaödem unabhängig von der primären Ursache des ZVV vermindert werden und das vorübergehende Ungleichgewicht zwischen Zu- und Abfluss, das mehrere Monate oder sogar Jahre dauern kann, überbrücken. Steroide können systemisch, subtenonal oder intravitreal gegeben werden. Letzteres kann durch Triamcinolonacetonid, durch ein Implantat mit Fluorcinolonacetonid oder als verkapseltes Dexamethason gegeben werden.

Systemische Kortikosteroide

Brückner schlug bereits 1955 die Gabe von systemischen Kortikosteroiden für die Behandlung von ZVV vor. Hayreh berichtete, dass innerhalb der Patienten mit ZVV eine kleine Gruppe sehr günstig auf eine verlängerte systemische Gabe von Steroiden (bis zu drei Jahren) reagierte. Diese Patienten sind häufig unter 50 Jahre alt. Der Nutzen der systemischen Steroide ist allerdings nie in einer größeren prospektiven und/oder kontrollierten Studie erhoben worden. Die häufigen Nebenwirkungen (Katarakt, Glaukom) haben denn auch die breite Anwendung von systemischen Steroiden bei dieser Datenlage verhindert. Wir erwägen den Einsatz von systemischen Steroiden nur bei Patienten unter 50 Jahren.

Triamcinolonacetonid

Intravitreales kristallines Triamcinolonacetonid mit seiner verlängerten Wirksamkeit und dem Fehlen systemischer Nebenwirkungen wurde erstmals angewendet, um die proliferative Vitreoretinopathie zu behandeln. Erst neuerdings wurde es von den Ophthalmologen wegen seines stabilisierenden Effektes auf die Blut-Retina-Schranke wiederentdeckt, um alle Arten des Makulaödems zu behandeln.

Inzwischen ist **intravitreales Triamcinolonacetonid** in meist interventionellen Fallstudien bei mehr als 500 Patienten mit retinalen Venenverschlüssen geprüft worden. Wir haben für eine Metaanalyse Studien mit mehr als 15 Patienten herausgesucht und hier wurde in fast allen Fallserien ein Visusanstieg berichtet, sodass im Durchschnitt bei ZVV ein Anstieg von 2 Zeilen zu verzeichnen war. Der Anteil der Patienten mit einem Visusanstieg von mehr als 2 Zeilen lag beim ZVV bei etwa 30% allerdings erstaunlich niedrig. In allen Fällen mit einer Visusverbesserung trat auch eine Reduktion des Makulaödems ein. Die Effekte bei einer Konzentration von 4-8 mg dauerten über 2-4 Monate an, sodass verhältnismäßig wenige Reinjektionen innerhalb des ersten Jahres erforderlich waren. Die von Jonas publizierte Nachweisspanne von Triamcinolon im Glaskörper konnte hinsichtlich der Wirkung nicht bestätigt werden. Zu bemerken ist auch, dass die Patienten überwiegend nicht akut, sondern mit einer Symptomdauer von 3-12 Monaten behandelt wurden, sodass möglicherweise bei früherer Behandlung eine bessere Sehschärfe erreicht werden kann. Die **subtenonale** Gabe von Triamcinolon scheint dagegen etwas weniger wirksam zu sein.

Die Daten der randomisierten kontrollierten Studie Score, bei der intravitreale Dosen von 1 mg und 4 mg über 12 Monate mit einer durchschnittlichen Injektionszahl von 2,2 Injektionen gegen Beobachtung geprüft wurden, unterstützen die o.g. Ergebnisse der Interventionsstudien für ZVV. Der Anstieg von einer Zeile (◻ Abb. 10.18) ist signifikant gegenüber dem Verlust von 2 Zeilen in der unbehandelten Gruppe. Auch die Zahl der Patienten mit einem Visusanstieg von 2 oder mehr Zeilen hat sich fast verdreifacht und die Chance eines Visusanstieges von 3 Zeilen oder mehr war fünffach so hoch wie in der Kontrollgruppe. Das Hauptproblem war der Anstieg des intraokularen Druckes bei einem Anteil von bis zu 40% der Augen. Es wurden sogar Fälle eines nicht medikamentös behandelbaren Glaukoms berichtet, in dem das Triamcinolon wieder entfernt werden musste. Weitere Komplikationen sind die beschleunigte Entwicklung einer Katarakt, die akute Pseudoendophthalmitits, die bakterielle Endophthalmitits (selten) sowie der zentrale Arterienverschluss.

Dexamethason hat eine fünffach höhere kortikoide Potenz als Triamcinolon. Aufgrund seiner Halbwertszeit von 5,5 Stunden im Glaskörper nach intraokularer Applikation wurde es bisher kaum für die intraokulare Injektion verwendet. Es steht aber inzwischen in injizierbaren Mikrosphären aus einem biologisch abbaubaren Laktatpolymer zur Verfügung (Osurdex). Dieses Polymer wird langsam abgebaut und gibt das enthaltene Dexamethason innerhalb von 180 Tagen ab. Diese verzögerte Abgabe aus Mikrosphären wurde in der randomisierten Phase-III-Studie GENEVA getestet. Der stärkste Effekt bezüglich der Visusverbesserung war 60 Tage nach intravitrealer Injektion zu beobachten. Hier wurde eine Sehverbesserung von durchschnittlich 1,5 Zeilen gefunden (◻ Abb. 10.18). Der Unterschied zur Kontrollgruppe betrug wie bei der Score-Studie etwa 3 Zeilen. Mit einer Zulassung dieses Medikaments ist 2010/11 zu rechnen.

Praxistipp

Intravitreale Steroide verbessern die Visusprognose des ZVV. Ihr hohes Nebenwirkungspotential muss gegen die vergleichsweise geringe Injektionsfrequenz abgewogen werden.

VEGF-Inhibitoren

Prinzip. Die intravitreale Medikamentengabe ist, obwohl bisher sehr wenige evidenzbasierte Daten vorliegen, eine sehr hoffnungsvolle Therapie bei vielen sich der Behandlung entziehenden retinalen Venenverschlüssen. Es handelt sich um Substanzen, die bei einer systemischen Gabe zu viele Nebenwirkungen haben und auch nicht für eine Tropfen- oder subtenonale Anwendung eignen. Neben den bereits erwähnten Steroiden (s.o.) kommen vor allen Dingen VEGF-Inhibitoren (Pegaptanib, Bevacizumab, Ranibizumab, VEGF-Trap) infrage. Weitere viel versprechende Substanzen greifen auf der RNA-Ebene oder in den intrazellulären Signalweg ein. Der therapeutische Ansatzpunkt liegt allerdings, wie bereits erwähnt, in der pathogenetischen Endstrecke und ist damit vorwiegend symptomatisch. Im Wesentlichen werden die Folgen der Ischämie und der Schrankenstörung gemildert, aber die eigentliche Ursache nicht angegangen. Der große Vorteil dieser Substanzen scheint wie bei den Steroiden im schnellen Eintritt ihrer Wirkung innerhalb von Tagen zu liegen, was alle anderen Methoden nicht bieten. Die Hauptnachteile der intravitrealen Injektion liegen im hohen Aufwand und, wegen der kurzfristigen Wirkung,

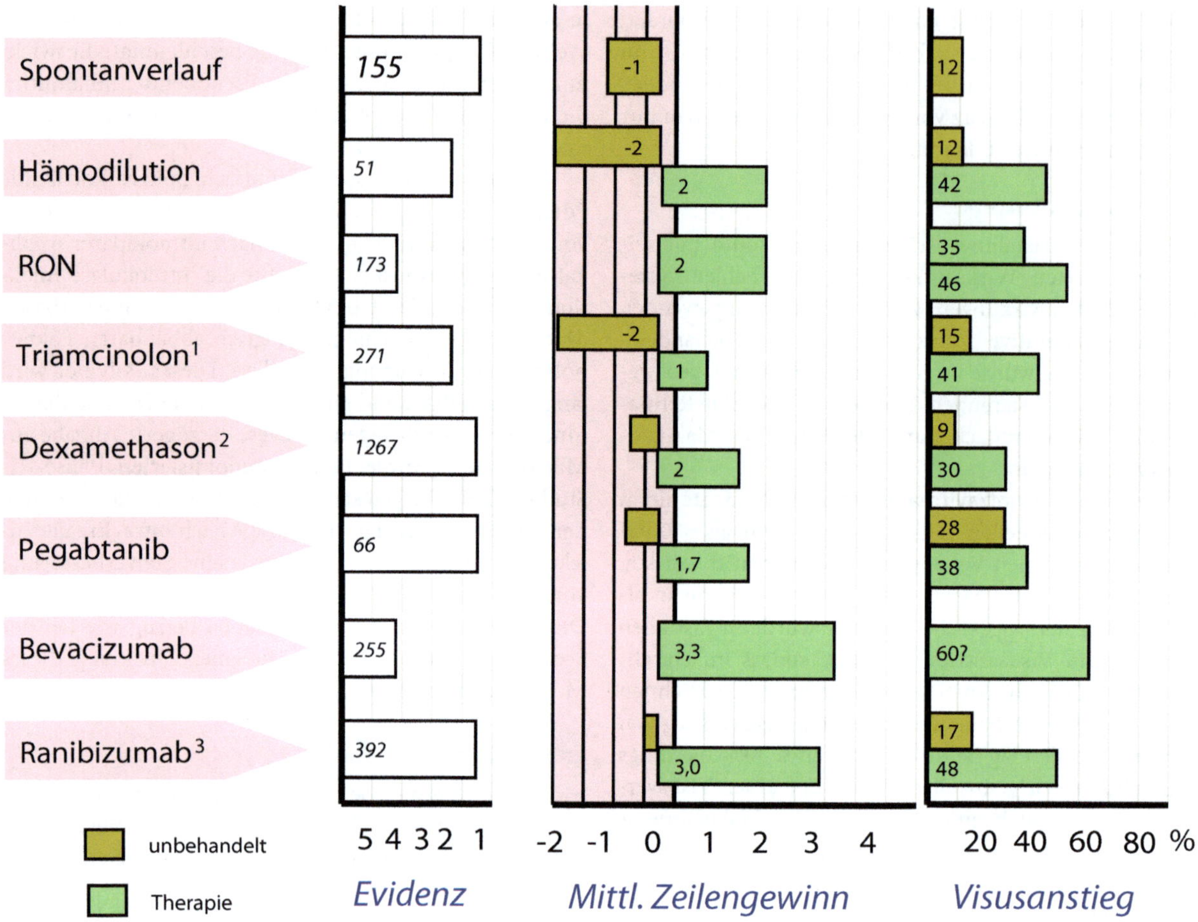

Abb. 10.18 Visusentwicklung beim Zentralvenenverschluss. Evidenzstufen 1-5 nach internationalem System (*1* sehr hoch, *5* Fallberichte).
Zahlen in den Balken:
Evidenz: Zahlen der berücksichtigten Patienten.
Mittlerer Zeilengewinn: durchschnittlicher Zeilenanstieg (1 Zeile entspricht 5 Buchstaben nach ETDRS-Visus).
Visusanstieg: Prozent der Patienten mit einem Anstieg von 2 Zeilen oder mehr.
Die Zahlen beziehen sich auf einen Beobachtungszeitraum von einem Jahr, bei den intrvitrealen Injektionen nur auf 3- 6 Monate.
Literatur: *1* Ip et al. 2009, *2* Haller et al. 2010, *3* Brown et al. 2010 (s. auch bei Hansen 2010 oder Stellungnahme der DOG/RG 2010)

in der notwendigen wiederholten sterilen intravitrealen Gabe mit entsprechenden Risiken für eine Endophthalmitis.

Technik der intravitrealen Gabe. Die Injektion erfolgt unter sterilen Operationsbedingungen wie jeder intraokuläre Eingriff. Nach lokaler Tropfanästhesie mit Propocain erfolgt die Desinfektion von Lidern und auch der Bindehaut mit PVP-Jodid. Eventuell senkt die Applikation von Lidocain-Gel über 5 min die Empfindlichkeit des Patienten noch weiter. Danach erfolgt die sterile Abdeckung und Spülung mit Ringerlösung. Die Injektion erfolgt am besten 3,5-4 mm vom Limbus entfernt nach vorherigem Verschieben der Bindehaut, wobei der Zirkel hilft, plötzliche Bewegungen des Patientenauges zu mindern. Nach der Injektion sollte der Augendruck kontrolliert und eine grobe Visusprüfung mit der Hand vorgenommen werden (Fingerzählen)

Substanzen. Infrage kommt das Abfangen des VEGF-A mit Hilfe eines Aptamers (Pegaptanib: Macugen, nur VEGF-A_{165}), von vollständigen (Bevacizumab: Avastin) oder fraktionierten Antikörpern (Ranibizumab: Lucentis) oder auch durch künstliche Rezeptoren (VEGF-Trap). Darüber hinaus wird an weiteren Substanzen wie siRNA (»small interference-RNA«, eventuell auch als Tropftherapie), Proteinkinase-C-Inhibitoren und der Einschleusung von PEDF (»pigment epithelium derived factor«) gearbeitet. Diese Substanzen greifen z.T. vor der Produktion des VEGF an, z.T. aber auch in der Signalinduktionskette in der Endothelzelle. Für die zuletzt genannten Substanzklassen liegen noch keine Daten für retinale Venenverschlüsse vor. Vor 2011 ist kaum mit der Zulassung einer der genannten VEGF-Antikörper zur Anwendung bei retinalen Venenverschlüssen zu rechnen. Für VEGF-Trap hat in Europa (GALILEO) und den USA (COPERNICUS) jeweils eine Phase-III-Studie begonnen (Ergebnisse voraussichtlich 2011). siRNA ist in der klinischen Anwendung bisher noch nicht über die Phase II hinweggekommen.

Pegaptanib. Für dieses, für die Behandlung der feuchten Makuladegeneration zugelassene Medikament (Macugen), das nur gegen das VEGF-A_{165} gerichtet ist, gibt es evidenzbasierte Daten für ZVV, nicht aber für VAV. Die Ergebnisse haben zwar einen Zeilengewinn von 1,7 Zeilen über das erste Jahr mit praktisch monatlicher Behandlung ergeben und liegen damit deutlich über der unbehandelten Gruppe, trotzdem erreichen kaum mehr Patienten einen Visusanstieg von mehr als 2 Zeilen als in der Kontrollgruppe. Allerdings liegt die Kontrollgruppe mit einer Verbesserungsrate von 28% der Augen deutlich höher als in den Kontrollgruppen beim Spontanverlauf und bei der Hämodilution.

Bevacizumab. Der humanisierte Mausantikörper Bevacizumab (Avastin) ist gegen alle Splice-Varianten von VEGF-A gerichtet und der am häufigsten injizierte VEGF-Inhibitor bei retinalen Venenverschlüssen. Im Gegensatz zu Pegaptanib liegen hier keine randomisierten Studien vor. Eine Metaanalyse der 11 größten Studien bis 2009 ergibt im Mittel den beachtlichen Zeilengewinn von 3,3 Zeilen (◘ Abb. 10.18) und, soweit sich das aus den Arbeiten herausfiltern lässt, einen Visusanstieg bei 50-70% der Patienten. Die Daten beziehen sich überwiegend auf die ersten 3-6 Monate. Langzeitdaten liegen bisher nur vereinzelt vor und weisen darauf hin, dass bei nur wenigen Patienten im ersten Jahr mit einem Ende der Therapie zu rechnen ist. Höh konnte zeigen, dass 33% der Patienten mit ZVV innerhalb des ersten Jahres für 6 Monate injektionsfrei blieben.

Ranibizumab. Der fragmentierte Antikörper gegen alle Splice-Varianten von VEGF Ranibizumab (Lucentis) zeigt einen raschen und deutlichen Effekt. Eine Metaanalyse für 50 Patienten (vgl. Hansen 2010) ließ einen mittleren Zeilengewinn von 3,2 Zeilen erkennen. Bei 50% der Patienten kam es zu einem Visusanstieg von 2 oder mehr Zeilen. Mittlerweile sind die Ergebnisse der prospektiven, randomisierten und kontrollierten Phase-IIIa-Studie verfügbar. In der **ZVV-Studie** (**CRUISE**; n= 392) hatten nach 6 Monaten 48% (46%) der mit 0,5 mg (0,3 mg) behandelten Patienten einen signifikanten Visusanstieg, während sich in der Kontrollgruppe nur 17% verbesserten. Dieser Gruppenunterschied war signifikant. Im Mittel hatten die Patienten nach 6 Monaten in der Behandlungsgruppe mit 0,5 mg Ranibizumab 3,0 Zeilen bzw. mit 0,3 mg + 2,5 Zeilen gewonnen. In der Kontrollgruppe kam es mit nur +0,2 Zeilen nicht zu einer Verbesserung. Der Anteil der Patienten mit signifikanter Sehverschlechterung lag nach 6 Monaten bei 15% (Sham), 4% (0,3 mg) und 2% (0,5 mg). Langzeitergebnisse zum Visus und zur Injektionshäufigkeit liegen noch nicht vor.

Praxistipp

Die intravitreale Gabe von Bevacizumab und Ranibizumab reduziert das Makulaödem schneller und stärker als alle bisherigen Therapien.
Die Injektionshäufigkeit und die Dauer der Therapie sind noch nicht absehbar.

10.2.6 Chirurgische und Laserbehandlung

Chirurgische Eingriffe

Die in den letzten 10-15 Jahren entwickelte frühe chirurgische Behandlung des ZVV ist nach Einführung der intravitrealen Medikamentengabe (Steroide, VEGF-Inhibitoren) etwas in den Hintergrund getreten. Die Gründe für diese Therapie, die deutlich früher in der Pathogenese einsetzt als die VEGF-Inhibitoren war

1. die Auflösung des Thrombus,
2. die Schaffung einer chorioretinalen Anastomose und
3. die Aufhebung der Kompression der Zentralvene gegen die Lamina cribrosa durch die arteriosklerotische Zentralarterie.

Die Auflösung des Thrombus wäre eine kausale Therapie (REVL, intravitreale Lyse, ► Abschn. 10.2.5, Eingriffe in das Gerinnungssystem), durch die die späten Reaktionen (chronisches Makulaödem, Neovaskularisation) verhindert werden sollten. Die Ergebnisse dieser Behandlung sind oben bereits kritisch beleuchtet worden. Die frühe Schaffung einer chorioretinalen Anastomose könnte den Abfluss verbessern und damit den Stau im Einflussgebiet vermindern und hiermit den positiven Einfluss der Kollateralen auf der Papille unterstützen. Vergleichbar ist die Vorstellung, dass eine Vergrößerung des skleralen Ausgangs im Sehnervenkopf zu einem verbesserten Abfluss führen könnte.

Chorioretinale venöse Anastomose

McAllister hat die Schaffung einer laserinduzierten iatrogenen chorioretinalen Anastomose (CRA) als Behandlungsmöglichkeit bei ZVV eingeführt. Zunächst wurde bei nicht-ischämischem ZVV mithilfe des Argon-Lasers, später auch mit dem YAG-Laser transretinal eine Verbindung als Leitschiene für eine Kollateralenbildung zur Choriokapillaris geschaffen. Die Bildung einer CRA wurde später auch bei ischämischem ZVV versucht. Es gelang in 20-37,5% Kollateralen zu schaffen und damit konnten Verbesserungen von mehr als 2 Zeilen in 20-38% aller behandelten Augen erreicht werden. Diese Verbesserungen waren nicht immer mit einer CRA-Bildung korreliert. Mit verbesserten Techniken gelang es, die Häufigkeit einer Kollateralenbildung auf 54-100% zu erhöhen und damit eine Sehschärfenverbesserung in bis zu 49% aller behandelten Patienten zu erreichen. Diese Studien waren nicht randomisiert und erreichten bei Betrachtung des Gesamtergebnisses keine besseren Sehschärfen, als dies durch die Hämodilution möglich ist.

Hinzu kommt, dass die Methode keineswegs ohne Komplikationen ist. Es kann zu sofortigen leichten und schweren Blutungen kommen (intraretinal, subretinal, vitreal) und auch späte Komplikationen mit sekundärer Neovaskularisation der Retina, der Choroidea und des vorderen Augensegmentes sowie das Auftreten einer subretinalen Fibrose, einer nicht aufklarenden Glaskörperblutung und traktive Netzhautablösung sind beschrieben. Da eine Anastomosenbildung nicht immer erreicht werden kann und die Prozedur bei nur mäßigen Verbesserungen mit erheblichen Komplikationen einhergeht, empfehlen wir die laserinduzierte Anastomosenbildung nicht.

10

Radiäre Optiko-Neurotomie (RON)

Opremcak griff die Idee von Vascoposada auf, die eingeengte Zentralvene beim Venenverschluss durch eine Durchtrennung des Skleraringes zu dekomprimieren. Die Inzision wird in der unteren nasalen Papille vorgenommen, die Stichtiefe beträgt etwa 2 mm. Zu dieser Behandlung gibt es keine randomisierten kontrollierten Studien, jedoch kann von einem durchschnittlichen Anstieg von 2 Zeilen ausgegangen werden (Abb. 10.18). Besonders zu bedenken ist, dass in fast allen Pilotstudien nur Patienten mit schlechtem Ausgangsvisus, damit eher zur prognostisch ungünstigeren Variante der ischämischen Kategorie gehörend, behandelt wurden. Hasselbach und Mitarbeiter veröffentlichten die Daten aus 5 Retinazentren und fanden einen mittleren Anstieg von 2 Zeilen bei 107 Patienten mit einer mittleren Beobachtungszeit von 6 Monaten.

Die Methode ist keineswegs so komplikationsfrei, wie sie von den Erstbeschreibern angegeben wurde. Mit einem Gesichtsfelddefekt ist in 87% der Fälle zu rechnen. Aber auch Fälle mit Zentralarterienverschluss, peripapilläre Netzhautablösungen und chorioidale Neovaskularisationen wurden beschrieben. Hinzu kommen natürlich die üblicherweise auftretenden Komplikationen durch die Vitrektomie.

Zusammenfassend lässt sich mit der radiären Optikoneurotomie bei schweren ischämischen Verschlüssen eine leichte Verbesserung der Prognose erreichen. Der sichere Nachweise durch eine randomisierte Studie steht allerdings weiterhin aus und es bleibt zu bedenken, dass allein die Vitrektomie zu einer Verbesserung der Sauerstoffkonzentration im präretinalen Raum führt und damit zu diesem leichten Effekt beitragen könnte, ohne dass vielleicht die gefährlichere Optikoneurotomie durchgeführt werden muss.

Laserbehandlung

GRID-Laserbehandlung

Anfängliche Berichte deuteten darauf hin, dass eine GRID-Laserung das Makulaödem als Folge des ZVV verbessert. Diese Frage wurde durch die CVOS geklärt. Behandelt wurden Patienten, bei denen das Makulaödem mindestens 3 Monate gedauert hatte und bei denen eine Sehschärfe ≤0,4 bestand. Die Langzeituntersuchung zeigte, dass durch die GRID-Laserung das Leck in der Angiographie zwar vermindert wurde, aber zu einer Visusverbesserung kam es zu keinem Zeitpunkt dieser Studie. Daher ist eine GRID-Laserkoagulation bei Makulaödem infolge eines ZVV nicht zu empfehlen.

Panretinale Photokoagulation (PRP)

Neovaskuläre Komplikationen beginnen üblicherweise mit einer Iris/Kammerwinkel-Neovaskularisation (INV/ANV) und enden mit einem sekundären neovaskulären Glaukom (NVG). Einige Studien haben untersucht, ob eine PRP bei Augen mit ischämischem ZVV das Langzeitrisiko für Neovaskularisationen vermindern. Einige Studien empfahlen die prophylaktische PRP in Augen mit ischämischem ZVV, Hayreh fand aber, dass eine frühe PRP zu einem schlechteren Gesamtergebnis führt, ohne dabei die neovaskuläre Erkrankung zu verhindern. Dies kann durch die Blutungen in der inneren Retinaschicht erklärt werden, die bewirken, dass der Hauptteil der thermischen Energie die innere und nicht die äußere Retinaschicht betrifft. Die CVOS beantwortete zwei Fragen:

1. Verhindert die frühe PRP eine Neovaskularisation des vorderen Segments bei Augen mit nicht perfundiertem ZVV?
2. Ist eine frühe PRP effektiver als eine Behandlung erst bei Auftreten von INV/ANV?

Die Ergebnisse zeigen, dass eine frühe PRP die anteriore Neovaskularisation in 20% der Augen nicht verhinderte. Im Vergleich zu einer Rate von 30% bei spät behandelten Augen ist das nur etwas günstiger. Es zeigte sich in den spät behandelten Augen im Vergleich zur frühen

Behandlung sogar eine schnellere Rückbildung der INV/ ANV innerhalb eines Monats. In der Studie wurde daher empfohlen, eine PRP nur nach Auftreten der anterioren Neovaskularisation durchzuführen. Sollte allerdings eine engmaschige Kontrolle in den ersten Monaten nicht möglich sein, kann eine PRP erwogen werden, wenn der Rückgang der retinalen Blutungen dies zulässt.

Drucksenkende Massnahmen. Sollte durch die PRP das neovaskuläre Glaukom nicht verhindert werden, sind zusätzliche destruktive Maßnahmen am Ziliarkörper erforderlich (Zyklokryokoagulation, Zyklophotokoagulation) und können helfen, das Auge zu erhalten. In sehr schwer verlaufenden Fällen kann auch eine periphere Retinektomie mit einer gewissen Erfolgsrate erwogen werden.

10.2.7 Leitlinien zur Therapie

Ziele der Therapie

Die retinalen Venenverschlüsse gehören zu den Erkrankungen, für die, wegen des häufig unbefriedigenden Therapieerfolgs, viele Therapieformen probiert und vorgeschlagen worden sind. Um zu einem vernünftigen Therapiekonzept zu kommen, ist es daher unbedingt notwendig, die Evidenzstärke eines Therapieverfahrens anhand der zugrunde liegenden Literatur zu prüfen und festzulegen (▣ Abb. 10.18).

Das Therapieziel bei retinalen Venenverschlüssen sollte

1. in der frühen Phase sein, die Sehschärfe zu verbessern bzw. zu erhalten und damit im Wesentlichen das Makulaödem zu bekämpfen und
2. die schweren neovaskulären Komplikationen der Spätphase (Glaskörperblutung, Neovaskularisationsglaukom, chronisches Makulaödem) zu verhindern.

Dabei ist zu bedenken, dass zurzeit alle Therapieverfahren auf Dauer oft nur eine unbefriedigende Verbesserung von Makulaödem und Visus bei teilweise beträchtlichem Komplikationsspektrum erreichen. Dagegen ist die Behandlung der neovaskulären Komplikationen durch Standardlaserverfahren bei rechtzeitiger Behandlung weitgehend gelöst.

Stadiengerechte Behandlung

Frühe Behandlung

Dieser Zeitraum umfasst etwa 6-8 Wochen nach Symptomenbeginn. In dieser Zeit sollte der Patient relativ eng kontrolliert werden, d.h. unabhängig von der Therapie etwa dreiwöchentlich gesehen werden. Dieses ist besonders wichtig für Patienten mit ZVV und einem Visus ≤0,1 und Patienten, auf die weitere Faktoren eines ischämischen Verschlusses zutreffen (▣ Tab. 10.4). Ein Fluoreszenzangiogramm ist zu Beginn der Therapie nicht unbedingt erforderlich, da die Kapillarverschlussgebiete zu diesem Zeitpunkt meist nicht gesehen werden. Lediglich die Kombination schlechter Visus und verhältnismäßig wenig Blutungen am Fundus sollte Anlass zu einer Fluoreszenzangiographie geben, um hier die verzögerte Füllungszeit der Venen zu erkennen. Ein OCT ist in jedem Fall sinnvoll zur Bestimmung der Höhe des Makulaödems.

Die **Hämodilution** sollte, wenn immer ihre Indikation gegeben ist, durchgeführt werden. Hierbei ist wichtig, dass der Hämatokrit auf Werte <0,35 oder auf gerade noch verträgliche Werte abgesenkt wird. Eine hypervolämische Hämodilution allein mit täglichen Infusionen ist nicht ausreichend und hat auch keine mittelfristige Wirkung (s.o.), sie ist allenfalls angebracht bei Hämatokritwerten <0,39. Besonders wichtig ist, dass der Hämatokrit in der ersten Woche auf den Zielwert abgesenkt wird, hierzu sind häufig 3-4 Hämodilutionen notwendig, die mit einem Abstand von 1-3 Tagen durchgeführt werden können. Danach reichen in der Regel die wöchentliche oder manchmal sogar die zweiwöchentliche Hämodilution, bis ein Gesamtzeitraum von 5-6 Wochen erreicht ist. Dann besteht bei dem Patienten meist eine leichte Eisenmangelanämie, die nicht korrigiert werden sollte, um die Blutneubildung zu verzögern. Insgesamt wird so ein Therapiezeitraum von 12-24 Wochen erreicht. Im Allgemeinen wird die Sehschärfe sich innerhalb der ersten vier Wochen bessern oder, wenn der Anfangsvisus über 0,5 liegt, auch halten. Auch eine Stabilität ist durchaus als Erfolg zu werten. Besonders bei Patienten, die unmittelbar nach Symptomenbeginn kommen, kann es trotz der Hämodilution zu einer weiteren Verschlechterung mit Ausbildung eines Makulaödems kommen. Dies sollte nicht davon abhalten, die Hämodilution weiter durchzuführen; es hat lediglich damit zu tun, dass die Permeabilitätszunahme der Gefäße sich meist über 10-14 Tage entwickelt.

Bei Patienten mit ZVV unter 50 Jahren geben wir routinemäßig über 6-8 Wochen **Steroide systemisch**, wenn keine Kontraindikation besteht. Diese setzen wir dann allerdings von Beginn der Behandlung an ein. Wir beginnen mit 1 mg/kg und halten diese Dosis über 2-4 Wochen, um sie dann in den nächsten 6-8 Wochen auszuschleichen. Möglicherweise kann diese Behandlung auch durch eine intravitreale Injektion von Triamcinolon ersetzt werden, wenn eine Kontraindikation für die systemische Steroidtherapie besteht.

Eine zusätzliche **intravitreale Therapie** mit Triamcinolon oder VEGF-Antikörpern (Bevacizumab, Ranibizumab) sollte erwogen werden, wenn das Ödem innerhalb der ersten vier Wochen nicht deutlich abnimmt und die Sehschärfe sich verschlechtert. Hierbei handelt es sich immer noch um eine Off-Label Therapie, die unter streng sterilen Operationsbedingungen durchgeführt werden muss. Bezüglich der Wirksamkeit und der Nebenwirkungen sind VEGF-Inhibitoren den Kortisonpräparaten wohl leicht überlegen. Ranibizumab ist inzwischen zur Behandlung zugelassen.

Osurdex (Dexamethason) wurde ebenfalls vor kurzem zugelassen und ist der Anwendung von gereinigtem Triamcinoloneacetonid (SCORE A) vorzuziehen. Bei allen intravitreal gegebenen Steroiden ist es sinnvoll, eine zwei- bis dreiwöchentliche Kontrolle des Augendruckes durchzuführen. Eine Wiederholung der Injektion bei Triamcinolon ist nach 2-4 Monaten, bei Dexamethason nach 4-6 Monaten angezeigt, wenn das Ödem wieder zunimmt und kein Glaukom aufgetreten ist.

Die intravitreale Gabe von Bevacizumab und Ranibizumab wirkt schneller und wohl stärker als alle bisherigen Therapien. Eine jüngere Arbeit hat für ZVV allerdings keinen Unterschied zwischen Bevacizumab und Triamcinolon finden können. Pegaptanib scheint weniger wirksam zu sein als die beiden Antikörper und wohl auch als Triamcinolon. Randomisierte Studien haben einen signifikanten, nie mit einer anderen Therapie erreichten Effekt hinsichtlich der Visusverbesserung ergeben. Die Gabe von VEGF-Inhibitoren sollte zweckmäßigerweise nach 4-6 Wochen wiederholt werden, kann aber auch als Serie von zwei Injektionen in vierwöchentlichem Abstand durchgeführt werden. Solange noch keine Langzeitdaten vorliegen, ist ein titrierendes Verlängern der Injektionsintervalle akzeptabel.

Dennoch werden sich viele bis jetzt unbeantwortete Fragen stellen. Der schnelle und anfängliche Erfolg lässt sich auch durch weitere Injektionen nicht immer halten. Wir wissen also nicht, ob wir lebenslang injizieren müssen. Die Untersuchungen, ob eine frühe Therapie günstiger ist und damit vielleicht auch das Ende der Injektionen ermöglicht, bleiben offen. Die Wirkung bei ischämischen Verschlüssen scheint geringer und wird z.T. sogar bezweifelt. Es ist nicht klar, ob eine Verhinderung von neovaskulären Komplikationen dauerhaft gelingt. Diese Probleme sind in Erwägung zu ziehen genauso wie der Sicherheitsaspekt, dass jede Injektion das Risiko einer schweren Komplikation (Endophthalmitis) natürlich erhöht.

Späte Behandlung

Sie kann sich von 8 Wochen über Jahre hinziehen. Selten kommt ein retinaler Venenverschluss innerhalb eines Jahres in einen stabilen Status. Auch wenn die Blutungen und der sichtbare Stau der Venen vollständig verschwinden, kann ein behandelbares Makulaödem bestehen bleiben.

Im Vordergrund der Behandlung steht der Beginn oder die Fortsetzung einer intravitrealen Medikamentengabe. Bei Ansprechen einer Therapie mit **VEGF-Inhibitoren** sollte diese Behandlung auch in der Folgezeit fortgesetzt werden. Es kann dann individuell eine Verlängerung der Injektionsintervalle probiert werden. Diese »Titration« setzt natürlich eine gute Compliance des Patienten und die Möglichkeit einer raschen Wiederholung der Injektion voraus. Der Vorteil des intravitrealen **Steroids** (Triamcinolonacetonid, Osurdex) in dieser Situation wäre das längere Injektionsintervall, allerdings nur unter strenger Augendruckkontrolle. Die Fortsetzung der intravitrealen Medikamentengabe kann dann auf der Messung der Ödemhöhe durch das OCT beruhen. Sollte der Rezeptorschaden jedoch bereits eingetreten sein und die Minderung des Ödems nicht mehr mit einer Visusverbesserung einhergehen, kann auf die weitere Injektion verzichtet werden.

Bei Auftreten einer Rubeosis iridis ist eine prophylaktische **Flächenkoagulation (PRP)** mit dem Laser ein notwendiger Standard. Die PRP ist möglichst nicht in der frühen Phase durchzuführen, weil meistens die retinalen Blutungen ein Angehen der Herde in der inneren Retina bedeuten und damit die eigentliche Wirkung verhindern, da die Hauptenergie in der Regel in der inneren retinalen Schicht verbleibt und eher eine weitere Gesichtsfeldeinschränkung bewirken.

Sollte mit den Maßnahmen Hämodilution und der zusätzlichen Gabe von intravitrealen Medikamenten keine Visusverbesserung ≥0,1 erreicht werden, kann bei ischämischen Verschlüssen eine **radiäre Optikoneuroneurotomie** erwogen werden. Diese kann natürlich bei deutlichen Anzeichen für einen ischämischen Verschluss auch mit einer prophylaktischen Laserkoagulation verbunden werden, soweit die Blutungen dieses zulassen. Nach Williamson dürfte allein die Entfernung des Glaskörpers hier zu einer präretinalen Verbesserung der Sauerstoffkonzentration führen.

Das Auftreten eines **neovaskulären Sekundärglaukoms** erfordert in jedem Falle eine koagulative Therapie. Diese kann mit einer intrakameralen Injektion von VEGF-Inhibitoren vorbereitet werden und sollte dann, sofern noch keine Photokoagulation erfolgt ist, mit einer Flächenkoagulation fortgesetzt werden. Ist der Einblick zu schlecht oder liegt bereits eine Photokoagulation vor, so kann eine periphere Netzhautkryokoagulation ergänzend durchgeführt werden. Ist der Augendruck durch diese Maßnahmen nicht beherrschbar, empfehlen wir eine Zyklophotokoagulation oder, wenn diese erfolglos ist, kann der Einsatz eines Glaukomdrainageimplantates erwogen werden. Die Evidenzbasis für Implantate ist noch gering und bezieht sich nur auf interventionelle Fallserien und sollte daher nur an Kliniken mit ausreichender Erfahrung erfolgen.

Praxistipp

Bei erhöhtem Hämatokrit ist eine Hämodilution als Basistherapie weiterhin empfehlenswert.

- Die zusätzliche frühe intravitreale Injektion von VEGF-Inhibitoren oder Steroiden ist empfehlenswert und sollte die strukturellen Schäden durch ein langandauerndes Makulaödem vermindern.
- Die Dauer der intravitrealen Therapie ist im Einzelfall zu titrieren.
- Eine panretinale Photokoagulation bei ischämischem ZVV kann in vielen Fällen das Auftreten eines Neovaskularisationsglaukoms verhindern.

Fazit für die Praxis

- Retinale Venenverschlüsse sind die häufigsten primären vaskulären Erkrankungen des Auges.
- Beim Zentralvenenverschluss (ZVV) handelt es sich eher um eine subakut-chronische als um eine akute Erkrankung.
- Nächtlicher Abfall des Blutdruckes oder Anstieg des zentralvenösen Druckes können den ZVV auslösen, kardiovaskuläre Risikofaktoren, Thrombophilie und Hyperviskosität des Blutes fördern seine Entwicklung.
- Die Visusprognose des ZVV ist mäßig bis schlecht, kann aber von sehr gut (selten) bis zur schmerzvollen Erblindung variieren.
- Ischämische ZVV sind von nichtischämischen zu differenzieren, auch wenn es sich um die Enden eines kontinuierlichen Spektrums handelt.
- Wichtig sind die Behandlung des chronischen Makulaödems und die Verhinderung eines neovaskulären Sekundärglaukoms.
- Die bislang erfolgreichste, wenn auch nicht heilende Behandlung dürfte die intravitreale Injektion von Steroiden oder VEGF-Inhibitoren sein. Die Hämodilution und Fibrinolyse bringen nur mäßige Erfolge. Chirurgische Verfahren haben sich noch nicht generell durchgesetzt.
- Die neovaskuläre Erkrankung lässt sich nicht in allen Fällen durch eine panretinale Koagulation verhindern.

10.3 Retinaler Venenastverschluss

N. Feltgen, H. Hoerauf

Der retinale Venenastverschluss ist zwar nicht so ausgedehnt, dafür häufiger als der ZVV. Die Sehschärfe ist bei Beteiligung der Makula ebenfalls reduziert. Die Therapie ist multimodal und umfasst neben dem Einsatz der Laserkoagulation und der isovolämischen Hämodilution vor allem die intravitreale Medikamenteneingabe. Hierfür stehen verschiedene Substanzen zur Verfügung, die die Prognose deutlich verbessert haben. Eine internistische Risikoanalyse sollte immer empfohlen werden.

10.3.1 Einleitung

Der Verschluss einer Netzhautvene wurde erstmals 1855 von Liebreich beschrieben und zunächst etwas ungenau als »Apoplexia retinae« bezeichnet. Wenige Jahre später gelang Michel dann die pathophysiologisch richtige Interpretation der typischen Fundusveränderungen. Seither wurden zahlreiche Versuche unternommen, um die Visusprognose zu verbessern. Aber erst in den letzten Jahren ist es gelungen, bei der Behandlung des verschlussbedingten Makulaödems entscheidende Fortschritte zu erzielen, auch wenn es bisher nicht möglich ist, den Thrombus selbst aufzulösen und damit die Ursache der Erkrankung zu beseitigen.

10.3.2 Epidemiologie

Die Zahl der Venenastverschlüsse (VAV) ist im Vergleich zu den Zentralvenenverschlüssen (ZVV) nicht so genau bekannt, da ein VAV meist nur bei Makulabeteiligung wahrgenommen wird. Der Verschluss eines Venenastes ist aber ca. 3- bis 5-mal häufiger als der Verschluss einer Zentralvene. Periphere Verschlüsse werden entweder als Zufallsbefund oder im Rahmen einer neovaskulären Komplikation (z.B. Glaskörperblutung) bemerkt.

Der Verschluss einer Netzhautvene ist meist ein einseitiges Ereignis, in 5-12% aller Betroffenen kann aber auch das 2. Auge betroffen sein. Ein erneuter Verschluss am gleichen Auge ist in 2% aller Patienten beschrieben. Ein VAV findet sich häufiger in der temporalen als in der nasalen Seite, ebenso häufiger in der oberen als in der unteren Hälfte.

10.3.3 Pathophysiologie und Risikofaktoren (▶ Abschn. 10.2.2)

Die Entstehung eines retinalen Venenastverschlusses entspricht weitestgehend den pathophysiologischen Vorstellungen, die bei der Entstehung eines ZVV zugrunde gelegt werden. Das Risikoprofil von Patienten mit RVV unterscheidet sich dabei deutlich vom Risikoprofil der peripheren venösen Verschlusserkrankungen, z.B. der tiefen Beinvenenthrombose. Es entspricht vielmehr den Risiken, die mit einer arteriosklerotischen Erkrankung einhergehen (s. ZVV, ▶ Abschn. 10.2.2).

Sowohl eine verkürzte Augenachse (Hyperopie), als auch ein Glaukom gehen häufiger mit einem Venenastverschluss einher. Diese lokalen Risikofaktoren scheinen aber beim ZVV eine größere Rolle zu spielen als beim VAV. Wie 1962 am Beispiel eines frischen VAV beschrieben, können die atherosklerotischen Veränderungen der arteriellen Gefäßwand den Blutfluss in der sehr eng benachbarten Vene verändern. Der Abstand der Gefäßlumina beträgt im Bereich der retinalen Venenäste nur wenige Mikrometer. Dadurch kommt es weniger zu einer direkten Kompression, als vielmehr zu einer reduzierten Elastizität der betroffenen Venenwand und schließlich zu Unregelmäßigkeiten im venösen Blutfluss. Diese Turbulenzen werden für die Entstehung des Verschlussbildes verantwortlich gemacht. Die Bedeutung der arteriovenösen Kreuzungsstelle als Prädilektionsort für die Entstehung von VAVs ergibt sich auch aus dem klinischen Alltag. Nahezu alle VAVs erfolgen an einer arteriovenösen Kreuzungsstelle, hierbei liegt die Arterie in den meisten Fällen über der Vene (98%). Andererseits scheint jede Kreuzungsstelle ein eigenes spezifisches Risiko zu besitzen, sonst wäre bei entsprechendem internistischem Risikoprofil ein mehrfacher Verschluss an einem Auge an verschiedenen Kreuzungsstellen zu erwarten. Ein erneuter Verschluss an einem bereits betroffenen Auge ist aber selten.

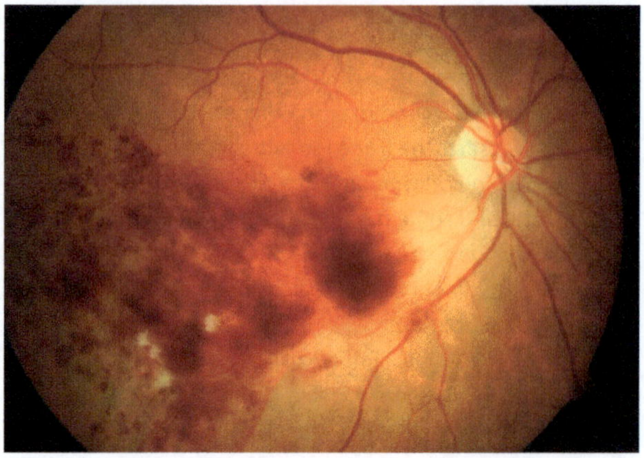

Abb. 10.19 Frischer sektorförmiger Venenastverschluss mit Beteiligung der Makula und typischem flammenartigem Blutungsmuster im Bereich der unteren Temporalvene. Zusätzlich sind Cotton-wool-Herde sichtbar

10.3.4 Einteilung

Die retinalen Venenastverschlüsse werden nach Ausdehnung und Ischämiegrad unterschieden. Die **Ausdehnung** ist einfach durch Funduskopie zu beurteilen. Es wird der ausgedehnte Verschluss einer Stammvene von dem klar umschriebenen Makulaastverschluss unterschieden (Abb. 10.19, Abb. 10.20). Der Hemi-Zenralvenenverschluss hingegen ist pathophysiologisch und therapeutisch dem Zentralvenenverschluss zuzuordnen.

Der **Ischämiegad** ist schwerer zu ermitteln. Er kann anhand von Funduskopie und Visus abgeschätzt werden, letztendlich schafft aber nur eine Fluoreszenzangiographie Klarheit über das genaue Ausmaß der retinalen Ischämie (Abb. 10.3). Für diese Untersuchung muss die periphere Netzhaut ausreichend einsehbar sein, denn Blutungen können ischämische Areale bei einem frischen VAV zunächst noch verdecken. Die einmalige Einschätzung der Ischämie ist gerade bei einem frischen Verschluss nicht ausreichend.

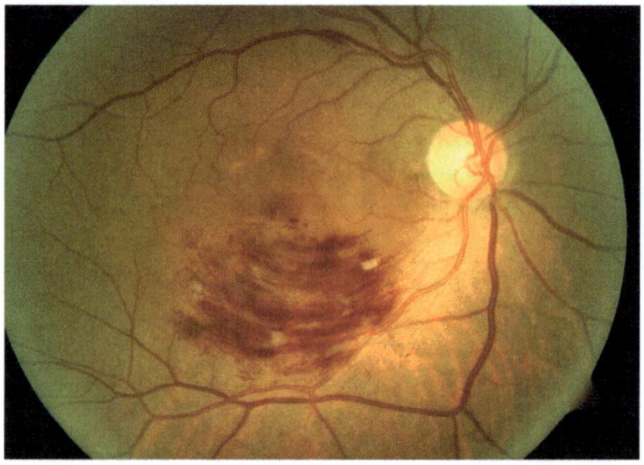

Abb. 10.20 Frischer Makulaastverschluss unterhalb der Makula

> **Praxistipp**
>
> Ein Venenastverschluss gilt als ischämisch, wenn das retinale Gefäßbett über eine Fläche von mindestens 5 Papillendurchmessern rarefiziert ist.

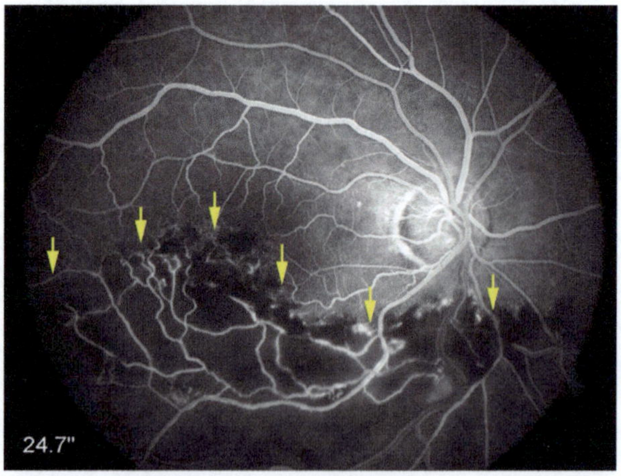

Abb. 10.21 Älterer ischämischer Venenastverschluss unten. Fluoreszenzangiographie, frühe Aufnahme. Anhand der *gelben Pfeile* ist deutlich die Demarkierungsgrenze zwischen der perfundierten und der ischämischen Netzhaut sichtbar

Seit der Branch Vein Occlusion Study (BVOS) ist bekannt, dass ein ischämischer VAV unbehandelt in 36% aller Betroffenen Proliferationen entwickelt. Neuere Untersuchungen geben eine niedrigere Quote von knapp 8% neovaskulärer Komplikationen innerhalb von 3 Jahren an. In 7-41% sind Glaskörperblutungen unterschiedlichen Ausmaßes beschrieben. Der typische Zeitraum liegt zwischen 6 und 12 Monaten nach Erstdiagnose, Komplikationen können aber auch noch später auftreten. Zumindest innerhalb der ersten 3 Jahre nach dem Verschlussereignis sollten die Patienten regelmäßig untersucht werden.

10.3.5 Klinisches Blid

Ein frischer VAV ist durch umschriebene, sektorförmig angeordnete retinale Blutungen mit Stauung und Tortuositas der beteiligten Vene gekennzeichnet. Das typische flammenartige Verteilungsmuster entsteht durch die Ansammlung von ausgetretenem Blut in der oberflächlich gelegenen Nervenfaserschicht und ist deshalb auch horizontal begrenzt. Je nach Ausmaß der Ischämie können auch Cotton-wool-Herde das klinische Bild ergänzen. Später verlieren sich die flammenartigen Blutungen und es können nur noch in tieferen Netzhautschichten gelegene Fleckblutungen sichtbar sein (Abb. 10.22). Dieser Prozess kann mehrere Wochen bis Monate betragen. In der Regel sind nach 6 Monaten keine flammenartigen Blutungen mehr sichtbar, was bei der Einschätzung des Verschlussalters hilfreich sein kann. Bei persistierender Schrankenstörung mit Austritt von Lipiden können sich nach wenigen Wochen manchmal auch harte Exsudate im Verschlussgebiet ablagern.

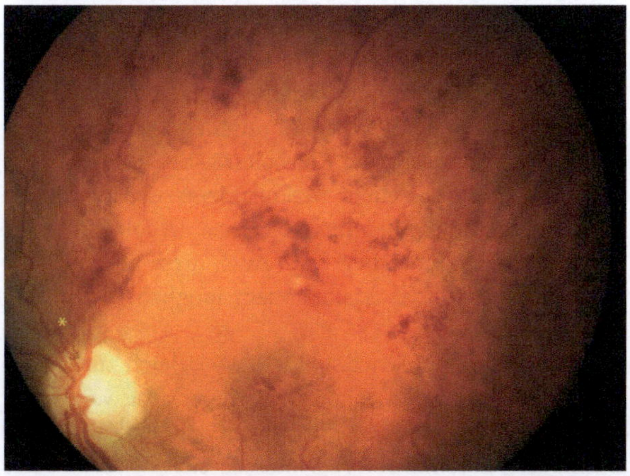

Abb. 10.22 Älterer Venenastverschluss mit fleckigen Blutungen, verdämmernden Cotton wool Herden im Bereich der Makula und Kollateralen (*Stern*) am Papillenrand

Im Verschlussgebiet kann sich ein Makroaneurysma der beteiligten Arterie entwickeln (Abb. 10.23). Nicht selten wird ein älterer peripherer VAV ohne Makulabeteiligung erst im Rahmen von Komplikationen durch ein sekundär aufgetretenes Makroaneurysma diagnostiziert. Die Ausbildung von Kollateralen ist ebenfalls ein sicheres Zeichen für einen abgelaufenen VAV (Abb. 10.24). Bei be-

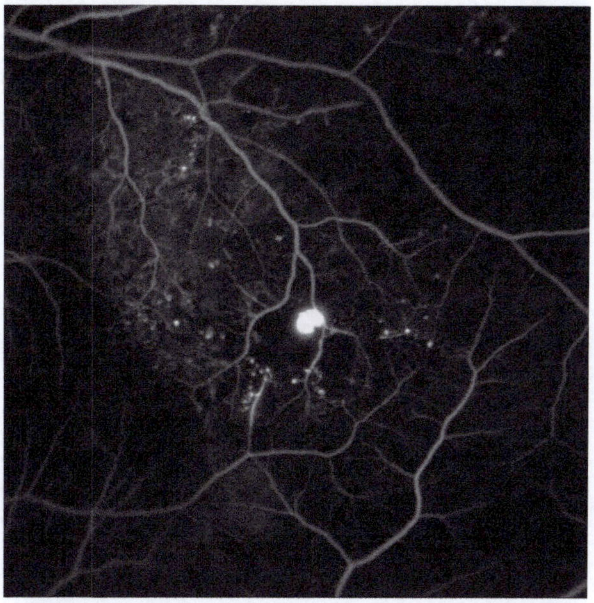

Abb. 10.23 Makroaneurysma im Bereich eines älteren Venenastverschlusses in der Fluoreszenzangiographie, Frühphase

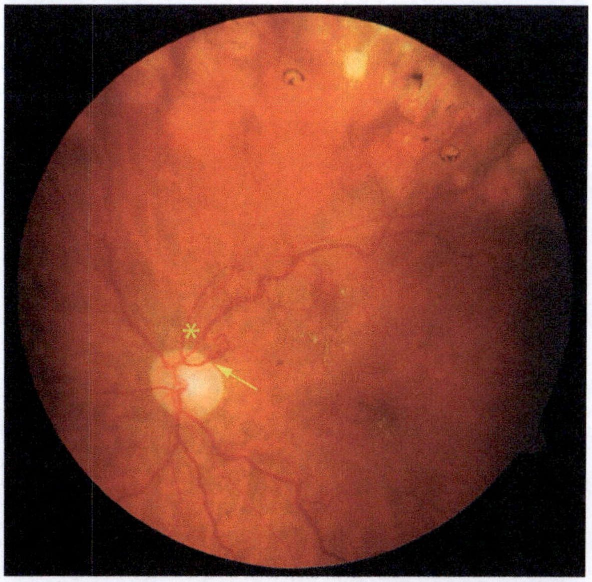

Abb. 10.24 Älterer Venenastverschluss mit Ausbildung von Kollateralen. Z.n. peripherer Laserkoagulation. Der *gelbe Stern* markiert die Verschlussstelle, der gelbe Pfeil das Kollateralgefäß

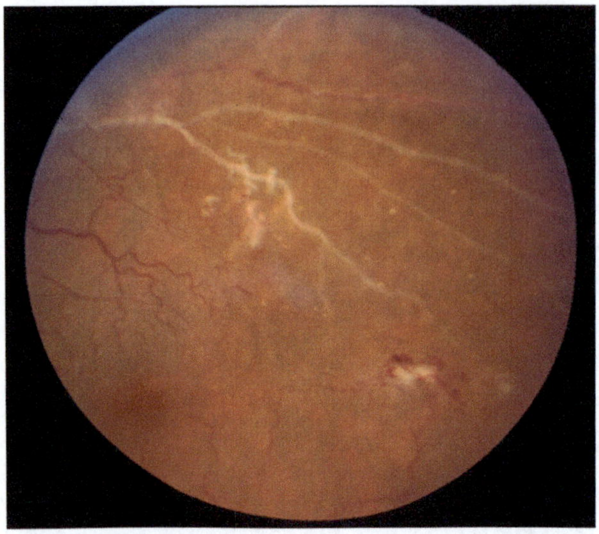

■ **Abb. 10.25** Alter Venenastverschluss im Bereich der oberen Temporalvene mit Ghost vessel als Zeichen der massiven Durchblutungsstörung mit fibrotischem Gefäßumbau

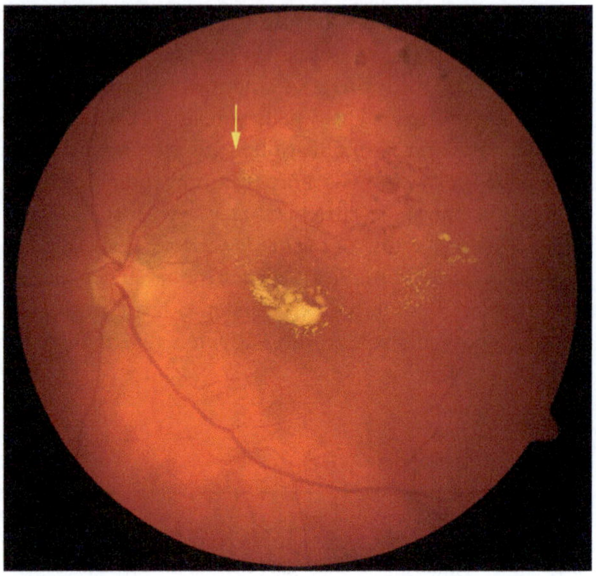

■ **Abb. 10.27** Alter Venenastverschluss im Bereich des oberen temporalen Gefäßbogens mit Exsudaten im Bereich der Makula. Peripher sind Laserkoagulationsnarben sichtbar. *Pfeil* Verschlussstelle mit Kollateralen

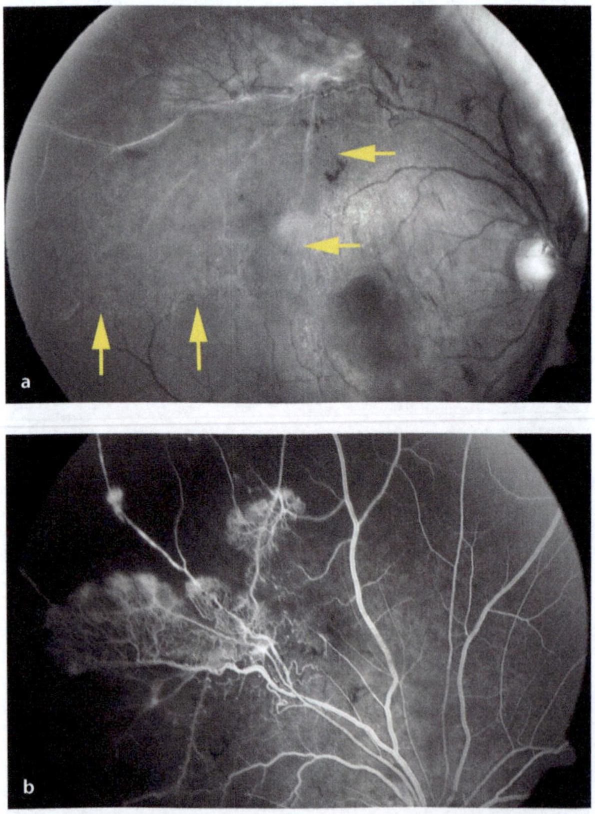

■ **Abb. 10.26** Venenastverschluss im oberen temporalen Quadranten. **a** Rotfreie Aufnahme mit dem korallenartigen Proliferationsnetz am oberen Bildrand. Die Pfeile markieren die Grenze zwischen ischämischer und perfundierter Netzhaut. **b** Darstellung des gleichen Befundes in der Fluoreszenzangiographie. In der Frühphase sind die Proliferationsnetze gut sichtbar

sonders schweren Verschlüssen können sich auch Ghostvessels im Verschlussbereich entwickeln (■ Abb. 10.25). Periphere Proliferationen fallen meist erst im Rahmen einer Glaskörperblutung oder zufällig bei der peripheren Funduskopie auf (■ Abb. 10.26). Diese liegen in den meisten Fällen im Verschlussgebiet, können aber auch an der Papille vorkommen.

Weitere Zeichen eines älteren Verschlusses sind eine epiretinale Gliose, ein Pseudoforamen und Veränderungen des retinalen Pigmentepithels (■ Abb. 10.27). Bei einem lang andauernden Makulaödem nach retinalem Venenverschluss können Zysten chronifizieren und die umgebenden retinalen Schichten atroph werden. In diesem Stadium kann das zystoide Makulaödem unter Umständen mit einem Makulaforamen verwechselt werden. Eine Untersuchung mittels der optischen Kohärenztomographie (OCT) bringt hier Klarheit (■ Abb. 10.28). Ebenso kann es bei chronischem Makulaödem zu Alterationen des retinalen Pigmentepithels kommen. In solchen Fällen ist die Visusprognose begrenzt. Auch diese Erkenntnisse motivieren dazu, das Makulaödem möglichst frühzeitig zu therapieren.

Die Angiographie weist eine im Vergleich zur gegenüberliegenden Vene des gleichen Auges eine verzögerte Farbstofffüllung auf, die sich aber im Lauf der Zeit wieder normalisieren kann. Im Verschlussbereich ist das retinale Gefäßbett leicht bis massiv rarefiziert, in der Spätphase nach ca. 10 Minuten ist meist eine deutliche Leckage zu sehen (■ Abb. 10.29).

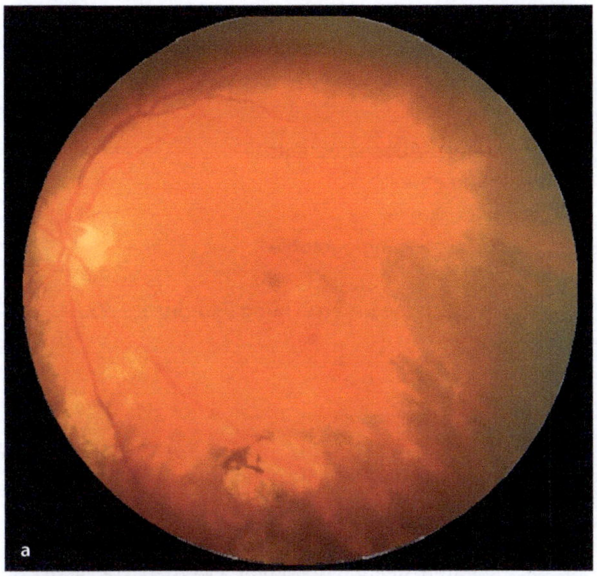

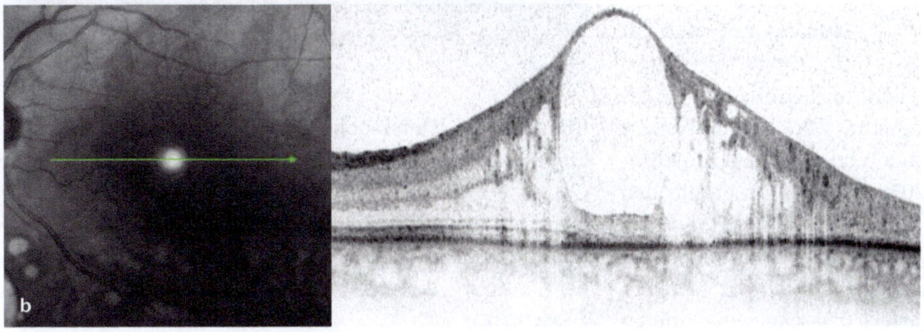

Abb. 10.28 Alter Venenastverschluss temporal unten. **a** Klinisch makuläres Pseudoforamen. **b** In der OCT ist eindeutig das Makulaödem sichtbar, kein Foramen

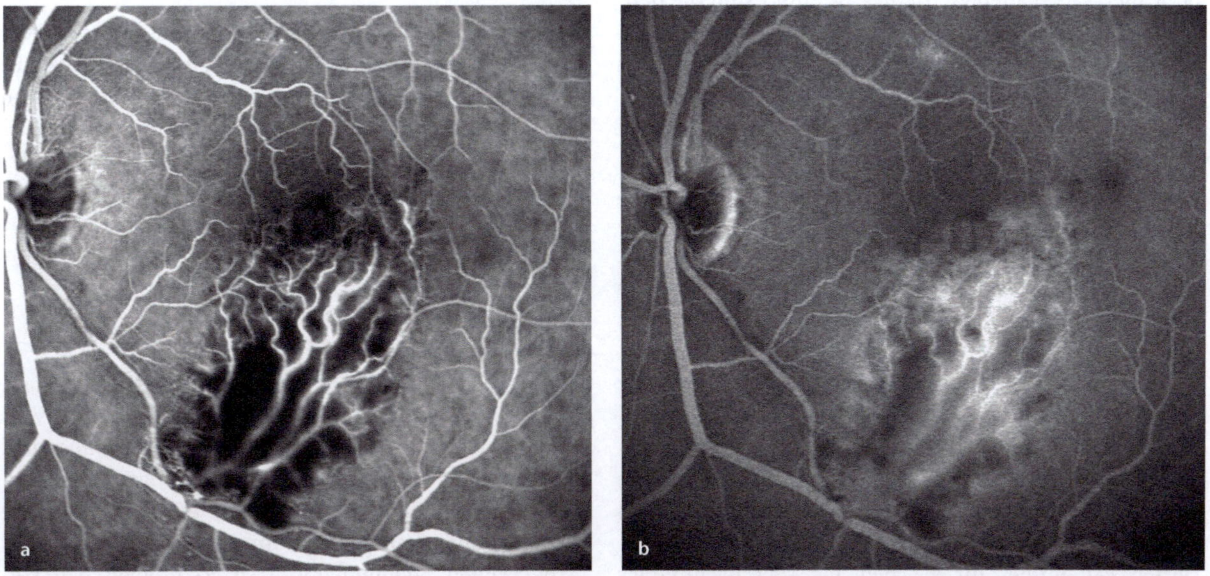

Abb. 10.29 Fluoreszenzangiographie bei makulärem Venenastverschluss unten. **a** Frühphase der Angiographie mit Abschattung durch Blutung und Ischämie. **b** Spätphase der Angiographgie mit Exsudation und zartem Makulaödem

Als sehr hilfreiches diagnostisches Instrument hat sich in den vergangenen Jahren die optische Kohärenztomographie (OCT) bewährt. Auch sehr zarte Ausprägungen eines Makulaödems können damit festgestellt werden, deshalb ist die OCT zur Verlaufskontrolle nach intravitrealer Injektion aus dem klinischen Alltag heute kaum noch wegzudenken. Bei der Beurteilung der Ischämie kann die OCT die Fluoreszenzangiograhie aber nicht ersetzen.

10.3.6 Spontanverlauf

Für den Spontanverlauf liegen mittlerweile genauere Daten aus großen Metaanalysen und den unbehandelten Kontrollgruppen größerer prospektiver Arzneimittelzulassungsstudien vor.

In der Branch Vein Occlusion Studie (BVOS; n=139) wurde eine spontane Verbesserung ≥2 Zeilen nach älterem VAV (Verschlussdauer 3-18 Monate) mit Makulabeteiligung in 37% angegeben, nur 17% verschlechterten sich um 2 oder mehr Zeilen, im Schnitt betrug der spontane Visusanstieg nach 3 Jahren 2,3 Zeilen. Neuere Arbeiten geben eine spontane Verbesserung um mindestens 3 Zeilen zwischen 20% und 29% innerhalb den ersten 6 Monate nach VAV an, im Mittel verbessert sich die Sehschärfe ohne Behandlung nach 12 Monaten um 1,7 Zeilen. In der BVOS hatten 34% der Betroffenen eine abschließende Sehschärfe ≥0,5, dagegen endeten 23% der Patienten unbehandelt mit einem Visus unter 0,1, die mittlere Sehschärfe betrug 0,28. Ältere Arbeiten sprechen von einem abschließenden Visus von ≥0,5 in 60% aller VAV-Patienten. In diesem Punkt sind die neueren Arbeiten deutlich zurückhaltender und beschreiben nur noch 20% der Betroffenen mit einem finalen Visus über 0,5.

Rein makuläre Verschlüsse sind seltener und machen etwa 17% aller Venenastverschlüsse aus. Eine abschließende Sehschärfe ≥0,5 erreichen ca. 30% aller Patienten, bei 60% bleibt die Sehschärfe stabil, 15% der Patienten enden im Spontanverlauf bei einer Sehschärfe ≤0,1. Das bedeutet, dass sich der makuläre Astverschluss vom ausgedehnten VAV hinsichtlich der Visusprognose nicht unterscheidet.

Bei der Visusprüfung muss man beachten, dass die Sehschärfe gerade bei frischem Verschluss stark schwanken kann und morgens aufgrund der variablen Gewebswasserverteilung im Liegen schlechter ist als abends. Falls der Patient Visusschwankungen angibt, sollte die Sehschärfe in den ersten Wochen nach Verschluss im günstigsten Fall immer zur gleichen Tageszeit nachmittags gemessen werden.

Empfohlene Untersuchungen bei Patienten mit retinalem VAV

- Visus
- Vorderer Augenabschnitt
- Tonometrie
- Funduskopie
- Fluoreszenzangiographie
- OCT
- Internistische Untersuchung (Blutdruck, EKG, Blutbild)

Praxistipp

Eine internistische Untersuchung ist bei allen Patienten mit retinalem Venenverschluss unbedingt erforderlich. Hierbei muss zu dem arteriosklerotischen Risikoprofil der Patienten Stellung genommen werden. Vor allem auf ein Blutbild, ein Elektrokardiogramm und eine 24-h-Blutdruckmessung sollte Wert gelegt werden.

Bildgebende Untersuchungen (insbesondere Karotis-Doppler und Herzechokardiogaphie) sind nicht ohne Grund erforderlich. Bei Patienten unter 45 Jahren, vor allem bei fehlenden Risikofaktoren ist auch eine Thrombophiliediagnostik zu überlegen. Es empfiehlt sich, hierbei die Kooperation mit einem spezialisierten Internisten zu suchen.

10.3.7 Differentialdiagnose

Der frische VAV ist eine Blickdiagnose. Ältere VAVs fallen nicht selten erst durch sekundäre vaskuläre Veränderungen auf (z.B. Glaskörperblutung, Ausbildung von Kollateralen, Makroaneurysmabildung). Ein chronisches Makulaödem kann im Spätstadium auch mit einem Makulaforamen verwechselt werden, allerdings ist die Verwechslungsgefahr beim Zentralvenenverschluss größer.

10.3.8 Behandlungsprinzipien

Behandlung der retinalen Ischämie

In der BVOS wurde empfohlen, dass im Falle eines VAV mit ausgedehnter Ischämie >5 PD im Verschlussareal eine Laserflächenkoagulation zur Prophylaxe oder Therapie der Neovaskularisationen und Glaskörperblutung im Verschlussareal durchgeführt werden sollte. In der gemeinsamen Stellungnahme der Retinologischen Gesellschaft (RG), der Deutschen Ophthalmologischen Gesellschaft (DOG) und des Berufsverbands der Augenärzte Deutschlands (BVA) wurde diese Empfehlung etwas gelockert, sodass auch bei geringerer Ausdehnung der Ischämie eine Laserkoagulation möglich ist. Es ist noch nicht geklärt, ob eine konsequente Injektion mit VEGF-Inhibitoren die Rate der Proliferationen senkt. Im Rahmen der SCORE-Studie konnte belegt werden, dass Triamcinolon die Rate der neovaskulären Komplikationen nicht verändert.

Behandlung des Makulaödems nach retinalem Venenastverschluss

Antikoagulation

Der Einsatz von gerinnungshemmenden Substanzen beim retinalen Venenverschluss ist relativ weit verbreitet, die Effektivität aber bislang nicht nachgewiesen, sodass nach der gegenwärtigen Studienlage aufgrund der niedrigen Evidenz keine Empfehlung für eine systemische Antikoagulation bei RVVs ausgesprochen werden kann. Im Gegenteil kann eine Antikoagulation die retinalen Blutungen verstärken und damit sowohl die Sehschärfe vermindern, als auch eine periphere Ischämie durch zunehmende Blutungen überdecken und damit eine Laserkoagulation erschweren. Auch Acetylsalicylsäure sollte nur zur Behandlung der nachgewiesenen kardiovaskulären Risikofaktoren vom behandelnden Internisten indiziert werden.

Isovolämische Hämodilution

Die Hämodlutionstherapie scheint im Fall einer gestörten Mikrozirkulation sinnvoll, da sich bei verminderter Fließgeschwindigkeit die Viskosität des Blutes logarithmisch erhöht. Die isovolämische Hämodilution ist dabei am effektivsten. Sie erfolgt mit einem Aderlass und die gleichzeitige Gabe von Plasmaexpandern (Hydroxyäthylstärke/HAES 10%). Dadurch kann der Hämatokrit in der Regel um 0,05-0,1 auf einen Zielhämatokrit von ca. 0,35 gesenkt werden. Dieser Zielwert wird über einen Zeitraum von 6 Wochen stabilisiert, bis ein neues Gleichgewicht durch vermehrte Belastung von Kollateralen eingetreten ist. In der Regel sind dafür 3-5 Behandlungen erforderlich. Die Therapie wird nach Hämatokrit und Befindlichkeit des Patienten gesteuert. Beim VAV konnte in kleinen randomisierten Studien ein Visusanstieg von durchschnittlich 2,5-3,3 Zeilen im Vergleich zur Kontrollgruppe nach einem Jahr nachgewiesen werden. 46-76% statt 8-43% der Augen verbesserten sich um ≥3 Zeilen. Daten für eine prophylaktische Behandlung oder eine weiterführende Therapie über die 6 Wochen hinaus liegen nicht vor.

Praxistipp

Die Hämodilutionsbehandlung sollte in Rücksprache und Kooperation mit einem Internisten oder Hausarzt durchgeführt werden.

GRID-Laserkoagulation

Der visussteigernde Effekt der zentralen, gitterförmigen Laserbehandlung (GRID) ist nur beim VAV, nicht aber beim ZVV oder Hemi-ZVV nachgewiesen. In der prospektiven und randomisierten Branch Retinal Vein Occlusion Studie (BVOS) wurden Patienten mit einem Verschlussalter zwischen 3 und 18 Monaten und einem Ausgangsvisus bis 0,5 eingeschlossen. Ausgewertet wurden die Daten von 79 Patienten. Bei diesen Patienten wurde in der Gruppe der Laserbehandlung nach 3 Jahren eine Sehverbesserung von ≥2 Zeilen in 65% erreicht, während sich in der Kontrollgruppe 37% der Patienten verbesserten. Der mittlere Visusgewinn betrug nach GRID-Lasertherapie 1,3 Zeilen. Die Einzeldaten der BVOS sind nicht publiziert, sodass hier nur die Häufigkeit der Visusverbesserung ≥2 Zeilen und nicht ≥3 Zeilen angegeben werden kann, was die Vergleichbarkeit mit neueren Studienergebnissen einschränkt. Verglichen mit den Erfolgen nach intravitrealer Injektion spielt die GRID-Laserkoagulation aber mittlerweile nicht mehr die Rolle, die sie in den letzten Jahren inne hatte.

Bei der GRID-Technik werden schwach sichtbare Herde z.B. mit dem grünen Argonlaser (100 μm Fleckgröße in der Netzhaut), 100-200 Milliwatt Energie, 0,1-0,2 s Dauer in blutungsfreie Areale des betroffenen Makulaareals gesetzt. Der Abstand zur Foveamitte sollte mindestens 500-700 μm betragen. Je nach Blutungen muss in mehreren Sitzungen gelasert werden. Beim makulären Venenastverschluss führt eine GRID-Laserkoagulation nicht zu verbesserten Visusergebnissen.

Arteriovenöse Dissektion (AVD oder Sheathotomie), Vitrektomie

Bei der arteriovenösen Dissektion werden überkreuzende Arterie und Vene voneinander getrennt. Obwohl es zu dieser Therapie viele Daten aus kleineren Studien gibt, konnte die Wirksamkeit der Methode bisher nicht auf höherem Evidenzniveau nachgewiesen werden. Der beschriebene Effekt ist nicht mit der Wirksamkeit von intravitreal applizierten Medikamenten vergleichbar. Die AVD spielt im klinischen Alltag keine Rolle mehr. Der Effekt der Vitrektomie ist bei der gegenwärtigen Studienlage schwer gegen den Effekt der Gefäßtrennung abgrenzbar. In manchen Fällen kann eine Vitrektomie ohne Gefäßtrennung aber noch immer sinnvoll erscheinen (z.B. Versagen der intravitrealen Medikamente, vitreoretinale Traktion).

Intravitreal applizierbare Medikamente

Mit der intravitrealen Medikamenteneingabe hat eine neue therapeutische Ära begonnen. Die initial erreichbaren Visusverbesserungen übersteigen alle bisher beschriebenen Ergebnisse, allerdings ist die Wirkung von unterschiedlich kurzer Dauer. Es werden 2 Substanzgruppen eingesetzt: Kortikosteroide und Hemmstoffe des »vascular endothelial growth factors« (sog. VEGF-Inhibitoren).

Kortikosteroide

Nach einem RVV kommt es zu einer erhöhten intravitrealen Kumulation von Entzündungsmediatoren. Hierbei sind vor allem der Gefäßwachstumsfaktor VEGF, die Interleukine 1, 6 und 8, sowie das Monozyten-chemotaktische-Protein 1 (MCP-1) zu nennen. Da Kortikosteroide die Blut-Retina-Schranke stabilisieren und die Bildung von VEGF und anderen Entzündungsmediatoren hemmen, scheint ihr Einsatz bei retinalen Venenverschlüssen sinnvoll. Die Gabe von Kortikosteroiden wurde bereits vor über 50 Jahren von Brückner beschrieben. Belastbare Daten für die systemische Applikation gibt es nicht, dafür haben sich viele Arbeitsgruppen mit der intravitrealen Gabe beschäftigt.

Das Kortisonpräparat **Triamcinolon** (Volon A oder Kenalog) ist nicht für die Anwendung am Auge vorgesehen und wird daher im Moment nur im Off-label-Verfahren injiziert. Die am häufigste beschrieben Dosis beträgt 4 mg. Die exakte Dosierung stellt dabei ein Problem dar, da durch den Waschvorgang und durch die Absorption an den Wänden der Kunststoffspritze ein Teil des Medikamentes verloren geht und es zu erheblichen Variationen bei der Menge des appilizierten Triamcinolons kommt. Triamcinolon-Acetonid (TA) hat aufgrund seines geringen Löslichkeitsgleichgewichts von 25-30 µg/ml eine Depotwirkung über mehrere Monate. Entsprechend den Ergebnissen der prospektiven und randomisierten SCORE-Studie ist Triamcinolon beim VAV einer fokalen Laserkoagulation nicht überlegen. Aufgrund der vielfachen Nebenwirkungen sollte Triamcinolon beim retinalen VAV deshalb nicht mehr angewendet werden.

Das Präparat **Dexamethason** ist mittlerweile als Slow-release-Applikation für die intravitreale Anwendung beim retinalen Venenverschluss in einer internationalen prospektiven und randomisierten Studie (GENEVA-Studie) getestet und seit 2010 in Deutschland zugelassen. Dexamethason hat im Vergleich zu Triamcinolon eine 5-fach höhere kortikoide Potenz mit einer deutlichen entzündungshemmenden Wirkung. Dexamethason wird in der wirkstofftragenden Matrix über die Pars plana mit Hilfe eines speziellen 22-gauge-Injektors in den Glaskörper eingebracht. Im Lauf von bis zu 6 Monaten löst sich die Matrix auf und gibt während dieses Zeitraums den Wirkstoff in den Glaskörper ab. In der bisher größten randomisierten Studie zum retinalen Venenverschluss (GENEVA) wurden 830 Patienten mit Makulaödem nach VAV bis zu einem Verschlussalter von 12 Monaten untersucht. Eine fokale Laserkoagulation war in dieser Studie nicht erlaubt. Nach 6 Monaten hatten 23% der mit 700 µg behandelten Patienten einen signifikanten Visusanstieg in der reinen Kontrollgruppe konnte dieser bei 20% der Patienten nachgewiesen werden. Im Mittel hatten die Patienten nach 6 Monaten in der Behandlungsgruppe 7,5 Buchstaben (+1,5 Zeilen) gewonnen. In der Kontrollgruppe gewannen die Patienten im Mittel 5 Buchstaben (+1,0 Zeilen). Ein Wirkmaximum wurde nach 60 Tagen beobachtet. Zu diesem Zeitpunkt hatten 30% in der Behandlungsgruppe und 13% in der Kontrollgruppe eine Visusverbesserung von mindestens 3 Zeilen. An relevanten Nebenwirkungen wurde nach 6 Monaten eine okuläre Hypertension in 4,0% der behandelten Patienten beschrieben. Eine Glaukomoperation wurde in 0,5% nach 6 Monaten erforderlich. Eine Kataraktprogression war in 4% (Kontrolle) und 7% (700 µg Dexamethason) zu beobachten. Nach einer zweiten Injektion nach 6 Monaten konnten die Ergebnisse der ersten 6 Monate wiederholt werden.

VEGF-Inhibitoren

Der Einsatz von VEGF-Inhibitoren beim Makulaödem nach RVV wurde erstmals 2005 beschrieben. Beim VAV liegen verwertbare Daten für Bevacizumab und Ranibizumab vor.

Obwohl für **Bevacizumab** die meisten Daten vorliegen, gibt es bisher keine prospektiven und randomisierten Studien. Die intravitreale Injektion von 1,25 mg Bevacizumab führt im Mittel zu einem raschen Visusanstieg innerhalb der ersten drei bis sechs Wochen bei gleichzeitigem Rückgang des Ödems. Die Häufigkeit der Re-Injektionen im weiteren Verlauf war in den Studien unterschiedlich. In der Regel waren 2-9, im Mittel ca. 5 Injektionen pro Jahr erforderlich, wobei in den ersten 6 Monaten häufiger injiziert werden musste. Beim VAV verbesserte sich in den publizierten Studien die mittlere Sehschärfe um 2,9 Zeilen, der Anteil der Patienten mit signifikanter Visusverbesserung betrug ca. 50%. Eine zusätzliche Kombination mit einer fokalen Laserkoagulation scheint keine weitere Verbesserung nach 6 Monaten zu erbringen. Auf der Suche nach prädiktiven Faktoren ergab eine Metaanalyse von 204 Patienten 3 wesentliche Faktoren, die mit einem verbesserten abschließender Visus korrelierten: besserer Ausgangsvisus, junges Patientenalter und kurze Verschlussdauer. In OCT-Studien wurde zudem ein Defekt im Bereich der äußeren Rezeptoranteile (inner/outer Segment Grenze) als prognostisch ungünstiges Zeichen in Bezug auf die Sehschärfe gewertet.

Für den humanisierten fragmentierten Mausantikörper **Ranibizumab** liegen die Ergebnisse einer Phase-III-Studie (BRAVO) vor. Dabei wurde die Wirkung einer monatlichen Injektion von Ranibizumab über einen Zeitraum von 6 Monaten mit dem Verlauf einer Kontrollgruppe verglichen. Nach 3 Monaten konnte eine fokale Laserkoagulation vorgenommen werden. In dieser Studie (n= 397) hatten nach 6 Monaten 61% der mit 0,5 mg behandelten Patienten einen signifikanten Visusanstieg, während sich in der Kontrollgruppe 29% verbesserten. Dieser Gruppenunterschied war ebenfalls signifikant. Im Mittel hatten die Patienten nach 6 Monaten in der Behandlungsgruppe mit 0,5 mg Ranibizumab 18,3 Buchstaben (+3,7 Zeilen) gewonnen. In der Kontrollgruppe gewannen die Patienten im Mittel 7 Buchstaben (+1,4 Zeilen). Ranibizumab ist seit Mitte 2011 für die Behandlung des Makulaödems nach retinalem Venenverschluss zugelassen.

10.3.9 Systemische Begleiterkrankungen

Es wird noch immer kontrovers diskutiert, ob eine intravitreale Injektion von VEGF-Inhibitoren für kardiovaskuläre Begleiterkrankungen verantwortlich gemacht werden kann. In den Zulassungsstudien konnten keine erhöhten systemischen Komplikationsraten verzeichnet werden. In einer zuletzt veröffentlichten retrospektiven Analyse von knapp 150.000 Injektionen bei Patienten mit altersabhängiger Makuladegeneration, bei denen die Präparate Pegaptanib, Ranibizumab, Bevacizumab injiziert oder eine photodynamischen Therapie durchgeführt wurde, konnte kein gehäuftes Auftreten systemischer Begleiterkrankungen nachgewiesen werden. Patienten mit VAV besitzen zwar ein erhöhtes kardiovaskuläres Risikoprofil, sind aber im Schnitt 10 Jahre jünger als Patienten mit einer chorioidalen Neovaskularisation im Rahmen einer altersabhägigen Makuladegeneration. Insgesamt gibt es bisher keinen gesicherten Hinweis auf ein gehäuftes Auftreten von kardiovaskulären Begleiterkrankungen oder gar einen gesicherten klinischen Zusammenhang nach intravitrealer Injektion von VEGF-Inhibitoren.

10.3.10 Wirksamkeitsvergleich

Es ist meist schwierig, verschiedene Zulassungsstudien oder Fallserien miteinander zu vergleichen. Das trifft auch für die Interpretation der Datenlage zu den Verschlüssen eines retinalen Venenastes zu. Vor allem die Krankheitsdauer, der Einschlussvisus und das Nachbeobachtungsintervall spielen hierbei eine besondere Rolle. Die Spekulationen über die unterschiedliche Wirksamkeit können nur mit direkt vergleichenden Studien (Head-to-head-Studien) beantwortet werden. Erfreulicherweise sind solche Studien in Planung. Erste Ergebnisse könnten bereits Ende 2012 vorliegen. Dann könnte sich die Bewertung der Wirksamkeit der unterschiedlichen Substanzen grundlegend ändern.

10.3.11 Wie sollte behandelt werden?

Für die Behandlung des Makulaödems nach retinalem Venenastverschluss scheint die Therapie mit VEGF-Inhibitoren nach den bisher verfügbaren Daten am effektivsten zu sein. Berechnet man die Kosten einer Therapie pro gewonnene Visuszeile, ist die Therapie mit Bevacizumab mit Abstand am günstigsten. In den USA ist eine GRID Laserung ca. 3-fach, eine Behandlung mit Ozurdex ca 6 fach und eine Therapie mit Lucentis ca. 26-fach teurer. Diesen Berechnungen liegen die offiziellen Apothekenpreise zugrunde und können bei Rabattverträgen, wie sie mittlerweile üblich geworden sind, abweichen. Über die Injektionshäufigkeit gibt es keine klaren Untersuchungen. Obwohl in der gemeinsamen Stellungnahme der RG, DOG und des BVA zunächst eine einmalige Injektion empfohlen wird, sehen neuere Protokolle von Medikamentenstudien bereits fixe monatliche Injektionen über einen Zeitraum von 6 Monaten vor. Eine einmalige Injektion ist wahrscheinlich nicht ausreichend. Es könnte deshalb sinnvoll sein, das etablierte Schema der Therapie einer CNV bei AMD zu übernehmen und mit 3 Injektionen im Abstand von 4 Wochen zu beginnen. Beträgt die Verschlussdauer weniger als 6 Wochen, ist eine zusätzliche isovolämische Hämodilution ratsam, soweit keine Kontraindikationen bestehen. Bei einem rein makulären VAV ist keine Hämodilution erforderlich. Die intravitreale Eingabe des Dexamethasonimplantats ist eine Alternative zu den VEGF-Inhibitoren, besonders bei fehlendem Ansprechen auf VEGF-Inhibitoren. Eine gleichzeitige intravitreale Injektion verschiedenerer Wirkstoffe (z.B. VEGF-Inhibitoren und Dexamethason) ist bisher nicht getestet und kann aufgrund fehlender Daten nicht empfohlen werden.

Eine zusätzliche GRID Laserkoagulation kann nach Beginn der Therapie mit VEGF-Inhibitoren durchgeführt werden. Dies wirkt wahrscheinlich am besten ein bis zwei Wochen nach der Injektion, da nach Rückgang des Ödems weniger Laserenergie erforderlich ist.

Die Patienten mit retinalem Venenverschluss sollten regelmäßig über einen längeren Zeitraum kontrolliert werden, da ein Makulaödem auch nach zunächst erfolgreicher Behandlung wieder rezidivieren kann und auch die Gefahr besteht, dass sich aus einem zunächst nicht-ischämischen VAV eine ischämische Form entwickelt.

Unerlässlich ist die internistische Untersuchung mit Abklärung der kardiovaskulären Risikofaktoren. Es liegt auch in der Verantwortung des Augenarztes, die Patienten darüber zu beraten.

Fazit für die Praxis

Der retinale Venenastverschluss ist eine einseitige Erkrankung, die meist mit einem visusreduzierenden Makulaödem einhergeht. Bei jedem Patienten, der sich mit einem neuen Verschluss vorstellt, müssen folgende Punkte beantwortet werden:

- Alter des Verschlusses (Anamnese, klinischer Aspekt)
- Fläche der retinalen Ischämie (Fluoreszenzangiographie)
- Makulaödem (Fluoreszenzangiographie, Optische Kohärenztomographie)
- Ursache/ Internistisches Risikoprofli (Hausarzt, Internist)

Die Therapie des Makulaödems ist multimodal und umfasst neben der Behandlung der internistischen Risikofaktoren die isovolämische Hämodilution, die Laserkoagulation und die intravitreale Medikamenteneingabe. Hierfür stehen verschiedene Substanzen zur Verfügung, die die Prognose der Erkrankung deutlich verbessert haben.

10.4 Retinale arterielle Verschlüsse

N. Feltgen

10.4.1 Definition

Zu den retinalen arteriellen Verschlüssen gehört der Zentralarterienverschluss (ZAV), der Astarterienverschluss (AAV), der isolierte Verschluss einer zilioretinalen Arterie und umschriebene Verschluss retinaler Kapillaren (z.B. im Rahmen einer Purtscher-Retinopathie). Der akute Verschluss einer retinalen Arterie ist insgesamt ein seltenes Ereignis. Meist führen Emboli zu dem typischen einseitigen, akuten und schmerzlosen Visusverlust am betroffenen Auge. Der typische funduskopische Befund ist der kirschrote Fleck, eine etablierte Therapie gibt es bisher nicht, die Prognose ist besonders beim ZAV schlecht.

10.4.2 Einleitung

Ein Sehverlust durch eine verschlossene Zentralarterie ist seit mehr als 150 Jahren bekannt. Albrecht von Graefe berichtete erstmals 1859 über einen Patienten mit embolischem Verschluss der A. centralis retinae bei Endokarditis mit multiplen Emboli in verschiedenen Organen. Seither sind viele verschiedene Behandlungsschemata versucht worden, von denen sich aber bisher keines etablieren konnten. Die inneren 2/3 der Netzhaut werden durch die Zentralarterie versorgt, das äußere Drittel durch die Chorioidea. Diese wird gespeist durch die 10 bis 15 hinteren kurzen Ziliararterien, aus denen auch eine zilioretinale Arterie entspringen kann. Bei dem retinalen Kreislauf handelt es sich um ein Endarteriensystem. Die einzige Verbindung zwischen retinalem Zu- und Abfluss ist das retinale Kapillarnetz, Kollateralen oder Shuntgefäße kommen nicht vor. Zusätzlich ist die Sauerstoffabgabe aus dem Blut der retinalen Gefäße sehr hoch, die arteriovenöse Sauerstoffdifferenz beträgt 38%. Im Fall einer Minderperfusion sind in den inneren Retinaschichten deshalb wenig Sauerstoffreserven vorhanden. Diese fehlende Kompensationsmöglichkeit ist der Grund für den schnell eintretenden Schaden bei arteriellen Verschlüssen.

10.4.3 Pathogenese

Der arterielle Verschluss ist typischerweise eine embolische Erkrankung, auch wenn Emboli nur in zwischen 20-40% aller Patienten am Fundus gesehen werden können. Retinale Emboli sind häufiger beim AAV (68%) als beim ZAV (25%) sichtbar. An zweiter Stelle sind die deutlich selteneren wandständigen Thrombosen zu nennen. Die Möglichkeit einer wandständigen Thrombose als Ursache des arteriellen Verschlusses erklärt auch, dass trotz manifestem Verschluss manchmal keine Emboliequelle gefunden werden kann. Die Thrombophilie ist selten, weshalb bei der Ursachenabklärung nach retinalem Gefäßverschluss die Thrombophiliediagnostik auch nicht zum Standard gehört. Eine Vaskulitis wird in bis zu 5% aller Fälle als Ursache beschrieben. Anatomische Fehlbildungen, Z.n. Trauma, eine Infektion, ein Gefäßspasmus und ein erhöhter Augeninnendruck gehören zu den seltenen Ursachen einen Gefäßverschlusses.

Emboli

Emboli stammen typischerweise von arteriosklerotischen Ablagerungen der A. carotis, an zweiter Stelle stehen Herzwand- oder Herzklappenerkrankung. Bisher ging man davon aus, dass bei ca. 20% aller Patienten mit retinalem arteriellem Verschluss hämodynamisch wirksame Stenosen der A. carotis gefunden werden können. Neuere prospektive Arbeiten mit standardisierten Untersuchungsabläufen finden sogar in knapp 40% aller Patienten relevante Stenosen. Diese Befunde stehen im Einklang mit der Tatsache, dass der retinale arterielle Verschluss bei über 90% der Patienten Folge einer Systemerkrankung ist. Zu den typischen Risikofaktoren gehört die arterielle Hypertonie, ein Diabetes mellitus, eine Hypercholesterinämie und Nikotinabusus. Findet man zusätzlich zu einem arteriellen Verschluss noch einen Embolus, spricht man von einem **symptomatischen Embolus** (Abb. 10.30). Dieser ist insofern bedeutsam, als die 5-Jahresmortalität im Vergleich zu gesunden Gleichaltrigen verdoppelt ist. Außerdem haben Patienten mit

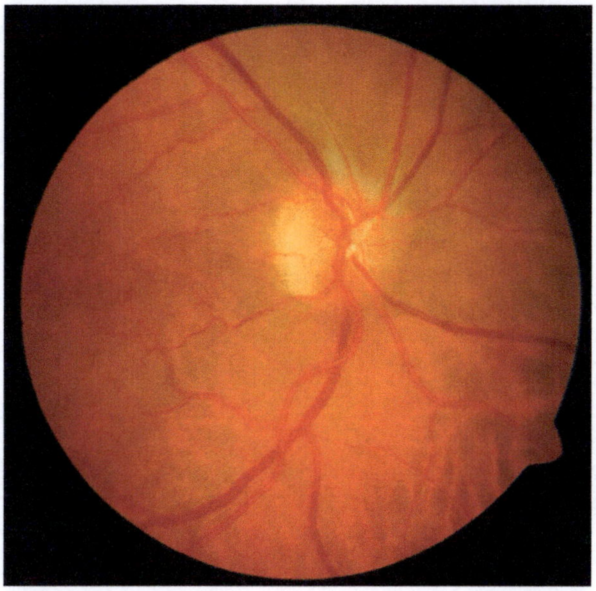

Abb. 10.30 Zentralarterienverschluss mit Cholesterinembolus auf der Papille

symptomatischem Embolus ein 4- bis 10-fach erhöhtes Risiko einen Schlaganfall zu erleiden, während Patienten mit arteriellem Verschluss ohne Embolus kein erhöhtes Risiko aufweisen.

> **Praxistipp**
>
> Ein arterieller retinaler Verschluss ist fast immer mit einer systemischen kardiovaskulären Erkrankung assoziiert.

Einen **asymptomatischen Embolus** (ohne retinalen Verschluss) findet man in 1,4 bis 3,1% aller Erwachsenen. Männer haben ein höheres Risiko, es steigt außerdem mit zunehmendem Alter, Bluthochdruck, Nikotinabusus und Hypercholesterinämie. Menschen mit asymptomatischem Embolus haben ein 2,6-fach erhöhtes Risiko für einen Schlaganfall.

Bei einer kardiologischen Untersuchung ist bei 25-30% aller ZAV eine Herzklappenerkrankung zu finden. Insgesamt haben 50% der Patienten echokardiographische Veränderungen. Allerdings müssen nur 10% davon aufgrund dieses Herzleidens behandelt werden. Bei Patienten unter 45 Jahren ist eine kardiale Ursache allerdings 3-mal häufiger, als eine Erkrankung der A. carotis.

Thrombophilie

Obgleich eine Vielzahl von Einzelfallberichten eine Gerinnungsstörung als Ursache des ZAV bei meist jungen Patienten anschuldigt, hat die Untersuchung des Gerinnungssystems beim retinalen arteriellen Verschluss nicht den Stellenwert wie beim retinalen Venenverschluss. Eine Thrombophiliediagnostik kann bei Patienten ≤45 Jahre ohne kardiovaskuläre Risikofaktoren sinnvoll sein. Die Diagnostik sollte in Kooperation mit einem spezialisierten Hämostaseologen erfolgen, da die Interpretation pathologisch veränderter Parameter viel Erfahrung erfordert.

Vaskulitis

Die Riesenzellarteriitis Horton ist innerhalb der Gruppe der entzündlichen Erkrankungen die häufigste Ursache eines retinalen arteriellen Verschlusses. Sie liegt in 1-4% aller Fälle einem ZAV zugrunde. Weitere entzündliche Erkrankungen sind in der folgenden Übersicht aufgeführt. Sie führen deutlich seltener zum Verschluss von Netzhautgefäßen.

> **Entzündliche Erkrankungen als Ursache eines retinalen Arterienverschluses**
>
> - Riesenzellarteriitis
> - Panarteriitis nodosa
> - Morbus Wegener
> - Lupus erythematodes
> - Behcet-Erkrankung
> - Susac-Syndrom
> - Dermatomyositis

Weitere Gründe für retinalen arteriellen Verschluss

Seltene Ursachen retinaler Arterienverschlüsse sind iatrogen (Operationen im Kopf-Hals-Bereich oder durch Kontrastmittel), nach Vasospasmus und nach Trauma beschrieben.

10.4.4 Epidemiologie

Patienten mit retinalem Arterienverschluss sind meist zwischen 65 und 70 Jahre alt. Männer sind häufiger betroffen als Frauen (2/3 zu 1/3), etwa 1-2% der Verschlüsse sind beidseitig. Die Inzidenz eines ZAV wird in der Literatur mit 1 bis 15 pro 10.000 ophthalmologische Patienten angegeben. Werden nur die frischen Verschlüsse gezählt (Ereignis kürzer als 2 Tage), liegt diese Zahl deutlich niedriger und beträgt für den frischen ZAV 0,85 pro 100.000 Einwohner.

Bei 55% aller Patienten ist die Zentralarterie verschlossen, bei 40% ein Arterienast und bei 5% ist isoliert die zilioretinale Arterie betroffen. Bei jüngeren Patienten ist die Verteilung umgekehrt und es kommt deutlich häufiger zum Arterienastverschluss als zum ZAV. 7% der

Patienten mit ZAV sind jünger als 50 Jahre, dabei sind vor allem Frauen betroffen.

10.4.5 Symptomatik und klinisches Bild

Zum Vollbild des retinalen Arterienverschlusses gehört die akute, schmerzlose und drastische Sehverschlechterung bei zentralem Netzhautödem mit kirschrotem Fleck (ZAV) oder Gesichtsfelddefekt (AAV und Verschluss einer zilioretinalen Arterie). Es besteht ein relativer afferenter Pupillendefekt, der bereits kurz nach dem Verschlussereignis und noch vor dem retinalen Ödem zu beobachten ist.

Zwei Drittel aller arteriellen Verschlüsse treten im Tagesverlauf auf, aufgrund der nächtlichen Kumulation wird eine Sehverschlechterung aber nicht selten erst morgens nach dem Aufwachen bemerkt. Manchmal gehen dem Verschluss Episoden einer kurzzeitigen massiven Sehverschlechterung (Amaurosis fugax) voraus. Wenn die Makula betroffen ist, liegt die Sehschärfe bei über 90% der Patienten im Bereich zwischen Lichtscheinwahrnehmung und Fingerzählen. Kurze Zeit nach dem Verschluss sind am Fundus nur Gefäßveränderungen sichtbar. Das typische ischämische Netzhautödem bildet sich erst nach einigen Stunden aus. Sobald es zum Ödem kommt, verfärbt sich die Netzhaut weiß bis gelblich (im Gegensatz zum glasigen, transparenten extrazellulären Ödem z.B. bei retinalem Venenverschluss). Das Ödem ist besonders am hinteren Pol zu sehen, da dort die Nervenfasern und Ganglienzellen eine hohe Dichte haben. Die Makula erscheint hingegen als kirschroter Fleck. Dieser kommt dadurch zustande, dass die Netzhaut im Bereich der Fovea besonders dünn ist und den Blick auf die gut durchblutete Chorioidea freigibt. Das retinale Ödem verschwindet innerhalb der ersten 4–6 Wochen nach Verschluss. Die Papille erscheint dann blass, die Arterien sind eng, die Venen können aber normal gefüllt sein. Die Nervenfasern sind besonders um die Papille deutlich rarifiziert. Eine verschlussbedingte Pigmentblattveränderung ist besonders nach einem Chorioidalinfarkt sichtbar. Eine Fluoreszenzangiographie ist in der Regel nicht erforderlich, kann aber darüber Aufschluss geben, ob ein Verschluss noch persitiert oder bereits wieder rekanalisiert ist (◘ Abb. 10.31, ◘ Abb. 10.32).

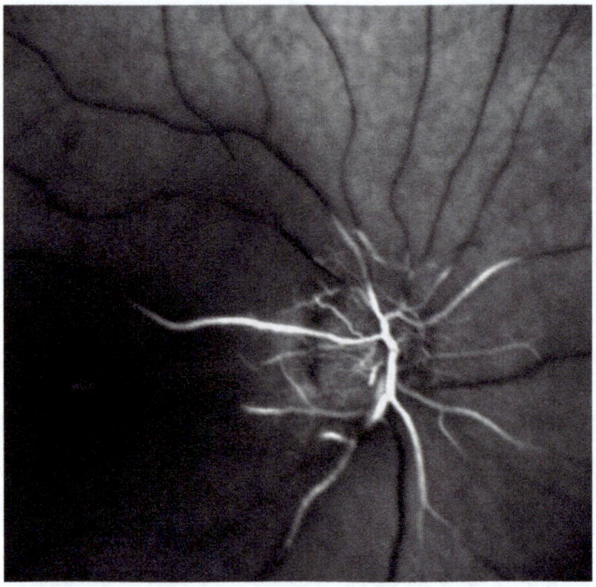

◘ **Abb. 10.31** Fluoreszenzangiographie, frühe Phase (1 min), 12 Stunden nach Zentralarterienverschluss. Der Farbstoff ist nur in den Gefäßhauptstämmen sichtbar. Gleicher Patient wie in Abb. 10.33

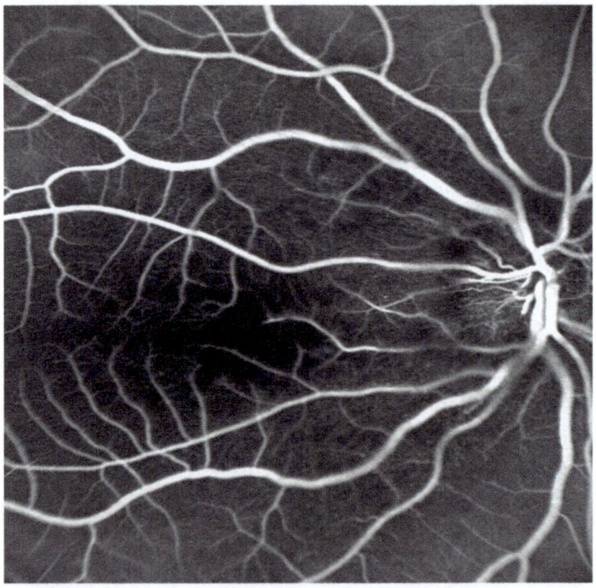

◘ **Abb. 10.32** Fluoreszenzangiographie, frühe Phase (1 min), 3 Tage nach Verschluss mit Rekanalisation. Gleicher Patient wie in Abb. 10.33

Zentralarterienverschluss (ZAV) (◘ Abb. 10.33)

Der Spontanverlauf des ZAV ist schlecht: 92% der Patienten weisen eine endgültige Sehschärfe von Fingerzählen oder weniger auf. Obwohl sich die angiographisch nachweisbare Durchblutung nach einem ZAV in den meisten Fällen innerhalb weniger Tage wieder deutlich verbessert, ist der ischämische Netzhautschaden in der Regel irreversibel, sodass nur 1-8% der Patienten eine spontane Sehverbesserung erfahren. Eine abschließende Sehschärfe über 0,1 ist nur bei ca. 8% aller Betroffenen zu beobachten Falls kein Lichtschein wahrnehmbar ist, besteht immer der Verdacht auf einen zusätzlichen Chorioidalinfarkt. Der Verschluss liegt dabei jenseits der Lamina

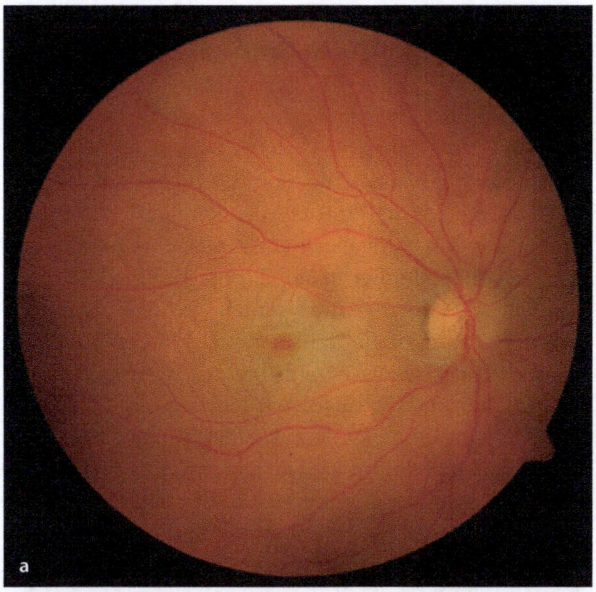

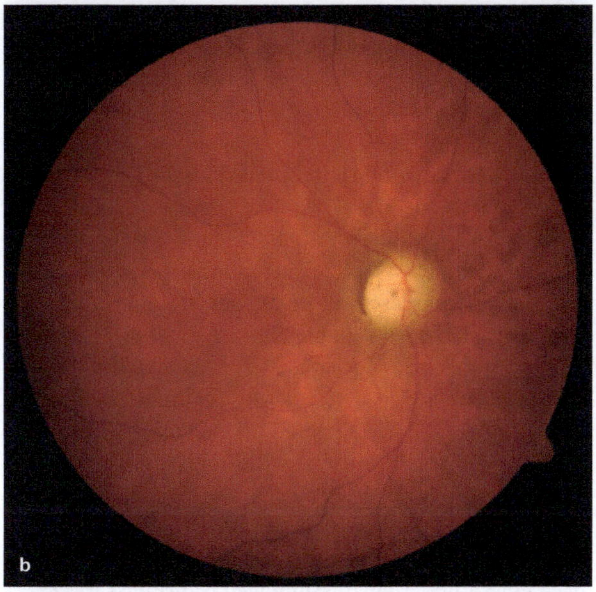

Abb. 10.33 **a** Frischer Zentralarterienverschluss ohne erhaltene zilioretinale Arterie (12 Stunden nach Verschluss) **b** Zentralarterienverschluss ohne erhaltene zilioretinale Arterie (30 Tage nach Verschluss). Atrophe Papille, enge Gefäße, noch Restödem mit angedeutetem kirschroten Fleck

cribrosa und die Prognose ist besonders schlecht. Der Zeitraum, in dem noch eine Visusverbesserung zu erwarten ist, wird sehr unterschiedlich angegeben und beträgt zwischen 6 Stunden und 3 Tagen. Nach den Ergebnissen der prospektiven und randomisierten EAGLE-Studie liegt die Grenze bei ca. 24 Stunden.

Der vordere Augenabschnitt ist bei Patienten mit ZAV in der Regel normal. Die häufigste Komplikation ist

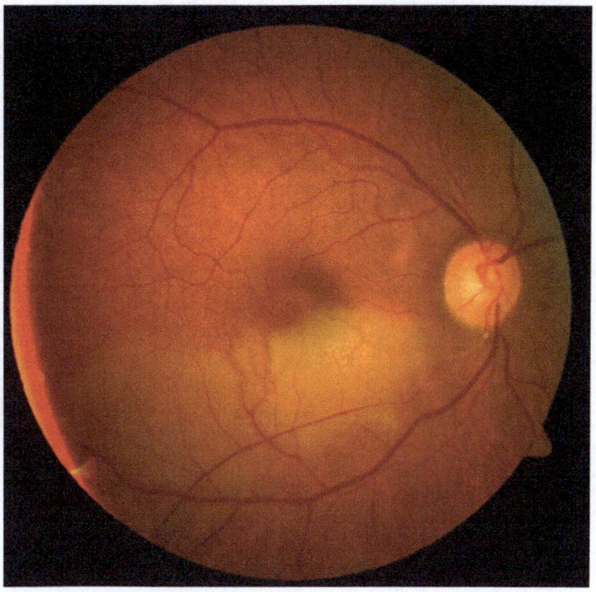

Abb. 10.34 Astarterienverschluss

das Neovaskularisationsglaukom. Zwischen 3 und 18% aller Patienten entwickeln eine Rubeosis iridis. Im Vergleich zum Zentralvenenverschluss tritt die Neovaskularisation der Iris beim ZAV seltener, dafür aber früher auf. Im Mittel kommt es innerhalb von 4-5 Wochen zur Rubeosis iridis.

Astarterienverschluss (AAV) (Abb. 10.34)

Die Visusprognose nach AAV ist besser als nach ZAV und hängt vor allem von den betroffenen Arealen ab. 80% der Patienten haben eine abschließende Sehschärfe ≥0,5. Patienten beklagen vor allem einen meist horizontalen Gesichtsfelddefekt. Ein relativer afferenter Pupillendefekt ist in vielen Fällen nachweisbar. Beim AAV werden Emboli häufiger als beim ZAV gefunden. Entsprechend der embolischen Ursache ist das rechte Auge häufiger betroffen, da die Emboli vom Herzen direkt durch die rechte A. carotis interna in die A. ophthalmica gelangen können.

Verschluss einer zilioretinalen Arterie

Die zilioretinale Arterie entspringt aus den kurzen Ziliararterien und ist in der Normalbevölkerung in 15-32% nachweisbar. Sie versorgt immer das papillomakuläre Bündel, allerdings nur in bis zu 19% auch die Makula. Fluoreszenzangiographisch kann sie am gesunden Auge von den anderen retinalen Gefäßen durch eine sehr frühe Füllung unterschieden werden, die gemeinsam mit der chorioidalen Füllung verläuft.

Beim ZAV kann eine durchblutete zilioretinale Arterie eine Sehschärfe von bis zu 0,1 gewährleisten (Abb. 10.35). Allerdings gibt es keine Doppelversorgung der Makula. Es

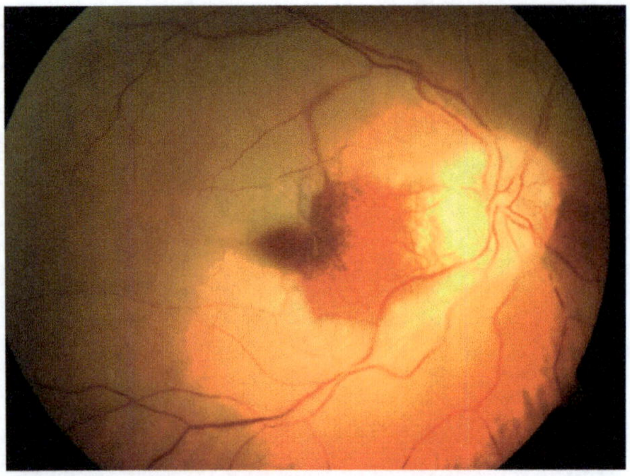

Abb. 10.35 Zentralarterienverschluss mit erhaltener zilioretinaler Arterie

kann also umgekehrt auch passieren, dass bei alleinigem Verschluss der zilioretinalen Arterie und sonst normaler Netzhautdurchblutung die Sehschärfe sehr schlecht ist.

10.4.6 Diagnostik

Die Diagnose des ZAV ist zusammen mit der Anamnese eines plötzlich eintretenden schweren Sehverlustes eine Blickdiagnose, auch wenn gelegentlich eine rasche Reperfusion das Bild verschleiert. Die Suche nach der Verschlussursache bzw. den Risikofaktoren gehört mit zu den Hauptaufgaben bei der Behandlung des retinalen arteriellen Verschlusses und erfordert die enge Zusammenarbeit von Augenarzt, Internist und Neurologen.

Bildgebende Verfahren

Farb-Duplexsonographie der Hals- und Kopfgefäße. Bei 20-40% der Patienten mit ZAV liegt eine hämodynamisch wirksame Karotisstenose vor, die mit dopplersonographischer Untersuchung nachgewiesen werden kann. Diese Untersuchung ist auch unverzichtbar, um das arteriosklerotische Risiko einzuschätzen. Es gilt die Empfehlung, bei allen Patienten mit einem frischen retinalen arteriellen Verschluss baldmöglichst eine dopplersonographische Untersuchung durchführen zu lassen.

Herzechokardiographie und Elektrokardiogramm. Zum Ausschluss von Emboliequellen sollte auch immer eine kardiale Abklärung erfolgen. Diese sollten auch dann durchgeführt werden, wenn schon eine Ursache im Bereich der A. carotis gefunden wurde, da gleichzeitig Veränderungen im Bereich der A. carotis als auch des Herzens vorhanden sein können.

Als apparative Basisdiagnostik sollte bei jedem Patienten ein 12-Kanal-Elektrokardiogramm (EKG) durchgeführt werden, um evtl. bestehende Rhythmusstörungen nachzuweisen. 95% aller Rhythmusstörungen sind alleine aus dem Oberflächen-EKG diagnostizierbar, wobei sich schon durch einfache Palpation des Radialispulses Hinweise auf eine Arrhythmie ergeben können.

Da Rhythmusstörungen auch intermittierend auftreten können, sollte bei unauffälligem 12-Kanal-EKG ein Langzeit-EKG durchgeführt werden. Als bildgebende Basisuntersuchung ist ein transthorakalen Herzechos (TTE) als ausreichend anzusehen, da hierdurch bis zu 50% Abnormalitäten nachgewiesen werden können. Einschränkend muss erwähnt werden, dass davon nur ein geringer Anteil therapierelevant ist. Die Durchführung TEE sollte dann durchgeführt werden, wenn durch ein TTE keine Emboliequelle nachgewiesen wurde und der ZAV durch ein embolisches Ereignis bedingt war. Zwar erhöht sich durch ein TEE der Nachweis kardialer morphologischer Veränderungen bis zu 72%, allerdings ist es bei einigen zusätzlich nachweisbaren Veränderungen unklar, ob sich dadurch eine therapeutische Änderung ergibt.

Blutuntersuchung

Das Differentialblutbild hilft hämatologische Erkrankungen oder myeloproliferative Erkrankungen aufzudecken. Der Hämatokrit-Wert dient der Entscheidung über eine Hämodilutionstherapie. Wichtige Entzündungsmarker sind CRP, die Blutsenkungsgeschwindigkeit und das Fibrinogen. Sie sollten vor allem bei Patienten mit ZAV bestimmt werden. Weitere hilfreiche Laborparameter sind Elektrolyte, Kreatinin und Harnstoff. Sie liefern wichtige Informationen auf der Suche nach einer Niereninsuffizienz, Hypertonie und Diabetes. Eine Fettstoffwechselstörung wurden bei über einem Drittel der ZAV-Patienten neu aufgedeckt. Die Basisdiagnostik umfasst die Bestimmung von Gesamtcholesterin, LDL- und HDL-Cholesterin und Gesamttriglyceride nach einer mindestens 12-stündigen Nahrungskarenz.

Internistische Basisuntersuchungen beim retinalen arteriellen Verschluss

- Anamnese
- Körperliche Untersuchung
- Blutdruckmessung an beiden Oberarmen
- Blutbild
- Blutzucker Bestimmung
- Retentionswerte (Harnstoff, Kreatinin)
- CRP (alternativ: Fibrinogen), BSG
- Gesamtcholesterin, LDL- und HDL-Cholesterin, Gesamttriglyceride

▼

- EKG
- Transthorakales Herzecho (TTE)

Erweiterte Diagnostik (Die Diagnostik richtet sich nach Ergebnissen der Basisuntersuchungen und kann in Abhängigkeit des klinischen Verdachts entsprechend erweitert werden)

- Glukosetoleranztest
- 24-h-RR-Messung
- 24-h-EKG
- Transösophageales Herzecho (TEE)

Bei Patienten <45 ohne Nachweis von Risikofaktoren (fakultativ)

- APC-Resistenz, Faktor-II-Mutation und Antiphospholipid-Antikörper

Abkürzungen: *CRP* C reaktives Protein; *LDL* »low-density lipoprotein«; *HDL* »high-density lipoprotein«; *EKG* Elektrokardiogramm; *APC* aktiviertes Protein C

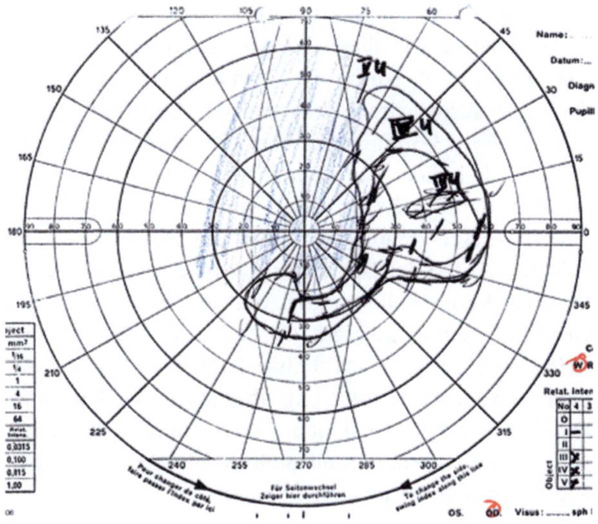

Abb. 10.36 Gesichtsfeld nach Goldmann mit temporal unten erhaltener Restinsel

Gesichtsfeldmessung

Bei arteriellen Verschlusserkrankungen der Netzhaut empfiehlt sich eine Perimetrie nach Goldmann. Dabei findet man meist nur eine temporale Restgesichtsfeldinsel für die größten Marken (Abb. 10.36). Bei einem AAV oder einem Verschluss einer zilioretinalen Arterie kann auch ein 30-Grad-Gesichtsfeld zusätzliche Informationen für den Verlauf erbringen.

10.4.7 Therapie

In der Literatur ist eine Vielzahl von Therapien beschrieben worden. Keiner dieser Behandlungsversuche hat aber bislang zu einer einheitlichen Therapieempfehlung für Patienten mit frischem, nicht-arteriitischem Arterienverschluss geführt. Die unterschiedlichen Behandlungsstrategien wurden in mehreren Metaanalysen verglichen und kamen zu der abschließenden Empfehlung, bis zum Vorliegen von Daten aus randomisierten Studien Arterienverschlüsse mit einer Kombination aus möglichst wenig invasiven Therapien zu behandeln. Mittlerweile gibt es neben einem Cochrane Review zur Behandlung des ZAV Ergebnisse aus einer solchen randomisierten Multizenterstudie (EAGLE Studie).

Die bisher beschriebenen Behandlungsstrategien waren:

Vasodilatation. Die lokale Vasodilatation soll den Blutfluss am betroffenen Auge verbessern. Dazu gehören die sublinguale Applikation von Isosorbiddinitrat, das Einatmen von Kohlendioxid aus der Atemluft und die Beatmung mit Carbogen. Es muss berücksichtigt werden, dass eine systemische Vasodilatation zu einem Blutdruckabfall führen kann, der unter Umständen eine verschlechterte Durchblutung der retinalen Arterien nach sich zieht.

Hyperbare Sauerstofftherapie. Es gibt zwar retrospektive Daten, die einen Effekt der hyperbaren Sauerstofftherapie vermuten lassen, die Therapie in einer Überdruckkammer (zweimal tgl. 90 min für 3 Tage) muss aber innerhalb von 8 Stunden nach Verschluss begonnen werden, erfordert ein erreichbares spezialisiertes Zentrum und ist für viele der meist kranken Patienten nicht geeignet.

Senkung des Augeninnendrucks. Der Augeninnendruck kann medikamentös (systemisch oder lokal) oder chirurgisch (z.B. Parazentese) gesenkt werden. Durch den Druckabfall soll der Widerstand der retinalen Gefäße reduziert und die Durchblutung verbessert werden. Die medikamentöse Drucksenkung ist Bestandteil der meisten Therapien, obwohl der Effekt nicht erwiesen ist. Die Parazentese führt im Akutstadium zu einer schnellen Augendrucksenkung. Im Vergleich zur medikamentösen Drucksenkung birgt sie jedoch für das Auge Risiken durch den intraokularen Eingriff. Endophtalmitis, Blutungen, Iris- oder Linsenverletzungen wurden beschrieben. In einer vergleichenden Studie hatte die Parazentese mit Sauerstoffgabe keinen Effekt im Vergleich zum Spontanverlauf.

Mechanische Entfernung oder Dislokation des Embolus. Hier ist vor allem die Bulbusmassage zu erwähnen. Die Zuhilfenahme des Kontaktglases ermöglicht die Fundusbeobachtung während der Behandlung. Die Massage über 3-5 min ist häufiger Bestandteil von Kombinationstherapien. Ein Embolus kann auch chirurgisch entfernt werden. Beschrieben wurde die Argon- oder Nd:YAG-Laser-Embolektomie und die chirurgische Embolektomie. Bei der Behandlung wird das Gefäß an der thrombosierten Stelle eröffnet und der Embolus in den Glaskörperraum disloziert. Es sind nur wenige Fallberichte publiziert, die Ergebnisse sind uneinheitlich, sodass keine klare Empfehlung abgegeben werden kann. Die Wirksamkeit der Embolektomie nach Vitrektomie wird derzeit in einer Multizenterstudie geprüft, dessen Ergebnisse abgewartet werden müssen.

Hemmung der Thrombozytenaggregration. In Analogie zur Behandlung des Schlaganfalls kann die Thrombozytenaggregation auch beim retinalen Arterienverschluss gehemmt werden. Obwohl keine vergleichbaren Untersuchungen für retinale Verschlüsse vorliegen, liegt die Vermutung nahe, dass auch bei diesen Patienten das Risiko für einen Arterienverschluss am anderen Auge gesenkt werden kann.

Blutverdünnung durch Hämodilution und Heparin. Sowohl die isovolämische Hämodilution als auch die Gabe von Heparin sind Bestandteil vieler Kombinationstherapien, so auch des konservativen Behandlungsansatzes im Rahmen der EAGLE-Studie. Der direkte Vergleich zwischen Heparin und Hämodilution zeigte keinen Unterschied bei konsekutiv behandelten Patienten mit ZAV.

Veränderung der Thrombozytenrigidität. Pentoxifyllin erhöht die Verformbarkeit der Blutplättchen und soll so eine bessere Passage durch die Kapillaren ermöglichen und damit den ischämischen Netzhautschaden reduzieren. In kleinen Fallserien wurde Pentoxifyllin ZAV-Patienten oral verabreicht (zweimal 600 mg), zusätzlich verglich eine kleine randomisierte kontrollierte Studie (n=10) den Effekt von oralem Pentoxyfillin versus Placebo über einen Zeitraum von 4 Wochen. Der dabei gefundene Unterschied muss bei geringer Patientenzahl hinterfragt werden.

Systemische Steroide. Mit Hilfe von Kortikosteroiden soll das gefäßendotheliale Begleitödem im Rahmen des Verschlusses reduziert werden. Die Therapieschwelle liegt im klinischen Alltag vor allem dann niedrig, wenn keine klare Abgrenzung zum arteriitischen Arterienverschluss gelingt.

»Enhanced external counterpulsation« (EECP). Bei dieser nicht invasiven Methode aus dem Bereich der Kardiologie werden Manschetten an den Extremitäten aufgepumpt und unter Beobachtung der Herzfunktion zu Beginn der Systole der Druck abgelassen. Der systolische Druck sinkt, es treten hämodynamische Änderungen auf, die zu einer Reduktion einer kardialen Ischämie führen. Die Ergebnisse einer randomisierten Studie haben eine erhöhte retinale Perfusion ohne Visusanstieg nachgewiesen.

Fibrinolyse. Die Fibrinolyse ist eine etablierte Therapie bei akutem Myokardinfarkt und beim ischämischen Schlaganfall. Aus den guten Erfahrungen bei diesen Krankheitsbildern übertrug man das Prinzip auf die Therapie des ZAV. Das thrombolytische Medikament wird intravasal appliziert, entweder systemisch intravenös oder lokal über einen intraarteriellen Katheter verabreicht. Es werden unterschiedliche Fibrinolytika verwendet, heute in erster Linie das »recombinant tissue-like plasminogen activator« (rtPA). Eine ebenfalls häufig beschriebene Behandlungsform ist sie intravenöse Fibrinolyse. In einer größeren Fallserie konnte gerade bei frischen Verschlüssen bis 6 h einen relevanten Visusgewinn beobachtet werden. In einer 2011 publizierten randomisierten Studie (8 Patienten), kam es nach intravenöser Fibrinolyse ebenfalls zu besseren Ergebnissen als in der Kontrollgruppe, allerdings erlitt hierbei einer von 4 behandelten Patienten eine intrazerebrale Blutung. Gefürchtete Komplikationen sind der hämorrhagische Hirninfarkt und die gastrointestinale Blutung, es wurden in der älteren Literatur auch Todesfälle beschrieben. In einer aktuellen Fallserie wurde die Behandlung mit low-dose rtPA (50 mg) gut vertragen und zeigte einen möglichen positiven Effekt auf die Visusentwicklung. Die lokale intraarterielle Lyse zeigte in nahezu allen retrospektiven Fallserien vielversprechende Ergebnisse. Dabei variierten die Erfolgsquoten von 16% bis 100% in Bezug auf klinische Verbesserung bei inhomogener Patientenauswahl und unterschiedlichen Modalitäten der konkreten Durchführung. In der EAGLE-Studie (European Assessment Group for Lysis in the Eye) wurde die superselektive intraarterielle Lyse gegen eine konservative Kombinationstherapie bei Patienten mit einem weniger als 20 Stunden alten Verschluss prospektiv, randomisiert untersucht. Bei dieser ersten randomisierten Studie war die intraarterielle Fibrinolyse einer standardisierten konservativen Therapie nicht überlegen. In beiden Behandlungsgruppen kam es zu einer fast identischen Visusverbesserung. Allerdings gab es in der Gruppe der intraarteriellen Fibrinolyse mehr Komplikationen. Die lokale intraarterielle Fibrinolyse kann daher nicht als Standardtherapie empfohlen werden. Einschränkend muss gesagt werden, dass keiner der Lysepatienten innerhalb der ersten 4 Stunden und nur wenige innerhalb der ersten 6,5 Stunden behandelt wurden. Es kann demnach keine Aussage über eine Therapie mit intraarterieller Lyse gemacht werden, die innerhalb der ersten Stunden nach Verschluss beginnen würde. Gegen die Lysetherapie spricht aber auch die längere Vorbereitungszeit. Im Mittel wurden die Lysepatienten 2 Stunden später behandelt. Aber selbst wenn sich ein Patient sofort nach Verschluss an einer Klinik vorstellt, sprechen die Nebenwirkungen noch immer gegen die inraarterielle Fibrinolyse.

Kombinationstherapien. Die meisten publizierten Behandlungsschemata verwenden 3-4 unterschiedliche Therapien. Der Effekt einer Kombinationstherapie ist sehr wahrscheinlich besser, als der Spontanverlauf, es gibt aber keine vergleichenden Studien. Die Anforderungen an eine Kombinationstherapie wurden bereist formuliert: sie soll ungefährlich und allgemein verfügbar sein. Beispielhaft soll die Kombinationstherapie der konservativen Behandlungsgruppe im Rahmen der EAGLE-Studie vorgestellt werden. Hierbei handelt es um das einzige konservative Therapieschema, dass unter den Bedingungen einer prospektiven, randomisierten, multizentrischen Studie geprüft wurde, auch wenn der direkte Vergleich zum Spontanverlauf bei ZAV fehlt (s. unten folgende Übersicht). Es kam unter dieser Therapie zu einem signifikanten Visusanstieg, der vermutlich dem aus bisherigen Publikationen abgeleiteten Spontanverlauf überlegen ist.

Praxistipp

Bisher konnte keine Therapie auf hohem Evidenzniveau nachweisen, dass sie effektiver ist als der Spontanverlauf. Die wichtigste Maßnahme nach arteriellem retinalen Verschluss ist die internistische und neurologische Risikoabklärung.

Konservatives Schema der EAGLE-Studie

- Einmalige Isovolämische Hämodilution, wenn Hämatokrit >40%
- Einmalige Bulbusmassage mit dem Kontaktglas
- Einmalige Augeninnendrucksenkung intravenös mit Acetazomlamid 500 mg und topisch (z.B. Betablocker)
- Einmalig unfraktioniertes Heparin 5.000 IE intravenöse
- Niedermolekulares Heparin, gewichtsadaptiert 2-mal tgl. für 5 Tage
- Acetylsalicylsäure 100 mg für mindestens 6 Monate

Fazit für die Praxis

Der retinale Arterienverschluss, besonders der Verschluss einer Zentralarterie, ist weiterhin eine Erkrankung mit schlechter Prognose. Eine etablierte Therapie gibt es bisher nicht. Das konservative Schema der EAGLE-Studie bietet sich zwar zur Behandlung von Patienten mit einer Verschlussdauer unter 24 Stunden an, doch reicht die Datenlage nicht aus, um zu beurteilen, ob es wirkungsvoller ist als andere Therapien. Umso bedeutender sind die adäquate Behandlung und Prophylaxe kardiovaskulärer Erkrankungen und die konsequente Einstellung der arteriosklerotischen Risikofaktoren. Der behandelnde Augenarzt hat hierbei eine wichtige beratende und begleitende Funktion.

10.5 Okuläres Ischämiesyndrom (OIS)

J. M. Rohrbach, H. Heimann

Das okuläre Ischämiesyndrom (OIS) ist eine Variante der arteriellen Verschlusskrankheiten des Auges. Charakteristisch ist ein meist einseitiger Befund mit Tortuositas der Venen, Katarakt und ggf. Schmerzen. Die Prognose ist abhängig vom Ausmaß der Ischämie, aber sehr oft schlecht. Bei der Therapie müssen arteriosklerotische Risikofaktoren abgeklärt werden und ggf. eine Karotisrekonstruktion durchgeführt werden.

10.5.1 Definition

Der Begriff **okuläres Ischämiesyndrom** (»ocular ischemic syndrome«, OIS) oder »ischämische Ophthalmopathie« bezeichnet eine Minderperfusion des Auges durch Stenose oder Verschluss einer das Gehirn versorgenden Arterie. In den meisten Fällen ist die Arteria carotis interna (ACI) betroffen, aber Obstruktionen von Aorta, Truncus brachiocephalicus, A. carotis communis oder A. ophthalmica rufen gelegentlich auch ein OIS hervor. Eine vertebrobasiläre Insuffizienz bei durchgängigen Karotiden kann zu Veränderungen im Bereich der hinteren Sehbahn führen, provoziert aber in aller Regel kein OIS. Das OIS ist letztendlich die chronische Variante der arteriellen Verschlusskrankheit des Auges. Da eine Pseudo-Uveitis recht typisch für das OIS ist, wurde früher auch die Bezeichnung »ischämische okuläre Entzündung« vorgeschlagen.

10.5.2 Einleitung

Die ACI und ihr nachgeschalteter Ast, die A. ophthalmica, sind für die arterielle Versorgung des Auges entscheidend. Dementsprechend verursachen Veränderungen der ACI u. U. Komplikationen am Auge. So können Partikel (»Hollenhorst-Plaques«) von atheromatösen Läsionen der Karotiswand spontan oder auch im Rahmen einer Stent-Implantation fortgeschwemmt werden und zu einer akuten Embolie der A. centralis retinae oder einem ihrer Äste führen. Die Folgen können Amaurosis fugax oder ein Zentralarterienverschluss (ZAV) sein.

Mit Doppler-Ultraschallsonographie können atheromatöse Plaques in der ACI und eine hämodynamisch relevante (>50%) Stenose der ACI in 25–33% der Patienten mit ZAV oder Arterienastverschluss (AAV) nachgewiesen werden. »Ausnahmeweise« kann ein ZAV auch durch eine spontane Dissektion der ACI verursacht werden.

Die seltene Entität der familiären retinalen arteriellen Tortuosität (fRAT) war zumindest bei einem Patienten mit einem Karotisaneurysma assoziiert. In einer Studie fand sich eine Verdickung der ACI-Wand ipsilateral zum Auge mit einer nicht-arteriitischen anterioren ischämischen Optikusneuropathie (NAION) im Vergleich zur anderen Seite.

Einige Publikationen haben eine Assoziation zwischen Zentralvenenverschluss (ZVV) oder Venenastverschluss (VAV) und Veränderungen der ACI gefunden. Eine unilaterale Stenose der ACI kann eine im Seitenvergleich größere, glaukomatöse Papillenexkavation trotz seitengleicher Druckwerte hervorrufen. Wahrscheinlich ist die ipsilaterale Papille im Falle einer ACI-Obstruktion wegen der verminderten Perfusion also vulnerabler gegenüber einem Glaukomschaden.

Schließlich ist ein verminderter arterieller Blutfluss in der ACI auch geeignet, eine chronische Ischämie des gesamten Auges auszulösen mit u. U. sehr ernsthaften, neovaskulären Komplikationen. Auf die Assoziation zwischen einer Erkrankung der ACI und okulären Symptomen inklusive einer Retinopathie wurde erstmals wahrscheinlich von Hollenhorst (1959) hingewiesen.

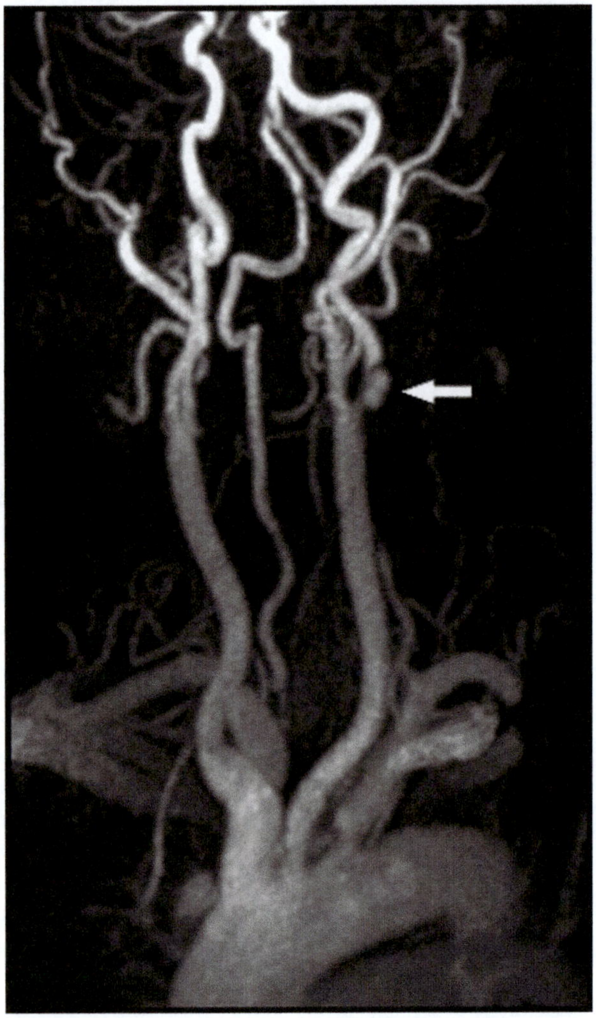

Abb. 10.37 MR-Angiographie bei einem symptomatischen Patienten (mit Amaurosis fugax aber ohne OIS). Der Pfeil zeigt auf die >80%ige Stenose der linken A. carotis interna. (Mit freundlicher Genehmigung von Prof. U. Ernemann, Tübingen)

10.5.3 Pathogenese

Die ACI kann eingeengt oder ganz verschlossen sein aufgrund einer Arteriitis, einer Thrombose, eines Embolus oder, mit Abstand am häufigsten, aufgrund einer Atherosklerose. Seltene Ursachen für eine Karotisobstruktion sind eine vorausgegangene Strahlentherapie oder ein Tumor im Halsbereich, ein Trauma, eine Arteriendissektion und ein Skleroderma.

Praxistipp

Die Stenose der ACI liegt am häufigsten im Bereich der Bifurkation, also unmittelbar nach der Teilung der A. carotis communis in ihren internen und externen Ast (Abb. 10.37).

Ob eine Stenose der ACI zu einem OIS führt, hängt sehr wahrscheinlich von der Geschwindigkeit ab, mit welcher sich die Stenose entwickelt, und von der variablen Anatomie der das Gehirn versorgenden Arterien. Da es (außer bei der A. ophthalmica) normalerweise alternative arterielle Versorgungswege (Anastomosen) gibt, kommt es selbst beim kompletten Verschluss von einer oder sogar zwei großen Hirn versorgenden Arterien nicht zwangsläufig zu einem OIS. Bei vielen Patienten sind beide ACI, wenngleich zumeist asymmetrisch, betroffen. Wenn nur eine ACI obstruiert ist, findet sich das OIS praktisch immer ipsilateral.

Bei einer Stenose der ACI <50% ist eine okuläre Ischämie unwahrscheinlich, aber möglich. Das Risiko für ein OIS liegt umso höher, je weiter die Stenose über 50% des

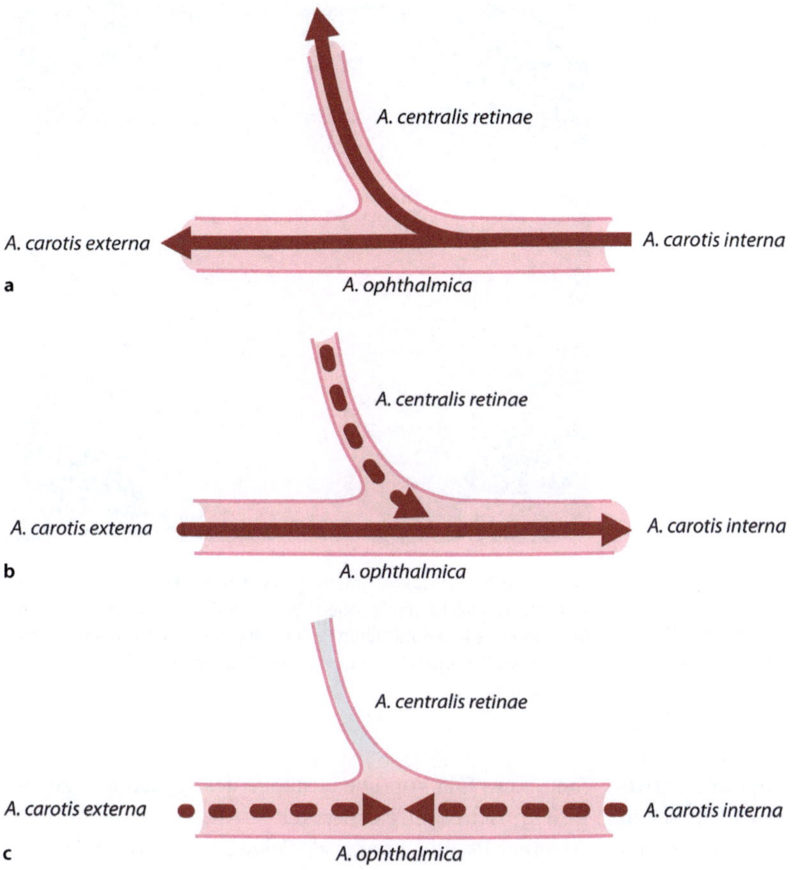

Abb. 10.38 Unter normalen Umständen erreicht das Blut das Auge über die A. carotis interna, die A. ophthalmica und die A. centralis retinae (orthograder Fluss) (**a**). Im Falle einer Carotis-interna-Stenose erfolgt eine Umschichtung von Blut in den Carotis-externa-Kreislauf. Über präformierte Anastomosen kann dieses Blut in die A. ophthalmica fließen und so zu einer Strömungsumkehr in diesem und vorgeschalteten Gefäßen wie der A. supratrochlearis führen (retrograder Fluss). Eine Perfusion der A. ophthalmica in umgekehrter Richtung kann einen »steal effect« bewirken und der A. centralis retinae Blut entziehen (**b**). Wenn der Zufluss zur A. ophthalmica sowohl vom Carotis-interna- wie auch vom Carotis-externa-Gebiet gering und annähernd gleich ist, kommt es u. U. zu einem Sistieren des Blutflusses in der A. ophthalmica und der A. centralis retinae (»Null-Fluss«) (**c**) (Graphik: R. Hofer, Universitäts-Augenklinik Tübingen)

Lumens liegt. Bei den meisten Patienten mit OIS beträgt die Stenose 80% und mehr. Je stärker die ACI stenosiert ist, umso mehr Blut fließt in die A. carotis externa (ACE) und ihre Äste. Das Blut nimmt unter normalen Umständen den Weg (orthograder Fluss, Abb. 10.38a):

1. A. carotis communis
2. A. carotis interna
3. A. ophthalmica (Auge)
4. A. supratrochlearis

Bei einer stärkeren Stenose der ACI nimmt das Blut den Weg (retrograder Fluss):

1. A. carotis communis
2. A. carotis externa
3. A. facialis
4. A. supratrochlearis (und andere extra-intrakranielle Anastomosen)
5. A. ophthalmica
6. A. carotis interna

Die Strömungsumkehr im Bereich von A. supratrochlearis und A. ophthalmica ist ganz typisch für das OIS und dopplersonographisch gut verifizierbar. Es wird vermutet, dass es im Falle eines retrograden Flusses in der A. ophthalmica analog einem Wasserstrahl-(Vakuum-)Pumpen-Effekt zu einem »steal-effect« im Bereich der A. centralis retinae kommen kann (»Minus-Fluss«), was die retinale Ischämie verstärkt (Abb. 10.38b). Wenn sowohl im inneren (aus der ACI) als auch im äußeren Bereich der A. ophthalmica (aus der ACE) nur ein geringer und annähernd gleicher Blutfluss besteht, kann die Blutsäule in der A. ophthalmica weitgehend stehen (»Null-Fluss«), was ebenfalls eine erhebliche retinale Minderperfusion bedeutet (Abb. 10.38c).

Die chronische Ischämie führt zur Freisetzung verschiedener Wachstumsfaktoren wie »vascular endothelial growth factor« (VEGF) oder »insulin-like growth factor« (IGF) 1 und 2, wodurch dann die neovaskuläre Kaskade in Gang gesetzt wird.

10.5.4 Epidemiologie

Stenosen der Karotiden treten gewöhnlich im höheren Lebensalter auf und betreffen Männer deutlich häufiger als Frauen (m:w=2–7:1). Die meisten Patienten mit OIS sind zwischen 60 und 70 Jahre alt. Männer haben etwa 2- bis 3-mal häufiger ein OIS als Frauen.

Etwa 5–10% aller Patienten mit einer signifikanten Stenose der ACI (>90%) entwickeln ein OIS, in einer Studie sogar 20% der Patienten mit ausgeprägter Stenose der ACI.

Auf das OIS entfallen etwa 5% aller okulären arteriellen Durchblutungsstörungen, einschließlich Amaurosis fugax.

Cave!
Das primär nicht betroffene Auge unterliegt einem signifikant erhöhten Risiko, auch einen Funktionsverlust durch Ischämie zu erleiden.

10.5.5 Symptomatik und klinisches Bild/ Diagnose

Das OIS manifestiert sich gewöhnlich unilateral und ipsilateral zur verengten ACI, kann aber auch bilateral vorkommen, insbesondere wenn beide ACI stenosiert sind. Das klinische Bild ist insgesamt recht typisch, wenngleich variabel. Es hängt letztendlich von Ausmaß und Dauer der arteriellen Unterperfusion ab. Die Symptome entwickeln sich meist langsam. Allerdings gehen nicht selten akute Attacken von Amaurosis fugax dem chronischen Syndrom voraus. Die Amaurosis fugax sistiert, wenn die ACI komplett verschlossen ist, da bei fehlendem Blutfluss keine Abschwemmung von Emboli erfolgen kann.

Cave!
Nach spontaner oder therapeutischer Wiedereröffnung der ACI kann es zu einer Embolisation der A. ophthalmica oder der A. centralis retinae kommen.

Venöse Stase-Retinopathie

Das OIS beginnt mit der »venösen Stase-Retinopathie« (»venous stasis retinopathy«) als Fundusveränderung mit erweiterten retinalen Venen, Mikroaneurysmen, intraretinalen Blutungen, fokalen Neovaskularisationen und reduziertem Druck in den Netzhautarterien (◻ Abb. 10.39). Cotton-wool-Herde, ein retinales (makuläres) Ödem und enge arterielle Gefäße komplettieren das Vollbild.

Im Gegensatz zur diabetischen Retinopathie und zum ZVV finden sich die Veränderungen beim OIS bevorzugt in der mittleren Fundusperipherie.

Typische Symptome beim OIS

Eine Neovaskularisation an der Papille oder in der Netzhaut ist bei 13–33% der Patienten mit OIS zu sehen. Ein ZAV, eine NAION und andere neuro-ophthalmologische Zeichen wie z. B. ein Horner-Syndrom kommen im Rahmen eines OIS vor. Die Ischämie des vorderen Segments geht typischerweise einher mit

- einer Pseudo-Uveitis als Folge einer Störung der Blut-Kammerwasser-Schranke,
- einer sich schnell entwickelnden Katarakt auf Grund der Entzündung und der Malnutrition der Linse,
- Defekten des Iris-Pigmentepithels,
- eingeschränkter Pupillenfunktion,
- kornealem Ödem trotz normalen Augendrucks als Folge einer endothelialen Dysfunktion,
- Dilatation konjunktivaler und vor allem episkleraler Gefäße, d.h. einem »roten Auge« (◻ Abb. 10.41).

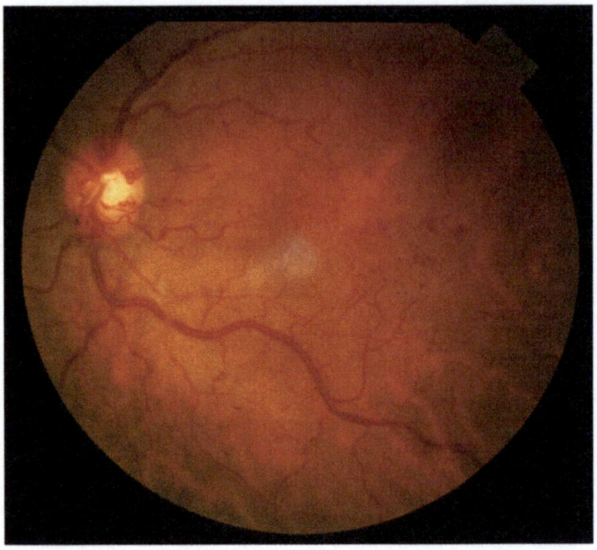

◻ **Abb. 10.39** Fundusveränderungen bei einem Patienten mit OIS. Erweiterte, nur leicht geschlängelte Venen und intraretinale Blutungen insbesondere in der mittleren Peripherie (venöse Stase-Retinopathie). Bei diesem Patienten keine Cotton-wool-Herde und keine Neovaskularisationen

Wegen der Minderperfusion des Ziliarkörpers ist der Augendruck, vor allem anfangs, nicht selten herabgesetzt. Später kommt es in der Regel zu einer massiven Rubeosis iridis, die ihrerseits einen sekundären Winkelblock und so ein neovaskuläres Glaukom auslöst, welches dann das korneale Ödem verstärken kann. Interessanterweise ist die Rubeosis nicht selten sehr stark ausgeprägt, obwohl die Fundusveränderungen eher milde sind (lokalisierte Ischämie des vorderen Segments). Das Auge mit OIS ist in bis zu 40% der Fälle – selbst bei normalem Augeninnendruck – schmerzhaft (»okuläre Angina«). Die visuelle Funktion geht allmählich, mitunter aber auch akut verloren.

Die Fluoreszeinangiographie des Fundus kann bei der Diagnose hilfreich sein. Sie zeigt beim OIS in der Regel Areale choroidaler oder retinaler Ischämie. Der Austritt von Farbstoff weist auf eine Undichtigkeit ehemals nor-

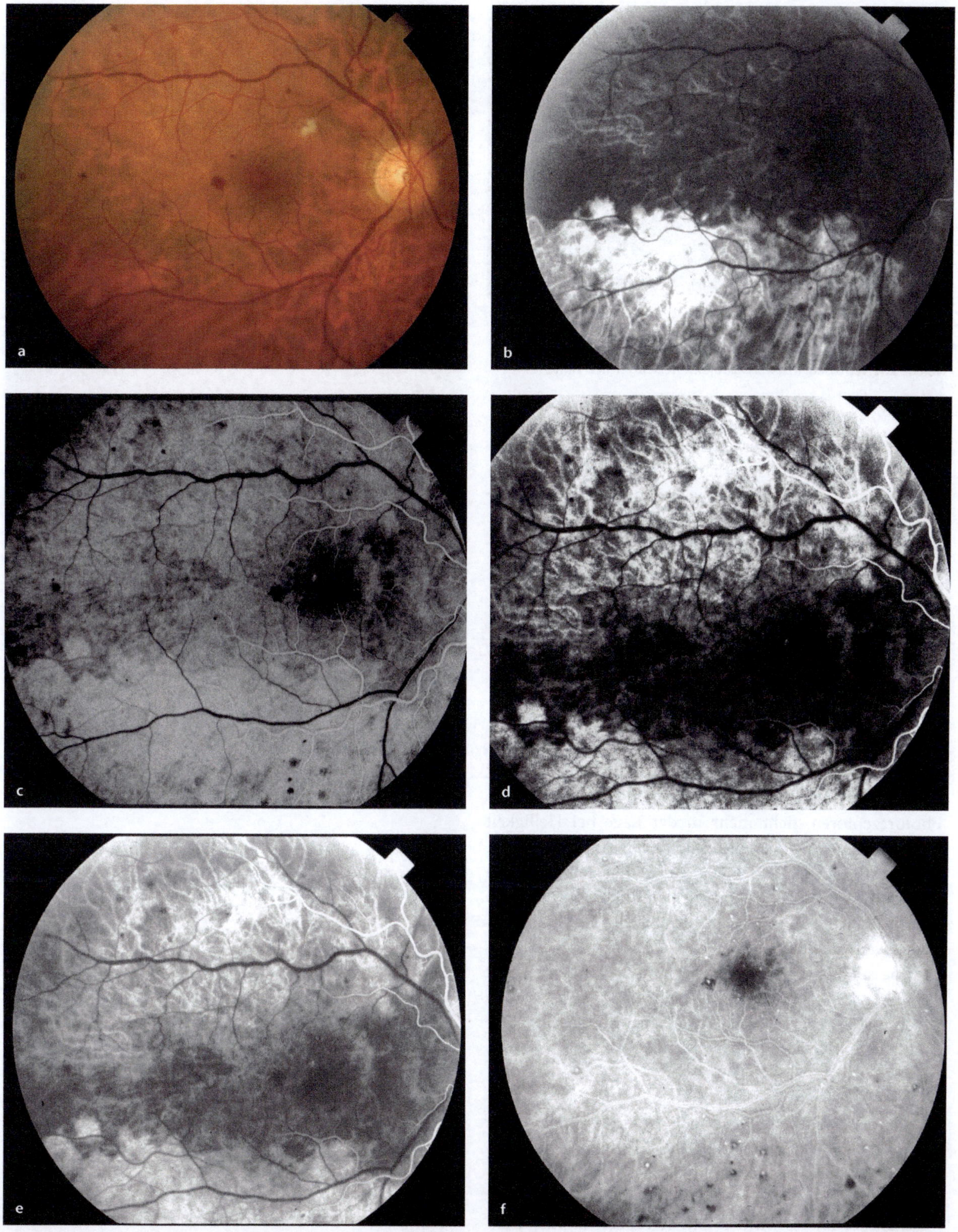

Abb. 10.40 58-jähriger Patient, Rubeosis iridis ohne Tensioerhöhung führte zur Vorstellung, Visus 0,5, geringer Vorderkammer-Reiz. Funduskopisch Mikroaneurysmen (**a**), in der Fluoreszeinangiographie inhomogene Aderhautfüllung (**b**), deutlich verzögerte Aderhautfüllung (**c**), deutlich verzögerte Füllung der Netzhautgefäße (>100 s) (**d**), deutlich verzögerte arteriovenöse Übergangszeit (**e**), diffuses Makulaödem (**f**). In der veranlassten Carotis-Doppler hochgradige ipsilaterale Karotisstenose

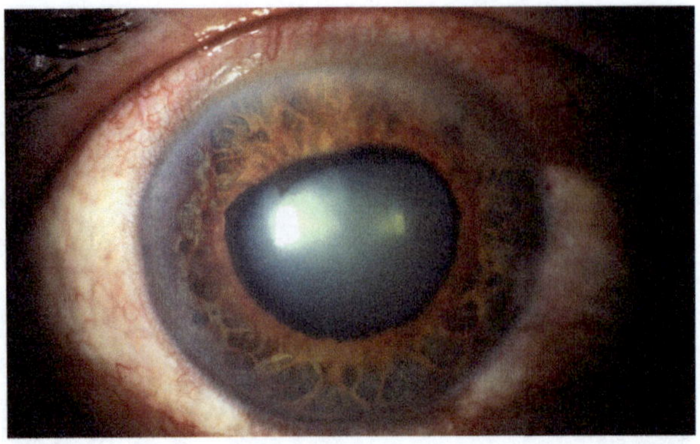

Abb. 10.41 Vorderes Segment eines Auges mit fortgeschrittenem OIS. »Rotes Auge«, entrundete Pupille und massive Rubeosis iridis, welche ein Neovaskularisationsglaukom hervorgerufen hatte

maler oder neugebildeter, defekter Gefäße hin. Die arteriovenöse Passagezeit ist verlängert. Der ophthalmodynamometrisch gemessene diastolische Kollapsdruck in der A. centralis retinae ist in betroffenen Augen vermindert.

Beim OIS ist oft auch die okuläre Adnexe, dabei vor allem die Orbita, mit beteiligt.

Cave!
Ungefähr 10–20% der Patienten mit OIS äußern keine subjektiven Symptome zum Zeitpunkt der Diagnose.

Licht-induzierte Amaurose

Eine seltene und ungewöhnliche Manifestationsform des OIS ist die Licht-induzierte Amaurose (LIA). Hierbei sind durch retinale und choroidale Ischämie unterversorgte Photorezeptoren nicht mehr in der Lage bei Helligkeit (»Photostress«) genügend Photopigment zu regenerieren. Patienten mit LIA berichten über einen schmerzlosen Visusverlust ohne Photophobie bei Blick in eine helle Lampe oder die Sonne. Das Auftreten der LIA ist in der Regel weniger akut als bei der Amaurosis fugax. Zur LIA passend, haben einige Autoren bei Patienten mit OIS über eine verzögerte Rückkehr des Visus auf den Ausgangswert nach starker Licht-Exposition (»makulärer Photostress-Test«) berichtet.

Histologische Befunde

Es gibt nur wenige histologische Untersuchungen über Augen mit OIS. Diese Studien bestätigten die spaltlampenmikroskopisch und funduskopisch sichtbaren Befunde (Abb. 10.42, Abb. 10.43).

Darüber hinaus wurden eine Rarefizierung der Ganglien- und Bipolarzellen, eine Degeneration der Pars plicata des Ziliarkörpers und lymphozytäre Infiltrate um die Zentralgefäße im Sehnervenkopf herum in einigen Augen beobachtet (Abb. 10.44).

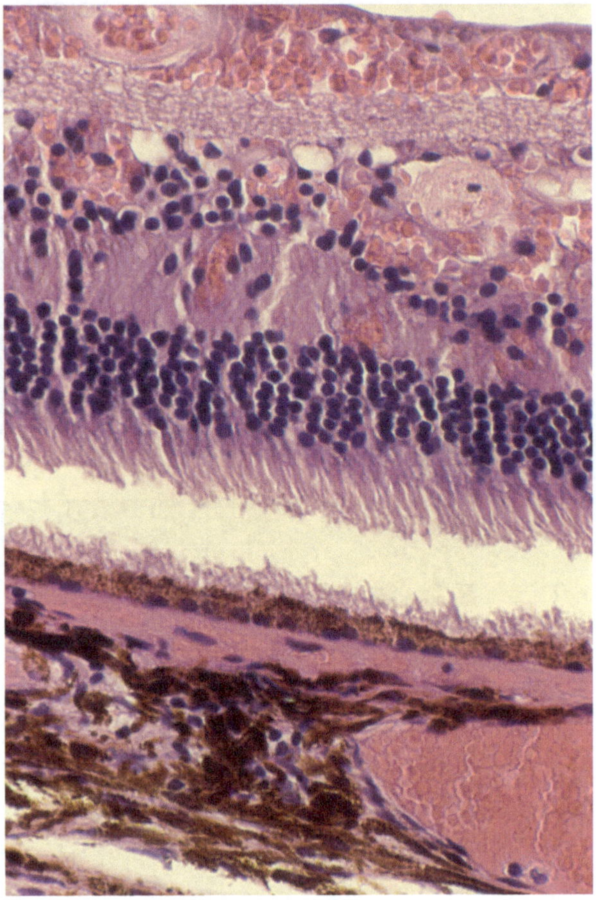

Abb. 10.42 Mittelperiphere Netzhaut eines Auges, das wegen einer OIS enukleiert wurde. Ausgeprägte Blutungen vor allem in der inneren Retina. H&E-Färbung

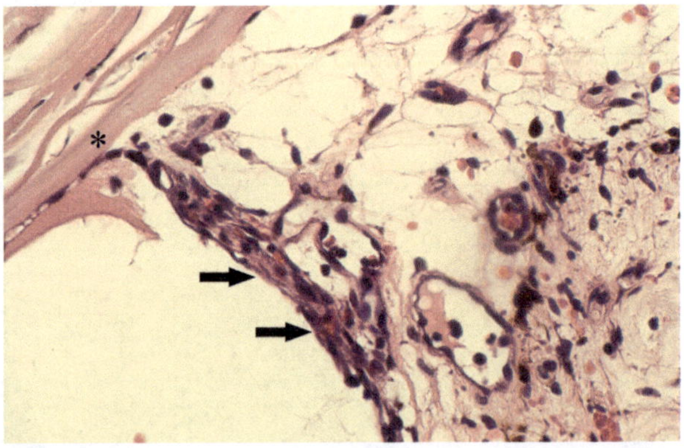

Abb. 10.43 Kammerwinkel eines Auges, das wegen eines therapieresistenten Neovaskularisationsglaukoms bei OIS enukleiert werden musste. Massive Neovaskularisation (*Pfeile*), welche für eine Verklebung der Iris mit der Descemetschen Membran (*Asterisk*) und damit für einen sekundären Winkelblock gesorgt hat. Das Trabekelmaschenwerk ist oberhalb des rechten, oberen Bildrandes zu denken. Die Rubeosis bei OIS unterscheidet sich histologisch nicht von der Rubeosis iridis anderer Genese. PAS-Färbung

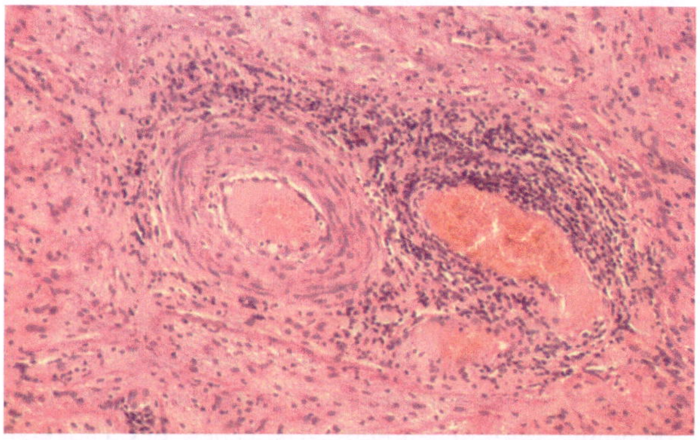

Abb. 10.44 A. und V. centralis retinae im Bereich des Sehnervenkopfes bei einem enukleierten Auge mit OIS. Lymphozytäre Infiltrate um die Gefäße herum im Sinne einer Perivaskulitis

Gefäßuntersuchungen

Ist ein OIS zu vermuten, müssen die Karotiden sowie die Aa. vertebrales und die A. basilaris untersucht werden. Dieses geschieht bevorzugt mit einer farbkodierten Dopplersonographie.

> **Cave!**
> **Etwa 70% aller Patienten haben noch keine Gefäßultraschalluntersuchung zum Zeitpunkt der Diagnose des OIS erhalten. Zeigt sich eine Stenose oder gar ein Verschluss einer oder mehrerer Hirn versorgender Arterien, sollte mittels MRT ein älterer oder frischere Hirninfarkt ausgeschlossen werden. Die Morphologie der Arterie kann mit einer MR-Angiographie (MRA) weiter abgeklärt werden (Abb. 10.37).**

Risikofaktoren und internistische Untersuchung

Da die Atherosklerose mit Abstand der führende Grund für die Gefäßobstruktion ist, finden sich die Risikofaktoren für die Atherosklerose auch bei der Mehrzahl der Patienten mit ischämischer Ophthalmopathie. Bei diesen Faktoren handelt es sich vor allem um das Rauchen, die arterielle Hypertonie, den Diabetes mellitus sowie die Hyperlipidämie.

> **Praxistipp**
> Die internistische Untersuchung der Patienten mit OIS sollte zumindest ein komplettes Blutbild, eine Bestimmung des C-reaktiven Proteins, der Blutsenkungsgeschwindigkeit, des Blutzuckers und der Blutfette sowie eine Blutdruckmessung umfassen.

Andere Serumassays (wie z.B. Autoimmunparameter) können unter bestimmten Bedingungen indiziert sein.

10.5.6 Differentialdiagnose

Die Differentialdiagnose umfasst beinahe alle ischämischen Retinopathien des älteren Menschen. Die diabetische Retinopathie, die Retinopathie im Rahmen der arteriellen Hypertonie und die HIV-Retinopathie sind in aller Regel bilateral und nicht, wie die Retinopathie bei OIS, einseitig. Die Fundusveränderungen beim OIS ähneln mitunter jenen beim ZVV, obwohl die Venen nur wenig oder gar nicht geschlängelt sind und die Blutungen bevorzugt in der mittleren Peripherie (und nicht wie beim ZVV am hinteren Pol) lokalisiert sind.

> **Cave!**
> **Die Pseudo-Uveitis beim OIS kann u. U. als nicht-granulomatöse anteriore Uveitis fehlgedeutet werden.**

10.5.7 Therapie

Die kausale Therapie des OIS besteht prinzipiell in der Wiederherstellung eines normalen Blutflusses in der ACI (oder der betroffenen sonstigen Arterie). Dennoch ist die Sinnhaftigkeit der Stenosebeseitigung beim OIS nicht ganz unumstritten. Generell ergibt sich die Indikation für die Karotisbehandlung weniger aus der okulären Ischämie als vielmehr zur Prävention eines (u. U. tödlichen) Schlaganfalls.

Symptomatische Stenosen mit >50% und asymptomatische Stenosen mit >70% Lumeneinengung werden bevorzugt interdisziplinär (Neuro-Radiologie/Neurologie/Gefäßchirurgie) mittels endovaskulärer, Stent-gestützter Angioplastie behandelt, da dieses Verfahren für die Patienten im allgemeinen weniger invasiv ist als die Chirurgie ab externo. Die Carotis-Endarterektomie (CEA) hat ganz ähnliche Erfolgsraten (bezüglich der Verhinderung von Schlaganfall bzw. Tod) und eine vergleichbare Morbidität wie das Stenting. Einige Studien berichteten sogar über eine geringere Häufigkeit von Schlaganfall und Tod bei Patienten nach CEA im Vergleich mit dem Stenting und empfehlen die CEA als Therapie der Wahl bei der Mehrzahl der Patienten mit symptomatischer ACI-Stenose von >70%.

> **Cave!**
> **Eine schnelle Wiederherstellung des Blutflusses in den Karotiden führt nicht selten zu einer akuten Dekompensation des Augendruckes, da die Kammerwassersekretion durch den Ziliarkörper erheblich gesteigert wird, während der Abfluss kompromittiert bleibt.**

Üblicherweise wird eine Therapie mit 100 mg ASS pro Tag empfohlen. Die Atherosklerose-Risikofaktoren sollten so weit wie möglich vermindert bzw. eliminiert werden. Wurde die ACI durch eine andere Erkrankung (z.B.

eine Arteriitis) hervorgerufen, so ist diese spezifisch zu therapieren.

Ophthalmologische Therapie

Die ophthalmologische Therapie des OIS ist schwierig und oft enttäuschend. Es gibt Hinweise, dass eine Beseitigung der ACI-Stenose durch CEA die arterielle Versorgung des Auges verbessert und wieder einen orthograden Fluss in der A. ophthalmica herstellen kann. Bei einigen Patienten besserten sich die OIS-bedingten Veränderungen oder sie verschwanden sogar komplett nach erfolgreicher CEA. Dennoch ist die Heilung der OIS-Manifestationen allein durch Karotischirurgie die Ausnahme, zumindest in fortgeschritteneren Stadien. Liegen ausgedehnte avaskuläre Areale vor, sind eine panretinale Photokoagulation (PRP) oder eine Kryokoagulation indiziert. Die Wirksamkeit der PRP beim OIS ist allerdings nicht allgemein akzeptiert. Zumindest in einzelnen Fällen ist eine Regression der Rubeosis iridis nach PRP feststellbar. Liegen eine Glaskörperblutung oder eine traktive Netzhautablösung vor, kann eine Pars-plana-Vitrektomie (mit schlechter Prognose) indiziert sein. Intravitreale Injektionen eines Kortikosteroids kommen bei ausgewählten Patienten insbesondere bei erniedrigtem Augendruck in Betracht. VEGF-Blocker wie Avastin sind beim OIS wahrscheinlich wirksam, auch wenn Untersuchungen mit größerer Patientenzahl noch ausstehen. Bei 3 Patienten mit OIS führte die intravitreale Injektion von 1,25 mg Bevacizumab zu einer geradezu dramatischen Rückbildung der Rubeosis, und bei einem Patienten besserte sich das Makulaödem. Allerdings zeigte sich kein positiver Effekt auf die Drucklage oder die Sehschärfe. Der erhöhte Augendruck wird zunächst konservativ behandelt.

Cave!
Pilokarpin und Prostaglandinanaloga sollten nicht verwendet werden, da sie die Entzündung verstärken können.

Gelingt eine ausreichende Drucksenkung medikamentös nicht, bleiben die zyklodestruktiven Verfahren, die Trabekulektomie mit Mitomycin C oder auch ein Glaukom-Implantat (▶ Kap. 6, Rubeotisches Sekundärglaukom). Die Pseudo-Uveitis spricht in der Regel nur schlecht auf Kortikosteroide an. Bei Patienten mit auf andere Weise nicht beherrschbaren Schmerzen bleibt nicht selten nur noch die Enukleation.

10.5.8 Prognose/Schlussbemerkungen

Die Prognose von Augen mit OIS ist insgesamt schlecht. Annähernd 80% der betroffenen Augen haben zuletzt eine Sehschärfe von 1/20 oder weniger. Fast 50% der Patienten mit OIS leiden unter einer koronaren Herzkrankheit, 25% haben einen Schlaganfall erlitten und 20% haben eine klinisch signifikante periphere arterielle Verschlusskrankheit. Das Risiko, innerhalb von 5 Jahren zu versterben, liegt mit OIS bei 40%, in einer alterskorrelierten Kontrollgruppe ohne OIS dagegen nur bei 11%, wobei der Herzinfarkt als Todesursache deutlich vor dem Schlaganfall führt. Dieses bedeutet, dass das OIS eine prinzipiell lebensbedrohende Erkrankung ist, sodass der Augenarzt nicht nur für das betroffene und das noch gesunde Auge zu sorgen hat. Er kann bei rechtzeitiger Erkennung und Behandlung das Leben des Patienten verlängern helfen!

Fazit für die Praxis

- Das okuläre Ischämiesyndrom (OIS) stellt die chronische Variante der arteriellen Verschlusskrankheit des Auges dar. Es wird üblicherweise hervorgerufen durch eine hämodynamisch wirksame (>70%), ipsilaterale Stenose der A. carotis interna (ACI) auf atherosklerotischer Grundlage. Die Ischämie des Auges führt zur lokalen Überproduktion von Wachstumsfaktoren (vor allem VEGF) und so zu neovaskulären Komplikationen.
- Das meist einseitige klinische Bild ist charakteristisch. Es umfasst erweiterte und dabei nur wenig geschlängelte retinale Venen, mittelperiphere Netzhautblutungen, verengte Netzhautarterien, fokale Neovaskularisationen und manchmal Cotton-wool-Herde (»venöse Stase-Retinopathie«), darüber hinaus eine Pseudo-Uveitis, eine sich schnell entwickelnde Katarakt, ein »rotes Auge« und nicht selten Schmerzen. Das Neovaskularisationsglaukom stellt eine typische und gravierende Komplikation dar.
- Die Prognose des OIS ist sehr oft schlecht. Die Therapie zielt auf die Veränderungen des Auges, vor allem aber auf die atherosklerotischen Risikofaktoren und die Obstruktion der ACI ab, um eine Affektion des zweiten Auges zu verhindern und das Risiko für einen nicht selten tödlichen Schlaganfall oder Herzinfarkt zu vermindern.

Literatur

Literatur zu Abschnitt 10.1

Arséne S, Delahousse B, Regina S, Le Lez M-L, Pisella P-J, Gruel Y (2005) Increased prevalence of factor V Leiden in patients with retinal vein occlusion and under 60 years of age. Thromb Haemost 94: 101-106

Davies CE, Whitelocke RA, Agrawal S (2008) Retinal complications associated with hyperviscosity in chronic lymphocytic leukaemia. Intern Med J 38:140.

Hattenbach LO, Klais C, Scharrer I (1998) Heparin cofactor II deficiency in central retinal vein occlusion. Acta Ophthalmol Scand 76: 758-759

Herrmann WA, Lohmann CP, Demmler-Hackenberg M, Gabel VP (2005) Von Willebrand's disease type I as a cause for subvitreal, retinal and subretinal haemorrhages. Graefes Arch Clin Exp Ophthalmol 243:383-5.

Kuhli C, Hattenbach LO, Scharrer I, Koch F, Ohrloff C (2002) High Prevalence of resistance to APC in young patients with retinal vein occlusion. Graefe`s Arch Clin Exp Ophthalmol 240: 163-168

Kuhli C, Jochmans K, Scharrer I, Lüchtenberg M, Hattenbach LO (2006) Retinal vein occlusion associated with antithrombin deficiency secondary to a novel G9840C missense mutation. Arch Ophthalmol. 124:1165-9.

Kuhli C, Lüchtenberg M, Scharrer I, Hattenbach LO (2005) Massive subhyaloidal hemorrhage associated with severe PAI-1 deficiency. Graefes Arch Clin Exp Ophthalmol. 243:963-6.

Kuhli C, Scharrer I, Koch F, Hattenbach LO (2003) Recurrent retinal vein occlusion in a patient with increased plasma levels of histidine-rich glycoprotein. Am J Ophthalmol 135: 232-234

Kuhli C, Scharrer I, Koch F, Ohrloff C, Hattenbach LO (2004) Factor XII deficiency: a thrombophilic risk factor for retinal vein occlusion. Am J Ophthalmol 137: 459-464.

Kuhli-Hattenbach C, Fischer IB, Schalnus R, Hattenbach LO (2010) Subretinal hemorrhages associated with age-related macular degeneration in patients receiving anticoagulation or antiplatelet therapy. Am J Ophthalmol. 149:316-321.

Kuhli-Hattenbach C, Scharrer I, Lüchtenberg M, Hattenbach LO (2008) Thrombophilic disorders associated with non-arteritic anterior ischaemic optic neuropathy in patients <60 years of age. Klin Monatsbl Augenheilkd 225: 1065-1069.

Kuhli-Hattenbach C, Scharrer I, Lüchtenberg M, Hattenbach LO (2009) Selective thrombophilia screening of patients with nonarteritic anterior ischemic optic neuropathy. Graefes Arch Clin Exp Ophthalmol 247: 485-490.

Kuhli-Hattenbach C, Scharrer I, Lüchtenberg M, Hattenbach LO (2010) Thrombophilia and the risk of retinal vein occlusion. A subgroup analysis. Thromb Haemost 103: 299-305.

Lahey JM, Tunc M, Kearnea J, et al. (2002) Laboratory evaluation of Hypercoagulable states in patients with central retinal vein occlusion who are less than 56 years of age. Ophthalmology 109: 126-131

Larsson J, Olafsdottir E, Bauer B (1996) Activated protein C resistance in young adults with central retinal vein occlusion. Br J Ophthalmol 80: 200–202

Loh BK, Lee SY, Goh KY (2007) Protein S deficiency manifesting simultaneously as central retinal artery occlusion, oculomotor nerve palsy, and systemic arterial occlusive diseases. Eye 21: 684-686.

Nagy V, Steiber Z, Takacs L et al. (2006) Thrombophilic screening for nonarteritic anterior ischemic optic neuropathy. Graefe's Arch Clin exp Ophthalmol 244: 3-8.

Okuda A, Inoue M, Shinoda K, Tsubota K (2005) Massive bilateral vitreoretinal hemorrhage in patient with chronic refractory idiopathicthrombocytopenic purpura. Graefes Arch Clin Exp Ophthalmol. 243:1190-3.

Palmowski-Wolfe AM, Denninger E, Geisel J, Pindur G, Ruprecht KW (2007) Antiphospholipid antibodies in ocular arterial and venous occlusive disease. Ophthalmologica 221: 41-46.

Vossen CY. Walker ID, Svensson P, et al. (2005) Recurrence Rate After a First Venous Thrombosis in Patients With Familial Thrombophilia. Arterioscler Thromb Vasc Biol 25: 1992-1997

▪ Literatur zu Abschnitt 10.2

Brown DM, Campochiaro PA, Singh RP, Li Z, Gray S, Saroj N, Rundle AC, Rubio RG, Murahashi WY, CRUISE Investigators (2010) Ranibizumab for macular edema following central retinal vein occlusion: six-month primary end point results of a phase III study. Ophthalmology 117:1124-1133

Green WR, Chan CC, Hutchins GM, Terry JM (1981) Central retinal vein occlusion: A prospective histopathologic sstudy of 29 eyes in 28 cases. Retina 1:27-55

Haller JA, Bandello F, Belfort R Jr, Blumenkranz MS, Gillies M, Heier J, Loewenstein A, Yoon YH, Jacques ML, Jiao J, Li XY, Whitcup SM, OZURDEX GENEVA Study Group (2010) Randomized, sham-controlled trial of dexamethasone intravitreal implant in patients with macular edema due to retinal vein occlusion.Ophthalmology. 117:1134-1146

Hansen LL, Wiek J, Wiederholt M (1989) A randomised prospective study of treatment of non-ischaemic central retinal vein occlusion by isovolaemic haemodilution. Brit J Ophthalmol 73:895-9

Hansen LL (2007) Retinal vein occlusion. In: Joussen AJ, Gardner TW, Kirchhof B, Ryan SJ (Hrsg) Retinal Vascular Disease, III.6 Vascular occlusive disease. Springer Heidelberg Berlin

Hansen LL, Feltgen N (2010). 15.1.Retinale Venenverschlüsse. In: Erb C, Schlote T (Hrsg) Medikamentöse Augentherapie, 5. Auflage Thieme-Verlag 2010, S 266-285

Hayreh SS (2005) Prevalent misconceptions about acute retinal vascular occlusive disoreders. Progr Ret Eye Res 24:493-519

Jannsen MCH, den Heijer M, Cruysberg JRM, Wollersheim H, Bredie SJH (2005): Retinal vein occlusion: a form of venous thrombosis or a complication of atherosclerosis. Thromb Haemost 93:1021-6

Ip MS, Scott IU, VanVeldhuisen PC et al. (2009) A randomized trial comparing the efficacy and safety of intravitreal triamcinolone with observation to treat vision loss associated with macular edema secondary to central retinal vein occlusion: the Standard Care vs Corticosteroid for Retinal Vein Occlusion (SCORE) study report 5. Arch Ophthalmol 127:1101-1114

Kohner EM, Pettit JH, Hamilton AM, et al (1976) Streptokinase in central retinal vein occlusion: A controlled clinical trial. Br Med J 1:550-3

Michels S, Agostini HT (2007) Inhibition der Angiogenese in der Augenheilkunde. UniMed Science, Bremen

Quinlan PM, Elman MJ, Bhatt AK, Mardesich P, Enger C (1990) The natural course of central retinal vein occlusion. Am J Ophthalmol 110: 118-23

Stellungnahme der Deutschen Ophthalmologischen Gesellschaft, der Retinologischen Gesellschaft und des Berufsverbandes der Augenärzte Deutschlands (2010). Therapie des Makulaödems beim retinalen Venenverschluss. Klin Mbl Augenheilk 227:1-15, Ophthalmologe 107: 583-596

The Central Vein Occlusion Study Group (1993) Baseline and early natural history report. Arch Ophthalmol 111: 1087-95

The Central Vein Occlusion Study Group (1995a) Evaluation of grid pattern photocoagulation for macular edema in central retinal vein occlusion. Opthalmol 102:1425-33

The Central Vein Occlusion Study Group (1995b) A randomized clinical trial of early panretinal photocoagulation for ischemic central retinal vein occlusion. Opthalmol 102:1434-44

The Central Vein Occlusion Study Group (1997) Natural history and clinical management of central retinal vein occlusion. Arch Ophthalmol 115:486-91

▪▪ Literatur zu ◘ Tab. 10.6 und ◘ Tab. 10.7

Hansen LL, Danisevskis P, Arntz HR, Hovener G, Wiederholt M (1985) A randomised prospective study on treatment of central retinal vein occlusion by isovolaemic haemodilution and photocoagulation. Br J Ophthalmol 69: 108–16

Hansen LL, Wiek J, Schade M, Muller-Stolzenburg N, WiederholtM (1989a) The effect and compatibility of isovolaemic haemodilution in the treatment of ischaemic and nonischaemic central retinal vein occlusion. Ophthalmologica 199:90–99

Hansen LL, Wiek J, Wiederholt M (1989b) A randomized prospective study of treatment of non-ischaemic central retinal vein occlusion by isovolaemic haemodilution. Br J Ophthalmol 73:895–9

Quinlan PM, Elman MJ, Bhatt AK, Mardesich P, Enger C (1990) The natural course of central retinal vein occlusion. Am J Ophthalmol 110:118–23

The Central Vein Occlusion Study Group (1997) Natural history and clinical management of central retinal vein occlusion. Arch Ophthalmol 115:486–91

Wolf S, Arend O, Bertram B, Remky A, Schulte K,Wald KJ, Reim M (1994) Hemodilution therapy in central retinal vein occlusion. One-year results of a prospective randomized study. Graefes Arch Clin Exp Ophthalmol 232:33–9

Literatur zu Tab. 10.10

Elman MJ (1996) Thrombolytic therapy for central retinal vein occlusion: results of a pilot study. Trans Am Ophthalmol Soc 94:471–504

Kohner EM, Pettit JH,Hamilton AM, et al. (1976) Streptokinase in central retinal vein occlusion: A controlled clinical trial. Br Med J 1:550–3

Sedney SC (1976) Photocoagulation in retinal vein occlusion. Doc Ophthalmol 40:1–241

Literatur zu Abschnitt 10.3

Campochiaro PA, Heier JS, Feiner L, et al. (2010) Ranibizumab for macular edema following branch retinal vein occlusion: six-month primary end point results of a phase III study. Ophthalmology 117(6):1102-12 e1.

Chan CK, Ip MS, Vanveldhuisen PC, et al. (2011) SCORE Study Report #11 Incidences of Neovascular Events in Eyes with Retinal Vein Occlusion. Ophthalmology 118(7):1364-72

Cugati S, Wang JJ, Knudtson MD, et al. (2007) Retinal vein occlusion and vascular mortality: pooled data analysis of 2 population-based cohorts. Ophthalmology 114(3):520-4.

Cugati S, Wang JJ, Rochtchina E, Mitchell P (2006) Ten-year incidence of retinal vein occlusion in an older population: the Blue Mountains Eye Study. Arch Ophthalmol 124(5):726-32.

Curtis LH, Hammill BG, Schulman KA, Cousins SW (2010) Risks of mortality, myocardial infarction, bleeding, and stroke associated with therapies for age-related macular degeneration. Arch Ophthalmol 128(10):1273-9.

Feltgen N, Pielen A, Hansen L, et al. (2011) Intravitreal drug therapy for retinal vein occlusion--pathophysiological mechanisms and routinely used drugs. Intravitreale Medikamenteneingabe bei retinalem Venenverschluss--pathophysiologische Mechanismen und angewandte Substanzen. Klin Monbl Augenheilkd 227(9):681-93.

Gupta B, Grewal J, Adewoyin T, et al. (2009) Diurnal variation of macular oedema in CRVO: prospective study. Graefes Arch Clin Exp Ophthalmol 247(5):593-6.

Haller JA, Bandello F, Belfort R, Jr., et al. (2010) Randomized, Sham-Controlled Trial of Dexamethasone Intravitreal Implant in Patients with Macular Edema Due to Retinal Vein Occlusion. Ophthalmology 117(6):1134-1146.e3

Hansen LL (2007) Central retinal vein occlusion. In: Joussen A, Gardner T, Kirchhof B, Ryan SJ (Hrsg) Retinal Vascular Disease: Springer Berlin Heidelberg

Hayreh SS, Podhajsky PA, Zimmerman MB (2009) Branch Retinal Artery Occlusion Natural History of Visual Outcome. Ophthalmology 116(6):1188-94.e1-4

Ho JD, Liou SW, Lin HC. (2009) Retinal vein occlusion and the risk of stroke development: a five-year follow-up study. Am J Ophthalmol 147(2):283-90 e2.

Jaissle GB, Szurman P, Feltgen N, et al. (2011) Predictive factors for functional improvement after intravitreal bevacizumab therapy for macular edema due to branch retinal vein occlusion. Graefes Arch Clin Exp Ophthalmol 249(2):183-92.

Kreutzer TC, Alge CS, Wolf AH, et al. (2008) Intravitreal bevacizumab for the treatment of macular oedema secondary to branch retinal vein occlusion. Br J Ophthalmol 92(3):351-5.

Kuhli-Hattenbach C, Miesbach W, Scharrer I, Hattenbach LO (2011) Thrombophilic and systemic risk factors in patients with retinal vein occlusion. Thrombophiliediagnostik und Abklarung systemischer Risikofaktoren bei Patienten mit venosen retinalen Gefassverschlussen. Ophthalmologe Ophthalmologe 108(2):104-10

Kuhli-Hattenbach C, Scharrer I, Luchtenberg M, Hattenbach LO (2010) Coagulation disorders and the risk of retinal vein occlusion. Thromb Haemost 103(2):299-305.

O'Mahoney PR, Wong DT, Ray JG (2008) Retinal vein occlusion and traditional risk factors for atherosclerosis. Arch Ophthalmol 126(5):692-9.

Rogers S, McIntosh RL, Cheung N, et al. (2010) The prevalence of retinal vein occlusion: pooled data from population studies from the United States, Europe, Asia, and Australia. Ophthalmology 117(2):313-9 e1.

Rogers SL, McIntosh RL, Lim L, et al. (2010) Natural history of branch retinal vein occlusion: an evidence-based systematic review. Ophthalmology 117(6):1094-101 e5.

Smiddy WE (2011) Economic Considerations of Macular Edema Therapies. Ophthalmology 118(9):1827-33

Statement of the German Ophthalmological Society, the Retinological Society and the Professional Association of German Ophthalmologists on Therapy for Macular Oedema in Cases of Retinal Vein Occlusion (2010) Stellungnahme der Deutschen Ophthalmologischen Gesellschaft, der Retinologischen Gesellschaft und des Berufsverbands der Augenarzte Deutschlands zur Therapie des Makulaodems beim retinalen Venenverschluss. Klin Monbl Augenheilkd 227(7):542-56.

Stellungnahme der Deutschen Ophthalmologischen Gesellschaft, der Retinologischen Gesellschaft und des Berufsverbandes der Augenärzte Deutschlands zur Therapie des Makulaödems beim retinalen Venenverschluss (2010) Ophthalmologe 107:583-96.

Scott IU, Ip MS, VanVeldhuisen PC, et al. (2009) A randomized trial comparing the efficacy and safety of intravitreal triamcinolone with standard care to treat vision loss associated with macular Edema secondary to branch retinal vein occlusion: the Standard Care vs Corticosteroid for Retinal Vein Occlusion (SCORE) study report 6. Arch Ophthalmol 127(9):1115-28.

Werther W, Chu L, Holekamp N, et al. (2011) Myocardial infarction and cerebrovascular accident in patients with retinal vein occlusion. Arch Ophthalmol 129(3):326-31.

Literatur zu Kapitel 10.4

Atebara NH, Brown GC, Cater J (1995) Efficacy of anterior chamber paracentesis and Carbogen in treating acute nonarteritic central retinal artery occlusion. Ophthalmology 102(12): p. 2029-34; discussion 2034-5.

Brown GC, Magargal LE, Shields JA, et al. (1981) Retinal arterial obstruction in children and young adults. Ophthalmology 88(1): p. 18-25.

Brown GC, Magargal LE (1982) Central retinal artery obstruction and visual acuity. Ophthalmology 89(1): p. 14-9.

Feltgen N, Neubauer A, Jurklies B, et al. (2006) Multicenter study of the European Assessment Group for Lysis in the Eye (EAGLE) for the treatment of central retinal artery occlusion: design issues

10

and implications. EAGLE Study report no. 1 : EAGLE Study report no. 1. Graefes Arch Clin Exp Ophthalmol 244(8): p. 950-6.

Fraser SG, Adams W (2009) Interventions for acute non-arteritic central retinal artery occlusion. Cochrane Database Syst Rev (1): p. CD001989.

Gold D (1977) Retinal arterial occlusion. [Review] [73 refs]. Transactions – American Academy of Ophthalmology & Otolaryngology 83(3 Pt 1): p. OP392-408.

Karjalainen K (1971 Occlusion of the central retinal artery and retinal branch arterioles. A clinical, tonographic and fluorescein angiographic study of 175 patients. Acta Ophthalmologica 109: p. 1-96.

Klein R, Klein BE, Jensen SC, et al. (1999) Retinal emboli and stroke: the Beaver Dam Eye Study. Archives of Ophthalmology 117(8): p. 1063-8.

Mangat HS (1995) Retinal artery occlusion. [Review] [100 refs]. Survey of Ophthalmology 40(2): p. 145-56.

Margo CE, Mack WP (1996) Therapeutic decisions involving disparate clinical outcomes: patient preference survey for treatment of central retinal artery occlusion. Ophthalmology 103(4): p. 691-6.

Neubauer AS, Mueller AJ, Schriever S, et al. (2000) Minimally invasive therapy for clinically complete central retinal artery occlusion--results and meta-analysis of literature / Minimal invasive Therapie bei klinisch komplettem Zentralarterienverschluss--eigene Ergebnisse und Literaturvergleich. Klin Monbl Augenheilkd 217(1): p. 30-6.

Noble J, Weizblit N, Baerlocher MO, et al. (2008) Intra-arterial thrombolysis for central retinal artery occlusion: a systematic review. Br J Ophthalmol 92(5): p. 588-93.

Sharma S (1998) The systemic evaluation of acute retinal artery occlusion. [Review] [25 refs]. Current Opinion in Ophthalmology 9(3): p. 1-5.

Sharma S, Sharma SM, Cruess AF, et al. (1997) Transthoracic echocardiography in young patients with acute retinal arterial obstruction. RECO Study Group. Retinal Emboli of Cardiac Origin Group. Canadian Journal of Ophthalmology 32(1): p. 38-41.

von Graefe A (1859) Über Embolie der Arteria centralis retinae als Ursache plötzlicher Erblindung. Arch Ophthalmol 5: p. 136-185.

Wong TY, Klein R (2002) Retinal arteriolar emboli: epidemiology and risk of stroke. [Review] [33 refs]. Current Opinion in Ophthalmology 13(3): p. 142-6.

Yuzurihara D, Iijima H (2004) Visual outcome in central retinal and branch retinal artery occlusion. Jpn J Ophthalmol, 48(5): p. 490-2.

Literatur zu Abschnitt 10.5

Amselem L, Montero J, Diaz-Llopis et al. (2007) Intravitreal bevacizumab (Avastin) injection in ocular ischemic syndrome. Am J Ophthalmol 144: 122–124

Binning MJ, Jackson G, Couldwell WT (2009) Spontaneous recanalization of the internal carotid artery resulting in thromboembolic occlusion of the ipsilateral ophthalmic artery and visual loss. J Clin Neurosci 16: 1244–1246

Carter JE (1984) Panretinal photocoagulation for progressive ocular neovascularization secondary to occlusion of the common carotid artery. Ann Ophthalmol 16: 572–576

CAVATAS investigators (2001) Endovascular versus surgical treatment in patients with carotid stenosis in the Carotid And Vertebral Artery Transluminal Angioplasty Study (CAVATAS): a randomized trial. Lancet 357: 1729–1737

Chen CS, Miller NR (2007) Ocular ischemic syndrome: Review of clinical presentations, etiology, investigation, and management. Comp Ophthalmol Update 8: 17–28

Costa VP, Kuzniec S, Molnar LJ et al (1999) The effects of carotid endarterectomy on the retrobulbar circulation of patients with severe occlusive carotid artery disease. Ophthalmology 106: 306–310

Costello F (2009) Carotid artery dissection and vertebrobasilar insufficiency. Int Ophthalmol Clin 49: 1–14

Diener HC, Ruprecht KW (1981) Ocular key symptoms of extracranial cerebrovascular disease. Arch Psychiatr Nervenkr 230: 129–139

Font RL, Naumann G (1969) Ocular histopathology in pulseless disease. Arch Ophthalmol 82: 784–788

Hayreh SS, Zimmerman MB (2007) Fundus changes in central retinal artery occlusion. Retina 27: 276–289

Hollenhorst RW (1959) Ocular manifestations of insufficiency or thrombosis of the internal carotid artery. Am J Ophthalmol 47: 753–767

Jonas JB, Kaltakji F (2008) Ophthalmodynamometry and ischemic ophthalmopathy. Graefes Arch Clin Exp Ophthalmol 246: 783–784

Jonas JB, Kreissig I, Degenring RF (2003) Intravitreal triamcinolone acetonide as treatment of ischemic ophthalmopathy. Eur J Ophthalmol 13: 575–576

Kaiboriboon K, Piriyawat P, Selhorst JB (2001) Light-induced Amaurosis fugax. Am J Ophthalmol 131: 674–676

Lee SJ, Kim SY, Kim SD (2009) Two cases of branch retinal arterial occlusion after carotid artery stenting in the carotid stenosis. Korean J Ophthalmol 23: 53–56

Lee SJ, Lee JJ, Kim SY, Kim SD (2009) Intravitreal bevacizumab (Avastin) treatment of neovascular glaucoma in ocular ischemic syndrome. Korean J Ophthalmol 23: 132–134

Matsushima C, Wakabayashi Y, Iwamoto T et al. (2007) Relationship between retinal vein occlusion and carotid artery lesions. Retina 27: 1038–1043

Mas JL, Chatellier G, Beyssen B et al. (2006) Endarterectomy versus stenting in patients with symptomatic severe carotid stenosis. N Engl J Med 355: 1660–1671

Mizener JB, Podhajsky P, Hayreh SS (1997) Ocular ischemic syndrome. Ophthalmology 104: 859–864

Neupert JR, Brubaker RF, Kearns TP, Sundt TM (1976) Rapid resolution of venous stasis retinopathy after carotid endarterectomy. Am J Ophthalmol 81 :600–602

Rubin JR, McIntyre KM, Lukens MC et al (1990) Carotid endarterectomy for chronic retinal ischemia. Surgery, Gynecology & Obstetrics 171: 497–501

Ruprecht KW, Naumann GOH (1980) »Ischämische Ophthalmopathie« – ein Leitsymptom stenosierender Karotisprozesse. Ber Dtsch Ophthalmol Ges 77: 891–894

Sanjari MS, Falavarjani KG, Mehrabani M et al. (2009) Retrobulbar haemodynamics and carotid wall thickness in patients with non-arteritic anterior ischaemic optic neuropathy. Br J Ophthalmol 93: 638–640

Schmidt D, Hetzel A, Geibel-Zehender A, Schulte-Mönting J (2007) Systemic diseases in non-inflammatory branch and central retinal artery occlusion. An overview of 416 patients. Eur J Med Res 12: 595–603

Seo JH, Kim I, Yu HG (2009) A case of carotid aneurysm in familial retinal arterial tortuosity. Korean J Ophthalmol 23: 57–58

Sivalingam A, Brown GC, Magargal LE, Menduke H (1989) The ocular ischemic syndrome. II. Mortality and systemic morbidity. Int Ophthalmol 13: 187–191

SPACE Collaborative Group (2006) 30 day results from the SPACE trial of stent-protected angioplasty versus carotid endarterectomy in symptomatic patients: a randomized non-inferiority trial. Lancet 368: 1239–1247

Steuhl KP, Rohrbach JM, Diener HCh (1986) Augenveränderungen bei Stenosen der Arteria carotis interna – histologische und klinische Befunde. Klin Monatsbl Augenheilkd 189: 302–307

Takaki Y, Nagata M, Shinoda K et al. (2008) Severe acute ocular ischemia associated with spontaneous internal carotid artery dissection. Int Ophthalmol 28: 447–449

Uretsky S (2008) Carotid artery surgery and carotid stenting in prevention of strokes. Curr Opin Ophthalmol 19: 485–492

Gefäßabnomalien

Okuläre Gefäßanomalien sind nicht-proliferative vaskuläre Veränderungen retinaler Gefäße. Auf Grund der pathologischen Gefäßwandausbildung kann es zu Aussackungen im Sinne von Aneurysmata kommen, die im Kapillarbereich bei den parafovealen Teleangiektasien oder beim Morbus Coats zu finden sind oder im Bereich großer Gefäße als retinale Makroaneurysmen auftreten. Abnorme Shuntgefäße finden sich beim Wyburn-Mason-Syndrom und können in unterschiedlichen Ausprägungsgraden auftreten. Eine häufig zu findende Gefäßpathologie ist eine abnorme Durchlässigkeit der Gefäßwand für Proteine und Lipide, die sich im Netzhautgewebe ablagern. Diese Exsudationen sind insbesondere beim Morbus Coats, der familär exsudativen Vitreoretinopathie, aber auch bei Unterformen der makulären Teleangiektasien zu finden. Durch die Analyse der Gefäßanomalien hat die genetischen Determinanten von Gefäßpathologien identifizieren können. Inwieweit dieses Wissen in zukünftigen Therapieverfahren Einfluß haben wird, muss abgewartet werden.

11.1 Makuläre Teleangiektasien und Lebersche Miliaraneurysmenretinitis

M. Zeimer, B. Padge, D. Pauleikhoff

11

11.1.1 Geschichte

Idiopathische juxtafoveoläre retinale Teleangiektasien (IJRT) wurden von Gass und Oyakawa 1982 unter Verwendung biomikroskopischer und fluoreszenzangiographischer Untersuchungsergebnisse beschrieben. Diese Klassifikation wurde von Gass und Blodi 1993 aktualisiert. Sie unterteilten die IJRT in 3 Typen. Als charakteristisch wurden für Typ I einseitig dilatierte retinale Kapillaren mit abnormer Exsudation in der Fluoreszenzangiographie, für Typ II kapilläre Diffusionsanomalien und für Typ III Kapillarokklusionen beschrieben (▪ Tab. 11.1). Yannuzzi et al. vereinfachten die Klassifikation von Gass und Blodi weiterhin und unterteilten des Krankheitsbild in 2 Haupttypen (Typ I, aneurysmatische Teleangiektasie, und Typ II, perifoveoläre Teleangiektasie). Typ III, die okklusive Teleangiektasie, wurde in diese Klassifikation nicht mit aufgenommen wegen der Seltenheit ihres Auftretens und der Tatsache, dass Kapillarokklusionen mehr als das Auftreten von Teleangiektasien dieses Krankheitsbild kennzeichnen.

11.1.2 Klassifizierung, klinisches Bild und klinischer Verlauf

Klassifizierung

Die folgende Klassifikation wurde von Gass und Blodi 1993 vorgenommen:

- **Typ I:** Oft auch als Lebersche Miliaraneurysmenretinitis oder als »zentraler Morbus Coats« bezeichnet. Hauptsächlich sind männliche Patienten betroffen. Hier imponieren einseitig meist temporal der Fovea mehr oder weniger große Areale mit umschriebenen teleangiektatisch erweiterten Gefäßen mit abnormaler Leckage der Kapillaren.
  - **Typ I A:** sichtbare exsudative idiopathische juxtafoveoläre retinale Teleangiektasien mit Lipidexsudaten >1 Papillendurchmesser. Häufig geringe bis keine subjektive Visusbeeinträchtigung (▪ Abb. 11.1).
  - **Typ I B:** sichtbare exsudative idiopathische juxtafoveoläre retinale Teleangiektasien <1 Papillendurchmesser. Kleinere Ausdehnung, keine Lipidexsudate. Hierbei handelt es sich wahrscheinlich um eine milde Form des Typ I A. (▪ Abb. 11.2)
- **Typ II:** Dieses Bild wurde von D. Gass als idiopathische parafoveoläre bilaterale Teleangiektasien beschrieben. Hier findet sich eine bilaterale Ausprägung von Gefäßveränderungen meist temporal der Fovea. Es kommt zu einem Staining des Farbstoffs mit nur minimaler Exsudation in der Spätphase der Fluoreszenzangiographie. Im Krankheitsverlauf kann es zu retinalen Pigmentepithelproliferationen und/oder der Entwicklung sekundärer subretinaler Neovaskularisationen kommen.
  - **Typ II A:** nichtexsudative bilaterale idiopathische juxtafoveoläre retinale Teleangiektasien (▪ Abb. 11.3)
  - **Typ II B:** juvenile okkulte familiäre idiopathische juxtafoveoläre retinale Teleangiektasien
- **Typ III:** Okklusive idiopathische juxtafoveoläre retinale Teleangiektasien führen zu sichtbaren Teleangiektasien, parafoveolären Kapillarokklusionen und minimaler Exsudation. Visusabfall hauptsächlich durch Okklusion und nicht durch Exsudation bedingt. Es kommt zur Vergrößerung der zentralen Kapillarfreien Zone auf mehr als 1 Papillendurchmesser. Ob die Teleangiektasien Ursache oder Folge der Okklusionen sind, ist unbekannt.
  - **Typ III A:** okklusive idiopathische juxtafoveoläre retinale Teleangiektasie ohne Vaskulopathie des Zentralnervensystems
  - **Typ III B:** okklusive idiopathische juxtafoveoläre retinale Teleangiektasie mit Vaskulopathie des Zentralnervensystems

Da die makulären Teleangiektasien vom Typ I und IIA am häufigsten und klinisch relevantesten sind, seien sie im Folgenden näher dargestellt.

Makuläre Teleangiektasie Typ I: Klinisches Bild und Verlauf

Die makulären Teleangiektasien vom Typ I (Typ IA: ▪ Abb. 11.1a,b, Typ 1B: ▪ Abb. 11.2a,b) imponieren kli-

Tab. 11.1 Zusammenfassung der Befunde bei idiopathischen juxtafoveolären retinalen Teleangiektasien

Typ	Anzahl	Lokalisation	Visus	Mittleres Alter [Jahre]	Geschlecht	Charakteristikum
I A	31	Unilateral (97%)	20/40	37	Männl.	Leckage
I B	8	Unilateral (88%)	20/20	42	Männl.	Leckage
II A	92	Bilateral (98%)	20/40	55	Keine Geschlechtswendigkeit	Diffusion↓
II B	2	Bilateral (100%)	20/70	11		Diffusion↓
III A	3	Bilateral (100%)	20/25	53		Okklusion
III B	4	Bilateral (100%)	20/50	42		Okklusion

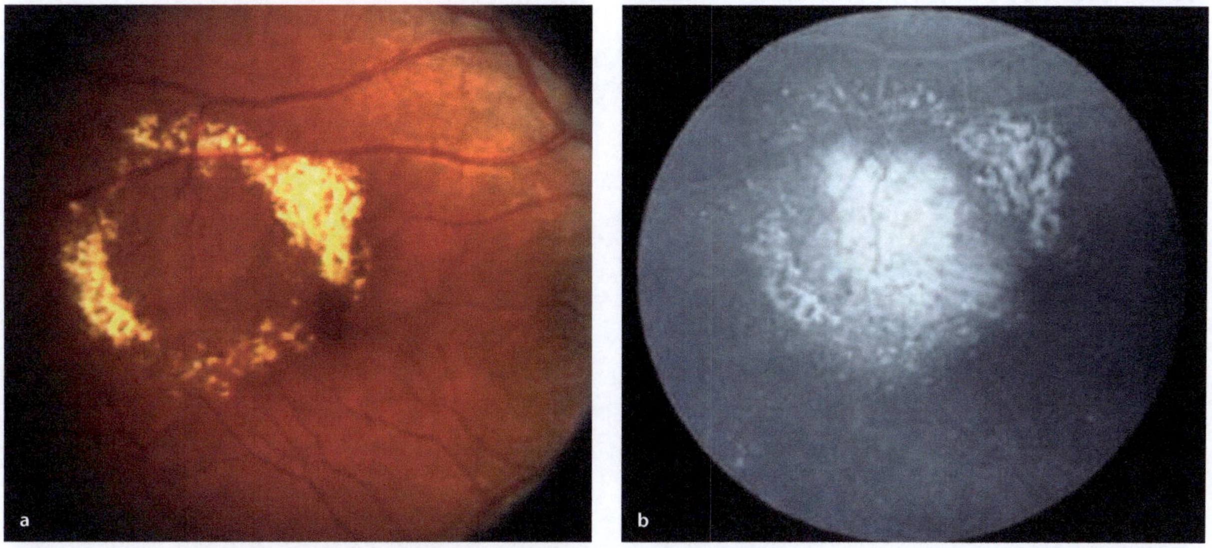

Abb. 11.1 Typ I A IJRT. Biomikroskopische (**a**) und fluoreszenzangiographische Befunde (**b**). Erhöhte Permeabilität der Gefäße mit seröser Exsudation (**b**) und umgebend intraretinale Lipidablagerungen (**a**). (Aus Pauleikhoff D, Padge B 2007)

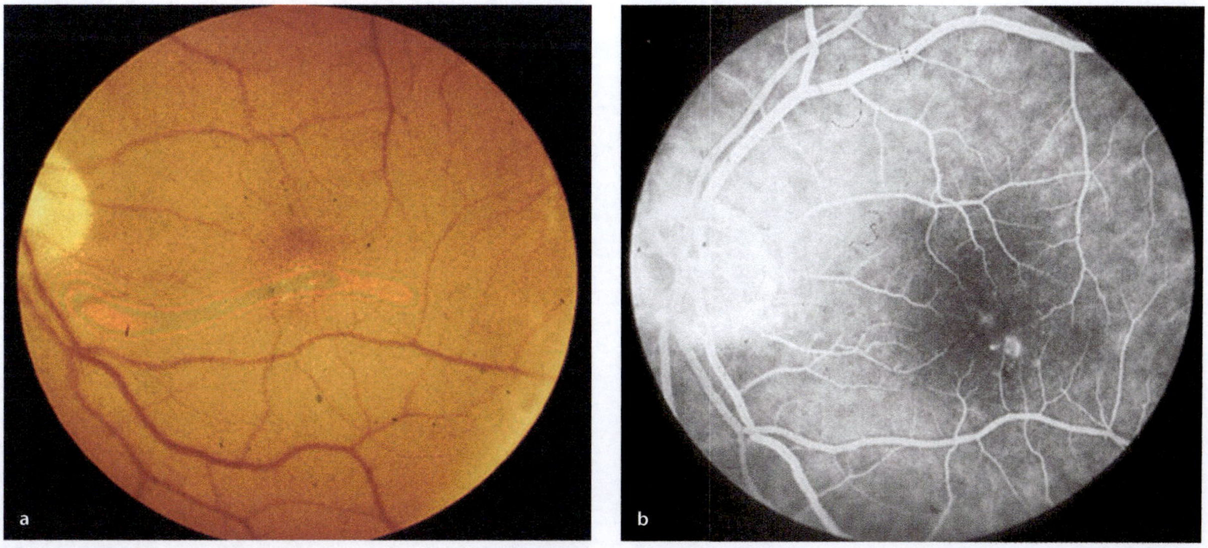

Abb. 11.2 Typ I B IJRT. Biomikroskopische (**a**) und fluoreszenzangiographische Befunde (**b**): Typ I B unterscheidet sich vom Typ I A primär in der Läsionsgröße. (Aus Pauleikhoff D, Padge B 2007)

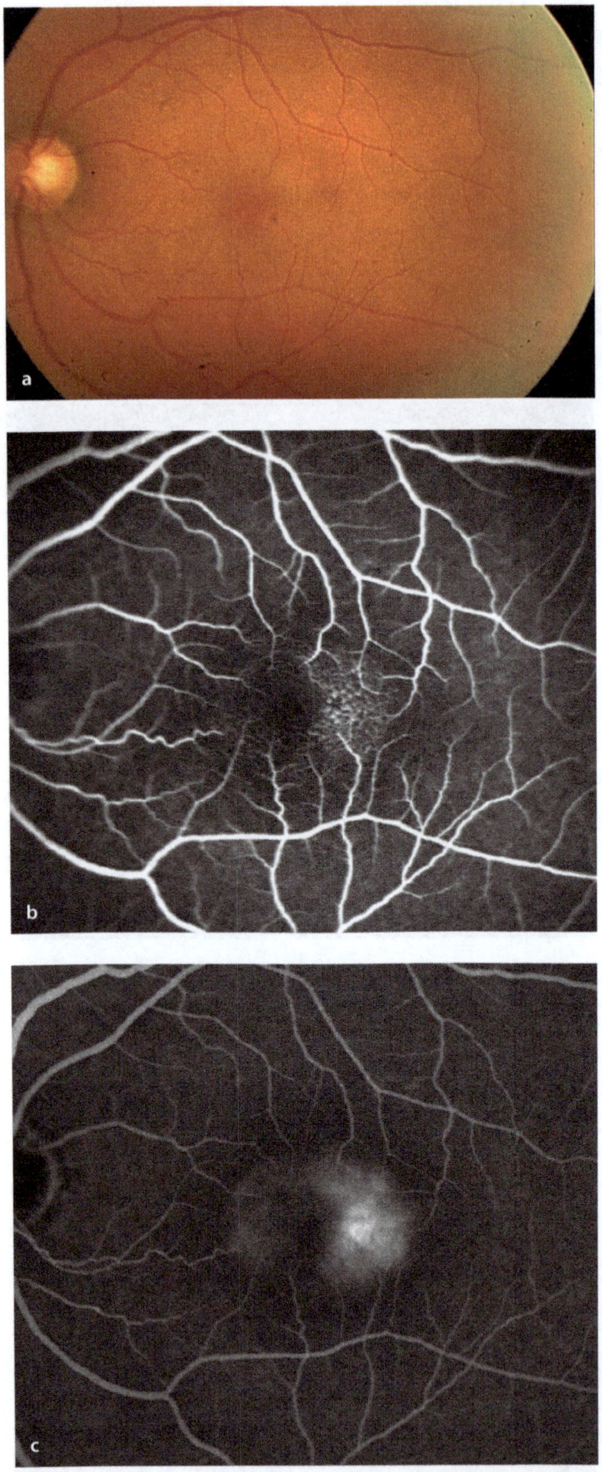

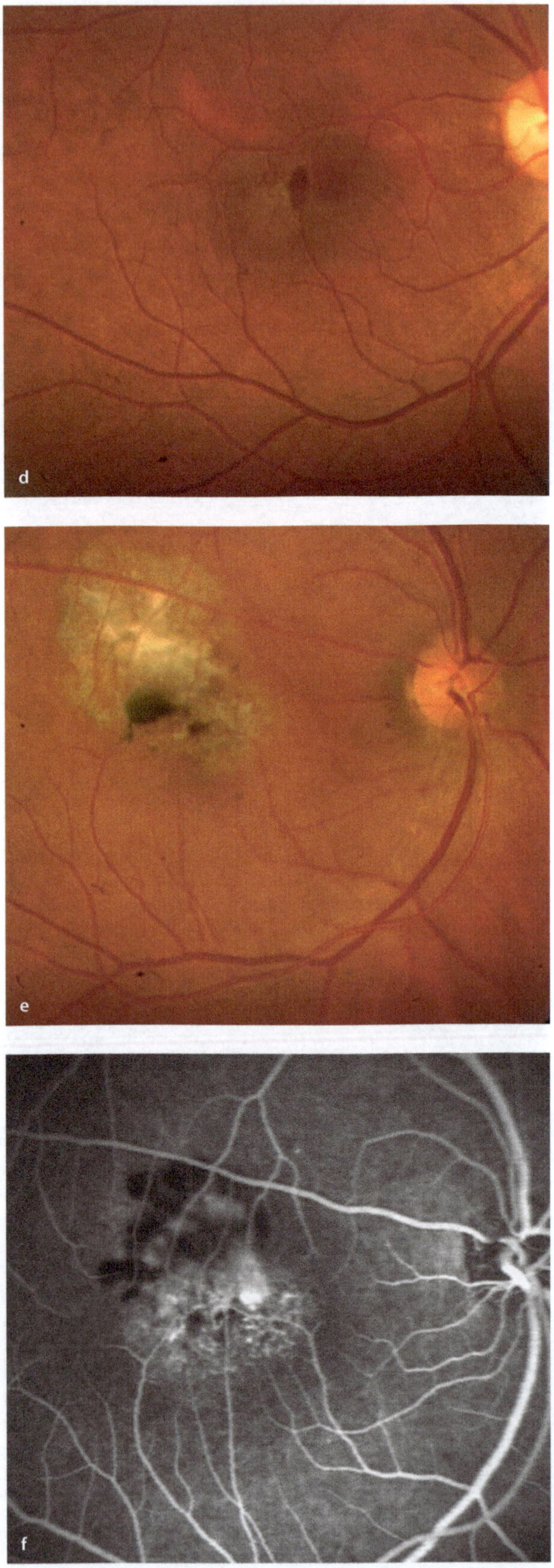

Abb. 11.3 Typ II A IJRT. Biomikroskopische (**a**) und fluoreszenzangiographische Befunde: Im Stadium 1-3 zeigen sich klinisch eine Abnahme der Netzhauttransparenz temporal der Fovea (**a**) sowie kristalline Ablagerungen, angiographisch finden sich temporal der Fovea teleangiektatische Gefäße (**b**), in der Spätphase hieraus eine diffuse Hyperfluoreszenz (**c**). Im Stadium 4 ist eine plaquoide Pigmentepithelproliferation sichtbar (**d**), im Stadium 5 eine subretinale Neovaskularisation neben Teleangiektasien (**e,f**). (Aus Pauleikhoff D, Padge B 2007)

nisch durch Mikroaneurysmen meist temporal der Fovea, aber auch diese mit einbeziehend, die sich im Fluoreszenzangiogramm früh anfärben und eine deutliche Leckage auf den Spätaufnahmen zeigen. In diesem Areal findet sich klinisch und im OCT eine ödematös verdickte Netzhaut (intraretinales Netzhautödem) und im Randbereich der ödematösen Netzhaut zusätzlich Lipidablagerungen. Bei Einbeziehung der Fovea ist der Visus unterschiedlich stark vermindert.

Makuläre Teleangiektasie Typ IIA: Klinisches Bild und Verlauf

Der **TypII A** stellt den klinisch relevantesten und häufigsten Typ der idiopathischen juxtafoveolären retinalen Teleangiektasien dar. Anders als bei Typ I gibt es hier keine Geschlechtswendigkeit. Zudem wird die Diagnose meist im fünften Lebensjahrzehnt und damit etwa 20 Jahre nach der des Typ I gestellt. Typischerweise findet sich eine bilaterale Symmetrie mit in biomikroskopischen Untersuchungen schwer erkennbaren teleangiektatischen Gefäßen in der temporalen Hälfte der Fovea. Das Erscheinungsbild der Netzhaut zeigt bei diesem Krankheitsbild häufig eine verminderte Netzhauttransparenz(◘ Abb. 11.3a). Auch kommt es gelegentlich zum Auftreten von Kristallen in den inneren Netzhautschichten.

Praxistipp

Häufig sind jedoch die für diese Erkrankungen typischen Veränderungen in den frühen Stadien **biomikroskopisch** schwer erkennbar. Aus diesem Grunde kommt der Bildgebung, insbesondere der Fluoreszenzangiographie (◘ Abb. 11.3b,c), der konfokalen Bluelight-Reflectance-Untersuchung, der Autofluoreszenzuntersuchung sowie der Untersuchung der Verteilung des makulären Pigments bei der Diagnose dieses Krankheitsbilds eine wichtige Bedeutung zu.

Diagnostik: Bildgebung

In der Fluoreszenzangiographie findet sich beim Typ II A bilateral zunächst temporal der Fovea im weiteren Krankheitsverlauf oft zusätzlich auch nasal der Fovea eine Erweiterung des perifoveolären Kapillarnetzes auf den Frühaufnahmen (◘ Abb. 11.3b). Im weiteren Verlauf des Fluoreszenzangiogramms kommt es dann zu einer zunehmenden Anfärbung der paravasalen Gewebsanteile (◘ Abb. 11.3c). Dies scheint aber weniger eine Leckage als vielmehr eine Anfärbung von extravasal gelegenen polar gebauten Gewebsstrukturen zu sein. Charakteristisch ist ein diffuses spätes Staining in der mittleren und äußeren Retina unter Aussparung der Foveola (◘ Abb. 11.3c). Vor allem das tiefe/äußere juxtafoveoläre Kapillarnetzwerk im Zentrum der Fovea ist von den Veränderungen betroffen.

Typische Befunde **im OCT** sind eine relativ zum Normalbefund reduzierte Netzhautdicke besonders temporal der Fovea, wobei die äußeren Netzhautanteile degenerativ verdünnt zu sein scheinen. Ferner sind bei fortgeschritteneren Krankheitsverläufen häufig höhlenartige zystenartige Hohlräume zu erkennen, die sich aber angiographisch nicht anfärben lassen und die inneren wie auch die äußeren Netzhautschichten betreffen können. Es scheint zudem trotz der genannten generellen Verdünnung der Netzhaut ein geringes intraretinales Ödem zu bestehen, das durch Anti-VEGF-Therapien beeinflussbar ist.

In **der konfokalen Bluelight-Reflectance-Untersuchung** (HRA2; Heidelberg Engineering) zeigt sich eine parafoveoläre Region mit erhöhter Reflektivität, die etwas größer ist als das Areal der Hyperfluoreszenz in der Spätphase der Fluoreszenzangiographie. Diese Region umfasst ein querovales Parafoveolarareal, teilweise unter Aussparung einzelner Sektoren. Inwieweit diese rotfreien Reflexbilder bereits frühzeitige und vor den sekundären Gefäßveränderungen eintretende, krankhaft bedingte makuläre Gewebsveränderungen darstellen können, muss in weiteren Studien noch geklärt werden.

Bei Patienten mit idiopathischen makulären Teleangiektasien Typ II A weicht die **Verteilung des Makulapigments** (MP) stark ab von der gesunder Personen. Die MP-Analysen (modifizierter HRA1; Heidelberg Engineering) zeigen verschiedene Stadien der Veränderungen des MP-Verteilungsmusters: In einem frühen Stadium scheint zunächst die zentrale Ansammlung von MP ähnlich wie beim Gesunden noch vorhanden zu sein, es imponiert jedoch im Bereich der in der Früh- und Spätphase der Fluoreszenzangiographie auffälligen temporalen juxtafoveolären Region eine segmentale relative MP-Reduktion. Dieses Areal der relativen juxtafoveolären MP-Reduktion scheint sich mit Fortbestehen der Erkrankung zu vergrößern, sodass es allmählich zum Verschwinden der zentralen MP-Ansammlung und letztendlich zu einer scheibenförmigen relativen Reduktion des MP mit umgebendem Halo aus MP kommt. Diese Umverteilung des MP scheint nicht reversibel zu sein: Nach oraler Gabe der Karotinoide Lutein und Zeaxanthin im Rahmen einer Supplementationsstudie nahm die Konzentration an MP jeweils ausschließlich in der Lokalisation zu, in der vor Beginn der Supplementation noch MP vorhanden war.

Stadieneinteilung

Die Erkrankung vom Typ II A wurde klinisch in 5 Stadien unterteilt:

Stadium 1 bis 3 sind charakterisiert durch intraretinale Veränderungen (◘ Abb. 11.3).

Beim **Stadium 1 und 2** ist lediglich eine Abnahme der Transparenz der Netzhaut temporal der Fovea (◘ Abb. 11.3a) sichtbar. Es findet sich eine diskrete Umverteilung des makulären Pigmentes und im OCT ist eine Verdünnung der äußeren Netzhautschichten zu sehen. Diese Veränderungen nehmen beim **Stadium 3** weiter zu. Letzteres ist darüber hinaus gekennzeichnet durch eine oder mehrere leicht dilatierte retinale Venolen, die im rechten Winkel in die Tiefe der parafoveolären Retina ziehen. In der temporalen Foveolarregion finden sich häufig kristalline Ablagerungen. Im weiteren Verlauf aber scheinbar unabhängig vom Ausmaß der vaskulären Veränderungen kann es in diesen Arealen zur Einwanderung von Pigmentepithelzellen kommen, wodurch ca. 0,5 Papillendurchmesser große Hyperpigmentierungen (◘ Abb. 11.3d) in den äußeren Netzhautschichten temporal der Fovea resultieren (**Stadium 4**). Die zuvor beschriebenen rechtwinklig in die Tiefe ziehenden Venolen können in engem räumlichem Verhältnis zu den plaqueartigen Pigmentepithelproliferationen stehen. Im OCT können flüssigkeitsgefüllte Hohlräume bei gleichzeitiger Verdünnung der äußeren Netzhaut sichtbar werden. Während in den Stadien 1 bis 3 das Sehvermögen meist nur geringgradig reduziert ist, kommt es häufig im Stadium 4 zu einer weiteren Visusminderung. Für das **Stadium 5** (◘ Abb. 11.3e,f) typisch sind sekundäre subretinale Neovaskularisationen als Komplikation durch nach unten subretinal einwachsende Netzhautgefäße. Sie sind angiographisch durch eine lokalisierte frühe Hyperfluoreszenz mit deutlicher später Leckage gekennzeichnet (◘ Abb. 11.3f) und treten meist in der temporalen Hälfte der Fovea, häufig in der Nähe von Pigmentepithelproliferationen auf. Das Fehlen einer Pigmentepithelabhebung und die geringe Größe der Neovaskularisation legen die Vermutung nahe, dass der neovaskuläre Komplex eher retinalen als choroidalen Ursprungs ist. Ein schwerer Visusverlust wird meist erst in diesem Stadium mit der sekundären Ausbildung von subretinalen Neovaskularisationen und chorioretinalen Anastomosen beobachtet mit zusätzlicher Zerstörung der Fovea durch Exsudationen.

Neueste Untersuchungen des natürlichen Verlaufs in einer großen prospektiven Studie (MacTel-Study) haben gezeigt, dass als primäre Veränderung scheinbar eine retinale Degeneration insbesondere der äußeren Netzhautschichten zugrunde liegt. Hierdurch kommt es frühzeitig zur Veränderung der Transparenz der Netzhaut, was biomikroskopisch und in speziellen Fundusaufnahmen nachweisbar ist (Konfokale Bluelight-Reflectance-Untersuchung, Autofluoreszenz, Untersuchung der Verteilung des makulären Pigments) (Stadium 1 und 2). Die klinisch häufig am meisten imponierenden Gefäßveränderungen scheinen demnach eher sekundärer Natur zu sein. Sie sind durch ein Einwachsen oberflächlicher retinaler Gefäße in tiefere Netzhautschichten gekennzeichnet (Stadium 3). Dies führt beim Kontakt zum retinalen Pigmentepithel zu entsprechender Proliferation dieser Zellen (Stadium 4). Als letztendliche Komplikation kann es zu einer subretinalen fibrovaskulären Proliferation mit Destruktion der darüberliegenden Netzhaut kommen (Stadium 5).

Praxistipp

Als primäre Veränderung liegt scheinbar eine retinale Degeneration insbesondere der äußeren Netzhautschichten zugrunde. Die klinisch häufig am meisten imponierenden Gefäßveränderungen scheinen demnach eher sekundärer Natur zu sein.

Neuen Untersuchungen zufolge könnte eine Schädigung von Müllerzellen einen wesentlichen diesem Krankheitsbild zugrunde liegenden Pathomechanismus darstellen. Eine derartige Schädigung der Müllerzellen könnte zum einen Auswirkungen auf die Einflüsse dieser Zellen auf die zentralen Gefäßkapillaren haben, zum anderen könnte die Beeinträchtigung der Lichtleitfunktion dieser Zellen die Transparenz der Netzhaut negativ beeinflussen und eine veränderte postulierte Transportfunktion der Müllerzellen für Lutein und Zeaxanthin die Veränderungen in der Autofluoreszenz und im Verteilungsmuster des makulären Pigments.

Makuläre Teleangiektasie Typ II B: Klinisches Bild und Verlauf

Beim **Typ II B** der IJRBT kommt es früh zum Auftreten der Teleangiektasien und der subfoveolären Neovaskularisationen. Dieser Typ wurde bisher lediglich von Gass et al. bei zwei 9- und 12-jährigen Brüdern beschrieben.

11.1.3 Elektronmikroskopische und lichtmikroskopische Veränderungen

Es liegen nur sehr wenige mikroskopische Untersuchungen zu diesem Themengebiet vor.

In mikroskopischen Untersuchungen von Augen mit **Typ I A** werden Veränderungen im oberflächlichen und tiefen juxtafoveolären retinalen Kapillarplexus beobachtet. Deformierte Kapillaren mit endothelialer Dekompensation, seröse Exsudation und retinale Schwellung hauptsächlich der äußeren plexiformen Schicht zeigen sich als typische Befunde. Die klinisch auffälligen gelben Exsudate entsprechen mikroskopisch großen akkumulierten Lipoproteinen, ausgetreten aus insuffizienten Gefäßen.

In elektronenmikroskopischen und lichtmikroskopischen Untersuchungen an **Typ-II-A**-Augen zeigen sich verengte Kapillarlumina, teleangiektatische Gefäße werden nicht beobachtet. Zusätzlich treten fokale Endotheldefekte auf sowie eine Verdickung der Kapillarwand durch eine mehrschichtige Basalmembran, die zellulären Debris von degenerierten Endothelzellen und Perizyten und lamelläres Lipidmaterial zwischen ihren Schichten ummantelt. Ausgedehnte Degenerationen von Perizyten und Endothelzellen werden beschrieben. Diese Veränderungen werden nicht nur in klinisch auffälligen Arealen beobachtet, sondern in geringem Maße auch in klinisch unauffälliger Retina. Sie werden als Folge endothelialer Zellde- und -regeneration mit massiver Produktion von Basalmembran und sekundärer Degeneration von Perizyten interpretiert. Eine leichte Verdickung der Retina durch intra- und extrazelluläres Ödem begrenzt auf die innere Netzhauthälfte wird beschrieben. Hieraus wird die Hypothese abgeleitet, dass die juxtafoveolären retinalen Kapillaren das primär betroffene Gewebe darstellen und dass späte Fluoreszeinstaining in der sensorischen Retina auftritt. Frühes Fluoreszeinstaining im Bereich der verdickten Kapillarwände ist verantwortlich für das frühe Sichtbarwerden der teleangiektatischen Gefäße in der entsprechenden Angiographie. Die veränderte Struktur der Kapillarwände ist mit gestörter endothelialer Permeabilität assoziiert, die zur chronischen Schädigung der retinalen Zellen, insbesondere derjenigen auf Höhe der inneren nukleären Schicht führt. Das späte Fluoreszeinstaining in der Angiographie ist wahrscheinlich von intrazellulärer Diffusion in diese schadhaften Zellen verursacht. Weitere Veränderungen und die Ernährungsstörung der retinalen Zellen in den mittleren retinalen Schichten verursachen Degeneration und Atrophie dieser Zellen und der hiermit verbundenen Photorezeptorzellen. Hierdurch kommt es klinisch zum Visusabfall. Die in biomikroskopischen Untersuchungen sichtbaren gelblichen kristallinen Ablagerungen finden sich histologisch in der inneren Oberfläche der Retina, häufig vor den retinalen Blutgefäßen. Hierbei könnte es sich um Karotinoidablagerungen handeln. Ihre Lokalisation im Bereich der Membrana limitans interna legt die Hypothese nahe, dass es sich um ein Produkt von degenerierten Müllerzellen handeln könnte, deren Zellkerne in der inneren nukleären Schicht im Bereich des veränderten tiefen kapillären Plexus liegen.

Von Untersuchungen an Spenderaugen, die im Rahmen des »eye donor«-Programms der bereits erwähnten MacTel-Studie zur Verfügung gestellt werden, sind in der Zukunft weitere Einblicke in die dem Krankheitsbild der Typ II A IJRT zugrunde liegenden ultrastrukturellen Veränderungen zu erhoffen. Erste Untersuchungen innerhalb dieses Studienzweigs konnten ein Fehlen des makulären Pigments im Makulabereich nachweisen. Zudem wurden abnorm dilatierte Kapillaren in einem Makulaareal beschrieben, das in einer Jahre zuvor durchgeführten Fluoreszenzangiographie deutliche Leckage gezeigt hatte. In diesen teleangiektatischen Gefäßen erwies sich die Kollagenkomponente IV der Basalmembran als deutlich reduziert. Es zeigte sich eine reduzierte Immunoreaktivität der Müllerzellmarker (Vimentin, Glutaminsynthetase und »retinaldehyde binding protein 1« RLBP1) in der Makula. Die Netzhautareale mit einem Mangel an Müllerzellen entsprachen denjenigen, in denen auch das makuläre Pigment fehlte.

Der Verlust oder die Dysfunktion von Müllerzellen scheinen demnach einen wesentlichen diesem Krankheitsbild zugrunde liegenden Pathomechanismus darzustellen. Eine derartige Schädigung der Müllerzellen könnte zum einen Auswirkungen auf die Einflüsse dieser Zellen auf die zentralen Gefäßkapillaren haben (vaskulärer Teil der Müllerzellfunktion). Zum anderen könnte die Beeinträchtigung der Lichtleitfunktion dieser Zellen die Transparenz der Netzhaut negativ beeinflussen und eine veränderte postulierte Transportfunktion der Müllerzellen für Lutein und Zeaxanthin die Veränderungen in der Autofluoreszenz und im Verteilungsmuster des makulären Pigments bewirken (neuronaler Teil der Müllerzellfunktion).

11.1.4 Natürlicher Verlauf

Die IJRT zeigen in den meisten Untergruppen eine sehr langsame Progression, in einigen Fällen kommt es auch spontan zur Stabilisierung. Gass beschreibt beim Typ II A eine Progression von Stadium 4 zu 5 in 24% der Fälle nach einem 6 Jahres-Follow-up. Es existieren keine Angaben, wie groß das Risiko für eine Progression der Krankheit sowie einen zukünftigen Visusabfall in frühen Stadien ist. Eine internationale prospektive Multizenterstudie untersucht den spontanen Verlauf der Krankheit und wird in der Lage sein, Erkenntnisse über eine Progressionsrate des Krankheitsbildes zu gewinnen.

11.1.5 Assoziation mit systemischen Erkrankungen und Differentialdiagnose

Idiopathische juxtafoveoläre retinale Teleangiektasien müssen von anderen systemischen und okulären Krankheitsbildern differenziert werden, bei denen es zum Auftreten von Teleangiektasien kommt (diabetischen Retinopathie, retinale Gefäßverschlüsse, M. Eales, Retinopathia praematurorum, Sichelzellretinopathie)

Typ-I-A-Teleangiektasien können wohl dem breiten Spektrum an kongenitalen Teleangiektasien zugeordnet und auch als Lebersche Miliareneurysmenretinitis oder zentraler Coats beschrieben werden.

Eine Assoziation mit systemischen Erkrankungen scheint in Typ III IJRT typisch zu sein. Gass beschreibt 7 Fälle, die alle weitere medizinische Auffälligkeiten zeigten: Polyzytämie, Arthritis, Hypoglykämie und kardiovaskuläre Krankheitsbilder. Der Nachweis der Atrophie der juxtafoveolären Retina und der minimalen Exsudation ähnelt Befunden, wie sie auch bei Sichelzellretinopathie erhoben werden können.

Gruppe III B IJRT scheinen ein Symptom einer autosomal dominant vererbten zerebrovaskulären Vaskulopathie darzustellen. Diese Erkrankung ist mit einem Pseudotumor des Zentralnervensystems mit Vaskulopathie und fibrinoider Nekrose assoziiert.

11.1.6 Therapie

Führen exsudative Veränderungen bei Typ I A zu Beeinträchtigungen der makulären Funktion, so ist eine koagulative Reduktion der Leckageareale empfehlenswert. Diese erfolgt bei zentralen Leckagen primär mittels Laserkoagulation im extra- oder juxtafoveolären Bereich. Da der spontane Visusverlauf häufig sehr günstig ist, ist eine fokale Photokoagulation der teleangiektatischen Kapillaren nur in wenigen Fällen von Typ-I-B-Teleangiektasien zu empfehlen.

Aufgrund der Analogie zu den Mikroaneurysmen der diabetischen Makulopathie wurden primär koagulative Therapiestrategien zur Behandlung der makulären Teleangiektasien vom Typ II angewandt. Allerdings konnte in keiner Fallserie eine positive Beeinflussung gegenüber dem natürlichen Verlauf nachgewiesen werden. Lediglich bei der koagulativen Zerstörung der chorioidalen Neovaskularisation im Stadium 5 der Erkrankung war ein visusstabilisierender Effekt der Therapie nachweisbar.

Aufgrund der neuen Erkenntnisse zur Pathogenese ist es allerdings auch verständlich, warum eine koagulative Therapie in den Stadien 1 bis 3 der Erkrankung kaum effektiv zu sein scheint. Da die zugrunde liegenden Veränderungen primär auf einer Degeneration der Netzhaut basieren mit erst sekundär auftretenden Gefäßveränderungen, erscheint ein koagulativer Ansatz wenig hilfreich. Dass aber trotz der verdünnten Netzhaut eine gewisse ödematöse Komponente zur Visusminderung beiträgt, konnte durch Fallserien mit der Behandlung durch intravitreale Anti-VEGF-Medikamente dargestellt werden. Hierbei kam es zu einer weiteren Verdünnung der bereits verdünnten Netzhaut nach der Applikation dieser Medikamente. Dies ging aber nur sehr begrenzt mit einer Visusbesserung einher, zudem war dieser Effekt nur für einige Wochen wirksam, sodass diese Therapie zurzeit nicht generell empfohlen werden kann, sondern zunächst in weiteren klinischen Studien untersucht werden muss. Photodynamische Therapie in Typ-II-A-Augen ohne sekundäre subretinale Neovaskularisation besserte weder den Visus noch die Flüssigkeitsansammlung. Für das Stadium 4 liefert die Literatur keine Therapieempfehlung. Im Stadium 5 könnten Photokoagulation, photodynamische Therapie sowie anti-VEGF-Wirkstoffe eine therapeutische Option darstellen, durch nur in kleinen Fallserien konnte nach Laserkoagulation eine Visusstabilisierung demonstriert werden. Die Kombination aus photodynamischer Therapie mit intravitrealem Triamcinolon konnte die Regression einer subretinalen Neovaskularisation sowie einen Visusanstieg bewirken.

Omega-3-Fettsäuren hemmen experimentell das Gefäßwachstum und könnten sich ebenfalls positiv auf den Krankheitsverlauf auswirken. Multizentrische placebokontrollierte gezielte Supplementationsstudien könnten diese Zusammenhänge klären.

Fazit für die Praxis

- Makuläre Teleangiektasien stellen eine Gruppe seltener retinaler vaskulärer Anomalien dar, die in verschiedene Untergruppen unterteilt werden können.
- Finden sich solche makuläre Teleangiektasien mit Mikroaneurysmata und assoziierten exsudativen Veränderungen (Netzhautödem und Lipidablagerungen) perifoveolär, so werden sie auch als peripher Lebersche Miliaraneurysmen-Retinitis beschrieben (Makuläre Teleangiektasien Typ I)
- Bei makulären Teleangiektasien Typ II hingegen imponieren meist temporal der Fovea klinisch Areale mit verminderter Netzhauttransparenz.
- Fluoreszenzangiographisch zeigen diese Areale meist umschriebene irregulär teleangiektatisch erweiterte Gefäße, deren Umgebung sich im Rahmen der Fluoreszenzangiographie langsam anfärbt.
- Im OCT findet sich häufig zunächst temporal eine Verdünnung der Netzhaut, die besonders die äußeren Netzhautschichten betrifft und im weiteren Verlauf mit zystenähnlichen Veränderungen einhergehen kann.
- Das Ausmaß der visuellen Beeinträchtigung kann sehr unterschiedlich sein, wobei zunächst Metamorphopsien im Vordergrund stehen und die Erkrankung im weiteren Verlauf in unterschiedlichem Ausmaß zur Visusminderung führt.
- Pigmentepithelproliferationen mit fokalen Hyperpigmentierungen und retinale Neovaskularisationen im subretinalen Raum mit exsudativen Veränderungen und rascher Visusminderung können zu jedem Zeitpunkt der Erkrankung auftreten.
- Die Pathogenese der Veränderungen ist unbekannt, aber eine Pathologie der Müllerzellen kann als Ursache postuliert werden.
- Eine Therapie der Erkrankung gibt es bisher nicht. Anti-VEGF-Medikamente können nur für kurze Zeit und mit häufig geringen positiven Visusauswirkungen eine Reduktion des intraretinalen Ödems, das trotz der verdünnten Netzhaut in geringem Masse existiert, bewirken.

11.2 Morbus Coats

A. Schüler, N. Bornfeld

11.2.1 Einleitung

Der Morbus Coats ist eine seltene Erkrankung der Netzhautgefäße. Andere Bezeichnungen sind
- Coats-Syndrom,
- exsudative Retinitis,
- Leber'sche Miliaraneurysmen oder
- retinale Teleangiektasien.

Es handelt sich um eine retinale Gefäßerkrankung mit Teleangiektasien und aneurysmatischen Gefäßveränderungen der Netzhautgefäße, die klinisch und angiographisch exsudative Begleitveränderungen hervorrufen. In fortgeschrittenen Stadien kommt es dabei zu subretinalen Lipidansammlungen im Bereich der Gefäßanomalien, die erhebliche Ausmaße annehmen können. Die Erstbeschreibung erfolgte durch Coats, der ein ausgeprägtes peripheres Krankheitsbild beschrieb, sowie durch Leber, der eine etwas mildere Form als eigenständiges Krankheitsbild erkannte.

Man geht inzwischen davon aus, dass es sich dabei um unterschiedliche Ausprägungsformen derselben Grunderkrankung handelt, die jetzt unter dem Oberbegriff Morbus Coats subsummiert werden.

11.2.2 Pathogenese

Die Ursache der Erkrankung ist jedoch weiterhin unklar. Männer sind häufiger betroffen, jedoch konnten bislang keine genetischen, rassischen oder ethnischen Risikofaktoren identifiziert werden. Interessanterweise gibt es einzelne Fallberichte, bei denen gleichzeitig chromosomale Deletionen oder eine Kombination mit anderen klinischen Syndromen nachgewiesen wurden. Bei 3,5% der Patienten mit einer Retinopathia pigmentosa wurden Coats-ähnliche Gefäßanomalien gefunden.

Typischerweise ist der Morbus Coats in 90% der Fälle eine unilaterale Erkrankung die bei ansonsten gesunden männlichen Kindern auftritt. Das mittlere Erkrankungsalter liegt dabei bei ca. 8 Jahren, ist jedoch vom 4 Monate alten Säuglingen an bis hin zur siebten Lebensdekade beschrieben. In der überwiegenden Mehrzahl der Fälle wird die Erkrankung vor dem 20. Lebensjahr diagnostiziert, wobei die Patienten zu zwei Dritteln männlich sind.

Typische Leitsymptome sind eine
- Leukokorie,
- Strabismus und
- Visusminderungen und
- bei schon fortgeschrittenen Fällen eine Heterochromie sowie ein Sekundärglaukom.

Frühe Stadien der Erkrankung verursachen meist keine Symptome und werden nur im Rahmen eine Routineuntersuchung zufällig erkannt. Es zeigen sich dabei in der peripheren Netzhaut lokalisierte Bereiche mit retinalen Teleangiektasien (◻ Abb. 11.4). Ohne Therapie entwickelt sich dann eine Progression, die durch eine zunehmende Exsudation aus den Gefäßanomalien mit einem retinalen Ödem sowie subretinal gelegenen Lipidexsudaten gekennzeichnet ist. Die retinalen Gefäße entwickeln dabei im Verlauf zunehmende aneurysmatische Aussackungen und angiographisch können lokale Kapillarokklusionszonen nachgewiesen werden. Die zunehmende Exsudation verursacht eine zunächst lokalisierte, in der Folge auch totale Ablatio retinae. Die fortschreitende retinale Ischämie führt bei ausbleibender Therapie zu einer Rubeosis iridis und einem neovaskulären Sekundärglaukom, das im Endzustand zu einer schmerzhaften Phtisis bulbi führt. Neben diesen Leitsymptomen sind Glaskörperblutungen, Kataraktentwicklung und eine Uveitis beschrieben. Die retinale Ischämie kann Papillenproliferationen und retinale Neovaskularisationen auslösen. Selten kommt es zu einer proliferativen Vitreoretinopathie oder durch die subretinalen Flüssigkeits- und Lipidexsudate zu einem Einriss des retinalen Pigmentepithels. Der Visusverlust entsteht durch ein Makulaödem sowie durch submakuläre Lipidexsudate oder durch eine Ablatio retinae. Eine länger bestehende subretinale Fibrosierung kann zum Auftreten von chorioidalen Neovaskularisationen führen.

Als Pathomechanismus des Morbus Coats wird vermutet, dass eine Schädigung des Gefäßendothels im Bereich der klinisch sichtbaren Gefäßanomalien zu einer erhöhten vaskulären Permeabilität führt. Die frühen klinischen Befunde können durch eine Dysfunktion der Endothelzellen erklärt werden. Sterben die Endothelzellen letztendlich ab, entwickeln sich die typischen Teleangiektasien, Aneurysmata sowie Kapillarokklusionen. Dabei kommt es zu einem Zusammenbruch der Blut-Retina-Schranke und damit zu den Coats-typischen subretinalen Lipid- und Proteinablagerungen und letztendlich zu einer exsudativen Ablatio retinae. Histopathologische Studien an enukleirten Augen fanden eine Verdickung und Hyalinisierung der retinalen Gefäßwände. Die subretinalen Exsudate bestanden hauptsächlich aus Cholesterol und Cholesterol-beladenen Makrophagen.

11.2.3 Klassifikation

Da das klinische Bild sehr variabel sein kann, wurden verschiedene Klassifikationsvorschläge unterbreitet. Coats selbst unterschied zwischen drei Typen.

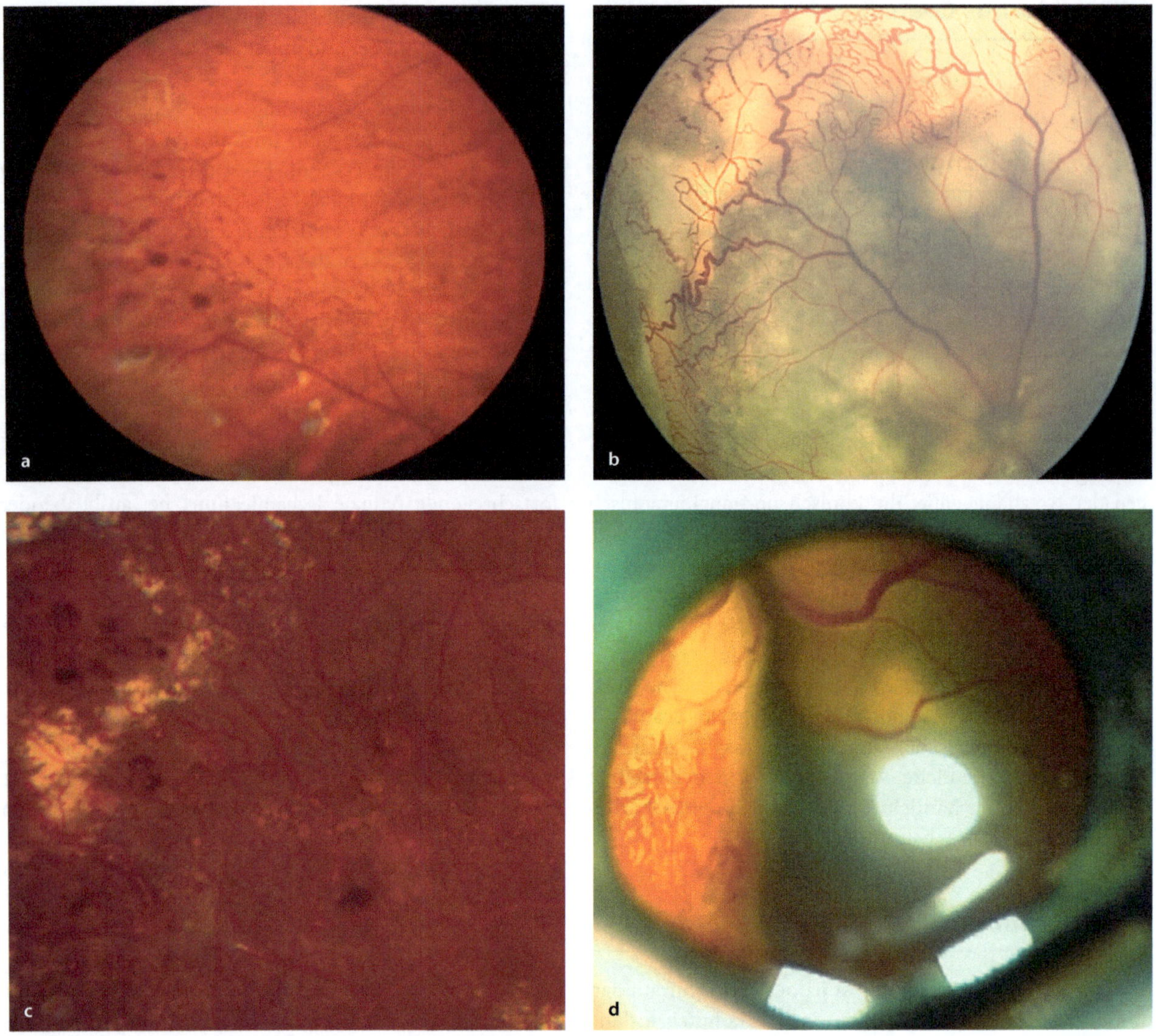

▪ **Abb. 11.4** Stadieneinteilung des Morbus Coats. **a** Stadium 1 mit typischen retinalen Teleanqiektasien ohne Exsudate. **b** Frühes Stadium 2 mit Teleangektasien und aneurysmatischen retinalen Gefäßanomalien und beginnender Exsudation. **c** Stadium 3 mit retinalen Gefäßanomalien in der Peripherie sowie massiven subretinalen Lipidexsudaten und einer exsudativen Ablatio retinae. **d** Fortgeschrittenes Stadium 3 mit totaler Ablatio retinae und tumorähnlichen subretinalen Lipidmassen. (Aus Schueler A, Bornfeld N 2007)

- Typ I mit subretinalen Exsudaten ohne ophthalmoskopisch erkennbare Gefäßanomalien
- Typ II mit Exsudaten um klinisch sichtbare Teleangiektasien
- Typ III mit lokalisierten Exsudaten um ein solitäres retinales Angiom

Die letztere Beschreibung passt eher zu einem retinalen Angiom im Rahmen eines Morbus von Hippel-Lindau (Coats 1908) und mit der inzwischen verfügbaren Fluoreszeinangiographie sind jedoch auch bei Typ I schon typische Gefäßanomalien nachweisbar.

Aufbauend auf einem Klassifikationsentwurf von Gomez Morales publizierte Shields eine differenziertere klinische Stadieneinteilung. Diese inzwischen weitgehend akzeptierte Einteilung basiert auf dem klinischen Verlauf von 124 therapierten Augen mit Morbus Coats und berücksichtigt dabei Therapiemöglichkeiten und die Visusprognose für das betroffene Auge:

- In Stadium 1 finden sich ausschließlich retinale Teleangiektasien (▪ Abb. 11.4a).
- Im Stadium 2A kommen subretinale Exsudate im Bereich der peripheren Gefäßanomalien hinzu, die sich nach submakulär (Stadium 2B) ausbreiten können.

- Das Stadium 3 ist gekennzeichnet durch das Auftreten einer exsudativen Ablatio retinae, die anfangs lokalisiert um die Gefäßanomalien (Stadium 3A) besteht, später dann die gesamte Netzhaut (Stadium 3B) erfasst.
- Im Stadium 4 finden sich eine totale Ablatio retinae sowie ein Sekundärglaukom.
- Eine Phtisis bulbi sowie eine Erblindung sind im Stadium 5 anzutreffen.

Diese Stadieneinteilung kann Hinweise auf die Visusprognose geben. Bei keinem der Augen im Stadium 1 lag der Endvisus unter 0,1. Im Stadium 2 und 3 lag der Visus am Ende der Therapie bei 53% bzw. 74% unter diesem Wert. Im Stadium 4 und 5 war eine funktionelle Erblindung nicht vermeidbar.

Diese Stadieneinteilung wurde anhand der in der Kindheit auftretenden Form des Morbus Coats entwickelt. Tritt die Erkrankung bei Erwachsenen auf, dürfte die Diagnose etwas früher gestellt werden und die Erkrankung verläuft zudem weniger schnell und schwer. Somit wäre eine weitere Differenzierung der Klassifikation in eine jugendliche und eine adulte Form sicher sinnvoll.

11.2.4 Differentialdiagnose

Die Differentialdiagnosen des Morbus Coats sind in ◘ Tab. 11.2 aufgelistet.

Eine der wichtigsten und am schwierigsten zu stellende Differentialdiagnose ist im Kindesalter das **Retinoblastom**. Die subretinalen Massen sind beim Morbus Coats etwas gelblicher, bei Retinoblastom weißlicher, jedoch ist dieses Kriterium unzuverlässig (◘ Abb. 11.5). Kalzifizierungen in den Tumormassen sind typischer für das Retinoblastom, aber nicht beweisend. Retinale Gefäßanomalien über dem Tumor sprechen eher für einen Morbus Coats, aber auch beim Retinoblastom können die retinalen Feeder-vessels ein ähnliches Bild abliefern.

> **Cave!**
> **Im Kindesalter ist eine klare Differenzierung zwischen den beiden Krankheitsbildern Morbus Coats und Retinoblastom vor Therapiebeginn essentiell.**

Beim Morbus Coats kann es notwendig werden, vitreoretinale Eingriffe durchzuführen. Erfolgt dies beim Retinoblastom, besteht die Gefahr einer Tumorzellaussaat im Operationsfeld, die die Überlebensprognose negativ beeinflussen kann. Bei unklaren Fällen sollten die diagnostischen Möglichkeiten ausgenutzt werden. Ultraschalluntersuchungen und eine Fluoreszeinangiographie (◘ Abb. 11.6) können durch den Nachweis von Verkalkungen bzw. von typischen Gefäßanomalien hinweisgebend sein. Eine Computertomographie kann eindeutige Verkalkungen nachweisen. Mittels MRT kann dagegen die Tumorausdehnung detaillierter dargestellt werden.

Ein **intraokulares Medulloepitheliom** ist eine seltene Differentialdiagnose. Der Tumor geht vom nicht

◘ **Tab. 11.2** Differentialdiagnosen des Morbus Coats

Tumoren	Retinoblastom
	Leukämische Infiltrate
	Medulloepitheliom
	Astrozytom
	Choroidales Hämangiom
	Pigmentepithel-Retina Hamartom
Hereditäre Erkrankungen	Morbus Norrie
	Incontinentia pigmenti
	Familiäre exsudative Vitreoretinopathie
	X-chromosomale juvenile Retinoschisis
	Angiomatosis retinae (von Hippel-Lindau-Syndrom)
Entwicklungsstörungen	Persistierender hyperplastischer primärer Glaskörper
	Kongenitale Katarakt
	Kolobome
	Myelinisierte Nervenfasern
	Kongenitale Netzhautfalten
	Morning-glory-Syndrom
	Cavernöses retinales Hämangiom
Entzündliche Erkrankungen	Toxocariasis
	Toxoplasmose
	Endophthalmitis
	Virale Retinitis
	Uveitis
Diverses	Frühgeborenenretinopathie
	Rhegmatogene Ablatio retinae
	Glaskörperblutung
	Morbus Eales
	Diabetische Retinopathie
	Strahlenretinopathie
	Retinale Vaskulitis

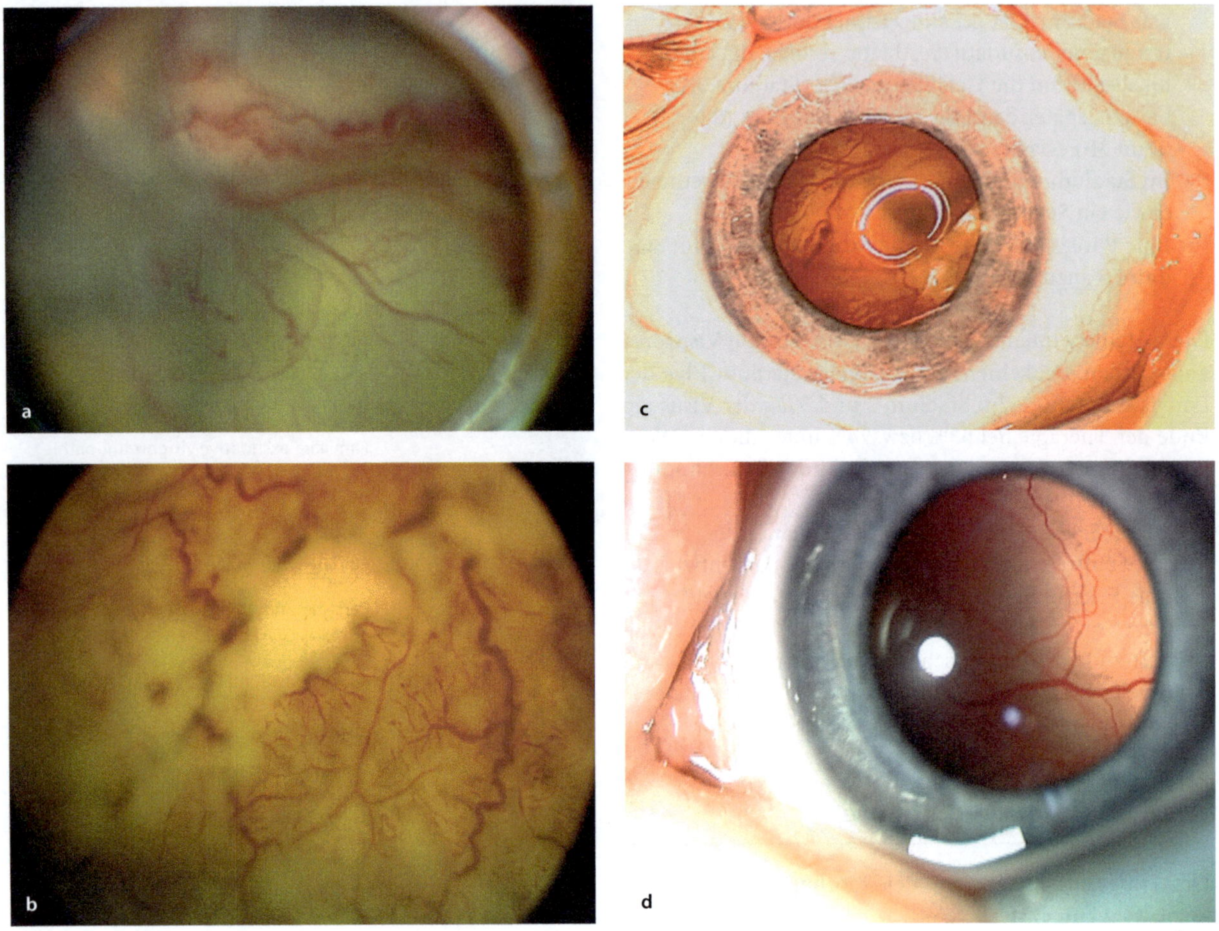

Abb. 11.5 Das Retinoblastom als Differentialdiagnose des fortgeschrittenen Morbus Coats im Kindesalter: Die ausgeprägten subretinalen Lipidmassen des Morbus Coats (**a**) können mit einem diffus infiltrierenden Retinoblastom verwechselt werden (**b**). Die typischen retinalen Gefäßanomalien über subretinalen Lipidmassen sind typisch für den Morbus Coats (**c**). Solide Tumormassen mit dilatierten retinalen Versorgungsgefäßen sind differentialdiagnostisch abzugrenzen (**d**). (Aus Schueler A, Bornfeld N 2007)

pigmentierten Ziliarkörperepithel aus und tritt immer in der ersten Lebensdekade auf. Leitsymptome, die zur Diagnose führen, sind oft eine Visusminderung, eine Leukokorie, ein Glaukom sowie eine Rubeosis iridis und ein Hyphäma. Der Nachweis eines zystischen Ziliarkörpertumors kann als pathognomonisch gelten.

Subretinale Gewebsmassen können im Kindesalter durch ein **chorioidales Hämangiom**, das solitär oder im Rahmen eines Sturge-Weber-Syndroms auftreten kann, entstehen. Entzündliche Erkrankungen und auch leukämische Infiltrate können das klinische Bild eines Morbus Coats mit subretinalen Massen simulieren.

Retinale Astrozytome, die typischerweise bei einer **tuberösen Sklerose**, seltener auch bei einer **Neurofibromatose** auftreten, können gelegentlich mit einem Morbus Coats verwechselt werden. Der Nachweis weiterer Stigmata der beiden genannten Grunderkrankungen dürfte hier zur Diagnose führen.

Der **Morbus Norrie** und die **Incontinentia pigmenti** können ebenfalls klinisch einem Morbus Coats ähneln. Die strikte Geschlechtspräferenz dieser genetisch determinierten Erkrankungen, der Morbus Norrie tritt nur bei männlichen, die Incontinentia pigmenti nur bei weiblichen Patienten auf, und die weiteren Symptome der Erkrankung erlauben die Differentialdiagnose.

Eine Frühgeborenenretinopathie ist aufgrund der Bilateralität und der eindeutigen Anamnese zum Morbus Coats abgrenzbar. Dies gilt auch für die familiäre exsudative Vitreoretinopathie. Ein persistierender hyperplastischer, primärer Glaskörper ist oft mit einem Mikrophthalmus vergesellschaftet. Eine Uveitis ist oft auch bilateral und kann manchmal durch den Nachweis von spezifischen Antikörpern ätiologisch zugeordnet und dann therapiert werden. Im Erwachsenenalter sollte ein retinaler Venenverschluss in die Differentialdiagnose einbezogen werden.

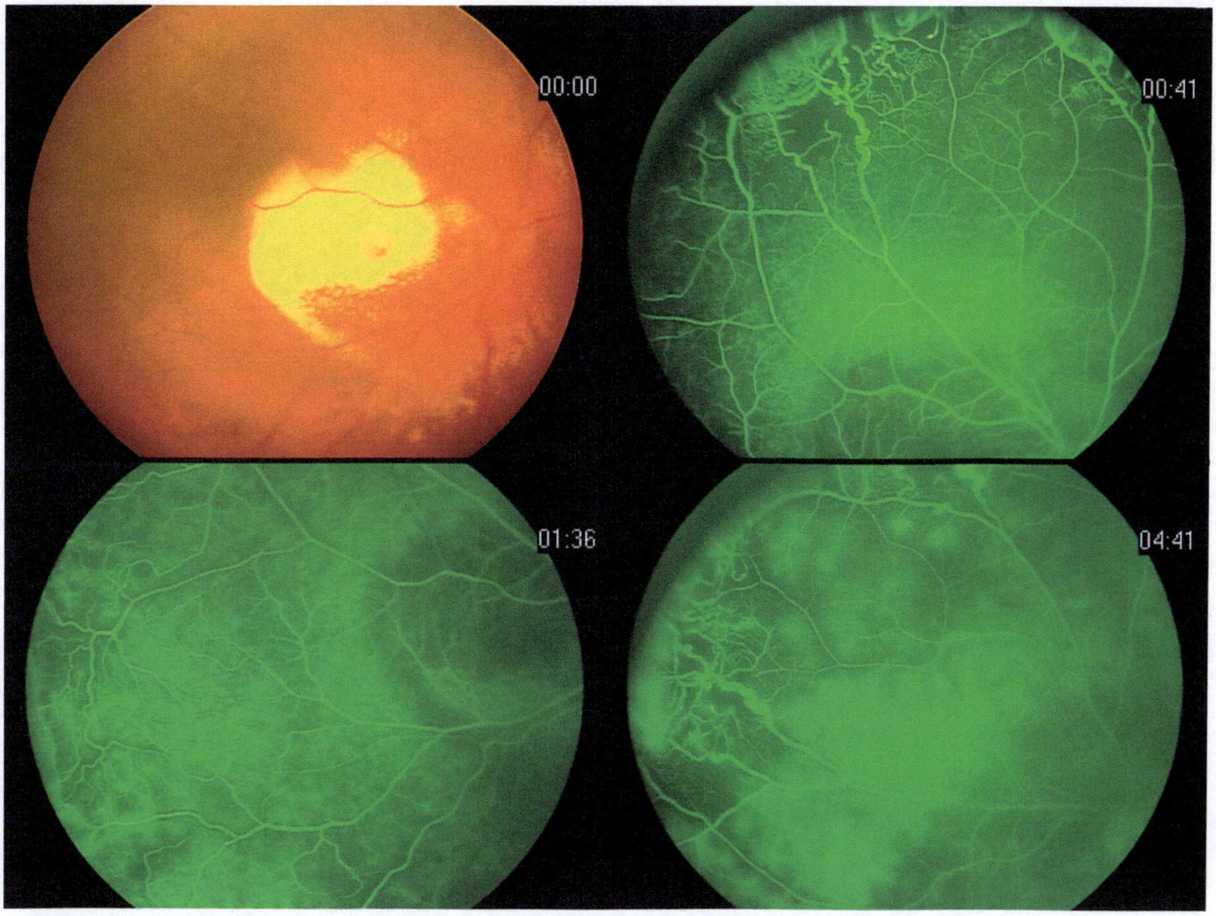

Abb. 11.6 Weitwinkel-Fluoreszenzangiographie (120°) beim Morbus Coats: Ausgeprägte submakuläre Lipidmassen, ausgehend von retinalen Gefäßanomalien in der Peripherie, sind eine typische Befundkonstellation. Das Netzhautödem und die Lipidmassen am hinteren Pol können von den peripheren Gefäßanomalien ablenken. Die Weitwinkelangiographie stellt die peripheren Gefäßanomalien und die Ischämieareale deutlich dar. (Aus Schueler A, Bornfeld N 2007)

11.2.5 Diagnostik

Im Kindesalter ist eine Standardfluoreszeinangiographie praktisch nicht durchführbar, da sowohl die Mitarbeit bei Kindern nicht erwartet werden kann als auch die periphere Lage der Gefäßanomalien beim Morbus Coats nicht mit einer Standardfunduskamera dargestellt werden kann. Die Entwicklung von Weitwinkel-Angiographiesystemen, die im Operationssaal unter Narkose verwendet werden können, haben die diagnostischen Möglichkeiten deutlich erweitert (Abb. 11.6).

Beim Morbus Coats findet sich angiographisch in der Frühphase eine relativ langsame Anflutung des Farbstoffs in die peripheren retinalen Gefäßanomalien, wobei die Aderhautfluoreszenz durch die subretinalen Exsudate zunächst blockiert sein kann (Abb. 11.6). Retinale Kapillarverschlussareale und typische Aneurysmen und Kapillarektasien stellen sich dann in der arteriovenösen Phase dar. In der Spätphase finden sich zunehmend fokale oder diffuse Exsudate. Die Identifikation der Lage der Gefäßanomalien, insbesondere von Ischämiearealen, ist für die folgende Therapieplanung wichtig.

11.2.6 Therapie

Das Ziel der Therapie ist die Exsudation aus den erkrankten Gefäßen zu stoppen und ein Voranschreiten der ischämischen Folgeveränderungen zu vermeiden. Dazu muss zum einen eine direkte Koagulation der erkrankten Gefäße selbst erfolgen, zum anderen müssen die ischämischen Netzhautareale konfluierend koaguliert werden. Eine effektive Therapie kann im Stadium 1 oder 2 durch eine gezielte Laser- oder Kryokoagulation erfolgen. Nach der erfolgreichen Koagulation kann die

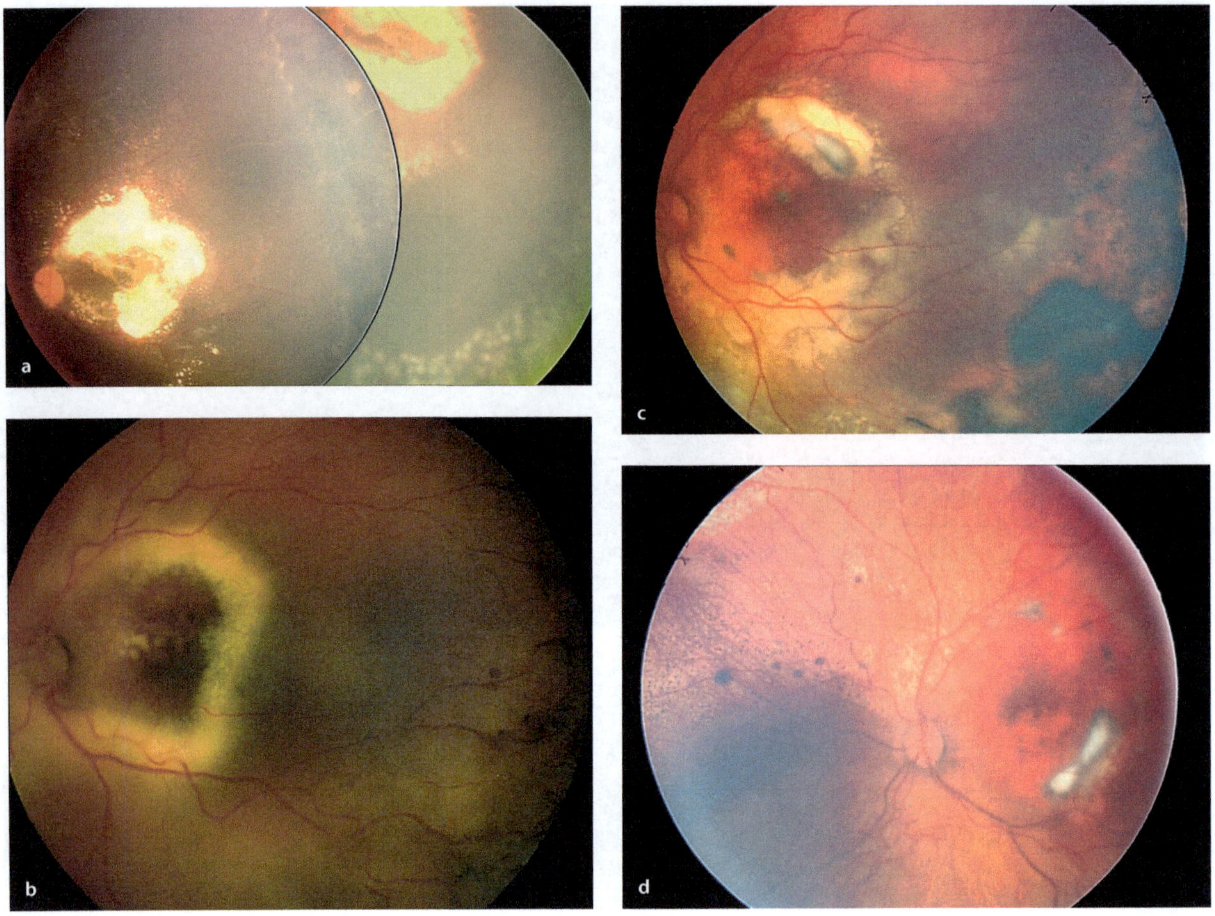

Abb. 11.7 **a** Morbus Coats im Stadium 3 vor und direkt nach der Laserkoagulation, die sowohl die Gefäßanomalien selbst als auch die Ischämieareale erfasst. **b** Befund vor einer schrittweisen Koagulationstherapie mit den unbehandelten peripheren Coats-Gefäßen. **c** Nach der ersten Lasertherapie wieder angelegte Netzhaut mit partiell resorbierten subretinalen Lipiden. **d** Weitere Resorption der subretinalen Lipide und Anstieg des Visus, 15 Monate nach einer weiteren Laserkoagulation. (Aus Schueler A, Bornfeld N 2007)

Resorption der subretinalen Lipidablagerungen Wochen bis Monate dauern.

Auch bei fortgeschrittenen Befunden im Stadium 3 kann durch eine schrittweise Koagulationstherapie in mehreren Sitzungen noch ein Therapieerfolg erreicht werden (Abb. 11.7). Nach einer initialen Behandlung der ersten Gefäßanomalien kann durch die damit eingeleitete Resorption der Lipidmassen der Befund so zurückgehen, dass in einer weiteren Behandlung einige Wochen später die initial nicht erreichbaren Gefäßanomalien doch behandelt werden können. Am Ende müssen alle erkennbaren Gefäßanomalien und die retinalen Ischämieareale flächig koaguliert sein. Zur direkten Behandlung der retinalen Gefäßanomalien kann sowohl eine Laserbehandlung mit dem Kopfophthalmoskop als auch eine Kryokoagulation in »**Tripple-freeze-thaw-Technik**« verwendet werden. Bei einer bullösen exsudativen Ablatio ist eine operative externe Drainage der subretinalen Flüssigkeit mit sofort folgender Koagulation beschrieben. Damit können ansonsten nicht erreichbare Gefäßanomalien der Koagulationstherapie zugänglich werden.

Praxistipp

Bei fortgeschrittenen Befunden kann die vollständige Koagulation der retinalen Gefäßanomalien oft nur durch mehrere, zeitlich getrennte Behandlung erreicht werden.

Bei fortgeschrittenen Befunden kann auch über eine Vitrektomie mit Retinotomie eine interne Drainage der subretinalen Flüssigkeits- und Lipidmassen durchgeführt werden. Nach Wiederanlage der Netzhaut mit Perfluorkarbonen kann dann intraoperativ eine Endokoagulation der Gefäßanomalien durchgeführt werden, gefolgt von einer Gas- oder Silikonöltamponade. Bei Augen mit einer nur paramakulären Beteiligung zeigte sich ein postoperativer Visusanstieg und eine Enukleation konnte in 8 von 9 Fällen vermieden werden.

Die Bedeutung der Vitrektomie in der Therapie des Morbus Coats ist weiter umstritten. Ein Retinoblastom muss vor der Operation sicher ausgeschlossen werden. Chirurgisch stellt der bei Kindern noch fest anliegende Glaskörper eine Herausforderung dar und das hohe Risiko einer proliferativen Vitreoretinopathie sowie von Folgeoperationen muss mit ins Kalkül gezogen werden.

Neuere Therapiekonzepte könnten hier vielversprechender sein. Mittlerweile ist nachgewiesen, dass auch beim Morbus Coats erhöhte VEGF-Spiegel eine pathogenetische Bedeutung haben. Eine intravitreale Behandlung mit VEGF-Inhibitoren kann die Exsudation behandeln, damit operative Interventionen vermeiden und eine Koagulationsbehandlung erleichtern. Als adjuvante Therapie vor oder nach einer geplanten Koagulationsbehandlung kann so ebenfalls auch in Stadium 3 oder 4 noch ein Therapieerfolg erzielt werden. Da bislang nur Einzelfälle publiziert wurden, bleibt der endgültige Stellenwert dieser Therapie noch abzuwarten.

Cave!
Es sollte insbesondere bei der Behandlung von Kleinkindern bedacht werden, dass VEGF-Inhibitoren in der Wachstumsphase ein generelles Problem darstellen könnten.

Prospektive Studien zur Wirkung von VEGF-Inhibitoren bei einer Erkrankung im Kindesalter werden mit großer Sicherheit aus ethischen Gründen nicht durchgeführt werden. Somit erscheint dieses Behandlungskonzept nach momentanem Kenntnisstand zwar pathophysiologisch sinnvoll, jedoch sollte dies immer eine Einzelfallentscheidung sein, die kritisch überdacht und diskutiert wird.

Nach der Therapiephase müssen regelmäßige Kontrolluntersuchungen durchgeführt werden, da sich neue Gefäßanomalien in initial nicht-erkrankten Bereichen entwickeln können. Werden diese neuen Gefäßanomalien früh erkannt und behandelt, können weitere Visusminderungen und eventuelle Folgekomplikationen vermieden werden.

Fazit für die Praxis

Typische retinale Gefäßanomalien mit subretinalen Lipidexsudaten sind das Leitsymptom dieser seltenen Erkrankung. Nach Ausschluß der Differentialdiagnosen sollte therapeutisch eine möglichst vollständige Behandlung der exsudativen retinalen Gefäßveränderungen angestrebt werden. Der Stellenwert der VEGF-Inhibition in der Therapie des Morbus Coats muss noch geklärt werden.

11.3 Familiär exsudative Vitreoretinopathie

A. M. Joussen, W. Berger

Bei der familiären exsudativen Vitreoretinopathie (FEVR) handelt es sich um eine 56% dominant (FZD4 und TSPAN12) und 44% rezessiv (LRP5 und NDP) vererbte Erkrankung, die sich durch eine temporal avaskuläre Netzhaut mit pathologisch veränderten Gefäßen auszeichnet. Der nach temporal verzogene Gefäßbaum führt zu einer Heterotopie der Makula. Insbesondere Formen mit einer starken subretinalen Exsudation können eine Progredienz mit einem Visusverlust durch exsudative oder traktive Amotio aufweisen. Exsudative Formen sind behandlungsbedürftig im Sinne einer Reduktion der peripheren Ischämie und Verschluss der pathologischen Vaskularisation durch Kryopexie oder Laserkoagulation und bei Traktion durch glaskörperchirurgische Eingriffe.

11.3.1 Definition

Bei der familiären exsudativen Vitreoretinopathie (FEVR) handelt es sich um eine 56% dominant (FZD4 und TSPAN12) und 44% rezessiv (LRP5 und NDP) vererbte Erkrankung mit fast 100%iger Penetranz. Pathognomonisches Zeichen ist die temporal avaskuläre Netzhaut mit pathologisch veränderten Gefäßen und der nach temporal verzogene Gefäßbaum mit Heterotopie der Makula. In Abgrenzung zur Frühgeborenenretinopathie handelt es sich stets um reife Geborene ohne erfolgte Sauerstofftherapie.

Das Manifestationsalter ist in der frühen Kindheit. Die temporale periphere Netzhaut ist primär avaskulär, der Prozess der Vasoproliferation und Narbenkontraktion verläuft sehr langsam über Jahre.

Das klinische Bild ist sehr variabel und erstreckt sich vom Stadium des asymptomatischen Genträgers mit nur angiographisch nachweisbarer Ischämie bis hin zum massiven Visusverlust durch kombinierte traktiv-rhegmatogene Netzhautablösungen. Narbige Kontraktionen können zur Ablatio falciformis und zur Ektopie der Makula führen (Pseudostrabismus divergens).

Ebenso heterogen wie das klinische Erscheinungsbild ist die Genetik der familiär exsudativen Vitreoretinopathie. Die »familial exudative vitreoretinopathy-1« (EVR1) wird ebenso wie eine Form der Frühgeborenenretinopathie durch Mutationen im frizzled-4-Gen (FZD-4) auf Chromosom 11q14 verursacht. Die Entdeckung des NDP-Gens hat gezeigt, dass NDP-abhängige Retinopathien die Krankheitsbilder der X-chromosomalen familiären exsudativen Retinopathie (XL-FEVR), des persistierenden hyperplastischen primären Glaskörpers (PHPV) und der Norrie-Erkrankung zusammenfassen. Die X-chromosomale Form der familiär exsudativen Vitreoretinopathie (EVR2) wird also durch Mutationen im NDP-Gen verursacht, EVR3 lässt sich auf dem Chromosom 11p13-p12 lokalisieren; EVR4 kann durch heterozygote oder homozygote Mutationen im LRP5-Gen auf 11q13.4 verursacht sein; die EVR5 ist verursacht durch heterozygote Mutationen im TSPAN12-Gen auf 7q31.

11.3.2 Einleitung

Bei der familiär exsudativen Vitreoretinopathie (FEVR) handelt es sich um eine familiär gehäuft auftretende, beidseitige primär vaskuläre vitreoretinale Erkrankung. Sie kann ein vielfältiges klinisches Bild zeigen, das je nach Stadium der Erkrankung und Alter des Patienten von einer asymptomatischen avaskulären Zone in der temporalen Netzhautperipherie bis hin zu komplexen Netzhautablösungen mit deutlicher Visuseinschränkung reichen kann. Verschiedene Mitglieder einer Familie können sehr unterschiedliche klinische Ausprägungen zeigen. Aufgrund des vielfältigen klinischen Erscheinungsbildes und der häufig asymptomatischen Verläufe wird die Erkrankung oft unterdiagnostiziert bzw. nicht korrekt erkannt, obwohl sie eine fast 100%ige Penetranz aufweist.

Die Erstbeschreibung der familiär exsudativen Vitreoretinopathie (FEVR) erfolgte im Jahr 1969 durch Criswick und Schepens. Sie berichteten über sechs Fälle einer peripheren Vitreoretinopathie ähnlich der Frühgeborenenretinopathie (ROP) aber bei reifen Neugeborenen ohne vorangegangene Sauerstofftherapie mit familiärer Häufung. 1976 wurde durch Canny und Oliver mittels Fluoreszenzangiographie eine periphere avaskuläre Zone als pathognomonisches Zeichen der frühen Krankheitsstadien beschrieben. In gleicher Weise gelang Ober und Bird die Identifikation subklinischer Fälle mittels Fluoreszenzangiographie. Die Erstbeschreibung des verantwortlichen Genes erfolgte 1992 durch Li. Bis heute sind mehr als 340 Fälle der FEVR in mehr als 60 verschiedenen Familien in der Literatur beschrieben.

11.3.3 Epidemiologie und Genetik

Praxistipp

Die Inzidenz der FEVR ist im asiatischen Raum höher. Es bestehen unterschiedliche Erbgänge: eine autosomal dominate Form (EVR1) (Criswick-Schepens-Syndrom) durch Mutation im FZD4-Gen. Darüber hinaus werden EVR3, EVR4 und EVR5 unterschieden, die durch Mutationen im LPR5-Gen oder TSPAN12-Gen verursacht werden. Eine X-choromosomale Form der familiär exsudativen Virtreoretinopathie (EVR2) ist durch eine Mutation im NDP-Gen verursacht. Ein Schluss aus dem klinischen Bild auf die zugrunde liegende genetische Veränderung ist bislang nicht möglich.

Die Inzidenz der Erkrankung liegt im asiatischen Raum wesentlich höher als in Europa und in Nordamerika. So treten in Taiwan und Japan 13 bis 20% der Netzhautablösungen im Alter bis zu 15 Jahren im Rahmen einer FEVR auf. Männer und Frauen sind in etwa gleich häufig betroffen. Die Erkrankung weist eine fast 100%ige Penetranz auf, aber die klinische Ausprägung ist sehr variabel. Die Vererbung erfolgt meist autosomal dominant. Zusätzlich sind auch X-chromosomal vererbte sowie autosomal rezessive Formen beschrieben. Außerdem kommen Spontanmutationen ohne familiäre Häufung vor (Tab. 11.3).

Letztlich lassen sich die Veränderungen auf Störungen im Bereich der Wnt-Signalkaskade (D.-melanogaster-wingless-Homolog) zurückführen. Das Resultat eines fehlerhaften Wnt-Signalweges ist letztlich eine pathologische Gefäßentwicklung, die für die Organogenese des Auges und die Differenzierung retinaler Strukturen verantwortlich ist. Zur Veranschaulichung ist der vereinfachte Wnt-Signalweg in Abb. 11.8 dargestellt.

Tab. 11.3 FEVR-Genetik. Gene und Mutationen

Genname	Gensymbol	Chromosom	Exons	Aminosäuren	Mutationen insgesamt	FEVR-assoziierte Mutationen	Erstbeschreibung
Frizzled-4	FZD4	11q14.2	2	537	38	35	2002
Low-density lipoprotein receptor-related protein 5	LRP5	11q13.2	23	1615	98	24	2004
Norrie disease pseudoglioma	NDP	Xp11.3	3	133	126	10	1992
Tetraspanin 12	TSPAN12	7q31.31	8	305	9	9	2010

Für frizzled-4 (FZD4; Wnt-Rezeptor) und für »low-denisity-lipoprotein receptor-related protein« (LRP5; Wnt-Corezeptor) konnte nachgewiesen werden, dass Mutationen in den zugehörigen Genen eine FEVR auslösen können. In diesem Zusammenhang scheint ebenfalls das Norrin-Gen (NDP) als Ligand des Wnt-Rezeptors von Bedeutung zu sein. In die Gruppe der Erkrankungen mit NDP-Gendefekten gehören verschiedenste andere vaskuläre Erkrankungen wie die Norrie-Erkrankung (ND), »X-linked familial exudative vitreoretinopathy« (XL-FEVR) und der persistierende hyperplastische primäre Glaskörper (PHPV), die in ▶ Abschn. 11.3.6 Differentialdiagnose diskutiert werden.

Frizzled-4 (FZD4) ist ein Wnt-Rezeptor. Norrin, das Proteinprodukt des Norrie-Gens und ein sezerniertes Protein mit unbekannter biochemischer Funktion. In einem Mausmodell konnte gezeigt warden, dass Norrin und FZD4 als Liganden- und Rezeptorpaar fungieren. Dies wurde belegt

1. durch die Ähnlichkeit des vaskulären Phänotyps von Norrin- und FZD4-Mutationen bei Maus und Mensch,
2. durch die Spezifität und hohe Bindungsaffinität von Norrin-FZD4,
3. durch die hohe Effizienz mit der Norrin eine FZD4- und Lrp-abhängige Aktivierung des klassischen Wnt-Signaltransduktionswegs induziert und
4. durch die Signaltransduktionsdefekte, die durch krankheitsassoziierte Varianten von Norrin und FZD4 verursacht werden.

Die zelluläre Expression von Norrin und FZD4 in der Netzhaut ist bislang nur unzureichend untersucht. Das

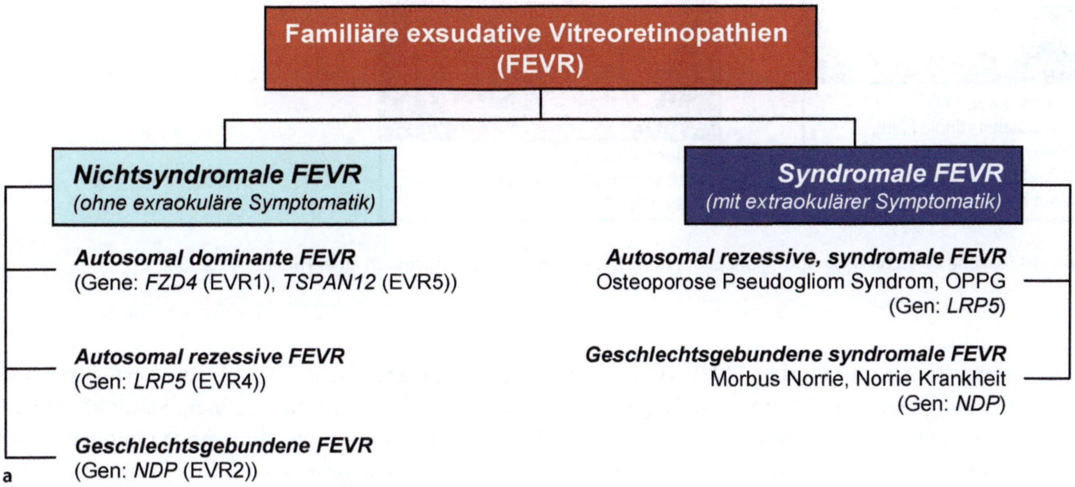

a

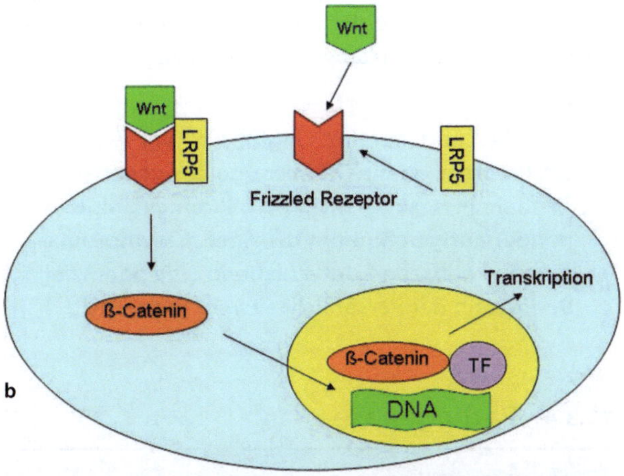

b

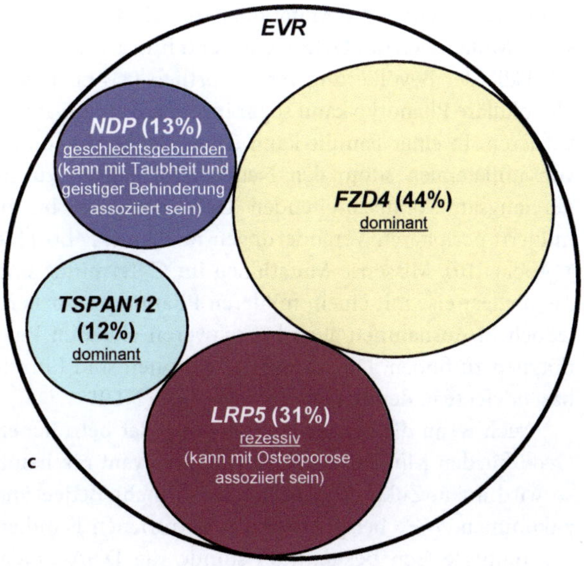

c

Abb. 11.8 Genetik und molekulare Grundlagen der FEVR. **a** Übersicht. **b** Schematische Darstellung des Wnt-Signalweges. **c** Prozentualer Anteil von Mutationen in den vier Genen FZD4, LRP5, NDP und TSPAN12, die bei Patientinnen und Patienten mit exsudativer Vitreoretinopathie gefunden wurden

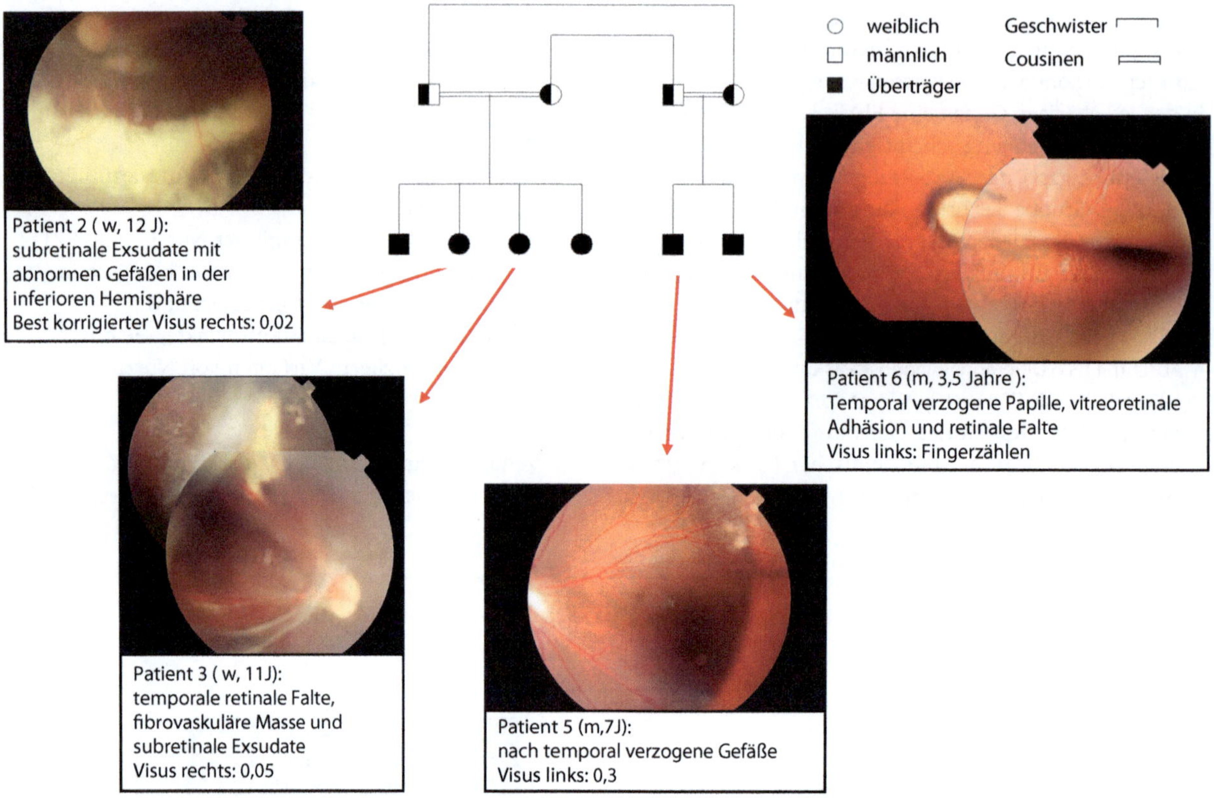

Abb. 11.9 Unterschiedliche klinische Ausprägung der Erkrankung bei verschiedenen Mitgliedern einer Familie

Gen für die autosomal dominant vererbte FEVR (Criswick-Schepens-Syndrom) konnte 1992 auf dem langen Arm von Chromosom 11 (11q14-q21) lokalisiert warden. Der Hauptlokus (EVR1) wurde in 4 nordeuropäischen Familien und einer asiatischen Familie nachgewiesen. Die autosomal dominante FEVR wird, wie auch eine Unterform der ROP, durch Mutationen im FZD4-Gen verursacht. Mutationen des NDP-Genes sind für ca. 6% der FEVR-Fälle der Bevölkerung verantwortlich (Abb. 11.8b). Der okuläre Phänotyp kann sogar innerhalb einer Familie variieren. In einer Familie kann dabei das klinische Bild von unilateralen subtotalen Netzhautabläsungen zu einer langsam voranschreitenden Traktionsamotio bis zu mildern peripheren Veränderungen reichen (Abb. 11.9, Abb. 11.10). Missense-Mutationen im C-Terminus sind möglicherweise mit einem milderen Phänotyp assoziiert, jedoch in Ausnahmen auch bei schweren okulären Phänotypen zu finden. Die meisten Mutationen sind Einzelbasendefekte in der Kodierungsregion des NDP.

Auch wenn die genaue Aufarbeitung der betroffenen Gene für den Kliniker zunächst nicht relevant erscheint, so wird ihr in Zukunft vielleicht umso mehr Bedeutung zukommen. Wäre beispielsweise in betroffenen Familien das mutierte Gen bekannt, so stünde die DNA-Untersuchung als diagnostisches Mittel zur Verfügung, um Merkmalsträger frühzeitig zu erkennen. Somit könnte bei Nachweis einer Mutation die klinische Symptomatik dieser extrem variabel ausgeprägten Erkrankung regelmäßig kontrolliert und rechtzeitig behandelt werden. Mitgliedern der Familie, die die Mutation nicht geerbt hätten, blieben hingegen jahrelange Kontrollen erspart.

Cave!
Rechtlich und moralisch ergibt sich hier jedoch ein Problem, da die Offenlegung des genetischen »Geheimnisses« bei nicht einwilligungsfähigen, minderjährigen Kindern bei einer präsymptomatischen genetischen Untersuchung eine potenzielle Verletzung der Persönlichkeitsrechte darstellt.

11.3.4 Pathogenese

Praxistipp

Die Avaskularität ist die primäre Ursache für die Veränderungen der Gefäße und sekundäre Veränderungen des Glaskörpers.

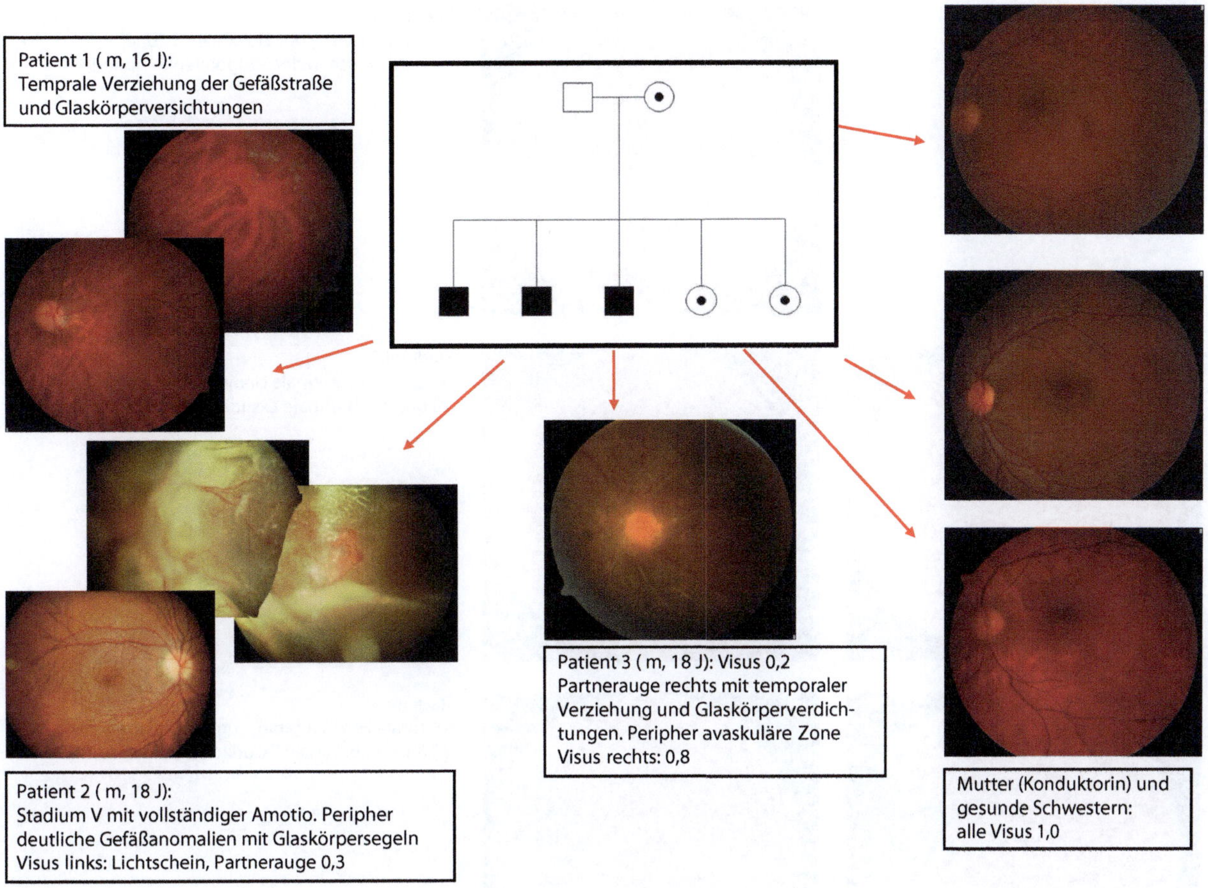

Abb. 11.10 X-chromosomal rezessive Vererbung einer Familie. Die männlichen Nachkommen zeigen eine einseitig stärker ausgeprägte Erkrankung mit ausgeprägten subretinalen Exsudationen (Abb. 11.15)

Es ist anzunehmen, dass die peripher avaskuläre Zone die primäre Anomalie der FEVR ist und durch eine krankhafte retinale Angiogenese bedingt wird.

Die Unfähigkeit zur Vaskularisation der peripheren Netzhaut ist die gemeinsame Pathologie aller betroffenen Individuen. Eine schmale avaskuläre Zone bleibt in der Regel asymptomatisch. Die sekundären Veränderungen wie die vaskuläre Hyperpermeabilität, Neovaskularisation und Glaskörperblutungen, vitreoretinale Traktion, retinale Falten und retinale Ablösungen durch Traktionsforamina sind letztlich visuslimitierend und entwickeln sich als Folge der retinalen Ischämie als Resultat der Avaskularität.

Die retinale Vaskulopathie als primäre Schädigung resultiert also in sekundären fibrotischen Veränderungen und Proliferationen. Frühere Theorien, die die vitrealen Veränderungen als primäre Pathologie hervorgehoben hatten, konnten widerlegt werden. Die fibrösen Proliferationen sind eine Folge der chronischen peripheren Gefäßleckage. Diese Theorie wird jedoch durch die Beobachtung eines sekundären Wiedereinwachsens von zwiebelschalenartigen Glaskörpermembranen nach deren chirurgischer Entfernung trotz Beseitigung der peripheren Proliferationen nach Laserkoagulation widerlegt. Ein Verlust retinaler Ganglionzellen ist auch beschrieben.

Die makuläre Traktion ist Folge einer Kontraktion mesenchymaler Elemente an der avaskulären Grenze oder der fibrovaskulären Masse, die sich anterior derselben ausbildet. Meist ist die vitreomakuläre Traktion in der temporalen Peripherie lokalisiert, dem Bereich der größten Ischämie.

Die Gefäßproliferationen an der Grenze zu den ischämischen Bereichen entstehen aus präexistierenden Gefäßen und bilden kölbchenförmige Verdickungen oder ausgezogen erscheinende Aussackungen, die angiographisch eine Gefäßleckage aufweisen. Ist die avaskuläre Zone in der Peripherie groß genug, so entstehen Neovaskularisationen an der Grenze und peripher fibrovaskuläre Veränderungen.

Subretinale Exsudate sind mit einer Progression vergesellschaftet. Die abnormen peripheren Gefäße sind undicht und ermöglichen die Extravasation größerer Mengen von Flüssigkeit und Lipiden. Es ist wahrscheinlich,

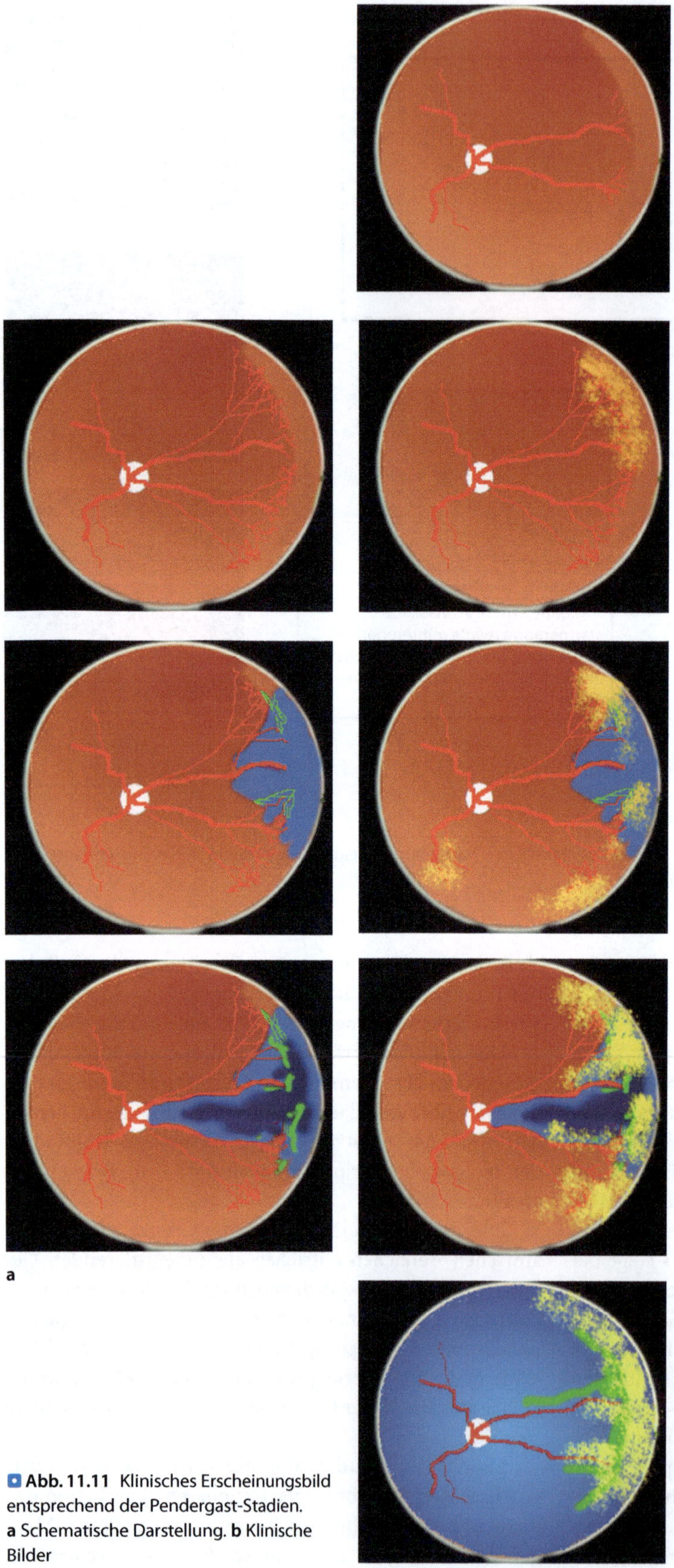

Abb. 11.11 Klinisches Erscheinungsbild entsprechend der Pendergast-Stadien. **a** Schematische Darstellung. **b** Klinische Bilder

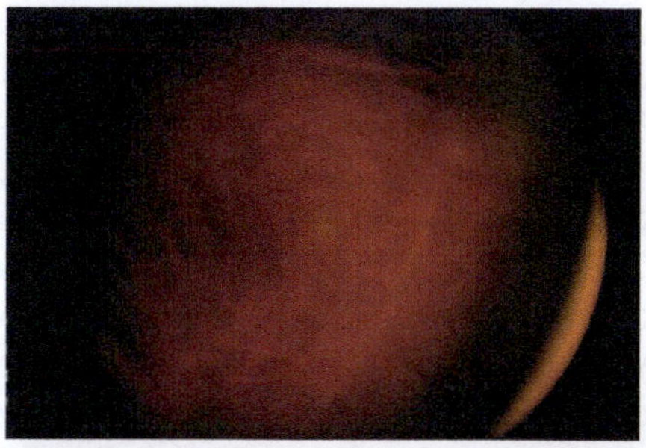
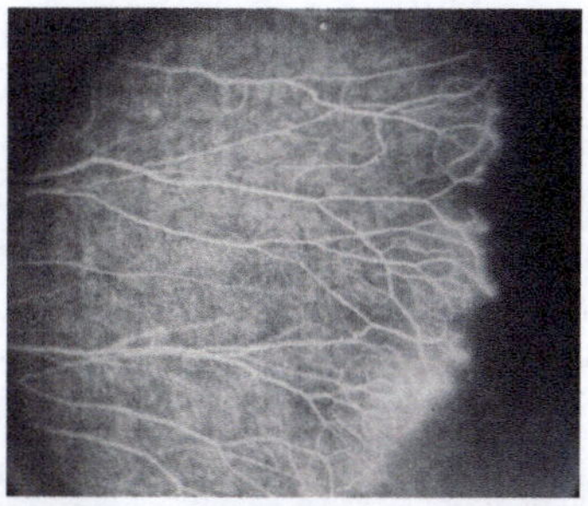

Stadium 1: Präsenz einer avasulären Zone, typischerweise in der temporalen Peripherie

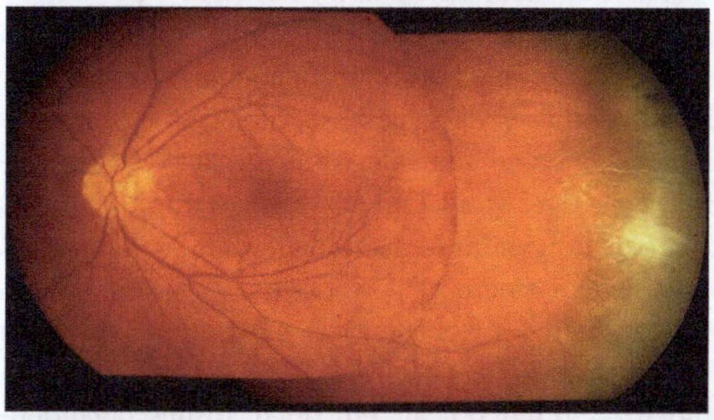
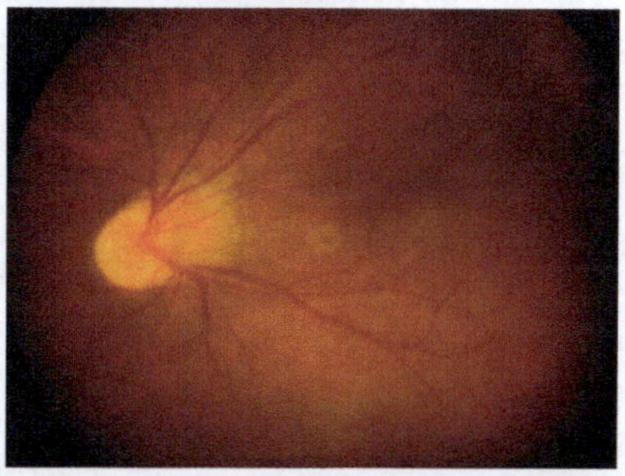

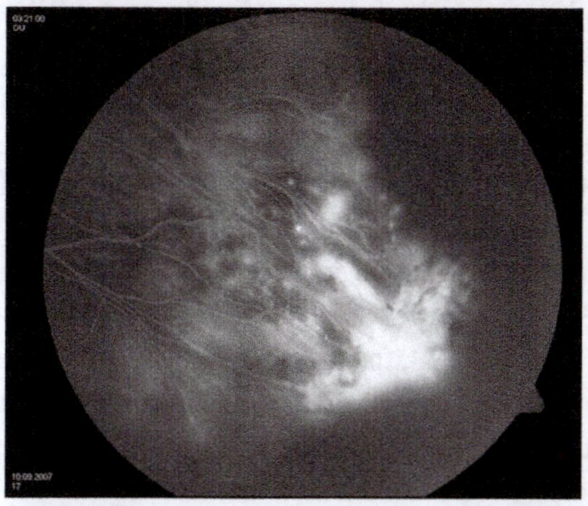
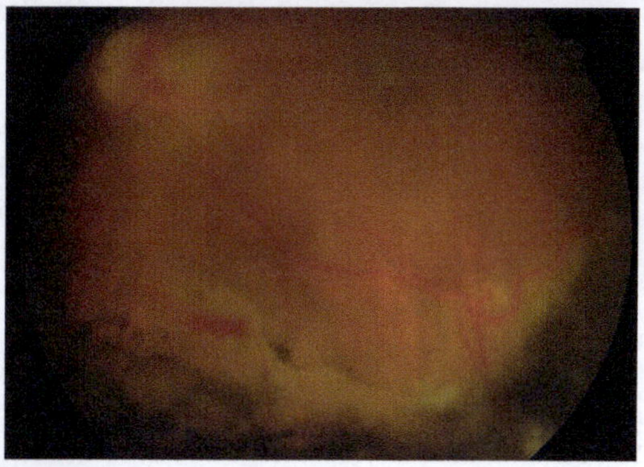

Stadium 2 B: peripher avaskuläre Zone mit extraretinalen Neovaskularisationen

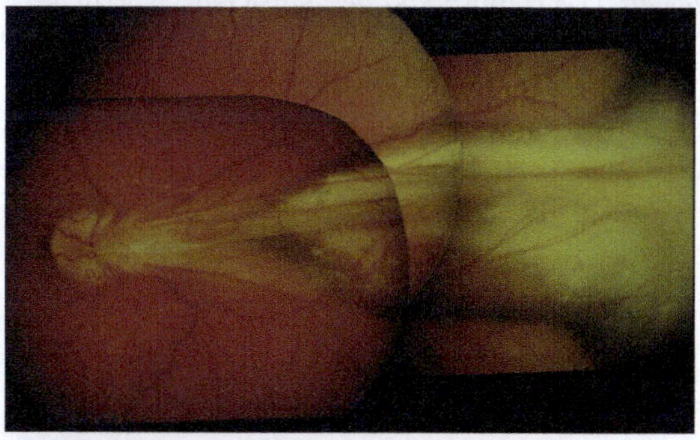

Stadium 4 B: subtotale Netzhautablösung mit Foveabeteiligung

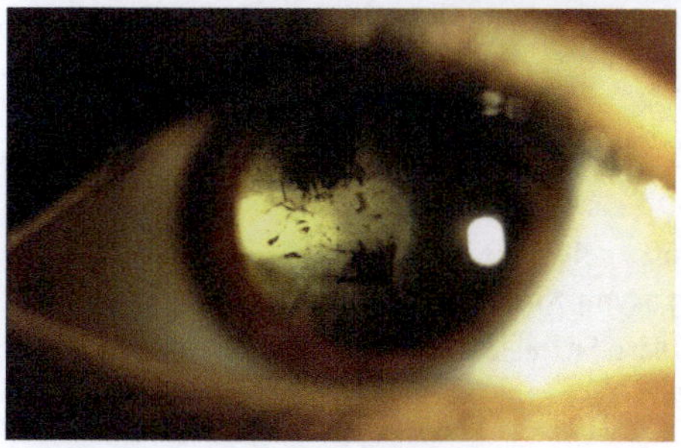

Stadium 5:
vollständige Netzhautablösung mit einem offenen oder geschlossenen Tunnel

b

dass die Masse der Exsudate aus den abnorm dilatierten und gestreckten Gefäßen in der Peripherie und nicht aus den Neovaskularisationen selbst stammen. ◘ Abb. 11.11 zeigt, dass subretinale Exsudate in Anwesenheit abnormer Gefäße, aber ohne Neovaskularisation bestehen können. Die Pathologie der FEVR besteht also aus peripherer Ischämie, Neovaskularisation und einem abnormen Gefäßbett.

Histopathologisch zeigen sich Ähnlichkeiten zu anderen peripheren Vaskulopathien wie dem Morbus Coats. Eine typische Besonderheit sind die zwiebelschalenartigen Glaskörpermembranen bei der FEVR.

Praxistipp

Histopathologische Charakteristika der FEVR (◘ Abb. 11.12):
- Verdickte Netzhaut mit dilatierten, teleangiektatischen Blutgefäßen
- Gefäßwände sind verdickt und können perivaskuläre Infiltrate zeigen
- Intraretinale und subretinale Entzündung im Sinne einer Kumulation von Makrophagen und neutrophilen Granulozyten.
- Zellhaltige und azelluläre Glaskörpermembranen ausgehend aus der retinalen Glia. Diese müssen chirurgisch scharf von der Netzhaut abgetrennt werden und können nicht gepeelt werden.
- Keine retinale Dysplasie (DD: Norrie Disease)

Es bestehen verschiedenste Untersuchungen in Mausmodellen des NDP- und Wnt-Signaltransduktionsweges, die Aufschlüsse auf die retinale Pathologie erlauben.

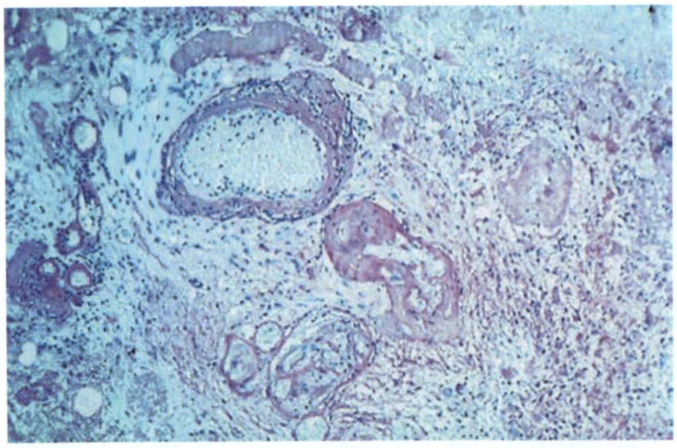

◘ **Abb. 11.12** Histologisches Erscheinungsbild der peripheren Netzhaut. Die retinale Struktur ist verloren. Es zeigen sich verschiedene Kapillaren mit verdickten Gefäßwänden, die mit Lymphozyten infiltriert sind und von inflammatorischen Zellen umgeben werden. (Aus Joussen AM, Kirchof B 2007)

Abnormitäten der retinalen Gefäße sind im Norrie-Mausmodell beschrieben. Studien im Knock-out-Mausmodell (Ndp y/-) zeigte eine frustrane retinale Vaskularisation und ein vollständiger Verlust der tiefen Kapillaren der Netzhaut (übrigens auch der Gefäße der Stria vaskularis der Cochlea). NDP scheint zudem eine Rolle in der retinalen Gefäßentwicklung zu haben. Untersuchungen in knock-out Mäusen (Ndp y/) zeigen eine vollständige Reversibilität der Pathophysiologie durch eine ektope Norrinsekretion über einen Linsen-spezifischen Promoter. Ein direkt stimulierender Effekt von Norrin auf die retinalen Ganglienzellen konnte auch gezeigt werden.

Die Hypothese, dass das Norrin-Fdz4-Signaltransduktionssystem eine zentrale Rolle in der Signaltransduktion des Auges (und Ohres) spielt, stammt ebenfalls aus Untersuchungen im Mausmodell. Mutante Mäuse mit einem Defekt in einem Wnt-Rezeptor, frizzled-4 (Fzd4), haben Defizite in der retinalen Vaskularisation ähnlich zu denen bei den Norrie-knockout Tieren (Ndp y/-). Norrin und Fzd4 fungieren als ein hoch affines Liganden-Rezeptor-Paar. Norrin induziert eine Fzd4- und LRP5-abhängige Aktivierung des klassischen Wnt-Weges, der eine Rolle bei der endothelialen Proliferation und dem Überleben von Endothelzellen spielt. Defekte der Wnt-Signalkaskade beeinflussen die okuläre Entwicklung und das Wachstum und sind vermutlich wichtig in den pathobiologischen Prozessen, die sowohl dem Norrie-Disease als auch der FEVR zu Grunde liegen. Genexpressionsstudien in Ndph-knockout Mäusen haben eine veränderte Expression von Plvap und Slc38a5 sowie des ektopen Plvap in der Netzhaut gezeigt, jedoch fehlen noch weitere Studien, die die biologischen Effekte dieser Veränderungen zeigen. Das Genprodukt des Ndp-Gens, Norrin, setzt sich aus 133 Aminosäuren zusammen und ist ein Mitglied einer Familie von Wachstumsfaktoren, die auch »transforming-growth factor beta« (TGΓ-β) beinhalten. mRNA Lokalisation mittels In-Situ-Hybridisierung konnte eine Expression in der äußeren Körnerschicht, der inneren Körnerschicht und der Ganglienzellschicht zeigen.

11.3.5 Symptomatik und klinisches Bild/Diagnose

Praxistipp

- Visus
  - >0,5 = 71%
  - 0,1-0,5 = 13%
  - <1/50 = 16%
- Häufig asymptomatische Genträger
- Avaskuläre Sichel in der temporalen Peripherie

▼

- Abbruch der retinalen Blutgefäße am temporalen Äquator
- Gefäßkaliber in der Peripherie dicker als normal
- Gefäßektasie, Aneurismen
- Deformierung der Gefäßstämme zentral (enger Winkel κ)
- Ektopie der Makula mit nach temporal verzogenem Gefäßbaum
- Subretinale Exsudate
- Lokale Pigmentierungen, Hämorrhagien, retinale Atrophien
- Zwiebelschalenartige Glaskörpermembranen
- Retinoschisis, falziforme Netzhautfalten, Ablatio retinae (traktiv, teils rhegmatogen)

Häufig verursacht die Erkrankung gar keine Beschwerden und wird deshalb oft nicht richtig diagnostiziert. So ist bei der Mehrheit der Genträger keine Einschränkung des visuellen Visus feststellbar. Die Sehschärfe beträgt in 71% der Patienten mehr als 0,5, in 13% zwischen 0,1 und 0,5 und in 16% der Patienten Metervisus (weniger als 1/50).

Die Erkrankung ist bilateral, aber häufig asymetrisch. Welche Rolle hierbei der Vererbungsmodus spielt, ist bislang nicht untersucht. Eine frühe Manifestation ist häufig mit einer Progression verbunden; eine Exotropie in den frühen Lebensjahren kann ein erstes Symptom sein. Alsheikheh und Mitarbeiter haben zwei konsanguine Familien untersucht, die verschiedene Krankheitsstadien aufwiesen (Abb. 11.9). Während Patient 5 und 6 nur subklinische Veränderungen zeigten, sind bei Patient 2 und 3 subretinale Exsudate und eine Krankheitsprogression zu sehen.

Bei einem Vater zeigt sich eine temporale Gefäßverziehung, die beim Sohn sogar mit einer traktiven Abhebung und pathologischen Gefäßen mit Netzhautdistanz verbunden waren (Abb. 11.13).

Vater:
Voller Visus,
lediglich peripher
Degenerationsbeete,
Gefäßabbrüche

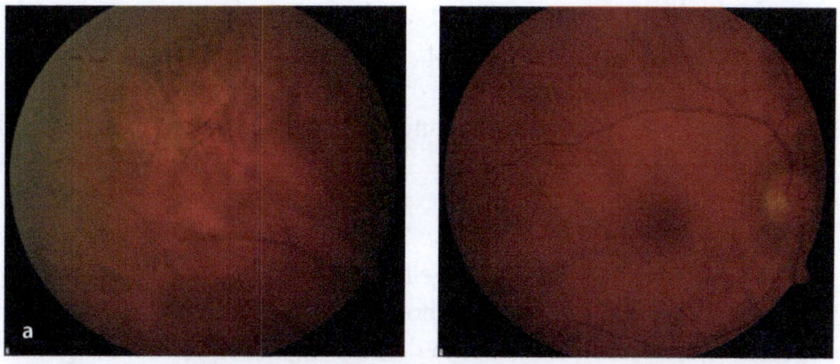

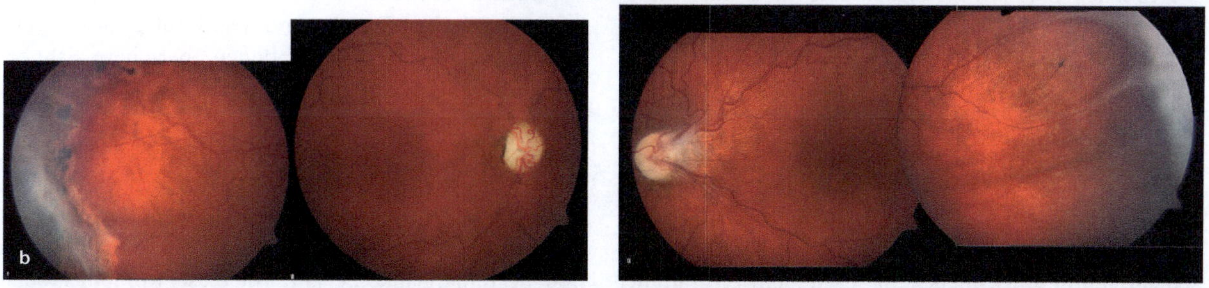

Sohn (13 Jahre): subretinale Exsudate mit abnormen Gefäßen in der temporalen Peripherie Visus rechts 0,8, links: 0,4

Sohn 8 Jahre später
jetzt 21 Jahre alt: Konstanter Visus und
gleichbleibender Befund

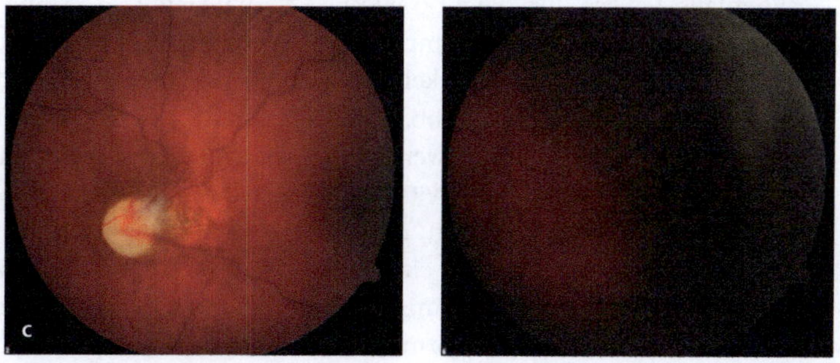

Abb. 11.13 Autosomal dominante Form: Erkrankung bei Vater (**a**) und Sohn (12 Jahre) (**b**) in unterschiedlicher Ausprägung. In beiden Fällen fehlt die Krankheitsprogression, obwohl die peripheren Gefäße traktiv abgehoben sind, hat sich über einen Zeitraum von 8 Jahren keine Veränderung ergeben (**c**). Eine Therapieindikation besteht nicht.

Eine Familie mit X-chromosomal rezessivem Erbgang zeigte bei allen Söhnen eine nahezu einseitige Erkrankung, die bereits im Jugendalter sehr weit fortgeschrittene Stadien mit subretinalen Exsudaten, die zu behandlungsbedürftigen traktiv-rhegmatogenen Amotiones in 2 Fällen geführt hat (◘ Abb. 11.10).

Pathognomonisch ist ein abruptes Ende der terminalen Vaskularisation der Netzhaut in der temporalen Peripherie. Die avaskulären Areale mit variabler Distanz zur Ora serrata sind häufig funduskopisch schon sichtbar, eine Fluoreszenzangiographie zeigt den Gefäßabbruch. Die Gefäße in den angrenzenden Bereichen zu dieser avaskulären Zone sind häufig teleangiektatisch und mikroaneurysmatisch verändert und enden in multiplen arteriovenösen Anastomosen. Zudem bilden sich an der Grenze zwischen vaskularisierter und nicht vaskularisierter Netzhaut oft Neovaskularisationen aus. (◘ Abb. 11.11). Häufig ist in der Fluoreszeinangiographie eine Leckage aus diesen pathologisch veränderten Gefäßen nachweisbar.

Die mittelperipheren Gefäße verlaufen häufig atypisch gestreckt und sind verdickt.

Diese Gefäßmalformation ist allein keine Ursache für eine Progression. Der in ◘ Abb. 11.13 gezeigte Patient zeigte keine Progression der Netzhautdistanz noch der retinalen Gefäßpathologie über einen Beobachtungszeitraum von 8 Jahren.

Bei ausgeprägter Gefäßleckage entstehen fibrovaskuläre Massen.

Funduskopisch erkennbare, gelbliche Exsudate können sich insbesondere um die pathologischen Gefäße bilden. Exsudate bestehen bei 9-22% der Patienten. Sie können in jedem Stadium der Erkrankung intra- oder subretinal auftreten. Aus der Präsenz von Exsudaten leiten sich therapeutische Konsequenzen ab: Während betroffene Augen ohne Exsudate nur selten von einem Fortschreiten der Erkrankung betroffen sind, sollten alle Augen mit Exsudaten behandelt werden, um eine Progredienz zu verhindern (► Abschn. 11.3.7 Therapie). In fortgeschrittenen Stadien vergrößern sich die subretinaen Exsudate.

Sie können den Ziliarkörper und die periphere Linsenkapsel mit umschließen. Je nach Schweregrad der Exsudationen können sich seröse Netzhautablösungen entwickeln.

Ebenfalls typisch für die Erkrankung ist die Heterotopie der Makula mit nach temporal verzogenem Gefäßbaum bei verkleinertem Winkel Kappa ähnlich einer Frühgeborenenretinopathie (◘ Abb. 11.11). Dies kann bei 50% der Genträger beobachtet werden. In Abhängigkeit von der Neovaskularisationsaktivität können sich fibrovaskuläre Membranen entwickeln, die die großkalibrigen arteriellen und venösen Gefäßen einschließen. Die traktiven Kräfte können zur Bildung einer prominenten retinalen Falte (◘ Abb. 11.11), die keilförmig aus der temporalen Peripherie bis über die Makula zieht und zu einer traktiven Netzhautablösung führen (sog. falziforme Amotio).

Ein weiteres typisches Merkmal der FEVR sind die schwiebelschalenartig strukturierten Glaskörperschlieren, die gliös in die Netzhaut inserieren und die traktiven Kräfte auf die Netzhaut verstärken können.

Rhegmatogene Netzhautablösungen entstehen durch Foramina bei starkem Zug in der Regel in der mittleren Peripherie, wo stets eine pathologische Glaskörperadhärenz besteht. Die retinalen Foramina können dabei durch epiretinale Membranen verschleiert werden. Die Unterscheidung zwischen einer rhegmatogenen und einer traktiven Amotio ist jedoch von großer Bedeutung. Während traktive Amotiones meist nur langsam voranschreiten und eine chirurgische Versorgung nur bei Bedrohung der Makula zwingend erforderlich ist, schreiten rhegmatogene Netzhautablösungen schnell voran und benötigen daher eine zügige operative Versorgung. Auch bei fehlendem sichbaren Foramina kann die klinische Unterscheidung dadurch erfolgen, dass nur die rhegmatogene Form bullös erscheint, nicht dagegen eine traktive Amotio.

Van Nouhuys berichtet über die FEVR als einen häufigen Grund für juvenile Netzhautablösungen. Während falziforme Falten und totale Netzhautablösungen mit retrolentaler Organisation hauptsächlich in den ersten zehn Lebensjahren auftreten, sind rhegmatogene Netzhautablösungen meist in der 2. und 3. Lebensdekade zu finden. Glaskörperblutungen treten nur selten bei der Erkrankung auf und deuten wenn auf ein spätes Stadium des natürlichen Krankheitsverlaufes mit Netzhautablösung und Phthisis bulbi hin.

Andere klinische Zeichen sind eine Myopie, periphere Weiß-ohne-Druck- und Weiß-mit-Druck-Areale, periphere zystoide Degenerationen, periphere Schneeflocken und Glaskörperverdichtungen (◘ Abb. 11.11) und selten auch die Retinoschisis.

Der vordere Augenabschnitt ist bei der Erkrankung nur selten beteiligt. Dennoch treten in fortgeschrittenen Stadien von schwer betroffenen Augen mit chronischer Netzhautablösung Katarakte, bandförmige Keratopathien und Sekundärglaukome auf. All diese Komplikationen können dabei auch durch vorangegangene chirurgische Therapien verursacht oder verschlechtert worden seien.

Eine mögliche Klassifikation des Krankheitsbildes ist die Einteilung nach Miyakabi und Hashimoto (◘ Tab. 11.4). Während diese Klassifikation vor allem auf die frühen vaskulären Veränderungen der Erkrankung fokussiert, eignet sich für die fortgeschrittenen Stadien mit fibrovaskulären Komplikationen besser die Einteilung nach Pendergast (◘ Tab. 11.5). Die Stadieneinteilung nach Pendergast ist dabei hilfreich zur Therapieentscheidung, da Stadien mit Exsudaten einer Therapie bedürfen. Schepens selbst bemerkte, dass sich die Erkrankung aufgrund der klinischen Vielfalt und der variablen Symptome und Verläufe nicht für eine Klassifikation eignet.

Retinale Falten, die sich im Säuglingsalter oder der Kindheit manifestieren, können sowohl schnell als auch langsam fortschreiten oder stabil bleiben, abhängig davon, ob eine vaskuläre Leckage vorliegt oder nicht. Ein Visusverlust nach der zweiten oder dritten Lebensdekade ist selten und beruht meist auf einer rhegmatogenen Netzhautablösung oder später peripherer Exsudation. Traktive Amotiones schreiten meist eher langsam voran. Gelegentlich entwickelt sich ein fibröser Macular Pucker der Traktion und Visusminderung verursachen kann.

In einer Serie von 170 untersuchten Augen in 16 Stammbäumen beobachtete Nouhuys

- retinale Exsudate in 9%,
- Neovaskularisationen in 11%,
- periphere fibrovaskuläre Membranen in 6%,
- eine Heterotopie der Makula in 49%,
- retinale Falten in 8%,
- Netzhautablösungen in 21% und
- Glaskörperblutungen in 2% der Fälle.

Tab. 11.4 Stadieneinteilung nach Miyakabo (1984)

Stadium I	Avaskuläre Zone weniger als 2 Papillendurchmesser von der Ora serrata entfernt, fokale arteriovenöse Shunts, keine Neovaskularisationen
Stadium II	Avaskuläre Zone größer als 2 Papillendurchmesser und mehr arteriovenöse Shunts
Stadium III	V-förmiger Keil in der avaskulären Zone zwischen den oberen und den unteren temporalen Gefäßarkaden
Stadium IV	Zusätzlich Neovaskularisationen einschließlich »sea fans«
Stadium V	Narbenstadium

Tab. 11.5 Stadieneinteilung nach Pendergast (1998)

Stadium 1	Vorhandensein einer avaskulären Zone, typischerweise in der temporalen Peripherie
Stadium 2	Periphere avaskuläre Zone und extraretinale Neovaskularisationen
Stadium 3	Subtotale Netzhautablösung, Makula anliegend
Stadium 4	Subtotale Netzhautablösung, Makula nicht anliegend
Stadium 5	Totale Netzhautablösung mit offenem oder geschlossenem Trichter

Stadium 2-4 sind werden zusätzlich unterschieden in **A**: ohne Exsudate **B**: mit Exsudaten

11.3.6 Klinische Differentialdiagnose

Praxistipp

Die klinische Differentialdiagnose umfasst die Frühgeborenenretinopathie (ROP), M. Norrie, Incontinentia pigmenti, M. Coats, M. Eales sowie den persistierenden hyperplastischen primären Glaskörper (PHPV).

Die Differentialdiagnosen der FEVR umfasst eine Vielzahl von Erkrankungen der peripheren retinalen Gefäße in der Kindheit und unterscheidet sich je nach Erkankungsstadium. Wichtige Differentialdiagnosen bei FEVR sind die Frühgeborenenretinopathie (ROP, ▶ Kap. 9), der M. Coats (▶ Abschn. 11.2), M. Eales (▶ Abschn. 14.1), die Incontinentia pigmenti (IP) und der M. Norrie sowie ein persistierender hyperplastischer primärer Glaskörper (PHPV). Zur einfacheren Übersicht wurden die Differentialdiagnosen und Symptome in Tab. 11.6 und Tab. 11.7 dargestellt.

Tab. 11.6 Differentialdiagnose bei peripheren retinalen Gefäßerkrankungen im Kindesalter

	FEVR	ROP	IP	M. Norrie	PHPV	M. Coats	M. Eales
Geschlecht	f = m	f = m	f	m	f = m	m	m
Vererbung	AD,AR,XR	-	XD	XR	-	-	-
Frühgeburtlichkeit	-	+	-	-	-	-	-
Uni-/bilateral	Bilateral	Bilateral	Bilateral	Bilateral	Unilateral	Unilateral	Unilateral
Mikrophthalmus	-	-	-	+ / -	+	-	-
Periphere avaskuläre Zonen	+	+	+	+	-	+	+
Netzhautablösung	+	+	+	+	+ / -	+	- / +
Periphere retinale Exsudation	+	- / (+)	-	-	-	+	-
Systemische Assoziation	-	+ / -	+	+	-	-	+

f weiblich; *m* männlich; *AD* autosomal dominant; *AR* autosomal rezessiv; *XD* x-chromosomal dominant; *XR* x-chromosomal rezessiv

Tab. 11.7 Differentialdiagnosen

Symptome / okuläre Manifestation	Erkrankungen
Avaskuläre retinale Peripherie (Kindheit)	ROP Incontinentia pigmenti FEVR
Vollständige Amotio (Kindheit)	ROP PHPV Norrie Erkrankung Incontinentia pigmenti X-chrom. juvenile Retinoschisis
Retinale Falte	ROP PHPV M. Norrie Incontinentia pigmenti X-chrom. juvenile Retinoschisis Toxocariasis FEVR
Periphere Neovaskularisationen (Erwachsene)	Sichelzellretinopathie M. Eales Pars planitis Angiomatosis retinae
Intra- und subretinale Lipidexsudation	M Coats Angiomatosis retinae Pars planitis FEVR

Die ROP kann zum einen leicht durch die Frühgeburtlichkeit bzw. eine vorangegangene Sauerstofftherapie abgegrenzt werden, zum anderen folgt sie einem gänzlich anderen zeitlichen Verlauf. Während die ROP entweder weiter bis zur Netzhautablösung und Vernarbung fortschreitet oder aber die Periphere vaskularisiert, bleibt die avaskuläre Zone der FEVR in der Regel über das ganze Leben konstant. Mutationen im NDP-Gen konnten in 4 von 16 Kindern mit fortgeschrittener ROP gezeigt werden. Das wirft die Frage auf, ob NDP-Mutationen einen Norrie-Disease ähnlichen Phänotyp in Frühgeborenen begünstigen kann. Eine Studie von 102 Frühgeborenen zeigte nur Polymorphismen und keine Phänotyp-assoziierten NDP Mutationen. Hutcheson und Mitarbeiter untersuchten 54 Kinder mit schwerer ROP (Stadium III oder schlechter) aus verschiedenen ethnischen Hintergründen und zeigten 5-Sequenz-Variationen in untranslated regions (UTR) von NDP. Eine klare Kausalität für diese NDP Polymorphismen in der Pathogenese der ROP konnte bislang nicht nachgewiesen werden.

Bei fehlender systemischer Erkrankung kann mit hoher Wahrscheinlichkeit ein M. Norrie oder eine Incontinentia pigmenti ausgeschlossen werden.

Die **Incontinentia pigmenti** (Bloch-Sulzberger-Syndrom) ist eine ausgesprochen seltene Multisystemerkrankung, die X-chromosomal dominant vererbt wird (homozygot/hemizygot letal). Männliche Patienten wurden aus diesem Grunde nur wenige beschrieben (Karyotyp XXY). Die Hautveränderungen sind von großer diagnostischer Relevanz, orientieren sich entlang der Blaschko-Linien und zeigen gemäß der klassischen Einteilung einen charakteristischen Verlauf durch progressive Krankheitsstadien. Die meisten betroffenen Kinder weisen einen Entwicklungsrückstand auf, neurologische Symptome zeigen sich in ca. 30% der Fälle mit Epilepsien und Spastik. Die okulären Symptome äußern sich früh in einem Strabismus. Die retinale Dysplasie führt häufig zu Netzhautablösungen, Uveitis, Keratitis, Katarakt, Pigmetretinopathie, und schließlich dem Bild einer retrolentikuären Fibroplasie. Histologisch ähnelt das Bild dem der FEVR mit einer perivaskulären Entzündung. Ursache der Inkontinentia Pigmenti sind Mutationen im NEMO/IKK-gamma-Gen, das für eine wichtige Komponente im Signalweg des »nuclear factor-kappa B« (NF-kB) kodiert.

Die **Norrie-Krankheit** (M. Norrie) ist eine X-chromosomal rezessiv vererbte Form angeborener Blindheit. Es sind also in der Regel männliche Betroffene. Die Erkrankung geht mit progressiver Schwerhörigkeit und in manchen Fällen mit geistiger Behinderung einher. Etwa 30-50% der männlichen Erkrankten zeigen Verhaltensauffälligkeiten und kognitive Defizite. Die Norrie-Erkrankung wird durch Mutationen im NDP-Gen (Norrie disease pseudoglioma) verursacht. Die große klinische Variabilität selbst zwischen verwandten Patienten, die dieselbe Mutation tragen, deutet auf eine mögliche Beteiligung weiterer modifizierender Krankheitsfaktoren oder Gene hin. Die okuläre Erkrankung ist in der Regel bilateral. Charakteristisch ist eine bereits zum Zeitpunkt der Geburt bestehende oder sich in den ersten Lebensmonaten ausbildende Netzhautablösung. Der vordere Augenabschnitt kann bei Geburt zunächst unauffällig sein, die Netzhaut stellt sich als gelblich glänzende Masse dar, die als »Pseudogliom« aufgrund ihrer Ähnlichkeit mit Tumoren bezeichnet werden. Der M. Norrie betrifft primär die retinalen Neurone, was mithilfe elektrophysiologischer Untersuchungen nachgewiesen werden kann. Veränderungen im Bereich des vorderen Augenabschnittes mit Kataraktbildung, Hornhauttrübungen und Bandkeratopathie sind sekundär.

Beim **Morbus Eales** (Angiopathia retinae juvenilis, ► Abschn. 14.1) handelt es sich um eine obliterative retinale Vaskulitis unklarer Genese. Die Erkrankung ist eine beidseitige Gefäßerkrankung der Netzhaut, die gehäuft in der asiatischen Bevölkerung (vor allem in Indien und im Nahen Osten) anzutreffen ist. Periphere ischämische Areale und vaskuläre Anomalien sind auch beim M. Eales zu finden. Eine Verziehung des Gefäßbaumes nach temporal jedoch nie. Zudem betrifft ein M. Eales typischerweise junge Männer (Häufigkeitsgipfel 20-35 Jahre) und eine familiäre Häufung ist nicht beschrieben. Die Pathogenese ist weitgehend unklar. Im Gegensatz zur FEVR ist die Störung der Wand peripherer Retinagefäße und der vielen Shuntgefäße nicht entzündlich. Es finden sich Kapillarverschlüsse, peripherere Neovaskularisationen und Einblutungen in den Glaskörper. Die mikrovaskulären Störungen dominieren v.a. den Übergang zwischen perfundierter und nichtperfundierter Retina. Klassisches Zeichen ist eine Periphlebitis sowie Neovaskularisationen mit teilweise rezidivierenden Glaskörperblutungen. Tuberkulose oder entzündliche neuronale Erkrankungen als Risikofaktoren Überempfindlichkeit gegen Tuberkulin) konnten nicht bewiesen werden (▶ Abschn. 14.1).

Ein **Morbus Coats** kann durch die ebenfalls vorkommenden subretinalen Exsudate einer FEVR ähneln. Typischerweise zeigt sich aber auch hier keine Verziehung des Gefäßbaumes. Proliferationen sind beim M. Coats nie anzutreffen. Die betroffenen Gefäße sind teleangiektatisch, es finden sich fusiforme Dilatationen der venösen und kapillären Gefäße. Die Lipidexsudate finden sich in der Regel im Bereich der Makula oder im superotemporalen Quadranten. Eine starke Exsudation kann bis zu einer vollständigen Netzhautablösung führen. Komplikationen sind eine Iridozyklitis, eine Katarakt oder ein Neovaskularisationsglaukom. Der M. Coats betrifft in 95% der Fälle nur ein Auge und in der Regel männliche Kinder (Jungen:Mädchen = 10:1). Eine systemische Beteiligung findet sich in der Regel nicht (▶ Abschn. 11.2).

Bei starker Traktion in anterioposteriorer Richtung kann eine FEVR auch das Krankheitsbild eines **persistierenden hyperplastischen primären Glaskörpers** (PHPV) imitieren. Beim PHPV findet sich eine dichte retrolentale fibröse Platte mit Gefäßen, ausgehend von der persistierenden A. hyaloidea. Diese fibröse Platte steht im Kontakt mit den ausgezogenen Ziliarzotten. In Mydriasis werden diese pathognomonischen ausgezogenen Ziliarzotten sichtbar und erleichtern die klinische Differentialdiagnose gegenüber dem Retinoblastom. Die Linse zeigt oft eine hintere Schalentrübung. In der Differentialdiagnose zur FEVR ist diese beidseitig, während der PHPV in der Regel eine einseitige Erkrankung darstellt. Beim PHPV liegt gewöhnlich mit ein Mikrophthalmus vor.

Eine retinale Dysplasie mit PHPV-ähnlichen Veränderungen ist beim Walter-Warburg-Syndrom mit einer Lisenzephalie verbunden. Diese Erkrankung ist autosomal rezessiv und mit einer Trisomie 13 assoziiert.

Genetische Diagnostik und Beratung

Um eine gezielte und qualifizierte genetische Beratung durchführen und das Wiederholungsrisiko in einer Familie bestimmen zu können, ist die molekulare genetische Diagnose meist unverzichtbar (◘ Tab. 11.3, ◘ Abb. 11.8a,b). Dies gilt insbesondere bei sporadischen Fällen, die prinzipiell durch rezessive oder X-chromosomale Mutationen hervorgerufen werden können, oder sogar durch dominante Neumutationen. Für die genetische Diagnostik stehen gegenwärtig mehrere Gentests zur Verfügung, die auf den Nachweis von Mutationen in vier verschiedenen Genen abzielen: FZD4, LRP5, NDP, TSPAN12. Die genetische Heterogenität erschwert dabei die verlässliche Diagnostik. Es muss davon ausgegangen werden, dass es zusätzlich Mutationen in anderen als diesen 4 Genen gibt, die zu einer ähnlichen Symptomatik führen. Die klinische Symptomatik kann einen wichtigen Anhaltspunkt für eine gezielte genetische Diagnostik liefern, wie etwa beim Auftreten extraokulärer Symptome bei Patienten mit einem Morbus Norrie oder dem OPPG-Syndrom (Osteoporosis-pseudoglioma syndrome). Auch der Vererbungsmodus bzw. eine positive Familienanamnese kann wichtige Anhaltspunkte liefern. So sind beispielsweise Mutationen in FZD4 und TSPAN12 dominant, während LRP5-Mutationen rezessiv vererbt werden. Sind in einer Familie ausschließlich Männer betroffen, kann dies ein Hinweis auf eine geschlechtsgebundene, X-chromosomal-rezessive Verebung sein. Mutationen im NDP Gen werden X-chromosomal rezessiv vererbt. Die Mütter betroffener Knaben sind Überträgerinnen der Mutation, selbst aber nicht von der Krankheit betroffen. Letzteres gilt für die allermeisten Fälle, allerdings gibt es einige wenige Ausnahmen, die durch eine präferenzielle Inaktivierung des gesunden X-Chromosoms hervorgerufen werden können.

Die vier involvierten Gene stehen auch in einem funktionellen Zusammenhang. Das NDP-Genprodukt, das als Norrin bezeichnet wird, ist der Ligand der Rezeptoren Frizzled-4, LRP5 und Tetraspanin 12. Der Ligand Norrin und seine 3 Rezeptoren spielen eine wichtige Rolle in der molekularen Steuerung der Blutgefäßentwicklung in der Netzhaut und bei der Regression der hyaloiden Gefäße im Glaskörper.

Die Gene haben eine sehr unterschiedliche Größe und kodieren auch für unterschiedlich große Proteine. Das NDP-Gen besteht nur aus drei Exons, von denen der offene Leserahmen in den Exons 2 und 3 für 133 Aminosäuren kodiert. Das Norrin-Protein enthält eine Signalsequenz am N-Terminus, die 24 Aminosäurereste umfasst und für den exztrazellulären Transport verantwortlich ist. Bisher sind mehr als 120 verschiedene Mutationen in diesem Gen beschrieben, von denen die allermeisten (ca. 105) zum klassischen Morbus Norrie führen. Sehr auffallend ist die große klinische Variabilität ihrer Ausprägung. Die Norrin-Mutationen wurden nicht nur in Patienten mit dem klassischen Morbus Norrie gefunden, sondern auch mit anderen Krankheitsbildern assoziiert (Frühgeborenenretinopathie, exsudative Vitreoretinopathie, persistierender hyperplastischer primärer Glaskörper).

Das FZD4 Gen besteht aus 2 Exons und kodiert für ein Protein aus 537 Aminosäuren. Als zellulärer Oberflächenrezeptor ist es ein Transmembranprotein. FZD4-Mutationen werden dominant vererbt und wurden mit exsudativer Vitreoretinopathie und der Frühgeborenenretinopathie assoziiert. Momentan sind ca. 40 FZD4-Mutationen bekannt, von denen die allermeisten (ca. 35) bei Patientinnen und Patienten mit FEVR beobachtet und beschrieben wurden.

Das **LRP5** (low-density lipoprotein receptor-related protein 5)-Gen ist das größte in dieser Gruppe. Es besteht aus 23 Exons und kodiert für ein Transmembranprotein aus 1.615 Aminosäuren. Bisher wurden knapp 100 verschiedene Mutationen in diesem Gen beschrieben. Die meisten (>50) führen zum OPPG Syndrom, etwa ein Viertel zur autosomal rezessiven FEVR. Einige wenige DNA-Sequenzveränderungen im LRP5 Gen wurden auch mit einer erhöhten Knochendichte bzw. isolierter Osteoporose in Zusammenhang gebracht.

Knapp 10 verschiedene Mutationen wurden bislang im Tetraspanin 12 (TSPAN12-Gen) beschrieben, die ausschließlich zur autosomal dominanten EVR führen. Das Gen besteht aus 8 Exons und kodiert für ein Protein mit 305 Aminosäuren.

11

Insgesamt ist damit für eine genetische Diagnostik der FEVR eine überschaubare Anzahl von Genen und proteinkodierenden DNA-Sequenzen im menschlichen Genom für Laboranalysen zugänglich (alle 4 Gene kodieren für insgesamt 2.590 Aminosäuren, das entspricht 7.770 Basenpaaren in der DNA, die in 36 Exons aufgeteilt sind). Momentan basiert die genetische Diagnosestellung bzw. differentialdiagnostische Abklärung auf der SANGER-DNA-Sequenzierung aller Exons der 4 Gene inklusive der flankierenden Spleißdonor- und Spleißakzeptor-Stellen.

Aufgrund der unterschiedlichen Mutationshäufigkeiten ließe sich, aus Kostengründen, bei sporadischen Fällen auch eine Stufendiagnostik anbieten und durchführen (FZD4 > LRP5 > NDP > TSPAN12).

Eine exakte differentialdiagnostische Abklärung auf der molekularen Ebene dürfte in Zukunft auch für neue therapeutische Maßnahmen unumgänglich sein, wie etwa die Gentherapie.

Sehr interessante und neue Erkenntnisse bezüglich der molekularen Pathophysiologie der exsudativen Vitreoretinopathie und verwandter vitreoretinaler Gefäßkrankheiten konnten in verschiedenen Mausmutanten gewonnen werden, die für alle 4 Gene verfügbar sind. In allen Mutanten wurden die für die FEVR typischen retinalen Blutgefäßveränderungen beobachtet. Zusätzlich dazu fanden sich aber auch vaskuläre Auffälligkeiten im Gehirn von Norrin- und Frizzled-4-Knockout-Mäusen, sowie weibliche Infertilität. Die Blutgefäßveränderungen im Gehirn der Norrin-Knockout-Mäuse sind eine mögliche Erklärung für die geistige Behinderung von Patienten. Auch im Ohr der Knockout-Mäuse wurden charakteristische vaskuläre Veränderungen gefunden. Allerdings scheint Norrin im auditorischen System eher für die Erhaltung und Homoestase der Blutgefäße eine Rolle zu spielen, während es in der Netzhaut und für die hyaloiden Gefäße eine wichtige Funktion in der Entwicklungs- und Differenzierungsphase hat.

Diese Mausmodelle dürften auch für die zukünftige Etablierung von therapeutischen Maßnahmen sehr hilfreich sein.

11.3.7 Therapie

Praxistipp

- Genträger bis zum 30. Lebensjahr beobachten.
- Bei frühzeitiger Erkennung peripherer Gefäßanomalien sind durch die Laser- oder Kryokoagulation eine Stabilisierung und die Verhinderung der Progression zur Netzhautablösung möglich.
- Direkte Laserkoagulation der pathologischen Gefäße zur Reduktion der Exsudate
- Kein Nutzen einer prophylaktischen Laserkoagulation.
- Vitreoretinale Chirurgie kann unter Umständen in fortgeschrittenen Fällen indiziert sein. Retinotomien sollten dringend vermieden werden.

Die Mehrheit der Genträger weist keine Symptome auf und die Diagnose wird eher per Zufall gestellt. Diese Patienten benötigen in der Regel keine Behandlung. Hier reicht eine Beobachtung bis zu einem Alter von ca. 30 Jahren aus, um ein evtl. Fortschreiten der Erkrankung rechtzeitig zu erkennen. Insbesondere bei Patienten ohne retinale Exsudate ist eine Beobachtung ohne Behandlung dann gerechtfertigt, wenn keine subretinalen Exsudate vorliegen. Es gibt bislang keinen Beleg für den Nutzen einer prophylaktischen Laserkoagulation der peripheren avaskulären Areale.

Generell ist eine Therapie erforderlich, sobald subretinale Exsudate vorliegen. Neben den subretinalen Exsudaten stellt auch das Vorliegen von Neovaskularisationen eine absolute Indikation zur Lasertherapie dar. Relative Indikation für eine Lasertherapie ist vor allem das Vorliegen eines fortgeschrittenen FEVR-Stadiums am Partnerauge.

Die Lasertherapie sollte sich vor allem auf die Gefäße mit Leckage konzentrieren. Diese werden durch direkte Koagulation behandelt. Größere Exsudate können dabei mehrere Monate bis zur vollständigen Rückbildung benötigen. Zudem sollte eine Koagulation der avaskulären Areale an dem betroffenen Auge erfolgen. Es empfehlen sich Kontrollen 6-8 Wochen nach Laserbehandlung zur Beobachtung der Rückbildung der Exsudate und der Neovaskularisationen. Prinzipiell besteht keine Indikation für eine panretinale Laserkoagulation.

Praxistipp

Absolute Indikationen zur Lasertherapie umfassen subretinale Exsudate und abnorme periphere Gefäße mit subretinalen Exudaten. Relative Indikationen sind Partneraugen mit weniger ausgeprägten peripheren Veränderungen sowie stabile falziforme Amotiones.

Generelle Empfehlungen für die Photokoagulation bei FEVR

- Argon-Grün oder Krypton-Rot
- Fleckgröße und Expositionszeit entsprechend der klinischen Ausprägung, in der Regel 200-350 mW, 200 Mikrometer, 200-1.000 ms
- Subretinale Exudate können nur durch eine direkte Behandlung der leckenden Neovaskularisationen behandelt werden.
- Große subretinale Exsudate können viele Monate zur Regression benötigen. 6-8 Wochen nach der Laserbehandlung sollten die Behandlungsbereiche auf eine ausreichende Regression der Gefäßpathologie und Exsudate kontrolliert werden.
- Wiederbehandlung bei insuffizienter Regression der pathologischen peripheren Gefäße und bei persistierenden subretinalen Exsudaten.
- Wenn die Peripherie nicht ausreichend behandelt werden kann, kann eine Vitrektomie erforderlich sein. Indikationen zu einer panretinalen Koagulation gibt es nicht.

Alternativ zur Lasertherapie ist auch eine Kryokoagulation möglich. Die Kryoherde müssen dabei mehrfach im Bereich der abnormen Gefäße appliziert werden, um eine verlässliche Destruktion des Gewebes zu erreichen. Insbesondere dickere subretinale Exsudate können bei einer transskleralen Kryokoagulation Probleme bereiten. Die Endokryokoagulation bietet hier eine Alternative, hierbei ist jedoch darauf zu achten, keine Netzhautforamina durch unvollständiges Entfrieren zu induzieren.

In einer Serie von 15 Augen mit einer aktiven extraretinalen Neovaskularisation und anliegender Netzhaut benötigten 53% der mittels Laserkoagulation behandelten Augen keine weitere Therapie. Bei 47% der Augen schritt die Erkrankung weiter fort bis hin zu einer Netzhautablösung, die eine Vitrektomie erforderlich machte.

Praxistipp

Indikationen zur Vitrektomie bei FEVR

- Progressive falziforme Amotio
- Progressive periphere Traktionsamotio mit Makulabedrohnung
- Visusverlust durch Amotio mit Makulabeteiligung
- Persistierende Glaskörperblutung (>8 Wochen) oder frische Blutung bei unklarer Netzhautsituation
- Glaskörpertrübungen und -segel, die mit der zentralen Sicht interferieren
- Rhegmatogene Amotiones, wenn die Foramina durch periphere Fibrose verdeckt werden
- PVR Re-Amotiones

Indikationen für eine Vitrektomie sind neben einer traktiven Netzhautablösung mit Abhebung der Makula oder drohender Makulaabhebung eine Glaskörpereinblutung, die den Einblick auf die Peripherie und somit auch eine Laserkoagulation verhindert, zwiebelschalenartige Glaskörpersegel, die die zentrale Sehschärfe beeinträchtigen, eine falziforme Netzhautablösung, eine rhegmatogene Amotio mit epiretinalen Membranen, die periphere Löcher verschleiern oder eine PVR-Re-Amotio.

Glaskörperblutungen sind insgesamt selten, müssen jedoch als Indikator für ein erhöhtes Risiko einer Netzhautablösung und einer Phthisis als Endstadium der Erkrankung gesehen werden. Eine frühe Vitrektomie sollte erwägt werden, da diese eine Minderung der Glaskörpertraktion erlaubt ebenso wie die Behandlung der Neovaskularisationen, die die Erkrankung triggern.

Praxistipp

Generelle Empfehlungen zur Vitrektomie bei FEVR

- 3-Port-Vitrektomie
- Wenn kein peripherer Einblick möglich, muss die Linse ggf geopfert werden
- Glaskörpermembranen bei FEVR haben einen zwiebelschalenartigen Aufbau, eine pergamentartige Struktur und meinst nur geringe Traktion. Diese Glaskörpersegel können nicht von der Netzhautoberfläche gepeelt werden und müssen scharf abpräpariert werden.
- Zusätzliche Buckel (Cerclage) helfen die periphere Traktion zu entlasten (▫ Abb. 11.14)
- Durch die starke Schrankenstörung ist das Risiko einer PVR sehr hoch – Retinotomien müssen unbedingt vermieden werden
- In der Regel ist keine Glaskörpertamponade erforderlich, in schweren Fällen (PVR, große Foramina, Ziliarkörperinsuffizienz bei zyklitischen Membranen) kann Silikonöl erforderlich sein.

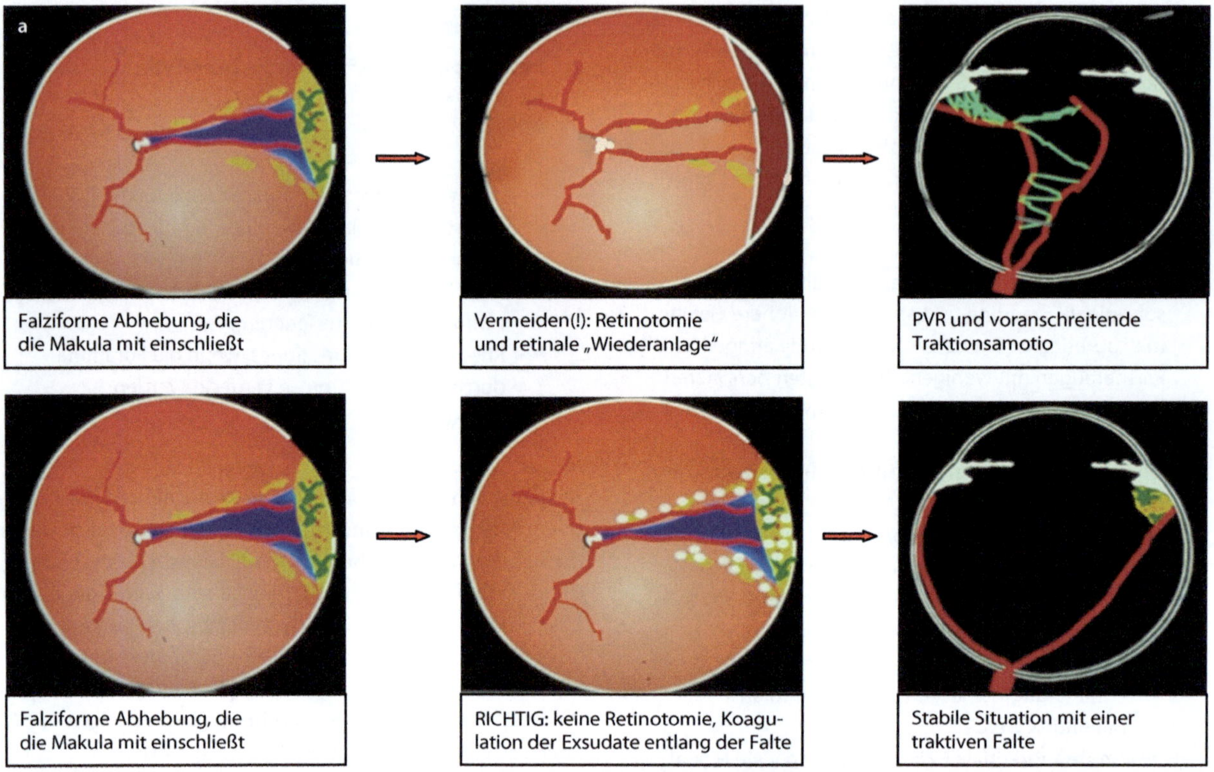

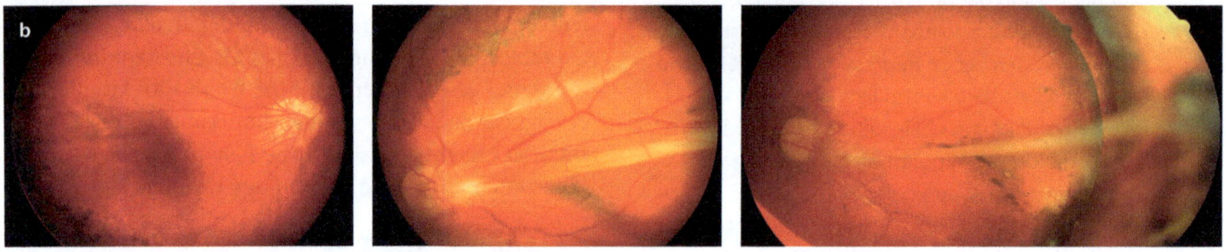

RA: Visus 0,5, periphere Photokoagulation, stabil seit vielen Jahren

LA: VA 0,01, Stadium IVa, Falciforme Abhebung mit Makulabeteiligung

LA: Visus 0.05, nach Cerclage und Vitrektomie. Stabile Situation

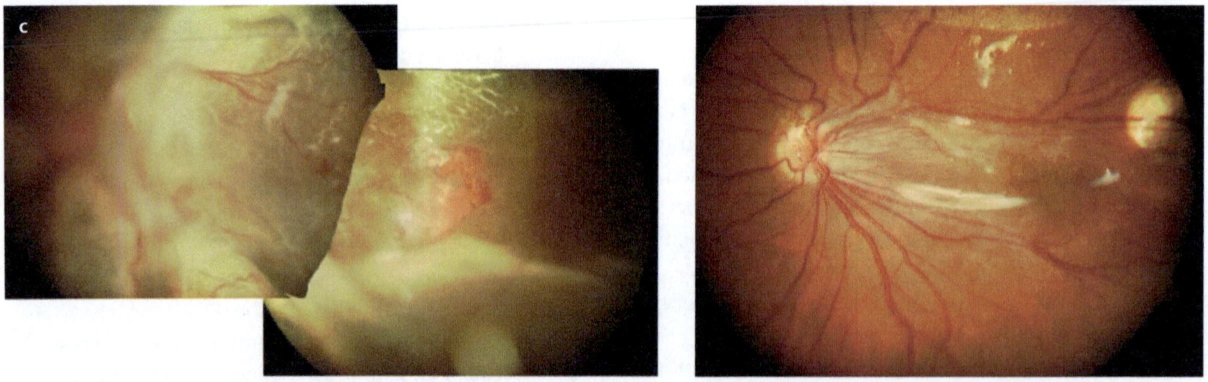

Patient aus Abbildung 3: präoperativ rhegmatogen-traktive Amotio

gleicher Patient 2 Jahre-postopertiv noch unter Öl: in einer Revisionschirurgie wurden die restlichen Membranen gepeelt sowie temporal aktive Gefäße kryokoaguliert.

Abb. 11.14 **a** Therapeutische Intervention – schematische Darstellung des chirurgischen Vorgehens bei falziformer Amotio. **b** Therapeutische Intervention bei falziformer Amotio. **c** Patient aus Abb. 11.10 mit totaler traktiver Amotio vor und nach Chirurgie. Die Netzhaut liegt an, die angiographisch noch aktiven peripheren pathologischen Gefäße wurden bei einem Ölwechsel koaguliert

Die Resultate nach Vitrektomie sind insgesamt ermutigend. So lag in einer Serie von Nouhuys die Sehschärfe in 72% der Fälle postoperativ über 20/80. Generell sollte die Vitrektomie jedoch in spezialisierten Zentren erfolgen.

Ein bestmöglicher Einblick auf die Peripherie ist unabdingbar. Dies kann notfalls auch die Entfernung der noch klaren Linse erfordern. Die charakteristischen Glaskörpermembranen bei der FEVR sind zwiebelschalenartig strukturiert und inserieren gliös in die Netzhaut. Sie können in der Regel nicht von der Netzhaut gepeelt werden, sondern müssen scharf abgetrennt werden. Es ist fraglich, ob ein ILM-Peeling auch außerhalb der Gefäßstraße das Wiedereinwachsen der Glaskörpermembranen verhindern kann. Diese Membranen scheinen tief in der Netzhaut verankert und das ILM-Peeling kann möglicherweise retinale Strukturen verletzen. Durch den zusätzlichen Einsatz von eindellenden Verfahren wie einer Cerclage kann die periphere Glaskörpertraktion vermindert werden. Retinotomien sollten vermieden werden, da das PVR-Risiko auf Grund der starken Exsudation und der pathologischen Glaskörperanatomie deutlich erhöht ist (Abb. 11.14).

Praxistipp

Chirurgische Vorgehensweise bei falziformer Amotio bei FEVR (Abb. 11.14)

- Die falziformen Amotio, die die Makula einbezieht und eine Visusminderung bedingt, sollte nicht versucht werden zu glätten, denn eine Visusverbesserung ist unwahrscheinlich.
- Entlastungsretinotomien führen zur Ausbildung von PVR-Membranen mit folgender Re-Amotio und einem permanenten Visusverlust.
- Die Vitrektomie soll die periphere Glaskörpertraktion entlasten und kann durch eine Cerclage unterstützt werden
- Stabilisation ist ein realistisches Ziel und sollte über einen Verschluss der pathologischen Gefäße erreicht werden
- Patienten sollten in den ersten 2 Jahren sehr engmaschig kontrolliert werden im Hinblick auf eine Regression der subretinalen Flüssigkeit
- Orientierendes Sehen ist trotz einer persistierenden falziformen Falte möglich, wenn die subretinalen Exsudate sich resorbieren

In der Regel ist nach der Vitrektomie kein Glaskörperersatz außer Elektrolytlösung erforderlich. Bei hohem PVR-Risiko (Foramina) kann die Eingabe von Silikonöl erfolgen. Das realistische Ziel der Vitrektomie ist eine Stabilisierung der Sehschärfe, die durch Okklusion der abnormen retinalen Gefäße erreicht wird.

Abb. 11.14c zeigt einen Patienten (Abb. 11.10) vor und nach Chirurgie. Trotz der schwierigen Ausgangslage konnte eine vollständige Wiederanlage der Netzhaut erreicht werden. Eine re-ppV wurde nur zur Versorgung der noch aktiven pathologischen Gefäße in der Peripherie erforderlich.

Einen komplizierten Verlauf zeigt Abb. 11.15, ein 10-jähriges Mädchen mit schwerem Visusverlust nach Glaskörperblutung. Anamnestisch bestand ein Zustand nach einer Netzhautablösung mit einem Visus von 0,5 vor der Blutung. Nach Vitrektomie kam es zu einer erneuten Einblutung aufgrund persistierender pathologischer Gefäße und Exsudate in der Netzhautperipherie. Eine erneute Vitrektomie mit Lentektomie und Entfernung von Glaskörpersträngen wurde erforderlich, die im Bereich der Makula ein Pseudoforamen bildeten. Der Entvisus nach mehreren Eingriffen konnte ohne permanente Tamponade auf 0,5 stabilisiert werden.

Auf Grund der vaskulären Genese der Erkrankung kommt therapeutisch sicherlich schnell der Gedanke an eine intravitreale Injektionstherapie mit VEGF-Inhibitoren auf. Aufgrund der Seltenheit des Krankheitsbildes existieren bislang aber keine klinischen Studien zu deren Einsatz bei der FEVR. In Einzelfallbeschreibungen sind jedoch zum Teil sehr positive Effekte erzielt worden. Es sollte dabei aber nicht vergessen werden, dass eine Anti-VEGF-Therapie sicher schnell einen Rückgang von Exsudation bewirken kann, aber bei Nachlassen der Wirkung mit einem Rezidiv zu rechnen ist. Daher sollte eine versuchsweise Therapie stets in Kombination mit einer Laser- oder Kryokoagulation erfolgen.

11.3.8 Prognose/Schlussbemerkungen

Ohne Zweifel stellt die FEVR ein recht komplexes Krankheitsbild mit vielen typischen klinischen Merkmalen dar. Um die einzelnen Differentialdiagnosen sicher abzugrenzen, sollte insbesondere auf die bilateral asymmetrische Ausprägung, die familiäre Häufung, die Verziehung des Gefäßbaumes, die Heterotopie der Makula und die temporal avaskuläre Netzhaut geachtet werden. Der klinische Verlauf ist langsam progressiv, selten stabil. Die retinalen Exsudate und peripheren fibrovaskulären Membranen sind Resultat einer abnormen Gefäßleckage aus Aneurysmen, Gefäßaussackungen und Neovaskularisationen. Exsudate und Neovaskularisationen sind entscheidend für eine Therapie.

Im Gegensatz zu vielen anderen Gefäßanomalien, die mit einer erhöhten Gefäßleckage einhergehen, gibt es für die FEVR keine klinischen Studien bezüglich einer pharmakologischen Therapie. Dennoch könnten anti-inflammatorische Substanzen nicht nur die retinale Gefäßleckage vermindern, sondern auch die perivaskulären inflammato-

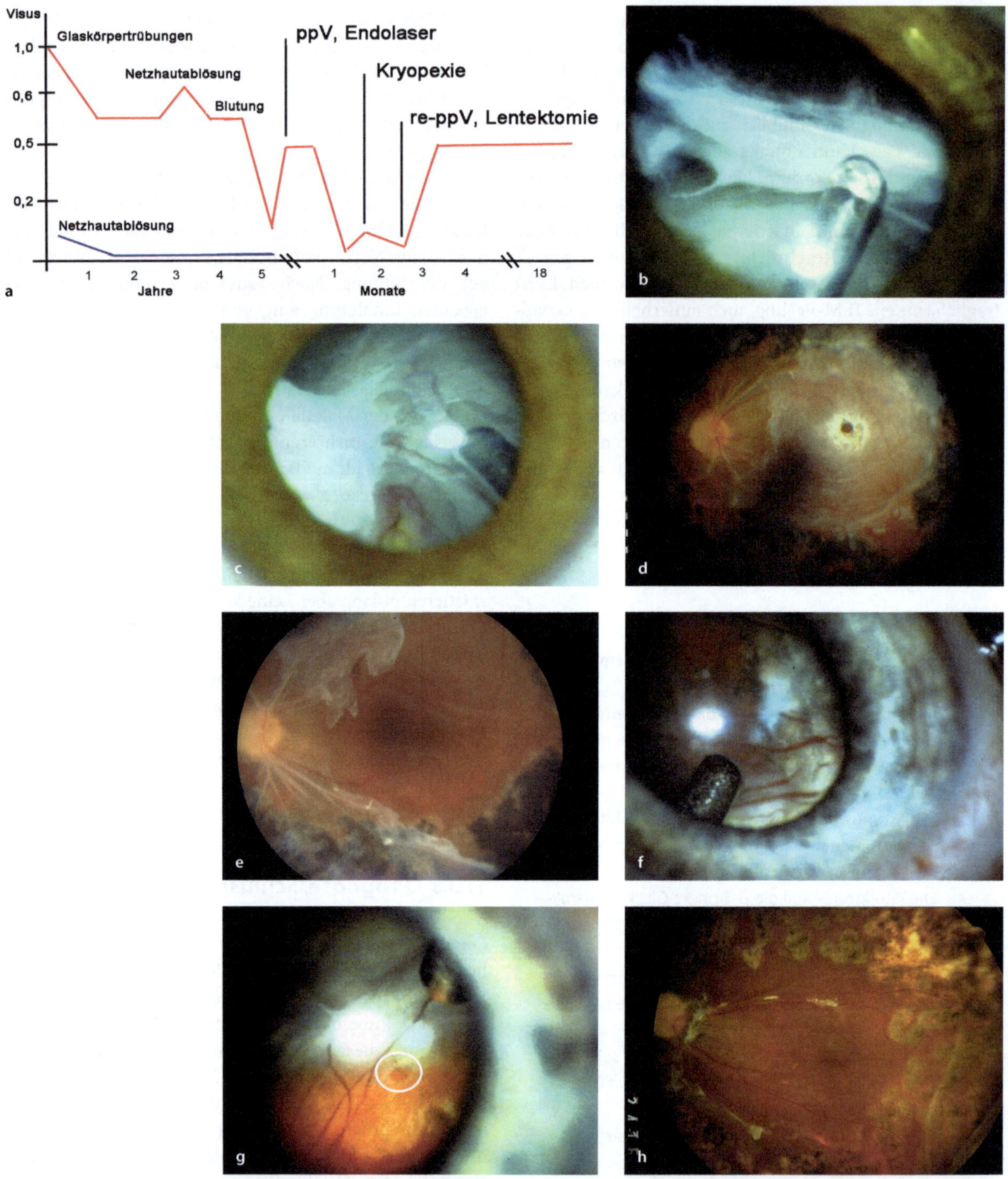

Abb. 11.15 Schwerer klinischer Verlauf eines 10-jährigen Mädchens mit chirurgischem Vorgehen. **a** Nach einer signifikanten Linsentrübung und re-Proliferationen von Glaskörpersträngen wurde eine re-ppV mit Lentektomie durchgeführt um die Sehschärfe zu stabilisieren. Einzelheiten der chirurgischen Prozedur sind in Abbildung **b-h** dargestellt. **b** Nach der Lentektomie zeigen sich fibrosierte Glaskörperströnge, die vorsichtig disseziert werden. Insbesondere muss versucht werden in der Peripherie keine Foramina durch Traktion zu erzeugen. **c** Nach Rückschneiden weiterer Glaskörperstränge zeigen sich die peripheren Gefäße mit subretinalen Exsudaten. **d** Fundusaspekt nach Dissektion der Glaskörperstränge. Die Netzhautoberfläche ist mit einer dichten Puckermembran, die in die retinale Glia inseriert überzogen. **e** Nach der Präparation der die Makula überdeckenden Membranen, die peripheren Reste müssen scharf disseziert werden und können nicht abgezogen werden. Laservarben werden sichtbar. **f** Vitrektomie der peripheren Glaskörperstränge unter Indentation. Subretinale Exsudate und abnorm dilatierte Gefäße sind sichtbar. **g** Nach Entfernung aller Memranen zeigt sich ein rundes Loch, das mit der rhegmatogenen Amotio assoziiert war. **h** Funduseinblick nach großflächiger peripherer Photokoagulation Reste von Glaskörpersträngen sind sichtbar.

rischen Infiltrate, wie histologische Untersuchungen zeigen, verringern. Ob das jedoch das Wachstum der fibrovaskulären Membranen und Glaskörperstränge verhindern kann, bleibt abzuwarten. Ebenfalls interessant wären Ansätze, die spezifische Antikörper gegen Norrin oder FDZ4 untersuchen würden, die selektiv die Rezeptoren und Liganden der Wnt/FDZ-Signalkaskade beeinflussen könnten. In einem Knock-out-Tiermodell konnte gezeigt werden, dass der Phänotyp der Knock-out-Tiere, die eine defekte retinale Angiogenese zeigten, durch eine ektope Expression von Norrin rückgängig gemacht werden konnte. Interessanterweise hatte Norrin auch einen Effekt auf die retinale Ganglienzellproliferation. Inwieweit solche Ansätze klinisch anwendbar sein können, bleibt abzuwarten.

Fazit für die Praxis

Während die Genetik der FEVR und die Verbindung mit anderen vaskulären Anomalien besser verstanden sind, bleibt die Notwendigkeit einer frühzeitigen Therapie exsudativer Stadien.

11.4 Wyburn-Mason-Syndrom

A. Wessing, A. Lommatzsch

11.4.1 Historie

Die ersten Beschreibungen von arteriovenösen Anastomosen der Netzhaut datieren in das Ende des 19. Jahrhunderts zurück: Magnus 1874, Gunn 1884, Schleich 1884, Seydel 1899, Kreutz 1903. 1915 gibt Leber im Handbuch für Augenheilkunde von Graefe-Saemisch eine erste zusammenfassende Darstellung. In diesem Artikel finden sich höchst instruktive Skizzen der von Schleich und Seydel beschriebenen Fälle. Besonderes Interesse verdient der 1903 erschienene Bericht von Kreutz, in dem erstmals die Kombination einer retinalen arteriovenösen Anastomose mit arteriovenösen Gefäßanomalien in der Orbita beschrieben wird. Eine der frühesten Beschreibungen zerebraler arteriovenöser Gefäßanomalien (»cirsoid aneurysm«) stammt von Heitmüller aus dem Jahr 1904.

Ab Mitte der 1920er Jahre mehren sich Berichte über das gleichzeitige Vorkommen retinaler und zerebraler arteriovenöser Anastomosen. Die erste zusammenfassende Darstellung stammt von P. Bonett, J. Dechaume und E. Blanc aus dem Jahr 1937 und trägt den Titel »L'anéurysme cirsoide de la rétine (anéurysme racémemeux), ses rélations acec l'anéurysme cirsoide de la face et avec l'anèurysme cirsoide de ceveau«. 1943 folgt der Artikel von R. Wyborn Mason: »arteriovenous aneurysm of mid-brain and retina, facial naevi and mental changes«. Damit ist das Krankheitsbild endgültig als retinozerebrale Gefäßanomalie definiert. Später wird der Symptomenkomplex den Phakomatosen zugeordnet.

Von allgemeinentwicklungsgeschichtlichem Interesse dürfe es sein, dass arteriovenöse Anastomosen auch bei Primaten vorkommen. 1972 haben Bellhorn et al. und 1976 Horiuchi et al. die typischen Gefäßanomalien bei Rhesusaffen ophthalmoskopisch gesehen, angiographisch dargestellt und histologisch untersucht.

Die Nomenklatur hat sich im Laufe der Zeit geändert. Frühe Autoren sprechen von **Aneurysma arteriovenosum** oder **Varix aneurysmaticus**. Ausgehend von der Nomenklatur Virchows empfiehlt Leber 1915 die Bezeichnung **Aneurysma racemosum** bzw. **Aneurysma racemosum arteriovenosum** (lat. racemus = Traube). Bonnet et al. wählen die Bezeichnung **Aneurysma cirsoides** (gr. cirsos = Erweiterung). Seit den 1930er Jahren erfolgt mit zunehmender Kenntnis der zerebralen Pathologie immer häufiger die Einordnung bei den Hämangiomen und damit bei den Tumoren. Archer et al. verwenden die Bezeichnung **Arteriovenous Communications.** Als Synonym werden die Namen **arteriovenöse Anastomosen** oder **arteriovenöse Shunts** genutzt.

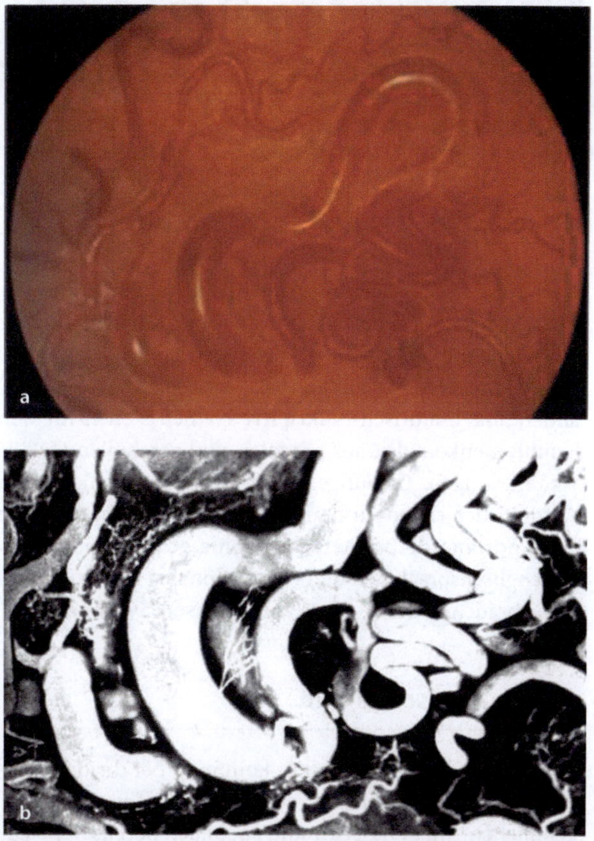

Abb. 11.16 Große kongenitale retinale arteriovenöse Anastomose am hinteren Pol (Archer-Klassifikation Gruppe 3). Das gleiche Auge im FAG-Bild

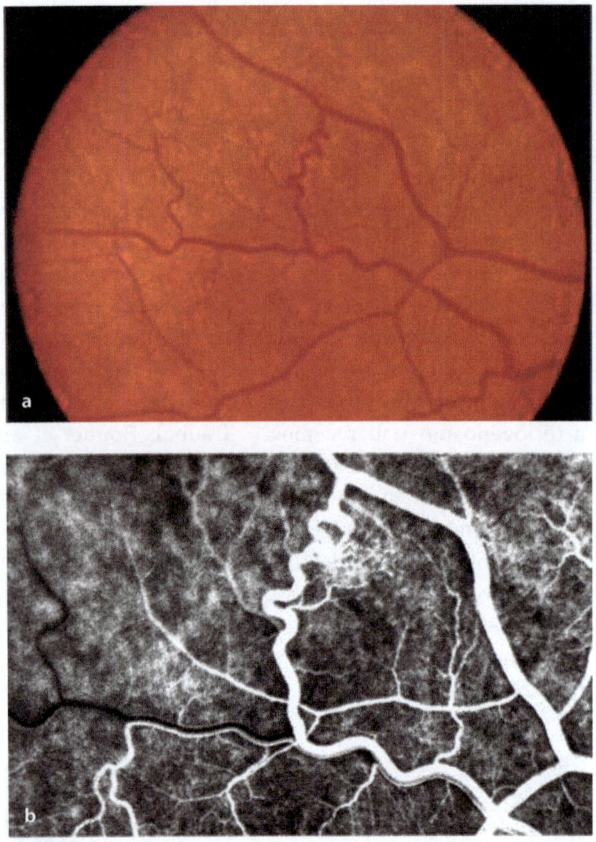

■ **Abb. 11.17** **a** Isolierte arteriovenöse in der mittleren Peripherie der Netzhaut (Archer-Klassifikation Gruppe 2). **b** Das gleiche Auge im FAG-Bild.

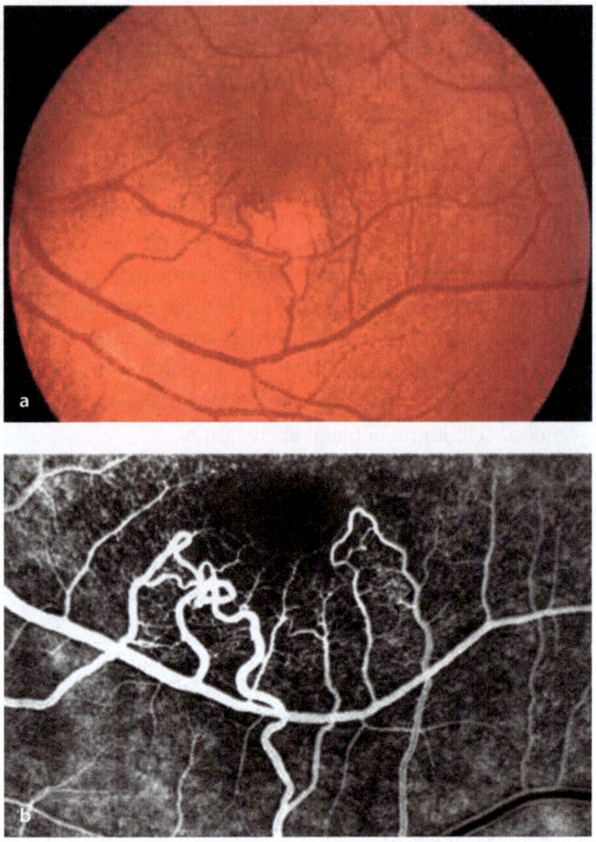

■ **Abb. 11.18** **a** Parafoveoläre arteriovenöse Anastomose (Archer-Klassifikation Gruppe 2). **b** Das gleiche Auge im FAG-Bild.

Neuro-Retino-Angiomatosis-Syndrom, »angiome encéphalo-rétino-faciale«, »syndrome anéyrysmatique rétino-optico-mesencéphalic«, »arterovenous cerebroretinal aneurysm«, »retino-cephalic vascular malformation« und andere lokalisatorisch-deskriptive Namen stehen für den Symptomenkomplex aus retinalen und zerebralen Gefäßveränderungen. Geläufiger ist die Benennung nach den Autoren der ersten zusammenfassenden Beschreibungen als **Syndrome de Bonnet, Dechaume et Blanc** oder – in der englischsprachigen und internationalen Literatur wohl am gebräuchlichsten – als **Wyburn-Mason-Syndrom**.

11.4.2 Klinisches Bild

Arteriovenöse Anastomosen kommen bei beiden Geschlechtern gleichermaßen vor. Meist werden sie im jugendlichen Alter entdeckt, sind aber auch bereits bei Neugeborenen vorhanden. Sie treten streng unilateral auf. Die wenigen in der Literatur belegten Ausnahmen bestätigen die Regel. Kleinere und mittlere Anastomosen kommen einzeln oder multipel vor, als allein stehende Kanäle oder vielfach verzweigt (■ Abb. 11.17a). Sie bevorzugen die zentrale oder temporale Retina und beschränken sich auf einzelne Sektoren oder Quadranten. Gelegentlich gehen mehrere Anastomosen von einer einzigen Arterie aus. Einzelne Gefäßschlingen können bis in die perifovealen Kapillararkaden hinein reichen, mitunter auch bis in die Fovea selbst (■ Abb. 11.18a). Manchmal ist eine zilioretinale Arterie in die arteriovenöse Gefäßschlinge integriert. Die Querschnitte der anastomosierenden Gefäße reichen von 60 bis 150 µm. In den schweren Fällen (Archer-Klassifikation »**Gruppe 3**«) nehmen die Anastomosen monströse Formen an. Die Gefäße sind miteinander verschlungen und verknäult. Sie erreichen Durchmesser bis zum zehn- und zwölffachen normaler Retinagefäße. Meist breiten sie sich über den gesamten Fundus aus. Selbst extrem dilatierte Gefäße zeigen keine Pulsationen.

Große Gefäßdurchmesser bewirken eine hohe Durchflussrate, so dass auch die venöse Seite der Anastomose oxigeniertes Blut führt. Arterielle und venöse Gefäßschenkel sind oft nur angiographisch zu unterscheiden. Der intra-

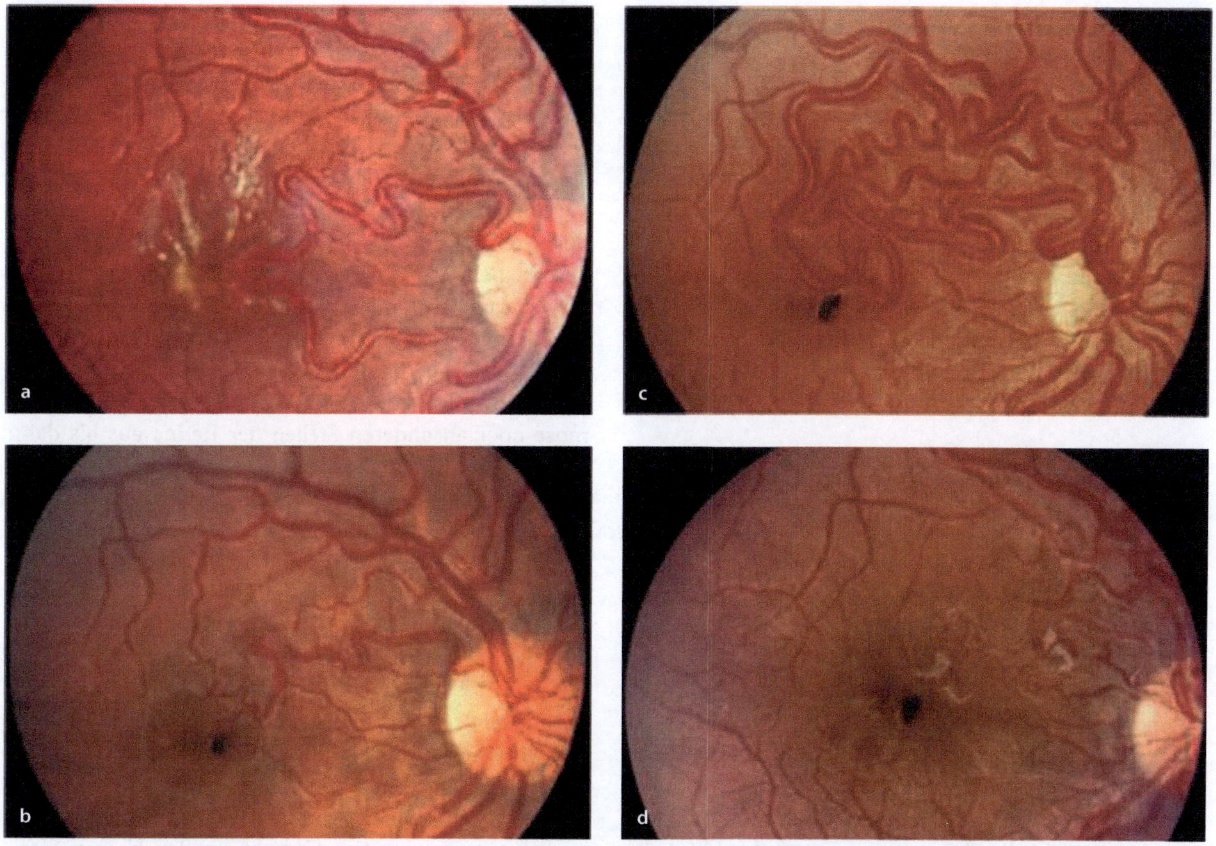

Abb. 11.19 Arteriovenöse Anastomose mit einem Follow up von 17 Jahren. **a** Befund bei der ersten Untersuchung. **b** 3 Jahre später: partielle Regression der Gefäßschlingen. **c** 9 Jahre später: Entwicklung neuer Anastomosenvon ursprünglich unbeteiligten retinalen Gefäße. **d** 17 Jahre später: Komplette Regression der Anastomosen der zentralen Netzhaut

vasale Druck ist erhöht. Infolgedessen stellen sich im Laufe der Zeit Gefäßwandschäden ein. Die Anastomosen bekommen weiß-gelbe Einscheidungen und sind von serösen Exsudaten, Lipidablagerungen und reaktiven Pigmentepithelhyperplasien begleitet (Abb. 11.19b). Mitunter kommt es auch zu Blutungen. Große Anastomosen bewirken ausgedehnte Alterationen im umgebenden Kapillarbett. Die hohe Sauerstoffspannung in den Anastomosen ist wahrscheinlich der Grund dafür, dass so gut wie nie reaktive Gefäßproliferationen auftreten oder ein Sekundärglaukom entsteht. Aus der Literatur sind nur drei Fälle bekannt, die massive Retinaschäden aufwiesen und eine Rubeosis iridis mit Glaukom entwickelten. Ein Teil der Komplikationen scheint auf Zentral- oder Astvenenverschlüsse und spontaner Thrombosierung der Anastomose zu beruhen. Ungewöhnlich ist eine Beobachtung von Tilanus et al. Sie haben gesehen, dass sich im Verlauf einer arteriovenösen Gefäßschlinge mehrere blutende Makroaneurysmen entwickelten.

Visusverluste sind bei den einfachen Anastomosen selten und kommen nur bei einer Beteiligung der Makula oder des Nervus opticus zustande. Bei den schweren Formen hingegen sind Gesichtsfeldausfälle und Visuseinbußen bis hin zur völligen Erblindung die Regel. Die Funktionsausfälle gehen meist zu Lasten der zerebralen oder orbitalen Gefäßveränderungen. Insgesamt haben zwei Drittel aller Patienten mit Anastomosen Funktionsausfälle.

11.4.3 Fluoreszenzangiographie (FAG)

Das fluoreszenzangiographische Bild (Abb. 11.16b, Abb. 11.17b, Abb. 11.18b) zeigt eindeutig, dass die Anastomosen einen erheblichen Einfluss auf benachbarte Gefäßgebiete haben und in schweren Fällen das gesamte Gefäßsystem der Retina in Mitleidenschaft ziehen können. Besonders eindrucksvoll aber ist im FAG-Bild die extrem hohe Blutflussgeschwindigkeit in den arteriovenösen Anastomosen. Je größer der Gefäßquerschnitt, desto höher die Strömungsgeschwindigkeit.

Die Erhöhung des Blutflusses ist offenbar die Ursache für schwere Schäden im umgebenden Kapillarbett. Entlang der Anastomosen sieht man zunächst breite avaskuläre Zonen. Später gehen auch in weiter entfernt liegenden Retinabereichen die Kapillaren zugrunde. Es können große avaskuläre Zonen entstehen. Die Kapillaren obliterieren entweder wegen der erhöhten Sauerstoffspannung oder infolge eines Steal-Effektes. Im Gegensatz zu anderen retinalen Gefäßerkrankungen geben die avaskulären Areale keinen Anlass zur Bildung von Gefäßproliferationen. Kommt es auf Dauer zu Gefäßwandschädigungen, so zeigt das Angiogramm an den dilatierten Gefäßen kräftige Fluoreszeinleckagen bis hin zum völligen Zusammenbruch der Blut-Retina-Schranke.

11.4.4 Differentialdiagnose

Arteriovenöse Anastomosen machen keine wesentlichen differentialdiagnostischen Schwierigkeiten und sind relativ einfach von anderen Gefäßerkrankungen der Retina zu unterscheiden.

1. Am ehesten noch gleichen die Anastomosen den erweiterten nutritiven Gefäßen retinaler kapillärer Hämangiome beim von Hippel-Lindau-Syndrom. Arterieller und venöser Gefäßteil sind in diesen Fällen jedoch immer durch die Kapillaren des Hämangioms voneinander getrennt. Bei kleinen oder versteckten Angiomen ist die Fluoreszenzangiographie hilfreich.
2. Kongenitale retinale Makrogefäße sind augenfällig erweiterte Gefäße, die zwischen Papille und zentraler Retina liegen und mit ihren Endverzweigungen die horizontale Raphe überschreiten. Der arteriovenöse Übergang erfolgt über den Kapillarplexus.
3. Die primäre kongenitale Tortuositas der Retinagefäße ist meist doppelseitig. Die arteriovenöse Verbindung erfolgt auch hier über den Kapillarplexus.
4. Erworbene Anastomosen, wie sie etwa bei Morbus Coats, Morbus Eales, nach Venenverschlüssen, beim Takajasu-Syndrom und anderen retinalen Angiopathien vorkommen, sind anhand der Grundkrankheit unschwer zu identifizieren.

11.4.5 Natürlicher Verlauf

Arteriovenöse Anastomosen gelten als statisch und unveränderlich. Bei langfristiger Beobachtung jedoch sind spontane Remissionen beobachtet worden. Die anastomosierenden Gefäße verwandeln sich in blutleere, weißliche Bänder oder bilden sich soweit zurück, dass sie von ihrer Umgebung nicht mehr zu unterscheiden sind. Arteriovenöse Anastomosen stellen ein High-pressure-System dar mit entsprechendem hämodynamischen Stress für die Gefäßstrukturen. Sklerosierung und Verdickung der Gefäßwände stellen sich ein. Turbulenzen im Blutstrom nehmen zu. Verstärkt werden die hämodynamischen Störungen noch durch mechanische Einengungen des Gefäßlumens innerhalb des Sehnervens, an der Papille oder an Kreuzungsstellen. Letztendlich endet der Prozess in einer Thrombosierung und Obliteration.

Es gibt Hinweise darauf, dass die Anastomosenbildung selbst ein dynamischer Prozess ist. Effron et al. beschreiben Größenwachstum und zunehmende Kalibererweiterung. In anderen Fällen wurde beobachtet, dass nach dem spontanen Verschluss einer Anastomose neue arteriovenöse Verbindungen entstehen (◘ Abb. 11.19). Sie entwickeln sich aus Seitenästen der primären Anastomose oder an anderen Stellen der Retina aus bis dahin unbeteiligten Gefäßen. Augsburger et al. haben die Obliteration einer Anastomose nach Ligatur der A. carotis interna beschrieben und gesehen, dass in der Folgezeit eine neue Anastomose entstand.

11.4.6 Histopathologie

Arteriovenöse Anastomosen stellen sich histologisch als hypertrophierte, normal ausgereifte Blutgefäße dar. Die Gefäße reichen durch alle Schichten der Retina. Große Anastomosen wölben sich in den Glaskörperraum vor und können nach außen Kontakt zur Bruch'schen Membran haben. Die Gefäßwandungen sind abschnittsweise verdünnt oder verdickt. Die monströs erweiterten Arterien und Venen lassen sich kaum voneinander unterscheiden. Die Gefäßwände sind fibrosiert und von hyalinen und fettigen Infiltrationen durchsetzt. Die umgebende Netzhaut ist zystoid verändert mit Verlust von Ganglienzellen und Axonen.

11.4.7 Begleitsymptome

Arteriovenöse Anastomosen der Retina können mit analogen Gefäßmissbildungen der Orbita und des Zentralnervensystems assoziiert sein, seltener auch mit mukösen und kutanen Gefäßveränderungen des Gesichts. Zerebrale Missbildungen und retinale Anastomosen sind streng ipsilateral lokalisiert und scheinen vorwiegend die Sehbahn bis zur Sehrinde zu involvieren. Auch zerebral reicht das Spektrum der arteriovenösen Aneurysmen und Angiome von kleinen und mittleren bis zu ausgedehnten und vulminösen Missbildungen. Neurologische Symptome durch Kompression und Blutungen sind Pyramidenbahnzeichen, Hirnnervenparesen, epileptische Anfälle, Strabismus, Gesichtsfeldausfälle und Visusreduktion bis zur völligen Erblindung. Etwa 30% des Wyborn-Mason-Patienten zeigen eine homonyme Hemianopsie.

Je schwerer die Veränderungen in der Retina, desto eher ist mit einer zerebralen Beteiligung zu rechnen. Bei 90 % der monströsen Anastomosen (Archer-Klassifikation »group 3«) finden sich zentrale Aneurysmen und Angiome. Nach Bech und Jensen (1961) haben 17% der Patienten mit einer arteriovenösen Anastomose der Retina zerebrale Veränderungen, eine Zahl, die allerdings aus der Zeit vor der Computertomographie und dem NMR stammt. Wyburn-Mason hatte ursprünglich eine Indizenz von 81% angegeben. Umgekehrt fand er bei 70% der Patienten mit Aneurysmen des Mittelhirrns retinale Veränderungen.

In neueren neuroradiologischen Publikationen wurden AVM-Läsionen des Gehirns und zusätzlicher Kopfbereiche als kraniofaziale metamere Syndrome (CAMS) bezeichnet. Dabei wurde versucht, die unterschiedlichen Lokalisationen der AVM durch eine metamere Gliederung während der Embryonalentwicklung zu erklären. Folgende 3 CAMS-Subgruppen wurden vorgeschlagen: Benannt wurde

- eine CAMS-1-Gruppe als prosenzephale mediale Gruppe mit Veränderungen im Bereich des Hypothalamus und der Nase,
- eine CAMS-2-Gruppe als prosenzephale laterale Gruppe mit Läsionen des Okzipitallappens, Thalamus und der Maxilla und
- eine CAMS-3-Gruppe, ebenfalls als prosenzephale laterale Gruppe, mit Läsionen des Zerebellums, der Pons und der Mandibula.

Bei diesem Versuch einer Gliederung sind jedoch die Augenveränderungen nicht eindeutig einer bestimmten Subgruppe zuzuordnen.

Isoliert oder in unterschiedlicher Kombination mit den okulären und zerebralen Aneurysmen und Angiomen finden sich aneurysmatische und angiomatöse Gefäßmissbildungen in der Orbita. In der Regel sind auch diese einseitig und homolateral zu den Veränderungen in Auge und Hirn lokalisiert. Doppelseitiges Vorkommen ist auch hier sehr selten. Gefäßanomalien in der Orbita führen zu Exophthalmus mit und ohne Pulsation, Gefäßgeräuschen, Stauungspapille, Optikusatrophie und Visusverlust.

Es gibt Gefäßmissbildungen im Bereich von Maxilla, Mandibula und Fossa pterygoidea imt Epistaxis und Hämorrhagien. Im Bereich des Gesichts findet man Teleangiektasien und weiche subkutane Gefäßtumoren oder Naevi. Die Veränderungen scheinen sich auf das Ausbreitungsgebiet des ersten Trigeminusastes zu beschränken. 1990 haben Patel und Gupta bei einem Neugeborenen zerebrale arteriovenöse Gefäßmissbildungen in Kombination mit Gefäßmissbildungen in beiden Orbitae und beidseitigem, großflächigem Naevus der Haut im Ausbreitungsgebiet des Trigeminus beschrieben.

11.4.8 Genetik

Kongenitale arteriovenöse Anastomosen sind Gefäßmissbildungen, die auf Entwicklungsstörungen in der frühen Gestastionsperiode zurückgehen. Die embryologischen Ursachen der Störung sind unbekannt. Familiäres Vorkommen ist gelegentlich diskutiert worden. Mac Donald et al. stellen jedoch 1997 eindeutig klar, dass das Wyborn-Mason-Syndrom nicht genetisch bedingt ist.

11.4.9 Therapie

Für den Ophthalmologen haben arteriovenöse Anastomosen zunächst keinerlei therapeutische Konsequenzen. Grundsätzlich gilt, dass die Laserkoagulation kleinerer arteriovenöser Anastomosen überflüssig und die Koagulation großer Gefäße wenig erfolgversprechend und hoch riskant ist.

Einzelne anders lautende Berichte ändern an dieser Feststellung nichts. Um den Blutfluss zu verringern, haben Stucci und Höpping versucht, das Lumen erweiterter Anastomosen durch Photokoagulation einzuengen. Baurmann et al. haben den Versuch unternommen, Blutungen aus geschädigten Gefäßen zum Stillstand zu bringen. Tilanus et al. versuchten Blutungen aus sekundär entstandenen Makroaneurysmen aufzuhalten. Shah et al. empfehlen, Augen mit sekundären Venenverschlüssen unter Kontrolle zu halten, um bei reaktiven Neovaskularisationen rechtzeitig koagulieren zu können. Alles in allem aber bleibt die Laserkoagulation auf einzelne ausgesuchte Fälle mit einer speziellen Symptomenkonstellation beschränkt.

Es sei noch einmal vermerkt, dass die Mehrzahl der Patienten mit Wyburn-Mason-Syndrom zuerst vom Augenarzt gesehen wird. Es ist deshalb eine der wesentlichen Aufgaben des Ophthalmologen, die neurologisch-neurochirurgische Aufarbeitung zu veranlassen. Diese umfasst CT und NMR und gegebenenfalls auch eine zerebrale Angiographie.

Praxistipp

Den Patienten mit kleineren Anastomosen (Archer-Klassifikation Gruppe 2) und ohne wesentlichen Verdacht auf eine zerebrale Beteiligung kann man invasive diagnostische Maßnahmen ersparen.
Bei ausgedehnten arteriovenösen Anastomosen (Archer-Klassifikation Gruppe 3), die praktisch immer mit Hirnprozessen vergesellschaftet sind, ist eine umfassende neurologische Diagnostik zwingend erforderlich.

Fazit für die Praxis

- Das Wyburn-Mason-Syndrom ist ein seltenes kongenitales okulo-zerebrales Syndrom, bestehend aus retinalen arteriovenösen Anastomosen und ipsilateralen zerebralen arteriovenösen Gefäßanomalien. Nicht obligat sind Nävi und Gefäßneubildungen der Haut und der Schleimhaut im Bereich des N. trigeminus. Das Wyburn-Mason-Syndrom gehört zur Gruppe der Phakomatosen.
- Arteriovenöse Anastomosen der Retina variieren in weiten Grenzen von kleinen unkomplizierten bis zu monströs erweiterten Kurzschlussverbindungen. Arterien und Venen gehen ohne Kapillarplexus direkt ineinander über.
- Kleine Anastomosen sind in der Regel monosymptomatisch; große bis zu 90 % mit zerebralen Anomalien assoziiert. Ein Verlust der Sehschärfe ist oft das erste Symptom, meist verursacht durch zentralnervöse Schäden.
- Eine Behandlung arterionvenöser Anastomosen der Retina ist nicht erforderlich bzw. nicht möglich. Spontane Remissionen kommen vor.
- Zumindest bei größeren Anastomosen ist die neurologische bzw. neurochirurgische Konsilaruntersuchung mit CT oder NMR zwingend erforderlich.

11.5 Retinale arterielle Makroaneurysmen (RAM)

S. Bopp

Retinale arterielle Makroaneurysmen sind erworbene Dilatationen der retinalen Arteriolen und kommen am häufigsten im Bereich des temporal oberen Arterienastes vor. Typischerweise sieht man eine spindel- oder sackförmigen Ektasie im Verlauf des betroffenen Gefäßes. Klinische Bedeutung gewinnen RAM durch sekundäre Veränderungen in Form von Exsudation oder Blutung, vor allem, wenn die Makula einbezogen wird. Der Spontanverlauf wird infolge spontaner Okklusion generell als gut angesehen, jedoch können bei letztgenannten Komplikationen bleibende Visusverluste auftreten. Auf diese Fälle konzentrieren sich die therapeutischen Bemühungen.

11.5.1 Definition

Retinale arterielle Makroaneurysmen (RAM) sind gekennzeichnet durch unilaterale, solitäre, rundliche oder spindelförmige Dilatationen der retinalen Arteriolen nach arteriellen Bifurkationen 1. bis 3. Ordnung. Prädilektionsstellen sind arterielle Aufzweigungen oder arteriovenöse Kreuzungen am hinteren Pol. Bei **einfachen** RAM stehen nur die Gefäßektasien im Vordergrund. Sie bleiben asymptomatisch und sind meist ein Zufallsbefund. **Komplexe** RAM gehen mit begleitenden exsudativen Veränderungen einher und werden durch ein Makulaödem symptomatisch. Oder es treten hämorrhagische Komplikationen durch Ruptur des RAM auf, die bei denen prä-, intra- und subretinale Blutungen entstehen. Patienten höheren Lebensalters und mit arteriellem Hypertonus sind vornehmlich betroffen.

Praxistipp

Ein RAM als alleinige Gefäßektasie bleibt zunächst asymptomatisch: erst bei hämorrhagisch-exsudativen Komplikationen erhalten RAM eine visusrelevante Bedeutung.

11.5.2 Einleitung

Die Erstbeschreibung und Namensgebung von RAM als eigenständige retinale Veränderung erfolgte erst 1973 durch Robertson. Der Verlauf ist selbstlimitierend und gekennzeichnet durch das spontane Auftreten der Gefäßektasie, ihre Vergrößerung, ggf. mit exsudativ-hämorrhagischen Begleitsymptomen, und ihre spontane Involution durch Thrombosierung und Sklerosierung. Klinische Bedeutung bekommen RAM, wenn in der »aktiven Phase« visusrelevante Komplikationen auftreten, die vorübergehende oder permanente Funktionseinbußen nach sich ziehen können. Darüber sind sie ein möglicher Indikator für eine generalisierte Gefäßerkrankung und sollten Anlass für eine entsprechende kardiovaskuläre Diagnostik geben.

Indikationen für eine Therapie und die möglichen Maßnahmen bei symptomatischen RAM werden nach wie vor kontrovers diskutiert. Generelle Empfehlungen oder standardisierte Vorgehensweise seitens der Fachgesellschaften liegen nicht vor. Die im Folgenden aufgezeigten Behandlungsoptionen basieren auf konzeptionellen Überlegungen und klinischer Erfahrung. Diese sind am Ende tabellarisch zusammengefasst und dienen als Orientierung.

11.5.3 Pathomorphologie und Pathogenese

Hypertensive und arteriosklerotische Veränderungen der retinalen Arteriolenwand gehen der Entstehung eines RAM voraus. Vergleichbar mit Aneurysmen in anderen Regionen zeigen die betroffenen Gefäße eine Endothelzellschädigung mit atheromatösen Ablagerungen, einer kollagenen Umwandlung der muskulären Tunica media, zur hyalinen Degeneration der äußeren Wandschichten.

Es resultiert eine Verengung des Gefäßlumens, eine verstärkte Gefäßwandrigiditat und ein erhöhter intravasaler Druck, die den transmuralen Stress weiter erhöhen. Hinzu kommen der Verlust der Autoregulation und verstärkte Turbulenzen im Blutstrom. Auf der Basis dieser Vorgänge kann es zur fokalen Gefäßdilatation mit Ausbildung eines Aneurysmas kommen.

Vollständig sind die pathogenetischen Prozesse bei der Bildung eines RAM und seiner Ruptur noch nicht geklärt. Histologische Untersuchungen weisen darauf hin, dass eine fokale Wandthrombosen und lokale embolische Ereignisse einer Gefäßwanddissektion mit folgender Ruptur des RAM vorausgehen.

Histopathologische Untersuchungen von rupturieren RAM haben gezeigt, dass das Gefäßsegment eine hyalin umgewandelter und ektatischer Gefäßwand aufweist und das Lumen mit einem Fibrin-Plättchen-Thrombus ausgefüllt ist. In der angrenzenden Netzhaut und im subretinalen Raum findet man protein- und lipidreiches Exsudat, Hämosiderin- und Blutablagerungen. Ferner wird die Läsion oft von dilatierten Kapillaren im Sinne einer Mikroangiopathie umgeben.

11.5.4 Epidemiologie/Risikofaktoren

Klinische Untersuchungen haben gezeigt, dass in rund 70% Frauen im Alter von 60-80 Jahren (im Mittel 68-74 Jahre) betroffen sind. Eine Assoziation mit Bluthochdruck und klinische oder ophthalmoskopische Zeichen der Arteriosklerose werden in 64-75% der Patienten gefunden und können als Risikofaktoren gewertet werden. Auch wird eine Erhöhung der Serumlipide als Co-Faktor angesehen. Diabetes selbst gilt nicht als disponierender Faktor, eher die mit der Gefäßerkrankung einhergehende Hypertonie. Das gleichzeitige Vorkommen von hypertensiver Retinopathie und RAM lässt eine gemeinsame Pathogenese der Gefäßveränderungen vermuten.

Die genaue Häufigkeit von RAM ist nicht bekannt, denn die meisten bleiben asymptomatisch und nur diejenigen mit exsudativen oder hämorrhagischen Komplikationen gehen mit einer Visusbeeinträchtigung einher. Valsalva-Manöver oder eine Blutdruckentgleisung sollen das Risiko für Rupturen mit Blutung erhöhen.

Cave!

Bei bis zu 75% der Patienten mit erworbenem RAM liegt ein systemischer Hypertonus vor. Die pathomorphologischen Ähnlichkeiten von RAM und arteriellen Aneurysmen andernorts weisen, abgesehen vom Alter als disponierendem Faktor einer allgemeinen Gefäßsklerose, auf den Hypertonus als wichtigen ätiologischen Faktor hin.

11.5.5 Symptomatik und klinisches Bild/Diagnose

Typische und spezielle klinische Befunde

RAM stellen sich typischerweise als unilaterale, spindel- oder sackförmigen Ektasie im Verlauf des betroffenen Gefäßes dar. Prädilektionsstellen sind arterielle Bifurkationen und arteriovenöse Kreuzungen (Abb. 11.20). Die superotemporale Arterie ist am häufigsten betroffen, nasale Gefäße können ebenfalls betroffen sein. Moosavi et al (2005) haben die Lokalisation von RAM bei 34 Patienten untersucht und 50% am superotemporalen und 44,7% am inferotemporalen Arterienast gefunden, nur 5,2% lagen in der nasalen Fundushälfte. Eine ähnliche Verteilung fanden Tezel et al. (1994) mit 52,4%, 38% und 9,6% in einer Serie von 21 Patienten.

Bei **einfachen RAM** sieht man nur die knotenförmige Gefäßanomalie, manchmal begleitet von einer Verengung

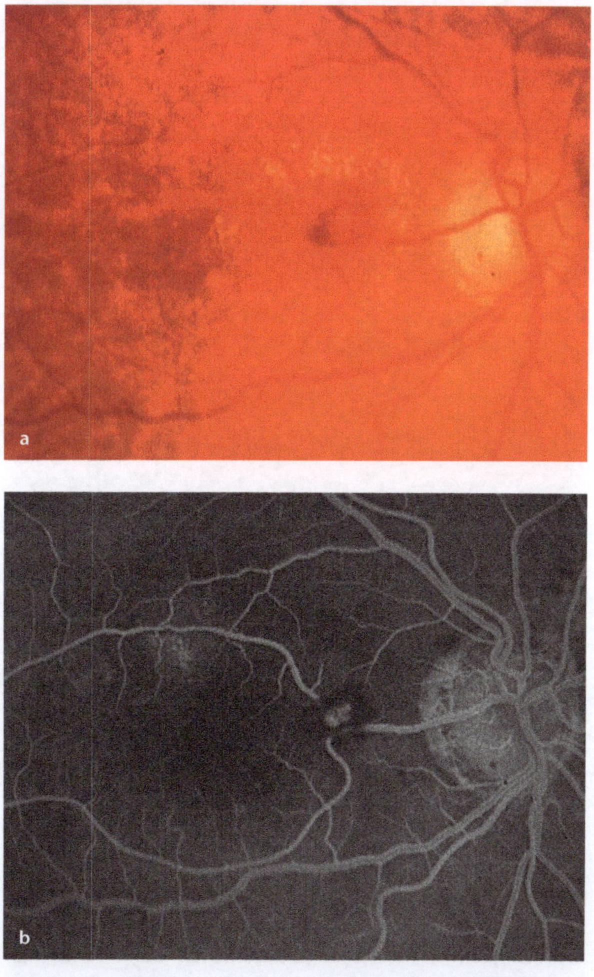

Abb. 11.20 Klinisches und angiographisches Bild eines RAM an der Bifurkation einer zilioretinalen Arterie mit Randblutung und einem Kranz harter Exudate, die bis in die Fovea reichen, Visus 0,3.

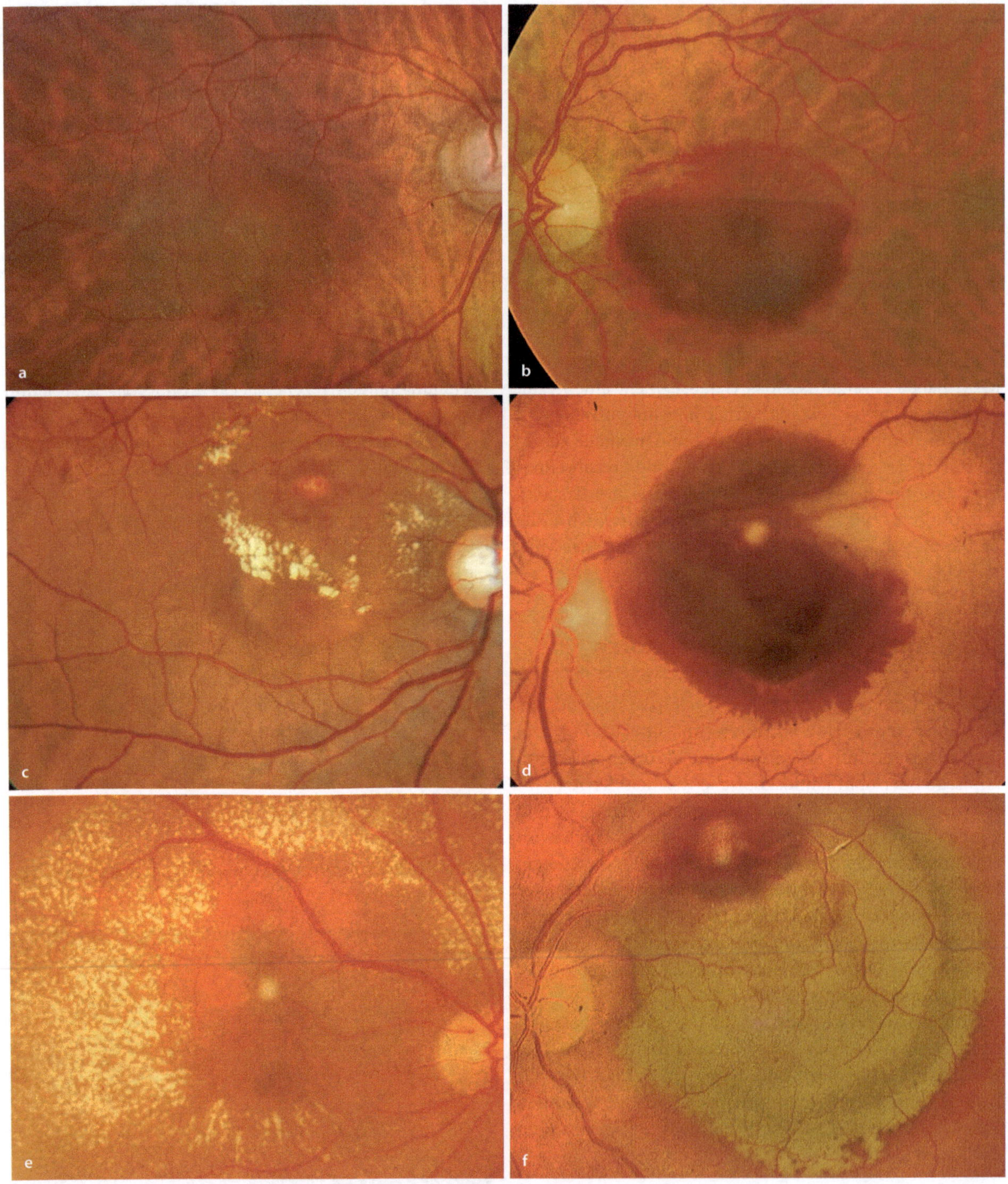

■ **Abb. 11.21** Klinische Bilder komplexer RAM (↑), vornehmlich exsudativ (**a-c**) und hämorrhagisch (**d-f**). Die Lokalisation von Blutungen kann primär präretinal (**d**), prä- (*Stern*) und subretinal (*Kreis*) (**e**) oder überwiegend subretinal lokalisiert sein (**f**)

des distalen Arterienabschnittes, selten auch einem arteriellen Gefäßverschluss. Bei **komplexen RAM** kommen treten Exsudationen und Blutungen in die umgebende Netzhaut hinzu. Diese können zu einem Makulaödem oder extrafovealen Leckagen, einer serösen Netzhautabhebung, Lipidablagerungen in Form einer Circinatafigur und intraretinalen Hämorrhagien führen. Mikrovaskuläre Anomalien in der Umgebung des RAM sind weitere Be-

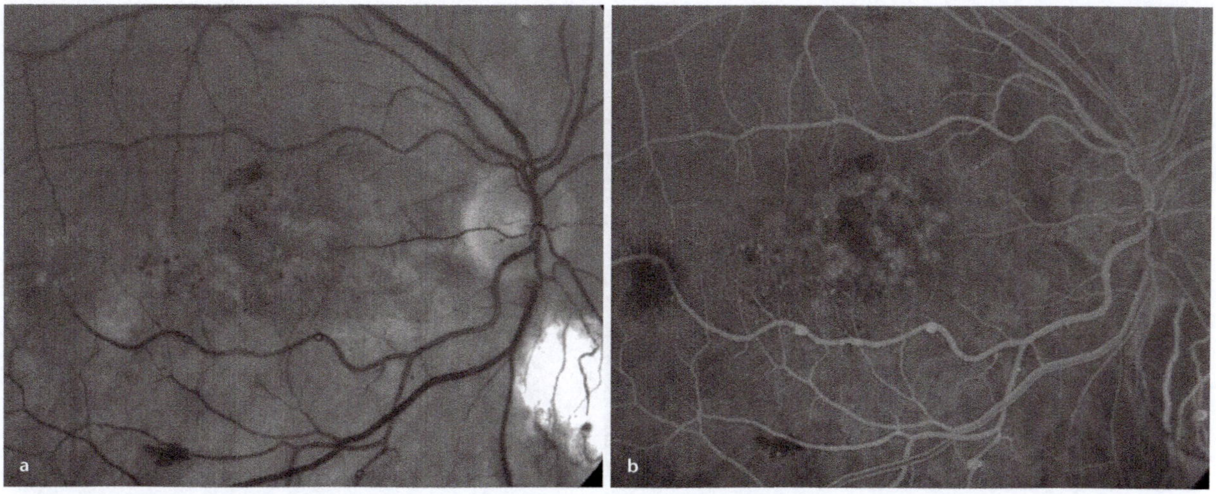

Abb. 11.22 Multiple RAM im klinischen Bild (**a**) und FAG (**b**). Sechs Gefäßaussackungen sind erkennbar (*Kreis*): inferior der Papille in einem Laserareal, am temporal unteren Arterienast weitere 5 Gefäßektasien, eines mit umgebender Blutung (Nebenbefund: drusige AMD)

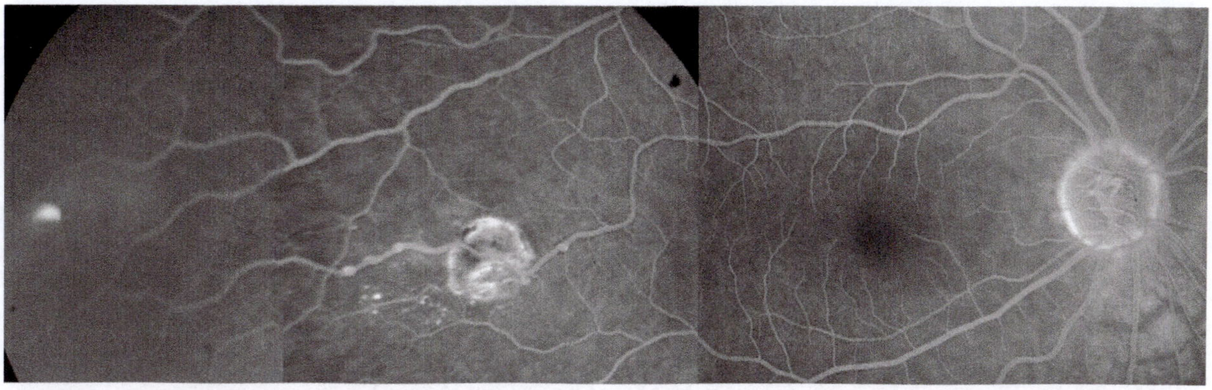

Abb. 11.23 FAG-Darstellung von multiplen, extrafovealen RAM mit umgebenden mikrovaskulären Veränderungen wie Kapillarektasien, und kleinen Kollateralgefäßen (↑)

gleitphänomene (▶ Abschn. 11.5.5, Bildgebung). In einigen Augen sieht man fokale gelbe Plaques im Gefäßabschnitt (Atherom), die als arteriosklerotische Wandveränderungen anzusehen sind. Das klinische Spektrum komplexer RAM umfasst ferner massive Blutungen in den prä- und subretinalen Raum sowie den Glaskörper, die infolge einer Ruptur des Aneurysmas entstehen (▫ Abb. 11.21). In diesen Fällen ist das verursachende RAM oft nicht erkennbar, wobei der »gemischte« Blutungstyp, d.h. die Hämorrhagien betreffen unterschiedliche Gewebeschichten, hinweisend auf ein RAM sind (▶ Abschn. 11.5.6, Differentialdiagnose).

RAM können auch multipel auftreten. Eines oder mehrere weitere RAM an gleichen oder einem anderen Gefäß findet man in 15-20% (▫ Abb. 11.22, ▫ Abb. 11.23). Bilaterales Auftreten wird in rund 10% berichtet. Ferner wurden RAM an ungewöhnlichen Lokalisationen gefunden: im Verlauf der zilioretinalen Arterie und auf dem Sehnervenkopf. Ferner wurden einige seltene Komplikationen im Zusammenhang mit RAM berichtet. Dazu gehören die Ausbildung von Makulaforamina, choroidalen Neovaskularisationen (CNV) und Ablatio. Weitere seltene Manifestationen sind retinale venöse Makroaneurysmen, eventuell assoziiert mit einem Venenverschluss.

Entsprechend dem Entwicklungsablauf von RAM sieht man im frühen Stadium o.g. Veränderungen, während im Involutionsstadium kaum noch erkennbare ophthalmoskopische Zeichen bestehen. Ein hyaliner Knoten oder eine lokale Gefäßeinscheidung können auf ein vorangegangenes RAM hindeuten (▫ Abb. 11.21c, ▫ Abb. 11.24, ▫ Abb. 11.25b)

Klinische Symptome

Viele RAM bleiben asymptomatisch und sind ein Zufallsbefund. Sie erhalten dann eine klinische Bedeutung, wenn ein chronisch progressiver Exsudationsprozess auftritt und

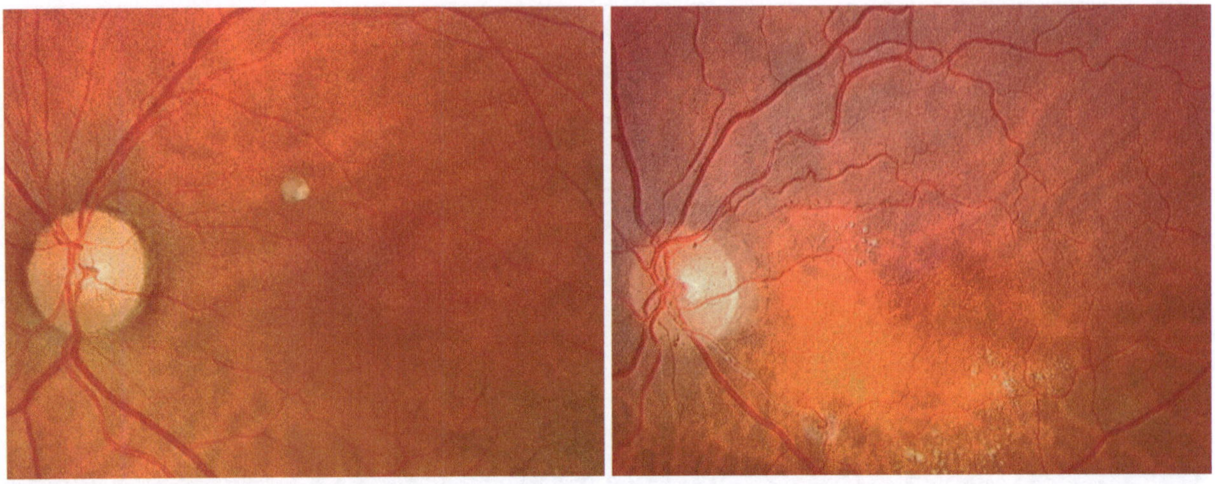

Abb. 11.24 RAM in Involution. *Links* eine knotenförmige Verdickung, wobei die vor- und nachgeschaltete Blutströmung infolge Gefäßsklerose verschmälert erscheinen (↓). *Rechts* ist die Blutströmung im hyalinisierten RAM erhalten, aber verläuft atypisch (→), und der proximale Gefäßabschnitt ist eingescheidet

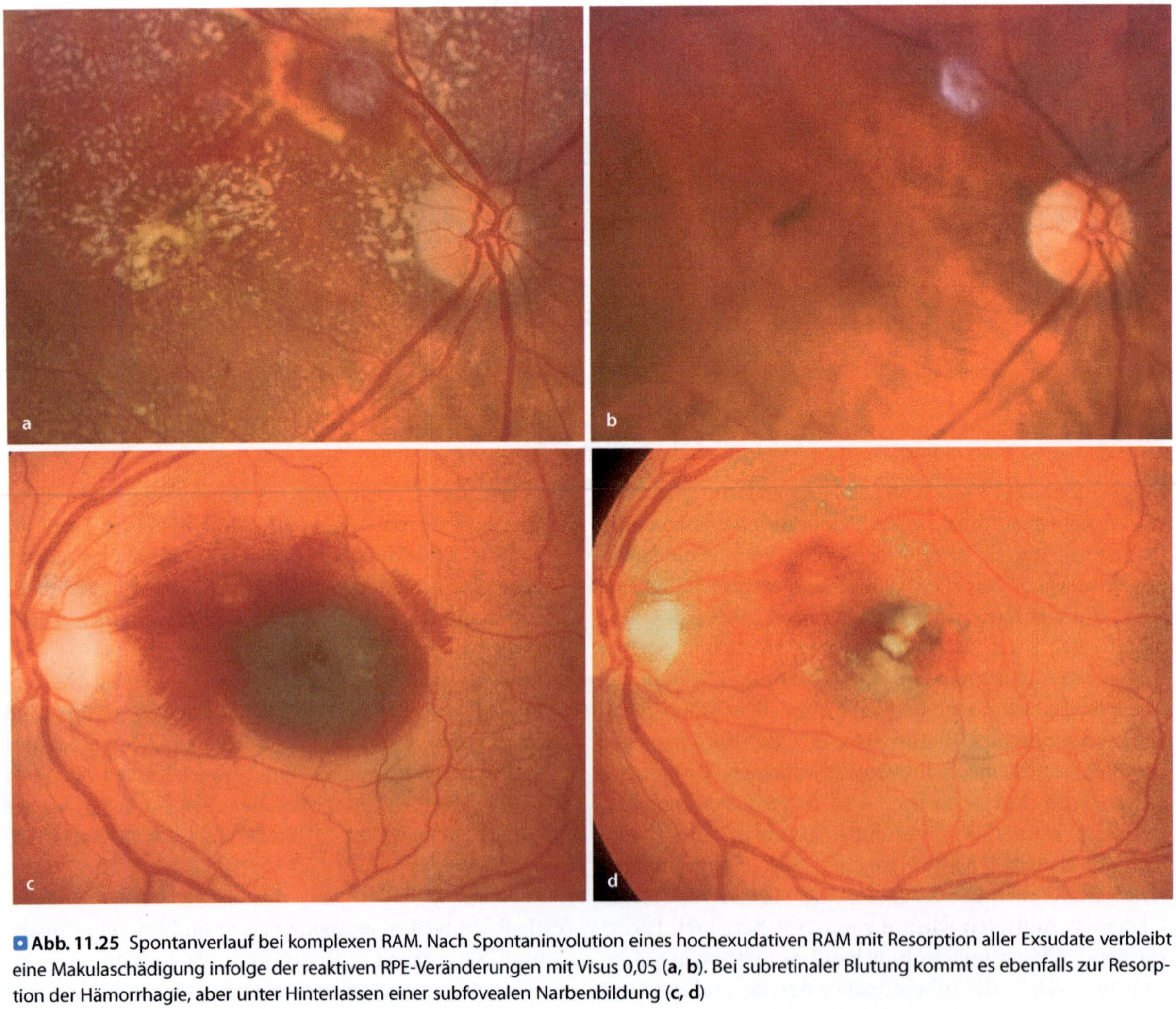

Abb. 11.25 Spontanverlauf bei komplexen RAM. Nach Spontaninvolution eines hochexudativen RAM mit Resorption aller Exsudate verbleibt eine Makulaschädigung infolge der reaktiven RPE-Veränderungen mit Visus 0,05 (**a, b**). Bei subretinaler Blutung kommt es ebenfalls zur Resorption der Hämorrhagie, aber unter Hinterlassen einer subfovealen Narbenbildung (**c, d**)

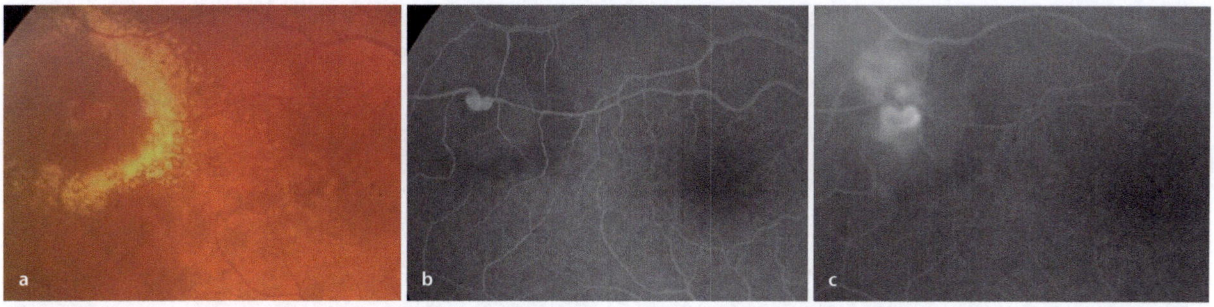

Abb. 11.26 FAG-Darstellung eines extrafoveales RAM mit hochgradiger Exsudation (**a**). Die homogene Füllung in der Frühphase (**b**) und die Leckagephänome in der Spätphase (**c**) sind Hinweise auf ein aktives RAM

die Makula einbezieht oder wenn ein RAM auf Grund des hohen intravasalen arteriellen Druckes rupturiert und zu intra-, subretinalen, sub-ILM und Glaskörperblutungen führt. In ersterem Fall nimmt der Patient eine langsame Visusabnahme wahr, während in letzterem Fall die Symptomatik akut ist und mit Visusverlust, Skotom und Floatern einhergeht. Solche aktiven, symptomatischen RAM deuten auf einen visusbedrohenden Prozess hin, bei denen eine Therapie in Erwägung gezogen werden sollte.

Asymptomatische RAM, sowohl inaktive als auch aktive (d.h. mit Leckagen und Blutungen) sollten regelmäßig kontrolliert werden, um bei Fortschreiten mit Makulabedrohung eine frühe Diagnose und Therapie möglich ist (Abb. 11.26).

Natürlicher Verlauf

Der Gefäßanomalie liegt eine Wandschwäche zugrunde, die zu fokaler Aussackung und Ausbildung eines Aneurysmas führt. Einige dieser RAM können ohne erkennbare Veränderung über einen langen Zeitraum bestehen bleiben. Andere zeigen Leckagephänomene mit Ausbildung einer chronisch exsudativen Retinopathie. Nicht zuletzt können RAM rupturieren und akute Hämorrhagien hervorrufen. In diesen Fällen werden RAM für den Patienten symptomatisch, speziell wenn die Gefäßanomalie innerhalb der Arkaden oder nahe der Makula lokalisiert ist.

Nach einer solchen »aktiven« Phase zeigen die meisten RAM eine spontane Involution (Abb. 11.21c,f, Abb. 11.25b,d). Als Folge einer fokalen Thrombose und Sklerose kommt es zur Wiederherstellung der Gefäßwand, und die Perfusion bleibt erhalten. Gleichzeitig resorbieren sich ein begleitendes Netzhautödem, Lipidexudate und ggf. Blutungen. Ist die Makula einbezogen gewesen, ist die Visusprognose abhängig von der Schwere und Dauer der exsudativ-hämorrhagischen Phase. Strukturelle Schäden durch o.g. Veränderungen sind die häufigste Ursache eines bleibenden funktionellen Defizits.

Im Falle hämorrhagischer RAM ist die Visusprognose abhängig von der Lokalisation des Blutes. Augen mit subfovealer Hämorrhagie erleiden am ehesten eine Funktionseinbuße. Subfoveale Veränderungen des retinalen Pigmentepithels (RPE) und Fibrose sind häufige Spätfolgen (Abb. 11.25).

Zu anderen, selteneren Komplikationen gehören epiretinale Membranen und ein Makulaforamen.

Einige Augen können RAM zeigen, die andernorts auftreten, entweder am gleichen Gefäß oder an anderen Arteriolen des Fundus (Abb. 11.22, Abb. 11.23, Abb. 11.36). Daher sollten Patienten mit RAM regelmäßig unter Kontrolle bleiben.

Von klinischer Relevanz ist also, dass eine Visusbeeinträchtigung dann zu erwarten ist, wenn RAM und seine Komplikationen die Makularegion erfassen, obwohl sie eine spontane Involution zeigen. Eine Studie von Schatz et al. (1990) an 142 Patienten, die ein RAM mit Makulabeteiligung hatten, zeigte, dass 95% eine unvollständige Visuserholung (≤0,6) und 49% einen schweren Visusverlust (≤0,2) erlitten. Tonutsuka et al. (2003) berichteten in einer Studie über 65 Augen mit symptomatischen RAM, dass die Spontanprognose von der Makulapathologie abhängt: prognostisch günstig waren Situationen mit präretinaler oder Glaskörperblutung (mittlerer Visus 0,6-0,7), ein moderates Visusergebnis zeigten Augen mit exsudativer Makulopathie (mittlerer Visus 0,5) und am ungünstigsten war das Resultat bei subretinaler oder gemischter Blutung.

Diagnose/Bildgebung

Das ophthalmoskopische Erscheinungsbild mit einer fokalen, rötlich bis fleischfarbenen spindel- oder sackförmigen Gefäßausweitung ist klinisch eindeutig. Die Diagnosestellung kann erschwert sein, wenn sekundäre exsudative Veränderungen das klinische Bild dominieren oder Hämorrhagien die Gefäßanomalie verdecken. In diesen Fällen ist eine Angiographie hilfreich.

Die **Fluoreszeinangiographie** (FAG) zeigt in der Frühphase eine uniforme Füllung (Abb. 11.23, Abb. 11.26). Eine partielle oder unvollständige Füllung im Bereich der Dilatation ist ein Zeichen für eine Thrombosierung

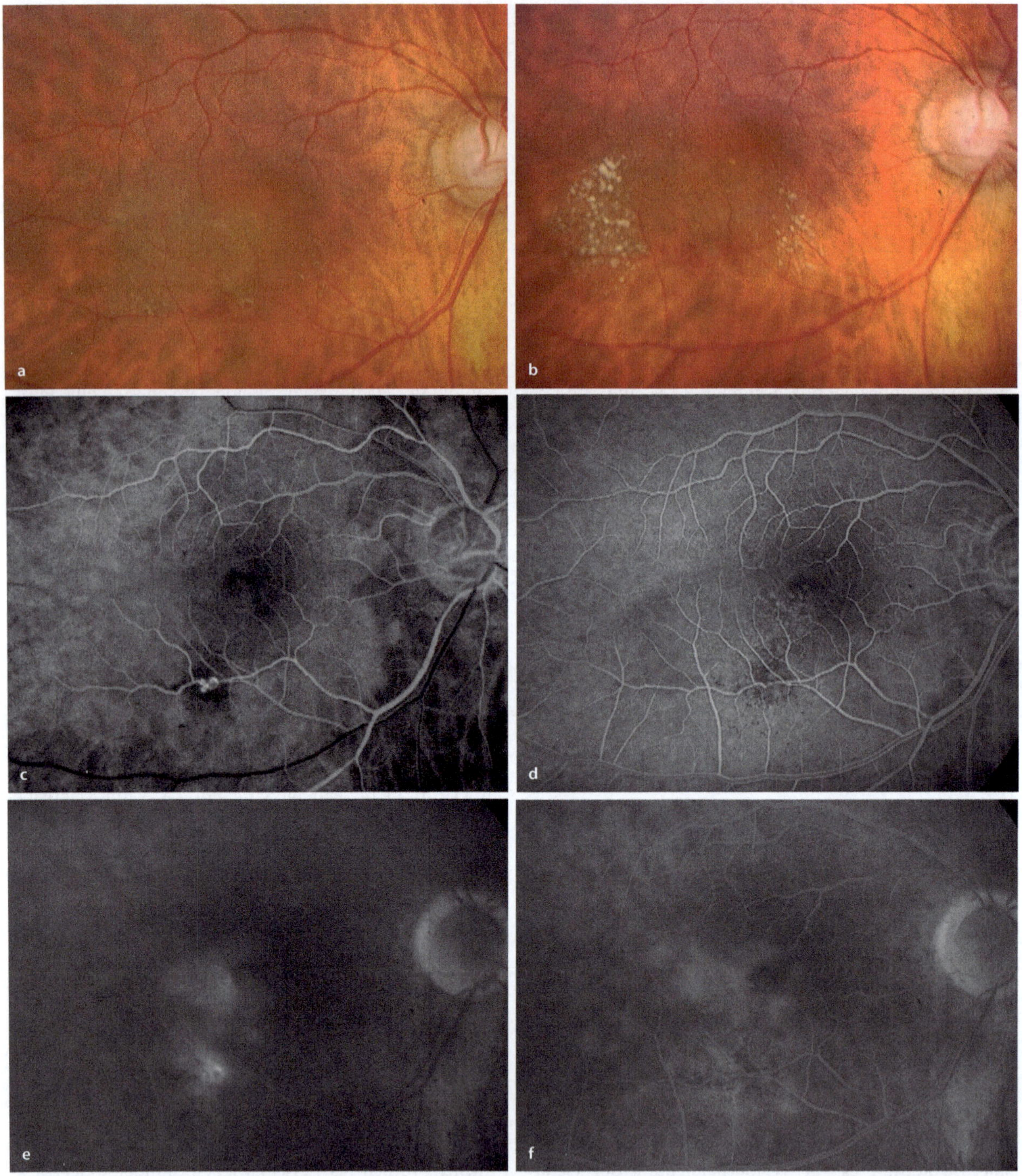

Abb. 11.27 Symptomatisches, exsudatives RAM vor (**a, b, c**) und 6 Wochen nach fokaler Laserkoagulation (**d, e, f**) im klinischen Bild und Früh- bzw. Spätphase der FAG. Der Gefäßknoten ist thrombosiert, die Blutsäule erhalten (**d, e**) und die Leckage zurückgegangen (**f**). Die initial verstärkten Lididexsudate (*Stern*) weisen auf hohe Phagozytoseaktivität hin und werden mit Verzögerung vollständig resorbiert. (**a-d** aus Bopp S 2007)

an der inneren Gefäßwand. Im Verlauf der Erkrankung kann der Blutfluss vollständig wiederhergestellt werden. Erkennbare, subtile Residualveränderungen sind dann eine fokale Verengung oder eine irreguläre irreguläre Blutströmung. Klinisches Korrelat ist eine fokale Gefäßsklerosierung (Abb. 11.24). Die Spätphasenbilder zeigen variable Befunde und reichen von einer Anfärbung der Gefäßwand bis hin zu mehr oder weniger starken Farb-

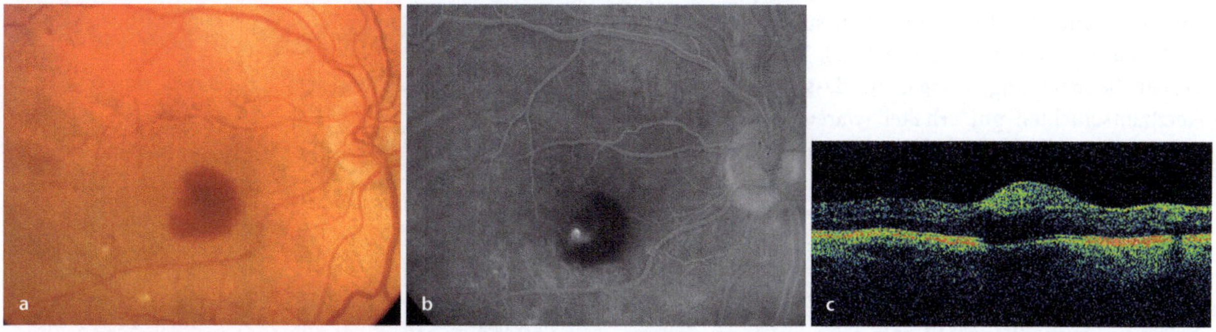

Abb. 11.28 Kleines, hämorrhagisches RAM, das auf den ersten Blick als hämorrhagische AMD fehlgedeutet wurde, im FAG und OCT-Bild (**a**). Das RAM leuchtet in der Spätphase als hyperfluoreszenter Knoten auf (**b**). Im OCT zeigt sich einer Hyperreflektität im Niveau der inneren Netzhaut dar als Hinweis, dass die Hämorrhagie präretinal lokalisiert ist (**c**) (**a,b** aus Bopp S 2007)

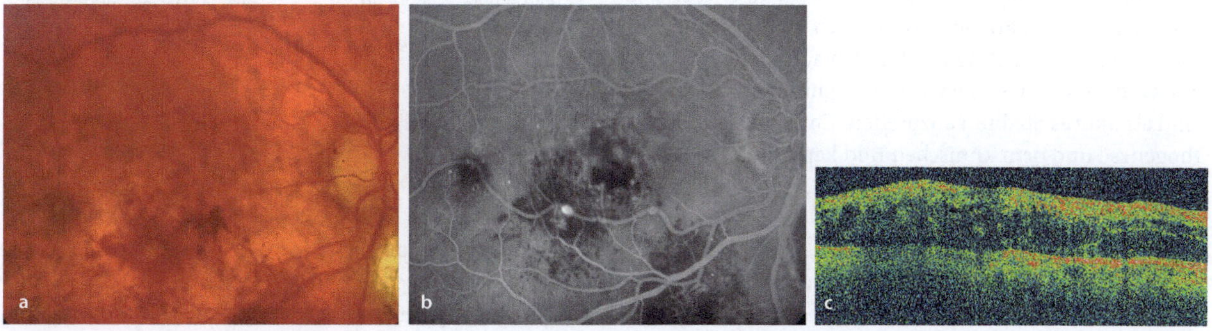

Abb. 11.29 Korrelation von klinischem Befund, FAG und OCT bei hämorrhagisch-exsudativen Veränderungen eines RAM: fleckige subretinale Blutungen (Colorbild), mikrovaskuläre Anomalien (FAG) und exsudative Veränderungen in den äußeren Netzhautschichten (OCT)

stoffleckagen in die angrenzende Netzhaut (Abb. 11.27). Zusätzliche kommen oft mikrovaskuläre Veränderungen der umgebenden Kapillaren zur Darstellung: Um die Gefäßanomalie zeigt sich eine Vergrößerung der kapillarfreien Zone, angrenzende Kapillaren können okkludiert oder dilatiert sein, Mikroaneurysmen oder Kollateralgefäße auftreten (Abb. 11.23). Diese Pathologien tragen zu den Leckagephänomenen bei.

Auch bei hämorrhagischen RAM ist die Fluoreszenzangiographie hilfreich. Wenn die retinalen Gefäße nicht vollständig von Blut verdeckt werden, kann man noch den charakteristischen hyperfluoreszenten Knoten erkennen, auch wenn er ophthalmoskopisch verborgen bleibt (Abb. 11.20, Abb. 11.28). Dies ist differentialdiagnostisch von großer Bedeutung, um andere Ursachen einer Makulablutung abzugrenzen, vor allem eine hämorrhagische AMD.

Die **Indozyaningrün-Angiographie (ICG-A)** erlaubt eine verbesserte Darstellung der tiefen retinalen und choroidalen Strukturen. Ferner erhält man detailreichere Bilder auf Grund der hohen Proteinbindung des Farbstoffes an Albumin (98%) und damit geringeren Leckagen im Vergleich zu Fluoreszein. Daher kann mit dieser Technik in Fällen, in denen die FAG keine spezifischen Befunde ergibt, noch die zugrundeliegende Pathologie zur Darstellung bringen.

Infolge der klinisch schwierigen Diagnose eines hämorrhagischen RAM kann man mit Hilfe der FAG in ca. 50% die Grunderkrankung detektieren und in der ICG-A rund 75%. Die angiographischen Verfahren sind damit ein wichtiges diagnostisches Werkzeug, um bereits bei Erstuntersuchung die richtige Diagnose zu stellen und eine entsprechende Therapie einzuleiten oder adäquate Kontrolluntersuchungen anzusetzen.

Zur Rolle der **optische Kohärenztomographie (OCT)** bei RAM gibt es noch wenige Untersuchungen. Da die Technik als solche eine detaillierte Darstellung von retinalen Pathologien erlaubt, dürften sich Aufschlüsse über die pathomorphologischen Veränderungen bei komplexen RAM ergeben. Tsujikawa et al. (2009) beobachteten bei exsudativen RAM, dass das Ödem überwiegend in der äußeren Netzhaut lokalisiert war und es bis zu einer subfovealen serösen Netzhautabhebung fortschreiten konnte (Abb. 11.29). Bei hämorrhagischen RAM war eine gute Unterscheidung zwischen subretinal und sub-ILM Blutung möglich (Abb. 11.28, Abb. 11.29). Die Verlaufsbeobachtungen ergaben, dass initial sämtliche Netzhautschichten gut erhalten waren. Mit zunehmender Dauer der exsudativen oder hämorrhagischen Phase waren im hochauflösenden OCT strukturelle Veränderungen im Sinne einer Schädigung der Photorezeptorzellschicht nachweisbar. Diese korrelierten mit einer mangelnden funktionellen Erholung.

Termimologie/Klassifikation

Eine standardisierte Klassifikation für RAM liegt bisher nicht vor. Die klinischen Bilder von RAM sind vielfältig. Wie bereits ausgeführt, kann man **einfache**, d.h. ohne assoziierte retinale Veränderungen und **komplexe**, d.h. mit Exsudation und Blutung, unterscheiden. Dieses spiegelt auch eine **inaktiven** bzw. **aktiven** Phase wider. Eine exsudative Retinopathie mit Lipidablagerungen weist auf ein **chronisches** Geschehen hin. Signifikante Blutungen sind als **akutes** Stadium anzusehen. Entsprechend der Pathogenese und dem klinischen Bild kann man RAM auch als **ruhend, exsudativ oder hämorrhagisch** klassifizieren (Tab. 11.8).

Ein anderer Klassifikationsvorschlag von Palestine et al. (1982) basiert auf der anatomischen Lokalisation und visusbedrohenden Komplikationen.

- RAM innerhalb der Gefäßbögen mit exsudativ-hämorrhagischer Komplikationen, die die Makula einschließen
- RAM innerhalb der Gefäßbögen mit begleitenden exsudativ-hämorrhagischen Veränderungen, aber ohne Makulaaffektion
- RAM außerhalb der Arkaden mit/ohne exsudativ-hämorrhagisch Begleitsymptome, dabei keine Makulabeteiligung

Eine Subanalyse der 3 Gruppen ergab, dass der Endvisus von der Makulabeteilung abhängt. **Asymptomatische** RAM (Gruppe 2, 3) hatten eine gute Prognose, während bei **symptomatischen** Fällen die Prognose ungewiss war.

Ein prognostisches Kriterium soll der Form des RAM zukommen. Mooshavi et al (2005) beobachteten, das bei runden, sackförmigen Gefäßanomalien weniger häufig hämorrhagische Komplikationen aufgetreten sind als bei der spindelförmigen Variante.

Tab. 11.8 Terminologie von RAM

Kriterium	Klassifikation	Bedeutung
Klinik	Asymptomatisch	Extrafoveolar ± Exsudation, Blutung
	Symptomatisch	Mit exsudativ-hämorr. Makulabeteiligung oder GK-Blutung
Ophthalmoskopie	Einfache RAM	Nur Gefäßwandektasie
	Komplexe RAM	+ Exsudation/Blutung
FAG	Aktiv	Leckage
	Inaktiv	Nach Involution und Gefäßwandrestoration
Pathomorphologie	Ruhend	Alleinige Gefäßwandektasie
	Exsudativ	Netzhautödem, Lipidablagerungen
	Hämorrhagisch	Prä-, intra-, subretinale Blutung

11.5.6 Differentialdiagnose

Infolge des breiten Spektrums klinischer Erscheinungsbilder und den Ähnlichkeiten zu anderen Pathologien sind Fehldiagnosen häufig. Spalter (1982) zählt RAM deshalb zu den »neuen Maskerade-Syndromen«. Abhängig vom Leitsymptom können RAM zahlreiche retinale Erkrankungen nachahmen.

Am häufigsten werden komplexe RAM mit exsudativen oder hämorrhagischen Begleitsymptomen mit der feuchten **altersassoziierten Makuladegeneration** (AMD) verwechselt (Abb. 11.25c, Abb. 11.28). Die FAG erlaubt in diesen Fällen eine einfache Abgrenzung. Ausgeprägte, vor allem entfärbte Blutkoagel sind nicht selten für maligne Melanome gehalten worden.

Eigene Untersuchungen haben gezeigt, dass die Hälfte der RAM mit signifikanter Blutungskomponente mit der Diagnose »**hämorrhagischen AMD**« zur Therapie überwiesen wurden. Eine zur Makula exzentrische gelegene der Blutung in der Umgebung eines arteriellen Gefäßabschnitts ist hinweisend auf eine RAM, selbst wenn die Gefäßanomalie selbst verdeckt wird (Abb. 11.21e, Abb. 11.34a).

Ein weiterer wichtiger Hinweis auf ein RAM ist die Tatsache, dass das Blut oft verschiedene retinale Schichten einbezieht. Infolge des hohen arteriellen Gefäßdruckes kann sich die Blutung bei einer Ruptur ausbreiten und respektiert nicht die natürlichen anatomischen horizontalen Barrieren, wie das z.B. bei der AMD der Fall ist, wo gewöhnlich nur der subretinale Raum einblutet. Daher lässt ein sog. »gemischter« Blutungstyp auf ein RAM als Blutungsursache schließen (Abb. 11.30, Abb. 11.21e, Abb. 11.31).

Ähnliche kann sich ein **Terson-Syndrom** darstellen. Dieses kann einfach durch die Anamnese abgegrenzt werden.

Steht eine **Glaskörperblutung** im Vordergrund, sind andere, häufige Erkrankungen zu erwägen: die akute

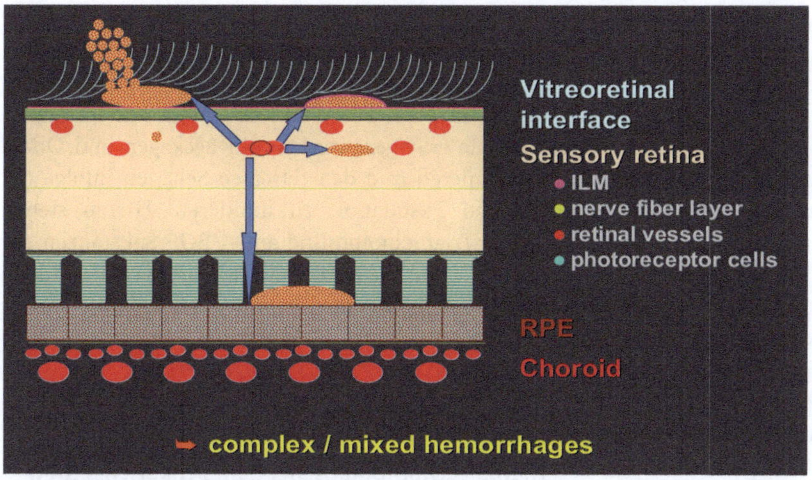

Abb. 11.30 Schematische Darstellung der Ausbreitung des Blutes bei rupturieren RAM. (Aus Bopp S 2007)

Tab. 11.9 Differentialdiagnose bei RAM (aufgeführt nach klinischen Leitsymptomen)

Leitsymptome	
Atypische Gefäßveränderung	Angiomatosis retinae
	Kavernöses Hämangiom
	Gefäßanomalien bei venöser Verschlusserkrankung, diabetische Retinopathie
Exsudative Retinopathie	Exsudative AMD
	Disziforme AMD
	Diabetisches Makulaödem
	Idiopathische parafoveale Teleganiektasien
	Leber'sche Miliaraneurysen Retinopathie, M. Coats
	Strahlenretinopathie
Makulablutung, dunkler Makulatumor	AMD (subretinale/sub-RPE Blutung) und andere Erkrankungen mit subretinaler CNV
	Proliferative diabetische Retinopathie (speziell mit subhyaloidaler Blutung)
	Aderhautmelanom am hinteren Pol
Glaskörperblutung	Akute hintere Glaskörperabhebung ± Netzhautriss
	Ischämische Netzhauterkrankungen (Zentral- und Venenastverschluss, PDR etc.)
	Massenblutung bei AMD mit Durchbruch in den Glaskörperraum

hintere Glaskörperabhebung, venöse Verschlusserkrankungen und eine diabetische Retinopathie.

In der Tab. 11.9 sind die retinalen Erkrankungen aufgeführt, die, abhängig von spezifischen Leitsymptomen, gegeneinander abgegrenzt werden müssen.

11.5.7 Therapie

Indikationen zur Therapie und Art der Behandlung von RAM werden nach wie vor kontrovers diskutiert. Weitgehender Konsens besteht darin, angesichts der allgemein benignen Spontanprognose, eine therapeutische Intervention nur bei symptomatischen bzw. aktiven RAM in Betracht zu ziehen. Indikationen sind gewöhnlich visusbedrohende Sekundärveränderungen, z. B.

- Makulödem ± Lipidexsudate
- Makulablutung (prä-, subretinal, gemischt)
- Glaskörperblutung

Zahlreiche Therapieoptionen wurden bisher vorgeschlagen. Sie reichen von der Lasertherapie bis hin zur subretinalen Chirurgie. Es wird im Folgenden ein Überblick über die aktuellen Therapieoptionen unter Berücksichtigung des klinischen Leitsymptoms gegeben.

Exsudative Komplikationen

> Praxistipp
>
> **Therapie symptomatischer exsudativer RAM**
> - **Indikation:** Makulaödem, Lipidablagerungen
> - **Rationale:** Beschleunigung der Involution, Vermeidung exsudativ-hämorrhagischer Komplikationen mit permanenter Visuseinbuße
> - **Technik:** Argon-Laserkoagulation
> - **Effekt:** Stimulation der RAM-Involution, Resorption von Ödem/Exsudaten

Flüssigkeits- und Lipidexsudation um ein RAM entstehen durch Leckagen aus dem RAM selbst und aus umgebenden mikrovaskulären Anomalien. Die Rationale einer Lasertherapie ist, eine Thrombosierung und Sklerosierung der Gefäßektasie zu erreichen, mit anderen Worten, die spontane Involution zu beschleunigen und eine permanente Retinaschädigung infolge des chronischen Ödems, der Pigmentepithelveränderung und eines subretinalen Vernarbungsprozessen zu verhindern.

Die Indikationen zur Lasertherapie sind zwar uneinheitlich, aber ein weitgehender Konsens hingegen besteht, eine Behandlung bei Makulabeteiligung oder bei Bedrohung der Fovea durchzuführen. Verschiedene Lasertechniken wurden vorgeschlagen:

- Direkte Koagulation des RAM (Fokussierung auf das Zentrum)
- Indirekte Koagulation des RAM (Fokussierung auf die Gefäßwand und angrenzende Retina)
- Paravaskuläre Koagulation (Fokussierung auf die umliegenden mikrovaskulären Anomalien)

Als Lasereinstellungen benutzt man niedrigdosierte, mittelgroße Spots (200-500 µm) mit längerer Expositionszeit (0,2-0,5 s). Die Parameter sind so gewählt, dass eine Gefäßruptur oder Gefäßokklusion, die zum Arterienastverschluss führen kann, vermieden wird. Laserwellenlängen im Argon-Grün- als auch im Krypton-Gelb-Bereich wurden mit vergleichbaren Resultaten verwendet.

Obwohl der Lasereffekt im Vergleich zum natürlichen Verlauf schwer zu beurteilen ist, sieht man gewöhnlich nach Koagulationstherapie eine rasche Aktivitätsabnahme des RAM: angiographisch nimmt die Leckage ab, klinisch kommt es innerhalb von Wochen zum Rückgang des Ödems, gefolgt von einer Auflösung der Lidpidexsudate (Abb. 11.27).

Das Risiko von laserinduzierten Komplikationen, vor allem eines arteriellen Verschlusses, ist vor allem nach indirekter Laserapplikation als sehr gering einzustufen. Auch wenn nach wie vor evidenzbasierte Studien zur Verifizierung der funktionellen Ergebnisse exsudativer RAM mit und ohne Lasertherapie ausstehen, wird diese Therapie aufgrund der evidenten Effektivität generell befürwortet.

In der Ära der medikamentösen Therapie bei exsudativen Retinaprozessen, kann eine adjuvante intravitreale Therapie erwogen werden, um Leckagen und Ödem zu supprimieren und den retinalen Schaden infolge der chronischen Exsudation zu limitieren. Hierzu stehen prinzipiell Triamcinolon und anti-VEGF-Substanzen zur Verfügung. Klinische Erfahrungen hierzu wurden jedoch noch nicht veröffentlicht.

Hämorrhagische Komplikationen

Praxistipp

Therapie symptomatischer hämorrhagischer RAM

- **Indikation:** Makulablutung, nicht-resorbierende Glaskörperblutung
- **Rationale:** Vermeidung eines blutbedingten Makulaschadens, Verbesserung der Visusprognose, zeitnahe Diagnosestellung bei unklarem Befund
- **Technik:** Vitrektomie ± Zusatzmanöver, vereinzelt Laser-Hyaloidotomie
- **Effekt:** Blutdislokation aus der Makula, RAM-Involution, Visusrehabilitation

Laser bei prämakulärer Blutung

Bei rupturiertem RAM kann sich die Blutung in Richtung innere Netzhaut und Glaskörper ausbreiten. Sie kann unter die innere retinale Grenzmembran (ILM) und die hintere Glaskörpergrenzschicht dringen und das Hämatom dadurch einkapseln. In dieser Situation nimmt die Resorption oft lange Zeit in Anspruch. Die zentrale Netzhaut ist meist verdeckt, und die Beurteilung und Behandlung einer möglicher assoziierter exsudativen Makulopathie nicht möglich.

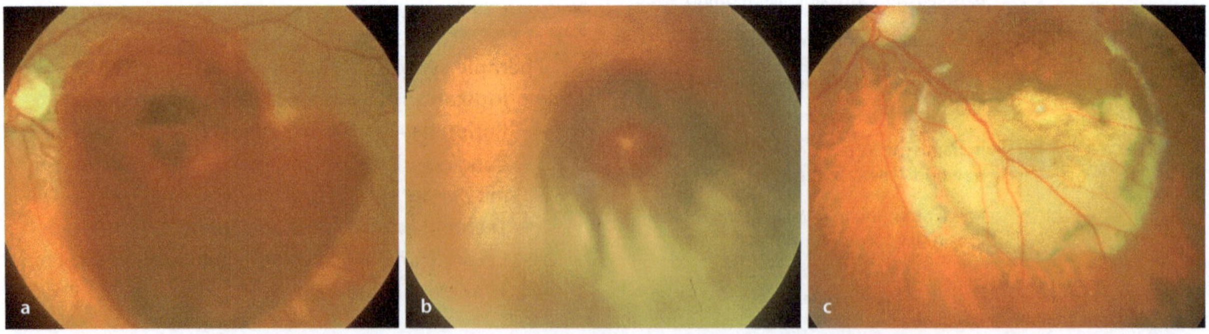

Abb. 11.31 Hämorrhagisches RAM. Initial bestand eine akute präretinale, subhyaloidale Blutung unklarer Ursache (**a**), die durch YAG-Laser-Hyaloidotomie behandelt wurde. Das Blut breitete sich danach in den Glaskörperraum aus und resorbierte sich größtenteils. Eine subretinale Hämorrhagie wurde erkennbar, die vom unteren Gefäßbogen bis zur Makula reichte (**b**). Störende Glaskörperkondensationen verblieben, und es erfolgte eine Vitrektomie. Erst dann ließ sich ein okkludiertes RAM (↑) als Blutungsursache identifizieren (**c**). Der Endvisus betrug jedoch nur 0,1 aufgrund makulärer Pigmentreaktionen und organisierter Blutreste. (Aus Bopp S 2007)

Das gekammerte Blut kann man mittels Photodisruption der begrenzenden membranösen Gewebestrukturen eröffnen, um einen Blutungsdurchbruch in den Glaskörperraum zu erreichen, wo erfahrungsgemäß eine rasche Blutungsresorption erfolgt (◘ Abb. 11.31). Eine sog. »Laser-Hyaloidotomie« wurde mittels Neodynium-YAG-, Argon- und Krypton-Laser erfolgreich erprobt. Die meisten Augen zeigen dann eine rasche Clearance des Blutes. Komplikationen, vor allem eine Laser-induzierte Netzhautschädigung, sind offenbar selten. Für Fälle, bei denen der gewünschte Effekt nicht eintritt, schlugen Park et al. (2004) vor, eine intravitreale Gasinjektion durchzuführen, die zur Glaskörperabhebung induziere und ein Ausströmen des Blutes aus der Gewebetasche nach sich zieht.

Chirurgie bei prämakulärer Blutung

Bleibt der Versuch, die präretinale Blutung in den Glaskörperraum zu evakuieren, erfolglos oder ist die Bluttasche flach und zu dicht an der Makula, ist eine Vitrektomie zu erwägen. Mittels chirurgischer Glaskörperabhebung und ILM-Inzsion bzw. -Entfernung lässt sich das abgekapselte Blut sicher entfernen. Ferner kann man unmittelbar ggf. notwendige weitere Manöver anschließen. Im Falle einer exsudativen Makulopathie ist eine Lasertherapie des RAM möglich (◘ Abb. 11.32). Liegt gleichzeitig eine signifikante subretinale Hämorrhagie vor, besteht die Option, diese medikamentös oder operativ zu behandeln.

Chirurgie bei submakulärer Blutung

Die Visusprognose einer submakulären Blutung – unabhängig von ihrer Ursache – gilt generell als ungünstig, da sie einen irreversiblen nutritiv-toxischen Photorezeptorschaden nach sich zieht. Aus der AMD-Forschung ist bekannt, dass das Ausmaß und die Dauer der Hämorrhagie wichtige prognostische Einflussfaktoren sind. Darauf basiert der Gedanke, das subretinale Koagel bei RAM

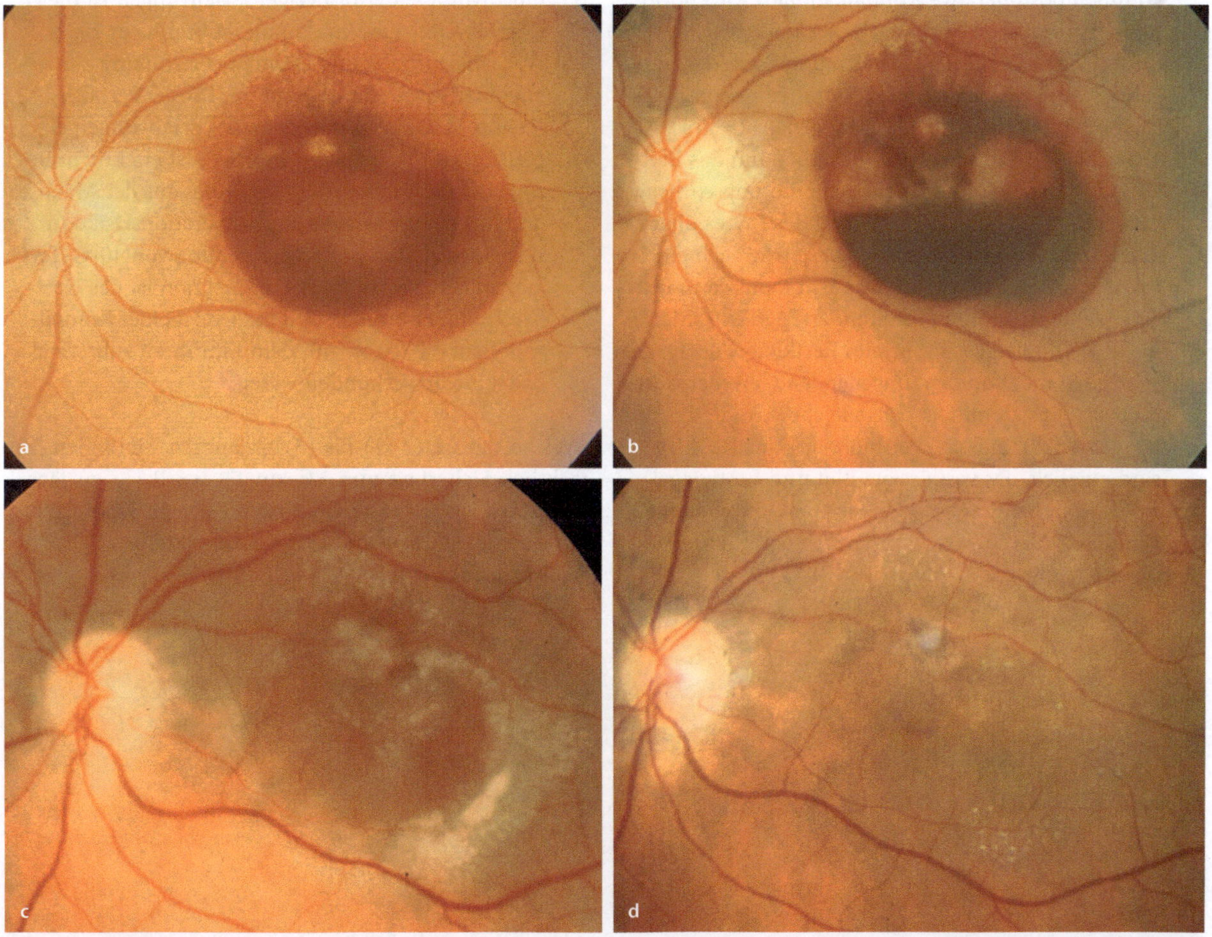

◘ **Abb. 11.32** RAM mit vorwiegend präretinaler Blutung. Diese zeigt eine Spiegelbildung, die typisch für eine sub-ILM Blutung ist (**a**). Da sie nur zögerlich zurückging (**b**), erfolgte eine Vitrektomie. Intraoperativ fand sich ein aktives RAM, das mit erheblicher exsudativer Makulopathie einherging (**c**). Nach Laserkoagulation kam es rasch zur Involution des RAM, die exsudativen Veränderungen gingen zurück und der Visus stieg auf 0,6 (**d**). (Aus Bopp S 2007)

im Rahmen einer Vitrektomie chirurgisch zu entfernen mit dem Ziel, den Blut-assoziierten Kollateralschaden zu begrenzen.

In den vergangenen 15 Jahren wurde eine Vielzahl von Operationsverfahren erprobt, vor allem im Zusammenhang mit der hämorrhagischen AMD. Diese Therapieprinzipien kamen auch bei anderen Grunderkrankungen mit Makulablutung zum Einsatz, so auch beim RAM.

1. Eine mechanische Entfernung des Koagels mittels Zange über eine temporale Retinotomie kann heute als obsolet gelten. Grundsätzlich ist ein Koagel aufgrund seiner Konsistenz nur schwer mit der Zange zu fassen und wird bei den Versuchen der Extraktion oft nur in Teilen gerissen. Beim RAM hängt dieses zudem am Gefäßknoten fest. Abgesehen von einer unvollständigen Entfernung hinterlassen diese wiederholten Manöver oft einen erheblichen Netzhaut- und Pigmentepithelschaden (◘ Abb. 11.33). Hinzu kommen postoperative Komplikationen wie chorioretinale fibrotische Narben, Pucker und PVR.
2. Ein Schritt in Richtung einer atraumatischeren Vorgehensweise wurde durch die Einführung von rt-PA (rekombinanter Gewebeplasminogen-Aktivator) gemacht. Die Substanz wird subretinal um das Blutkoagel injiziert. Sofern eine frische Blutung vorliegt, induziert rt-PA eine Verflüssigung des Blutes über den Fibrinolysemechanismus. Diese tritt nach einer Inkubation von ca. 1 h auf. Das Blut kann dann über eine kleine Retinotomie abdrainiert, ggf. extrahiert werden. Oft bleibt ein zentrales Restkoagel übrig, das aber nicht mehr an den umgebenden Geweben adhärent ist und sich mittels Zange leicht extrahieren lässt (◘ Abb. 11.34). Flüssige Perfluorokarbone (PFCL) sind nützlich, das verflüssigte Blut und Restkoagel zur peripheren Extraktionsstelle zu manipulieren. Mit dieser Methode reduzieren sich o.g. Komplikationen erheblich.
3. In den späten 90er Jahren wurde bei Makulablutungen eine intravitreale Gasinjektion angewendet, um eine Verlagerung des Blutes aus der Makula zu erreichen mit dem Ziel, die Makula vor dem Blutschaden zu schützen, eine zeitnahe adäquate Ursachendiagnostik durchzuführen und ggf. die Grunderkrankung zu behandeln. Auch wenn diese einfache Methode generell als effektiv bewertet wurde, fielen die Ergebnisse doch unterschiedlich aus. Eigenen Untersuchungen zufolge war der Verlagerungseffekt oft unvollständig und die Ergebnisse enttäuschend.
4. Die Kombination einer pneumatischen Dislokation in Verbindung mit fibrinolytischen Agenzien (rt-PA) sollen zu einer Verbesserung in Bezug auf die Blutdislokation geführt haben. Dennoch erscheinen die Resultate nicht besser als nach alleiniger intravitrealer Gasinjektion. Ferner ist die Methode m.E. risikobelastet infolge der Volumenprobleme und der Infektionsgefährdung bei mehrfachen Injektionen.
5. Eine Synthese der bisherigen Erfahrungen ist die Kombination aus Vitrektomie, subretinaler rt-PA-Gabe zur Lyse und subtotale Gasfüllung zur pneumatischen Blutdislokation. Dieses Verfahren (◘ Abb. 11.35) zeigt nach eigenen Erfahrungen ein günstiges Nutzen-Risiko-Profil: es ist effektiv in Bezug auf eine Verlagerung des Blutes aus der Makula und birgt ein relativ geringes Operationsrisiko in sich. Speziell durch die Verwendung von 40-G-Teflonkanülen zur subretinalen Injektion ist das Netzhauttrauma minimal, und man vermeidet Komplikationen, die früher mit dem Einführen subretinaler Instrumente verbunden waren.

Welche der unter (1) bis (5) genannten Methoden hinsichtlich Sicherheit und Effektivität bei RAM zu favorisieren ist, ist nach wie Gegenstand der Diskussion. Entsprechende Studien sind aufgrund der kleinen Fallzahlen kaum zu realisieren.

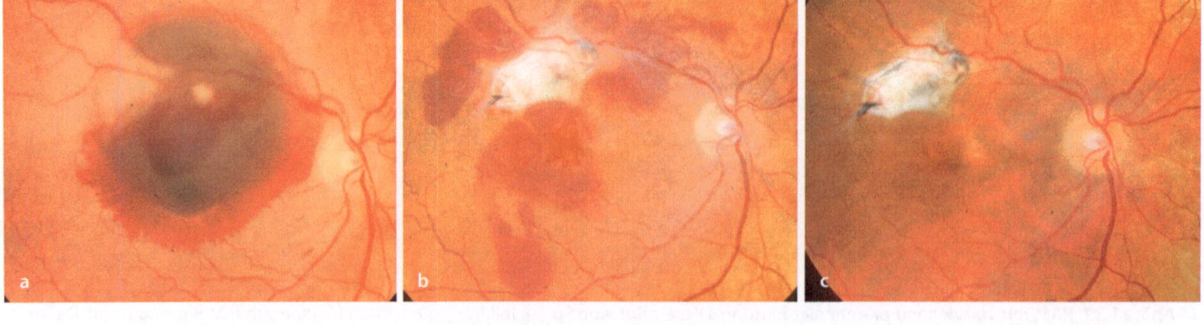

◘ **Abb. 11.33** RAM mit vorwiegend subretinaler Blutung (**a**), behandelt durch Vitrektomie mit Blutextraktion in der Ära vor r-tPA Anwendung. Die Blutextraktion über eine Retinotomie war nur unvollständig möglich (**b**), und die subretinalen chirurgischen Manöver hinterließen eine exzentrische, fibrotische Narbe (**c**). Solche Augen entwickeln zudem häufig noch einen Makula Pucker (hier: Endvisus 0,05). (Aus Bopp S 2007)

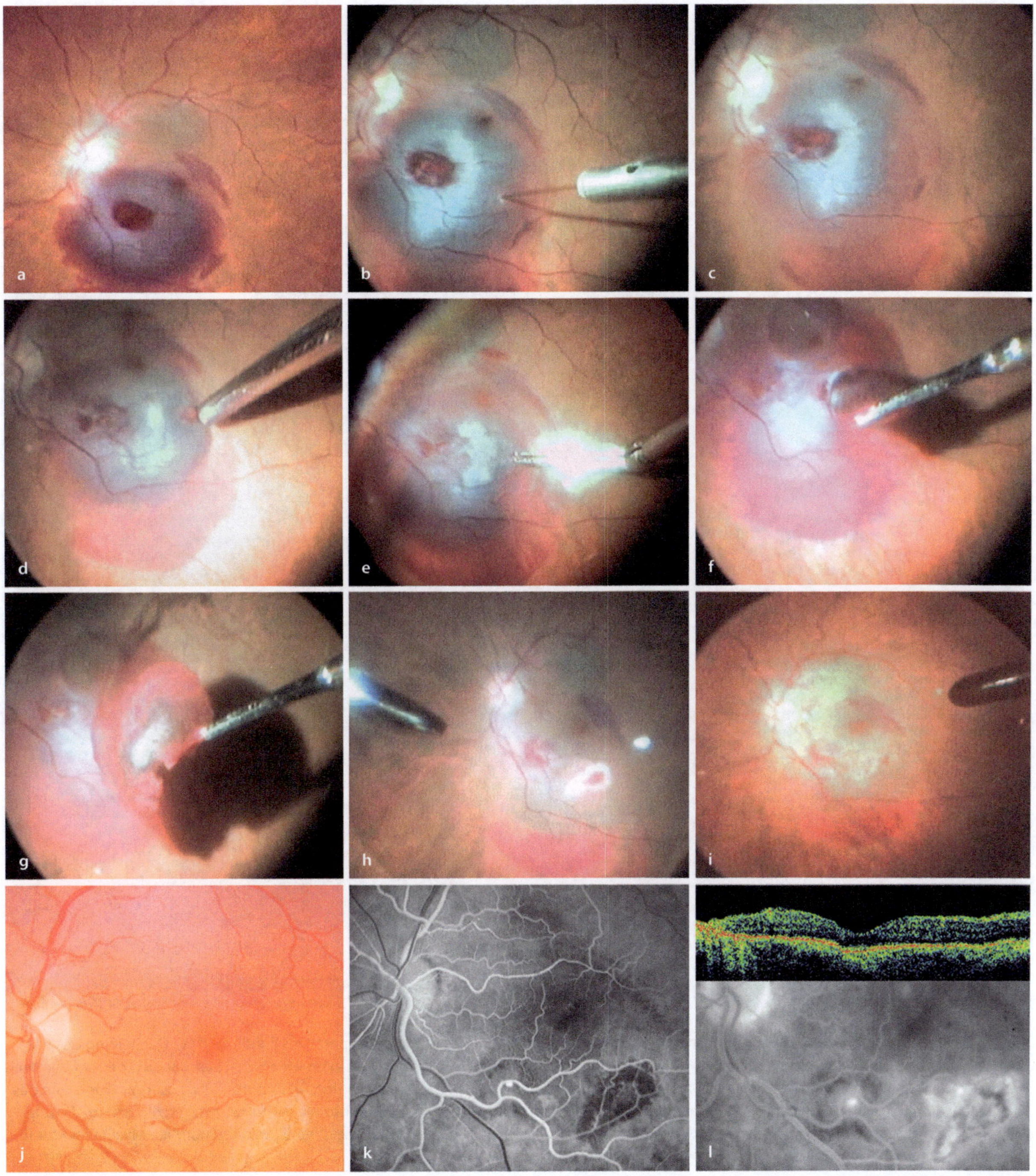

Abb. 11.34 RAM vom subretinalen Blutungstyp: intraoperative Befunde. Ausgangsbefund (**a**), r-tPA-Injektion mittels 40-G-Teflonkanüle (**b**), nach Inkubation von ca. 45 min (**c**), Absaugen des verflüssigten Blutanteils mit Aspirationskanüle (**d**), Fassen (**e**), Lösen der Adhärenz am RAM (**f**) und Extraktion des Restkoagels mit der subretinalen Zange (**g**). Exprimieren von subretinalen Blutresten mittels schwerer Flüssigkeit (PFCL, **h**), Laserkoagulation der Retinotomiestelle, wenn diese sich durch Koagelextraktion erweitert hat (**i**). Postoperativ bis auf Blutspuren freie Makula (**j**), angiographisch noch erkennbares RAM inferior, das angiographisch aber keine signifikante Leckage zeigt (**k**). Die Makula zeigt eine normale foveale Kontur ohne Ödem (**l**). (Aus Bopp S 2007)

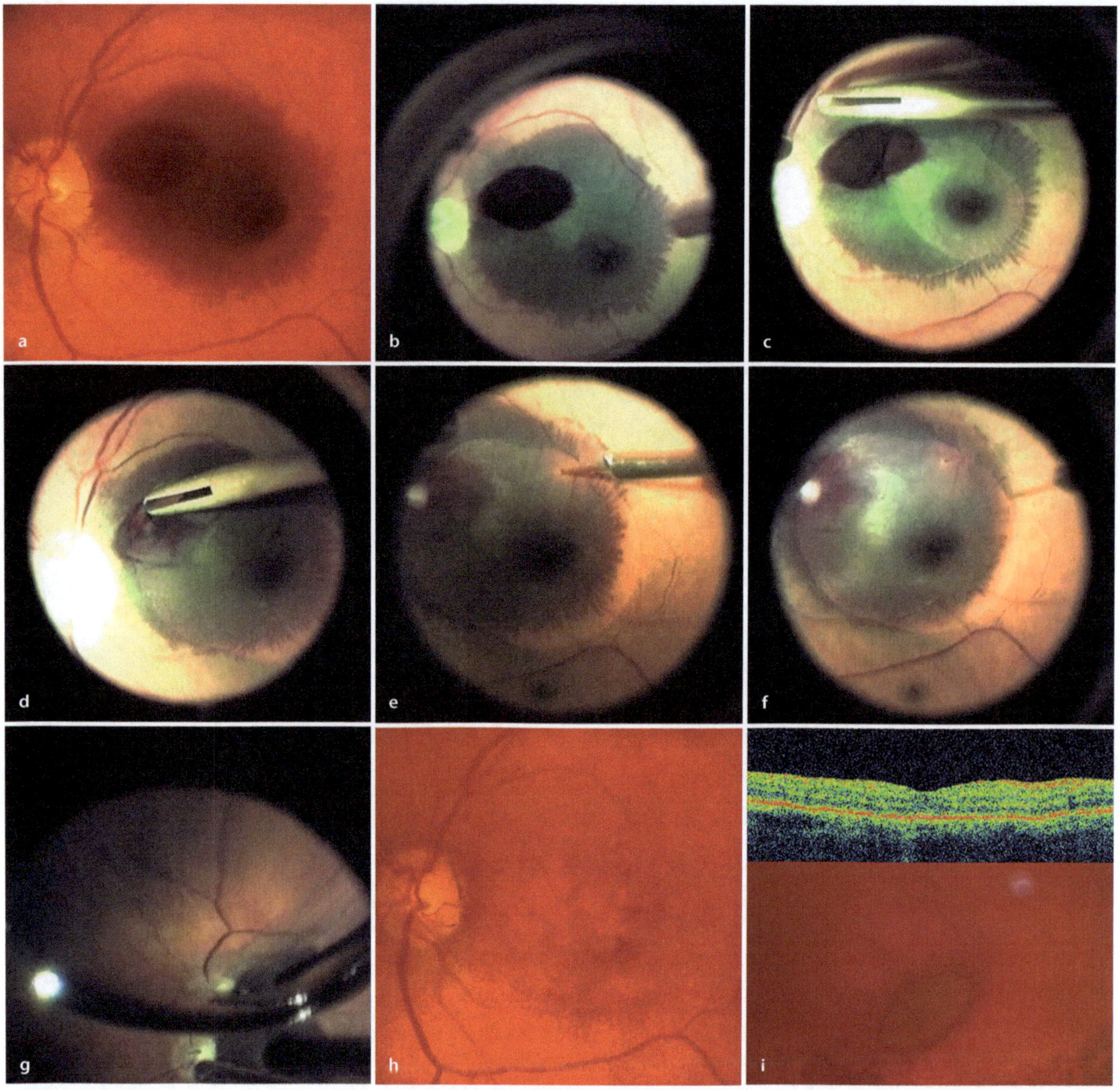

Abb. 11.35 RAM vom subretinalen Blutungstyp: prä-, intra- und postoperative Befunde. Präoperatives Fundusbild (**a**). Darstellung des RAM nach Vitrektomie (**b**). ICG-geführtes ILM-Peeling legt die Blutung auf dem RAM frei (**c**), die angenommen werden kann, sodass der Gefäßknoten sichtbar wird (**d**). Mit einer 40-G-Teflonkanüle wird die Netzhaut am seitlichen Koagelrand penetriert (**e**) und die r-TPA-Lösung injiziert und das Koagel umspült. Es resultiert eine blasige zentrale Abhebung (**f**). Der Eingriff wird durch eine subtotale Gasfüllung abgeschlossen (**g**). Postoperativ ist das Koagel nach inferior disloziert und die Makula weitgehend frei (**g, h**). Das OCT-Bild zeigt eine praktisch normale Makulastruktur (**i**)

Praxistipp

Eigenen Erfahrungen zufolge, wobei innerhalb der vergangenen 20 Jahre alle o.g. Verfahren eingesetzt wurden, ist die Vitrektomie, subretinale rt-PA-Gabe und partielle Gasfüllung das momentan bevorzugte Verfahren mit guten, reproduzierbaren Ergebnissen und geringem Komplikationspotenzial.

»Pearls and pitfalls« bei der Diagnose und Therapie hämorrhagischer RAM

Da sich die Behandlungskonzepte komplizierter RAM mit Blutung über die Jahre stark verändert haben, wurden die Fälle im eigenen Patientengut analysiert, um die Fortschritte und Probleme im klinischen Alltag zu erfassen.

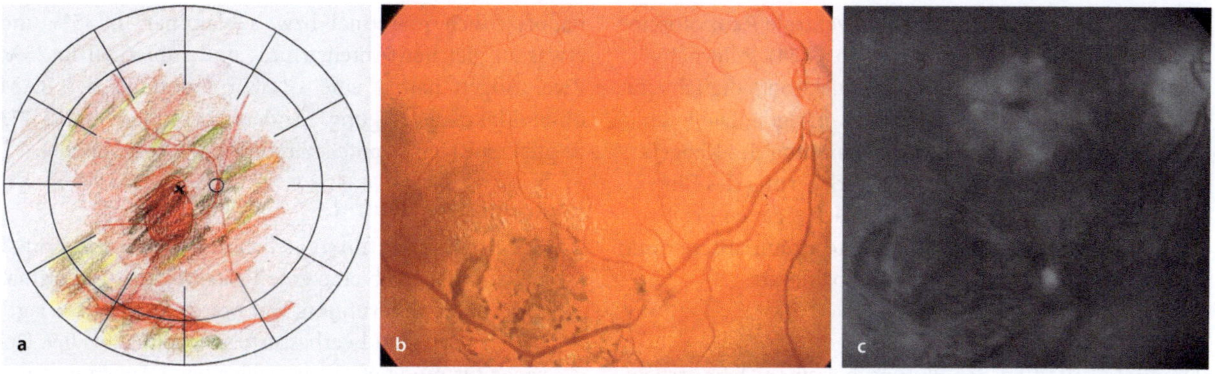

Abb. 11.36 RAM als Maskeradesyndrom. Bei akuter Glaskörperblutung ist eine Makulablutung erkennbar, nicht aber ihre Ursache (AMD oder RAM) und nicht die Lokalisation der Blutung (prä- versus subretinal) (**a**). Die diagnostische Vitrektomie ergab eine subretinale Hämorrhagie, die bis in die Fovea reichte und durch ein RAM verursacht worden war (*Kreis*), das sich im FAG noch darstellte. Ferner fand sich ein zweites, spontan thrombosiertes RAM am gleichen Gefäß etwas distaler (*Kreis*) Die umgebenden Lididreste und subretinalen Pigmentierung weisen darauf hin, dass letzteres ebenfalls eine hämorrhagisch-exsudative Phase durchlaufen hatte. (Aus Bopp S 2007)

Patientenselektion

1. Die Indikationsstellung für eine operative Intervention ist häufig schwierig. Bei Patienten, die mit dem Leitsymptom einer Glaskörperblutung unklarer Ursache kommen, ist in 5-10% mit einem rupturierten RAM zu rechnen. Üblicherweise wird in solchen Fällen eine Sonographie im B-Bild durchgeführt, um eine Ablatio auszuschließen und erst mal ein spontaner Rückgang der Blutung abgewartet und eine Behandlung zurückgestellt, bis eine Diagnose gestellt werden kann, Komplikationen auftreten oder eine mangelnde Resorption zur Vitrektomie führt. In Bezug auf ein RAM mit subretinaler Blutungskomponente kann dann bereits ein irreversibler Makulaschaden vorhanden sein, wenn endlich die Diagnose gestellt wird (Abb. 11.31).
2. In Fällen, in denen bei einer präretinalen oder Glaskörperblutung ein rupturiertes RAM bereits bei der initialen Diagnosestellung identifiziert wird, kann eine signifikante subretinale Blutungskomponente verborgen bleiben. Entscheidet man sich, eine spontane Resorption abzuwarten, ist ebenfalls mit funktionellen Einbußen zu rechnen.
3. Patienten mit vorwiegend submakulärer Hämorrhagie werden oft als hämorrhagische AMD fehlgedeutet. Die Differentialdiagnose ist erschwert, wenn andere Hinweise auf eine AMD (Drusen, Exsudate) fehlen und der typische Gefäßknoten durch das Blut verdeckt wird (Abb. 11.28). Hinweisend mag sein, dass bei einem RAM die Blutung oft etwas exzentrisch zur Makula liegt.

Präoperative Befunde

In einer Serie von 35 operativ versorgten Augen mit RAM zeigten 70% das Leitsymptom Makulablutung und 30% eine Glaskörperblutung. Bei der initialen Untersuchung wurden nur die Hälfte der Fälle eindeutig als hämorrhagische RAM identifiziert, eine AMD in 35% angenommen und die übrigen Fälle als Glaskörperblutung unklarer Ursache eingestuft.

Operationstechnik

Die prinzipielle Technik ist oben bereits beschrieben. Die einzelnen Schritte variieren entsprechend der individuellen Situation.

1. Beim Vorliegen einer vorwiegend **präretinalen Hämorrhagie** wird nach Entfernung des Glaskörpers ggf. eine chirurgische Glaskörperabhebung induziert. Häufig findet man eine unter der ILM gelegene Bluttasche. Durch Inzision wird diese eröffnet und nach Peeling der ILM kann diese vollständig beseitigt werden (Abb. 11.32). Das RAM lässt sich zweifelsfrei erkennen. Stellt man fest, dass die Netzhaut zusätzlich eine exsudative Retinopathie zeigt, ist ggf. eine intraoperative Laserkoagulation zu überlegen. Zeigt das RAM bereits eine Involution und die Netzhaut ist »trocken«, erübrigt sich diese zusätzliche Maßnahme.
2. Besteht primär eine **submakuläre Blutung** oder zeigt sich intraoperativ nach Entfernung präretinaler Blutanteile noch eine signifikante subretinale Komponente, kommen die Manöver in Frage, die auch bei submakulären Hämorrhagien anderer Ursache, vor allem bei AMD, zum Einsatz kommen. Nach Vitrektomie wird mittels feiner 40-G-Teflonkanüle am seitlichen Blutungsrand rt-PA-Lösung in einer Konzentration von 12,5 μg/ml unter die Netzhaut injiziert, bis das Koagel ringsherum umspült ist (0,1-0,2 ml). Dann ergeben sich 2 Optionen: entweder wird eine intraoperative Lyse abgewartet (ca. 45 min) und da-

nach das Koagel über eine parazentrale Retinotomie mit der Zange extrahiert (▪ Abb. 11.34). Alternativ kann nach subretinaler rt-PA-Injektion lediglich eine 2/3 Gasfüllung des GK-Raumes erfolgen. Die Lyse bewirkt eine subretinale Mobilisierung des Koagels und die Gastamponade eine Verlagerung des Blutes nach peripher (▪ Abb. 11.35). Nach eigenen Erfahrungen ist letztgenannte Variante atraumatischer und komplikationsärmer und ebenso effektiv.

Intraoperative Befunde

Da die Lokalisation der Blutung bei einem hämorrhagischen RAM entscheidende prognostische Bedeutung hat und die entsprechenden operativen Manöver danach ausgerichtet werden, wurde diese intraoperativ dokumentiert. Vorwiegend subretinal befand sich das Blut in 38%, hauptsächlich präretinal bzw. sublaminär in 35% und etwas zu gleichen Anteilen prä- und subretinal in 23%. Zwei Augen hatten eine Glaskörperblutung bei RAM ohne Makulabeteiligung. Anders formuliert, rund 2/3 zeigten eine signifikante subretinale Blutkomponente.

Postoperative Befunde

1. Die Analyse der funktionellen Ergebnisse und Komplikationen ergab eine gute Visusprognose bei primär **präretinalen Blutungen**. Der präoperative Visus lag bei FZ bis 0,1 und verbesserte sich auf 0,2 bis 0,9. Ursache für moderate Visuserfolge bei 3 Augen waren eine assoziierte, chronisch-exsudative Retinopathie, eine Amblyopie und eine AMD.
   Augen mit subretinaler Blutung zeigten vergleichsweise weniger gute Visusergebnisse. Die wesentlichen

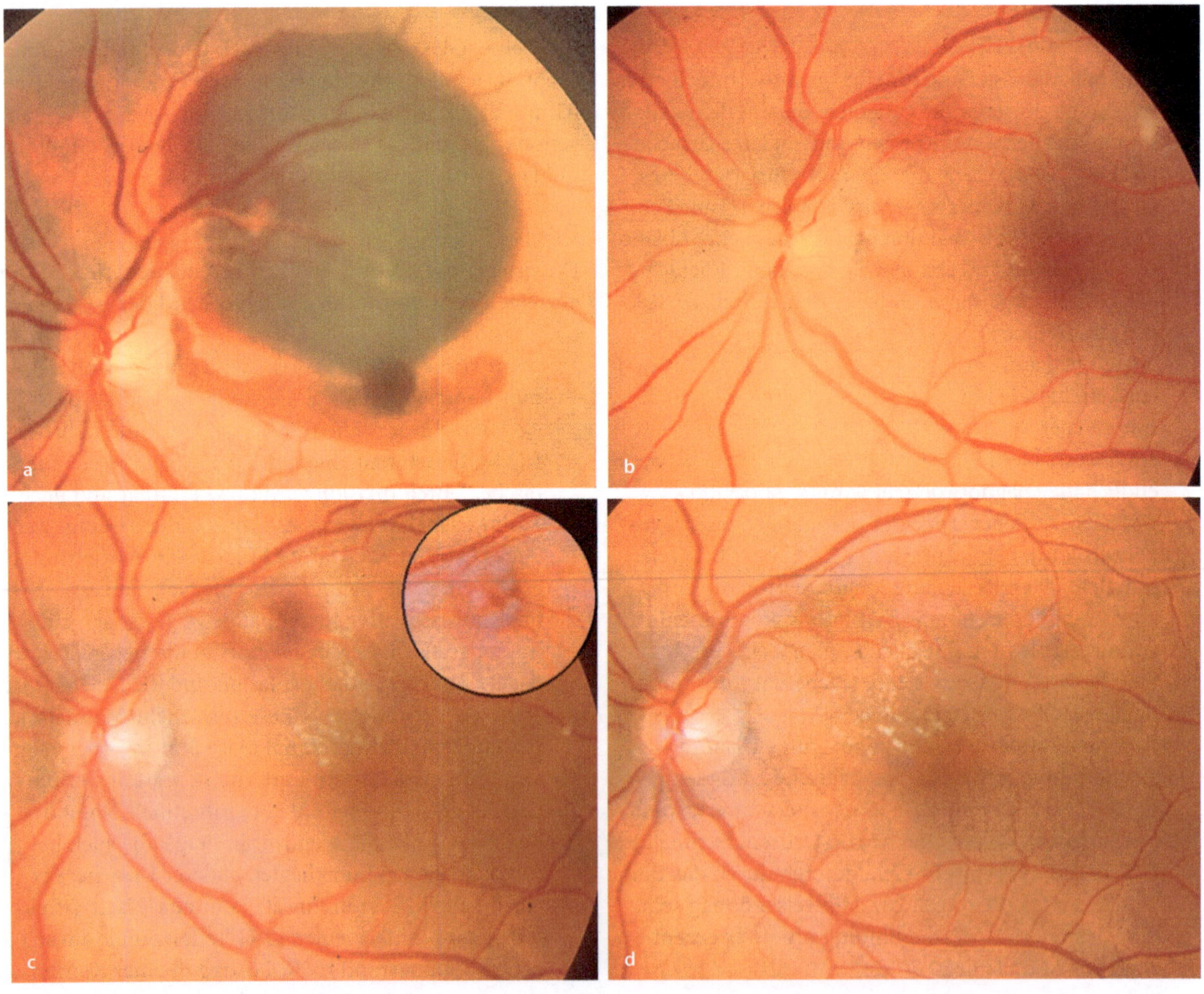

▪ **Abb. 11.37** RAM mit subretinaler Hämorrhagie (**a**), das einer r-tPA-assistierten Blutentfernung unterzogen wurde (**b**). Bereits 1 Woche postoperative betrug der Visus 0,5. Zwei Monate später fiel der Visus als Resulat erneuter Leckagen mit Lididablagerungen bis in die Fovea (*Stern*) erneut ab (**c**). Nach Lasertherapie (**c**) kam es zur Sklerosierung des RAM, das Ödem und später die Lipidexudate resorbierten sich. Endvisus 0,9 (**d**) (Aus Bopp 2007)

Einflussfaktoren waren die Latenz zwischen den Symptomen und dem Eingriff und der Operationstechnik. Lagen zwischen dem Blutungsereignis und der operativen Therapie durchschnittlich 6 Wochen und wurde eine konventionelle subretinale Blutextraktion mittels Zange durchgeführt, hatte kein Auge einen Visus über 0,1. Ferner kamen postoperative Puckerbildungen und PVR-Reaktionen vor. Wenn der Operationszeitpunkt maximal 2 Wochen nach Beginn der Symptome betrug, konnte ein postoperativer Visus zwischen 0,2 und 1,0 erreicht werden; o.g. Komplikationen waren die Ausnahme.
Daraus lässt sich ableiten, dass das maximale Visuspotenzial durch früher Intervention und atraumatischer Vorgehensweise ausgeschöpft werden kann.
2. Die Nachuntersuchungen der operativ behandelten Patienten ergab, dass nicht immer wie allgemein angenommen wird, eine spontane Involution des rupturierten RAM eintritt. In der frühen Serie zeigte sich in 4 von 9 Augen ein anhaltend aktives RAM, d.h. eine exsudative Retinopathie bestehen blieb und im FAG anhaltende Leckagephänomene zu verzeichnen waren. Erst nach nachträglicher Lasertherapie kam es zur Involution des RAM und Rückgang des Netzhautödems (◘ Abb. 11.37). Die unerwartete Häufigkeit von persistierenden, aktiven RAM war Anlass, die operative Behandlungsstrategie zu modifizieren: wird intraoperativ ein RAM festgestellt, das noch aktiv erscheint, wird dieses mittels zarter Endolaserkoagulation mit behandelt. Sämtliche so therapierten Augen zeigten postoperativ eine rasche Regression der Gefäßanomalie und Rückgang der exsudativen Retinopathie.

Fazit der Untersuchungen

Angesichts der ungünstigen Spontanprognose hämorrhagischer RAM ist eine chirurgische Intervention zu befürworten. Die retrospektive Serie zeigt, dass schlechte Ergebnisse assoziiert sind mit:

- Später Diagnosestellung
- Unterschätzter subretinaler Blutungskomponente
- Iatrogenes, operationsbedingtes Trauma

Umgekehrt werden gute funktionelle Ergebnisse erreicht durch:

- Frühzeitige, korrekte Diagnosestellung
- Zeitnahe chirurgische Intervention
- Atraumatische Operationstechnik

Die Tatsache, dass rund zwei Drittel der hämorrhagischen RAM eine signifikante subretinale Blutungskomponente zeigten, hat uns veranlasst, weniger konservativ in Bezug auf eine frühe chirurgische Intervention vorzugehen als üblich vorgeschlagen wird.

11.5.8 Prognose/Schlussbemerkungen

Der natürliche Verlauf eines RAM ist gewöhnlich durch eine spontane Involution der Gefäßanomalie mit guter Visusprognose gekennzeichnet, und die Mehrzahl der Fälle bleibt asymptomatisch. Der benigne Charakter verändert sich, wenn eine chronische Exsudation mit Makulabeteiligung oder Ruptur mit Blutung auftritt. Die Visusprognose wird dann durch das Ausmaß und die Lokalisation von Exsudationen oder Blutung bestimmt.

Die Rolle der Lasertherapie bei einem RAM ist nach wie vor nicht etabliert, aber die klinische Erfahrung zeigt eine rasche Rückbildung exsudativer Komplikationen nach Laserapplikation. Mit anderen Worten: die Therapie verkürzt die aktive Phase der Erkrankung und reduziert das Risiko permanenter struktureller Schäden der zentralen Netzhaut.

Die Rolle der Chirurgie ist noch umstrittener. Sie konzentriert sich auf hämorrhagische Komplikationen, vor allem subfoveale Blutungen. Im Hinblick auf die ungewisse Prognose und die schwierigen und potentiell komplikationsträchtigen Verfahren sind viele Kliniker zurückhaltend mit der Indikationsstellung. Andere hingegen präferieren eine rasche operative Intervention. Zweifellos ist die subretinale Applikation von rt-PA ein großer Schritt in Richtung einer atraumatischen Technik zur subretinalen Blutdislokation oder -entfernung aus der Makula. Eigene Ergebnisse an 13 Augen zeigten in 11 Fällen eine Verbesserung und keines hatte einen Visusverlust.

Bei ruputurierten RAM mit vorwiegend präretinalen Blutungen nicht immer eine Therapie nötig. Ausnahmen sind Fälle mit langdauernder Resorptionsphase und damit verzögerter Visuserholung, die als Indikation für eine Vitrektomie gelten. Grundsätzlich sollte berücksichtigt werden, dass präretinales Blut eine subretinale Komponente verdecken kann. Im Zweifelsfall ist dann eine frühzeitige chirurgische Intervention zu überlegen.

Fazit für die Praxis

Trotz des Fehlens allgemein verbindlicher Richtlinien zur Indikationsstellung und Behandlungsmethode von RAM soll ◘ Tab. 11.10 als Orientierung gelten. Es basiert auf persönlichen Erfahrungen mit allen vorgestellten Verfahren und der Durchsicht der Literatur. Generell gilt eine Behandlungsindikation ausschließlich für aktive, symptomatische Läsionen. Bei den aufgelisteten klinischen Situationen ist die Visusprognose entweder unklar oder schlecht, sodass eine Intervention gerechtfertigt ist. Das Risiko einer Lasertherapie ist bei vorsichtiger Applikationsweise vernachlässigbar, sodass die Indikation großzügig gestellt werden kann. Die chirurgische Vorgehensweise ist unter Berücksichtigung der Prognose und des Risiko/Nutzen-Verhältnises in den Händen eines erfahre-

Tab. 11.10 Therapieoptionen bei symptomatischen RAM abhängig vom klinischen Leitsymptom

Klinisches Leitsymptom	Behandlungsprinzip	Maßnahmen	Begründung
Exsudative RAM			
Makulabeteiligung	Paravaskulär, die Gefäßwand touchieren	Herde mit niedriger Energie und langer Expositionszeit	Thermisch induzierte Gefäßwandläsion zur Initiation der Involution eines aktiven RAM
Progressive Erkrankung mit Makulabedrohung	Dito	Dito	Dito
Hämorrhagische RAM			
Präretinale Blutung: abgekapselt durch hintere GK-Grenzschicht oder ILM	Laser-Membranotomie	Nd:YAG-Photodisruption	Blutungsdurchbruch in den GK-Raum Provozieren, um eine rasche Resorption zu erreichen
Präretinale Blutung mit V.a. eine subretin. Komponente	Glaskörperchirurgie	Vitrektomie, HGA, ILM-Peeling	Frühe Diagnose und Therapie einer evtl. subretin. Hämorrhagie °
Präretinale Blutung und deutliche vitreoretinale Grenzflächenveränderungen	Glaskörperchirurgie	Vitrektomie, HGA, ILM-Peeling	Zusätzlichen Netzhautschaden durch Puckerformation verhindern
Subretinale Blutung	Rasche Glaskörperchirurgie	Vitrektomie,subretinal rt-PA ± Blutextration, Gas, Positionierung *	Blutentfernung oder -displacement zur Verbesserung der funktionellen Erholung
Glaskörperblutung			
Glaskörperhämorrhagie bei bekanntem oder V.a. RAM	Rasche Glaskörperchirurgie	Vitrektomie + ggf. weitere situationsabhängige Maßnahmen	Frühzeitige Diagnose und Therapie einer evtl. subfovealen Blutung °
Glaskörperhämorrhagie unklarer Ursache	Rasche Glaskörperchirurgie	Dito	Dito, bei 10% besteht ein rupturiertes RAM

°in eigenem Patientenkollektiv zeigten ein Drittel der Augen mit präretinaler Hämorrhagien eine erhebliche subretinale Blutkomponente; *im Falle einer verflüssigten subfovealen Blutung kann prinzipiell eine Blutverlagerung mit alleiniger intravitrealer Gasinjektion ausreichen. Gewöhnlich liegt jedoch ein Koagel vor, und die lokale subretinale rt-PA-Gabe führt zu reproduzierbarer, effektiver Dislokation.

nen vitreoretinalen Chirurgen eine effektive Maßnahme. Kontrollierte Studien zur Erfassung der Wirksamkeit der verschiedenen Therapieoptionen wären wunschenswert. Angesichts des relativ benignen Krankheitsbildes und der eher selten auftretenden visusbedrohenden Komplikationen ist es schwierig, solche Studien aufzustellen. Insofern bleibt es eine individuelle Entscheidung, unter Berücksichtigung des natürlichen Verlaufes und konzeptioneller Überlegungen, bei komplexen RAM therapeutisch zu intervenieren.

Literatur

Literatur zu Abschnitt 11.1

Charbel Issa P, Berendschot TT, Staurenghi Get al. (2008) Confocal blue reflectance imaging in type 2 idiopathic macular telangiectasia. Invest Ophthalmol Vis Sci 49(3):1172-1177

Charbel Issa P, Finger RP, Holz FG, Scholl HP (2008) Eighteen-month follow-up of intravitreal bevacizumab in type 2 idiopathic macular telangiectasia. Br J Ophthalmol 92(7):941-945

Charbel Issa P, Holz FG, Scholl HP (2007) Findings in fluorescein angiography and optical coherence tomography after intravitreal bevacizumab in type 2 idiopathic macular telangiectasia. Ophthalmology 114(9):1736-1742

Clemons TE, Gillies MC, Chew EYet al. (2010) Baseline characteristics of participants in the natural history study of macular telangiectasia (MacTel) MacTel Project Report No. 2. Ophthalmic Epidemiol;17(1):66-73

Gamulescu MA, Walter A, Sachs H, Helbig H (2008) Bevacizumab in the treatment of idiopathic macular telangiectasia. Graefes Arch Clin Exp Ophthalmol 246(8):1189-1193

Gass JD (1968). A fluorescein angiographic study of macular dysfunction secondary to retinal vascular disease. V. Retinal telangiectasis. Arch Ophthalmol 80(5):592-605

Gass JD (1968) A fluorescein angiographic study of macular dysfunction secondary to retinal vascular disease. VI. X-ray irradiation, carotid artery occlusion, collagen vascular disease, and vitritis. Arch Ophthalmol 80(5):606-617

Gass JD (2000) Histopathologic study of presumed parafoveal telangiectasis. Retina 20(2):226-227

Gass JD, Blodi BA (1993) Idiopathic juxtafoveolar retinal telangiectasis. Update of classification and follow-up study. Ophthalmology 100(10):1536-1546

11

Gass JD, Oyakawa RT (1982) Idiopathic juxtafoveolar retinal telangiectasis. Arch Ophthalmol 100(5):769-780

Grand MG, Kaine J, Fulling Ket al. (1988) Cerebroretinal vasculopathy. A new hereditary syndrome. Ophthalmology 95(5):649-659

Green WR, Quigley HA, De la Cruz Z, Cohen B (1980) Parafoveal retinal telangiectasis. Light and electron microscopy studies. Trans Ophthalmol Soc U K 100(Pt 1):162-170

Helb HM, Charbel Issa P, RL VDVet al. (2008) Abnormal macular pigment distribution in type 2 idiopathic macular telangiectasia. Retina 28(6):808-816

Moisseiev J, Lewis H, Bartov Eet al. (1990) Superficial retinal refractile deposits in juxtafoveal telangiectasis. Am J Ophthalmol 109(5):604-605

Park DW, Schatz H, McDonald HR, Johnson RN (1997) Grid laser photocoagulation for macular edema in bilateral juxtafoveal telangiectasis. Ophthalmology 104(11):1838-1846

Pauleikhoff D, Padge B (2007) Idiopathic juxtafoveolar retinal telangiectasis. In: Joussen AM, Gardner TW, Kirchhof B, Ryan SJ (Hrsg) Retinal Vascular Disease. Springer Berlin Heidelberg, p 528-534

Pauleikhoff D, Wessing A. (1989)Long-term results of the treatment of Coats disease. Fortschr Ophthalmol 1989;86(5):451-455

Powner MB, Gillies MC, Tretiach Met al. (2009) Perifoveal muller cell depletion in a case of macular telangiectasia type 2. Ophthalmology;117(12):2407-2416

Sapieha P, Stahl A, Chen Jet al. (2011) 5-Lipoxygenase Metabolite 4-HDHA Is a Mediator of the Antiangiogenic Effect of {omega}-3 Polyunsaturated Fatty Acids. Sci Transl Med;3(69):69ra12

Smithen LM, Spaide RF (2004) Photodynamic therapy and intravitreal triamcinolone for a subretinal neovascularization in bilateral idiopathic juxtafoveal telangiectasis. Am J Ophthalmol 138(5):884-885

Surguch V, Gamulescu MA, Gabel VP (2007) Optical coherence tomography findings in idiopathic juxtafoveal retinal telangiectasis. Graefes Arch Clin Exp Ophthalmol 245(6):783-788

Yannuzzi LA, Bardal AM, Freund KBet al. (2006)) Idiopathic macular telangiectasia. Arch Ophthalmol 124(4):450-460

Zeimer MB, Kromer I, Spital Get al. (2010) Macular telangiectasia: patterns of distribution of macular pigment and response to supplementation. Retina;30(8):1282-1293

Zeimer MB, Padge B, Heimes B, Pauleikhoff D (2010) Macular telangiectasia type 2: Distribution of macular pigment and functional investigations. Retina. (8):1282-93

Literatur zu Abschnitt 11.2

Adam R, Kertes P, Lam WC (2007) Observations on the Management of Coats' Disease: Less is More. Br J Ophthalmol 91(3): 303-306

Beby F, Roche O, Burillon C, Denis P (2005) Coats' disease and bilateral cataract in a child with Turner syndrome: a case report. Graefes Arch Clin Exp Ophthalmol 243:1291-3

Black GC, Perveen R, Bonshek R, Cahill M, Clayton-Smith J, Lloyd IC, McLeod D (1999) Coats' disease of the retina (unilateral retinal telangiectasis) caused by somatic mutation in the NDP gene: a role for norrin in retinal angiogenesis. Hum Mol Genet 8:2031-5

Coats G (1908) Forms of retinal disease with massive exudation. R London Ophthalmic Hosp Rep 17:440 ff

Genkova P, Toncheva D, Tzoneva M, Konstantinov I (1986) Deletion of 13q12.1 in a child with Coats disease. Acta Paediatr Hung 27:141-3

Gomez Morales A (1965) Coats' disease. Natural history and results of treatment. Am J Ophthalmol 60:855-65

He YG, Wang H, Zhao B,Le J, Bahl D, McCluskey J (2010) Elevated vascular endothelial growth factor level in Coats's disease and possible therapeutic role of bevacizumab. Graefes Arch Clin Exp OPhthalmol 2010 Apr

Kaul S, Uparkar M, Mody K, Walinjkar J, Kothari M, Natarajan S. (2010) Intravitreal anti-vascular endothelial growth factor agens as an adjunct in the management of coats disease in children. Indian J Ophthalmol Jan-Feb; 58(1):76-8

Khan JA, Ide CH, Strickland MP (1988) Coats'-type retinitis pigmentosa. Surv Ophthalmol 32:317-32

Krause L, Kreusel KM, Jandeck C, Kellner U, Foerster MH (2001) [Vitrectomy in advanced Coats disease] Vitrektomie bei fortgeschrittenem Morbus Coats. Ophthalmologe 98:387-90

Kreusel KM, Krause L, Broskamp G, Jandeck C, Foerster MH (2001) Pars plana vitrectomy and endocryocoagulation for paracentral Coats' disease. Retina 21:270-1

Kubota T, Kurihara K, Ishibashi T, Inomata H (1995) Proliferative vitreoretinopathy in Coats' disease. Clinicohistopathological case report. Ophthalmologica 209:44-6

Leber T (1912) Ueber ein durch Vorkommen multipler Miliaraneurismen characterisierte Form von Retinaldegeneration. Graefes Arch Clin Exp Ophthalmol 81:1-14

Lin CJ, Hwang JK, Chen YT (2010) The effect of intravitreal bevacizumab in the treatment ot Coats' disease in children. Retina. Apr.; 30(4): 617-22

McGettrick PM, Loeffler KU (1987) Bilateral Coats' disease in an infant (a clinical, angiographic, light and electron microscopic study). Eye 1 (Pt 1):136-45

Nucci P, Bandello F, Serafino M, Wilson ME (2002) Selective photocoagulation in Coats' disease: ten-year follow-up. Eur J Ophthalmol 12:501-5

Pauleikhoff D, Wessing A (1989) [Long-term results of the treatment of Coats disease] Langzeitergebnisse der Therapie bei Morbus Coats. Fortschr Ophthalmol 86:451-5

Schueler A, Bornfeld N (2007) Coats` disease. In: Joussen AM, Gardner TW, Kirchhof B, Ryan SJ (Hrsg) Retinal Vascular Disease. Springer Berlin Heidelberg, p 561-566

Schueler AO, Hosten N, Bechrakis NE, Lemke AJ, Foerster P, Felix R, Foerster MH, Bornfeld N (2003) High resolution magnetic resonance imaging of retinoblastoma. Br J Ophthalmol 87:330-5

Schuman JS, Lieberman KV, Friedman AH, Berger M, Schoeneman MJ (1985) Senior-Loken syndrome (familial renal-retinal dystrophy) and Coats' disease. Am J Ophthalmol 100:822-7

Shields JA, Eagle RC, Jr., Shields CL, Potter PD (1996) Congenital neoplasms of the nonpigmented ciliary epithelium (medulloepithelioma). Ophthalmology 103:1998-2006

Shields JA, Shields CL, Honavar SG, Demirci H (2001a) Clinical variations and complications of Coats disease in 150 cases: the 2000 Sanford Gifford Memorial Lecture. Am J Ophthalmol 131:561-71

Shields JA, Shields CL, Honavar SG, Demirci H, Cater J (2001b) Classification and management of Coats disease: the 2000 Proctor Lecture. Am J Ophthalmol 131:572-83

Shienbaum G, Tasman WS (2006) Coats disease: a lifetime disease. Retina 26:422-4

Tripathi R, Ashton N (1971) Electron microscopical study of Coat's disease. Br J Ophthalmol 55:289-301

Literatur zu Abschnitt 11.3

Berger W, Ropers H-H (2001) Norrie Disease. In: Scriver CR (ed) The Metabolic and Molecular Bases of Inherited Disease, 8th ed. McGraw-Hill, pp 5977-85.

Berger W (1998) Molecular dissection of Norrie disease. Acta Anat 162:95-100

Berger W, Kloeckener-Gruissem B, and Neidhardt J (2010) The molecular basis of human retinal and vitreoretinal diseases. Prog Retin Eye Res 29:335-375

Berger W, Meindl A, van de Pol TJ, Cremers FP, Ropers HH, Doerner C, Monaco A, Bergen AA, Lebo R, Warburg M, Zergollern L, Lorenz B,

Gal A, Bleeker-Wagemakers EM, and Meitinger T (1992a) Isolation of a candidate gene for Norrie disease by positional cloning. Nat Genet 1:199-203

Berger W, van de Pol D, Warburg M, Gal A, Bleeker-Wagemakers L, de Silva H, Meindl A, Meitinger T, Cremers F, and Ropers HH (1992b) Mutations in the candidate gene for Norrie disease. Hum Mol Genet 1:461-465

Berger W, v.d.Pol D, Bächner D, Oerlemans F, Winkens H, Hameister H, Wieringa B, Hendriks W, and Ropers H-H (1996) An animal model for Norrie disease (ND): gene targeting of the mouse ND gene. Hum Mol Genet 5:51-59

Black GC, Perveen R, Bonshek R, Cahill M, Clayton-Smith J, Lloyd IC, McLeod D (1999) Coats' disease of the retina (unilateral retinal telangiectasis) caused by somatic mutation in the NDP gene: a role for norrin in retinal angiogenesis. Hum Mol Genet. 8: 2031–2035

Brockhurst RJ and Albert DM (1981) Pathologic findings in familial exudative vitreoretinopathy. Arch Ophthalmol 99: 2134-2146

Canny CLB, Oliver GL (1976) Fluorescein angiographic findings in familial exudative vitreoretinopathy. Arch Ophthalmol 74: 1114-1120

Criswick VG, Schepens CL (1969) Familial exudative vitreoretinopathy. Am J Ophthalmol. 68:578-594

Hiraoka M, Berinstein DM, Trese MT, Shastry BS (2001). Insertion and deletion mutations in the dinucleotide repeat region of the Norrie disease gene in patients with advanced retinopathy of prematurity. J Hum Genet. 46: 178–181

Hiraoka M, Rossi F, Trese MT, Shastry BS (2001). X-linked juvenile retinoschisis: mutations at the retinoschisis and Norrie disease gene loci? J Hum Genet. 46: 53–56

Jiao X, Ventruto V, Trese MT, Shastry BS, and Hejtmancik JF (2004) Autosomal recessive familial exudative vitreoretinopathy is associated with mutations in LRP5. Am J Hum Genet 75:878-884

Joussen A, Kirchhof B (2007) Familial exudative vitroretinopathy. In: Joussen AM, Gardner TW, Kirchhof B, Ryan SJ (Hrsg) Retinal Vascular Disease. Springer Berlin Heidelberg, p 567-581

Junge HJ, Yang S, Burton JB, Paes K, Shu X, French DM, Costa M, Rice DS, and Ye W (2009) TSPAN12 regulates retinal vascular development by promoting Norrin- but not Wnt-induced FZD4/beta-catenin signaling. Cell 139:299-311

Kondo H, Qin M, Kusaka S, Tahira T, Hasebe H, Hayashi H, Uchio E, Hayashi K (2007). Novel mutations in Norrie disease gene in Japanese patients with Norrie disease and familial exudative vitreoretinopathy. Invest Ophthalmol Vis Sci.48:1276-1282

Li Y, Fuhrmann C, Schwinger E, Gal A, Laqua H (1992) The gene for autosomal dominant familial exudative vitreoretinopathy (Criswick-Schepens) on the long arm of chromosome 11. Am J Ophthalmol 113: 712-713

Luhmann UF, Lin J, Acar N, Lammel S, Feil S, Grimm C, Seeliger MW, Hammes HP, and Berger W (2005) Role of the Norrie disease pseudoglioma gene in sprouting angiogenesis during development of the retinal vasculature. Invest Ophthalmol Vis Sci 46:3372-3382

Luhmann UF, Neidhardt J, Kloeckener-Gruissem B, Schafer NF, Glaus E, Feil S, and Berger W (2008) Vascular changes in the cerebellum of Norrin /Ndph knockout mice correlate with high expression of Norrin and Frizzled-4. Eur J Neurosci 27:2619-2628

MacDonald MLE, Goldberg YP, MacFarlane J, Samuels ME, Trese MT, Shastry BS (2005) Genetic variants of frizzled-4 gene in familial exudative vitreoretinopathy and advanced retinopathy of prematurity. Clin. Genet. 67: 363-366

Nikopoulos K, Gilissen C, Hoischen A, Erik vN, Boonstra FN, Blokland EA, Arts P, Wieskamp N, Strom TM, Ayuso C, Tilanus MA, Bouwhuis S, Mukhopadhyay A, Scheffer H, Hoefsloot LH, Veltman JA, Cremers FP, and Collin RW (2010a) Next-generation sequencing of a 40 Mb linkage interval reveals TSPAN12 mutations in patients with familial exudative vitreoretinopathy. Am J Hum Genet 86:240-247

Nikopoulos K, Venselaar H, Collin RW, Riveiro-Alvarez R, Boonstra FN, Hooymans JM, Mukhopadhyay A, Shears D, van Bers M, de Wijs IJ, van Essen AJ, Sijmons RH, Tilanus MA, van Nouhuys CE, Ayuso C, Hoefsloot LH, and Cremers FP (2010b) Overview of the mutation spectrum in familial exudative vitreoretinopathy and Norrie disease with identification of 21 novel variants in FZD4, LRP5, and NDP. Hum Mutat 31:656-666

Ohlmann A, Scholz M, Goldwich A, Chauhan BK, Hudl K, Ohlmann AV, Zrenner E, Berger W, Cvekl A, Seeliger MW, Tamm ER (2005) Ectopic norrin induces growth of ocular capillaries and restores normal retinal angiogenesis in Norrie disease mutant mice. J Neurosci. 25: 1701–1710

Poulter JA, Ali M, Gilmour DF, Rice A, Kondo H, Hayashi K, Mackey DA, Kearns LS, Ruddle JB, Craig JE, Pierce EA, Downey LM, Mohamed MD, Markham AF, Inglehearn CF,Toomes C (2010) Mutations in TSPAN12 cause autosomal-dominant familial exudative vitreoretinopathy. Am J Hum Genet. 86:248-253

Price SM, Periam N, Hmphries A, Woodruff G, Trembath RC (1996) Famlial exudative vitreoretinopathy linked to D11S533 in a large asian family with consanguinitiy. Ophthalmic Genet 17: 53-57

Rehm HL, Zhang DS, Brown MC, Burgess B, Halpin C, Berger W, Morton CC, Corey DP, and Chen ZY (2002) Vascular defects and sensorineural deafness in a mouse model of Norrie disease. J Neurosci 22:4286-4292

Robitaille JM, Wallace K, Zheng B, Beis MJ, Samuels M, Hoskin-Mott A, Guernsey DL (2009) Phenotypic overlap of familial exudative vitreoretinopathy (FEVR) with persistent fetal vasculature (PFV) caused by FZD4 mutations in two distinct pedigrees. Ophthalmic Genet. 30:23-30

Robitaille J, MacDonald ML, Kaykas A, Sheldahl LC, Zeisler J, Dube MP, Zhang LH, Singaraja RR, Guernsey DL, Zheng B, Siebert LF, Hoskin-Mott A, Trese MT, Pimstone SN, Shastry BS, Moon RT, Hayden MR, Goldberg YP, and Samuels ME (2002) Mutant frizzled-4 disrupts retinal angiogenesis in familial exudative vitreoretinopathy. Nat Genet 32:326-330

Tagami M, Kusuhara S, Honda S, Tsukahara Y, Negi A (2008) Rapid regression of retinal hemorrhage and neovascularization in a case of familial exudative vitreoretinopathy treated with intravitreal bevacizumab Graefes Arch Clin Exp Ophthalmol. 246:1787-1789

Van Nouhuys (1981) Congenital retinal fold as a sign of dominant exudative vitreoretinopathy. Graefes Arch Clin Exp Ophthalmol 217:55-67

Wang Y, Huso D, Cahill H, Ryugo D, and Nathans J (2001) Progressive cerebellar, auditory, and esophageal dysfunction caused by targeted disruption of the frizzled-4 gene. J Neurosci 21:4761-4771

Wu WC, Drenser K, Trese M, Capone A Jr, Dailey W (2007) Retinal phenotype-genotype correlation of pediatric patients expressing mutations in the Norrie disease gene. Arch Ophthalmol 125:225-230

Xu Q, Wang Y, Dabdoub A, Smallwood PM, Williams J, Woods C, Kelley MW, Jiang L, Tasman W, Zhang K, and Nathans J (2004) Vascular development in the retina and inner ear: control by Norrin and Frizzled-4, a high-affinity ligand-receptor pair. Cell 116:883-895

Ye X, Wang Y, Cahill H, Yu M, Badea TC, Smallwood PM, Peachey NS, and Nathans J (2009) Norrin, frizzled-4, and Lrp5 signaling in endothelial cells controls a genetic program for retinal vascularization. Cell 139:285-298

Websites

ENSEMBL: http://www.ensembl.org/index.html

Human Gene Mutation Database: http://www.hgmd.cf.ac.uk/ac/index.php

MedMolGen: http://www.medmolgen.uzh.ch
UCSC Genome Browser: http://genome.ucsc.edu/

▪ Literatur zu Abschnitt 11.4

Archer DB, Deutman A, Ernest JT, Krill AE (1973) Arteriovenous communications of the retina. Am J Ophthalmol 75: 224-41
Augsburger JJ, Goldberg RE, Shields JA, Mulberger RD, Magargal LE (1980) Changing appearance of retinal arteriovenous malformation. Graefes Arch Klin Ophthalmol 215: 65-70
Baurmann H, Meyer F, Oberhoff P (1968) Komplikationen bei der arteriovenösen Anastomose der Netzhaut. Klin Monatsbl Augenheilkd 153: 562-71
Bech K, Jensen OA (1961) On the frequency of co-existing racemose haemangiomata of the retina and brain. Acta Psychiat Neurol Scand 36: 47-56
Bellhorn RW, Friedmann AH, Henkind P (1972) Racemose (cirsoid) hemangioma in rhesus monkey retina. Am J Ophthalmol 74: 517-22
Bernth-Petersen P (1979) Racemose haemangioma of the retina; report of three cases with long term follow-up. Acta Ophthalmol 57: 669-78
Bhattacharya JJ, Luo CB, Suh DC etal (2001) Wyburn-Mason or Bonnet-Dechaume-Blanc as cerebrofacial arteriovenous metameric syndromes (CAMS). A new conceptand a new classification. InternventNeuroradiol 7: 5–17
Bloom PA, Laidlaw A, Easty DL (1993) Spontaneous development of retinal ischaemia and rubeosis in eyes with retinal racemose angioma. Br J Ophthalmol 77: 124-5
Bonnet P, Dechaume J, Blanc E (1973) L'anévrysma cirsoide de la rétine (anévrysme racémeux): Ses rélations avec l'anévrysme cirsoide de la face et avec l'anévrysme cirsoide du cerveau. J Méd Lyon 18: 165-78
Brihaye M, Tassignon MJ, van Langen-Hove L, Demol S (1987) Anastomose artérioveineuse, isolée et unilatérale de la rétine avec follow-up de 25 ans. Bull Soc Belge Ophtalmol 225/2: 71-8
Brock S, Dyke CG (1932) Venous and arteriovenous angioma of the brain. Bull Neurol Inst NY 2: 247-93
Brower LE, Ditkowsky SP, Klien BA, Bronstein IP (1942) Arteriovenous angioma of mandible and retina with pronounced hematemesis and epistaxis. Am J Dis Child 64: 1023-9
Cagianut B (1962) Das arterio-venöse Aneurysma der Netzhaut. Klin Monatsbl Augenheilkd 140: 180-91
Cameron ME (1958) Congenital arterio-venous aneurysm of the retina. Br J Ophthalmol 42: 655-66
Cameron ME, Greer CH (1968) Congenital arteriovenous aneurysm of the retina: a post mortem report. Br J Ophthalmol 52: 768-72
Dekking HM (1955) Arteriovenous aneurysm of the retina with spontaneous regression. Ophthalmologica 130; 113-5
DeLaey JJ, Hanssens M (1990) Congenital arteriovenous communications in the retina. Bull Soc Belge Ophtalmol 225/1: 85-99
Effron L, Zakov ZN, Tomsak RL (1985) Neovascular glaucoma as a complication of the Wyburn-Mason syndrome. J Clin Neuroophthalmol 5: 95-8
Ehlers H (1924) Aneurysma racemosum arteriovenosum retinae. Acta Ophthalmol 2: 374-87
Ferry AP (2001) Wyburn-Mason syndrome. In: Ryan JS (ed) Retina. Vol 1. 3. Ed. Mosby St Louis, p 600-2
Font RL, Ferry AP (1972) The phacomatoses. Wyburn-Mason syndrome. Int Ophthalmol Clin 12/1: 44-6
François J (1972) Ocular aspects of phacomatoses. In: Vinken PJ, Bruyn GW (eds) The phacomatoses. Handbook of clinical neurology. Vol 14. North Holland Publishing Amsterdam
François J, Rabaey M (1951) Hémosidérose prérétinienne et anévrysme artério-veineux. Ophthalmologica 122: 348-56
Gass JDM (1978) Juxtapapillary hamartomas and choristomas. In: Jakobiec FA, Reese AB (eds) Ocular and adnexal tumors. Aesculapius Publishing Birmingham Al., p 208-10
Gass JDM (1997) Stereoscopic atlas of macular diseases. 4.Ed. Mosby St. Louis, p 440-3
Gregersen E (1961) Arteriovenous aneurysm of the retina; a case of spontanous thrombosis and »healing«. Acta Ophthalmol 39: 937-9
Gunn RM (1884) Direct arteriovenous communication on the retina. Trans Ophthalmol Soc UK 4: 156-7
Heitmüller GH (1904) Cirsoid aneurysm of the branches of the internal carotid and basilar arteries. JAMA 42: 648-9
Horiuchi T, Gass JDM, David NJ (1976) Arteriovenous malformation in the retina of a monkey. Am J Ophthalmol 82: 896-904
Junius P (1933) Venöse und arterio-venöse Angiome im Bereich des Gehirns; ihre Beziehungen zum Sehorgan, Zentralbl Ges Ophthalmol 29: 673-84
Kim J, Kim OH, Suh JH, Lew HM (1998) Wyburn-Mason syndrome: an unusual presentation of bilateral orbital and unilateral brain arteriovenous malformations. Pediatr Radiol 28: 161
Kottow MH (1978) Congenital malformation of the retinal vessels with primary optic nerve involvement. Ophthalmologica 176: 86-90
Krayenbühl H, Yasargil MG (1958) Das Hirnaneurysma, Doc Geigy Ser Chir 4
Kreutz (1903) Ueber einen Fall von Rankenaneurysma der A. ophth. dextra. Wien Med Wschr 53: 1725
Krug EF, Samuels B (1932) Venous angioma of the retina, optic nerve, chiasm, and brain. A case report with postmortem observations. Arch Ophthalmol 8: 871-9
Leber Th (1915) Das Aneurysma racemosum der Netzhautgefäße. In: Graefe-Saemisch Handbuch der gesamten Augenkrankheiten. Vol VII/A 1. Engelmann Leipzig, p 37-42
Lecuire J, Dechaume JP, Bret P (1972) Bonnet-Dechaume-Blanc syndrome. In: Vinken PJ, Bruyn GW (eds) The phakomatoses. Handbook of clinical neurology. Vol 14. North Holland Publishing Amsterdam
Mac Donald IM, Bech-Hansen NT, Britton WA, et al. (1997) The phacomatoses: recent advances in genetics. Can J Ophthalmol 32: 4-11
Maeda H, Fujieda M, Morita H, Kurashige T (1992) Wyburn-Mason syndrome – a case report. No To Hattatsu 24: 65-9
Magnus H (1874) Aneurysma arterio-venosum retinale. Virchows Arch Pathol Anat 60: 38-45
Mansour AM, Walsh JB, Henkind P (1987) Arteriovenous anastomoses of the retina. Ophthalmology 94: 35-40
Mansour AM, Wells CG, Jampol LM, Kalina RE (1989) Ocular complications of arteriovenous communications of the retina. Arch Ophthalmol 107: 232-6
Mozetti M (1939) Sulle anomalie dei vasi retinici ed in particolar modo sull'aneurysma cirsoide della retina. Bull Oculist 18: 455-68
Nicolato A (1933) Angioma retinico ed angioma cerebrale (maliorazione dei vasi cerebrali di Cushing e Bailey). Ann Ottal Clin Ocul 61: 736-51
Patel U, Gupta SC (1990) Wyburn-Mason syndrome. A case report and review of the literature. Neuroradiology 31: 544-6
Pauleikhoff D, Wessing A (1991) Arteriovenous communications of the retina during a 17-year follow-up. Retina 11: 433-6
Ponce FA, Han PP, Spetzler RF, Canady A, Feiz-Erfan I (2001) Associated arteriovenous malformation of the orbit and brain: a case of Wyburn-Mason syndrome without retinal involvemant. J Neurosurg 95: 346-9
Reese AB (1966) Racemose hemangiomas (arteriovenous aneurysms). Tumors of the eye. 3. Ed. Harper & Row New York, p 385-9
Rentz (1925) Aneurysma racemosum retinale. Arch Augenheilkd 95: 84-91

Riffenburgh RS (1954) Arteriovenous aneurysm of the retina. Am J Ophthalmol 37: 908-10
Rundless WZ jr, Falls HF (1951) Congenital arteriovenous (racemose) aneurysm of the retina. Report of three cases. Arch Ophthalmol 46: 408-18
Schatz H, Chang LF, Ober RR, McDonald HR, Johnson RN (1993) Central retinal vein occlusion associated with retinal arteriovenous malformation. Ophthalmology 100: 24-30
Schleich (1884) Aneurysma arteriovenosum, Aneurysma circumscriptum et Varix (aneurysmat.?) retinae. Mitt Ophthalmol Klin Tübingen 2: 202
Schlieter F, Szepan B, Polenz B (1976) Über das Wyburn-Mason-Syndrom. Klin Monatsbl Augenheilkd 168:788-93
Seydel (1899) Ein Aneurysma arterio-venosum (Varix aneurysmaticus) der Netzhaut. Arch Augenheilkd 38: 157-63
Shah GK, Shields JA, Lanning RC (1998) Branch retinal vein obstruction secondary to retinal arteriovenous communication. Am J Ophthalmol 126: 446-8
Shields JA (1983) Diagnosis and management of intraocular tumors. Racemose hemangioma. Mosby St Louis, p 562-8
Speiser P (1978) Das arteriovenöse Hämangiom der Netzhaut. Adv Ophthalmol 36: 90-101
Stucci CA, Höpping W (1966) Varix aneurysmaticus vicariens retinae et manifestations cérébrales. Traitment. Bull Mém Soc Fr ophtalmol 79: 90-101
Tanaka T, Shimizu K (1987) Retinal arteriovenous shunts in Takajasu disease. Ophthalmology 94: 1380-8
Tilanus MD, Hoyng C, Deutman AF, Cruysberg JRM, Aandekerk AL (1991) Congenital arteriovenous communications and the development of two types of leaking retinal macroaneurysms. Am J Ophthalmol 112: 31-3
Tost M (1978) Kongenitale Anomalien an den Gefäßen des uvealen, retinalen und faszikulären Kreislaufs. In: Francois J Blutzirkilation in der Uvea, in der Netzhaut und im Sehnerven. Enke Stuttgart
Tost F, Weidlich R, Tost M (1996) Zum Wyburn-Mason-Syndrom. Klin Monatsbl Augenheilkd 208: 117-9
Unger HH, Umbach W (1966) Kongenitales okulocerebrales Rankenangiom. Klin Monatsbl Augenheilkd 148: 672-82
Werneke T (1940) Angioma papillae nervi optici (caput medusae). Klin Monatsbl Augenheilkd 104: 434-6
Wessing A (1979) Retinal vascular malformations: a follow-up study. In: Shimizu K, Oosterhuis JA (eds) Int Congr Ser 450. Excerpta Medica Amsterdam-Oxford, p 798-801
Wessing A (1999) Racemöses Hämangiom der Netzhaut (arterio-venöse Anastomosen). In: Lommatzsch PK (ed) Ophthalmologische Onkologie. Enke Stuttgart, p 319-21
Wessing A (2007) Congenital arteriovenous communications and Wyburn-Mason syndrome. In: Joussen AM, Gardner TW, Kirchhof B, Ryan SJ (Hrsg) Retinal Vascular Disease. Springer Berlin Heidelberg, p 535-542
Weve H (1923) Varix aneurysmaticus vicariens retinae (Pseudoaneurysma arteriovenosum racemosum retinae) Arch Augenheilkd 93: 1-13
Wiedersheim O (1942) Ueber zwei seltene angiomatöse Veränderungen des Augenhintergrundes und über Erweiterung des Begriffs Angiomatosis retinae. Klin Monatsbl Augenheilkd 108: 205-13
Wyburn-Mason R (1943) Arteriovenous aneurysm of mid-brain and retina, facial naevi, and mental changes. Brain 66: 163-203
Yanoff M, Fine BS (1975) Ocular pathology. Arteriorvenous communication. Harper & Row New York, p 528

Literatur zu Abschnitt 11.5

Abdel-Khalek MN, Richardson J (1986). Retinal macroaneurysm: natural history and guidelines for treatment. Br J Ophthalmol. 70: 2-11
Bopp S (2007) Retinal arterial macroaneurysms. In: Joussen AM, Gardner TW, Kirchhof B, Ryan SJ (Hrsg) Retinal Vascular Disease. Springer Berlin Heidelberg, p 543-542
Brown DM, Sobol WM, Folk JC, Weingeist TA (1994). Retinal arteriolar macroaneurysms: long-term visual outcome. Br J Ophthalmol. 78: 534-8
Cakir M, Cekic O, Yilmaz OF (2010) Pneumatic displacement of acute submacular hemorrhage with and without the use of tissue plasminogen activator. Eur J Ophthalmol 20: 565-71
Chen YJ; Kou HK (2004). Krypton laser membranotomy in the treatment of dense premacular hemorrhage. Can J Ophthalmol, 39: 761-6.
Fichte C, Streeten BW, Friedman, A (1978). A histopathologic study of retinal arterial aneurysms. Am J Ophthalmol 85: 509-18.
Fritsche PL, Flipsen E, Polak BC (2000). Subretinal hemorrhage from retinal arterial macroaneurysm simulating malignancy. Arch Ophthalmol. 118: 1704-5.
Haupert CL, McCuen BW, Jaffe GJ et al (2001). Pars plana vitrectomy, subretinal injection of plaminogen activator and fluid-gas exchange for displacement of thick submacular hemorrhage in age-related macular degeneration. Am J Ophthalmol 131:208-15
Hochman MA, Seery CM, Zarbin MA (1997). Pathophysiology and management of subretinal hemorrhage. Surv Ophthalmol, 42: 195-213.
Ibanez HE, Williams DF, Thomas MA, et al (1995). Surgical management of submacular hemorrhage. A series of 47 consecutive cases. Arch Ophthalmol, 113: 62-9.
Iijima H, Satoh S, Tsukahara S (1998). Nd:YAG laser photodisruption for preretinal hemorrhage due to retinal macroaneurysm. Retina 18: 430-4.
Joondeph BC, Joondeph HC, Blair NP (1989). Retinal macroaneurysms treated with the yellow dye laser. Retina 9: 187-92.
Moosavi, RA, Fong KC, Chopdar A (2006). Retinal artery macroaneurysms: clinical and fluorescein angiographic features in 34 patients. Eye 20: 1011-20.
Nakamura H, Hayakawa K, Sawaguchi S, Gaja T, Nagamine N, Medoruma K (2008). Visual outcome after vitreous, sub-internal limiting membrane, and/or submacular hemorrhage removal associated with ruptured retinal arterial macroaneurysms. Graefes Arch Clin Exp Ophthalmol 246: 661-9.
Ohji M, Saito Y, Hayashi A, Lewis JM, Tano Y (1998). Pneumatic displacement of subretinal hemorrhage without tissue plasminogen activator. Arch Ophthalmol 116: 1326-32.
PalestineAG, Robertson DM, Goldstein BG (1982). Macroaneurysms of the retinal arteries. Am J Ophthalmol 93: 164-71.
Park SW, Seo MS (2004). Subhyaloid hemorrhage treated with SF6 gas injection. Ophthalmic Surg Lasers Imaging. 35: 335-7.
Puthalath S, Chirayath A, Shermila MV, Sunil MS, Ramakrishnan R (2003) Frequency-doubled Nd:YAG laser treatment for premacular hemorrhage. Ophthalmic Surg Lasers Imaging. 34: 284-90
Rabb MF, Gagliano DA, Teske MP (1988). Retinal arterial macroaneurysms. Surv Ophthalmol. 33: 73-96.
Rennie CA, Newman DK, Snead MP, Flanagan DW (2001).Nd:YAG laser treatment for premacular subhyaloid haemorrhage. Eye 15; 519-24.
Robertson DM (1973). Macroaneurysms of the retinal arteries. Trans Am Acad Ophthalmol Otolaryngol 77: OP55-67.
Schatz H, Gitter K, Yannuzzi L, Irvine A (1990). Retinal arterial macroaneurysms: A large collaborative study. Presented at the American Academy of Ophthalmology, Annual Meeting. 1990. Chicago.
Singh RP, Patel C, Sears JE (2006). Management of subretinal macular hemorrhage by direct administration of tissue plasminogen activator. Br J Ophthalmol 90: 429.31

Spalter HF (1982). Retinal macroaneurysms: a new masquerade syndrome. Trans Am Ophthalmol Soc 80: 113-30.

Tezel T, Gunalp I, Tezel G (1994). Morphometrical analysis of retinal arterial macroaneurysms. Doc Ophthalmol 88: 113-25.

Tonotsuka T, Imai M, Saito K, Iijima H. (2003). Visual prognosis for symptomatic retinal arterial macroaneurysm. Jpn J Ophthalmol 47: 498-502.

Townsend-Pico WA, Meyers SM, H. Lewis H (2000). Indocyanine green angiography in the diagnosis of retinal arterial macroaneurysms associated with submacular and preretinal hemorrhages: a case series. Am J Ophthalmol 129: 33-7.

Tsujikawa A, Sakamoto A, Ota M et al (2009). Retinal structural changes associated with retinal arterial macroaneurysm examined with optical coherence tomography. Retina 29: 782-92.

Wu TT, Sheu SJ (2005), Intravitreal tissue plasminogen activator and pneumatic displacement of submacular hemorrhage secondary to retinal artery macroaneurysm. J Ocul Pharmacol Ther 21: 62-7.

Strahlenretinopathie

G. Willerding, J. Heufelder, V. Kakkassery, D. Cordini, A. M. Joussen

Die Strahlentherapie hat sich als eine wertvolle und vielgenutzte therapeutische Option vieler okulärer und kraniofazialer Erkrankungen erwiesen. Damit einhergehend muss jedoch die akute und mehr noch chronische retinale Toxizität ionisierender Strahlung in Betracht gezogen werden. Sie äußert sich in einer progredienten ischämischen Vaskulopathie und ist von diabetischen Retinopathien und anderen ischämischen Gefäßerkrankungen wie Venenverschlüssen, hypertensiven Retinopathien, sowie dem okulären Ischämiesyndrom abzugrenzen. Eine Standardtherapie existiert nicht, neben der Laserkoagulation kommen in letzter Zeit auch VEGF-Inhibitoren und Steroide zum Einsatz.

12.1 Definition

Die Strahlenretinopathie ist eine langsam progrediente, okklusive retinale Vaskulopathie infolge einer radiogenen Endothelschädigung. Kennzeichnend ist eine variable Latenz von Monaten bis Jahren. Die mediane Latenz bis zur symptomatischen Manifestation beträgt 2,6 Jahre. Die Strahlenretinopathie ist eine häufige Komplikation nach therapeutischer Bestrahlung intraokulärer Tumoren, tritt aber auch nach Bestrahlung extraokularer Tumoren im Kopf/Halsbereich auf.

12.2 Einleitung

Stallard beschrieb 1933 erstmals die Zeichen retinaler Radiotoxizität mit Blutungen, Exsudationen, Pigmentepithelveränderungen und Papillenödem bei Patienten nach Behandlung intraokularer Tumoren mit Radonpartikeln.

Wenn auch absolute Schwellenwerte fehlen, so sind die von Lommatzsch 1978 beschriebenen Schwellendosen für die Entstehung einer Strahlenretinopathie von 35 Gy und einer Strahlenoptikopathie von 40 Gy im Vergleich zur radiogenen Skleranekrose ab etwa 1.000 Gy weiterhin orientierdend gültig, wobei Fraktionierungen oder z.B. eine simultane Chemotherapie zu Abweichungen führen können (◘ Abb. 12.1).

Die Strahlenretinopathie ist insbesondere nach der Strahlentherapie für nicht-okuläre Indikationen eine Differentialdiagnose, die häufig vergessen wird, zumal die Latenzzeit bis zu einigen Jahren betragen kann. Bei der hochfraktionierten Teletherapie zephaler Neoplasien treten nicht selten relevante Dosisbelastungen der Netzhaut auf, die in der Folge zu ein- oder beidseitigen Strahlenretinopathie mit folgender Visusminderung führen können. Hierbei sollte anamestisch nach einer perkutanene Therapie von nasopharyngealen, aber auch Tumoren der Schädelbasis oder Hypophysentumoren gefragt werden.

Bei okulären Tumoren sind die Strahlenretinopathie und insbesondere -makulopathie häufige und visuslimitierende Komplikationen nach der Therapie

Seit der Collaborative Ocular Melanoma Study besteht weitgehend der Konsens, dass die Enukleation gegenüber der Brachytherapie des Aderhautmelanoms keinen Vorteil in der Gesamtprognose zeigt. Die Radiotherapie sowohl mittels Brachytherapie mit Jod- oder Rutheniumapplikatoren als auch in der Teletherapie mit Protonen ist seither Standardtherapie kleiner und mittelgroßer Aderhautmelanome mit einer hohen lokalen Tumorkontrollrate. Üblich ist hier eine hypofraktionierte Bestrahlung mit einer Dosis von 60-100 Gray.

Höherfraktionierte Bestrahlungen mit geringerer Gesamtdosis finden bei der Teletherapie von Retinoblastomen, Aderhauthämangiomen und Aderhautmetastasen Verwendung.

12.3 Pathogenese

Praxistipp

Die Bestrahlung des retinalen Gewebes führt zu einer neuronalen und einer vaskulären Schädigung, die sich gegenseitig beeinflussen können. Diese führt zu einem Verlust von Endothelzellen, einer Verdickung der Basalmembranen, sowie einer Invasion und Aktivierung von Makrophagen und Mikrogliazellen. Im Unterschied zur diabetischen Retinopathie werden die Perizyten erst sekundär in die degenerativen Veränderungen einbezogen. Histopathologisch dominieren Veränderungen der inneren Netzhautschichten mit Neurodegenation und Gliose. Weitere Studien müssen untersuchen, ob eine Hemmung der inflammatorischen Folgeschäden der Bestrahlung die Entwicklung und das Voranschreiten der Strahlenretinopathie verhindern kann.

Ionisierende Strahlung führt durch direkte Interaktion oder über freie Radikale vermittelt zu Alterationen der DNA, es kommt zu Einzel- und Doppelstrangbrüchen. Wenn die DNA-Reparaturkapazitäten überschritten werden, resultiert eine Teilungsunfähigkeit der Zelle, die die Grundlage der Tumorkontrolle in der Tumortherapie darstellt. Die postmitotischen Neuronen der Retina sind dabei eher radioresistent, im Gegenteil zu den retinalen vaskulären Endothelzellen, die sich schnell teilen und daher relativ radiosensibel sind. Das Heterochromatin der retinalen vaskulären Endothelzellen – insbesondere der mitotisch aktiven – ist für Reparaturenzyme weniger zugänglich und für radiogene Schäden vulnerabler. Durch radiogene Insulte geschädigte Endothelzellen werden zwar durch Migration und Mitose benachbarter Zellen

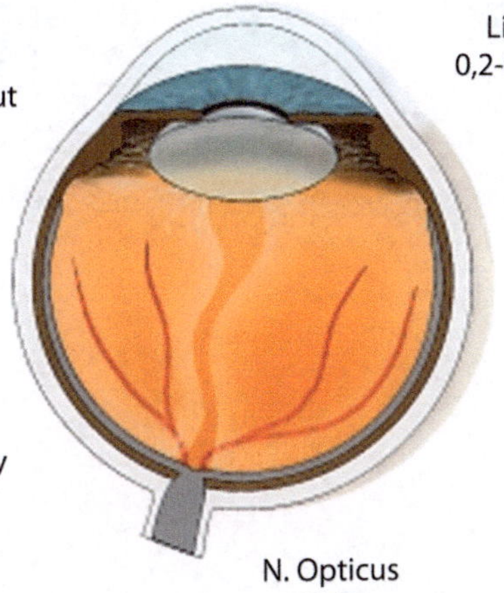

Abb. 12.1 Schwellenwerte für die Entstehung von Strahlenschäden am Auge. (Modifiziert nach Lommatzsch 1978)

zunächst ersetzt (Hayflick-Zahl), mit der Zeit kumuliert aber die Anzahl der geschädigten Zellen und die mitotischen Reparaturmechanismen sind nicht mehr ausreichend, sodass die Integrität der Gefäßwand verloren geht. Dies ist in Analogie zu der Schädigung vaskulärer Endothelzellen bei der diabetischen Retinopathie und deren Reperaturmechanismen der Fall.

Interessanterweise sind anders als bei der diabetischen Retinopathie, bei der der Perizytenschaden in der Regel den der Endothelzellen initial überwiegt, die Endothelzellen stärker betroffen als die Perizyten (Abb. 12.2). Dies ist möglicherweise durch den höheren replikativen Turnover dieser Zellen bedingt. Die typische Latenzperiode der Strahlenretinopathie im Hinblick auf den Schaden des Gefäßbetts ist der Überlebenszeit der geschädigten Endothelzellen geschuldet.

Die Folge der endothelialen Schädigung sind Permebilitätserhöhungen und die Aktivierung der Gerinnung mit Okklusion und Umbau der Mikrozirkulation. Die mikrovaskuläre Insuffizienz mit Verlust der Blut-Retina-Schranke führt zu typischen Läsionen wie Exsudationen, Kapillarverlusten und dem Verschluss präkapillärer Arteriolen mit der folgenden Ausbildung von Neovaskularisationen in Bereichen mit großer Kapillardefekten (Abb. 12.3).

Die Verdickung der kapillären Basalmembran, die in post-mortem Präparaten nachzuweisen ist, kann eine direkte Folge einer gestiegenen Synthese von Basalmembrankomponenten (Kollagen IV, Fibronektin und Laminin) oder einer reduzierten Degradation über katabole Enzyme, die auch bei der Strahlenretinopathie zu finden ist, sein. Diese Matrixveränderungen tragen zur pathologischen Endothel-Perizyten-Kommunikation bei und verstärken diese.

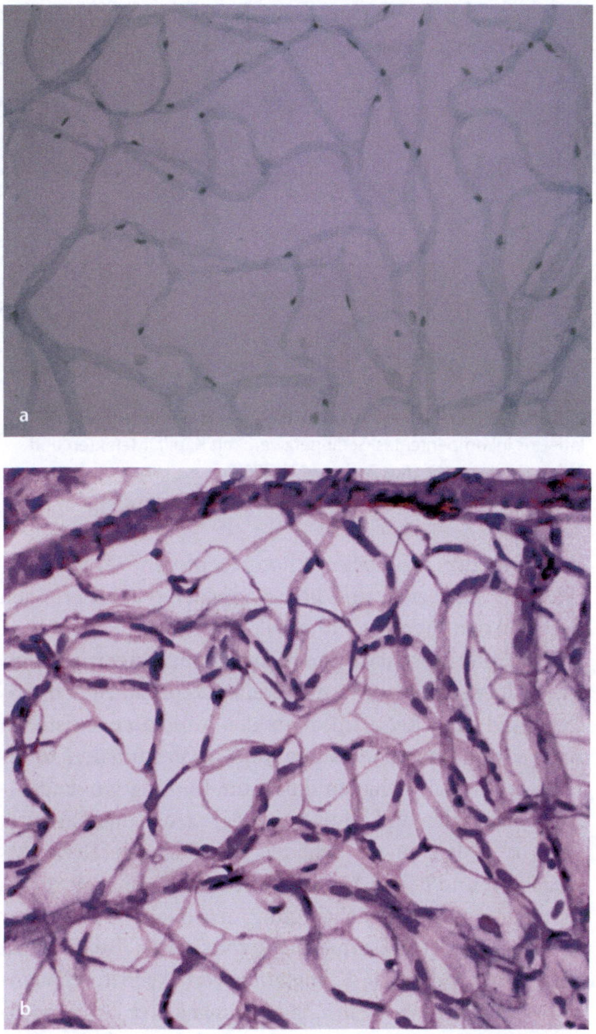

Abb. 12.2 **a** Trypsin digest retinaler Kapillaren einer Ratte nach 20 Gy Röntgenstrahlen im Bereich des Auges. Die konfluierenden Kapillaren zeigen zahlreiche (dunkel gefärbte) Perizytenkerne, jedoch keine überlebenden Endothelzellen. **b** Trypsin digest retinaler Kapillaren einer Ratte 6 Monate nach 15 Gy Röntgenstrahlen. Sichtbar sind azelluläre Kapillaren, wenige Perizytenkerne und Endothelzellen (**a** Aus Archer et al. 2007 **b** Mit freundlicher Genehmigung von T. Gardiner, Belfast).

Bei der Retinopathie durch ionisierende Strahlung findet sich stets eine Kombination aus vaskulärer Schädigung und direkter und indirekter neuronaler Schädigung. Hierbei führt die okklusive vaskuläre Schädigung selbst durch den hypoxischen Insult zu einer Störung der neuronalen Strukturen (Apoptose, Nekrose, gliale Narbe). Der verminderte axoplasmatische Transport, der durch die fokale retinale Ischämie ausgelöst wird, zeigt sich klinische in der Ausbildung von Mikroinfarkten und Cotton-wool-Herden (Abb. 12.4). Der folgende Schaden der Neuroretina wird in Form eines Makulaödems zumeist mit einer zystoiden Veränderung, einer fokalen

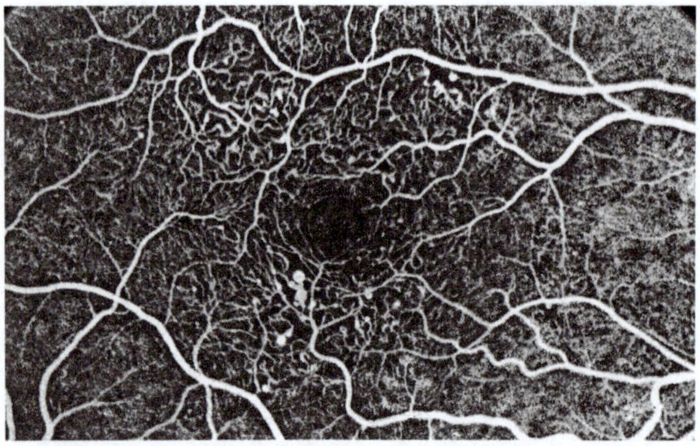

■ Abb. 12.3 Strahlenretinopathie: die Angiographie zeigt ein dilatiertes inkompententes Gefäßnetzwerk mit Kapillardefekten und Mikroaneurysmata. (Aus Archer et al. 2007)

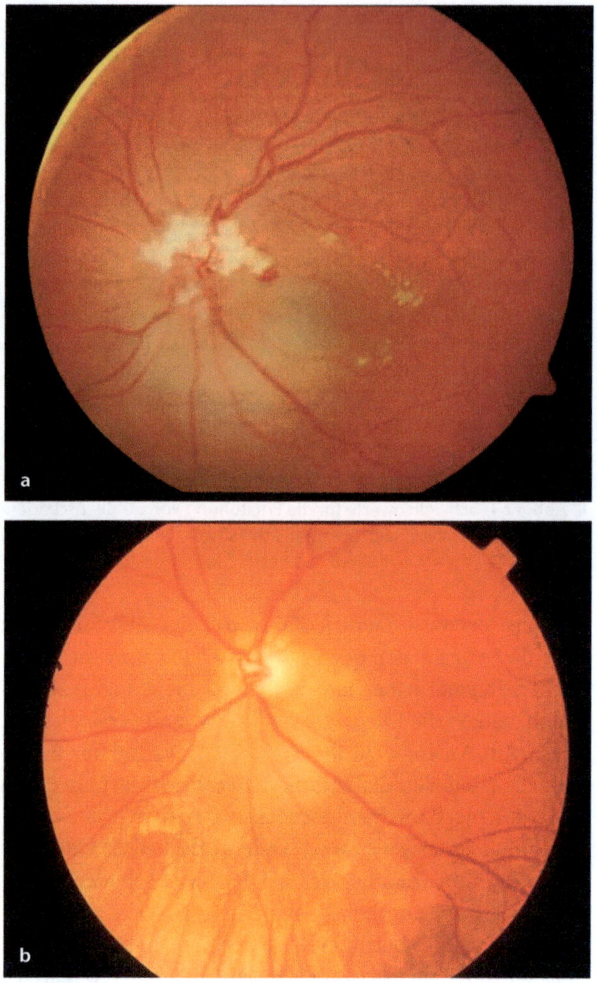

■ Abb. 12.4 Spontane Besserung einer Strahlenretinopathie. 48-jähriger Patient nach Strahlentherapie eines juxtapapillären Melanoms. **a** 8 Monate nach Bestrahlung Visusminderung auf 0,16 (Strahlenoptikopathie) mit Cotton-wool-Herden. **b** Nach Resolution der Optikopathie Verbesserung der Sehschärfe auf 0,5

Atrophie der makulären Photorezeptoren, Abnormalitäten der Gliazellen und pathologischen Veränderungen der retinalen Pigmentepithelzellen sichtbar.

Die mikrovaskuläre und neuronale Schädigung bedingen sich gegenseitig. Mikrovaskuläre Reparaturmechanismen und eine Reorganisation der Kapillaren entstehen nach chronischen und akuten Kapillarverschlüssen. Während der initiale Schaden durch die Bildung von kapillären Kollateralen und -shunts zu begrenzen versucht wird, kommt es bei einem Schaden der äußeren Netzhautschichten und einem Verlust des tiefen Kapillarplexus zu einer progredienten Schädigung neuronaler Zellen. Der veränderte Metabolismus der hypoxischen Neuroretina und insbesondere die Kumulation von Wachstumsfaktoren wie VEGF wiederum haben umgekehrt einen nachhaltigen Effekt auf die retinalen Gefäße: retinale Ateriolen dilatieren bei retinaler Ischämie, die prä-retinalen Neovaskularisationen sind eine »Wundheilungsreaktion« auf die Minderperfusion in Anwesenheit von lebenden aber metabolisch veränderten retinalen Zellen.

Bei der Strahlenretinopathie ist zu beobachten, wie sich Cotton-wool-Herde als Zeichen einer lokalen Ischämie im Verlauf zurückbilden, wenn sich die hämodynamische Situation stabilisiert oder die geschädigten Zellen einer Apoptose oder Nekrose unterliegen (■ Abb. 12.4). Die Kapillaren in diesem Bereich dilatieren und bilden Mikroaneurymata sowie ein Muster aus kollabierenden Bereichen und Bereichen einer Rekanalisation.

Die Assoziation mit inflammatorischen Mechanismen wurde für verschiedene retinale Erkrankungen, die mit einer langsamen Degeneration einhergehen, wie unter anderem die diabetische Retinopathie, nachgewiesen. Viele Aspekte der diabetischen Retinopathie und der assoziierten mikrovaskulären Veränderungen lassen sich auf die Pathophysiologie der Strahlenretinopathie übertragen (■ Abb. 12.5).

Mikrogliazellen sind in der Netzhaut mit immunulogischer Abwehr und Reparaturmechanismen verbunden und tragen zur Neurodegeneration durch Bildung und Ausschüttung zahlreicher Zytokine bei, können aber auch neuroprotektive Substanzen, die für das Überleben neuronaler Zellen und die Reparaturmechanismen retinaler Kapillaren verantwortlich sind, ausschütten.

Im Mausmodell kann nach einer Ganzkörperbestrahlung, die den Kopfbereich und damit die Netzhaut mit einschließt, eine erhöhte Anzahl von Knochenmarkszellen im retinalen Gewebe nachgewiesen werden. Die Bestrahlung des retinalen Gewebes führt also zu einen beschleunigten Entzündungsreaktion mit einem Einwandern von Blutmonozyten und Vorläuferzellen in

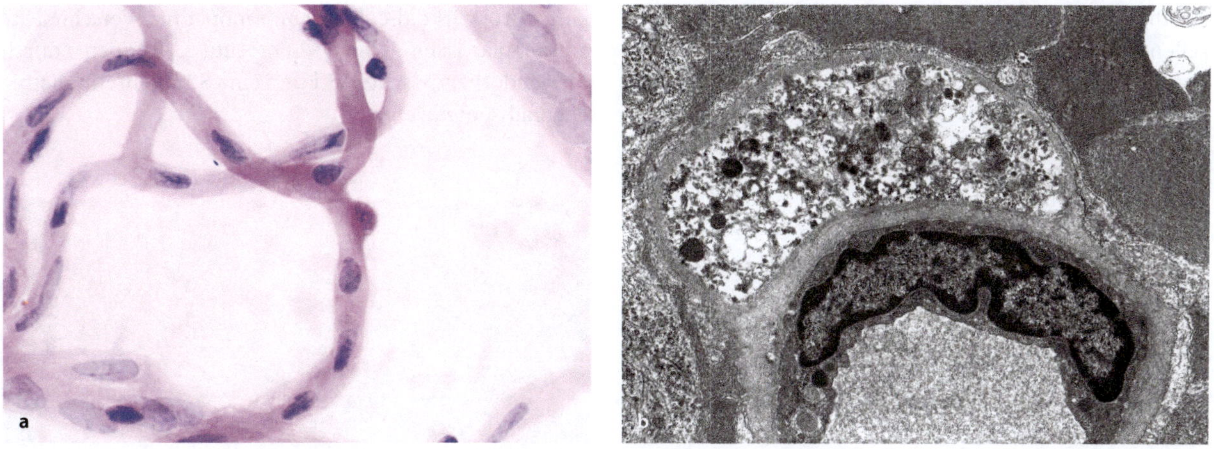

Abb. 12.5 Diabetische Retinopathie. **a** Trypsin-Digest-Präparate eines 4 Jahre alten diabetischen Hundes mit Perizyten-Ghosts, die sich in der PAS Färbung rot darstellen. **b** Die Elektronenmikroskopie des gleichen Präparates zeigt Perizyte-Geisterzellen mit Debris an der Basalmebran, jedoch intakte Endothelzellen. (Aus Archer et al. 2007)

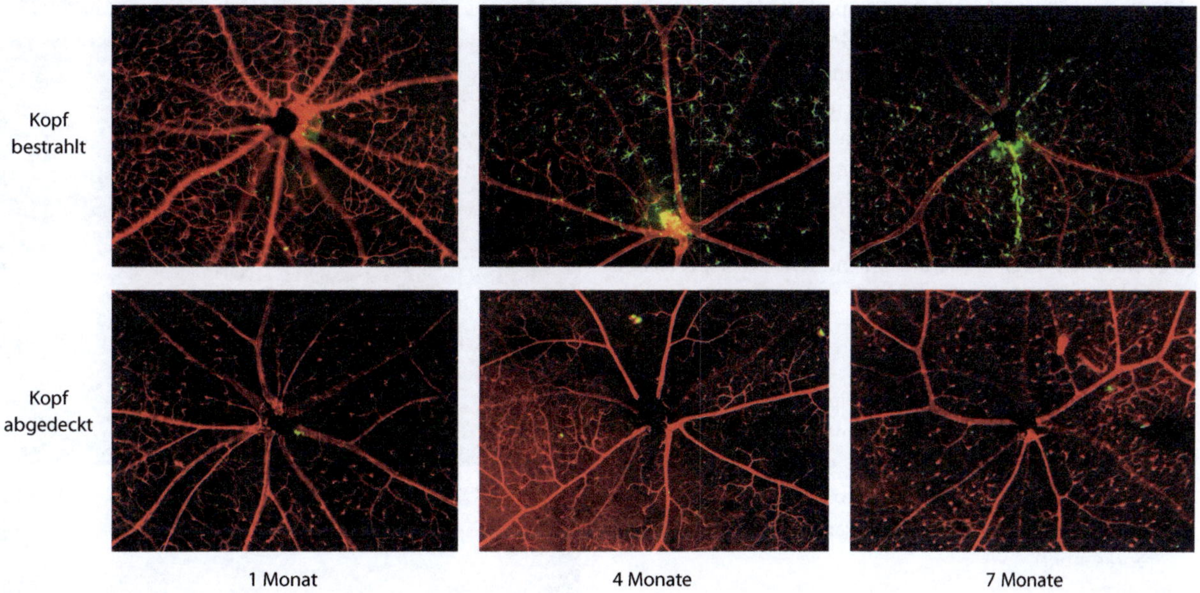

Abb. 12.6 Flachpräparate der Mäusenetzhaut nach Ganzkörperbestrahlung mit 11 Gy ohne Kopfbedeckung bzw 16 Gy mit Kopfbedeckung und anschließender Knochenmarksrekonstitution mit GFP markiuerten Zellen. Mikrogliale Zellen und Makrophagen sammeln sich nach Bestrahlung des Netzhautgewebes und deuten auf eine aktive Beteidigung inflammatorischen Zellen an der Pathogenese der Strahlenretinopathie

das Netzhautgewebe. Diese Zellen sind positiv für den Gliazellmarker CD11c und für den Makrophagenmarker F4/80. Residentielle Mikrogliazellen der Netzhaut werden ebenfalls aktiviert. Wird das retinale Gewebe und der gesamte Kopfbereich von der Bestrahlung ausgespart, dann fehlt die Invasion von Monozyten und Mikrogliazellen (Abb. 12.6). Für die Ganzkörperbestrahlung zur Knochenmarksdepletion wurden 11 Gy verwendet, für die Bestrahlung mit Kopfabdeckung 16 Gy. Der normale Turnover der Mikrogliazellen in der Netzhaut ist also gering, wird jedoch durch die Bestrahlung aktiviert. Mikrogliazellen und Makrophagen finden sich physiologisch im Netzhautgewebe. Die Bestrahlung führt zu einer Aktivierung dieser residentiellen Zellen, die wiederum Signale aussenden, die eine weitere Invasion von Makrophagen und Mikrogliazellen bedingen. Der primäre Schädigungsort ist also das retinale Gewebe und nicht in erster Linie die Aktivierung von Endothelzellen. Eine verstärkte Apoptose von neuronalen Zellen und Ganglienzellen kann nachgewiesen werden, die möglicherweise für die Rekrutierung von Makrophagen und Mikrogliazellen verantwortlich ist. Die Makrophagen und Mikrogliazellen nehmen auf der anderen Seite auf die vaskuläre Schädigung Einfluss.

12.4 Epidemiologie

Wichtigste Determinanten für das Entstehen einer Strahlenretinopathie sind

- Dosis,
- Fraktionierung und
- Anteil bestrahlter Netzhaut.

Die exakte Inzidenz der Strahlenretinopathie ist nicht bekannt, dürfte aber wegen vieler subklinischer Verläufe unterschätzt sein. Ein Dosisschwellenwert ist ebenfalls nicht gesichert. Dosierungen unter 25 Gray in Fraktionen von bis zu 2 Gray tragen ein sehr niedriges Risiko für eine visuell signifikante Strahlenretinopathie. Ab ca. 30 Gray steigt das Risiko stetig an und Gesamtdosen, die nach 5 Jahren in 5% bzw. 50% zu retinalen Komplikationen führen werden mit 45 bzw. 65 Gray angegeben. Nach fraktionierter Radiotherapie von Kopf/Hals-Tumoren trat eine visuslimitierende Strahlenretinopathie bei einer Dosisbelastung von 40-60 Gray bzw >60 Gray in 10% bzw. 30% nach 5 Jahren auf. Eine Hyperfraktionierung (2 Fraktionen/Tag) bewirkte in hohen Dosisbereichen eine erhebliche Risikoreduktion.

Praxistipp

Eine unklare hämorhagische-okklusive Retinopathie erfordert ggf eine gezielte Anamnese bezüglich einer – mitunter weit zurückliegenden – Strahlenbelastung. Die Relevanz dieser retinale Komplikation ist im Bewusstsein mancher betroffener Patienten eher unterrepräsentiert.

Nach Jod-125-Brachytherapie posteriorer Aderhautmelanome trat nach 5 Jahren eine Strahlenmakulopathie in 42% und eine proliferative Strahlenretinopathie in 8% auf.

Die Latenz von der Bestrahlung bis zur Diagnose der Strahlenretinopathie ist sehr variabel, liegt aber in der Regel zwischen 6 Monaten und 3 Jahren. Ausgeprägtere Verläufe manifestieren sich dabei tendenziell früher. Dies korrespondiert gut mit dem natürlichen turnover retinaler Endothelzellen von 2 bis 3 Jahren (Abb. 12.7).

Risikofaktoren für eine Aggravation retinaler radiogener Vaskulopathie sind insbesondere ein Diabetes mellitus, aber auch Schwangerschaft, Bluthochdruck, Kollagenosen und akute Leukämien. Eine diabetische Retinopathie verstärkt die Strahlenretinopathie. Verschiedene antineoplastische Chemotherapeutika können durch ihre endotheltoxische Wirkung eine Strahlenretinopathie ebenfalls potenzieren.

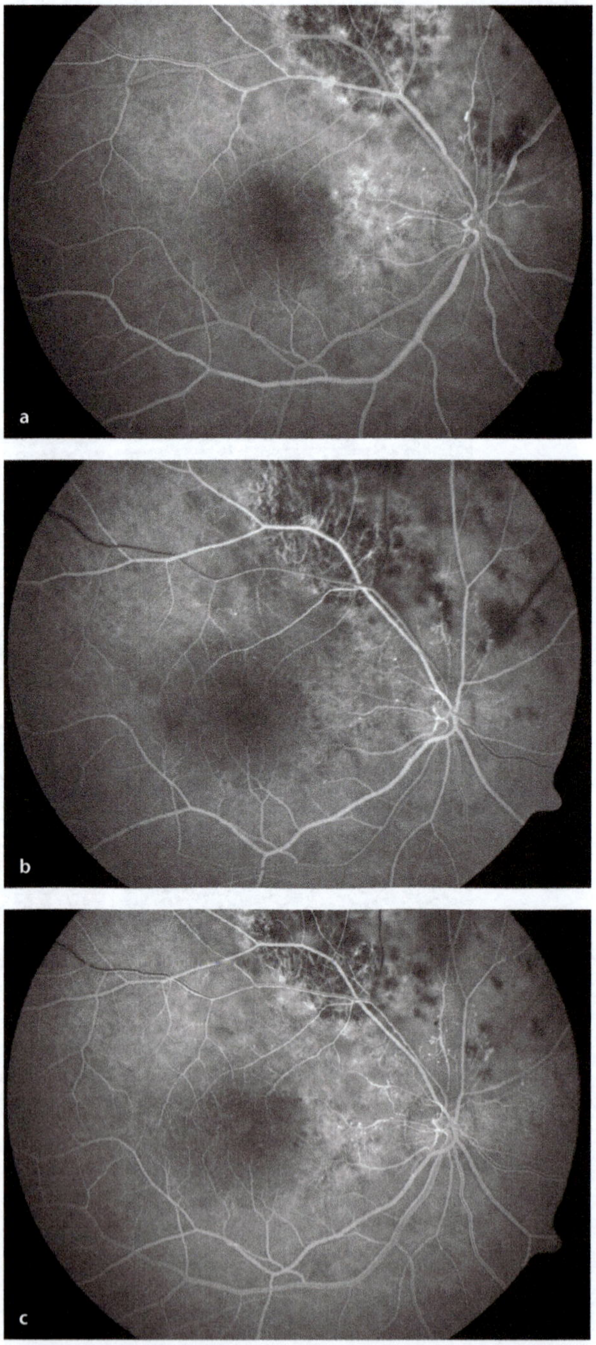

Abb. 12.7 Latenz der Ausbildung einer ischämischen Makulopathie. 46-jähriger Patient. Z.n. Protonentherapie 2 /07, aktueller Visus 0,25. **a** 2,5 Jahre nach Protonentherapie. **b** 3 Jahre nach Therapie. **c** 3,5 Jahre nach Therapie mit progressiver Ischämie im Tumorbereich und im Bereich der Makula

12.5 Klinisches Bild

Die insbesondere bei der Brachytherapie des Aderhautmelanoms eingesetzten hohen und unfraktionierten Dosen sind auch in der Interphase letal und können eine akute choroidale okklusive Vaskulopathie und Radionekrose induzieren. Es resultiert eine ausgeprägte Atrophie aller Netzhautschichten, der Choriokapillaris und des retinalen Pigmentepithels. Zu unterscheiden ist diese akute Strahlenretinopathie mit einer radiogen bedingten Netzhautnekrose und -schwellung, die unmittelbar nach der Bestrahlung auftritt, von der chronischen Strahlenretinopathie, die Jahre nach der Bestrahlung entsteht und Charakteristika einer ischämischen Retinopathie aufweist.

Hierbei unterscheidet man in Analogie zu anderen ischämischen Netzhauterkrankungen die nicht-proliferativen von proliferativen Stadien und von der Makulaopathie.

Die **nicht-proliferative Strahlenretinopathie** zeigt initial makuläre fokale Kapillarokklusionen assoziiert mit Kapillardilatationen. Die ischämische Komponente lässt sich mit einer Fluoreszeinangiographie gut darstellen. Die Kapillarausfälle nehmen langsam zu und Mikroaneurysmen, Teleangiektasien Punktblutungen, Cotton-wool-Herde, Lipidexsudate-kommen hinzu. Die Sehfähigkeit bleibt dabei in vielen Fällen lange erhalten. Bei größerer Strahlenbelastung und einer größeren betroffenen Fläche in Kombination mit prädisponierenden Faktoren können ausgedehntere Ischämien, tiefe retinale Blutungen, ein Makulaödem und arterioläre Verschlüsse zu erheblichen Visusminderungen führen.

Sehr ausgedehnte, insbesondere periphere Ischämischen können neovaskuläre Komplikationen nach sich ziehen, daran mitbeteiligt sind erhöhte intraokuläre VEGF-Konzentrationen. Es besteht dann das Risiko einer **proliferativen Strahlenretinopathie** mit Papillenproliferationen, retinalen Neovaskularisationen und Komplikationen wie Glaskörperblutung, Traktionsablatio und rubeotischem Sekundärglaukom (◘ Abb. 12.9). Eine proliferative Strahlenretinopathie nach Brachytherapie kann in etwa 6% nach 5 Jahren erwartet werden.

Ein OCT-positives **Makulaödem** wurde nach Brachytherapie im Mittel 5 Monate vor der Entstehung klinischer Retinopathiezeichen nachgewiesen. Die Strahlenmakulopathie ist dabei zu unterscheiden von einem zystoiden Makulaödem als Folge der Tumorexsudation oder von einer makulären Atrophie.

Bei Entstehung eines radiogenen Makulaödems besteht interessanterweise häufig keine Assoziation zur kalkulierten Makuladosis. Auch nach Bestrahlung makulaferner Tumoren und nach einer rechnerischen Aussparung der Makula aus dem Bestrahlungsfeld kann häufig ein Makulaödem beobachtet werden (◘ Abb. 12.10).

Neben den retinalen Veränderungen lassen sich ICG-angiographisch häufig auch **choroidale Hypoperfusionen** nachweisen. Über chorioretinale Anastomosen und choroidale Neovaskularisationen wurde selten berichtet, sie entsehen ggf. an den Rändern von Resektionsbereichen, jedoch nicht als unmittelbare Folge der Strahlenschädigung.

Klinische Zeichen der Strahlenretinopathie sind in ◘ Tab. 12.1 zusammengefasst.

Es gibt verschiedene Ansätze zur **Klassifikation** der Strahlenretinopathie, eine allgemein akzeptierte Standardklassifaktion als Grundlage für prospektive Studien steht jedoch noch aus. Finger und Kurli haben in ihrer 5-Stadien-Einteilung makuläre, extramakuläre, ischämische und proliferative Veränderungen zusammengefasst. Eine Definition des radiogenen Makulaödems lehnt sich eng an die EDTRS-Definition des klinisch signifikanten Makulaödems an, wobei die Definition des CSMRO (Clinically significant radiation macular oedema) in Analogie zum CSME im Rahmen der ETDR als ein Netzhautödem und/oder harte Exsudate innerhalb von 500 µm um die Fovea, erfolgt. Anhand der OCT-Morphologie wurde eine Eingruppierung in 5 Gruppen vorgeschlagen (◘ Tab. 12.2).

Von der Strahlenretinopathie abzugrenzen ist die **Strahlenoptikopathie**.

Die Strahlenoptikopathie resultiert aus einem strahlenbedingten Endothelschaden peri- und intrapapillärer Gefäße. Sie weist ebenfalls eine lange Latenzzeit (>1 Jahr) auf. Der Schwellenwert liegt ähnlich wie bei der Strahlenretinopathie bei ca 40 Gray. Die Häufigkeit bei Tumoren des hinteren Augenpols liegt zwischen 15% bis 50%. Eine gesicherte Therapie gibt es bislang nicht, die Wertigkeit einer panretinalen Photokoagulation ist umstritten. Meist kommt es nach einem Akutstadium mit deutlicher Papillenschwellung zu einem Übergang in eine Optikusatrophie (◘ Abb. 12.4).

◘ Tab. 12.1 Klinische Zeichen der Strahlenretinopathie

Nicht-proliferative Retinopathie	Proliferative Retinopathie	Makulaödem
Mikroaneurysmate Teleangiektasien Kapillarokklusionen Harte Exsudate Cotton-wool-Herde	Retinale Neovaskularisationen Glaskörperblutung Traktionsamotio retinae Rubeosis iridis	Makuläre Schwellung Kapillarverlust Harte Exsudate Cotton-wool-Herde

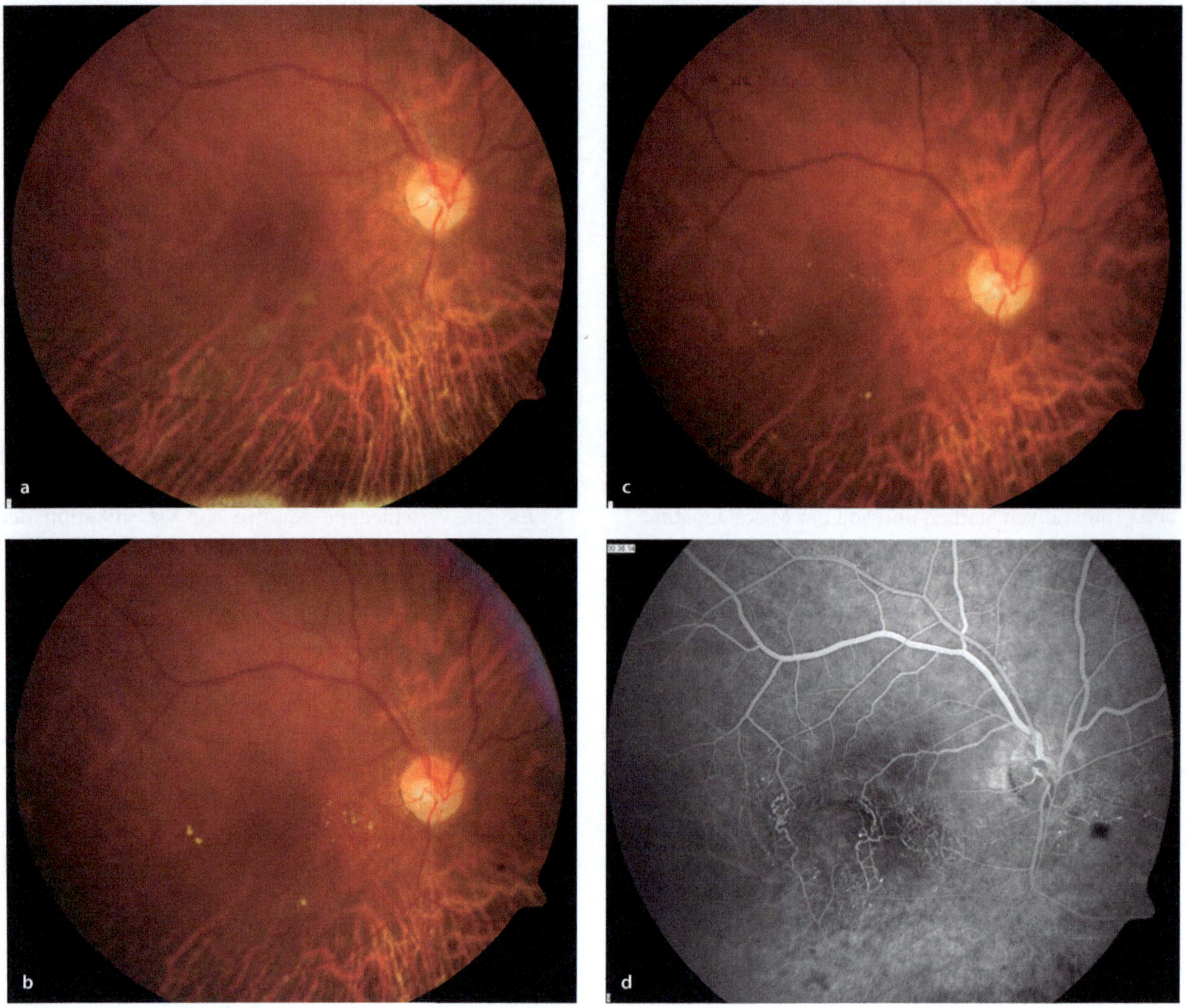

Struktur	Dosis-mittel-wert	Dosismini-mum/Dosis-maximum	Mittlere(s) bestrahlte(s) Volumen/Fläche (Fov., Pap.)/Länge (Nv.)
Tumor	100%		100 Vol%
Fovea	66%	50% / 80%	66 Fl%
Papille	16%	0% / 80%	20 Fl%
Sehnerv	1%	0% / 70%	0,1 mm
Linse	8%	0% / 80%	10 Vol%
Zilliarkörper	19%	0% / 100%	19 Vol%

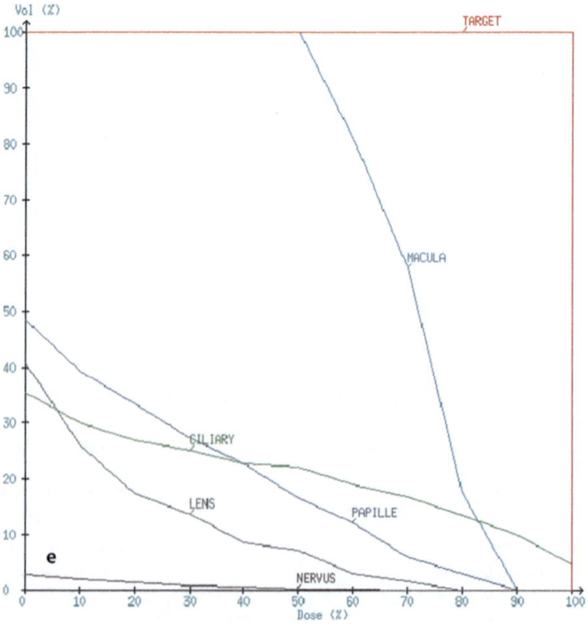

Abb. 12.8 Strahlenretinopathie nach Endoresektion. 61-jähriger Patient bei Z.n. Protonentherapie eines Aderhautmelanoms mit ppV und Endoresektion vor 5 Jahren. **a** Aktive Strahlenretinopathie mit Cotton-wool-Herden 2 Jahre nach Bestrahlung. **b** 3 Jahre nach Bestrahlung: Shunt-Gefäße und harte Exsudate. **c** 5 Jahre nach Bestrahlung, Visus 0,1. **d** Angiographie 5 Jahre nach Bestrahlung zeigt eine makuläre Ischämie und eine Ischämie im Tumorbereich. **e** Bestrahlungsplanung der Protonentherapie: die Makula ist mit einer prozentualen Dosis von 66% im Bestrahlungsfeld

Dosistabelle: Relative Dosiswerte bezogen auf Gesamtdosis **60 CGE** = 54,54 Gy

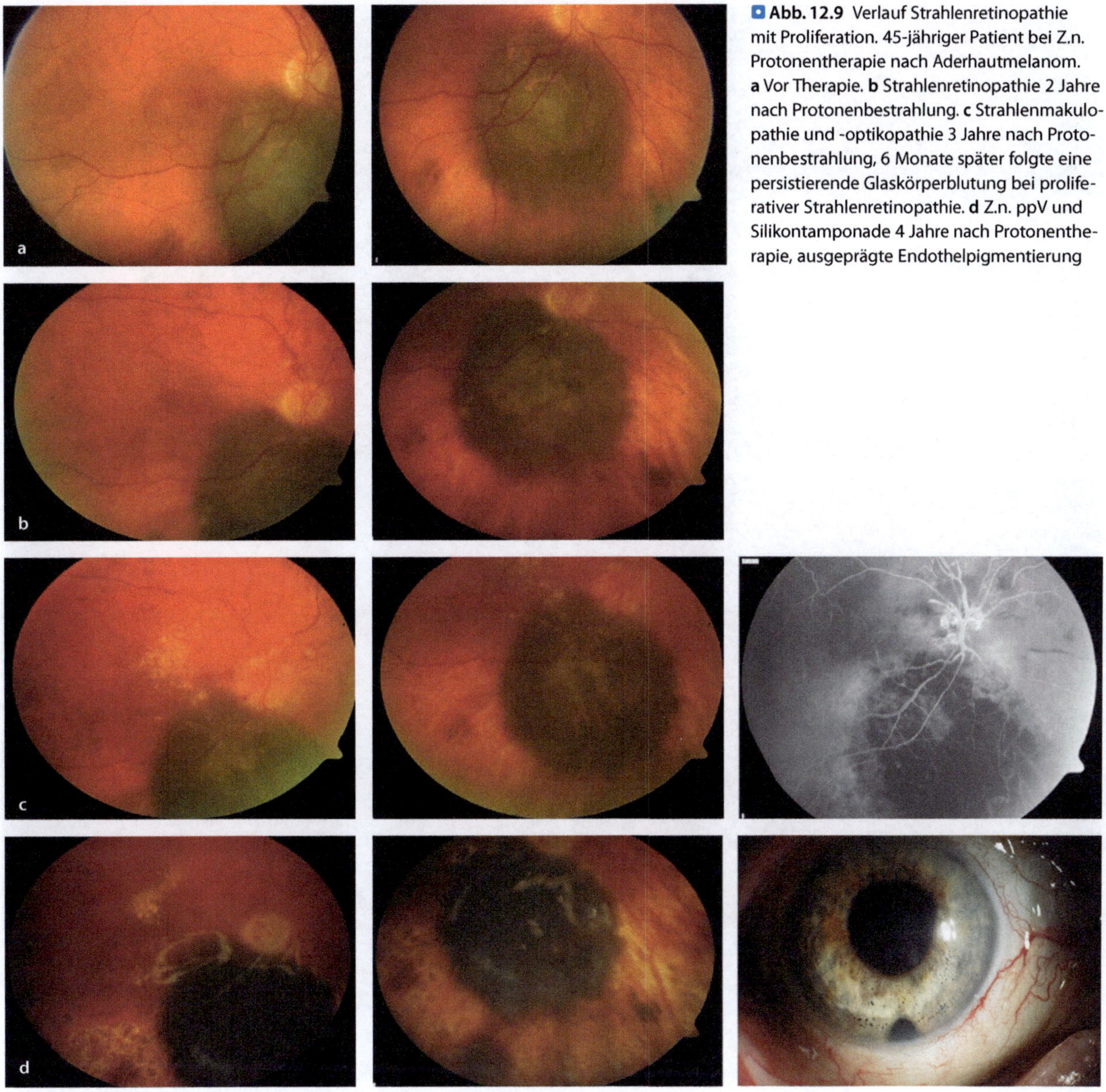

Abb. 12.9 Verlauf Strahlenretinopathie mit Proliferation. 45-jähriger Patient bei Z.n. Protonentherapie nach Aderhautmelanom. **a** Vor Therapie. **b** Strahlenretinopathie 2 Jahre nach Protonenbestrahlung. **c** Strahlenmakulopathie und -optikopathie 3 Jahre nach Protonenbestrahlung, 6 Monate später folgte eine persistierende Glaskörperblutung bei proliferativer Strahlenretinopathie. **d** Z.n. ppV und Silikontamponade 4 Jahre nach Protonentherapie, ausgeprägte Endothelpigmentierung

Tab. 12.2 Klassifikation eines radiogenen Makulaödems

Klinische Einteilung	Fluoreszeinangiographie	Optische Kohärenztomographie
Klinisch signifikatens radiogenes Makulaödem: Retinale Verdickung im Bereich der Foveola oder innerhalb von 500µm Abstand von der Fovea mit Verdickung der angrenzenden Netzhaut oder retinale Verdickung von einem Papillendurchmesser von dem mindestens innerhab von einem Papillendurchmesser Entfernung von der Fovea	Nicht- ischämische Strahlenretinopathie: MAs, Teleangiektatische Gefäße, aber nomale und reguläre foveal avaskuläre Zone Ischämische Strahlenmakulopathie: Irreguläre oder vergrößerte foveal avaskuläre Zone Fokale Strahlenmakulopathie: Fokale Fluoreszeinleckage im Bereich der Makula Diffuses Strahlenmakulaödem: Diffuse Fluoreszeinleckage im Bereich der Makula Gemischte Strahlenmakulopathie: Fokale/Diffuse Leckage mit Ischämie	Grad 1 strahlenbedingtes Makulaödem: Extrafoveal, nicht-zystisch Grad 2 strahlenbedingtes Makulaödem: Extrafoveal zystisches Ödem Grad 3 strahlenbedingtes Makulaödem: Foveales nicht-zystisches Ödem Grad 4 strahlenbedingtes Makulaödem: Mildes bis moderates zystisches Ödem Grad 5 strahlenbedingtes Makulaödem: Schweres zystische Ödem

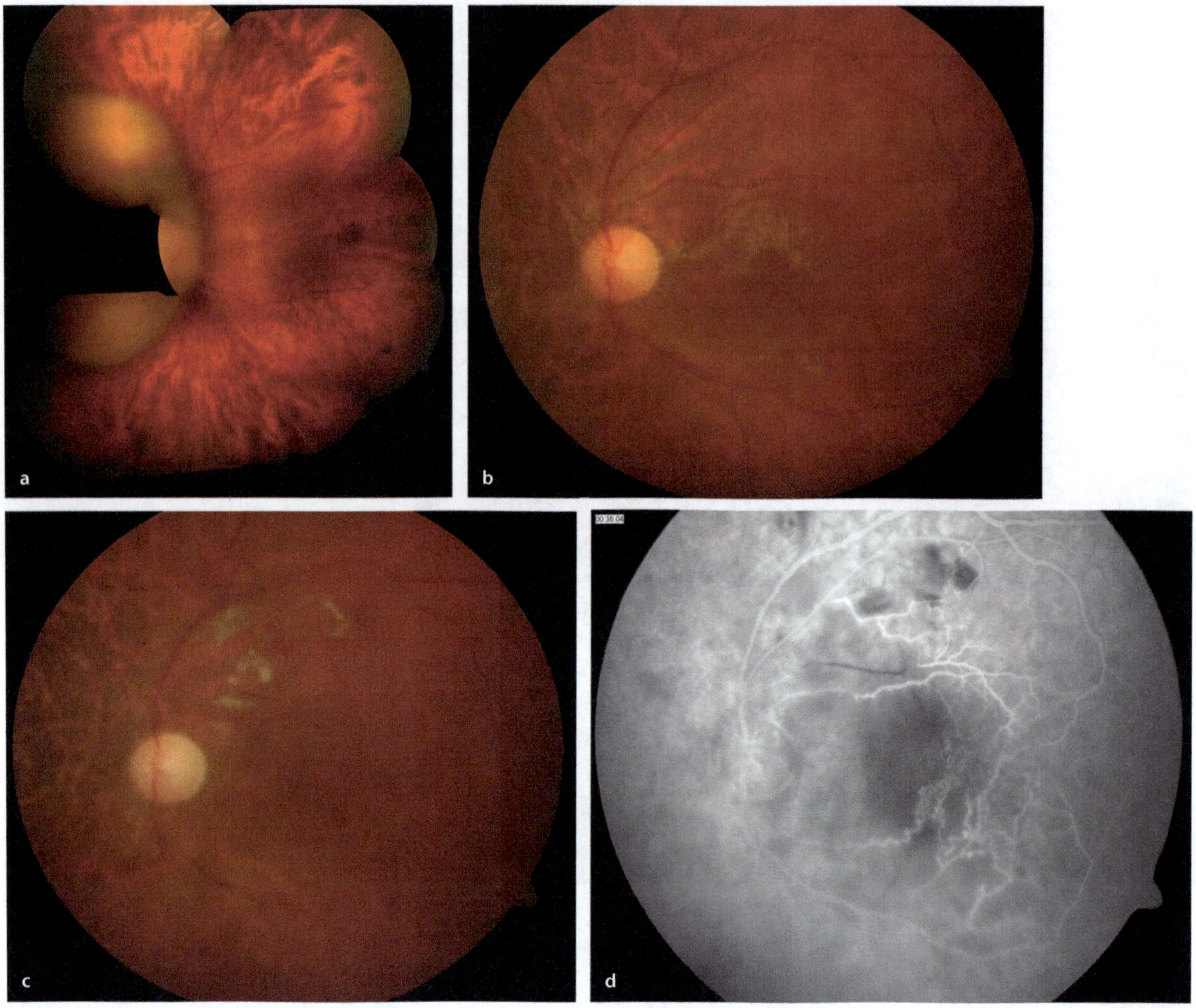

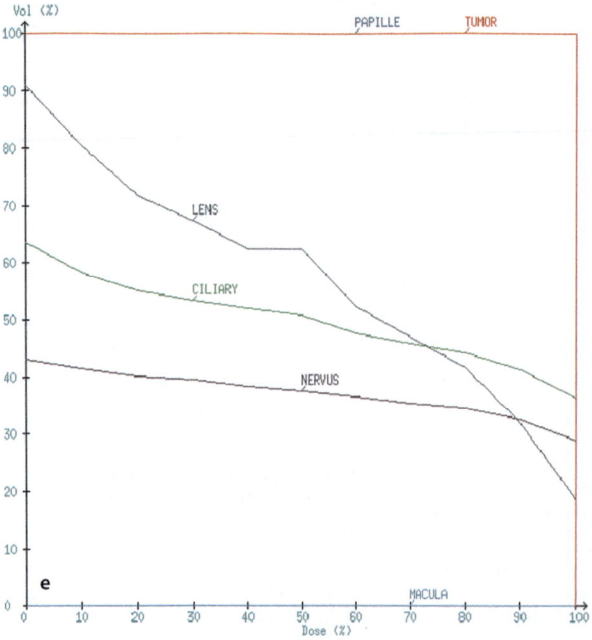

Struktur	Dosis-mittel-wert	Dosismini-mum/Dosis-maximum	Mittlere(s) bestrahlte(s) Volumen/Fläche (Fov., Pap.)/Länge (Nv.)
Tumor	100%		100 Vol%
Fovea	0%	0% / 0%	Frei
Papille	100%		100 Fl%
Sehnerv	37%	0% / 100%	3,7 mm
Linse	54%	0% / 100%	54 Vol%
Zilliarkörper	49%	0% / 100%	49 Vol%

Abb. 12.10 Strahlenmakulopathie trotz Aussparung der Makula. Z.n. Protonenbestrahlung 5/08, Z.n. ppV Endoresektion 5/08. **a** Vor Therapie. **b** 1,5 Jahre nach Therapie. **c/d** 2 Jahre nach Therapie, Visus 1/20. **e** Bestrahlungsplanung der Protonentherapie: die Makula ist außerhalb des Bestahlungsfeldes

12.6 Differentialdiagnose

Differentialdiagnose der Strahlenretinopathie

- Diabetische Retinopathie
- Venenastverschluss/Zentralvenenverschluss
- Interferon-Retinopathie
- Hypertensive Retinopathie
- Morbus Coats
- Parafoveale Teleangiektasien
- Okuläres Ischämiesyndrom
- Retinopathie bei Anämie/Thrombozytopenie
- Leukämische Retinopathie
- Sichelzellretinopathie

Insbesondere eine diabetische Retinopathie kann eine radiogene Retinopathie imitieren, letztere zeigt jedoch vor allem Kapillarokklusionen und Teleangiektasien bei relativ wenigen Punktblutungen. Eine begleitende diabetische Retinopathie verstärkt die Strahlenretinopathie.

Generell sind andere ischämische Retinopathien differentialdiagnostisch abzugrenzen, die jeweils bestimmte Stadien des Gefäßumbaus bei der Strahlenretinopathie imitieren können, wie

- Venenastverschlüsse,
- Zentralvenenthrombosen,
- die Sichelzellretinopathie,
- hypertensive Retinopathien,
- parafoveale Teleangiektasien,
- Retinopathien bei Anämie/Thrombozytopenie,
- die leukämische Retinopathie oder
- das okuläre Ischämiesyndrom.

Entscheidend ist insbesondere bei Bestrahlungen nichtokulärer Tumoren die Anamnese. Die Vorgeschichte einer Radiotherapie mit Dosisbelastung der Retina ist in aller Regel evident, auch wenn eine exakte Dosiskalkulation oft nicht verfügbar ist und die Bestrahlung schon Jahre zurückliegen kann. Eine ischämische Retinopathie nach Radiotherapie kann meist als Strahlenretinopathie gewertet werden.

12.7 Therapie

Bei jeder die Augen mitbetreffenden **Bestrahlungsplanung** sollte eine möglichst geringe, fraktionierte Retinadosis angestrebt werden. Zur Behandlung intraokularer Tumoren stehen verschiedene Isotope (z.B. ^{106}Ru, ^{125}Iod, ^{103}Pd), Teilchen (Photonen, Protonen, Heliumionen) und Bestrahlungstechniken zur Verfügung, deren unterschiedliche Dosisverteilungen in Betracht gezogen werden sollten.

Praxistipp

Die beste Therapie bleibt stets die Prävention! Aus augenärztlicher Sicht sollt betont werden, dass der Retina als Risikoorgan bei einer Bestrahlung größere Bedeutung beizumessen ist als der Augenlinse.

Abb. 12.11 zeigt die Brachytherapie mittels Ruthenium-Applikator für einen 3 mm prominentes AH-Melanom, mit einer Distanz zur Makula von ca. 4 mm. Bei exzentrischer Lage kann die Makuladosis reduziert werden. Vergleicht man für einen parafovealen Tumor einer Prominenz von 3,5 mm die Brachytherapie mit Ruthenium (100 Gy auf Tumorspitze, 400 Gy Sklerakontaktdosis) mit der Protonentherapie (homogene Bestrahlung des Tumors mit 60 CGE: 1 CGE (Cobalt Gray Equivalent) = 1,1 Gy). Hierbei ergibt sich für den Ruthenium-Applikator eine Bestrahlung der Fovea mit 24 Gy, für die Protonentherapie rechnerisch keine Bestrahlung der Fovea (Abb. 12.12).

Milde Manifestationen gehen mit einer guten Sehschärfe einher und bedürfen keiner aktiven Therapie (Abb. 12.4). Wegen der progredienten Natur der Vaskulopathie sind jedoch zumindest halbjährliche Verlaufsuntersuchungen sinnvoll. Ein großflächiger Kapillarverlust kann durch die Ischämie zu proliferativen Veränderungen und Glaskörperblutungen führen (Abb. 12.13).

Gut etablierte und evidenzbasierte Therapieoptionen stehen für die **nicht-proliferative Strahlenmakulopathie** derzeit nicht zur Verfügung. Behandlungsversuche zielen vor allem auf die exsudative Komponente der Vaskulopathie, da eine manifeste makuläre Ischämie nicht umkehrbar sein dürfte.

Die retinale **Laserkoagulation** avaskulärer Areale zeigte einen moderaten positiven Effekt auf die Sehschärfe, aber auf den Augenerhalt (Abb. 12.14). Hierbei sollte die disseminierte Koagulation entsprechend anderer proliferativer Retinopathien erfolgen, insbesondere anteriore Ischämieareale sollten versorgt werden.

Intravitreale Injektionen mit **anti-VEGF-Biologica** oder **Triamcinolon** zeigten in mehreren unkontrollierten Studien positive Visusergebnisse insbesondere in der Behandlung des radiogenen Makulaödems. Allerdings sind wiederholte Injektionen erforderlich und Langzeitergebnisse liegen nicht vor. Ob eine Applikation von Steroiden im Rahmen der Bestrahlung einen präventiven Charakter im Hinblick die Entwicklung einer Retinopathie haben kann, ist nicht ausreichend untersucht, aber wahrscheinlich. So wirken parabulbäre Triamcinoloninjektionen antiexsudativ und können das Risiko für eine Strahlenmakulopathie nach Brachytherapie mindern.

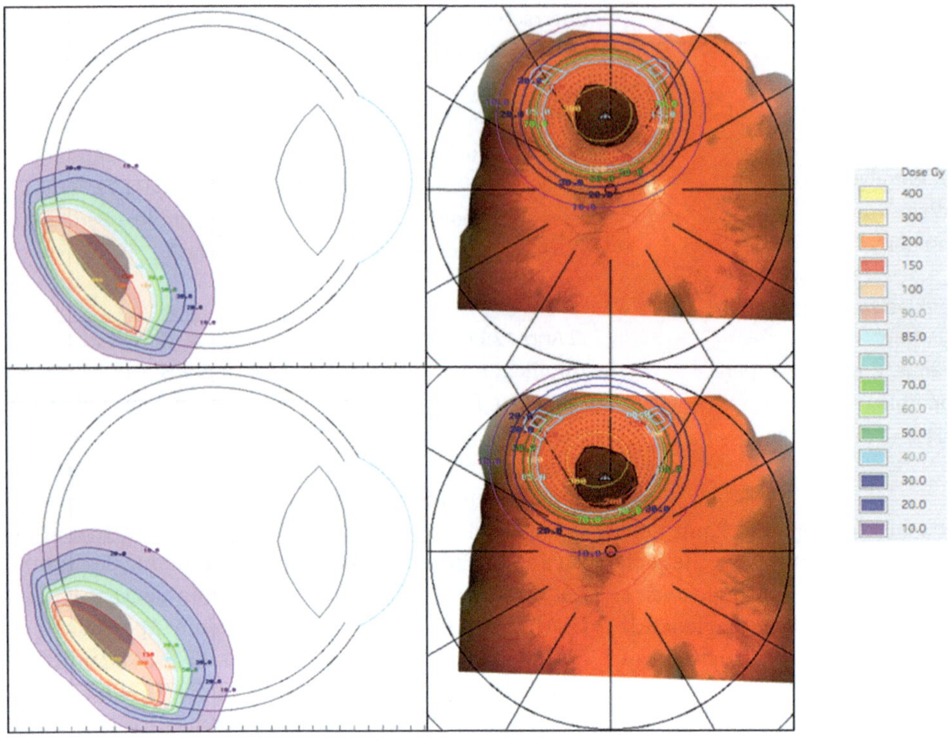

Abb. 12.11 Bestrahlungsplanung für einen Rutheniumapplikator. Bestrahlungsplanung eines 3,0 mm prominenten Aderhautmelanoms mit einer Basis von 5,9×6,1mm². Der Abstand Tumorrand-Makularand beträgt 3,8 mm, der Abstand Tumorrand-Papillenrand 4,7 mm. Dargestellt sind folgende Isodosen: 10, 20, 30, 50, 70, 85, 100,150, 200, 300 und 400 Gy. *Oben*: CCX-Applikator auf Tumor zentriert. *Unten*: CCX-Applikator asymmetrisch auf den Tumor gelegt, sodass die 100-Gy-Isodose den Tumor im Wesentlichen umschließt. *Links*: Schnitt durch den hinteren Augenpol. *Rechts*: Isodosenverteilung auf dem Fundus bei eingespiegeltem Fundusphoto. Der *Kreis* markiert den Äquator.

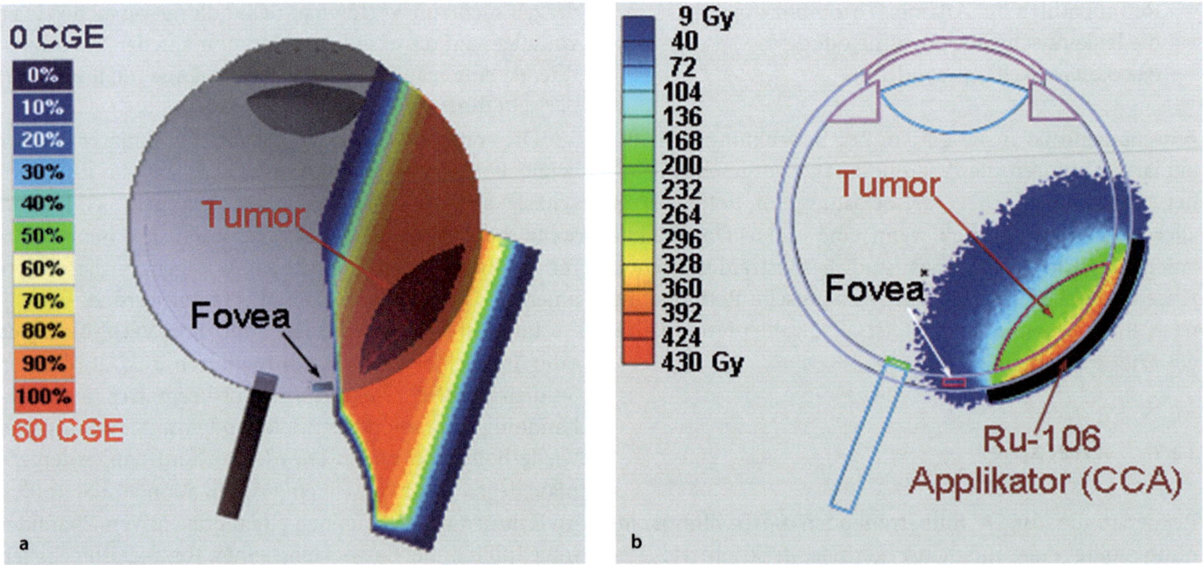

Abb. 12.12 Modellrechnung: Planungsvergleich Protonen vs. Ru-106-Applikator beim para-fovealen Aderhautmelanom (Basis: 11,5×10,5 mm², Prominenz: 3,5 mm, Abstand zum Fovearand: 2,0 mm). **a** Protonen: Dosierung: 60 CGE homogen auf Tumor (1 CGE (»Cobalt Gray Equivalent«) = 1,1 Gy). Homogene Bestrahlung des Tumors mit 60 CGE. Keine Bestrahlung der Fovea. **b** Ru-106-Applikator: Dosierung: 100 Gy auf Tumorspitze, 400 Gy Sklerakontaktdosis. Inhomogene Bestrahlung des Tumors (100 bis 346 Gy). Bestrahlung der Fovea mit 24 Gy

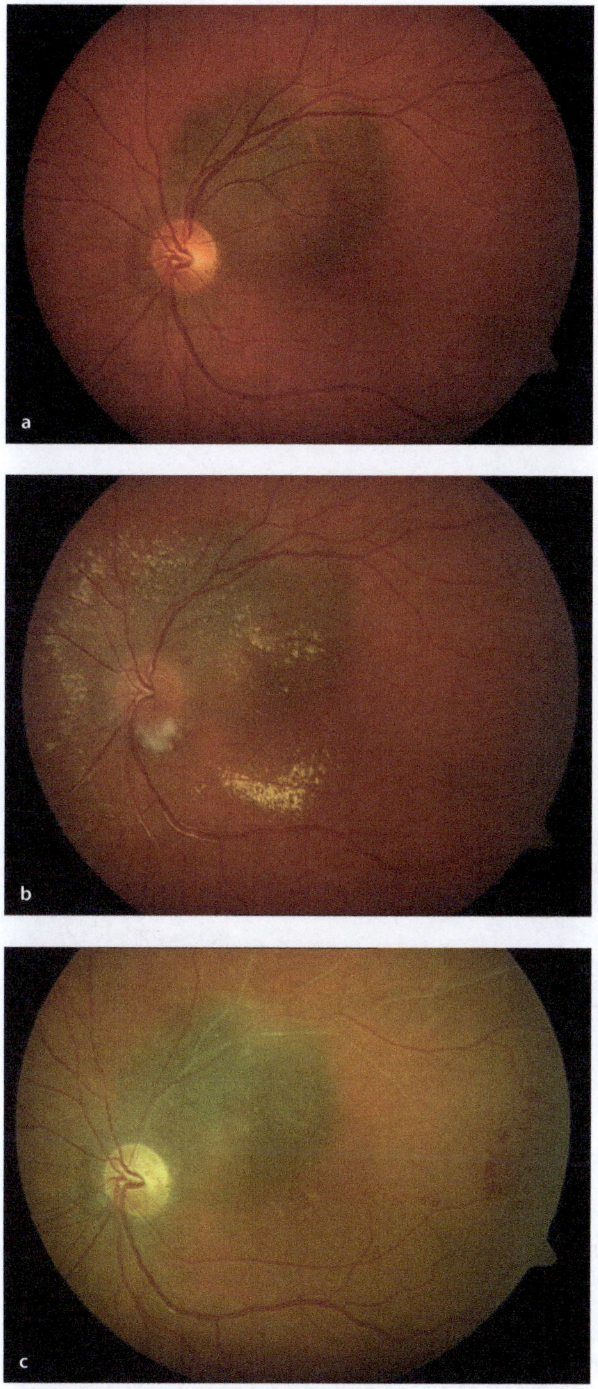

Abb. 12.13 56-jährige Patientin, proliferative Retinopathie bei Z.n. Protonenbestrahlung vor 6 Jahren. **a** Vor Bestrahlung. **b** 2 Jahre nach Bestrahlung. **c** 3 Jahre nach Bestrahlung zeigt sich eine okklusive Vaskulitis und Strahlenmakulopathie. 4 Jahre nach der Bestrahlung entwickelte sich eine Glaskörperblutung bei proliferativer Retinopathie, die eine ppV mit einer disseminierten Photokoagulation erforderte

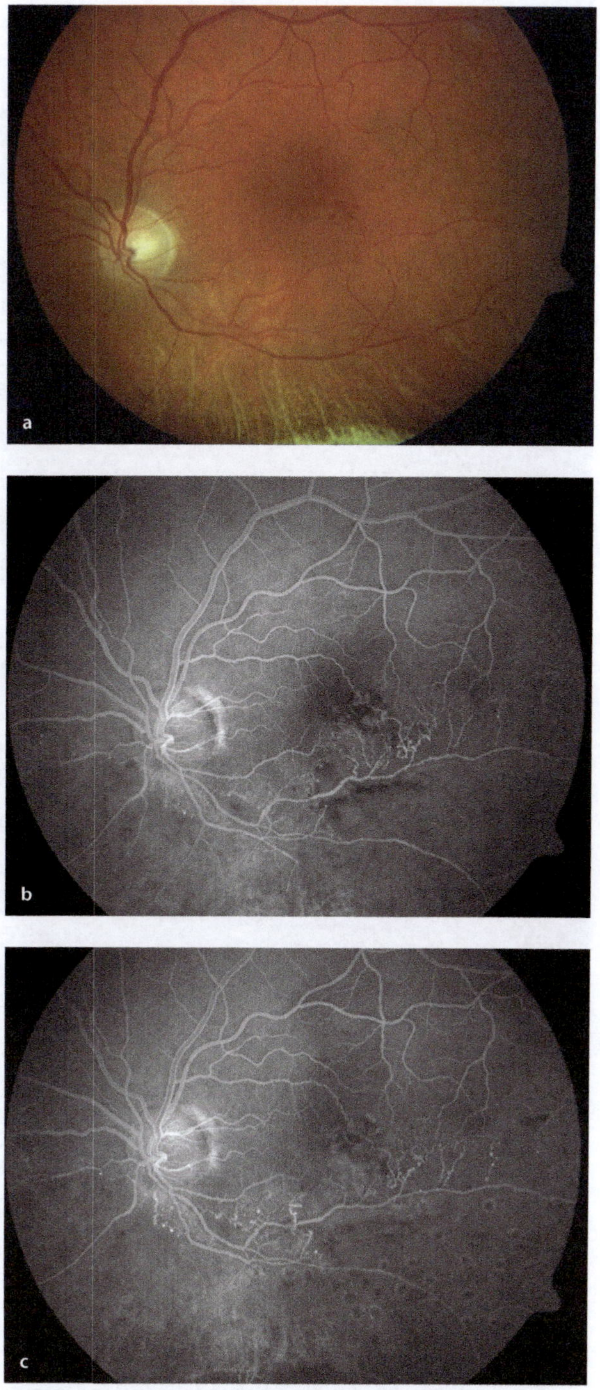

Abb. 12.14 Disseminierte Photokoagulation. Photokoagulation bei ischämischer Strahlenretinopathie. 70-jähriger Patient nach Protonentherapie bei Aderhautmelanom und Z.n. ppV mit Endoresektion. **a** 2 Jahre nach Endoresektion beginnende Strahlenmakulopathie. **b** 3,5 Jahre nach Bestrahlung: Ischämische Vaskulopathie der unteren Nezthauthälfte mit Shuntgefäßen im Makulabereich. **c** 4 Jahre nach Bestrahlung: progrediente Ischämie. Disseminierte Photokoagulation zur Verhütung einer Rubeosis Iridis. Visus 0,8!

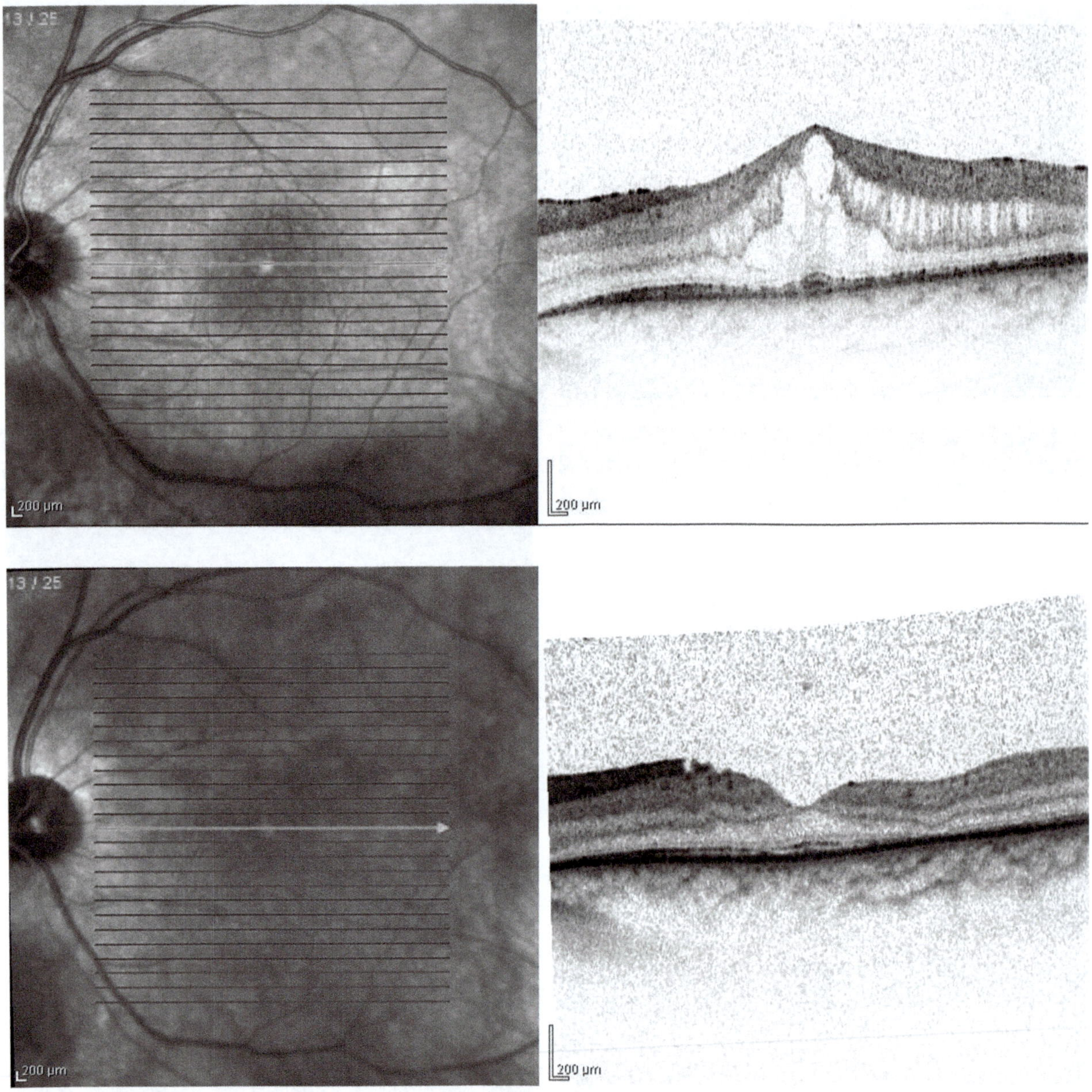

Abb. 12.15 Anti-VEGF-Therapie bei strahlenbedingtem Makulaödem. Patient mit zystoidem Makulaödem im Rahmen einer Strahlenretinopathie. *Oben* Zustand vor Therapie. *Unten* zwei Wochen nach Injektion mit 1,25 mg Bevacizumab. Das Ödem hat sich vollständig resorbiert

Die vorliegenden Studien behandeln bislang symptomatisch die aktive Strahlenretinopathie und -makulopathie. Inwieweit Visusbesserungen möglich sind, wird bei allen therapeutischen Möglichkeiten immer vom Einschluss der Makula in das Strahlenfeld, d.h. vom Ausmaß der ischämischen Makulopathie abhängen. Hierbei ist neben dem vaskulären Strahlenschaden auch die neuronale Schädigung zu beachten. Darüberhinaus ist das Ausmaß des die Makula betreffenden intraokularen Tumorwachstums entscheidend.

Abb. 12.15 zeigt die Reduktion des Makulaödems bei Strahlenretinopathie durch eine Injektion mit Bevacizumab. In einer Phase-I-Studie konnte eine Visusverbesserung bei 4 von 5 Patienten nach monatlicher 8-maliger Injektion von 0,5 mg Ranibizumab erreicht werden.

In einer vergleichenden Pilotstudie zeigte sich nach 4 mg Triamcinolon bzw 1,25 mg Bevacizumab eine Visusbesserung in 72% bzw. 14% im 3-Monatsverlauf. Eine randomisierte multizentrische Studie zur intravitrealen Therapie der Strahlenmakulopathie (Triamcinolon vs.

Ranibizumab vs. Scheininjektion) wurde aufgelegt um den Stellenwert dieser intravitrealen Therapien zu definieren, hat jedoch bislang nicht mit der Rekrutierung begonnen (clinicaltrials.gov NCT 00811200).

Andere Therapien wie die photodynamische Therapie, hyperbarer Sauerstoff und orales Pentoxifyllin basieren auf wenigen Einzelfällen.

Manifeste **neovaskuläre Komplikationen** können mit einer **Laserkoagulation** der ischämischen Areale erfolgreich behandelt oder antizipiert werden. Eine **Vitrektomie** ist bei persistierender Glaskörperblutung (Abb. 12.13) und traktiver Ablatio retinae indiziert. Intravitreale anti-VEGF-Injektionen können eine Rubeosis iridis vorübergehend kontrollieren, müssen jedoch in der Regel mit chirurgischen Verfahren kombiniert werden, um einen dauerhaften Effekt erreichen zu können.

Bei der Brachy- oder Teletherapie von Aderhautmelanomen ist eine exsudative Netzhautablösung häufig präsent. Sie kann nach der Bestrahlung initial noch zunehmen und ist gelegentlich mit einer massiven Lipidexsudation aus dem Tumor vergesellschaftet. Die Produktion von proangiogenetischen Faktoren erhöht zudem das Risiko neovaskulärer Komplikationen. Es kann daher sinnvoll sein, den Tumor mit einer **transpupillären Thermotherapie** zu inaktivieren oder den Tumor mittels **Endoresektion** oder **transskleraler Resektion** zu entfernen.

12.8 Prognose

Ein wichtiger Aspekt ist die Strahlenbelastung der Papille und des Sehnerven, die zu einer radiogenen Optikusneuropathie führen kann. Während die Visusprognose bei der Therapie intraokularer Tumoren wesentlich von der Tumorlage und damit auch von der Lage des Strahlenfeldes beeinflusst wird, ist die Prognose bei der Therapie extraokularer Tumoren insgesamt besser. In dieser Gruppe haben Patienten mit nicht-proliferativer Retinopathie die günstigste Visusprognose und erreichen im Mittel eine Sehschärfe von 0,4 nach 4 Jahren. Dagegen sinkt der Visus bei Teletherapie extraokulärer Tumoren beim Vorliegen einer proliferativen Retinopathie bei 68% der Patienten nach auf ≤0,1 nach 6 Jahren.

Fazit für die Praxis

Das lange Intervall zwischen der Bestrahlung und dem Auftreten von Symptomen führt insbesondere bei einer Bestrahlung extraokulärer Tumore im Kopf-Hals-Bereich zu diagnostischen Schwierigkeiten. Die Visusprognose ist entscheidend vom Ausmaß der kapillären Ischämie abhängig. Bei intraokularen Tumoren spielt daneben die Tumorlage eine entscheidende Rolle. Inwieweit eine anti-exsudative oder anti-inflammatorische Therapie präventiv wirksam sein kann, müssen erst randomisierte Studien zeigen. Derzeit ist keine Standardtherapie verfügbar.

Literatur

Archer DB, Gardniner TA, Stitt AW (2007) Functional Anatomy, fine structure and basic pathology of the retinal vasculature. In: Joussen AM, Gardner TW, Kirchhof B, Ryan SJ (Hrsg) Retinal Vascular Disease. Springer Berlin Heidelberg, p3-23

Bakri SJ, Beer PM (2005) Photodynamic therapy for maculopathy due to radiation retinopathy. Eye (Lond) 19:795–799.

Emami B, Lyman J, Brown A, et al. (1991) Tolerance of normal tissue to therapeutic irradiation. Int J Radiat Oncol Biol Phys 21:109–122.

Gupta A, Muecke JS. (2008) Treatment of radiation maculopathy with intravitreal injection of bevacizumab (Avastin). Retina 28:964–968.

Horgan N, Shields CL, Mashayekhi A, et al. (2008) Early macular morphological changes following plaque radiotherapy for uveal melanoma. Retina 28:263–273.

Horgan N, Shields CL, Mashayekhi A, et al. (2008) Periocular triamcinolone for prevention of macular edema after iodine 125 plaque radiotherapy of uveal melanoma. Retina 28:987–995.

Joussen A, Gardner TW, Kirchhoff B, Ryan SJ (2007) Vascular Retinal Disease. 1. Aufl. Springer Berlin Heidelberg

Kinyoun JL (2008) Long-term visual acuity results of treated and untreated radiation retinopathy (an AOS thesis). Trans Am Ophthalmol Soc 106:325–335.

Mukai S, Guyer DR, Gragoudas ES (1994) Radiation retinopathy. Principles and practice of ophthalmology. Vol 2. In: Albert DM, Jakobiec FA, editors. Philadelphia: WB Saunders 1038–1041.

Sutter FK, Gillies MC (2003) Intravitreal triamcinolone for radiation-induced macular edema. Arch Ophthalmol 121:1491–1493.

Ziemssen F, Voelker M, Altpeter E, et al. (2007) Intravitreal bevacizumab treatment of radiation maculopathy due to brachytherapy in choroidal melanoma. Acta Ophthalmol Scand 85:579–580.

Retinale Gefäßerkrankungen in Assoziation mit Systemerkrankungen

Systemerkrankungen sind häufig mit retinal vaskulären Veränderungen vergesellschaftet. Während die hypertensive Retinopathie und die diabetischen Veränderungen gesondert abgehandelt werden, befasst sich dieses Kapitel mit der Purtscher Retinopathie, dem Terson-Syndrom sowie den retinalen Veränderungen nach Knochenmarkstransplantationen und bei hämatoonkologischen Erkrankungen.

13.1 Purtscher Retinopathie

S. Aisenbrey

13.1.1 Definition

Mit dem Begriff **Angiopathia traumatica retinae** beschrieb O. Purtscher ursprünglich hämorrhagische und ischämische Netzhautveränderungen nach Schädel-Hirn-Trauma. Die Bezeichnung **Retinopathia traumatica Purtscher** wurde in der Definition zunächst erweitert um entsprechende Retinopathien nach Augen fernen Traumata, Thoraxkompressionen und Frakturen langer Röhrenknochen eingeschlossen. Im weiteren Sinne wird heute der Begriff **Purtscher Retinopathie** (oder Purtscher ähnliche Retinopathie) gebraucht für vergleichbare Netzhautveränderungen im Rahmen nicht-traumatischer Grunderkrankungen wie Kollagenosen sowie Nieren- und Pankreaserkrankungen.

13

13.1.2 Einleitung

Die Purtscher Retinopathie ist eine hämorrhagische Angiopathie, die durch retinale Hämorrhagien, Exsudate und einen Verlust der Sehschärfe charakterisiert ist und durch ein nicht-okuläres Trauma hervorgerufen wird.

Otmar Purtscher beschrieb 1910 erstmals die Schädigung der Netzhaut durch Schädel- und Thoraxtraumen als »Angiopathia traumatica retinae« in Form von multiplen oberflächlichen, weißen, retinalen Flecken und retinalen Blutungen, die fünf Patienten nach schwerem Kopftrauma aufwiesen. Die Patienten fielen hinsichtlich der reduzierten Sehschärfe bei zunächst normaler Papille auf. Diese retinalen Befunde treten jedoch auch nach massiver Kompression des Thorax mit Rippenfrakturen oder auch Frakturen der Extremitäten auf. Typischerweise imponieren bilateral intraretinale Blutungen, intraretinale Exsudationen und Cotton-wool-Herde.

Charakteristisch sind wenige Stunden nach dem Unfall auftretende transsudative und hämorrhagische Veränderungen, die sich vorwiegend in der Nachbarschaft der Papille und im Makulabereich finden. Angiographisch lassen sich zahlreiche Verschlüsse der kleinen Netzhautgefäße und ein massiver Kapillaruntergang nachweisen.

Am häufigsten entwickelt sich die Purtscher Retinopathie als Folge einer schweren Brustkompression. Die Schwere des Traumas, welches eine Purtscher Retinopathie verursacht, ist variabel. Typischerweise beginnen die Symptome wenige Tage nach dem Trauma. Die Patienten bemerken in der Regel eine drastische Reduktion der Sehschärfe. Die Fundusuntersuchung zeigt typische angiopathische Veränderungen. Auch eine seröse Abhebung der Netzhautmitte, erweiterte geschlängelte Gefäße und ein Papillenödem sind beschrieben. Die periphere Netzhaut bleibt in der Regel ausgespart. In der Fluoreszenzangiographie können fokale Areale mit arteriellem Verschluss, fleckige kapilläre Nonperfusionsareale, Papillenödem und Leckage aus Arteriolen, Kapillaren und Venolen nachgewiesen werden.

Purtscher erklärte sich die Veränderung einer Lymphextravasation von retinalen Gefäßen mit der Erhöhung des intrakraniellen Drucks. Heute werden arterielle Embolien, auch als Folge einer Komplementaktivierung, und Mikroembolisation als Ursache angenommen.

Der Begriff »Purtscher Retinopathie« wird heute in der Regel auch für vergleichbare Netzhautveränderungen gebraucht, die neben traumatischen Ereignissen im Zusammenhang verschiedener Ursachen auftreten können. Sogenannte Purtscher-artige Veränderungen des Fundus finden sich bei

- Kollagenosen,
- Lupus erythematodes (L.E.),
- Sklerodermie,
- Dermatomyositis,
- Akuter Pankreatitis oder
- Nierenerkrankungen.

Auch wenn zahlreiche assoziierte Grunderkrankungen mit einer Purtscher Retinopathie einhergehen können, ist diese eine weiterhin seltene Erscheinungsform.

Die Netzhautveränderungen verschwinden innerhalb weniger Wochen bis Monate, der Fundus kann danach normal erscheinen. Häufig finden sich jedoch Pigmentverschiebungen und eine Optikusatrophie mit bleibender Reduktion der Sehschärfe.

13.1.3 Pathogenese

Der genaue Mechanismus der retinalen Veränderungen bei der Purtscher Retinopathie ist weiterhin nicht eindeutig erklärt. O. Purtscher hatte die Hypothese aufgestellt, es handle sich bei den weißlichen Flecken um lymphatische Extravasationen infolge des akut angestiegenen intrakraniellen Druckes bei Patienten, die ein schweres Schädel-

Hirn-Trauma erlitten hatten. Heute werden insbesondere zwei pathogenetische Hauptmechanismen diskutiert, die sich wahrscheinlich ergänzen:

1. Mikroembolien der retinalen Arteriolen im Sinne von Fettembolien oder Luftembolien,
2. Ein venöser Rückstau mit Kapillarerweiterung.

Durch Frakturen der langen Röhrenknochen oder der Rippen kommt es infolge austretenden Fettmarks zu multiplen Fettembolien, die Äste der Zentralarterie verschließen. Bei einer schweren Thoraxkompression kann es zu einer Luftembolisation dieser Gefäße kommen. Infolgedessen fallen nach einem typischen Intervall von ca. 24 h Cotton-wool-Herde als Zeichen ischämischer Mikroinfarkte mit Ödembildung in der neurosensorischen Netzhaut und perivaskulären Hämorrhagien auf. Möglicherweise spielt auch bei der Purtscher Retinopathie eine durch Komplementfaktoren – insbesondere durch den Komplementfaktor 5 (C5a) – induzierte Leukozytenaggregation mit Bildung von Leukozytenembolie und Verschluss peripapillärer retinaler Kapillaren eine wichtige Rolle in der Pathogenese.

Praxistipp

Die Purtscher Retinopathie muss nicht zwangsläufig traumatischer Genese sein. Bei einem entsprechenden Netzhautbefund sollte auch an systemische Erkrankungen wie Kollagenosen (Lupus erythematodes, Sklerodermie, Dermatomyositis), hämorrhagische Diathesen (thrombotisch thrombozytopenische Purpura), chronische Nierenerkrankungen oder eine akute Pankreatitis gedacht werden.

13.1.4 Epidemiologie

Bei der Purtscher Retinopathie handelt sich ungeachtet der zahlreichen möglichen ursächlichen Traumata und anderen Begleiterkrankungen um ein seltenes Krankheitsbild, dessen Inzidenz nicht eindeutig bekannt ist. In der Literatur finden sich bis heute nur eine limitierte Zahl von Fallbeschreibungen und einzelne Übersichtsarbeiten.

13.1.5 Symptomatik und klinisches Bild

Die Purtscher Retinopathie kann einseitig oder beidseitig auftreten, wobei die bilaterale Form häufiger ist. Sehstörungen treten in der Regel sofort oder nur wenige Stunden nach dem Trauma auf. Am Anfang bemerken die Patienten ein dichtes Zentralskotom. Die Sehschärfe ist dabei oft auf 0,1 oder weniger reduziert. Die Schwere des Traumas und der Schweregrad der Fundusveränderungen stehen in keinem eindeutigen Zusammenhang.

Das ophthalmoskopische Bild der Purtscher Retinopathie ist gekennzeichnet durch kleine, meist helle weiße Plaques unterschiedlicher Form (sogenannte Purtscher Flecken) entlang der Venen mit Beziehung zur Papille. Daneben können Cotton-wool-Herde zu finden sein. Die Papille ist meist unscharf begrenzt. Die Venen zeigen eine deutliche Tortuositas und Stauung. Die streifigen intraretinalen und die fleckigen präretinalen Blutungen liegen im Papillen- und Makulabereich. Die Netzhautveränderungen bleiben in der Regel auf den hinteren Pol begrenzt. Da in der Netzhautperipherie existieren zwischen terminalen Arterien und Venen weite Kapillararkaden, die Umgebungskreisläufe ermöglichen, sodass eine Mikroembolisation kleinster Gefäße nicht zu morphologisch sichtbaren Veränderungen führt (Abb. 13.1, Abb. 13.2).

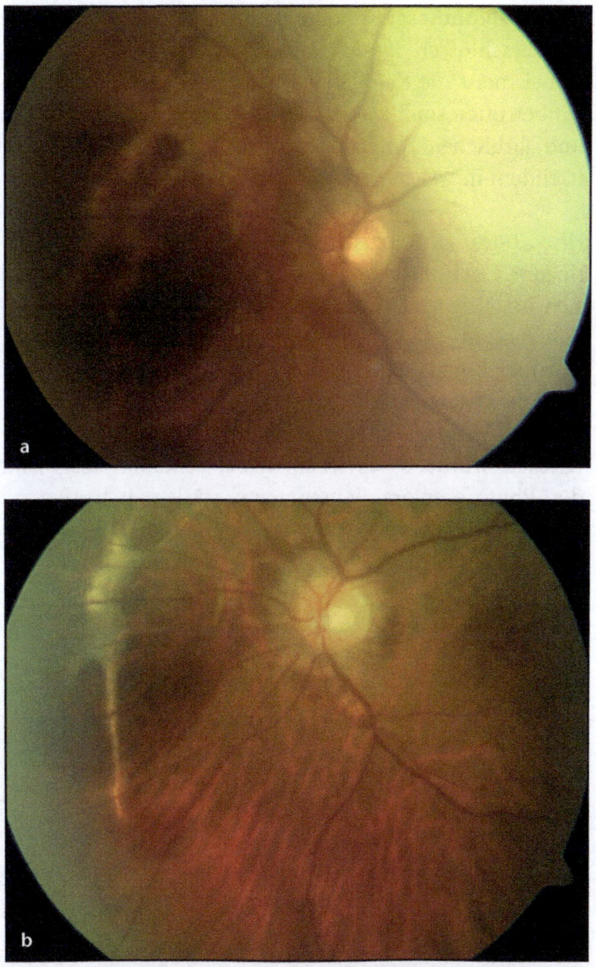

Abb. 13.1 Purtscher Retinopathie bei einem 58jährigen Patienten, der einen schweren Autounfall mit thorakaler Kompression, Rippenfrakturen und Schädel-Hirn-Trauma erlitten hatte. Die Sehschärfe war unmittelbar nach dem Trauma aus Handbewegungen reduziert und stieg im Verlauf des ersten Jahres auf 0,05 an. **a** Fundusphotographie des linken Auges zwei Wochen und **b** 12 Monate nach dem Trauma.

Neben der Funduskopie liefert die Fluoreszenzangiographie ergänzende Befunde. Die choroidale Fluoreszenz kann dabei durch Blutungen oder die beschriebenen Purtscher Flecken maskiert sein. Häufig stellen sich nicht perfundierte kleinere retinale Arteriolen oder Kapillaren dar; in der Spätphase fällt eine Leckage der retinalen Gefäße am Rande dieser ischämischen Netzhautareale auf.

Praxistipp

Die Purtscher Retinopathie ist selten. Die Diagnose wird anhand des funduskopischen Bildes gestellt. Ergänzende Untersuchungen wie die Fluoreszenzangiographie sind eindrucksvoll, für die Diagnosestellung jedoch nicht unbedingt erforderlich.

Die angiographischen Befunde stützen damit die **Mikroinfarkt-Hypothese**: Es kommt je nach Größe der Embolie zu Verschlüssen in den verschiedenen Gefäßregionen, wobei meist die Kapillarebene oder die kleinen Arteriolen betroffen sind. Das erklärt die verschiedenen Formen und farblichen Unterschiede der Purtscher Flecken, je nachdem in welcher Schicht der Verschluss liegt.

Histologie. Histologische finden sich Embolien der retinalen Gefäße sowie der Choriokapillaris. Dabei stellt sich überwiegend Fettembolie dar. Das die kleinen Gefäße okkludierende Material ist positiv für Fibrinmarker. Darüber hinaus fallen Nekrosen der Nervenfaserschicht und der Ganglienzellschicht als Zeichen der Ischämie auf. Ein Verlust von Photorezeptoren in umschriebenen Arealen wurde beschrieben; dabei scheinen insgesamt die Photorezeptoraußensegmente stärker betroffen zu sein als die Photorezeptorinnensegmente. Das retinale Pigmentepithel zeigt in der Regel keine pathologischen Veränderungen.

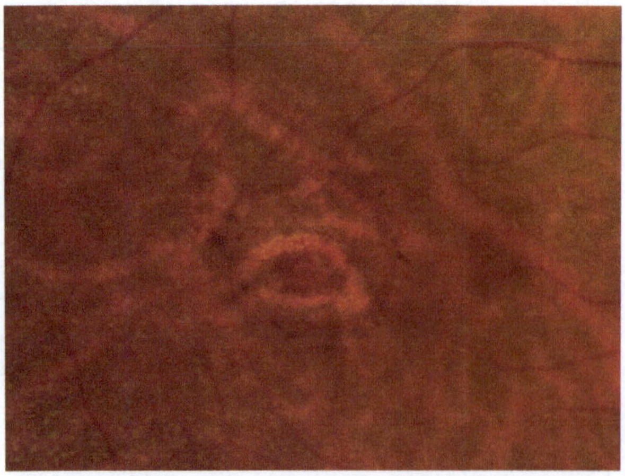

Abb. 13.2 Detail des Fundusbefundes des linken Auges dieses Patienten drei Jahre nach dem Trauma in der Vergrößerung: Es zeigt sich ein atrophes parafoveales Areal als spätes Residuum.

13.1.6 Differentialdiagnose

Die Differentialdiagnose der Purtscher Retinopathie umfasst prinzipiell alle retinalen Gefäßerkrankungen, die zu intraretinalen Blutungen und/oder Cotton-wool-Herden führen können. Dazu gehören unter anderem retinale Venenverschlüsse, diabetische und hypertensive Netzhautveränderungen. Darüber hinaus sind andere Manifestationen einer traumatischen Retinopathie nach Anamnese und morphologischem Befund abzugrenzen:
1. Die traumatische Asphyxie,
2. Das Berlin-Ödem und
3. Retinale Fettembolien anderer Genese.

Ebenfalls abzugrenzen sind retinale Fettembolien, die zwar zu einem ähnlichen Fundusbild führen, aber mit anderen Organsymptomen (pulmonale, zerebrale Zeichen, petechiale Blutungen) als Zeichen einer generaliserten Embolisierung verbunden sind. Bei der Purtscher Retinopathie können diese Zeichen völlig fehlen. Während die Netzhautveränderungen bei der Purtscher Krankheit in der Regel innerhalb weniger Stunden auftreten und häufig zu Spätschäden führen, besteht bei den Fettembolien meist eine Latenz von einem oder mehreren Tagen und die retinalen Veränderungen bilden sich in der Regel ohne Spätschäden zurück.

Angesichts der fehlenden Spezifität der Netzhautbefunde einschließlich der Cotton-wool-Herde, Exsudaten, intraretinalen Hämorrhagien, Gefäßdilatationen ist dabei eine eindeutige Differenzierung hinsichtlich der Diagnose nicht immer sicher möglich. Eine ausführliche Anamnese der allgemeinen medizinischen Grunderkrankungen sowie vorausgegangener Ereignisse, einschließlich Unfälle und Verletzungen, helfen in der spezifischen individuellen Diagnosestellung. Die Diagnose Purtscher Retinopathie ist somit eine klinische Diagnose, die sich gleichermaßen auf die anamnestischen Hinweise als auch die Untersuchungsbefunde der Netzhaut gründet.

13.1.7 Therapie

Für die Purtscher Retinopathie steht eine gesicherte Therapie bislang nicht zur Verfügung. Im Vordergrund steht initial die Behandlung der Traumafolgen bzw. der zugrunde liegenden systemischen Erkrankung.

Nimmt man an, dass die Mikroverschlüsse der Netzhautgefäße im Rahmen einer disseminierten intravasalen

Gerinnung auftreten, so erscheint ein Therapieversuch mit Heparin und/oder die Aggregation hemmenden Medikamenten gerechtfertigt. Darüber hinaus konnte in Studien ein positiver Effekt durch die Behandlung der betroffenen Patienten mit Steroiden gezeigt werden. Erwartet werden durch diese Therapie eine Reduktion der durch das Komplementsystem induzierten Leukozytenaggregation sowie eine Modulation der gestörten Gefäßpermeabilität mit dem Ziel einer Stabilisierung des geschädigten Netzhautgewebes. Daten aus großen vergleichenden Studien fehlen für die Etablierung einer generellen Therapieempfehlung und werden angesichts der Seltenheit der Erkrankung nicht einfach zu erheben sein.

13.1.8 Prognose/Schlussbemerkung

Prognose

Die funktionelle Prognose bei Patienten mit Purtscher Retinopathie ist sehr variabel und hängt insbesondere von der Lokalisierung und der Größe des nicht perfundierten Netzhautareals, der Beteiligung der Makula sowie dem Ausmaß der sekundären Optikusatrophie ab. Die Erholung der Sehschärfe ist sehr variabel, meist bestehen weiterhin Parazentral-, seltener Zentralskotome. Ödeme, Blutungen, Purtscher Flecken und Cotton-wool-Herde verschwinden meist im Laufe der Zeit. Die Stauung und Tortuositas der Venen ist noch nach 2 bis 3 Wochen nachweisbar. Mit der Rückbildung der Kalibererweiterung und Schlängelung zeigt sich eine zunehmende Verengung und auch Streckung der Arterien.

Über Spätveränderungen der Netzhautgefäße ist bisher wenig bekannt. Es kommt zu einer Rarefizierung retinaler Arteriolen und zum Untergang des Kapillarnetzes am hinteren Pol. Funduskopisch finden sich diffuse Pigmentverschiebungen im Bereich der Makula. Eine Optikusatrophie, die entweder aufsteigend oder direkt vaskulär bedingt ist, kann innerhalb von Wochen auftreten. Darüber hinaus ist das Auftreten von Makulaforamina sowie selten das einer neovaskulären Retinopathie nach einer Retinopathia traumatica Purtscher bekannt.

Schlussbemerkungen

Zusammenfassend handelt es sich bei der Purtscher Retinopathie um eine seltene Netzhauterkrankung, die sich bei Patienten nach Traumata oder verschiedenen systemischen Erkrankungen beobachten lässt. Die Anamnese sowie die klinischen Befunde lassen pathogenetisch hauptsächlich eine Okklusion präkapillärer Arteriolen durch Embolie vermuten. Weitere Mechanismen einschließlich der Aktivierung des Komplementsystems und Veränderungen des Widerstandes im venösen System sind möglicherweise ebenfalls relevant. Die Diagnose wird anhand des Netzhautbefundes und des angiographischen Befundes vor dem Hintergrund der Anamnese des Patienten gestellt. Eine gesicherte Therapieempfehlung liegt derzeit nicht vor.

Fazit für die Praxis

Die Purtscher Retinopathie zeichnet sich durch retinale Infarkte, bedingt durch Embolisationen, aus. Neben Thorax- oder Schädeltrauma können auch systemische Erkrankungen Ursache für eine Purtscher (ähnliche) Krankheit sein.

Das klinische und angiographische Bild ist charakteristisch, jedoch nicht spezifisch und führt nur in Zusammenhang mit der Anamnese der Grunderkrankungen oder traumatischer Ereignisse in der Vorgeschichte zur Diagnosestellung.

Die Prognose im natürlichen Verlauf ist sehr variabel und von der Lokalisation und Ausdehnung der Netzhautveränderungen abhängig.

Eine Therapie mit gesichertem positivem Effekt steht derzeit nicht zur Verfügung. Im Vordergrund ist die Behandlung der Grunderkrankung. Adjuvante Therapieansätze umfassen die systemische Gabe von Steroiden und Aggregationshemmern.

13.2 Terson-Syndrom

T. Neß

13.2.1 Historischer Hintergrund

Der deutsche Augenarzt Moritz Litten hat als Erster 1881 den Zusammenhang zwischen einer Subarachnoidalblutung und Glaskörperblutung beschrieben. Benannt ist das klinische Bild aber nach dem Franzosen Albert Terson, der 1900 isoliert über das Krankheitsbild berichtete. Heutzutage gelten intraokulare Blutungen bei jeglicher Art von intrazerebraler Blutung und erhöhtem intrakraniellem Druck als Terson-Syndrom. Intraokulare Blutungen umfassen hierbei subretinale, retinale, präretinale, subhyaloidale oder diffuse vitreale Blutungen.

13.2.2 Epidemiologie

Die Inzidenz der Subarachnoidalblutung liegt bei 7,38 auf 100.000 Personenjahre oder 30.000 Fälle pro Jahr in den USA. Bei den über 25jährigen sind Frauen deutlich häufiger betroffen als Männer (24,4 versus 13,3 auf 100.000). Bei 20 bis 50% der Patienten mit Subarachnoidalblutung kommt es zu einer intraokularen Beteiligung. Die meisten Patienten haben lediglich intraretinale Blutungen, nur eine Minderheit (3-30%) hat die klassische Form mit subhyaloidaler oder diffuser Glaskörperblutung. Die pathognomonische Form mit Ausbildung einer hämorrhagischen Makulazyste haben 39% der Patienten, die vitrektomiert werden.

13.2.3 Pathogenese

Die Pathogenese des klassischen Terson-Syndroms bei Subarachnoidalblutung wird kontrovers gesehen. Der Liquorraum erstreckt sich bis in die Sehnervenscheide, daher wurde früher ein direkter Übertritt von Blut über die Sehnervenscheide durch die Lamina cribrosa in den Augapfel angenommen. Eine direkte Verbindung zwischen Sehnervenscheide und Glaskörper konnte aber in Post-mortem-Präparaten nie nachgewiesen werden.

Heutzutage wird daher eine andere Theorie vertreten. Entscheidend ist die explosionsartige Steigerung des intrazerebralen Druckes. Dieser wird über die Sehnervenscheide bis auf den Sehnervenkopf übertragen. Eine direkte Übertragung des intrazerebralen Druckes von der Sehnervenscheide auf die retinalen Venen ist unwahrscheinlich und konnte in experimentellen Studien bislang nicht bestätigt werden.

Dagegen führt der akute Druckanstieg zu einem Verschluss von retinalen und chorioidalen Anastomosen in der Lamina cribrosa. Der daraus resultierende abrupt erhöhte venöse Druck verursacht dann Rupturen in den oberflächlichen retinalen Gefäßen mit nachfolgenden intraokularen Blutungen. Da der Druck in allen peripheren Venen erhöht ist, können die Blutungen überall auftreten: subretinal, intraretinal, präretinal (subhyaloidal), oder intravitreal. Die intraretinalen Blutungen liegen entweder tief in der Netzhaut oder oberflächlich unter der Membrana limitans interna (ILM).

13.2.4 Klinisches Bild

Subarachnoidalblutungen werden klinisch nach Hunt und Hess klassifiziert. Es wird der initiale Grad der neurologischen Störung beurteilt (◻ Tab. 13.1). Grad 1 entspricht dabei einem asymptomatischen neurologischen Befund oder nur leichten Beschwerden mit milden Kopfschmerzen und leichter Nackensteifigkeit. Am anderen Ende der Skala steht Grad 5 für ein tiefes Koma mit Dezerebrationszeichen, Streckkrämpfen und moribundem Erscheinungsbild. Unabhängig hiervon wird das Ausmaß der Blutung im CT nach Fisher quantifiziert (◻ Tab. 13.2).

◻ **Tab. 13.1** Hunt-Hess Klassifikation der Subarachnoidalblutung.

Grad	Beschreibung
0	Asymptomatisch
1	Asymptomatisch, oder geringe Kopfschmerzen und diskrete Nackensteifigkeit
2	Hirnnervenausfälle, mäßige bis schwere Kopfschmerzen, Nackensteifigkeit
3	Verwirrtheit, mildes fokales neurologisches Defizit, Lethargie
4	Soporös, mäßige bis schwere Hemiparese, beginnende Dezerebrationssymptomatik,
5	Tiefes Koma, Dezerebrationszeichen, Streckkrämpfe, moribundes Erscheinungsbild

◻ **Tab. 13.2** Grading System nach Fisher

Grad	Blutnachweis im CT
1	Kein Blut nachweisbar
2	Diffuse oder vertikale Schicht unter 1 mm Dicke
3	Lokalisierte Koagel und/oder vertikale Schicht über 1 mm Dicke
4	Intrazerebrale oder intraventrikuläre Koagel mit diffuser oder ohne Subarachnoidalblutung

Bei folgenden systemischen Erkrankungen erfolgt die Einstufung in die nächstschlechtere Kategorie bezogen auf ◻ Tab. 13.1:
- Arterieller Hypertonus
- Diabetes mellitus
- Schwere Arteriosklerose
- Chronisch obstruktive Lungenerkrankung (COPD)
- Schwere in der Angiographie nachweisbare Vasospasmen

Die neurologischen Ausfälle machen die Anamnese der ophthalmologischen Symptome oft schwierig oder unmöglich. Bei wachen Patienten kann der Visus von voller Sehschärfe bis zur Reduktion auf die Wahrnehmung von Lichtschein variieren. Die Sehschärfe hängt im Wesentlichen vom Ausmaß und der Lokalisation der intraokularen Blutungen ab.

Typisch sind oberflächliche oder intraretinale Blutungen an beiden Augen (◻ Abb. 13.3). Subretinale Blutungen sind selten. Die klassische diffuse Glaskörperblutung

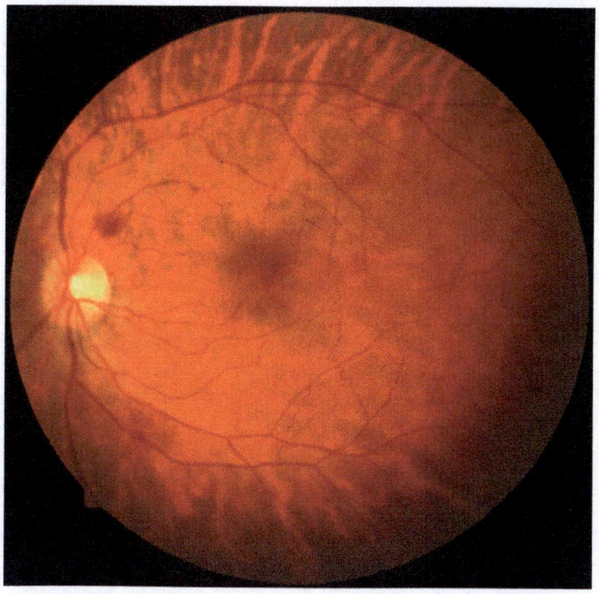

Abb. 13.3 Vereinzelte präretinale Blutungen bei Subarachnoidalblutung

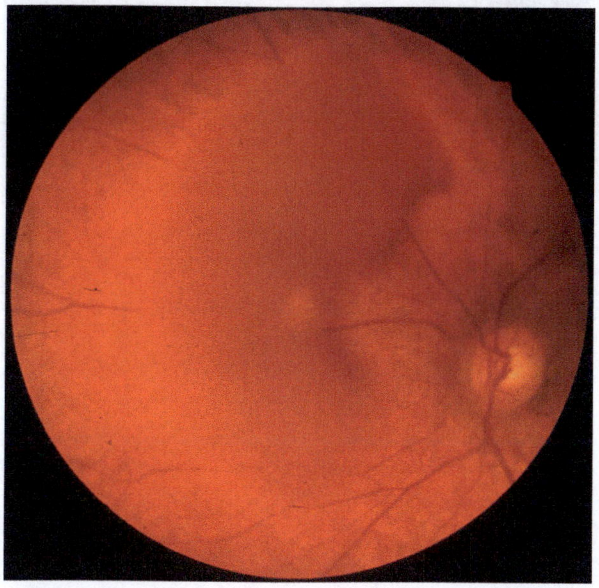

Abb. 13.4 Reste einer Glaskörperblutung bei Subarachnoidalblutung

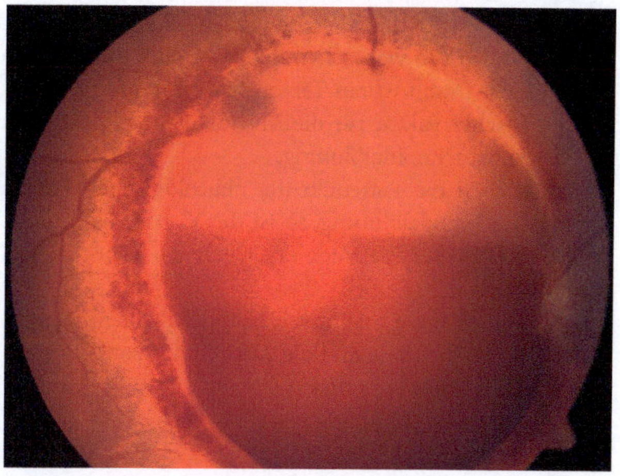

Abb. 13.5 Typische subhyaloidale Blutung

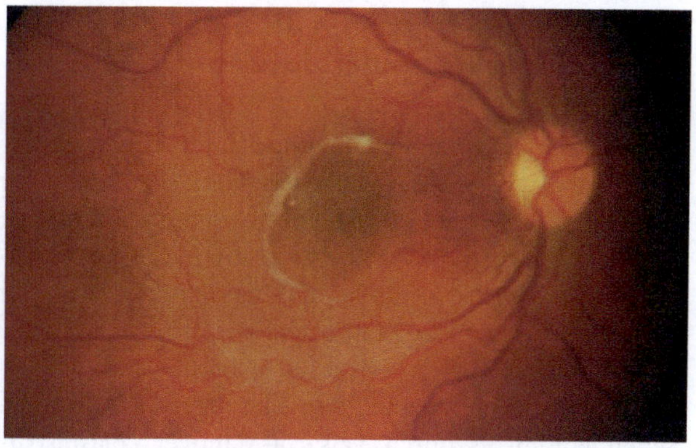

Abb. 13.6 Typischer »macular ring«

oder retrohyaloidale Blutung findet sich bei 3–30% der Patienten (Abb. 13.4, Abb. 13.5).

Die Geschwindigkeit der Visuserholung wird davon bestimmt, ob eine hämorrhagische Makulazyste besteht. Es gibt prinzipiell zwei Formen der hämorrhagischen Makulazysten. Die **intraretinale Form** liegt unter der ILM und damit intraretinal. Die **präretinale Form** ist durch die Lage vor der ILM aber hinter der hinteren Glasköpergrenzmembran eine subhyaloidale Blutung. Das Erscheinungsbild der Zysten ist variabel kann früh rot durch das frische Blut erscheinen, im Verlauf einen Spiegel bilden und spät ganz entfärben oder zu klarer Flüssigkeit werden. Nach Resorption der Blutung verbleibt gelegentlich eine durch die Dehnung gewellte ILM. Typisch ist auch die Ausbildung eines »macular ring« am Rande der ehemaligen Zyste (Abb. 13.6).

Um die Diagnose zu stellen, reicht in den meisten Fällen die Ophthalmoskopie aus. Bei dichter Glaskörperblutung oder fehlender Möglichkeit zur Pupillenerweiterung kann eine Sonographie hilfreich und erforderlich sein.

13.2.5 Natürlicher Verlauf

Heutzutage überleben 4/5 der Patienten mit Subarachnoidalblutung nach rupturiertem Hirnbasisaneurysma. Das Auftreten von intraokularen Blutungen ist mit der Mortalität und dem Schweregrad der Subarachnoidalblutung korreliert. Je schwerer die initiale Subarachnoidalblutung ist, um so wahrscheinlicher ist eine intraokulare Beteiligung. Damit ist ein Terson-Syndrom ein negativer prognostischer Faktor für die Mortalität und Morbidität bei der Subarachnoidalblutung.

Überleben die Patienten die neurologischen Folgen der Subarachnoidalblutung, so ist die Visusprognose gut. Mehr als 93% der Patienten erreichen ein Sehvermögen von mehr als 0,5.

Aber auch ohne operativen Eingriff drohen Komplikationen. Beschrieben sind die Ausbildung von

- epiretinalen Membranen,
- Myopie,
- Amblyopie,
- Netzhautablösung oder
- die Ausbildung einer PVR.

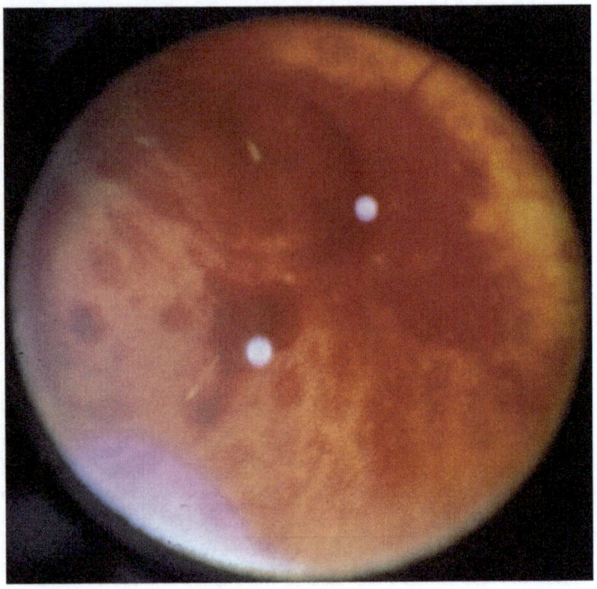

Abb. 13.7 »shaken baby syndrome«

13.2.6 Andere Ursachen als eine Subarachnoidalblutung

Neben einer Subarachnoidalblutung durch ein rupturiertes Hirnbasisaneursyma kann das klinische Bild eines Terson-Syndroms von einer Reihe von anderen Ursachen herrühren. Jegliche plötzliche intrazerebrale Druckerhöhung kann dasselbe klinische Bild hervorrufen. Dies sind vor allem traumatische Blutungen.

Die akuten Scherrbewegungen beim »shaken baby syndrome« führen zu ähnlichen Blutungen (Abb. 13.7). Selten kommt es durch Valsalva-Manöver (Blasinstrumente, Heben von schweren Lasten usw.) zu einer subhyaloidalen Blutung (Abb. 13.8), die ebenfalls unter der ILM oder hinter der Glaskörpergrenzmembran liegt.

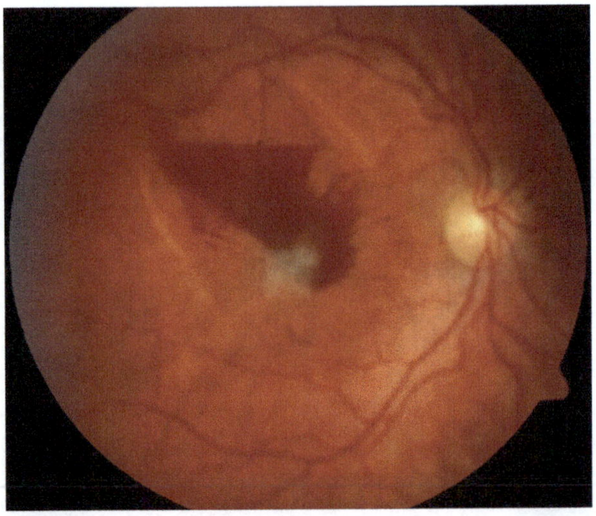

Abb. 13.8 Valsalva-Blutung durch Presswehen

13.2.7 Therapie

Eine Therapie ist nur dann erforderlich, wenn

- die Glaskörperblutung sich nicht spontan auflöst,
- die Blutung subfoveal oder prämakulär liegt,
- eine zusätzliche Netzhautablösung vorliegt,
- sich epiretinale Membranen ausgebildet haben oder
- bei Kindern eine Amblyopie droht.

> **Cave!**
> **Bei allen Glaskörpernblutungen, die sich nicht innerhalb der ersten Wochen spontan auflösen, sollte zügig eine Vitrektomie durchgeführt werden.**

Für die meisten Terson-Patienten, insbesondere wenn schwere Hirnschäden vorliegen, ist die Wiederherstellung des Sehvermögens der Grundstein für die Verbesserung der Lebensqualität und ermöglich erst eine Rehabilitation. Die Entscheidung für einen operativen Eingriff ist aber immer eine individuelle und sollte unter Abwägen der Risiken des Eingriffs aber auch der des Abwartens und des Allgemeinzustandes mit dem Patienten und den Angehörigen abgestimmt werden.

Liegt eine beidseitige visusmindernde Blutung vor, so ist baldmöglichst eine Vitrektomie anzustreben, um eine allgemeine Rehabilitation zu ermöglichen.

Die Glaskörperblutungen beim Terson-Syndrom sind in der Regel sehr dicht und der Glaskörper ist sehr kompakt, sodass mitunter das Vitrektomiehandstück verstopft. Die hintere Glaskörperabhebung sollte daher besonders vorsichtig erfolgen. Hierdurch wird ein Zug auf die Glaskörperbasis ausgeübt, sodass eine erhöhte Gefahr für die Ausbildung von Netzhautforamina und für eine postoperative Amotio retinae besteht.

Bei der Vitrektomie sollte die ILM entfernt werden, um das Risiko für die Bildung von epiretinalen Membranen zu vermindern. Insbesondere bei subhyaloidalen Blutungen bilden sich häufig epiretinale Membranen aus. Eine YAG-Laser-Photodisruption bei subhyaloidaler Blutung erhöht das Risiko für die Ausbildung von epiretinalen Membranen. Diese Membranen machen auch bei spontaner Auflösung der Blutung ein Membranpeeling erforderlich.

Intraretinale und subretinale Blutungen resorbieren in aller Regel spontan und bedürfen daher keiner Therapie.

13.2.8 Komplikationen

Die häufigste Komplikation, insbesondere nach subhyaloidaler oder nach Blutung unter die Membrana limitans interna, ist die Ausbildung von epiretinalen Membranen (27-78%). Folgen einer Vitrektomie sind die Entstehung einer Katarakt oder einer Netzhautablösung. Letztere kann durch Ausbildung eines Foramens als Folge einer Vitrektomie oder bedingt durch eine proliferative Vitreoretinopathie entstehen. Seltener sind eine Papillenatrophie, Pigmentepithelveränderungen, zystoides Makulaödem oder ein Makulaforamen.

Fazit für die Praxis

- Eine intraokulare Blutung bei Subarachnoidalblutung ist häufig (bis 50%).
- Lassen sich bei einem Patienten mit Subarachnoidalblutung keine zuverlässigen Angaben über das Sehvermögen erheben, sollte eine Vorstellung beim Augenarzt erfolgen.
- Glaskörperblutungen, insbesondere beidseitige, sollten zügig operiert werden, um die allgemeine Rehabilitation zu ermöglichen.
- Die Komplikationsrate bei der Vitrektomie ist erhöht.
- Die Visusprognose ist gut.

13.3 Retinale Komplikationen nach Knochenmarktransplantation

A. Gabel-Pfisterer, M. Doblhofer

13.3.1 Definition

Retinale Komplikationen nach Knochenmarktransplantation (KMT) umfassen die Mikroangiopathie, chorioretinale Infektionen, die Chororioretinopathia centralis serosa und Optikusneuropathien, die während oder nach einer Knochenmarktransplantation auftreten. Diese chorioretinalen Veränderungen sind aber nicht spezifisch für die Knochenmarktransplantation, sondern auch im Rahmen von anderen Erkrankungen zu finden.

13.3.2 Einleitung

Die Knochenmarktransplantation (KMT) bzw. Stammzelltransplantation stellt in der Behandlung hämatologischer Neoplasien und vielen nicht-malignen Erkrankungen des Knochenmarks und Immunsystems die Therapie mit höchstem kurativen Potenzial dar. Wie von Buchholz et al. im Internisten dargestellt, werden bei einer Knochenmarktransplantation hämatopoetische Vorläuferzellen intravenös transfundiert, um das nicht funktionierende Knochenmark wieder zu repopulieren. Man unterscheidet hierbei zwischen der autologen und der allogenen KMT: Bei der autologen KMT werden Stammzellen vom Patienten selbst gewonnen, bei der allogenen Transplantation von einem HLA-typisierten Spender. Bei der autologen KMT stellen das multiple Myelom und die Non-Hodgkin-Lymphome die zahlenmäßig führenden Indikationen dar, bei der allogenen KMT die akuten Leukämien. Die klassische Methode zur Gewinnung von hämatopoetischen Stammzellen ist die Knochenmarkentnahme. Hierfür wird dem Spender in Allgemeinnarkose durch multiple Beckenkammpunktionen Knochenmarkblut entnommen. Knochenmark als Stammzellenquelle wird jedoch zunehmend auch durch in das Blut ausgeschwemmte Stammzellen ersetzt. Vor der Stammzelltransplantation erfolgt eine chemotherapeutische Behandlung des Empfängers oft in Kombination mit einer Strahlentherapie, die sogenannte »Konditionierung«. Ziel dieser Behandlung ist einerseits die Eradikation der malignen Grunderkrankung, andrerseits die Suppression des Empfängerimmunsystems, um eine Abstoßung des Transplantats zu verhindern. Die klassischen Konditionierungsregime beinhalten eine hochdosierte zytostatische Chemotherapie mit u.a. Melphalan, Cyclophosphamid und Busulfan, sowie eine Ganzkörperbestrahlung. Nach der allogenen KMT ist weiterhin über einen langen Zeitraum eine Immunsuppression notwendig, um eine Transplantatabstoßung und eine »graft versus host disease« (GvHD) zu verhindern. Die Anzahl der Stammzelltransplantationen ist in den vergangenen Jahren deutlich angestiegen, alleine in Deutschland wurden 2007 circa 2.300 allogene KMTs durchgeführt.

Durch die Erfolge der Transplantationsmedizin stellen sich auch außerhalb der Transplantationszentren immer mehr Langzeitüberlebende mit behandlungsbedürftigen Spätkomplikationen vor. Verursacht werden diese Komplikationen durch die Grunderkrankung, die Toxizität der Behandlung und die akute oder chronische

»graft versus host disease«. Die GvHD tritt in 25-70% der erwachsenen Patienten und 60-90% der Kinder nach KMT auf. Die okulären Komplikationen nach Knochenmarktransplantation, insbesondere auch im Rahmen der GvHD, betreffen vor allem den vorderen Augenabschnitt. Hierzu zählen die Keratokonjunktivitis sicca, die pseudomembranöse Konjunktivitis, sterile und infektiöse Ulcera sowie virale und bakterielle Konjunktivitiden und Keratitiden. Eine posteriore Skleritis mit konsekutiver seröser Netzhautabhebung kann ebenfalls im Rahmen einer GvHD auftreten.

Bei bis zu 13% der Patienten treten nach KMT retinale Komplikationen auf. Dabei unterscheidet man auf der einen Seite die Entwicklung einer Mikroangiopathie mit retinaler Ischämie und auf der anderen Seite, die durch die Immunsuppression begünstigte Entstehung infektiöser Chorioretinitiden, die für den Patienten deutlich schwerwiegender sind.

Zusätzlich verursachen neurotoxische Medikamente direkte Schäden an Retina und Nervus opticus. Unter dem Einfluss verabreichter Steroide und durch körperlichen und emotionalen Stress verstärkt, kann sich eine Chorioretinopathia centralis serosa (CCS) entwickeln.

Praxistipp

Pathogenese der Retinopathie nach KMT
- Hämatologische Grunderkrankung
- Endothelzellschädigung durch Chemotherapeutika
- Ganzkörperbestrahlung mit Gefäßschädigung
- Immunsuppression
- Sekundäre syst. Infektionen und opportunistische Erkankungen
- Graft versus host disease
- Zusätzliche prädisponierende Grunderkrankungen

13.3.3 Symptomatik und klinisches Bild

Praxistipp

Klinisches Bild der chorioretinalen Komplikationen
- Mikroangiopathie
- Chorioretinale Infektionen
- Optikusneuropathie
- Chorioretinopathia centralis serosa

Mikroangiopathie

Etwa 8% aller Patienten nach KMT entwickeln eine retinale Mikroangiopathie, die gekennzeichnet ist durch
- Cotton-wool-Spots,
- Mikroaneurysmata,
- Teleangiektasien,
- einem Makulaödem,
- harten Exudaten und
- intraretinalen Blutungen.

Ursächlich ist ein multifaktorielles Geschehen: Veränderungen des Blutbildes durch die grundlegende Erkrankung wie z.B. Thrombozytopenie oder Thrombozytose und Hyperviskosität können zu retinalen Blutungen oder Gefäßverschlüssen führen. Zusätzlich werden während der Konditionierung die Endothelien der Gefäßwände durch Zytostatika (insbesondere Cyclosporin) und Bestrahlung vorübergehend oder dauerhaft geschädigt. Im Rahmen einer GvHD-Reaktion kann es außerdem zu einem T-Zell-vermittelten Angriff auf Endothelzellen des Empfängers kommen. Bestehen darüber hinaus gefäßrelevante Grunderkrankungen wie Hypertonus, Diabetes mellitus oder eine Sepsis, ist das Risiko einer Schädigung der retinalen Gefäße erhöht. Die Mikroangiopathie tritt meist innerhalb der ersten 6 Monate nach der Knochenmarkstransplantation auf. Je nach Lage und Ausprägung sind die Patienten asymptomatisch oder stellen sich mit Sehverschlechterung oder Skotomen vor.

Werden bei der ophthalmoskopischen Untersuchung retinale Veränderungen festgestellt, ist die Fluoreszenzangiographie zu Diagnosestellung hilfreich. Mikroangiopathische Veränderungen, Gefässleckagen und ischämische Areale und können dargestellt werden (Abb. 13.9).

Die Prognose ist in der Regel gut, nach Reduktion der Cyclosporin-Dosis kommt es bei fast 70% der Patienten zu einer Rückbildung der retinalen Veränderrungen und bei knapp der Häfte der Patienten zu einer kompletten Visuserholung.

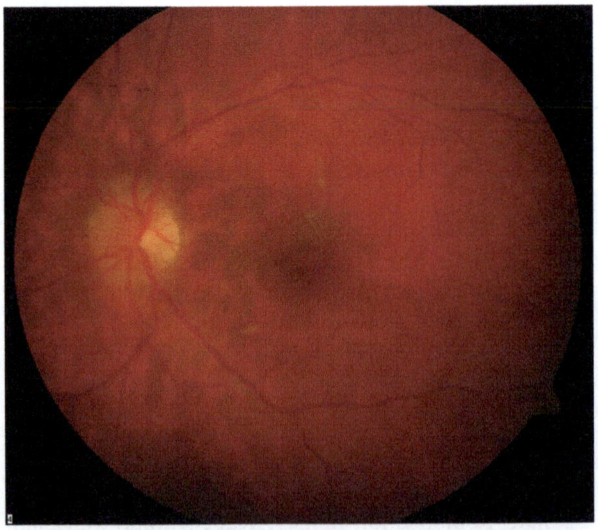

Abb. 13.9 30-jähriger immunsupprimierter Patient mit Visusminderung bei Zustand nach KMT vor 8 Monaten. Funduskopisch sind Cotton-wool-Herde, Blutungen sowie eine Papillenschwellung zu sehen.

Besteht eine GvHD, ist zusätzlich eine Anpassung der medikamentösen Immunsuppression erforderlich. Nur in seltenen Fällen schreitet die Mikroangiopathie bis zu einer proliferativen Retinopathie fort. Dann kann eine panretinale Laserkoagulation erforderlich werden.

Chorioretinale Infektionen

Begünstigt durch die zugrunde liegende Erkrankung im Immunsystem und die nach der KMT erforderliche Immunsuppression, bestimmen opportunistische Infektionen ganz wesentlich die Morbidität und Mortalität nach KMT. Okuläre Infektionen sind seltener als systemische und treten bei etwa 2% der erwachsenen Patienten nach KMT auf. Bei Kindern scheint das Infektionsrisiko höher zu sein.

Bei den viralen Infektionen der Netzhaut nach KMT spielt das Cytomegalivirus eine wichtige Rolle. Die CMV-Retinitis imponiert als gefäßnahe unregelmäßige Entzündung mit charakteristischen Satelliten und Blutungen. Häufig ist eine exsudative Netzhautablösung assoziiert.

Die Therapie besteht in der systemischen Gabe von Ganciclovir , das zur Reduktion systemischer Nebenwirkung bei einseitiger Erkrankung auch intravitreal gegeben werden kann. Alternativ steht Foscarnet zur Verfügung. In einzelnen Fällen sind als KMT assozierte Komplikation eine akute retinale Nekrose (ARN) und eine progressive äußere Netzhautnekrose (PORN) beschrieben worden. Ursächlich ist hierbei eine Reaktivierung oder Neuinfektion einer Varizella-Zoster-Infektion, die zu typischen schnell progredienten peripheren Arealen nekrotischer Netzhaut mit exsudativer Reaktion führt. Ein rascher Therapiebeginn mit Valaciclovir und Cidofovir ist notwendig. Diese muss aber, ebenso wie eine eventuelle sinnvolle Veränderung der immunsuppresiven Therapie in enger Absprache mit den behandelnden Hämatologen erfolgen.

Auch eine Reaktivierung oder Neuinfektion mit Toxoplasmen nach KMT und Immunsuppression ist beschrieben. Diese stellt nach der CMV-Retinitis sicher die häufigste schwerwiegende retinale Komplikation einer KMT dar und ist gleichzeitig wegen der Ähnlichkeit des klinischen Bildes deren wichtigste Differentialdiagnose. Bei der Chorioretinitis durch Toxoplasmose besteht oft zusätzlich ein mäßiger Vorderkammer- und Glaskörperreiz, die Ränder der gelblichen Netzhautinfiltrate werden als schärfer begrenzt beschrieben. Die serologische Diagnostik kann durch die Untersuchung eines Glaskörper-Punktats verbessert werden.

Pilzinfektionen sind nach Knochenmarkstransplantation in einzelnen Fällen beschrieben.

Bei allen chorioretinalen Infektionen kann das klinische Bild durch die meist hämatologische Grunderkrankung und durch die Immunsuppression anders aussehen als bei immunkompetenten Patienten. Die Differentialdiagnose wird daher über den Erregernachweis zu führen sein. Um die Visusprognose der Patienten zu optimieren, ist ein frühes und effektives medikamentöses Eingreifen erforderdlich.

Chorioretinopathie centralis serosa (CCS)

Nach Knochenmarktransplantation und Organtransplantation kann eine CCS mit seröser Netzhautabhebung oder Abhebung des retinalen Pigementepithels (rPE) auftreten. Als Ursache ist hierbei eine Kombination aus hoher Kortisondosis im Rahmen der Immunsuppression, emotionalem und physischem Stress, Blutdruckentgleisungen und der Cyclosporintherapie anzusehen. Die Spontanheilungsrate der CCS ist insgesamt gut. In einigen Fällen konnte allein durch Cortisonreduktion eine komplette Remission der CCS erreicht werden. Bei Persistieren der serösen Netzhautabhebung über Monate mit zu erwartenden dauerhaften Schäden am retinalen Pigmentepithel (RPE) sollte eine Therapie diskutiert werden. Bei der CCS nach KMT ist derzeit die Laserkoagulation als einzige Behandlungsmaßnahme in der Literatur dokumentiert. Alternativen wie Carboanhydrasehemmer, PDT oder Anti-VEGF können wie bei einer »einfachen« CCS (ohne KMT) in Erwägung gezogen werden. Größere RPE Schäden auf Grund einer Ischämie der Choriokapillaris im Rahmen der Grunderkrankung oder GvHD können zu multifokalen und ausgedehnteren serösen Netzhautabhebungen führen. Eine operative Therapie ist meist nicht indiziert Bei Verdacht auf GvHD sollte eine immunsuppressive Therapie eingeleitet bzw. intensiviert werden.

Optikusneuropathie

In seltenen Fällen tritt nach KMT eine Papillenschwellung auf, meist als Folge einer Mikroangiopathie oder neurotoxischer Medikamente im Rahmen der Chemotherapie. Insbesondere Cyclosporin, welches bei der allogenen KMT über einen langen Zeitraum gegeben wird, scheint eine wichtige Rolle zu spielen. Eine Reduktion der Cyclosporindosis kann zum Rückgang der Papillenschwellung beitragen. Optikusneuropathien sind auch im Rahmen von GvHD beschrieben, als erfolgreicher Therapieansatz wurde hier eine Erhöhung der Cortisondosis zur Unterdrückung der GvHD sowie Acetazolamid beschrieben. Eine strahlenbedingte Optikusneuropathie nach einer Ganzkörper- bzw. Kopfbestrahlung ist bei den meist für das Auge sehr geringen Dosen eher selten zu erwarten. Als zusätzliche Risikofaktoren für eine Optikusneuropathie sind venöse Gefäßverschlüsse, eine Mikroangiopathie und hämatologische Veränderungen zu betrachten. Eine evidenzbasierte Behandlung der Optikusneuropathie besteht außer Statuserhebung der Grunderkrankung, dem Absetzen zusätzlicher neurotoxischer Medikamente und Reduktion von vaskulären Risikofaktoren nicht.

Hämatologische Komplikationen

Die Knochenmarkaplasie zu Beginn der Behandlung, die Transfusion der Spender-Stammzellen und die anschließend notwendigen Blut-, Plasma und Thrombozytentransfusionen resultieren in Abnormalitäten der Blutzusammensetzung. Diese können zu Störungen der retinalen und choroidalen Vaskularisation mit Mikroverschlüssen durch Leukozyten- und Erythrozyten- und Thrombozytenaggregaten führen. Funduskopisch imponieren diese als Mikroemboli, Cotton-wool-Herde und Netzhautblutungen, die die mikroangiopathischen Veränderungen komplizieren. Die meisten dieser Veränderungen sind gering ausgeprägt und der Patient ist asymptomatisch. Thrombozytopenien können in größeren retrohyaloidalen oder Glaskörperblutungen resultieren, die sich ebenfalls meist spontan resorbieren.

13.3.4 Schlussbemerkung

Die Mikroangiopathie nach KMT hat generell eine gute Prognose, die meisten Veränderungen bilden sich im Verlauf von Wochen bis Monaten spontan zurück. Wichtig ist dennoch eine regelmäßige Kontrolle der Patienten, um bei einem seltenen, aber möglichen Übergang in das proliferative Stadium eine panretinale Laserkoagulation einzuleiten.

Chorioretinale Infektionen sind für die Visusprognose bedrohlich, häufig assoziiert mit systemischen Infektionen und müssen in Zusammenarbeit mit den betreuenden Onkologen und Internisten behandelt werden.

Bei Verdacht auf medikamentös bedingte chorioretinale Komplikationen sollte diese nach Rücksprache mit den Onkologen reduziert bzw. abgesetzt werden.

Praxistipp

Differentialdiagnosen retinaler Komplikationen nach KMT
- Diabetische Retinopathie
- Hypertensive Retinopathie
- Purtschers Retinopathie
- HIV Retinopathie
- Okuläres Ischämie-Syndrom
- Arterien- und Venenverschlüsse
- Strahlenretinopathie

Fazit für die Praxis

Retinale Komplikationen treten bei 13% aller Patienten nach einer Knochenmarktransplantation auf und können zu jedem Behandlungszeitpunkt akut werden.

Retinale Komplikationen nach KMT umfassen die okklusive Mikroangiopathie, chorioretinale Infektionen, Optikusneuropathien und Choriodeopathien.

Risikofaktoren für die Mikroangiopathie sind kapilläre Endothelschäden, medikamentös oder durch Bestrahlung bedingt, Mikroembolien, hämatologische Veränderungen und vaskuläre Grunderkrankungen wie Diabetes und Bluthochdruck. Eine Therapie ist normalerweise nicht erforderlich.

Chorioretinale Infektionen erfordern eine systemische Herdsuche und Therapie.

Toxische Veränderungen müssen bedacht und durch Dosisanpassung minimiert werden.

Literatur

Literatur zu Abschnitt 13.1

Agrawal A, McKibbin MA (2006) Purtscher's and Purtscher-like retinopathies: A review. Surv Ophthalmol 51:129-136

Agrawal A, McKibbin M (2007) Purtscher's retinopathy: epidemiology, clinical features and outcome. Br J Ophthalmol 91: 1456-1459

Atabay C, Kansu T, Nurlu G (1993) Late visual recovery after intravenous methylprednisolone treatment of Purtscher's retinopathy. Ann Ophthalmol 25:330-3

Behrens-Baumann W, Scheurer GM (1991) Purtscher. Variationsbreite der klinischen manifestation bei 11 Patienten und Überlegungen zur Pathogenese. Klin Monatsbl Augenheilkd 198: 99-107

Blodi BA, Johnson MW, Gass JD, Fine SL, Joffe LM (1990) Purtscher like retinopathy after childbirth. Ophthalmology 97: 1654-9

Blodi BA, Williams CA (1997) Purtscher like retinopathy after uncomplicated administration of retrobulbar anesthesia. Am J Ophthalmol 124: 702-3

Burton TC. Unilateral Purtscher's retinopathy. Ophthalmology. 1980; 87: 1096-1105.

Cohen EJ (1997) Thrombotic thrombocytopenic purpura associated with Purtscher retinopathy. Arch Ophthalmol 115: 128-9

Cooper BA, Shah GK, Grand MG (2004) Purtscher's-like retinopathy in a patient with systemic lupus erythematosus. Ophthalmic Surg Lasers Imaging 35: 438-9

Domarus D, Naumann GOH (1980) Retinopathia traumatica Purtscher. In: Naumann GOH (Hrsg) Pathologie des Auges. Springer, Heidelberg, S 209-210

Jacob HS, Goldstein IM, Shapiro I, Craddock PR, Hammerschmidt DE, Weissmann G (1981) Sudden blindness in acute pancreatitis. Possible role of complement-induced retinal leukoembolization. Arch Intern Med 141: 134-136

Kelley JS, Hartranft CD (2001) Traumatic chorioretinopathies. In: Ryan SJ, Schachat AP (Hrsg) Retina. Mosby, St. Louis, S. 1815-1817.

Lai JC, Johnson MW, Martonyi CL, Till GO (1997) Complement-induced retinal arteriolar occlusions in the cat. Retina 17: 239-246

Lemagne JM, Michiels X, van Causenbroeck S, Snyers B (1990) Purtscher like retinopathy after retrobulbar anesthesia. Ophthalmology 97: 859-61

Marr WG, Marr EG (1962) Some observations on Purtscher's disease: traumatic retinal angiopathy. Am J Ophthalmol 54: 693-705

Pape R (1964) Angiopathia retinae traumatica Purtscher und retinale Fettembolie. Graefes Arch Exp Clin Ophthalmol 167: 585

Prammer G (1976) Veränderungen der Netzhautgefäße nach Retinopathia traumatica Purtscher. Klin Monatsbl Augenheilkd 168: 840-3

Purtscher O (1912) Angiopathia retinae traumatica. Lymphorrhagien des Augengrundes. Graefes Arch Exp Clin Ophthalmol 82: 347-71

Roden D, Fitzpatrick G, O'Donoghue H, Phelan D (1989) Purtscher's retinopathy and fat embolism. Br J Ophthalmol 73: 677-9

Schlote B, Schlote T (2002) Augenveränderungen bei augenfernen Traumen. In: Rohrbach, Steuhl, Knorr, Kirchhof (Hrsg) Ophthalmologische Traumatologie. Schattauer, Stuttgart, S 277-9

Schmidt D und Otto T (2004) Prognose und Differenzialdiagnose des Morbus Purtscher. Der Ophthalmologe 101: 576-83

Schmidt JGH (1968) Angiopathia retinae traumatica (Purtscher) und Fettembolie. Klin Montasbl Augenheilkd 152: 672-8

Wang AG, Yen MY, Liu JH (1998) Pathogenesis and neuroprotective treatment in Purtscher's retinopathy. Jpn J Ophthalmol 42: 318-322

Literatur zu Abschnitt 13.2

Chapman-Davies A, Lazarevic A (2002) Valsalva maculopathy. Clin Exp Optom 85:42-45

Fisher CM, Kistler JP, Davis JM (1980) Relation of cerebral vasospasm to subarachnoid hemorrhage visualized by computerized tomographic scanning. Neurosurgery 6:1-9

Forbes BJ, Christian CW, Judkins AR et al. (2004) Inflicted childhood neurotrauma (shaken baby syndrome): ophthalmic findings. J Pediatr Ophthalmol Strabismus 41:80-88; quiz 105-106

Fountas KN, Kapsalaki EZ, Lee GP et al. (2008) Terson hemorrhage in patients suffering aneurysmal subarachnoid hemorrhage: predisposing factors and prognostic significance. J Neurosurg 109:439-444

Frizzell RT, Kuhn F, Morris R et al. (1997) Screening for ocular hemorrhages in patients with ruptured cerebral aneurysms: a prospective study of 99 patients. Neurosurgery 41:529-533; discussion 533-524

Garfinkle AM, Danys IR, Nicolle DA et al. (1992) Terson's syndrome: a reversible cause of blindness following subarachnoid hemorrhage. J Neurosurg 76:766-771

Garweg JG, Koerner F (2009) Outcome indicators for vitrectomy in Terson syndrome. Acta Ophthalmol 87:222-226

Hunt WE, Hess RM (1968) Surgical risk as related to time of intervention in the repair of intracranial aneurysms. J Neurosurg 28:14-20

Kuhn F, Morris R, Mester V (2000) Macular rings in Terson's syndrome. Acta Ophthalmol Scand 78:719-720

Kuhn F, Morris R, Witherspoon CD et al. (1998) Terson syndrome. Results of vitrectomy and the significance of vitreous hemorrhage in patients with subarachnoid hemorrhage. Ophthalmology 105:472-477

Medele RJ, Stummer W, Mueller AJ et al. (1998) Terson's syndrome in subarachnoid hemorrhage and severe brain injury accompanied by acutely raised intracranial pressure. J Neurosurg 88:851-854

Ness T, Janknecht P, Berghorn C (2005) Frequency of ocular hemorrhages in patients with subarachnoidal hemorrhage. Graefes Arch Clin Exp Ophthalmol 243:859-862

Pfausler B, Belcl R, Metzler R et al. (1996) Terson's syndrome in spontaneous subarachnoid hemorrhage: a prospective study in 60 consecutive patients. J Neurosurg 85:392-394

Ritland JS, Syrdalen P, Eide N et al. (2002) Outcome of vitrectomy in patients with Terson syndrome. Acta Ophthalmol Scand 80:172-175

Rubowitz A, Desai U (2006) Nontraumatic macular holes associated with Terson syndrome. Retina 26:230-232

Sharma T, Gopal L, Biswas J et al. (2002) Results of vitrectomy in Terson syndrome. Ophthalmic Surg Lasers 33:195-199

Stiebel-Kalish H, Turtel LS, Kupersmith MJ (2004) The natural history of nontraumatic subarachnoid hemorrhage-related intraocular hemorrhages. Retina 24:36-40

Sung W, Arnaldo B, Sergio C et al. (2009) Terson's syndrome as a prognostic factor for mortality of spontaneous subarachnoid haemorrhage. Acta Ophthalmol

Ulbig MW, Mangouritsas G, Rothbacher HH et al. (1998) Long-term results after drainage of premacular subhyaloid hemorrhage into the vitreous with a pulsed Nd:YAG laser. Arch Ophthalmol 116:1465-1469

Vanderlinden RG, Chisholm LD (1974) Vitreous hemorrhages and sudden increased intracranial pressure. J Neurosurg 41:167-176

Literatur zu Abschnitt 13.3

Anderson NG, Regillo C (2004) Ocular manifestations of graft versus host disease. Curr Opin Ophthalmol 15(6):503-7

Baraki H, Feltgen N, Roider J, Hoerauf H, Klatt C (2010) Central serous retinopathy. Ophthalmologe 107(5):479-92;

Bradfield YS, Kushner BJ, Gangnon RE (2005) Ocular complications after organ and bone marrow transplantation in children. J AAPOS 9(5):426-32.

Buchholz S, Ganser A (2009) Hematopoietic stem cell transplantation. Indications, foundations and perspective. Internist 50(5):572-80.

Cheng LL, Kwok AK, Wat NM, Neoh EL, Jon HC, Lam DS (2002) Graft-vs-host-disease-associated conjunctival chemosis and central serous chorioretinopathy after bone marrow transplant. Am J Ophthalmol 134(2):293-5.

Chung H, Kim JG, Choi SH, Lee SY, Yoon YH (2008) Bilateral toxoplasma retinochoroiditis simulating cytomegalovirus retinitis in an allogeneic bone marrow transplant patient. Korean J Ophthalmol 22(3):197-200

Chung H, Kim KH, Kim JG, Lee SY, Yoon YH (2007) Retinal complications in patients with solid organ or bone marrow transplantations. 27;83(6):694-9.

Coskuncan NM, Jabs DA, Dunn JP, Haller JA, Green WR, Vogelsang GB, Santos GW (1994) The eye in bone marrow transplantation. VI. Retinal complications. Arch Ophthalmol 112:372 – 379

Fawzi AA, Cunningham ET Jr (2001) Central serous chorioretinopathy after bone marrow transplantation. Am J Ophthalmo;131(6):804-5

Fawzi AA, Cunningham ET Jr (2001). Central serous chorioretinopathy after bone marrow transplantation. Am J Ophthalmol 131(6):804-5

Fawzi AA, Holland GN, Kreiger AE, Heckenlively JR, Arroyo JG, Cunningham ET (2006) Central serous chorioretinopathy after solid organ transplantation Ophthalmology 113(5):805-13.e5

Kaiserman I, Or R (2005) Laser photocoagulation for central serous retinopathy associated with graft-versus-host disease. Ocul Immunol Inflamm. 13(2-3):249-56.

Kawase E, Azuma N, Shioda Y, Kumagai M. (2005) Infantile case of occlusive microvascular retinopathy after bone marrow transplantation. Jpn J Ophthalmol 49(4):318-20.

Lopez PF, Sternberg P, Jr, Dabbs CK, Vogler WR, Crocker I, Kalin NS (1991) Bone marrow transplant retinopathy. Am J Ophthalmol 112:635 – 646.)

Mele A, Paterson PJ, Prentice HG, et al. (2002) Toxoplasmosis in bone marrow transplantation: a report of two cases and systemic review of the literature. Bone Marrow Transplantation 29:691

Moon SJ, Mieler WF (2003) Retinal complications of bone marrow and solid organ transplantation. Curr Opin Ophthalmol.14(6):433-42.

Rosenfeld MR, Pruitt A (2006) Neurologic Complications of Bone Marrow, Stem Cell, and Organ Transplantation in Patients With Cancer. Seminars in Oncology, 33 (3) 352-361

Parc C. (2007) Purtscher-like retinopathy as an initial presentation of a thrombotic microangiopathy associated with antineoplastic therapy. Am J Hematol. 82(6):486-8.

Song WK, Min YH, Kim YR, Lee SC. (2008). Cytomegalovirus retinitis after hematopoietic stem cell transplantation with alemtuzumab. Ophthalmology 115(10):1766-70

Strouthidis NG, Francis PJ, Stanford MR, Graham EM, Holder GE, Bird AC (2003) Posterior segment complications of graft versus host disease after bone marrow transplantation. Br J Ophthalmol.87(11):1421-3.

Suh DW, Ruttum MS, Stuckenschneider BJ, Mieler WF, Kivlin JD (1999) Ocular findings after bone marrow transplantation in a pediatric population. Ophthalmology 106:1564-70.

Tabbara KF, Al-Ghamdi A, Al-Mohareb F, Ayas M, Chaudhri N, Al-Sharif F, Al-Zahrani H, Mohammed SY, Nassar A, Aljurf M. (2009) Ocular findings after allogeneic hematopoietic stem cell transplantation. Ophthalmology 116(9):1624-9.

Entzündliche Gefäßerkrankungen

Entzündliche Gefäßerkrankungen der Netzhaut umfassen verschiedene Erkrankungsbilder, die teils ideopathisch vorkommen, wie der Morbus Eales, oder in Verbindung mit systemischen Erkrankungsbildern vorkommen. Stellvertretend werden hier die Augenbeteiligung bei Lupus erythematodes, bei Morbus Behçet und bei multipler Sklerose sowie bei der Sarkoidose diskutiert. Die systemische Vaskulitis und deren Schweregrad determiniert in diesen Fällen die Therapie. Der Vormarsch der Biologica ist hier unaufhaltsam und erlaubt eine zum Teil spezifischere Therapie als die althergebrachten Immunsuppressiva. Ein besonderer Abschnitt ist der nekrotisierenden Vaskulitis gewidmet, dieser schwersten Form der retinalen Vaskulitis, die unbehandelt zu einer vollständigen Einbuße der Sehkraft führen kann. Der Nachweis einer viralen Genese ist für die Therapieplanung von äußerster Wichtigkeit.

14.1 Morbus Eales

S. Gadkari, A. M. Joussen

14.1.1 Einleitung

Henry Eales, ein englischer Augenarzt, beschrieb diese Erkrankung vor nahezu 130 Jahren. Eales erste Beschreibung galt wiederholten Netzhaut und Glaskörperblutungen, zusammen mit Nasenbluten, Kopfschmerzen, peripheren Durchblutungsstörungen, Verdauungsstörungen und chronischer Verstopfung bei jungen Männern. Er hielt dies für eine vasomotorische Erkrankung, wobei eine Verengung der intestinalen Blutgefäße zu einer kompensatorischen Erweiterung der den Kopf versorgenden Blutgefäße führe, und dort Blutungen auslöse. Die Erkrankung wurde Eales zu Ehren nach ihm benannt, obwohl Wadsworth (1887) nur fünf Jahre später als erster die damit verbundenen entzündlichen Prozesse beschrieb. Duke- Elder hielt Morbus Eales für den klinischen Ausdruck vielfältiger Erkrankungen.

Einer von 200 bis 250 augenärztlichen Patienten zeigt in Indien diese Erkrankung. Dies ist 10-mal soviel wie in Europa oder Nordamerika; hier ist es eher eine Ausschlussdiagnose. Markant ist die vorwiegende Betroffenheit von Männern mit nahezu 90%. Von beidseitiger Erkrankung wird je nach Studie in 50-90% der Fälle berichtet. Die meisten Erkrankungen treten in der 3. Lebensdekade auf (15.-45. LJ).

Bevorzugt erkranken Arme und Angehörige der unteren sozialen Schichten, meist aus ländlichen Gegenden. Während Anfang des vorigen Jahrhunderts von Erkrankungsfällen weltweit berichtet wird, haben bessere hygienische Verhältnisse und ein besserer Lebensstandard in Europa und Nordamerika zu einer relativen Abnahme der Erkrankungsfälle geführt.

In einer Serie von 50 Fällen in Amerika konnte die männliche Dominanz in der Prävalenz nicht festgestellt werden. Heute werden die meisten Fälle aus Asien berichtet.

14.1.2 Klinisches Erscheinungsbild

Morbus Eales ist eine idiopathische, gewöhnlich periphere, meist beidseitige Vaskulitis der Netzhautgefäße, die zu peripheren Minderperfusionen und avaskulären Arealen und Neovaskularisationen führt. Sie tritt in der Regel bei jungen im übrigen gesunden Männern auf. Bei den meisten Patienten imponieren die ersten Symptome als schmerzlose Visusminderung durch Glaskörpertrübungen und -blutungen, die episodisch auftreten. Meistens haben die Patienten mehrfach solche Episoden gehabt, die scheinbar vollständig vorübergingen. Wenn die Glaskörperblutung gering war, findet bei Beginn der Erkrankung oft eine vollständige Resorption statt. Ein dauerhafter Sehschärfenverlust resultiert meist als Folge der peripheren Ischämien aus chronisch rezidivierenden Glaskörperblutungen, in der Regel ist die Makula nicht direkt durch vaskulär bedingte Ischämien betroffen.

Die ophthalmologisch sichtbaren Symptome beschränken sich meist auf den hinteren Augenabschnitt, nur selten findet man eine geringe Vorderkammerreizung. Ein positives Tyndallphänomen oder Zellen in der Vorderkammer sind meist ein erstes Zeichen für die Entwicklung einer Rubeosis Iridis, die häufig, insbesondere bei braun pigmentierten Iriden, spaltlampenmikroskopisch nur schwer erkennbar sind.

Das klinische Erscheinungsbild des Morbus Eales kann in

- Zeichen der Entzündung,
- Zeichen der Ischämie und
- Zeichen der Neovaskularisation mit ihren Folgen

eingeteilt werden. In der Regel wird die Progredienz von Entzündungsstadien zu Ischämiezeichen bis hin zur Neovaskularisation auch zeitlich in dieser Abfolge durchschritten. Grundsätzlich können jedoch die Symptome verschiedener Stadien bei einem Patienten gleichzeitig vorliegen. Da sich die Erkrankung meist bilateral manifestiert, zeigt die sorgfältige Untersuchung eines asymptomatischen zweiten Auges oft periphere Einscheidungen.

Es gibt beim Morbus Eales weder immunologische oder pathologische noch biochemische Untersuchungen, die zur Diagnose führen. Die Diagnose Morbus Eales wird also im Wesentlichen klinisch gestellt.

Praxistipp

- Beiseitige periphere Vaskulitis mit vaskulären Einscheidungen
- Periphere Ischämieareale, an deren Grenze Proliferationen auftreten können
- Glaskörperblutungen als Folge der peripheren Proliferationen
- Fortschreiten zu Glaskörperproliferationen und Traktionen, die schließlich in einer traktiv rhegmatogenen Amotio münden können

Entzündungsstadium

Die periphere Periphlebitis oder Vaskulitis sind die Leitsymptome dieses Krankheitsstadiums. Perivaskuläre Exsudate führen zu segmentalen Gefäßeinscheidungen der betroffenen Blutgefäße (◘ Abb. 14.1b). Sind größere Stücke betroffen so zeigen sich längere Ummantelungen der Gefäßäste (◘ Abb. 14.1a,c).

Gefäße mit aktiver Vaskulitis zeigen eine typische Anfärbung mit Fluoreszein. Hierbei überschreitet das Ausmaß der in der Fluoreszeinangiographie sichtbaren Gefäßpathologie die ophthalmoskopische Einschätzung oft bei Weitem (◘ Abb. 14.1d).

Erfasst die Vaskulitis eine größere Astvene, so können sekundäre Astvenenverschlüsse (◘ Abb. 14.2) entstehen. Hierbei weisen diese sekundären Venenverschlüsse auch die typischen Einscheidungen der betroffenen Gefäße auf. Die oberflächlichen Netzhautblutungen und Ödeme können temporal die horizontale Mittellinienraphe überschreiten, ein Phänomen was gewöhnlich bei Astvenenthrombosen nicht auftritt (◘ Abb. 14.2b,c). Wenn auch selten, zeigen einige Augen frische oder auch ältere Chorioretinitisherde (◘ Abb. 14.3).

Ischämiestadium

Eine durch Gefäßverschluss verursachte Netzhautischämie imponiert so wie bei anderen Netzhautgefäßerkrankungen: Oberflächliche Netzhautblutungen in der Nervenfaserschicht werden oft im Bereich von Gefäßeinscheidungen gesehen (◘ Abb. 14.4). Fleckblutungen treten jedoch selten auf. Infolge der Ischämie sind venöse

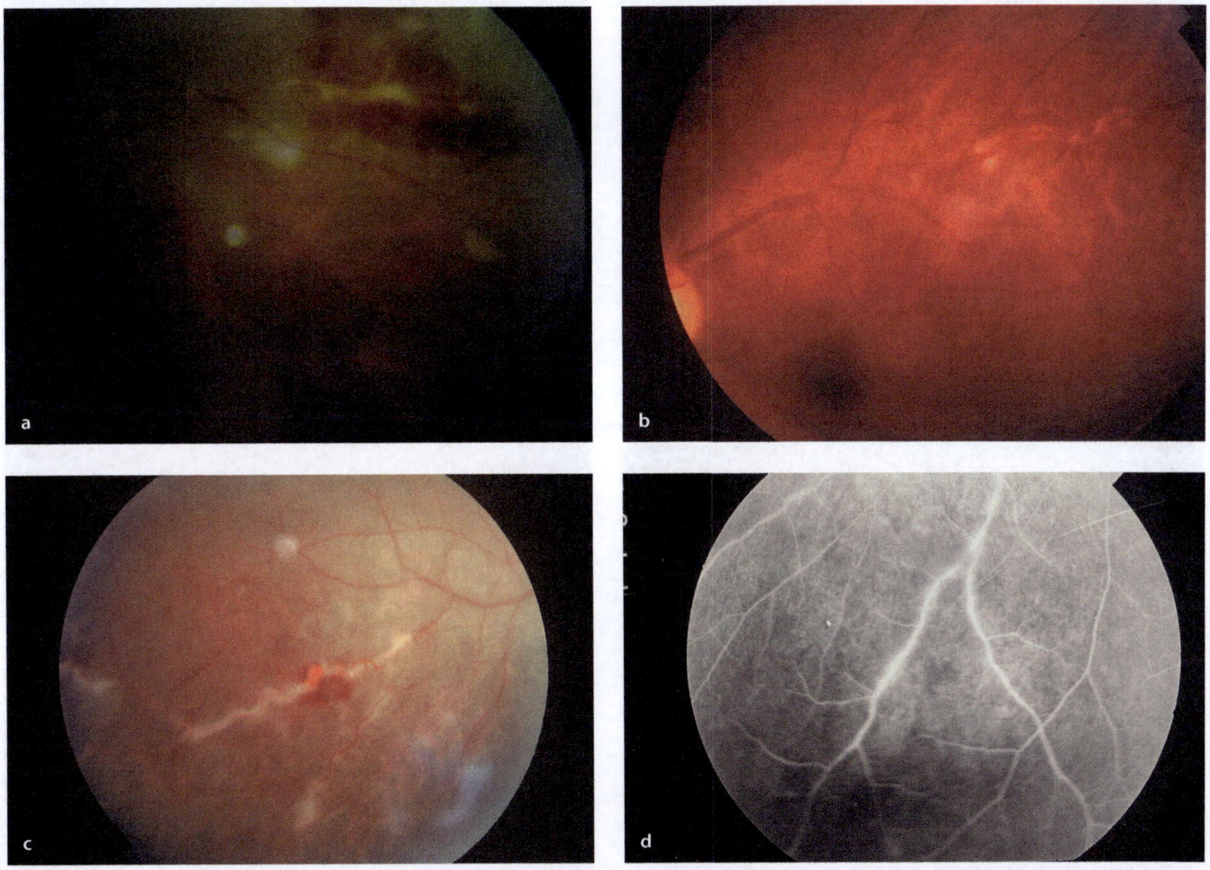

◘ **Abb. 14.1** **a** Bereiche aktiver Periphlebitis in der Peripherie mit retinalen Blutungen. **b** Periphlebitische Einscheidungen. **c** Umscheidung größerer Gefäßsegmente, Laserherde sind sichtbar. **d** Fluoreszeinangiographie einer Vene mit einer aktiven Periphlebitis die »Staining« und Leckage zeigt. (Aus Gadkari S 2007)

Kaliberschwankungen und Gefäßduplikaturen zu sehen (◘ Abb. 14.5).

Als Versuch einer Wundheilungsreaktion zur Minderung der ischämischen peripheren Netzhautareale bilden sich Kollateralen sowie veno-venöse Shunts. Diese Veränderungen deuten auf eine Stabilisation der Gefäßsituation hin und sind allein keine Indikation für eine Flächenlaserbehandlung. Kollaterale und veno-venöse Shunts zeigen im Gegensatz zu Neovaskularisationen in der Fluoreszenzangiographie keine Farbstoffleckage.

Areale mit Netzhautödemen beobachtet man besonders bei Frühstadien der Erkrankung wegen der hämo-

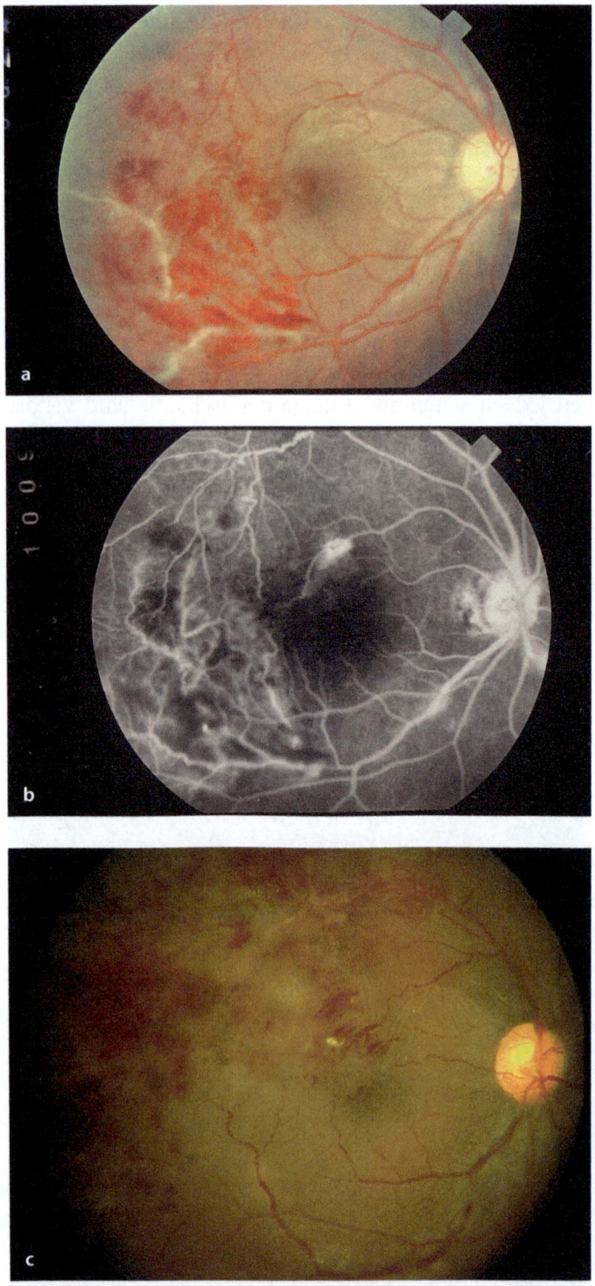

◘ **Abb. 14.2** **a** Inferotemporale Astvenenthrombose in Folge des Morbus Eales mit Einscheidungen des betroffenen Gefäßastes. **b** Fluoreszeinangiographie desselben Patienten. Die Veränderungen überschreiten die horizontale Raphe. **c** Superotemporaler Astvenenverschluss als Folge des Morbus Eales. (Aus Gadkari S 2007)

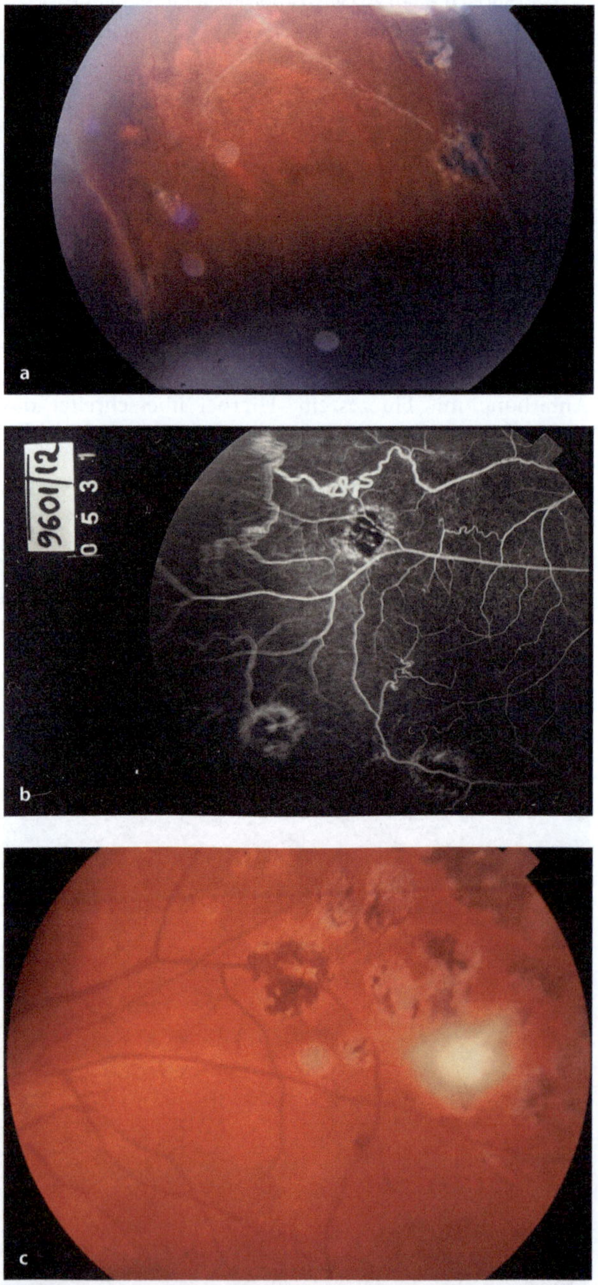

◘ **Abb. 14.3** **a** Alte Chorioretinitisherde bei einem Patienten mit Morbus Eales. **b** Fluoreszeinangiographie desgleichen Auges. **c** Frischer Chorioretinitisherd bei Morbus Eales eines älteren Patienten mit alten Lasernarben. (Aus Gadkari S 2007)

dynamischen Belastung durch Verschlüsse entzündeter Gefäße (◘ Abb. 14.6). Makulaödeme gehören im Gegensatz zur diabetischen Retinopathie nicht zum normalen Bild. Die Minderperfusionsareale liegen meist in der Netzhautperipherie im Bereich der betroffenen Gefäße und lassen sich in der Fluoreszeinangiographie darstellen (◘ Abb. 14.7). Makula und Netzhautzentrum sind sehr selten betroffen, außer in fortgeschrittenen Krankheitsfällen mit schweren Ischämien (◘ Abb. 14.8).

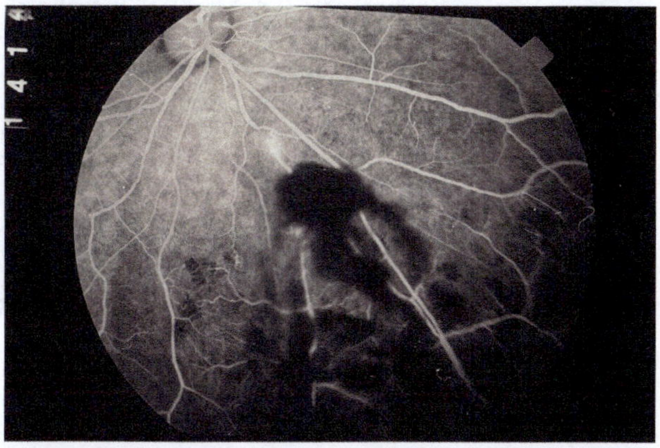

◘ **Abb. 14.4** Oberflächliche retinale Blutungen durch retinale Ischämie in der Nachbarschaft zu Gefäßen mit Periphlebitis. (Aus Gadkari S 2007)

Neovaskularisationsstadium

Untersucht man Patienten mit Glaskörperblutungen, so zeigen etwa 80% Neovaskularisationen. Die Ischämie tritt meist in der Netzhautperipherie auf. Die neuen Gefäße entstehen an der Grenze zwischen avaskulären und normalen Arealen, dies gewöhnlich in einer typischen Fächerform. Neben den fächerförmigen Neovaskularisationen treten wie bei anderen Netzhautgefäßerkrankungen fortschreitende intraretinale, präretinale und intravitreale Gefäßneubildungen auf. Einige Untersucher haben versucht nachzuweisen, dass die temporale Peripherie bevorzugt betroffen ist, jedoch entwicklen sich neue Gefäße auch in der mittleren Peripherie oder unmittelbar angrenzend an die Gefäßarkaden (◘ Abb. 14.9b,c). Sie können dabei fächerförmig von einem gemeinsamen Punkt ausgehen.

Bei weiter fortgeschrittener Erkrankung mit allgemeiner Netzhautischämie können sich Neovaskularisationen der Papille entwickeln. Glaskörperblutungen entstehen aus Gefäßneubildungen, kaum je aus Verschlüssen grö-

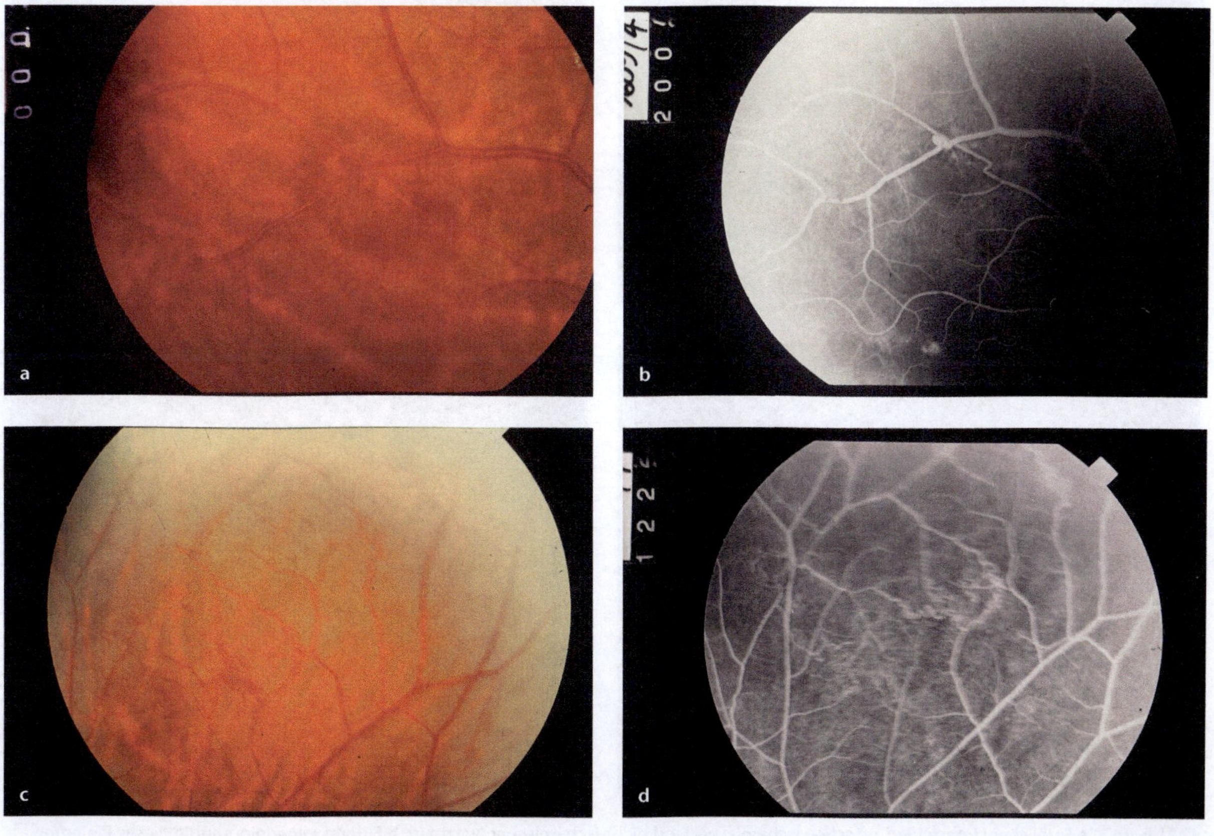

◘ **Abb. 14.5** **a** Reduplikation eines Venensegmentes als Folge der Ischämie. **b** Fluoreszeinangiographie derselben Läsion. **c** Venovenöse Shunts und Kollateralen in der mittleren Peripherie. **d** Fluoreszeinangiographie der Kollateralen ohne Hinweis auf eine Leckage. (Aus Gadkari S 2007)

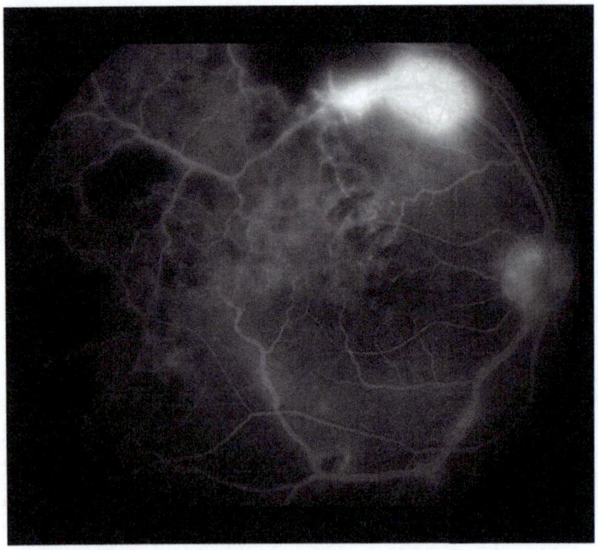

Abb. 14.6 Fluorezeinangiographisch erkennbares retinales und makuläres Ödem. (Aus Gadkari S 2007)

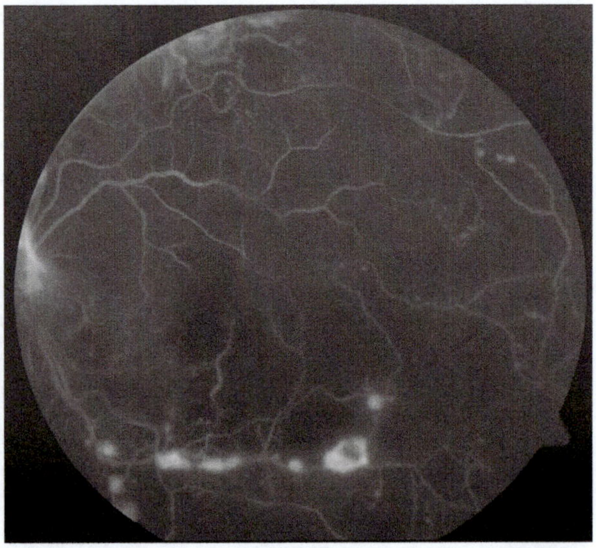

Abb. 14.8 Ischämische Form mit ausgeprägter makulärer Ischämie. Partnerauge eingeblutet mit Traktionsamotio

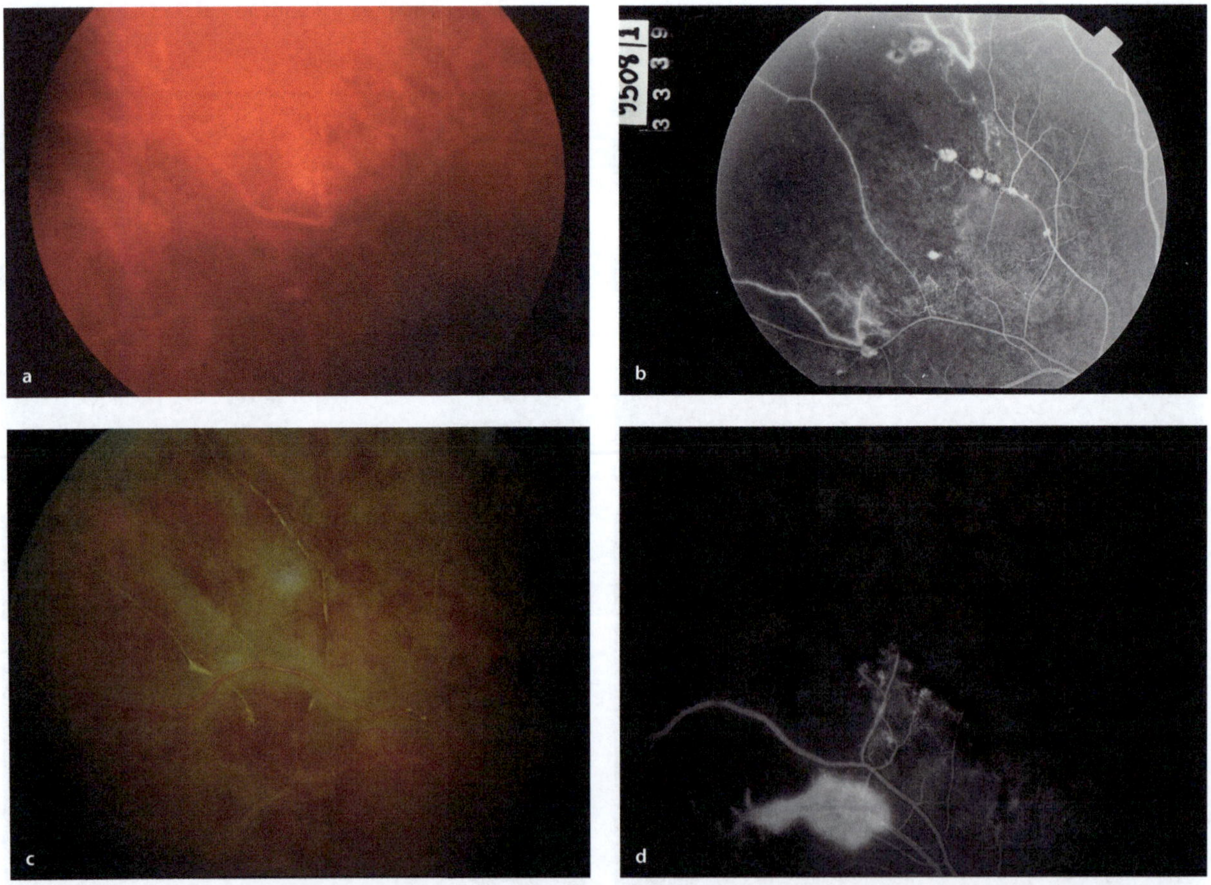

Abb. 14.7 **a** Farblicher Unterschied zwischen ischämischer und nicht-ischämischer Netzhaut. **b** Fluoreszeinangiographie dieses Patienten zeigt die Grenze zwischen perfundierter und nicht-perfundierter Netzhaut. **c** Ischämische Netzhaut mit weitreichender okklusiver Vaskulitis. **d** Schwere retinale Ischämie, die weit bis posterior reicht. Stark verkümmerte Gefäße. (Aus Gadkari S 2007)

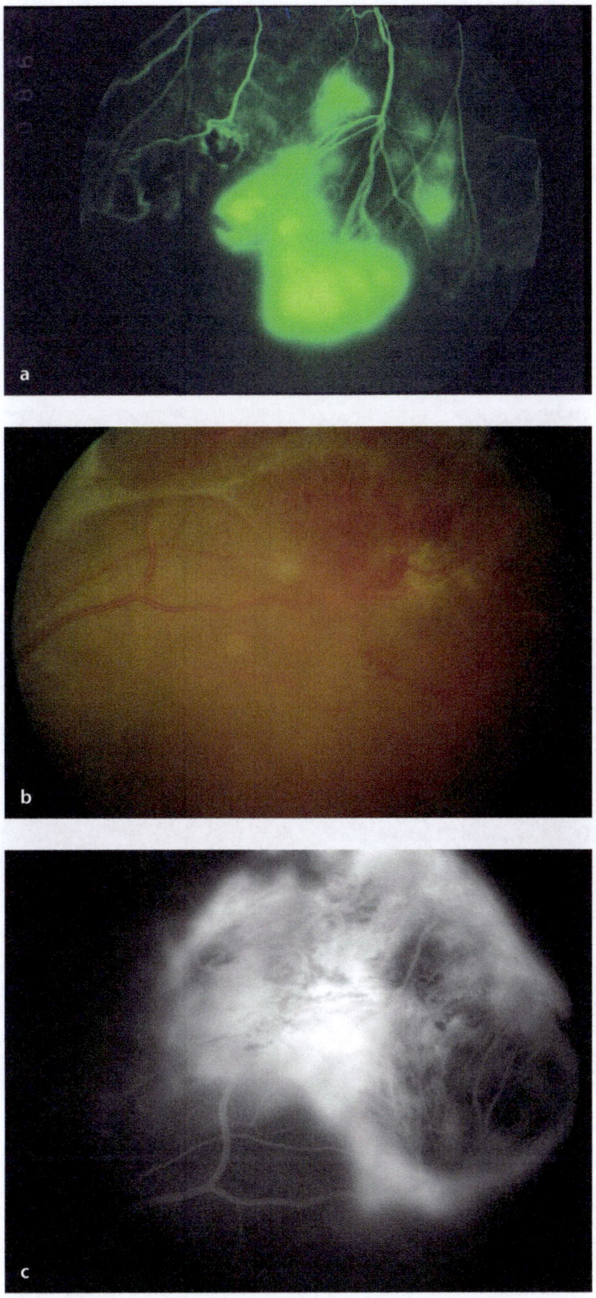

Abb. 14.9 **a** Typische fächerförmige Neovaskularisationen in der Peripherie bei Morbus Eales. **b** Neovaskularisationen in Nähe der Gefäßarkaden, die in den Glaskörperraum vorwachsen. **c** Deutliche Fluoreszeinleckage aus dieser Läsion. (Aus Gadkari S 2007)

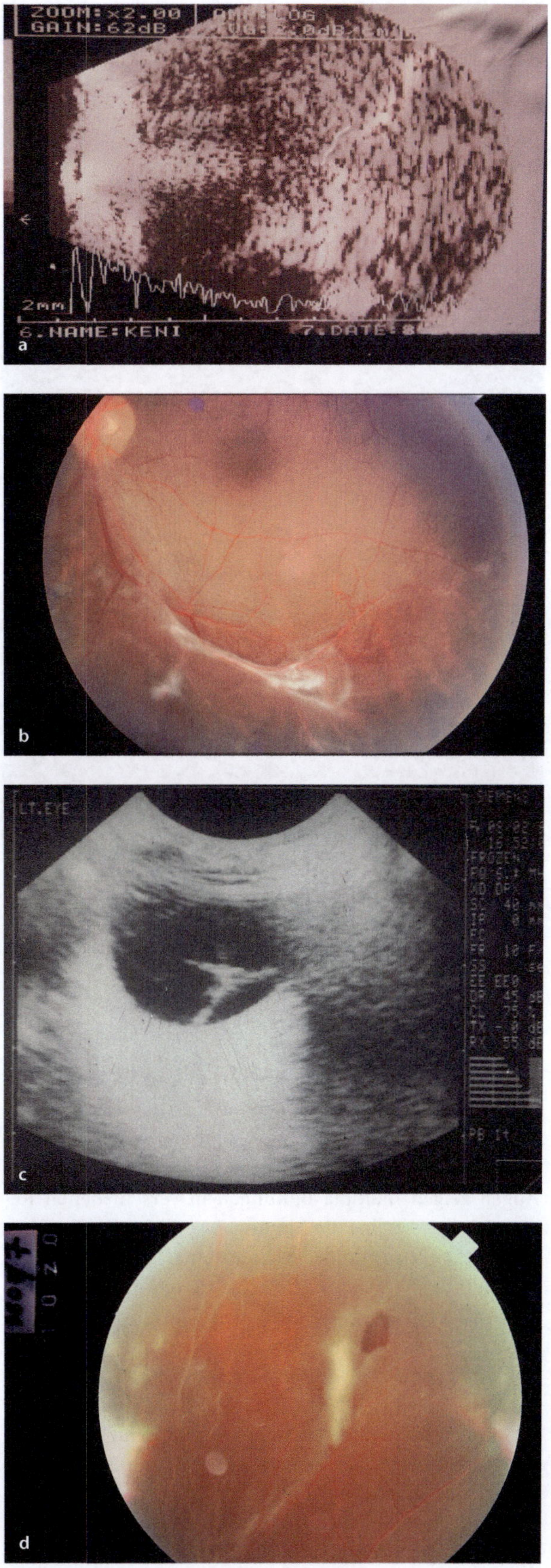

Abb. 14.10 **a** Ultraschall-B-Bild bei einem Patienten mit Glaskörperblutung bei Morbus Eales. Der Glaskörper ist dicht infiltriert, eine hintere Glaskörperabhebung fehlt. **b** Inferotemporale Traktionsamotio angrenzend an die Gefäßarkade. **c** Konkave Konfiguration der Traktionsamotio im Ultraschall-B-Bild mit Glaskörpertraktionssegeln. **d** Länglicher Riss als Folge der Kontraktion von fibrovaskulärem Gliagewebe mit der Konsequenz einer traktiv-rhegmatogenen Amotio. (Aus Gadkari S 2007)

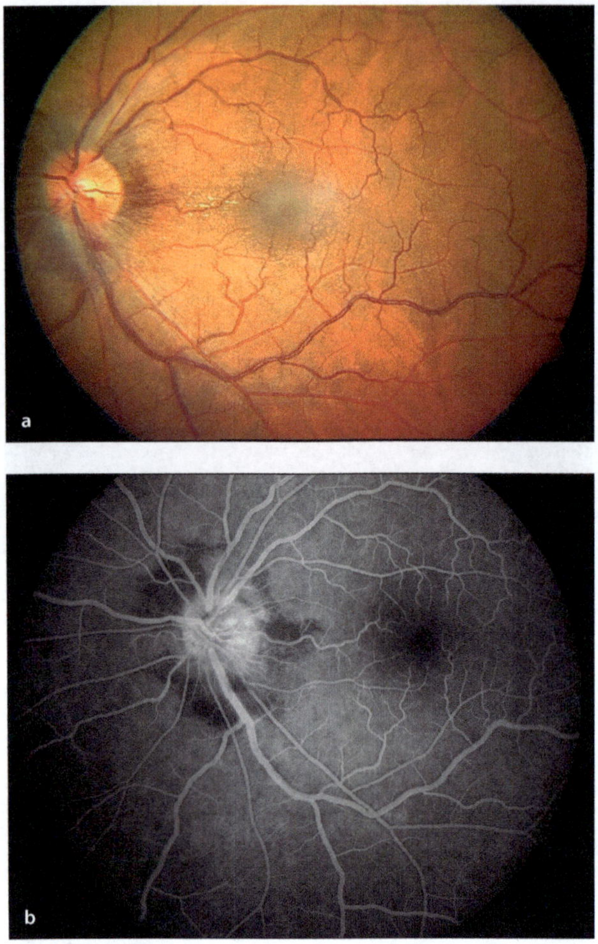

Abb. 14.11 **a** Zentraler Morbus Eales: Visus 0,6. Papillenödem mit venöser Stauung, Blutungen und harten Exsudaten. **b** »Staining« des proximalen Segments der retinalen Venen mit Papillenödem. Gute Perfusion. (Aus Gadkari S 2007)

ßerer Gefäße. Die meisten Blutungen sind klein und intravitreal. Präretinale Blutungen, wie sie bei der proliferativen diabetischen Retinopathie pathognomonisch sind, kommen beim Morbus Eales nur selten vor. Die meisten Augen zeigen multiple Blutungen in verschiedenen Resorptionsgraden, bis die Blutungen so dicht werden, dass es zu einer Visusminderung und einer eingeschränkten Sicht auf die Netzhaut kommt. Neben der häufigsten Folge von Neovaskularisationen, den Glaskörperblutungen (Abb. 14.10a) können Traktionsamotiones und kombiniert rhegmatogen-traktive Amotiones auftreten. Bei Morbus Eales betrifft die Traktionsamotio jedoch selten den hinteren Pol und muss die Sehschärfe nicht notwendigerweise beeinträchtigen. Nichtsdestoweniger können fibrosierte Glaskörperstränge bei Neovaskularisationen Netzhautrisse auslösen und so zu einer kombinierten traktiv-rhegmatogenen Ablatio führen. Diese Netzhautrisse sind meist länglich und stehen in Bezug zu kontrahiertem Narbengewebe (Abb. 14.10d).

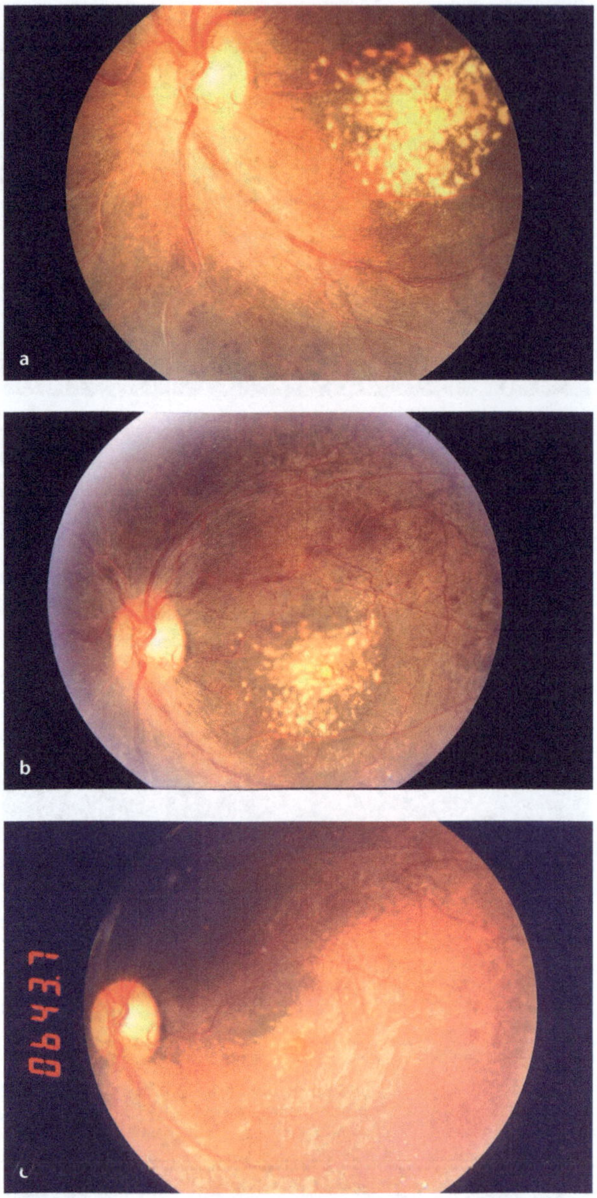

Abb. 14.12 **a** Zentraler Eales mit Papillenödem, Einscheidungen und ausgeprägten harten Exsudaten im Bereich der Makula. **b** Gutes Ansprechen auf systemische Steroide innerhalb von 14 Tagen. Verminderung der venösen Stauung, der Papillenschwellung und Rückgang der harten Exsudate. **c** Deutliche Verbesserung 8 Wochen nach systemischen Steroiden. Schichtforamen im Bereich ehemaliger harter Exsudate. (Aus Gadkari S 2007)

Zentraler Morbus Eales

Eine zentrale Eales'sche Erkrankung wird in der Literatur nicht einheitlich beschrieben. Es gibt Studien, die dieser Variante 6% der Fälle des Morbus Eales zuordnen.

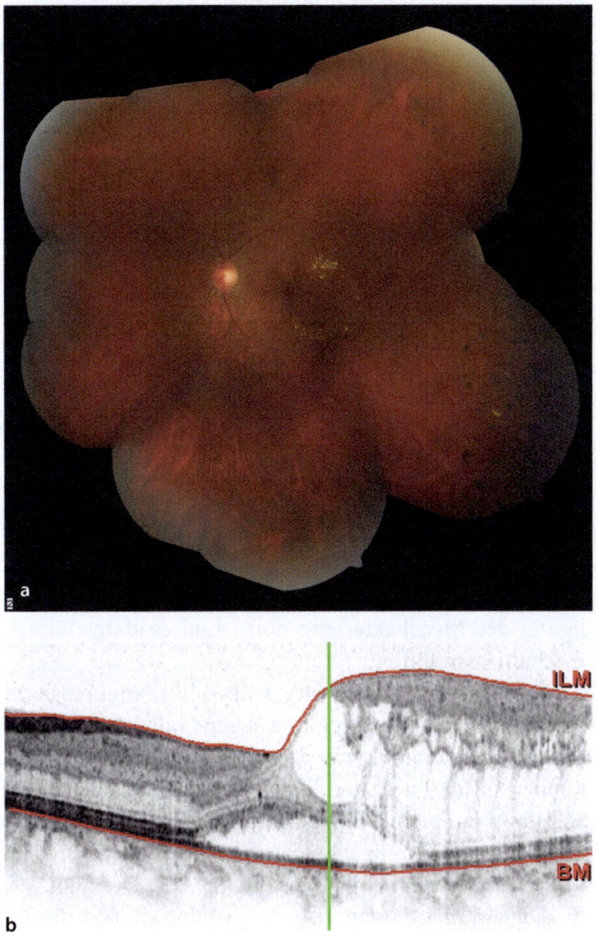

Abb. 14.13 **a** 44-jähriger Patient bei Z.n. disseminierter Koagulation der peripher ischämischen Retina. Zentral Exsudate und aneurysmatische Gefäßaussackungen. **b** Optische Kohärenztomographie der Makula zeigt zentrale subretinale Flüssigkeit sowie ein ausgeprägtes temporal betontes intraretinales Makulaödem

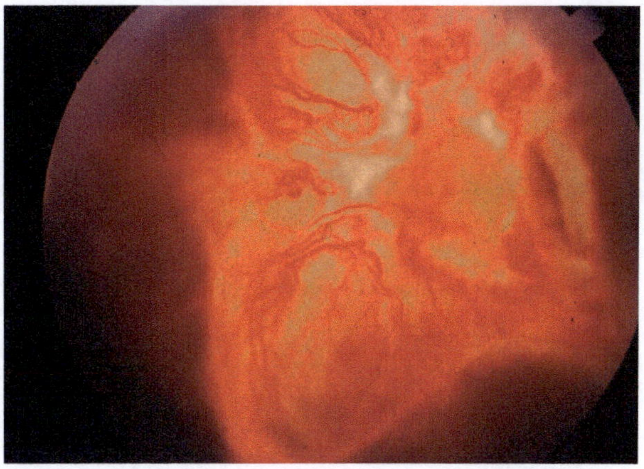

Abb. 14.14 Endstadium mit schweren Neovaskularisationen. (Aus Gadkari S 2007)

Das klinische Charakteristikum ist eine Papillophlebitis oder ein nicht-ischämischer Zentralvenenverschluss (Abb. 14.11).

Die Sehschärfe bleibt meist gut, eine Kortikosteroid- oder eine immundepressive Therapie spricht gut an (Abb. 14.12). Der zentrale Eales kann differentialdiagnostisch teilweise nur durch die periphere Periphlebitis und die fehlenden peripheren Gefäßanomalien vom Morbus Coats unterschieden werden (Abb. 14.13)

14.1.3 Natürlicher Verlauf

Der natürliche Verlauf des Morbus Eales ist unterschiedlich. Es gibt Spontanheilungen nach einem Blutungsereignis, während andere Verläufe eine kontinuierliche Progredienz bis zum Endstadium der Proliferation zeigen. Die retinale Vaskulitis verursacht in der Folge eine periphere retinale Ischämie, diese wiederum führt zu Neovaskularisation und fibrovaskulärer Proliferation. Dadurch werden Glaskörperblutungen bis hin zu Netzhautablösungen ausgelöst. Das Endstadium kennzeichnet ein Neovaskularisationsglaukom, eine proliferative Vitreoretinopathie mit traktiver Netzhautablösung (Abb. 14.14), eine Katarakt und ein Ektropium Uveae. In einigen Fällen kann die Erkrankung zu einem ausgebrannten Stadium mit schwerer Ischämie und Papillenatrophie führen.

14.1.4 Klassifikation des Morbus Eales

Im Laufe der Jahre sind verschiedene Versuche einer Klassifikation vorgestellt worden. Eine Klassifikation beruhend auf Entwicklung und Fortschreiten der Erkrankung beruht auf Charmis und Mitarbeitern. Diese Klassifikation teilt die Krankheit in vier Stadien ein:

- **Stadium I:** milde Periphlebitis der Netzhautkapillaren
- **Stadium II:** ausgedehnte Periphlebitis der Netzhautvenen
- **Stadium III:** Gefäßneubildungen und Glaskörperblutungen
- **Stadium IV:** proliferative Retinopathie, ggf mit multiplen Blutungen

Eine vollständigere Klassifikation, aufgrund derer man die Wirksamkeit von Behandlungsmaßnahmen untersuchen kann, wurde von Das und Namperumalsamy 1987 vorgeschlagen. Neben der Beschreibung der Krankheitssymptome wird deren Lokalisation in der Netzhaut nach einem Uhrzeitschema angegeben (Tab. 14.1).

Tab. 14.1 Das- und Namperumalsamy-Klassifikation

Grad	I	II	III	IV
	Mild	Moderat	Fortgeschritten	Sehr fortgeschritten
Beschreibung der Läsionen	1/12=30% eines Kreises			
Angiopathie				
Venöse Veränderungen (Tortuositas, Periphlebitis)	<1/12	<2/12	<3/12	>3/12
Mikroaneurysmen Retinale Blutungen	<1/12	<2/12	<3/12	>3/12
Proliferative Retinopathie				
Neue Gefäße		<1/12	<2/12	>2/12
Fibröse Proliferationen	<1/12	<2/12	<3/12	>3/12
Glaskörperblutungen	<2/12	<4/12	<8/12	>8/12

Saxena et al (2004) haben ein neues Klassifikationsschema vorgeschlagen, dieses unterteilt die Krankheit zunächst in einen **zentralen** und in einen **peripheren** Typ.

Der periphere Typ wird dann weiter unterteilt in:

- **Stadium 1:** Periphlebitis kleiner (1a) und großer (1b) Gefäße mit oberflächlichen Netzhautblutungen.
- **Stadium 2:** Areale kapillärer Minderperfusion und Neovaskularisationen (2b) (periphere Neovaskularisationen und Neovaskularisationen der Papille)
- **Stadium 3a:** Vorliegen fibrovaskulärer Proliferationen bei Glaskörperblutungen (3b)
- **Stadium 4a:** Traktions- oder kombiniert traktiv-rhegmatogene Ablatio retinae. 4b mit Rubeosis iridis, Proliferationen, Katarakt, Optikusatrophie.

14.1.5 Ätiologie und Pathophysiologie

Praxistipp

Multifaktorielles Geschehen, weiterhin unklare Ätiologie

- Kontroverse Diskussion über die Ursächlichkeit von Tuberkelbazillen oder mykobakterieller Antigene, kein schlüssiger Nachweis
- Nachweisbar sind oxidativer Stress und verschiedene inflammatorische Zytokine, ob als kausale Ursache oder als Folge der Netzhautischämie

Mehr als 130 Jahre nach der Erstbeschreibung durch Eales ist für diese Erkrankung noch keine schlüssige Erklärung der Ätiologie gefunden. Es ist ein multifaktorielles Geschehen: Immunologische, molekularbiologische und biochemische Untersuchungen weisen auf eine Rolle des HLA-Antigens, autoimmunologische Prozesse, die Beteiligung des Mycobakteriengenoms und oxidative Stressmechanismen hin.

Die Kontroverse, ob der Eales als immunologische Antwort auf mykobakterielle Antigene oder als Folge der tatsächlichen Präsenz von säurefesten Bakterien entsteht, könnte mit den neuesten Untersuchungsmethoden gelöst werden. Bei Patienten mit Morbus Eales findet sich im Vergleich zu Kontrollpatienten eine signifikant höhere Frequenz des der HLA-Antigene HLA B5, DR1 and DR4.

Die am meisten favorisierten Ätiologien sind die Tuberkulose oder eine Hypersensitivität gegen Tuberkelprotein. Daher wurde der Mendel-Mantoux-Test sowie ein Lymphozytenproliferationsassay gegen purifiziertes Proteinderivat (PPD) bei Patienten mit Morbus Eales und Kontrollpersonen ohne Fundusbefund durchgeführt. Ein signifikanter Unterschied zwischen beiden Gruppen wurde nicht gefunden. Im Gegensatz dazu wurde mittels »polymerase chain reaction« (PCR) mit IS 6110-Primern zur Detektion des bakteriellen Genoms im Glaskörper eine positive Reaktion in einer statistisch signifikanten Anzahl von Patienten mit Morbus Eales gefunden. Ebenso wurde in epiretinalen Membranen von Patienten mit Morbus Eales DNA von Mykobakterium Tuberculosis mittels nPCR und Primern, die für das MPB 64-Protein von M. Tuberculosis kodieren, nachgewiesen. Interessanterweise wurde die okuläre Morbidität in über 2.000 Augen von Patienten mit aktiver Tuberkulose untersucht, jedoch nur in 1,39% Netzhautmanifestationen gefunden. Der häufigste Befund war eine bilaterale ausgeheilte Chorioretinitis (50%), bei keinem Patienten fand sich ein Morbus Eales.

Einige Studien haben auf die Rolle des oxidativen Stresses, einem Gewebsschaden durch freie Radikale, aufmerksam gemacht. Biochemische Untersuchungen zeigen, dass die Anzahl der Protein-Carbonyl-Gruppen mit der Schwere der Eales'schen Erkrankung zunimmt. Diese Zunahme korreliert mit der Abnahme des Antioxidantienstatus. Andere Untersuchungen konnten dies bestätigen, die eine Monozytenaktivierung aufgrund oxidativen Stresses mit der Folge von Gewebsschäden zeigten. Um jedoch eine Antioxidantientherapie zu rechtfertigen, werden randomisierte klinische Studien benötigt. Entsprechend des heutigen Wissensstandes muss die Ätiologie des Morbus Eales als multifaktoriell bezeichnet werden.

Eine histopathologische lichtmikroskopische und immunhistochemische Untersuchung der epiretinalen Membranen (ERM) bei Morbus Eales ist nach Vitrektomie möglich. Diese Membranen zeigen verschiedene neovaskuläre Stränge mit Gliazellen, Makrophagen, Fibrozyten und lymphozytären Infiltrationen. Vergleicht man die Membranen von Patienten mit anderen vasookklusiven Netzhauterkrankungen mit solchen von Morbus Eales (vasoinflammatorische Gruppe), so zeigt sich eine ähnliche Histologie, jedoch eine verstärkte entzündliche Aktivität bei letzteren, bestehend aus Mastzellen und eosinophilen Granulozyten.

Folgerichtig zeigen sich bei Patienten mit Morbus Eales erhöhte Konzentrationen angiogener und pro-inflammatorischer Zytokine und Wachstumsfaktoren (IL-6, IL-8, »macrophage chemoattractant protein« (MCP-1) und VEGF) im Glaskörper. Entsprechend war die Expression des anti-angiogenen Wachstumsfaktors »pigment epithelium derived factor« (PEDF) geringer bei Patienten mit einer proliferativen Netzhauterkrankung. Das Verhältnis der VEGF/PEDF-Expression war in unverdünnten Glaskörperproben von Patienten mit Morbus Eales und proliferativer diabetischer Retinopathie im Vergleich zu Patienten mit Makulaforamen erhöht. Der Peak der VEGF-Expression wurde bei Patienten mit Morbus Eales in einem Alter von 21-30 Jahren gefunden, ab einem Alter von ca. 40 Jahren fiel die Expression entsprechend des selbstlimitierenden klinischen Charakters in dieser Altersgruppe wieder ab.

14.1.6 Diagnostisches Vorgehen: Fluoreszeinangiographie und Fundusskopie

Die Fluoreszenzangiographie ist nötig um die Ausdehnung der Eales'schen Erkrankung zu erkennen, die periphere Ischämie ist oft größer als ophthalmoskopisch erkennbar. Patienten mit Morbus Eales sollten unmittelbar nach der Fluoreszeinangiographie mit einem indirekten Ophtalmoskop untersucht werden und zwar mit blauen Interferenzfiltern. Sehr periphere neovaskuläre Herde sind mit der Funduskamera kaum zu erfassen. Während der akuten Entzündungsphase beobachtet man eine deutliche Färbung der Gefäßwände und eine geringe Fluoreszeinleckage. Auch Lumenverengungen können in einigen Fällen beobachtet werden. Areale kapillärer Nichtperfusionen sind peripher der periphlebitischen Bereiche zu sehen. Kollateralgefäße werden häufig beobachtet. Eine Makulaischämie kommt nur selten vor. Da Netzhautblutungen oft in enger Nachbarschaft zu betroffenen Gefäßen entstehen, können Unterbrechungen der Fluoreszenzfärbungen auftreten. An der Grenze zwischen durchbluteten und nicht-perfundierten Netzhautbereichen treten charakteristische Shunt-Gefäße, Aneurysmata und Neovaskularisationen sowie die charakteristischen Fächer-Neovaskularisationen auf.

14.1.7 Differentialdiagnose

Als differentialdiagnostische kommen insbesondere in der inflammatorischen Phase verschiedene Vaskulitiden in Betracht.

Heute ist die Zytomegalivirus-Retinitis (CMV-Retinitis) bezogen auf das Gesamtpatientengut die wichtigste Differentialdiagnose. Während bei der **CMV-Retinitis** ein sehr schnelles Voranschreiten der Erkrankung im Sinne eines steppenbrandähnlichen Bildes charakteristisch ist, zeigt der Morbus Eales in der Regel eine weniger aggressive Progression. Die CMV-Retinitis tritt vorwiegend bei immunsupprimierten Patienten auf.

Der **Morbus Behçet** ist eine Sonderform systemischer Vaskulitiden. Typisch sind aphthenartige Geschwüre der Mundschleimhaut und/oder der Genitalschleimhaut. Augenentzündungen (»Hypopyon-Iritis«), Entzündungen der Haut (Erythema nodosum), Entzündungen der Gelenke (Arthritis, Sakroileitis) und Venenentzündungen (»Thrombophlebitis«). HLA B27 ist mit einer Gelenkbeteiligung assoziiert, HLA B5 mit einer Augenbeteiligung.

Die **Sarkoidose** zeigt kerzenwachsartige Gefäßeinscheidungen und kann vom M. Eales durch eine Hiluslymphknotenbeteiligung im Röntgenthorax sowie erhöhte Serum-ACE-Werte unterschieden werden.

Typisch für **leukämische Infiltrate** sind Blutungen mit weißlichen Aufhellungen, sogenannte Roth-Flecken. Die Differentialdiagnose kann durch Veränderungen im peripheren Blutbild bzw. im Knochenmark bestätigt werden.

Die **Syphilis** muss differentialdiagnostisch in unklaren Fällen unbedingt serologisch ausgeschlossen werden, insbesondere bei den wieder steigenden Zahlen an Erkrankungen.

Die **Tuberkulose** selbst kann sich als fokale Chorioretinitis äußern, ist jedoch in der Regel mit Allgemeinsymptomen vergesellschaftet. Auf ihre Rolle in der Pathogenese des Morbus Eales wurde bereits zuvor eingegangen.

Die **Toxoplasmose** zeigt im Läsionsbereich in der Regel eine Vitritis und kann serologisch ausgeschlossen werden, ebenso wie eine Toxocara-Infektion, die zumeist einseitig bleibt. Eine Gesamtübersicht möglicher Differentialdiagnosen einer peripheren retinalen Vaskulitis bietet die folgende Auflistung.

Differentialdiagnose des Morbus Eales gegenüber alternativen Vaskulitis/Retinitis-Ursachen

- **CMV-Retinitis:** immungeschwächte Patienten, klarer Glaskörper,granuläre Netzhauttrübungen, steppenbrandähnliches Fortschreiten, »Frosted branch-angiitis« mit Einscheidungen
- **Morbus Behçet:** Hypopyon, Aphthen und genitale Ulzera
- **Sarkoidose:** vorwiegend weibliche Patienten, kerzenwachsartige Gefäßeinscheidungen, Hiluslymphknotenbeteiligung, Serum-ACE-Werte
- **Leukämie:** periphere Blutbildveränderungen, Knochenmarkveränderungen, präretinale Blutungen, ggf. Glaskörpertrübungen
- **Syphilis:** serologische Untersuchung, genitale Ulzera bzw. Narben, Lymphknotenbeteiligung
- **Tuberkulose:** fokale Chorioretinitis, Knötchenbildung, Allgemeinsymtome
- **Multiple Sklerose:** Optikusneuritis, Allgemeinsymptome
- **Pars planitis:** schneeballartige periphere Ablagerungen, Vitritis, Makulaödem
- **Toxoplasmose:** nekrotisierende zentrale Chorioretinitis, darüberliegende Vitritis, Serologie
- **Toxocara:** meist einseitig, Granulome, ELISA
- **SLE:** Allgemein und Hautsymptome, Serologie
- **Borreliose:** Allgemeinerkrankung, Spirochäten, Therapie mit Tetracyclinen

Differentialdiagnose gegenüber anderen proliferativen Netzhautgefäßerkrankungen:

Die Differentialdiagnose gegenüber anderen proliferativen Netzhauterkrankungen umfasst die Hämoglobinopathien wie die **Sichelzellretinopathie**. Die für die Sichelzellretinopathie typischen Lachsflecken und schwarzen Sonnenflecken fehlen beim M. Eales ebenso wie die typischen Autoinfarzierungen der fächerförmigen Neovaskularisationssegel. Der Nachweis erfolgt über eine Hämoglobinelektrophorese. Ein **Morbus Coats** ist in der Regel einseitig und häufig mit einer stärkeren Lipidexsudation verbunden. Die Angiographie zeigt typische teleangiektatisch aufgetriebene Gefäßenden.

Venenthrombosen, seien es Ast- oder Zentralvenenthrombosen sind in der Regel nicht mit vaskulären Einscheidungen vergesellschaftet. Astvenenthrombosen überschreiten in der Regel die horizontale Raphe nicht. Bei der **Frühgeborenenretinopathie** ist die Anamnese pathognomonisch, es treten in der Regel im Erwachsenenalter keine Neovaskularisationen oder Blutungen auf. Bei der **diabetischen Retinopathie** sind retinale Blutungen, die den gesamten Fundus betreffen charakteristisch, spätere Neovaskularisationen und Traktionssegel entstehen bevorzugt im Bereich der großen Gefäßstraßen.

Differentialdiagnose gegenüber anderen Netzhautgefäßerkrankungen

- **Sichelzellkrankheit:** schwarze Sonnenflecken, Lacksflecken, fächerförmige Neovaskularisationen mit Autoinfarzierung, Hämoglobinelektrophorese
- **Morbus Coats:** Gefäßanomalien,Lipidexsudation, meist einseitig
- **Astvenenverschluss:** keine Einscheidungen, Blutungen und Exsudate überschreiten nicht die horizontale Mittelraphe
- **Zentralarterienverschluss:** der nichtischämische Typ ist schwer vom zentralen Eales zu unterscheiden
- **Diabetische Retinopathie:** Hyperglykämie, Fleckblutungen, Makulopathie, keine Vaskulitis
- **Retinopathia praematurorum:** Anamnese, Lebensalter des Patienten, keine Vaskulitis

14.1.8 Systemische Begleiterkrankungen bei Morbus Eales

Mitbetroffen sind in der Regel das Zentralnervensystem und das vestibulo-trochleare System. Der Morbus Eales ist also keine alleinige Augenkrankheit. Im Zentralnervensystem sind folgende Pathologien beschrieben:

- Akute oder subakute Myelopathie
- Multifokale Läsionen der weißen Substanz
- Ischämische Hirninfarkte

Dies kann sich wie folgt manifestieren:

- Fokale neurologische Ausfälle und Demyelinisation
- Beteiligung des peripheren vestibulären Systems mit Schwankschwindel
- Beidseitiger sensorischer Hörverlust
- Hemiplegie und Paraparesen
- Internukleäre Ophthalmoplegie
- Psychosen

Praxistipp

Bei Verdacht auf eine systemische Mitbeteiligung sollte in jedem Fall ein neurologischer und HNO-Fachkollege zurate gezogen werden. Systemische Steroidtherapien sind beschrieben.

14.1.9 Therapeutisches Vorgehen

Medikamentöse Therapie

Die Entzündung der Gefäße ist der erste Schritt hin zu einer Kette von Folgen beginnend mit Gefäßverschlüssen über Ischämie bis hin zu Neovaskularisationen. Steroide sollen während der Phase der Entzündung (aktive Periphlebitis) den Schaden teils beheben oder minimieren. In der aktiven Phase werden 2 mg/kg Prednisolon systemisch empfohlen. Es ist sinnvoll, vor Beginn einer Laserbehandlung, wenn diese indiziert ist, die entzündungshemmende Wirkung der Steroide abzuwarten.

Bei **Steroidbehandlung** sind die systemischen Nebenwirkungen zu beachten, entzündliche Allgemeinerkrankungen müssen ausgeschlossen werden. Die systemische Steroidtherapie sollte über 6-8 Wochen durchgeführt werden. Triamcinoloninjektionen 0,5-1 ml (40 mg/ml) unter die Tenonsche Kapsel mindern das Risiko systemischer Nebenwirkungen. Der Gebrauch von langwirksamen Depotsteroiden ist allerdings bei Steroidrespondern problematisch, auch müssen solche Injektionen, besonders bei Hochmyopen, sehr sorgsam gehandhabt werden. Eine intravitreale Applikation hat bislang keine weite Verbreitung gefunden.

Über den Gebrauch von **Antimetaboliten** wird bei letzten Augen und bei zentralem Eales berichtet. Dabei wird Methotrexat niedrig dosiert (eine Dosis von 12,5 mg/Woche über 12 Wochen). Für eine allgemeingültigere Therapieempfehlung fehlen mehr klinische Erfahrungen und randomisierte Studien.

Der Gebrauch von **Tuberkulostatika**, wenn keine systemische Tuberkulose vorliegt, ist zur Behandlung des Morbus Eales umstritten. Vor 10 bis 15 Jahren war diese Therapie insbesondere in Indien noch weiter verbreitet. Die Therapie bestand aus Isoniazid (INH) 300 mg und Rifampicin (RIF) 450 mg über einen Zeitraum von 9 Monaten. Die Indikation ist heute beschränkt auf Patienten mit starker exsudativer Gefäßeinscheidung, der Ausbildung von Granulomen oder einem stark positiven Mantoux-Test (mit Induration und Ulzeration) bei eindeutiger Präsenz eines Morbus Eales. Die tuberkulostatische Therapie ist weitgehend verlassen worden und in Europa und USA off label.

Praxistipp

Eine antiinflammatorische Therapie ist während der periphlebitischen Phase sinnvoll. Hierbei findet in der Regel eine systemische Steroidtherapie Anwendung.

Bedeutung der Laserbehandlung

Die Begründung für eine Laserbehandlung ist der Rückgang der Neovaskularisation nach disseminierter Koagulation der avaskulären Areale. Prophylaktische Laserbehandlung von fluoreszenzangiographisch gesichert ischämischen Arealen kann der Entwicklung neuer Gefäße verbeugen. Weil die Photokoagulation in der äußeren Netzhautperipherie durchgeführt werden muss, bevorzugen manche Retinologen die indirekte Spiegelung, Koagulation unter Indentation anstelle der Koagulation an der Spaltlampe.

Wenn dichte Glaskörperblutungen den Einblick behindern, kann eine transsklerale Diathermie oder eine Kryopexie der anterioren Netzhaut Behandlungsmethode der Wahl sein. Die Laserbehandlung bleibt auf ischämische Areale beschränkt, wenn die Erkrankung lokal begrenzt ist (Abb. 14.15). Eine panretinale Laserbehandlung ist sinnvoll bei Neovaskularisationen des Sehnervenkopfes oder bei sehr ausgedehnten ischämischen Bereichen (Abb. 14.16). Eine Laserkoagulation kann auch in Form einer Barriere zur Festigung der Netzhaut an der Basis eines fibrovaskulären Traktionsstranges durchgeführt werden (Abb. 14.17). Dies kann die Entwicklung einer kombinierten Ablatio retinae verhindern, wenn ein solcher Strang kontrahiert und dann auch noch einen Netzhautriss verursacht. Die Barrierebehandlung sollte vor der disseminerten Laserbehandlung erfolgen, weil diese die Schrumpfung von Fibrosebändern durch Verödung der darin enthaltenen Gefäße fördert. Kontrollen sind in 6-monatigen Abständen zu empfehlen, da die Größe der nicht-perfundierten Areale zunehmen kann und dann zur Verhinderung von Neovaskularisation weitere Laserbehandlungen nötig werden. Bei zwischenzeitlich erneuter Symptomatik sollte der Patient sofort zur Nachuntersuchung kommen.

Praxistipp

Die Lasertherapie ist zur Prophylaxe von Neovaskularisationen bei peripherer Ischämie unabdingbar. Es wird eine disseminierte Koagulation der nicht-perfundierten Areale durchgeführt, nur bei Papillenneovaskularisationen ist eine panretinale Koagulation erforderlich

Therapie mit VEGF-Inhibitoren

VEGF-Inhibitoren sind bislang nicht zur Therapie des Morbus Eales zugelassen. Wenige, zumeist retrospektive Untersuchungen haben anhand kleiner Fallzahlen zei-

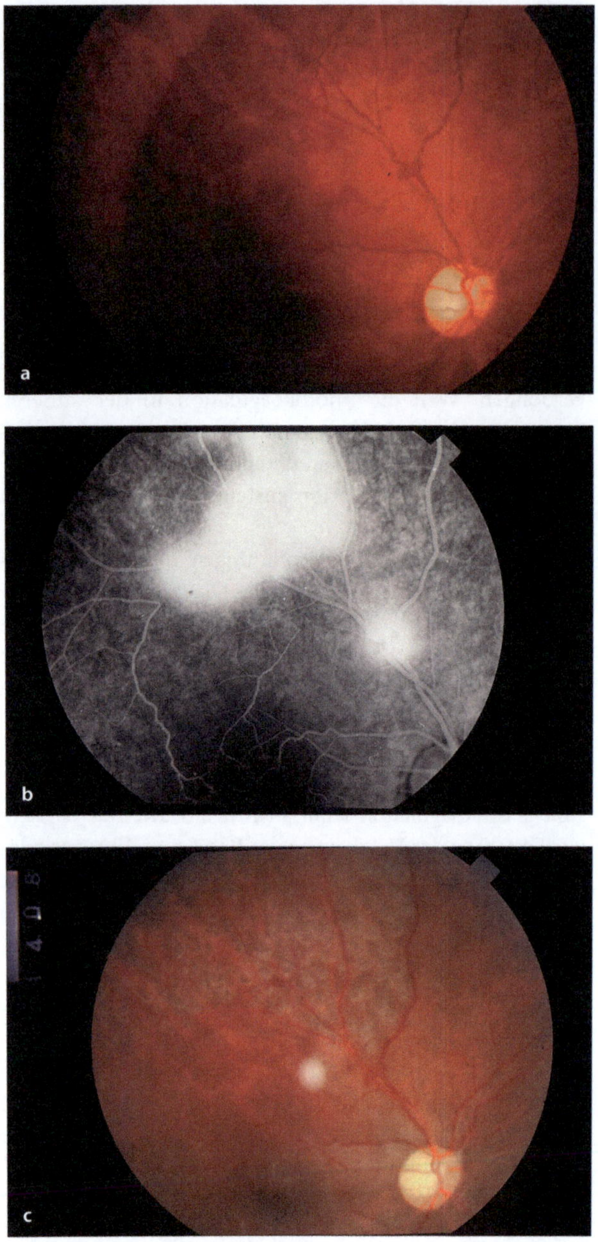

Abb. 14.15 **a** Spinnenförmige Neovaskularisationen in Nähe zur superotemporalen Arkade. **b** Leckage aus der Neovaskularisation in der Fluoreszeinangiographie. **c** Retinale Laserbehandlung des betroffenen Bereiches (1 Monat nach Behandlung). (Aus Gadkari S 2007)

gen können, dass Bevacizumab (1,25 mg) in der Lage ist, persistierende Neovaskularisationen, die trotz einer ausreichenden disseminierten Koagulation peripherer Netzhautischämien zu wiederholten Glaskörperblutungen führten, zur Rückbildung zu bringen. Durch die schnelle Rückbildung der Glaskörperhämorrhagie war eine Ergänzung der Koagulation möglich. Dieser Ansatz

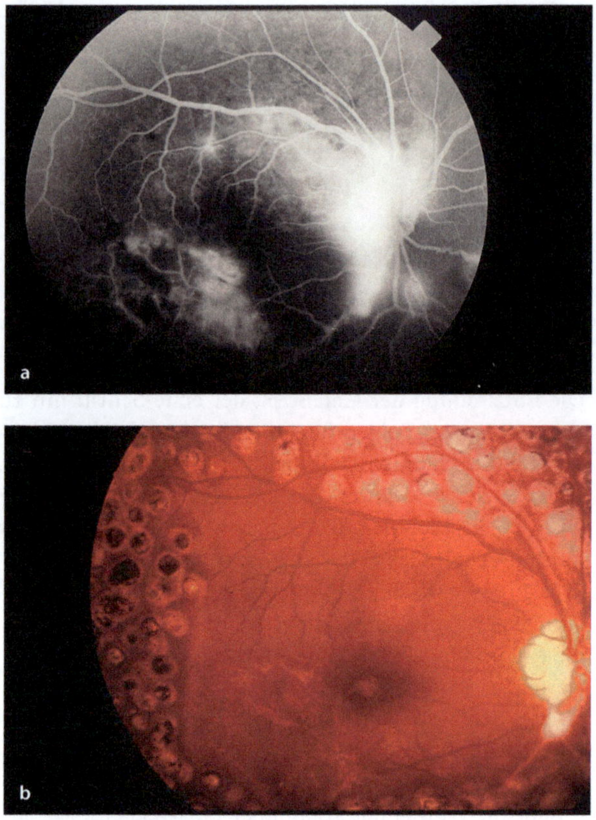

Abb. 14.16 **a** Fluoreszeinangiographie in einem Auge mit weitreichender Ischämie entsprechend eines vasookklusiven Schadens bei Morbus Eales. **b** Vollständige Regression nach enger dissemierter Laserkoagulation. (Aus Gadkari S 2007)

scheint sinnvoll, die alleinige Gabe von VEGF-Inhibitoren ohne eine anschließende Koagulation der peripheren Ischämieareale kann das Voranschreiten des Geschehens mit Proliferationen, Blutungen und der Entwicklung von Traktionen nicht dauerhaft unterbinden.

Praxistipp

Anti-VEGF-Therapien können genutzt werden, um die aktiven Neovaskularisationen zur Rückbildung zu bringen, um eine ausreichende periphere Laserkoagulation zu gewährleisten. Sie sind ungeeignet, die periphere Ischämie als alleinige Therapie dauerhaft zu beseitigen, und müssen mit einer Photokoagulation verbunden werden

Vitreoretinale Chirurgie

Die Pars-plana-Vitrektomie ist von Bedeutung bei Medientrübungen und bei pathologischer vitreoretinaler Traktion. Die pathologische Anatomie der vitreoretinalen Grenzfläche bei Morbus Eales ähnelt der anderer vaso-

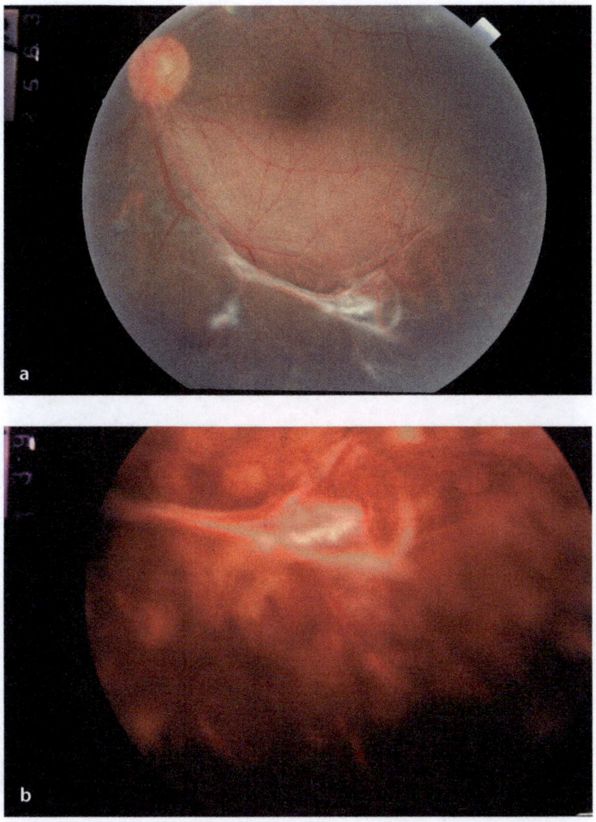

Abb. 14.17 **a** Fibrovaskuläres Traktionssegel mit beginnender traktiver Abhebung (vor Behandlung). **b** Verankernde Behandlung an und um die Basis des Traktionssegels. (Aus Gadkari S 2007)

proliferativer Erkrankungen und ist geprägt von fibrösen und fibrovaskulären Proliferationen mit vielfältigen Adhäsionen zur hinteren Glaskörperrinde.

In epiretinalen Membranen von Patienten mit Morbus Eales finden sich Typ-II-Kollagen, was auf eine mögliche Glaskörperkollagenkomponente bei der Entstehung einer doppelschichtigen proliferativen Membranen hindeutet (Vitreoschisis). Das Verständnis der Genese dieser doppelschichtigen Membranen hilft beim Peeling der Schichten während der Vitrektomie.

Die Operationsindikationen der Vitrektomie sind die gleichen wie bei anderen vitreoretinalen Erkrankungen:
- persistierende Glaskörperblutungen,
- Traktionsamotio mit Makulabeteiligung und
- kombinierte traktiv-rhegmatogene Netzhautablösungen.

Während man noch vor wenigen Jahren die Spontanremission einer Glaskörperblutung bis zu 6 Monate abwartete, interveniert man heute schon nach 6 Wochen. Einerseits verdankt man dies dem inzwischen geminderten Operationsrisiko aber auch der Überlegung, dass Abwarten das Risiko einer fortschreitenden Gefäßneubildung in sich birgt.

Die Vitrektomie ermöglicht eine Aufklärung des Glaskörperraumes, eine Entfernung der Glaskörperleitschiene und der Glaskörpertraktionen und ermöglicht die Anwendung des Endolasers zur Destruktion der peripher ischämischen Areale.

Ohne Vitrektomie sind oft größere Bereiche der inferioren Netzhaut mit dem Laser wegen Residuen von Glaskörperblutungen nicht erreichbar. Die meisten Vitrektomien bei Morbus Eales sind in der Durchführung nicht schwierig, außer nach langem Krankheitsverlauf. Die Weitwinkelfundusskopie erlaubt eine vollständige Vitrektomie mit ausgezeichnetem Einblick in die Netzhautperipherie. Von besonderem Vorteil ist die Verwendung eines beleuchteten Endolasers unter gleichzeitiger Indentation. Die Endolaserkoagulation ist unbedingt anzuraten, insbesondere wenn mit einer intraoperativen GK-Blutung gerechnet werden muss, nach der postoperativ eine Laserbehandlung nicht möglich wäre (Abb. 14.18). Bemerkenswert ist, dass intraoperativ Blutungen hauptsächlich im Glaskörperraum entstehen, nicht aber subretinal. Bei den zumeist jungen Patienten sollte die eigene Linse insbesondere bei Glaskörperchirurgie in der äußeren Peripherie mit besonderer Vorsicht geschont werden.

Über den Nutzen einer routinemäßig durchgeführten Cerclage bei Vitrektomien bei M. Eales ist man geteilter Meinung, bei einer traktiv-rhegmatogenen Amotio ist eine zusätzliche Cerclage, die anders als bei der Sichelzellretinopathie kein erhöhtes Risiko einer Vorderabschnittsischämie birgt, in der Regel anzuraten. Die Vitrektomie bei kombinierter traktiv-rhegmatogener Ablatio erfordert ein sorgfältiges Peeling aller trativen Membranen mit anschließender Gas oder Silikonöltamponade (Abb. 14.19, Abb. 14.20).

Praxistipp

Eine Pars-plana-Vitrektomie erlaubt die Entfernung von Glaskörperblut und die intraoperative Laserkoagulation der peripheren Ischämiebereiche. Bei komplexen Indikationen einer traktiv-rhegmatogenen Amotio muss eine zusätzlich Cerclage erwogen werden sowie nach Beseitigung aller traktiven Membranen eine Tamponade mit Gas bzw. Silikonöl

Ein zu langes Warten vor der Durchführung der Vitrektomie (wiederholte Glaskörperblutung mit nur Lichtscheinvisus) ist der hauptsächliche Grund für ein schlechteres postoperatives Visusergebnis. Die Langzeitergebnisse entsprechen in etwa den Visusergebnissen, die in den ersten postoperativen Wochen erreicht werden. Insgesamt sind

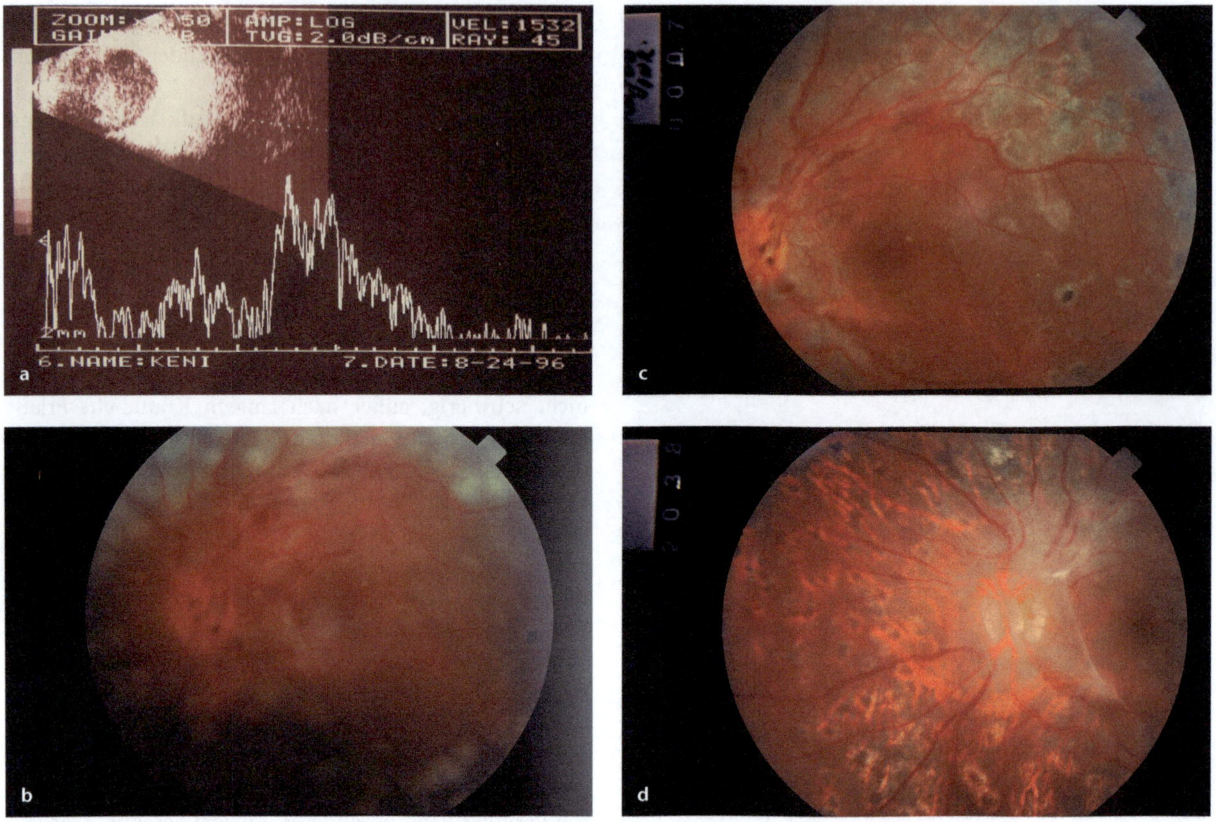

Abb. 14.18 **a** Ultraschall-B-Bild einer sich nicht auflösenden Glaskörperblutung. **b** Postoperative nach ppV. Frische 500 µm Laserherde. **c** Eine Woche nach ppV. **d** Ein Monat nach ppV mit kompletter Regression der Papillenneovaskularisationen. Visus 0,5. (Aus Gadkari S 2007)

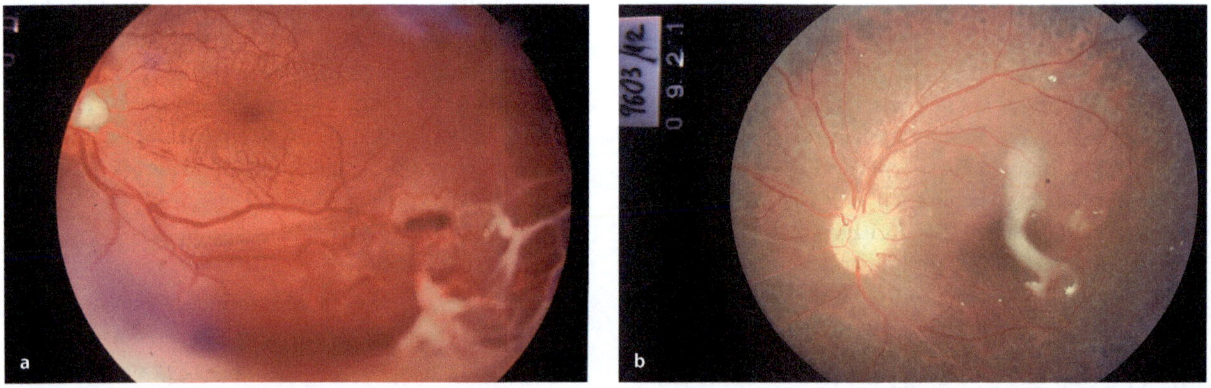

Abb. 14.19 **a** Kombinierte Netzhautablösung mit Riss inferotemporal durch fibrovaskuläre Traktion. **b** nach ppV und Endolaser mit Silikonöltamponade zeigt sich eine anliegende Netzhaut und eine Entlastung der Netzhauttraktion. (Aus Gadkari S 2007)

die Visusergebnisse gut, da die Makula bei Morbus Eales meist nicht mitbeteiligt ist.

Fazit für die Praxis

- Morbus Eales ist im Wesentlichen eine klinisch definierte Erkrankung, die sich als rezidivierende Glaskörperblutung bei jungen Männern zeigt.
- Das klinische Bild zeigt eine idiopathische Vaskulitis (Periphlebitis) der Netzhaut mit ihren Folgeerscheinungen.
- Bei beidseitigem Auftreten in der mittleren Lebensphase wird die Krankheit zu einem gewichtigen Gesundheitsproblem in Südasien.
- Die genaue Ätiologie ist noch ungeklärt, obwohl der Einfluss von Mycobacterium tuberculosis, sowie von oxidati-

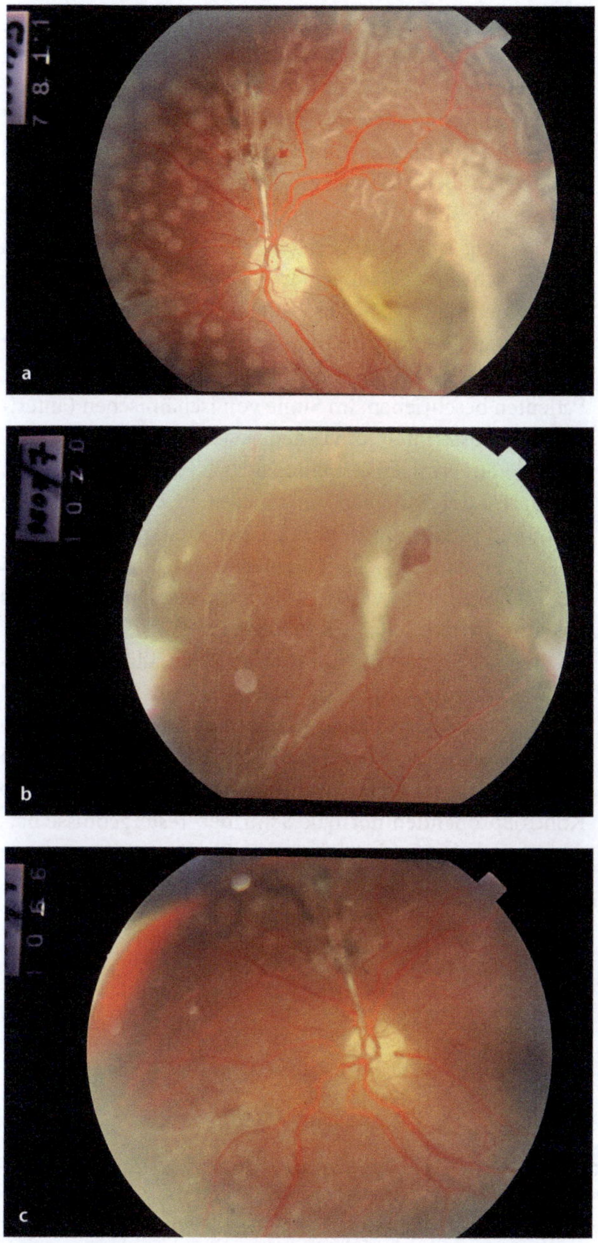

Abb. 14.20 **a** Kombinierte Netzhautablösung nach Laserkoagulation durch die Kontraktion von fibrovaskulären Segeln. **b** Auslösendes Foramen mit fibrovaskulärer Traktion. **c** Wieder angelegte Netzhaut nach ppV, Peeling, Endolaser und C3F8-Tamponade. (Aus Gadkari S 2007)

vem Stress und immunologischen Prozessen untersucht worden sind.
- Die Sehschärfenergebnisse nach Laserbehandlung bei Patienten mit Neovaskularisationen und nach Vitrektomie bei Glaskörperblutungen sind in der Regel gut, sofern die Behandlung rechtzeitig erfolgt.
- Entsprechend der Neigung der Erkrankung zur Progression sind regelmäßige Kontrollen anzuraten.

14.2 Augenbeteiligung bei systemischem Lupus erythematodes

F. Mackensen, J. T. Rosenbaum, R. Max

14.2.1 Epidemiologie und Diagnosekriterien des systemischen Lupus erythematodes (SLE)

Kurz zusammengefasst:
- Die Prävalenz des SLE in der Literatur reicht von 15-124 Fälle pro 100.000/Jahr
- Vor allem Frauen im gebärfähigen Alter erkranken
- Sozioökonomischer Status hat Einfluss auf Krankheitsverlauf und -ausgang
- 4 von 11 ACR (American College of Rheumatology)-Kriterien müssen vorliegen, um eine sicher Diagnose SLE zu stellen

Die Prävalenz des SLE in den Vereinigten Staaten reicht von 15 bis 124 Fälle per 100.000 pro Jahr. In Europa wurden ähnliche Prävalenzdaten aus Schweden und Italien berichtet, neuere Studien gehen jedoch von einer niedrigeren Prävalenz in Europa aus. Es wurde in der Vergangenheit gedacht, dass gerade bei Afroamerikanerinnen die Erkrankung besonders stark ausbricht, aber Patienten aus Asien oder aus Südamerika sind ähnlich schwer betroffen. In späteren Studien wurde gezeigt, dass sozioökonomische und Umwelteinflüsse sowohl den Verlauf als auch den Ausgang der Erkrankung mitbestimmen. Dies mag fälschlicherweise den Eindruck erweckt haben, dass die ethnische Herkunft eine Rolle spielt. Ca. 90% der Erkrankten sind Frauen im gebährfähigen Alter. Europäische Frauen scheinen etwas später zu erkranken als US-amerikanische, asiatische oder hispanische Frauen.

Die Diagnose SLE basiert auf klinischen und Laborparametern die vom American College of Rheumatology (ACR) festgelegt wurden. Wenn 4 von 11 Kriterien erfüllt sind kann die Diagnose SLE mit 98% Spezifizität und 97% Sensitivität gestellt werden. Eine Augenbeteiligung gehört nicht zu diesen Kriterien, die eher für den Einsatz in klinischen Studien gedacht und daher im klinischen Alltag nicht immer streng einsetzbar sind.

Ein wesentlicher Labormarker für die Diagnosestellung sind die ANA (antinukleäre Antikörper). Bei Nachweis von ANA mit insbesondere homogenem Muster, muss die Diagnose jedoch durch weitere klinische oder laborchemische Befunde gestützt werden. Hierzu gehören:
- Haut- (z.B. Schmetterlingserythem) und Schleimhautveränderungen,
- Arthritiden, Serositis,
- Nierenbeteiligung und
- Blutbildveränderungen.

Weitere Allgemeinsymptome, wie z.B. Abgeschlagenheit, Fieber, Appetitlosigkeit und auch Gewichtsverlust, können zu einem schweren Krankheitsbild führen.

Die Aktivität der Erkrankung wird anhand von klinischen und Laborparametern beurteilt. Hierzu gibt es verschiedene Maßstäbe, z.B. den Systemic Lupus Erythematosus Disease Activity Index (SLEDAI) oder European Consensus Lupus Activity Measurement (ECLAM). Nur ersterer benutzt retinale Veränderungen als Aktivitätszeichen.

14.2.2 Häufigkeit von Augenpathologien bei SLE und ihre Auswirkung auf die Prognose

Cave!

- Pathologische Netzhautbefunde treten bei 7,5% der SLE Patienten auf im Sinne von mikroangiopathischen Veränderungen mit Cotton-wool-Spots.
- Cotton-wool-Herde und retinale Hämorrhagien korrelieren mit der Krankheitsaktivität und sind ein schlechtes prognostisches Zeichen.
- SLE-Patienten mit Antiphospholipidsyndrom haben ein erhöhtes Risiko für retinale Gefäßverschlüsse.

Es gibt nur wenige prospektive Studien bezüglich der Häufigkeit der Augenmitbeteiligung bei SLE. Für eine Zusammenfassung ▣ Tab. 14.2. In der Regel sind visusbedrohende Augenmanifestationen des SLE selten, zum Teil vielleicht auf Grund der inzwischen früheren Diagnosestellung und effektiveren Behandlung. Eine vermutete Uveitis bei Patienten mit SLE wurde vereinzelt berichtet. Eine orbitale Entzündung ist ebenfalls selten. Episkleritis und Skleritis finden sich etwas häufiger. In einer Fallserie mit Skleritispatienten hatten 1% der Patienten einen SLE. Die Augenbeteiligung korreliert mit der Schwere der Erkrankung und dem SLE-Typ. Eine Sehnervaffektion ist bei 1% der Patienten beschrieben, im Sinne von ischämischen (anteriore oder posteriore Optikusneuropathien) oder entzündlichen Veränderungen (Papillitis oder Neuritis). Umgekehrt hatten 4% der Patienten einer taiwanesischen Klinik, die sich über 18 Jahre hinweg mit einer Optikusneuritis vorstellten, einen SLE. Alle Patienten waren Frauen und bei der Mehrzahl war der SLE schon vor der Optikusneuritis bekannt. Extrem selten sind Hirnnervenaffektionen.

In einer Studie von Soo et al. an 52 zufällig ausgewählten Patienten aus Malaysia mit inaktivem SLE (SLEDAI Score ≤4) und ohne okuläre Symptome fanden sich pathologische Schirmer-Werte bei 31% als einzigen abnormalen Untersuchungsbefund, wohingegen 50 alterskorrelierte Kontrollprobanden normale Schirmer-Testergebnisse hatten. Umgekehrt fand sich bei einer Studie an Patienten mit

▣ **Tab. 14.2** Häufigkeit okulärer Mitbeteiligung bei SLE

Art der Augenbeteiligung	% der SLE Patienten	Anzahl der Patienten	Art der Untersuchung	Literatur
Sicca	31%	52 inaktive asiatische SLE-Patienten	Vollständige Augenuntersuchung inklusiver Farbsinn und Schirmer	Soo et al. 2000
Retinopathie	7,5% (41)	550 SLE-Patienten unterschiedlicher Aktivität	Augenhintergrund durch den Rheumatologen untersucht, Pathologien bestätigt durch Augenarzt	Stafford-Brady et al. 1998
Mikroangiopathische Veränderungen	34			
Ischämische Neuropathie	2			
Retinale Gefäßverschlüsse	2			
Aderhautvaskulitis	1			
Retinale Gefäßverschlüsse	8% (7)	87 konsekutive SLE Patienten mit erhöhten aCL-Antikörpern		Asherson et al. 1989
Retinale Gefäßveränderungen	15% (13)	82 konsekutive SLE Patienten; 49% mit aktiver Erkrankung	Vollständige Augenuntersuchung	Montehermoso et al. 1999
	33%	Mit aPL		
	6%	Ohne aPL		

aCL Anticardiolipin, *aPL* Anitphospholipidsyndrom

trockenem Auge eine deutlich erhöhte Frequenz von Begleiterkrankungen, unter anderem ein SLE (OR = 3,98).

Stafford-Brady und Kollegen untersuchten 550 Patienten mit SLE unterschiedlichster Aktivität prospektiv auf Retinopathie über eine Zeitdauer von 16 Jahren. Sie fanden bei 41 (7,5%) Patienten retinale Pathologien, meist mikroangipathische Veränderungen mit Cotton-wool-Spots und Hämorrhagien. Nur 2 von diesen 41 Patienten stellten sich mit ischämischer Optikusneuropathie vor, 2 weitere mit retinalen Gefäßverschlüssen und nur einer mit Aderhautvaskulitis kompliziert durch eine seröse Netzhautablösung. Diese 41 Patienten hatten eine reduzierte Überlebenszeit verglichen mit den Patienten ohne Retinopathie. 88% der Patienten mit Retinopathie litten unter einer aktiven Systemerkrankung, mit aktivem ZNS-Lupus bei 73%, Nierenbeteiligung bei 63,5% und nachweisbarem Lupus antikoagulans bei 38%. Viele der Patienten in dieser wertvollen Studie wurden untersucht, als Anticardiolipin- oder Antiphospholipid-Antikörper noch nicht routinemäßig bestimmt wurden. Fast ein Drittel (27%) der Patienten mit Retinopathie hatten ebenfalls leicht bis mässig erhöhte Blutdruckwerte. Leider wurde in der Studie nicht dokumentiert, ob die Patienten okuläre Beschwerden angaben. Patienten, die erhöhte Cardiolipin-Antikörper aufweisen (Antiphospholipidsyndrom), haben eine höhere Prävalenz retinaler Gefäßverschlüsse mit z.B. 8% von 84 Patienten in einer Serie sowie Retinopathie mit 33% vs. 6% bei Patienten ohne Cardiolipinantikörper.

14.2.3 Typische pathogenetische und molekulare Abläufe

Cave!

Retinale Vaskulitis ist ein missverständlicher Begriff, der von den Disziplinen unterschiedlich verstanden wird: Internisten fordern die histologische Diagnose. Es gibt nur wenige Fallberichte über Post-mortem-Befunde der Augen von SLE-Patienten. Diese zeigten vorwiegend Gefäßverschlüsse, keine Vaskulitis.

Die Vielfalt an Autoantikörpern, die sich beim SLE finden, deutet doch sehr auf eine Autoimmunerkrankung hin. Auch wenn die Mechanismen noch nicht komplett verstanden werden, ist eine mögliche Erklärung für den Verlust der Toleranz gegenüber Autoantigenen beim SLE ein Zusammentreffen von Infektion als Stimulus und ein genetisch empfänglicher Organismus und damit einhergehende Aktivierung und Vermehrung von autoreaktiven T- und B-Zellen. Untersuchungen an Mäusen und Menschen haben vielfältige Beteiligungen des zellulären und humoralen Immunsystems aufgezeigt (zusammengefasst von Riemekasten and Hahn). Gewebe wird indirekt durch Immunkomplexe geschädigt oder direkt durch angreifende Autoantikörper.

Eine Anzahl klinisch unterschiedlicher Syndrome erfüllen die ACR-Kriterien für SLE, hieraus lässt sich ableiten, dass sehr wahrscheinlich verschiedene pathogenetische Abläufe existieren. SLE kann fast alle Organe befallen: Haut, Niere, Gehirn, Herz, Lunge und auch die Augen.

Bei einzelnen Patienten finden sich funduskopisch Einscheidungen um die retinalen Gefäße. Dieser Befund wird meist »retinale Vaskulitis« genannt. Einscheidungen sind jedoch ein unspezifisches Zeichen einer Störung der Blut-Netzhaut-Schranke, die vielfältige Ursachen haben kann. Der Begriff Vaskulitis sollte eigentlich histopathologisch bestätigten Fällen vorbehalten bleiben, aber diese Vorgabe ist unmöglich einzuhalten bei Gewebe, das nicht leicht biopsiert werden kann. Daher erscheint der klinisch beschreibende Begriff mikroangiopathische Retinopathie oder retinale okklusive Gefäßerkrankung besser geeignet. Aus Tierversuchen wissen wir auch, dass bei intraokulärer Entzündung Leukozyten aus den Gefäßen aus- und in das perivaskuläre Gewebe eintreten, ohne die Wände des Blutgefäßes zu verletzen. Ischämie, wie wir sie beim SLE finden, kann ebenfalls zu sekundären entzündlichen Veränderungen wie eben perivaskuläre Einscheidungen führen.

Eine systemische Vaskulitis wird üblicherweise nach den Empfehlungen der Chapel Hill Consensus Conference diagnostiziert, wobei vor allem die Größe der betroffenen Gefäße beachtet wird. Eine histologische Diagnose setzt zwingend den Nachweis von infiltrierenden Entzündungszellen sowie Nekrosen und/oder fibrinhaltigem Exsudat in der Gefässwand voraus. Patienten mit SLE können eine sekundäre Vaskulitis entwickeln, die vermutlich vorwiegend auf Ablagerungen von Immunkomplexen zurückzuführen ist. Dies ist jedoch eine seltene Komplikation. Häufiger treten Thrombosen und/oder Endothelschäden sowie atherosklerotische Veränderungen als vaskuläre systemische Beteiligung auf. Zusätzlich muss der gefäßschädigende Einfluss einer sekundären Hypertension bei Nierenbeteiligung mitberücksichtigt werden. Bei Mäusen mit einem Lupus-like-Syndrom zeigte sich, dass Immunkomplexablagerungen nicht-entzündliche Gefäßläsionen verursachen.

Histopathologische Untersuchungen von betroffenen Augen sind naturgemäß selten, da es schwierig ist, eine Biopsie durchzuführen, und die geringe Information, die wir haben, stammt von Post-mortem-Untersuchungen. Es wurden weniger als 10 Fälle publiziert, welche thrombosierte Arteriolen aufwiesen, aber bisher keine aktive Vaskulitis oder Entzündungszellansammlungen in der Retina zeigten. Einige Autoren beschrieben jedoch Zellinfiltrate sowie Vaskulitis innerhalb der Choroidea und anderen gelang der Nachweis von Immunkomplexablagerungen in den Aderhautgefässen. Ähnliche Veränderungen fanden sich in Gehirnbiopsaten von SLE-Patienten.

14.2.4 SLE-assoziierte Retinopathie: klinisches Bild und Verlauf

Fallbericht

Eine 18-jährige Patientin stellte sich notfallmäßig in der Ambulanz der Augenklinik vor. Sie beklagte eine seit 2 Tagen bestehende, plötzlich eintretende Sehverschlechterung beider Augen, jedoch links mehr als rechts. Allgemein berichtete sie seit 5 Wochen immer wieder unklare Fieberschübe zu haben, offene Stellen im Mund und mehrere vergrößerte Lymphknoten. Ein Lymphknoten sei biopsiert worden und habe das Bild einer unspezifische Entzündung gezeigt. Schon seit längerem wäre im Labor eine Panzytopenie bekannt, die auf eine EBV-Reaktivierung zurückgeführt wurde. Als einziges Medikament nimmt sie Roxythromycin ein. Die Sehschärfe beträgt 0,63 und 0,3. Augeninnendruck im Normbereich. Die Spaltlampenuntersuchung der vorderen Augenabschnitte war unauffällig. Am Augenhintergrund findet sich beidseits eine dezente Papillenprominenz und ein einzelner Cotton-wool-Spot an der linken Papille neben einer intraretinalen Einblutung. Der Blutdruck lag bei 140/85. Ein MRT von Gehirn und Orbitae war normal bis auf leichte Kontrastmittelanreicherung im Orbitalen Fettgewebe. Eine Fluoreszeinangiographie wurde nicht durchgeführt.

Diskutierte Differentialdiagnosen:

- Hypertensive Retinopathie
- SLE-assoziierte Retinopathie
- Leukämische Retinopathie
- Infektion bei immunkomprimiertem Patient
- Bilaterale Papillitis
- Choriodale Vaskulitis
- Entzündliche Orbitaerkrankung

Die Patientin wurde mit Verdacht auf SLE an die Rheumatologie überwiesen. Dieser Verdacht wurde gestärkt durch hochpositive ANA (Titer 1: 20 000), positive ds (»double stranded«) DNA-Ak und herabgesetztes Komplement. Es fand sich nun eine Proteinurie und eine daraufhin durchgeführte Nierenbiopsie ergab eine aktive Glomerulonephritis.

Mit oralen Aphthen, Nephritis, Panzytopenie, positiven dsDNA und hohem ANA-Titer, erfüllte sie 5 der 11 ACR-Kriterien für einen SLE. Eine Behandlung mit hochdosierten Kortikosteroiden und intravenösen Gaben von Cyclophosphamid wurde begonnen. Die Augen sprachen rasch an und die Sehschärfe erholte sich. Drei Wochen später betrug der Visus 1,0 auf beiden Augen. Im linken Auge fanden sich noch einzelne Cotton-wool-Spots und kleine intraretinale Hämorrhagien, das rechte Auge zeigte nur wenige kleine Cotton-wool-Spots (Abb. 14.21). Drei Monate später war der Visus weiterhin 1,0 beidseits und die Netzhautveränderungen hatten sich weiter zurückgebildet, wobei einzelne Cotton-wool-Spots weiterhin sichtbar waren und eine retinale Hämorrhagie in Rückbildung, manchmal auch »Roth-Spot« genannt, bestand. Die letzten Bilder wurden 6 Monate nach der Erstvorstellung aufgenommen. Die Fundusveränderungen haben sich komplett zurückgebildet. Weitere Kontrollen wurden alle 3 Monate durchgeführt. Von Seiten der Augen traten keine Beschwerden mehr auf, aber die Proteinurie nahm zu, nachdem Azathioprin im Anschluss an die Cyclophosphamidbehandlung gegeben wurde, woraufhin 15-Deoxyspergualin gegeben wurde.

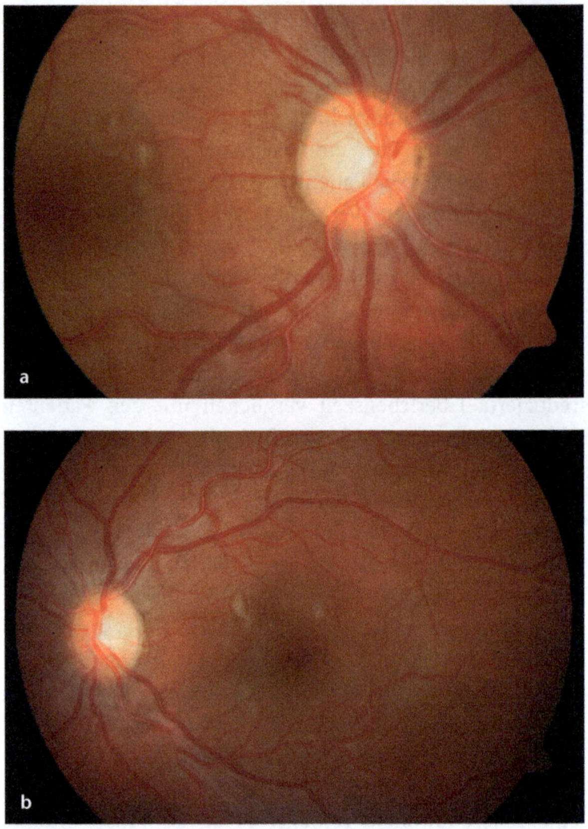

Abb. 14.21 **a** rechtes und **b** linkes Auge der Patientin 3 Wochen nach Erstvorstellung. Mehrere Cotton-wool-Spots sind sichtbar sowie eine in Rückbildung begriffene intraretinale Hämorrhagie die einen sogenannten »Roth-Spot« bildet (*Pfeil*)

Deoxyspergualin (NKT-01) hat sowohl in vitro wie in vivo eine immunosuppressive Wirkung auf B-, T-Lymphozyten und Makrophagen/Monozytenfunktion und wurde in einer Open-label-, Multizenter-Phase-I/II-Pilotstudie an Patienten mit SLE-Nephritis getestet. Es zeigte ermutigende Ergebnisse in einer Fallserie und hat den Vorteil gegenüber Cyclophosphamid, dass es nicht fertilitätsbeinträchtigend ist.

Unsere Patientin sprach gut auf die Behandlung an, aber etwa 1 Jahr später hatte sie einen erneuten Nephritisschub und bekam Rituximab.

Zu Beginn standen bei dieser Patientin diverse Differentialdiagnosen zur Diskussion, die aber rasch anhand des klinischen Bildes und dann auf Grund des Verlaufs ausgeschlossen werden konnten. Hypertension, Leukämie, und Infektion wurden diskutiert, passten aber nicht zur Klinik. Als Möglichkeiten blieben SLE-assoziierte Retinopathie, Optikopathie und/oder choroidale Vaskulitis. Eine Angiographie hätte helfen können, zwischen diesen Optionen zu entscheiden, wurde aber auf Grund der notfallmäßigen Vorstellung und der Dringlichkeit der Therapieeinleitung, die für jede der drei Differentialdiagnosen empirisch passend war, nicht durchgeführt.

Schlussfolgerungen für die Klinik

Es ist wahrscheinlicher, dass ein Patient, der sich beim Augenarzt mit Beschwerden vorstellt, bereits einen bekannten SLE hat. Daraus folgt, dass ein Augenarzt nur in Ausnahmefällen die Diagnose stellt. Wichtiger ist in diesen Fällen die Kommunikation mit dem behandelnden Rheumatologen und Diskussion der Therapierelevanz.

Bei verdächtigen Befunden am Auge wie mikroangiopathischer Retinopathie, retinalen vaso-okklusive Ereignissen oder Neuropathie als eventuelle Erstmanifestation eines SLEs, empfiehlt sich eine **ausführliche Anamnese**, in der detailliert nach Symptomen wie

- Müdigkeit,
- Appetitlosigkeit,
- Fieber,
- Gewichtverlust,
- Pleuraschmerzen,
- Hautauschlägen,
- Schleimhautveränderungen oder
- Arthritis

gefragt wird. Sofern sich hier weitere Hinweise für eine Systemerkrankung finden, sollten **Laboruntersuchungen** durchgeführt werden. ANAs sind der beste Screening-Test für SLE. Sie sollten jedoch nur bestimmt werden, sofern ein hinreichend starker klinischer Verdacht besteht und somit eine akzeptabel hohe Prätest-Wahrscheinlichkeit eines positiven Ergebnisses besteht.

ANAs haben eine Sensitivität von etwa 97% für SLE, sodass ein negativer Test sehr hilfreich ist, SLE als Differentialdiagnose auszuschließen. Positive ANAs finden sich jedoch in niedrigeren Titern bei gesunden Personen, mit zunehmendem Alter mit steigender Häufigkeit. Ebenso finden sich ANAs bei Patienten mit juveniler Arthritis und Uveitis und bei Patienten mit anderen Kollagenoseformen (z.B.Sjögren Syndrom).

Bei jüngeren Patienten ohne Gefäßrisikofaktoren mit retinalen Gefäßverschlüssen sollten **Cardiolipin-Antikörper** und **Lupus anticoagulans** bestimmt werden, da diese Patienten ein erhöhtes Risko für ein Antiphospholipid-Antikörper-Syndrom haben.

14.2.5 Behandlungsempfehlungen, Untersuchungsintervalle und Empfehlungen für Augenroutineuntersuchungen bei SLE-Patienten

Cave!

- **In aller Regel kann die Augenmitbeteiligung im Kontext der Systemerkrankung mitbehandelt werden.**
- **Ausnahme sind Patienten mit Antiphospholipid-Antikörper-Syndrom, das mit Antikoagulanzien behandelt wird.**

SLE ist eine lebenslange Erkrankung mit Phasen unterschiedlicher Aktivität. Die Augenmitbeteiligung beim SLE ist meist ein Hinweis auf Krankheitsaktivität und ein schlechtes prognostisches Zeichen. Die Patienten sollten an einen Rheumatologen oder Nephrologen verwiesen werden und im Zusammenhang mit der Systemerkrankung behandelt werden.

Eine Kombination von hochdosierten Kortikosteroiden und intravenös verabreichtem Cyclophosphamid wird bei schweren Fällen eingesetzt. Diese Therapie führt bei einem höheren Prozentsatz der Patienten zur Remission als Prednison alleine. Meist wird Cyclophosphamid über 6 Monate gegeben, um eine Remission zu induzieren, danach wird eine Erhaltungstherapie mit einem weiteren Immunsuppressivum, z.B. Azathioprin-Mycophenolsäure, Hydroxychloroquine oder Methotrexat eingesetzt. Leichtere und moderate Fälle können auch direkt mit einem Basistherapeutikum behandelt werden. Ziel der Therapie ist möglichst schnell eine Remission zu induzieren, bevor irreversible Organschädigungen eingetreten sind, und dennoch möglichst wenig Toxizität in Kauf zu nehmen.

Rituximab hat sich in Fallserien von mehr als 180 Patienten mit schwerer Erkrankung als wirksam erwiesen, konnte jedoch in einer klinischen Studie mit moderat bis schwer erkrankten SLE-Patienten diesen Effekt nicht so eindeutig zeigen. Weitere Medikamente in der klinischen Erprobung sind Deoxyspergualin und Belimumab.

Diese systemischen Therapieansätze sind ebenfalls geeignet zur Behandlung der SLE-assoziierten Retinopathie. Bei Vorliegen einer Sehnervenaffektion sollte ein Antiphospholipid-Syndrom ausgeschlossen werden. Wenn davon ausgegangen werden kann, dass eine ent-

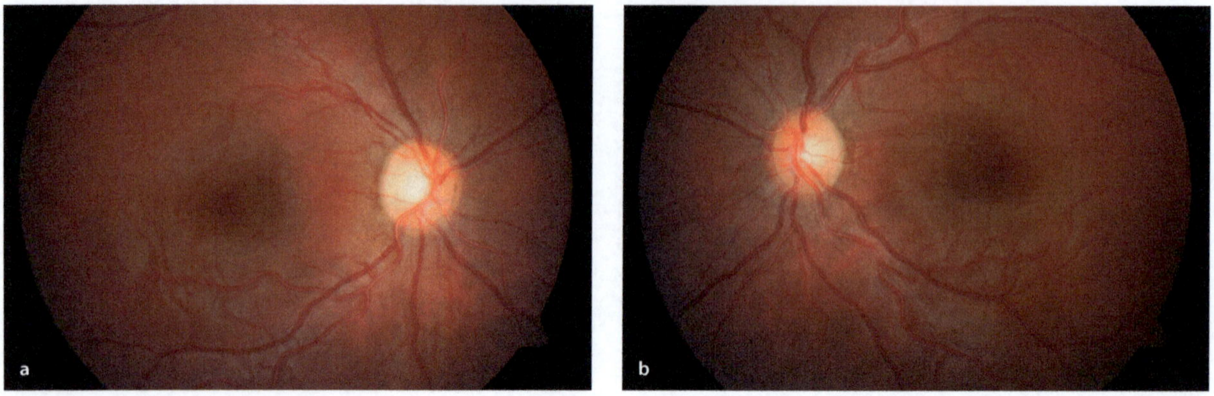

Abb. 14.22 **a** Rechtes und **b** linkes Auge 6 Monate nach Erstvorstellung. Alle mikroangiopathischen Veränderungen haben sich unter der systemischen Therapie zurückgebildet

zündliche und keine thrombotische Genese vorliegt, sollten baldmöglichst hoch dosierte Kortikosteroide und/oder Cyclophosphamid intravenös gegeben werden. Bei Patienten mit Anitiphospholipid-Syndrom ohne Zeichen einer Entzündung ist eine Antikoagulation ausreichend.

Bei Patienten mit Retinopathie sollten in regelmäßigen Abständen Augenuntersuchungen durchgeführt werden, um das Ansprechen der Behandlung zu überprüfen. Die Entwicklung der Sehschärfe in diesen Patienten ist in aller Regel positiv. Ein Screening aller SLE-Patienten ist nicht gerechtfertigt, da visusbedrohende Augenmitbeteiligungen selten sind. Die BVA-Empfehlungen für Augenuntersuchungen jeder Altersgruppe sind ausreichend. In der kleinen Untergruppe der Patienten mit Antiphospholipid-Syndrom können regelmäßige Fundusuntersuchungen sinnvoll sein, da überlegt werden kann im Falle von geringeren Gefäßverschlüssen eine Antikoagulation zu beginnen. Allerdings gibt es für diesen Ansatz keine bekräftigenden Studien.

Bei Patienten, die mit Chloroquin (Resochin) oder Hydroxychloroquin (Quensyl) behandelt werden, sollten eine Basisuntersuchung und Folgeuntersuchungen entsprechend der Dauer und kumulativen Dosis durchgeführt werden. Chloroquin wird auf Grund der höheren Toxizitätsrate nur noch in Ausnahmefällen benutzt. Bei Hydroxychloroquingabe liegt die Häufigkeit einer Makulopathie bei lediglich 0,65%, sie steigt jedoch nach 7 Jahren Therapie und einer kumulativen Dosis über 1.000 g leicht an. Dennoch beendeten 7,5% der Patienten in einer Studie von Wolfe und Marmor auf Anraten ihres behandelnden Augenarztes die Therapie, auch wenn keine eindeutigen Netzhautveränderungen vorlagen. Das typische Bild der Schießscheibenmakula ist eindeutiges Zeichen der retinalen Toxizität. Leider kann diese wenn eingetreten auch nach Absetzen der Medikation noch voranschreiten. Andere funktionelle Tests wie Farbsinn, Gesichtsfelduntersuchung und ERG können frühzeitig Funktionsstörungen aufzeigen, sind aber auch durch andere Augenerkrankungen wie AMD, SLE assoziierte Retinopathie, Sicca oder Medientrübungen beeinflusst. Somit ist auf eine gute Benetzung zu achten und ggfs. mit künstlichen Tränen zu substituieren um verlässliche Ergebnisse der Untersuchungen zu erzielen. Nur im Falle eines eindeutigen Hinweises auf retinale Toxizität sollte im Gespräch mit dem Internisten eine alternative Therapieoption gesucht werden (Abb. 14.12).

Fazit für die Praxis

- Sicca ist die häufigste okuläre Mitbeteiligung beim SLE.
- Während Sicca eine häufige Komplikation aller rheumatologischer Erkrankungen ist, finden sich bei 7-8% der Patienten mit SLE-Retinopathien mit Cotton-wool-Spots und intraretinalen Hämorrhagien; dies ist untypisch für andere rheumtische Erkrankungen
- Eine SLE-assoziierte Retinopathe ist ein Hinweis auf Aktivität der Erkrankung und ein schlechter prognostischer Faktor.
- Prinzipiell ist nicht jede Augenmitbeteiligung bei SLE entzündlich bedingt: Infektionen, Thrombosen (z.B. auf Grund von Antiphospholipid-Antikörpern) und Toxizität der Medikamente müssen differentialdiagnostisch bedacht werden.
- Screening aller SLE-Patienten auf Augenmitbeteiligung ist nicht gerechtfertigt; Untersuchungsintervalle, wie für die gesunde Bevölkerung gleichen Alters, sollten eingehalten werden.
- Patienten mit bekannter SLE-Retinopathie oder unter Hydroxychloroquin-Behandlung sollten ggfs. engmaschiger beobachtet werden. Das Risiko für eine Hydroxychloroquinmakulopathie ist jedoch unter einer Therapiedauer von 7 Jahren und/oder kumultaiven Dosis von 1.000 g extrem gering.

14.3 Morbus Behçet

C. Deuter, I. Kötter, N. Stübiger, M. Zierhut

Die okklusive retinale Vaskulitis bei Morbus Behçet gehörte bislang zu den intraokulären Entzündungen mit der schlechtesten Langzeitprognose. Erst durch die Therapie mit sogenannten Biologica, neuartigen hocheffektiven antientzündlichen Substanzen, kann bei einem großen Teil der Patienten der Krankheitsverlauf günstig beeinflusst und somit ein gutes Sehvermögen langfristig erhalten werden. In dem folgenden Kapitel sollen jedoch neben der Augenbeteiligung bei M. Behçet auch Epidemiologie, aktuelle Vorstellungen zur Pathophysiologie sowie extraokuläre Manifestationen dieser Systemerkrankung näher betrachtet werden.

14.3.1 Definition und Epidemiologie

Definition

Der M. Behçet ist eine systemische Vaskulitis. Somit kann nahezu jedes Organsystem betroffen sein. Die Diagnose des M. Behçet stützt sich in der Regel auf die Kriterien der Internationalen Studiengruppe aus dem Jahr 1990 (Tab. 14.3).

Epidemiologie

Der M. Behçet wurde weltweit in zahlreichen Ländern beschrieben. Insbesondere entlang der historischen Seidenstraße vom Mittelmeerraum bis nach Ostasien ist die Erkrankung endemisch. Sie findet sich am häufigsten in asiatischen und europäischen Populationen in einer Region zwischen 30. und 45. nördlichem Breitengrad. Diese geographische Verteilung sowie der Befall bestimmter ethnischer Gruppen deuten darauf hin, dass der Transfer genetischen Materials und/oder eines exogenen Agens für die Ausbreitung der Erkrankung verantwortlich sein könnte.

Die Prävalenz der Erkrankung variiert je nach geographischer Region stark (Tab. 14.4). Einzelne oder wenige Fälle von M. Behçet wurden auf allen Kontinenten beschrieben, die höchste Prävalenz findet sich jedoch bei Türken, die in Anatolien (Nordosten der Türkei) leben, mit 370 Patienten pro 100.000 Einwohnern. In Asien variiert die Prävalenz zwischen 18 und 110 Patienten pro 100.000 Einwohnern. Die Prävalenz in Südeuropa, insbesondere in den Mittelmeerländern, beträgt 1,53 bis 7,50 Patienten pro 100.000 Einwohner; in Nordeuropa und in den USA wurde die höchste Prävalenz mit 1,18 Patienten in der schwedischen Population gefunden. Interessanterweise zeigten Daten aus Deutschland eine Prävalenz von 20,75 pro 100.000 Einwohnern bei Patienten türkischer Abstammung im Vergleich zu lediglich 0,42 pro 100.000 Einwohnern bei Patienten deutscher Herkunft.

Daten über die Inzidenz des M. Behçet sind nur aus wenigen Ländern verfügbar. Aus Japan, wo ein gut organisiertes Register für Patienten mit M. Behçet existiert, wird berichtet, dass im Jahr 1990 0,8 neue Fälle

Tab. 14.3 Kriterien der Internationalen Studiengruppe von 1990

Rezidivierende orale Aphthen	Kleine oder große aphthöse oder herpetiforme Ulzerationen; mindestens 3 Rezidive innerhalb von 12 Monaten
PLUS 2 der folgenden Kriterien	
Rezidivierende genitale Ulzera	Aphthöse Ulzerationen oder Narben
Augenveränderungen	Anteriore Uveitis, posteriore Uveitis oder Glaskörperzellen bei der Spaltlampenuntersuchung oder retinale Vaskulitis, beobachtet von einem Ophthalmologen
Hautveränderungen	Erythema nodosum, Pseudofollikulitis oder Papulopusteln oder akneartige Papeln bei postadoleszenten Patienten ohne Steroidbehandlung
Positiver Pathergietest	Intrakutaner Stich mit einer 21-G-Kanüle auf der Innenseite des Unterarms, abgelesen durch einen Arzt nach 24-48 h

Tab. 14.4 Prävalenz des Morbus Behçet in verschiedenen Populationen

Population	Jahr der Studie	Prävalenz pro 100.000 Einwohner
Türkisch (Nordöstliches Anatolien)	1987	370
Chinesisch (Provinz Ningxiahei)	1998	120
Japanisch (Region Hokkaido)	1997	22
Spanisch (Norden)	1998	7,50
Griechisch	1984	6,00
Italienisch	1988	2,50
Schwedisch	1993	1,18
Deutsch	1994	0,55
US-Amerikanisch	1979	0,12

pro 100.000 Einwohner diagnostiziert wurden. Aktuell wird in Japan jedoch eine Abnahme der Häufigkeit des M. Behçet beobachtet.

Das durchschnittliche Alter bei Erstmanifestation der Erkrankung wird weltweit mit 25 bis 35 Jahren beschrieben; dieses scheint von der Abstammung und dem Geschlecht der Patienten abzuhängen. Variierende Angaben innerhalb von Studien sind vermutlich auf unterschiedliche Definitionen zurückzuführen. Die meisten Autoren setzen den Beginn der Erkrankung mit dem Alter gleich, in dem der Patient die Diagnosekriterien der Erkrankung erfüllt, während für andere Autoren das Auftreten des ersten Symptoms die Erstmanifestation des M. Behçet markiert.

Bezüglich Geschlechtsverteilung des M. Behçet fanden japanische und türkische Berichte eine Prädominanz von Männern zu Frauen von 3:1, jedoch zeigen aktuelle epidemiologische Untersuchungen ein in etwa ausgeglichenes Geschlechtsverhältnis.

14.3.2 Pathophysiologie

Der Morbus Behçet ist vermutlich keine klassische Autoimmunerkrankung. Es sind keine typischen Autoantikörper nachweisbar, jedoch Anti-Endothel-Antikörper, HSP-60-Antikörper und Tropomyosin-Antikörper, die möglicherweise »innocent bystander« darstellen. Es besteht keine für Autoimmunerkrankungen typische Assoziation mit HLA-Klasse-II-Antigenen, keine Übertragbarkeit durch Serum in Tiermodellen und keine lymphozytäre Organinfiltration (bei M. Behçet werden überwiegend Granulozyten gefunden).

14

Der Anteil genetischer Faktoren an der Pathogenese der Erkrankung wird auf 19% geschätzt. Untersuchungen hinsichtlich eines »single nucleotide polymorphism«, vor allem bezüglich Zytokingenen (unter anderem TNF α, CTLA4, ICAM1), führten zu sehr unterschiedlichen Ergebnissen, was möglicherweise an den für genetische Studien relativ kleinen Fallzahlen liegt. Vor kurzem konnte der Suszeptibilitätslokus eingegrenzt werden: 6p22-p23, 17 cM telomerisch zu HLA-B*51-Lokus (Kopplungs-Studie in 28 »multicase« türkischen Familien mit hoch polymorphen Mikrosattelitenmarkern). Der stärkste genetische Faktor ist das HLA-B51. Dieses HLA-Klasse-I-Antigen ist aus verschiedener Hinsicht interessant: so sind nur bestimmte Suballele (von insgesamt mehr als 26) mit der Erkrankung assoziiert, nämlich HLA-B51*01 und *08. Diese unterscheiden sich von den nicht assoziierten in 2 Aminosäuren an der Antigenbindungsstelle, sodass die Veränderung dieser Aminosäuren auch die Affinität zum gebundenen Antigen verändert. Außerdem konnte kürzlich gezeigt werden, dass HLA-B51*01 eine sehr lockere Assoziation mit Peptiden aufweist und im Vergleich zu anderen HLA-B51-Suballelen viele Peptide mit niedriger Affinität bindet. All dies könnte eine Aktivierung des Immunsystems über CD8+-T-Zellen begünstigen.

Der M. Behçet ist eine TH1-vermittelte Erkrankung, es sind vor allem TNFα, IL-6 und IL-8 im Serum und intraläsional erhöht. Kürzlich wurde eine Erhöhung von IL-23 beschrieben, die möglicherweise durch einen genetischen Polymorphismus im IL-23-Rezeptor-Gen bedingt ist, welche bei Patienten mit Morbus Behçet gehäuft vorkommt.

Darüber hinaus scheinen bestimmte Varianten des IL-10-Genlokus für M. Behçet zu prädisponieren. Offenbar sind diese Varianten mit einer verminderten Expression des antiinflammatorischen Zytokins IL-10 assoziiert, was die Entstehung des M. Behçet begünstigen könnte.

In letzter Zeit wird zunehmend diskutiert, der Morbus Behçet könnte eine **autoinflammatorische Erkrankung** (wie zum Beispiel das familiäre Mittelmeerfieber) sein. Hierzu fehlen jedoch bislang noch Beweise wie eine klassische genetische Assoziation oder regelhaft vorhandene Fieberschübe und/oder serologische Entzündungsparameter.

Störungen der **angeborenen Immunität** werden ebenfalls als ursächlich diskutiert, und hierfür mehren sich in letzter Zeit die Hinweise. So können T-Lymphozyten der Patienten mit Peptiden aus Hitze-Schock-Proteinen aktiviert werden, ebenso mit Peptiden aus bestimmten Bakterienstämmen (meist Streptokokkus sanguis). γ-δ-T-Zellen sind bei den Patienten mit aktiver Erkrankung vermehrt nachweisbar. NK-Zellen sind quantitativ vermehrt, aber vermindert aktiv. Neutrophile Granulozyten sind hyperaktiv. Dies scheint neben Zytokineinflüssen (IL-8) auch auf der HLA-B51-Positivität zu beruhen. HLA-B51-transgene Ratten weisen ebenfalls eine Hyperaktivität neutrophiler Granulozyten auf. Mannose-bindendes Lektin ist reduziert, was wiederum zu einer verminderten Neutrophilen Clearance und Bakterienelimination führt.

Daneben bestehen Hinweise dafür, dass bestimmte Umweltfaktoren Reaktionen des unspezifischen Immunsystems triggern können. So tritt in der Türkei der M. Behçet gehäuft in Familien mit niedrigem sozialem Status auf; es besteht eine Assoziation mit Karies und stattgehabten Tonsillitiden, und die bisher für steril gehaltenen aphthösen Ulzera und Papulopusteln sind bei genauer Betrachtung doch nicht steril – es können vor allem typische Aknebakterien mittels kultureller Anzüchtung nachgewiesen werden.

◘ Abb. 14.23 fasst die derzeitigen Vorstellungen zur Pathogenese des M. Behçet zusammen.

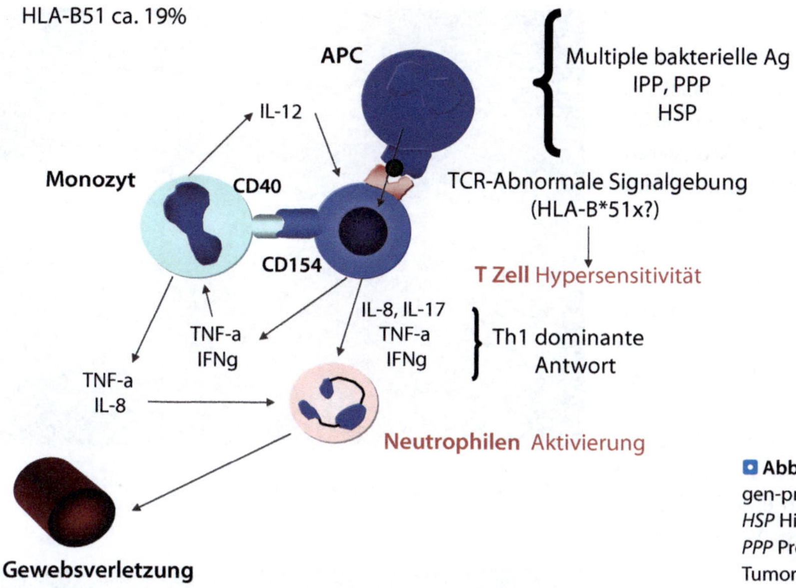

Abb. 14.23 Pathogenese des M. Behçet. *APC* Antigen-präsentierende Zelle, *IL* Interleukin, *IFN* Interferon, *HSP* Hitze-Schock-Protein, *IPP* Isoprenylpyrophosphat, *PPP* Prenylpyrophosphat, *TCR* T-Zell-Rezeptor, *TNF* Tumor-Nekrose-Faktor

14.3.3 Krankheitsverlauf

Extraokuläre Manifestationen

Obwohl der M. Behçet als systemische Vaskulitis nahezu alle Organsysteme betreffen kann, stellen die Schleimhäute, die Haut sowie die Augen bevorzugte Manifestationsgebiete dar. Einen Überblick über die extraokulären Manifestationen sowie deren Häufigkeit bei Patienten mit M. Behçet bietet Tab. 14.5.

Praxistipp

Hauptsymptom des M. Behçet sind orale Aphthen, von denen nahezu alle Patienten betroffen sind.
Im Gegensatz zu habituellen Aphthen treten die Ulzerationen bei M. Behçet an ungewöhnlichen Stellen (z.B. unter der Zunge, harter und weicher Gaumen, Rachen und Kehlkopf) auf, benötigen lange (zwei Wochen) bis zur Abheilung, rezidivieren häufig und sind sehr schmerzhaft.

Tab. 14.5 Extraokuläre Manifestationen bei M. Behçet und ihre Häufigkeit

Manifestation	Häufigkeit
Orale Aphthen	90-100%
Genitale Ulzerationen	60-80%
Hautläsionen	41-94%
Pathergiephänomen	19-53%
Skelettsystem	47-69%
Gastrointestinaltrakt	3-30%
Nervensystem	8-31%
Gefäße	28%
Herz	1-6%
Urogenitaltrakt	4-31%
Niere	<1%

Genitale Ulzerationen und Hautläsionen sind ebenfalls häufig bei M. Behçet. Letztere können als Papulopusteln, akneiforme Pseudofollikulitis, Erythema nodosum oder als oberflächliche Thrombophlebitis imponieren. Eine Hypersensitivität der Haut zeigt sich im sogenannten Pathergie-Phänomen: 24 bis 48 Stunden nach einem intrakutanen Stich mit einer 21-G-Nadel entwickelt sich eine sterile Papulopustel. Im Falle einer Mitbeteiligung des Skelettsystems präsentiert sich die Arthritis zumeist oligoartikulär (weniger als 5 Gelenke betroffen), asymmetrisch, befällt die unteren Extremitäten und ist nicht erosiv (d.h. in Röntgenaufnahmen gewöhnlich nicht zu sehen). Gastrointestinale, neurologische sowie vaskuläre (Thrombosen und arterielle Aneurysmata) sind weniger häufige, jedoch potentiell sehr schwerwiegende Manifestationen des M. Behçet. Selten findet sich eine kardiale (z.B. Perikarditis), urogenitale (meist Epididymitis) oder renale Beteiligung. Die Lebenserwartung kann insbesondere bei jungen männlichen Patienten, welche zu einem schwereren Krankheitsverlauf tendieren, verkürzt sein. Die Mitbeteiligung des ZNS, arterielle Aneurysmata sowie die gastrointestinale Beteiligung stellen die lebensbedrohlichsten Manifestationen des M. Behçet dar.

Okuläre Manifestationen

Die Augenbeteiligung bei M. Behçet gehört aufgrund ihrer bislang schlechten Visusprognose zu den bedrohlichsten Manifestationen. Sie ist charakterisiert durch eine rezidivierende, nichtgranulomatöse Uveitis mit nekrotisierender obliterativer retinaler Vaskulitis. Die Häufigkeit okulärer Veränderungen wird mit 85-93% bei Männern und 67-73% bei Frauen angegeben. Mehrere Studien deuten auf einen schwereren Krankheitsverlauf bei Männern hin.

Die ersten Anzeichen einer Uveitis treten durchschnittlich 4 Jahre nach Erstmanifestation des M. Behçet auf, können bei 10-20% der Patienten jedoch auch dessen Erstsymptom sein.

Zu Beginn ist die Augenbeteiligung bei 50-87% der Patienten einseitig und betrifft die vordere Uvea, aber im Laufe der Zeit weisen 75% der Patienten eine beidseitige Panuveitis mit chronisch-rezidivierendem Verlauf auf.

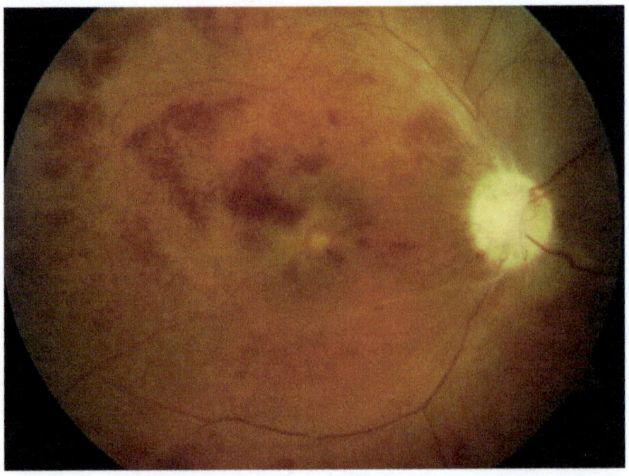

Abb. 14.24 Okklusive retinale Vaskulitis

Veränderungen des vorderen Augenabschnittes

Eine ausschließlich anteriore Uveitis weisen weniger als 20% der Patienten mit Augenbeteiligung auf. An deren Beginn steht zwar häufig eine anteriore Uveitis, jedoch folgt dann zumeist bald die Einbeziehung des hinteren Augenabschnittes. Als klassischer Befund wird in der Literatur die Hypopyon-Iritis beschrieben. Vermutlich aufgrund einer früher einsetzenden und aggressiveren anti-entzündlichen Therapie wird diese heute jedoch nur noch selten beobachtet.

Konjunktivitis, trockenes Auge, Episkleritis, Skleritis, Keratitis mit und ohne Hornhautulzeration, Lidveränderungen sowie Paresen der äußeren Augenmuskeln kommen bei M. Behçet nur selten vor.

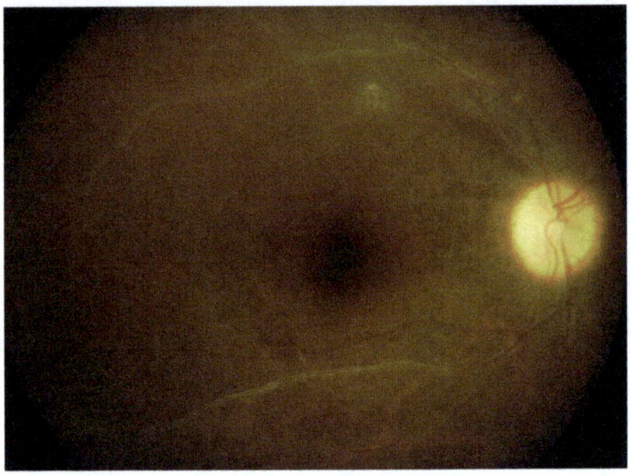

Abb. 14.25 Endstadium einer okklusiven retinalen Vaskulitis

Veränderungen des hinteren Augenabschnittes

Eine zellige Glaskörperinfiltration findet sich häufig bei einer entzündlichen Beteiligung des hinteren Augenabschnittes, eine isolierte Vitritis im Sinne einer intermediären Uveitis ist jedoch nicht charakteristisch für den M. Behçet. Typisch hingegen ist eine okklusive, retinale Vaskulitis, welche sowohl Arteriolen als auch Venen betrifft. Funduskopisch imponieren okkludierte retinale Gefäße, weißlich-gelbe Infiltrate sowie Blutungen der Netzhaut (Abb. 14.24). Bei mindestens einem Viertel der Patienten ist der Sehnervenkopf in Form einer Papillitis (Hyperämie und Randblutungen der Papille) mitbetroffen. Ein Papillenödem ist nicht häufig, kann jedoch im Rahmen einer Mikrovaskulitis der Arteriolen auftreten.

Als Folge der Vaskulitis kann es zur retinalen Ischämie mit daraus resultierenden Neovaskularisationen der Netzhaut oder des Sehnervenkopfes kommen. Dies kann zu Einblutungen in den Glaskörper sowie in der Folge zur Induktion von Membranen und schließlich zur Netzhautablösung führen. Das zystoide Makulaödem stellt ebenfalls eine häufige Komplikation der intraokulären Entzündung bei M Behçet dar.

Ein gräulich gefärbter, ischämischer Augenhintergrund mit langstreckigen Gefäßverschlüssen sowie ein blasser, atropher Sehnervenkopf stellen typische, irreversible Spätfolgen der retinalen Ischämie dar (Abb. 14.25).

Komplikationen

Mögliche Komplikationen der anterioren Uveitis beinhalten vordere und hintere Synechien, Sekundärglaukom und Katarakt.

14.3.4 Diagnostik

Die Diagnostik des okulären M. Behçet basiert normalerweise auf klinischen Beobachtungen mittels Spaltlampenuntersuchung und Funduskopie. Jedoch können zusätzliche Untersuchungen wie Fluoreszenzangiographie, optische Kohärenztomographie (OCT) sowie Elektrophysiologie hilfreich sein, weitere Informationen über Morphologie und Funktion des hinteren Augenabschnittes zu erhalten.

Die häufigsten Veränderungen in der Fluoreszenzangiographie umfassen eine diffuse Gefäßleckage sowie eine Hyperfluoreszenz der Papille und der Makula. Fluoreszenzangiographische Veränderungen können bereits bestehen, wenn sich funduskopisch noch keine Anzeichen einer Augenbeteiligung finden. Daher empfehlen manche Autoren, bei allen Patienten, bei denen die Diagnose M. Behçet gestellt wurde, regelmäßig eine Fluoreszenzangiographie durchzuführen. Neueren Untersuchungen zufolge korreliert die Laserflare-Photometrie mit der angiographischen Gefäßleckage bei Patienten mit okulärem M. Behçet in Remission. Dabei deuten erhöhte Laserflarewerte auf ein höheres Risiko eines Uveitis-Rezidives hin. Dadurch könnte die Laserflare-Photometrie helfen, Fluoreszenzangiographien bei okulärem M. Behçet einzusparen.

14.3.5 Therapie

Die Therapie des M. Behçet stellt oftmals eine Herausforderung dar, soll sie doch nicht nur für möglichst alle Organmanifestationen wirksam, sondern gleichzeitig auch nebenwirkungsarm und möglichst preisgünstig sein. In der klinischen Praxis wird sich die Therapieentscheidung an den für den Patienten schwerwiegendsten und bedrohlichsten Manifestationen orientieren, welche normalerweise die Beteiligung des zentralen Nervensystems sowie des Auges darstellen.

Die Visusprognose des okulären M. Behçet wird als schlecht beschrieben. Ohne jegliche Behandlung verlieren über 90% der Patienten ihr Sehvermögen durchschnittlich 3,4 Jahre nach Auftreten der ersten Symptome. Daher sollte, früher als bei anderen Formen intraokulärer Entzündung, eine möglichst aggressive Behandlung eingeleitet werden. Dies bedeutet normalerweise eine systemische immunsuppressive Therapie, sobald entzündliche Veränderungen am hinteren Augenabschnitt erscheinen. Obwohl die Einführung von Immunsuppressiva zweifelsohne einen Fortschritt für die Therapie des M. Behçet bedeutete, konnten diese dennoch nicht verhindern, dass mehr als 50% der Patienten nach fünf- bis zehnjährigem Krankheitsverlauf eine brauchbare Sehschärfe einbüßten.

Heutzutage stellt der langfristige Erhalt einer guten Sehfunktion das anzustrebende Therapieziel bei retinaler Beteiligung dar, was oftmals einen rechtzeitigen Wechsel zu neuen Therapieoptionen erfordert. Neuerdings erwiesen sich die sogenannten Biologica, insbsondere Interferon α sowie TNF-α-Antagonisten, als vielversprechender Ansatz, die Visusprognose des okulären M. Behçet deutlich zu verbessern.

Im Folgenden soll die Therapie des **okulären M. Behçet** näher betrachtet werden.

Kortikosteroide

Aufgrund ihrer starken antientzündlichen Potenz sowie ihres raschen Wirkungseintritts sind systemische Kortikosteroide, entweder oral oder intravenös verabreicht, gut geeignet, um akute Episoden einer intraokulären Entzündung zu behandeln. Da jedoch zur Aufrechterhaltung einer stabilen Remission inakzeptabel hohe Dosen erforderlich wären, sind Kortikosteroide als Monotherapie bei M. Behçet nicht geeignet. Daher muss in den allermeisten Fällen frühzeitig ein steroidsparendes Immunsuppressivum, wie unten beschrieben, hinzugegeben werden.

Topische Kortikosteroide (Augentropfen oder -salben) können bei Beteiligung des vorderen Augenabschnittes zusätzlich gegeben werden; sie sind jedoch zur Therapie von Läsionen des hinteren Augenabschnittes nicht ausreichend wirksam. Intraokulär oder periokulär verabreichte Kortikosteroide können als vorübergehende Option in Einzelfällen hilfreich sein, eine systemische Immunsuppression können sie bei schweren Fällen eines okulären M. Behçet jedoch nicht ersetzen.

Immunsuppressive und zytotoxische Substanzen

Cyclosporin A ist das bislang am häufigsten für die Augenbeteiligung bei M. Behçet eingesetzte Immunsuppressivum. Im Vergleich zu anderen Immunsuppressiva zeigt es einen raschen Wirkbeginn. Die tägliche Dosierung beträgt 3-5 mg/kg, entweder als Monotherapie oder in Kombination mit niedrig dosierten Kortikosteroiden. Allerdings wird der Einsatz von Cyclosporin A häufig durch seine Nephrotoxizität, insbsondere bei Dosierungen über 5 mg/kg, limitiert. Zudem kann es zum Auftreten einer Rebound-Uveitis nach Absetzen des Medikaments kommen.

! Cave!
Es wurde mehrfach berichtet, dass Cyclosporin A neurotoxische Effekte bei Behçet-Patienten aufweist oder sogar das Auftreten neurologischer Manifestationen begünstigt. Somit sollte Cyclosporin A nicht bei Patienten mit Neuro-Behçet eingesetzt werden.

In einer Placebo-kontrollierten Doppelblind-Studie erwies sich **Azathioprin** als effektiv, die Augenbeteiligung bei M. Behçet zu behandeln als auch die Visusprognose zu verbessern, sofern mit der Behandlung nicht länger als zwei Jahre nach Erstmanifestation der Erkrankung begonnen wurde. Da Azathioprin, verabreicht in einer täglichen Dosis von 2-2,5 mg/kg, normalerweise gut vertragen wird, stellt es eine geeignete Therapiealternative zu Cyclosporin A dar. Es muss jedoch berücksichtigt werden, dass Azathioprin zwei bis drei Monate bis zum Wirkbeginn benötigt und somit im Falle eines akuten Uveitisschubs vorübergehend systemische Kortikosteroide eingesetzt werden müssen.

Cave!
Methotrexat, Mycophenolsäure und Colchizin gelten als nur eingeschränkt wirksam bei schweren Manifestationen des M. Behçet und werden deswegen normalerweise nicht bei Augenbeteiligung eingesetzt.

Aufgrund ihrer erhöhten Toxizität sollten **Cyclophosphamid, Chlorambucil** sowie **Thalidomid** der Therapie lebensbedrohlicher Manifestationen des M.Behçet vorbehalten bleiben und nicht länger für okuläre Manifestationen eingesetzt werden.

Biologica

Unter Biologica versteht man therapeutische Substanzen, in der Regel monoklonale Antikörper, lösliche Rezeptoren oder Zytokine, welche zielgerichtet gegen proinflammatorische Strukturen des Immunsystems eingesetzt werden.

Die Erfahrung zeigt, dass Biologica konventionellen Immunsuppressiva in der Therapie verschiedener chronischer entzündlicher Erkrankungen häufig überlegen sind. Andererseits sind Biologica zumeist deutlich teurer und bislang existieren lediglich begrenzte Erfahrungen bezüglich möglicher langfristiger Nebenwirkungen. Bislang befinden sich zwei Gruppen von Biologica, Interferon α und TNF-Antagonisten, im klinischen Gebrauch bei M. Behçet, insbesondere zur Therapie einer retinalen Augenbeteiligung.

Interferon α ist ein Zytokin mit starken antiviralen, antiproliferativen sowie verschiedenen immunmodulatorischen Effekten. Eine Auswertung der Literatur hat ergeben, dass zwischen 1986 und 2002 mehr als 330 Patienten mit M. Behçet in offenen Studien mit rekombinantem humanem Interferon (IFN) α behandelt wurden, mehr als 180 von ihnen wegen einer akuten Augensymptomatik. Dabei konnte mit IFN α in mehr als 90% der Patienten, welche zuvor nicht auf konventionelle Immunsuppressiva angesprochen hatten, eine Remission der intraokulären Entzündung erzielt werden. IFN α zeigte sich zudem effektiv in der Behandlung des zystoiden Makulaödems, der Rückbildung retinaler Neovaskularisationen sowie der Reperfusion frisch verschlossener retinaler Gefäße. Darüber hinaus zeigen kürzlich publizierte Daten, dass knapp vier Jahre nach Beendigung der IFN-Therapie noch immer 50% der Patienten eine Remission der Uveitis aufweisen; annähernd 10 Jahre nach Beendigung der IFN-Therapie sind immerhin noch 25% der Patienten ohne Uveitis-Rezidiv. Entsprechend resultiert eine deutliche Verbesserung der langfristigen Visusprognose.

Obwohl regelmäßig Nebenwirkungen auftreten, welche nahezu alle dosisabhängig und vollständig reversibel sind, wird IFN α normalerweise gut vertragen. Kontraindikationen wie Depression, Psoriasis sowie einige Autoimmunerkrankungen wie Sarkoidose müssen zuvor ausgeschlossen werden. Eine Interferon-Retinopathie, wie man sie bei Patienten mit Hepatitis C oder Hautmelanom, die mit IFN α behandelt werden, häufiger sieht, wurde bislang in der Therapie des M. Behçet nur bei wenigen Einzelfällen beschrieben. Bislang existiert kein klarer Konsens bezüglich des optimalen Dosierungsschemas für IFN α. Aufgrund unserer Erfahrungen empfehlen wir eine initiale Dosis von 3-6 Mio. IE täglich per subkutaner Injektion, welche dann schrittweise auf eine Erhaltungsdosis von 3 Mio. IE zwei- oder dreimal pro Woche reduziert wird, bevor IFN α schließlich abgesetzt wird. Eine langfristige Remission scheint eher assoziiert mit einer hohen initialen IFN-Dosis als mit einer langen Behandlungsdauer.

Praxistipp

Um eine Antagonisierung der IFN-Wirkung zu vermeiden, sollten Immunsuppressiva am Tag vor Beginn der IFN-Therapie abgesetzt sowie Kortikosteroide so rasch wie möglich auf eine Dosis von maximal 10 mg Prednisolon-Äquivalent pro Tag reduziert werden.

In den vergangenen Jahren haben **TNF-α-Antagonisten** in der Behandlung verschiedener chronisch-entzündlicher Erkrankungen zunehmend an Bedeutung gewonnen, so auch beim M. Behçet. Man nimmt an, dass der Tumor-Nekrose-Faktor α, ein proinflammatorisches Zytokin, eine Schlüsselrolle bei der Entstehung solcher Krankheitsbilder spielt. Drei TNF-α-Antagonisten werden bislang bei M. Behçet eingesetzt:

- Infliximab (ein chimärer monoklonaler Antikörper gegen TNF-α),
- Adalimumab (ein humaner monoklonaler Antikörper gegen TNF-α) sowie
- Etanercept (ein löslicher TNF-α-Rezeptor).

Der bislang am häufigsten in offenen Studien und Fallserien eingesetzte TNF-α -Antagonist Infliximab, verabreicht in einer Dosierung von 3-5 mg/kg Körpergewicht alle 2-8 Wochen, zeigte eine gute Wirksamkeit bei akuten Uveitisattacken als auch in der Remissionserhaltung des okulären M. Behçet bei Patienten, welche zuvor nicht auf konventionelle Immunsuppressiva angesprochen hatten. Auch über die Rückbildung retinaler Neovaskularisationen unter Infliximab wurde berichtet. Im Gegensatz zu IFN α kann die Therapie mit Infliximab jedoch fast nie beendet werden; zumeist wird über Rezidive der Uveitis durchschnittlich 8-12 Wochen nach Absetzen von Infliximab berichtet. Obwohl Infliximab als chimäres Molekül zu allergischen Reaktionen führen kann, wird die Therapie normalerweise gut vertragen. Da TNF-α-Antagonisten zur Reaktivierung einer Tuberkulose führen können, muss eine latente Tbc vor Therapiebeginn durch geeignete Maßnahmen (z.B. Quantiferon-Test) ausgeschlossen werden.

Obwohl Adalimumab als humaner Antikörper normalerweise keine allergischen Reaktionen verursacht und zudem von den Patienten selbst verabreicht werden kann (subkutane Injektion alle zwei Wochen), existieren bislang lediglich wenige Berichte über die erfolgreiche Anwendung bei okulärem M. Behçet. Letzteres trifft auch für Etanercept zu.

Operative Therapie

Die Augenbeteiligung bei M. Behçet stellt eine Domäne der medikamentösen Therapie dar. Operative Maßnahmen sollten Komplikationen der intraokulären Entzündung wie Katarakt, Sekundärglaukom, Netzhautablösung oder persistierender Glaskörperblutung vorbehalten bleiben. Da gezeigt werden konnte, dass durch den Einsatz moderner Biologica eine Rückbildung retinaler Neovaskularisationen erreicht werden kann, sollte die Laser-Photokoagulation bei Behçet-Patienten mit retinaler Ischämie äußerst restriktiv eingesetzt werden.

Therapieempfehlung

Basierend auf einer ausführlichen Literaturanalyse formulierte im Jahr 2008 eine interdisziplinär zusammengesetzte Expertenrunde im Auftrag der European League against Rheumatism (EULAR) neun Empfehlungen zur medikamentösen Therapie des M. Behçet. Zwei Empfehlungen beziehen sich dabei auf die Behandlung der Augenbeteiligung (s. folgende Übersicht).

EULAR-Empfehlungen für die Therapie der Augenbeteiligung bei M. Behçet

1. Jeder Patient mit M. Behçet und entzündlicher Beteiligung des hinteren Augensegmentes sollte ein Therapieregime erhalten, welches Azathioprin und systemische Kortikosteroide enthält.
2. Im Falle einer schweren Augenbeteiligung, definiert als Visusabfall um mehr als zwei Zeilen und/oder Netzhautbeteiligung (retinale Vaskulitis oder Makulabeteiligung), wird empfohlen, mit entweder Cyclosporin A oder Infliximab in Kombination mit Azathioprin und Kortikosteroiden zu behandeln; alternativ kann stattdessen Interferon α mit ohne Kortikosteroide eingesetzt werden

Praxistipp

Aufgrund unserer klinischen Erfahrungen empfehlen wir folgende Vorgehensweise:
Jeder Patient mit Verdacht auf M. Behçet sollte umgehend an ein dafür spezialisiertes Zentrum überwiesen werden, wo eine interdisziplinäre Diagnostik und Therapie gewährleistet ist. Die Therapie muss unter Berücksichtigung der für den Patienten bedrohlichsten Manifestation geplant werden. Ist dies eine Augenbeteiligung mit Befall des vorderen Augenabschnittes (anteriore Uveitis) und/oder des Glaskörpers, so sollte eine immunsuppressive Therapie (Azathioprin oder Cyclosporin A) in Kombination mit systemischen Kortikosteroiden begonnen werden. Im Falle einer posterioren Uveitis bzw. retinalen Vaskulitis sollte primär eine Therapie mit einem Biologikum (Interferon α oder TNF-Antagonist) eingeleitet werden, da konventionelle Immunsuppressiva hier erfahrungsgemäß nicht ausreichend effektiv sind.

Fazit für die Praxis

- Die Diagnose des M. Behçet kann nur klinisch und nicht allein anhand einzelner Laborparameter gestellt werden. Sowohl Diagnostik als auch Therapie des M. Behçet erfordern eine enge interdisziplinäre Kooperation.
- Die Augenbeteiligung stellt eine häufige und schwerwiegende Manifestation des M. Behçet dar. Am gefährlichsten und bestimmend für die Prognose ist die posteriore Uveitis mit okklusiver retinaler Vaskulitis.
- Die Uveitis bei M. Behçet erfordert eine aggressivere Therapie als die meisten Uveitiden anderer Entität. Neben systemischen Kortikosteroiden werden bereits frühzeitig immunsuppressive Substanzen eingesetzt. Mit modernen Biologica können auch solche Patienten heutzutage erfolgreich behandelt werden, die nicht mehr auf konventionelle Immunsuppressiva ansprechen.

14.4 Vaskulitis bei Multipler Sklerose

U. Wiehler, C. Springer, M. Becker

Eine Augenbeteiligung bei Multipler Sklerose (MS) kann sich nicht nur durch eine Optikusneuritis, sondern auch durch eine intraokulare Entzündung (Uveitis im weiteren Sinn) äußern. Bei MS-Patienten ist die Uveitis häufig beidseitig und manifestiert sich durch eine zelluläre Infiltration des Glaskörpers mit einer retinalen Vaskulitis im klinischen Bild einer intermediären Uveitis.

Die Visusprognose wird meist durch eine Optikusatrophie oder ein zystoides Makulaödem sowie die Bildung retinaler Neovaskularisationen bestimmt.

Neben der Therapie mit hochdosierten Steroiden und Immunsuppressiva hat die Behandlung mit Interferonen zunehmend an Bedeutung gewonnen.

14.4.1 Einleitung

Die Assoziation zwischen MS und Optikusneuritis ist seit dem späten 19. Jahrhundert bekannt. Eine Uveitis als Assoziation wurde in diesem Zusammenhang jedoch erst 1945 durch Rucker beschrieben. Eine retinale Vaskulitis tritt bei 9-23% aller Patienten mit MS auf.

14.4.2 Epidemiologie

Die Multiple Sklerose ist eine chronisch inflammatorische, demyelinisierende Erkrankung des zentralen Nervensystems, die meist junge Erwachsene betrifft. Das klinische Bild wird durch die jeweilige Lage der Entmarkungsherde im ZNS bestimmt. Die Augen sind häufig durch eine Neuritis nervi optici, okulomotorische Störungen oder eine Uveitis betroffen. In Zusammenarbeit mit den behandelnden Neurologen sollte die Diagnose MS nach dem neurologischen sowie MRT-Befund nach den Richtlinien von Poser et al. gestellt werden. Die Häufigkeit einer Assoziation zwischen MS und Uveitis variiert in der Literatur sehr. Sie reicht von 0,4 bis 26,9% bei MS-Patienten sowie von 0,8 bis 14% bei Uveitis-Patienten. Die stark schwankenden Angaben erklären sich durch unterschiedliche Patientenpopulationen sowie differierende Untersuchungstechniken und Diagnosekriterien in den einzelnen Untersuchungen. Je länger der Beobachtungszeitraum, desto höher war in den genannten Studien die Prävalenz. Die Prävalenz einer MS unter Uveitis-Patienten allgemein wurde mit 1-2% beschrieben, jedoch zeigt sich eine höhere Prävalenz von 7,8% bis 14,8% unter den Patienten mit intermediärer Uveitis. Als prädiktiver Wert als Uveitis-Patient eine MS zu entwickeln wurde ein Wert von 0,2 bis 6,4% in der Literatur angegeben

Neurologische Erkrankungen fanden sich in einer Auswertung von Smith & Rosenbaum bei 1.450 Uveitispatienten bei 7,9%, eine MS bei 1% aller Patienten.

Die Analyse von 1.916 Patienten eines interdisziplinären Uveitiszentrums des deutschsprachigen Raumes zeigte das Vorliegen einer MS bei 3,1% aller Uveitispatienten. Hierbei zeigten 11% der Patienten eine Uveitis anterior, 82% eine Uveitis intermedia, 2% eine Uveitis posterior, 2% eine Panuveitis und 9% eine extrauveale Manifestation. Eine intermediäre Uveitis war am häufigsten nicht-klassifizierbar. Bei den klassifizierbaren Uveitisformen stand die MS bei den intermediären Uveitiden mit 10,3% an erster Stelle. Mit 57,4% sind Frauen häufiger betroffen. Bei der Berechnung diagnostischer Wahrscheinlichkeiten zeigte sich bei Vorliegen einer Uveitis intermedia eine Prävalenz für eine MS von 10,5%; war die Uveitis bilateral stieg die Prävalenz auf 11,2% und handelte es sich um eine weibliche Patientin, stieg die Prävalenz wiederum auf 13,1%.

14.4.3 Pathogenese

Die experimentelle autoimmune Enzephalomyelitis (EAE) ist ein weitverbreitetes Tiermodel für eine ZNS-spezifische inflammatorische Erkrankung. Sie stellt die beste Möglichkeit dar, die Ätiologie und Pathogenese einer MS zu untersuchen. Es handelt sich bei der EAE um eine T-Zell-vermittelte Erkrankung, die zu progressiver Entmarkung und Lähmung führt. In Kaninchen, Affen, Lewis-Ratten und unlängst auch in (PL/J x SJL/J) F1-Mäusen zeigte sich experimentell das gleichzeitige Auftreten von anteriorer Uveitis (AU) und EAE. Die enzephalitogenen T-Zellen sind spezifisch für das Myelin-Basic-Protein Antigen (MBP), welches eine Komponente der die Nervenfasern umgebenden Myelinschicht ist. Myelinisierte Nervenfasern sind reichlich in Rückenmark und Iris vorhanden. Folglich ist zu erwarten, dass das »Auto-Antigen« für die T-Zellen an den Orten der Entzündung lokalisiert ist. Dies legt einen gemeinsamen antigenen Faktor für die neurologische und die okuläre Ausprägung der Erkrankung sowie einen ähnlichen Pathomechanismus nahe. Im Tiermodel der EAE persistiert die anteriore Uveitis meist über das Abklingen der Lähmungen hinaus. Eine Behandlung mit Interferon-b reduzierte die okuläre Entzündung in diesem Modell.

Trotz dieser Ergebnisse gibt es nur wenige Kenntnisse über den eigentlichen Pathomechanismus des okulären Geschehens in dieser experimentellen Erkrankung, da die meisten EAE-Studien auf die Auswirkung auf Rückenmark und Gehirn ausgerichtet sind. Wie die MS, ist auch die EAE durch den Zusammenbruch der Blut-Hirn-Schranke charakterisiert. Die Entzündungsreaktion wird geprägt von Monozyteninfiltration in der Umgebung der Blutgefäße der weißen Substanz des ZNS, durch Aktivierung lokaler Mikroglia und Astrozyten. In schweren Verläufen führt dies schließlich zur Demyelinisierung.

Untersuchungen zur okulären Beteiligung bei EAE legen nahe, dass die Strukturen des Auges und der Sehbahn, insbesondere des Chiasmas, wichtige Angriffsorte im Rahmen der rezidivierenden EAE sind und dass die Entwicklung der okulären Befunde den gleichen Pathomechanismus haben wie die neurologische Erkrankung. Die Unterbrechung der Blut-Hirn-Schranke und die transendotheliale Migration von Entzündungszellen in

Richtung ZNS spielen eine wesentliche Rolle in der Entstehung der MS.

Die Assoziation einer Uveitis mit MS ist naheliegend, da beide Erkrankungen:

- gehäuft mit einem HLA-DR15 Haplotyp auftreten,
- über einen Th1-Mechanismus getriggert sind (MBP-spezifische T-Zellen, Interferone und IL-2-Rezeptor-Antagonisten verbessern die Entzündungsaktivität in Tierversuchen),
- über ein lokale Immunaktivierung gesteuert sind (oligoklonale Antikörper, positive MRZ-Reaktion, perivenöse Immuninflitrate),
- sich an Geweben mit einem gemeinsamen embryologischen Ursprung manifestieren und gemeinsame antigene Determinanten zu erwarten sind (Retina und Optikus: Diencephalon; Uvea: Neuralleiste).

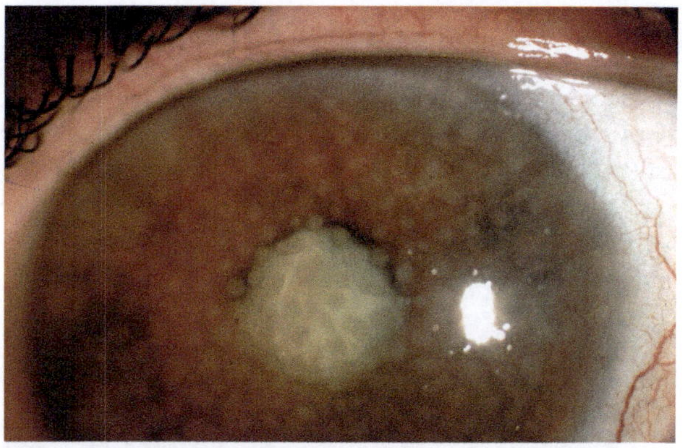

Abb. 14.26 Granulomatöse (»speckige«) keratische Präzipitate bei einem Patienten mit MS-assoziierter Uveitis. Die weiße Pupille deutet auf eine bestehende Cataracta complicata hin. (Aus Becker MD et al. 2007)

14.4.4 Klinische Manifestation

Optikusneuritis (ON)

Eine Optikusneuritis ist das häufigste okuläre Erscheinungsbild der MS mit einem geschätzten Auftreten bei ca. 30% der Patienten, jedoch treten auch intraokulare Entzündungen auf. Nach Ergebnissen der Optic Neuritis Study Group entwickeln 30% der Patienten mit einer ON im Verlauf klinisch eine MS. Das klassische Erscheinungsbild einer ON besteht in einer einseitigen plötzlichen Visusminderung mit relativem afferentem Pupillendefizit, Parazentral- oder Zentrozökalskotom und tritt typischerweise bei jungen weiblichen Patienten auf.

In einer kürzlich veröffentlichten multizentrischen, retrospektiven Fallkontroll-Studie mit 13 Patienten begann bei 7 Patienten eine MS im Mittel 8,2 Jahre (2,8-24,2 Jahre) vor Beginn einer Uveitis, bei 6 Patienten wurde eine Uveitis im Mittel 5,5 Jahre (0,3-20,6 Jahre) vor Auftreten der MS diagnostiziert. 7 Patienten hatten eine ON an mindestens einem Auge in der Vorgeschichte. Bei allen 13 Patienten trat die ON vor Beginn der Uveitis auf.

Uveitis intermedia

Die häufigste Form der Uveitis im Rahmen der MS ist die intermediäre Uveitis (nach Bloch-Michel und Nussenblatt) mit den charakteristischen Befunden Iritis, Pars Planitis, Vitritis, Periphlebitis mit oder ohne Neovaskularisationen und »granulomatösen Veränderungen«. Diese beinhalten im Vorderabschnitt sogenannte »speckige« keratische Präzipitate auf dem Hornhautendothel (Abb. 14.26) und Iris-Knötchen (Koeppe-Knötchen am Pupillarsaum, Bussacca-Knötchen im Irisstroma). Diese Veränderungen sind nicht nur typisch für histologisch granulomatöse Erkrankungen wie Sarkoidose oder Tuberkulose, sie zeigen sich am Auge auch bei histologisch nicht-granulomatösen Erkrankungen wie der MS. Bei Patienten mit dieser Form der Uveitis entwickeln sich oft Sekundärveränderungen wie ein zystoides Makulaödem oder eine okklusive retinale Vaskulitis. Diese Veränderungen haben einen erheblichen Einfluss auf die Visusprognose. Treten sie auf, ist die Erkrankung oft schwer zu behandeln und bleibt häufig der Standardtherapie nicht zugänglich.

Retinale Vaskulitis

Die retinale Vaskulitis bei Uveitispatienten mit MS wird als ausschließlich die Venen betreffende Vaskulitis betrachtet (Periphlebitis, venöse Einscheidungen). Sie umfasst sowohl die aktive Periphlebitis als auch die chronische venöse Sklerose. Die chronische Form der Einscheidungen erscheint typischerweise als dichte lineare weiße Streifen, die den Venenverzweigungen über mehrere Generationen folgen. Bei unseren MS-Patienten zeigten sich die Einscheidungen meist als kontinuierlich, über mehrere Venenverzweigungen hinweg verlaufend im Gegensatz zu Patienten mit Sarkoidose mit intermediärer Uveitis, bei denen eher eine diskontinuierliche, multifokale Einscheidung zu beobachten war. Kaliberschwankungen mit gelegentlichen Netzhautblutungen sind möglich. Jedoch bestehen bei MS-assoziierter Uveitis auch fokale Läsionen besonders in der akuten Phase. Die Sklerose der Venen scheint eine Folge der persistierenden Entzündung zu sein (Abb. 14.27). Nach unserem Kenntnisstand wurde eine Beteiligung der Arteriolen bei MS-assoziierter Uveitis bisher nicht beschrieben.

Der Aktivitätsgrad der Periphlebitis bei MS korreliert oft nicht mit dem Auftreten einer ON, systemischen Verschlechterungen oder dem Schweregrad der Erkrankung, sondern scheint unabhängig zu verlaufen.

Die Fluoreszenzangiographie einer aktiven Periphlebitis zeigt eine verspätete Füllung, verlängerte Anfärbung sowie eine diffuse Leckage der betroffenen Gefäße, welches ein Hinweis auf die gestörte Blut-Retina-Schranke ist (▫ Abb. 14.28). Manche Gefäße zeigen eine Farbstoffleckage in klinisch nicht betroffenen Arealen. Eine venöse Sklerose kann eine späte Anfärbung oder auch eine normales fluoreszenzangiographisches Bild zeigen.

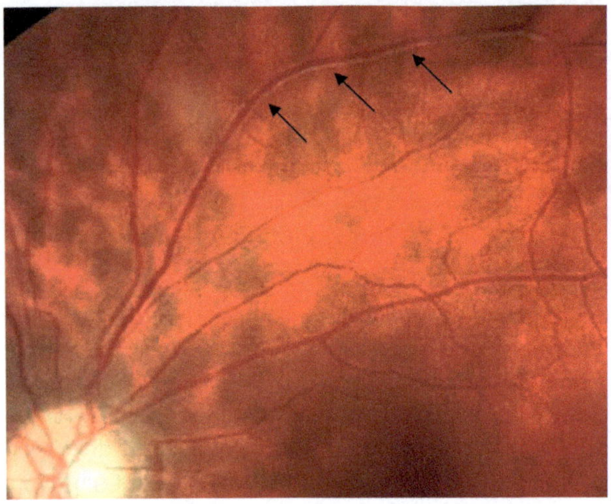

▫ **Abb. 14.27** Chronische venöse Sklerose der retinalen Vena temporalis superior mit linienförmiger weißer Trübung (*Pfeile*) bei einem Patienten mit MS-assoziierter Uveitis. Optikusatrophie durch rezidivierende Optikusneuritiden. (Aus Becker MD et al. 2007)

▫ **Abb. 14.29** Okklusive Periphlebitis mit Venenastverschluss. (Aus Becker MD et al. 2007)

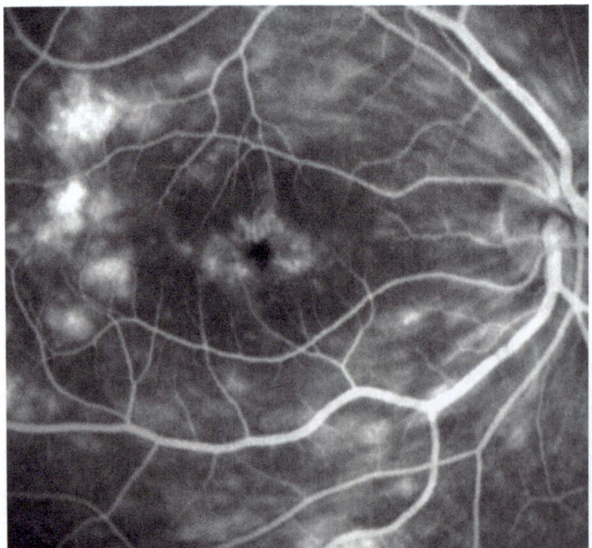

▫ **Abb. 14.28** Fluoreszenzangiographie mit deutlicher Gefäßleckage und Makulaödem als Zeichen des Zusammenbruchs der Blut-Retina-Schranke bei aktiver Periphlebitis. (Aus Becker MD et al. 2007)

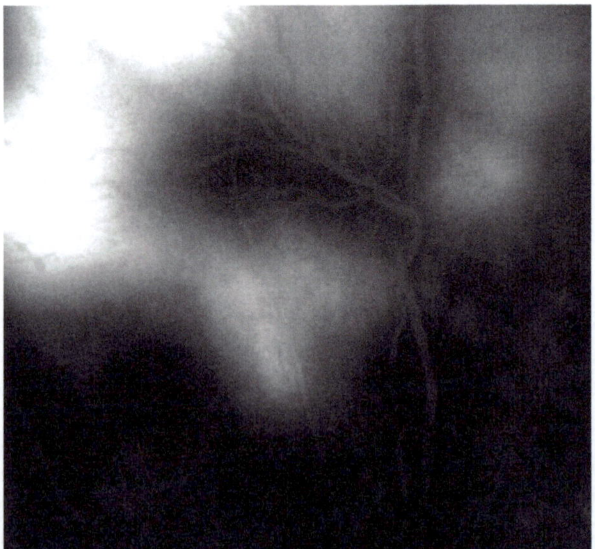

▫ **Abb. 14.30** Fluoreszenzangiographie mit retinalen Neovaskularisationen eines Patienten mit okklusiver MS-assoziierter Vaskulitis. (Aus Becker MD et al. 2007)

Komplikationen der okklusiven Vaskulitis (Abb. 14.29) sind u.U. Neovaskularisationsbildung (Abb. 14.30) mit oder ohne Glaskörperblutungen. Dies kann zu traktiven Netzhautablösungen und der Ausbildung eines Sekundärglaukomes führen.

Weitere Komplikationen bei MS-assoziierter Uveitis mit oder ohne Vaskulitis sind eine Kataraktentwicklung, die Ausbildung eines zystoiden Makulaödems und/oder epiretinaler Membranen. Es scheint bezüglich der Komplikationsrate keinen Unterschied hinsichtlich primärer oder sekundärer intermediärer Uveitis zu geben.

Die folgende Übersicht fasst die klassischen Befunde einer intraokulären Entzündung bei MS zusammen.

Klassischer Befund bei MS-assoziierter Uveitis

- Beidseitige, intermediäre Uveitis mit oder ohne Neuritis nervi optici (ON) in der Anamnese
- »Granulomatöse« Veränderungen im vorderen Augenabschnitt
- Mehrere Gefäßabschnitte kontinuierlich überspannende Periphlebitis retinae
- Zystoides Makulaödem
- Okklusive Vaskulitis mit Gefahr der Neovaskularisationsbildung

14.4.5 Differentialdiagnose

Entzündliche Systemerkrankungen, welche Enzephalomyelopathie, Optikusneuritis, extraokuläre Augenmuskelbewegungsstörungen, intermediäre Uveitis mit Vaskulitis hervorrufen und eine MS-assoziierte Uveitis imitieren können, sind in der folgenden Tabelle aufgeführt (Tab. 14.6).

Tab. 14.6 Differentialdiagnose der MS-assoziierten Uveitis

Okulo-zerebrales Lymphom	MRT, Liquorpunktion, diagnostische Vitrektomie
ZNS-Vaskulitis	MRT
Neurosyphilis	Syphilisserologie, Liquorpunktion
Neuroborreliose	Erythema migrans, Borrelienserologie, Liquorpunktion
Virale Infektionen (Herpes-Viren)	Retinale Arteriolitis, diagnostische Vitrektomie, klinisches Fundusbild
Morbus Behçet	Okklusive retinale Vaskulitis, orale/genitale Ulzerationen, Hautveränderungen (Erythema nodosum, positiver Pathergie-Test), Arthritis
Sarkoidose	Multifokale Periphlebitis, ACE, Lysozym, Röntgen-Thorax, granulomatöse Veränderungen

14.4.6 Therapie der MS-assoziierten Uveitis

Kortikosteroide und Immunsuppression

Für Patienten mit nicht-klassifizierbarer oder nicht-infektiöser klassifizierbarer intermediärer Uveitis ist die Behandlung mit systemischen Steroiden (Anfangsdosis 1 mg/kg Körpergewicht) das Mittel der Wahl bei Therapiebeginn. Wenn die Entzündungsaktivität (Zellzahl im Glaskörper und Vorderkammer, Ausmaß der Glaskörpertrübung: Haze) mittels systemischer Steroide reduziert werden kann und keine erneute Verschlechterung oberhalb der Cushingschwelle (ca. 7,5 mg Prednison-Äquivalent pro Tag) eintritt, es aber zu einem erneutem Aufflammen nach vollständigem Absetzen kommt, sollte langfristig eine niedrig dosierte systemische Steroidtherapie beibehalten bzw. über eine steroidsparende immunsuppressive Alternative nachgedacht werden. Kommt es bereits oberhalb der Cushingschwelle zu einer Verschlechterung, sind steroidsparende Medikamente wie z.B. Methotrexat oder Mycophenolat Mofetil indiziert.

Die Verwendung von Tumor-Nekrose-Faktor (TNF)-Inhibitoren ist bei Patienten mit MS-assoziierter Uveitis kontraindiziert, da diese möglicherweise eine MS induzieren können. In anderen Fällen von nicht MS-assoziierter, schwerer nicht-klassifizierbarer oder klassifizierbarer intermediärer Uveitis mit Vaskulitis stellen TNF-Inhibitoren eine gute Option dar.

Parabulbäre oder intravitreale Injektionen von Triamcinolon stehen als lokale Therapie zur Behandlung des häufig vorhandenen Makulaödems zur Verfügung.

Therapieziel ist ein möglichst maximaler Visusanstieg und der Rückgang von Sekundärkomplikationen. Eine völlige Zellfreiheit des Glaskörpers ist oftmals nicht zu erreichen, sodass man sich mit einer milden Entzündungsaktivität bis max. 1+ Zellen in der Vorderkammer und 1+ Glaskörperhaze nach SUN-Kriterien zufrieden geben darf, solange kein Makulaödem vorhanden ist.

Praxistipp

Das Therapieziel ist der Visusanstieg (also z.B die Reduktion des Makulaödems) und eine Reduktion vom Komplikationen (z.B. Neovaskularisationen). Die alleinige Beurteilung der Entzündungsaktivität (Zellzahl) ist als Parameter für den Therapieerfolg ungeeignet.

Immunmodulatorische Therapie

Interferon (IFN) hat bei Patienten mit MS und/oder Optikusneuritis günstige Eigenschaften. Jacobs et al. zeigten, dass ein Behandlungsbeginn mit IFN-β1a zum Zeitpunkt des ersten demyelinisierenden Ereignisses, wie zum Beispiel einer ON, bei Patienten mit Hirnläsionen im MRT und einem somit hohen Risiko für die Entwicklung einer klinisch definierten MS, einen vorteilhaften Effekt haben.

Die biologischen Eigenschaften von IFN sind seit den frühen 70er Jahren bekannt. Typ-I-Interferone (IFN-α und -β) stimmen in rund 30% ihrer Aminosäuresequenzen überein und wirken über den gleichen Rezeptor (es gibt zusätzlich einen IFN-β-Rezeptor). Daher sind die therapeutischen Effekte von Typ-I Interferonen sehr ähnlich. Typ-II-Interferone (IFN-γ) haben eine hiervon abweichende Aminosäuresequenz.

Mehrere Studien zeigen, dass eine Behandlung mit IFN-β das Gleichgewicht der Zytokine zugunsten einer reinen anti-inflammatorischen Reaktion verschiebt. Dies geschieht entweder durch eine Unterdrückung von Th1-Zellen oder durch eine Vermehrung von Th2-Zellen oder durch beides. IFN- β unterdrückt darüber hinaus die IFN-γ-vermittelte Expression von MHC-Klasse-II auf Astrozyten und Mikrogliazellen in vitro und verringert die Fähigkeit der Antigenpräsentation dieser Zellen.

In der Nomenklatur der Interferone bedeutet eine »1« eine große Ähnlichkeit des Proteins mit der b-Familie, ein »a« bedeutet, dass das synthetische Produkt die gleiche Primärstruktur hat wie die natürliche Substanz. Minagar et al. zeigten unlängst, dass IFN-β1a and IFN-β1b die IFN-γ-induzierte Auflösung endothelialer Verbindungen blockieren und so Endothelbarrieren schützen. Sie zeigten auch, dass die stabilisierenden Effekte von IFN-β auf Occludin und VE-Cadherin den molekularen Mechanismus repräsentieren, der für den therapeutischen Effekt von IFN-β auf die Blut-Hirn-Schranke bei MS verantwortlich ist. Interessanterweise scheint die Reduktion der Gefässpermeabilität und somit die Reduktion des Makulaödems und der Anstieg des Visus ein wichtiger Effekt von IFN in der Behandlung von Patienten mit MS-assoziierter Uveitis zu sein. Wegen des »immunomodulatorischen« Wirkmechanismus der Interferone (»immunmodulatorisch« statt »immunsuppressiv«) geht man davon aus, dass Interferone zur Wirkung ein nicht unterdrücktes Immunsystem benötigen. Daher sollten zusätzliche Steroide nur in niedriger Dosierung verwendet werden. Die konkurrierende Verwendung eines Immunsuppressivums ist demzufolge bei der Interferonbehandlung zu vermeiden.

Das derzeitige Behandlungskonzept für Patienten mit Optikusneuritis wurde durch die Ergebnisse der Controlled High-Risk Subjects Avonex Multiple Sclerosis Prevention Study (CHAMPS) modifiziert. Patienten mit einem ersten demyelinisierenden Ereignis (ON, inkompletter transverser Myelitis, Hirnstamm- oder Kleinhirnsyndromen) und mindestens 2 charakteristi-

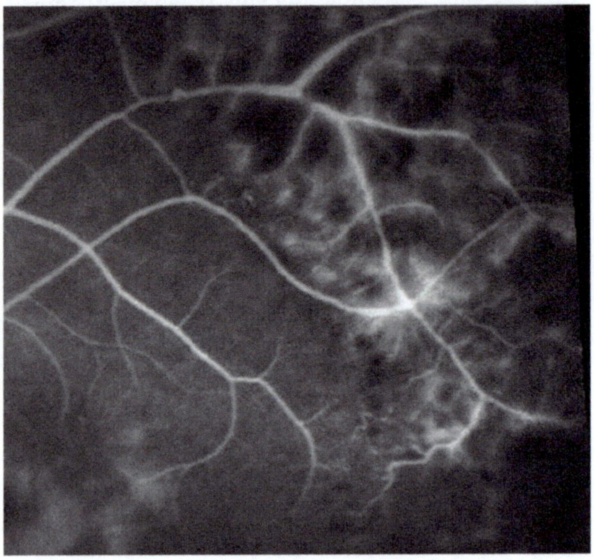

Abb. 14.31 Okklusive retinale Vaskulitis vor Interferon-β-Behandlung bei einem Patienten mit MS-assoziierter Uveitis. (Aus Becker MD et al. 2007)

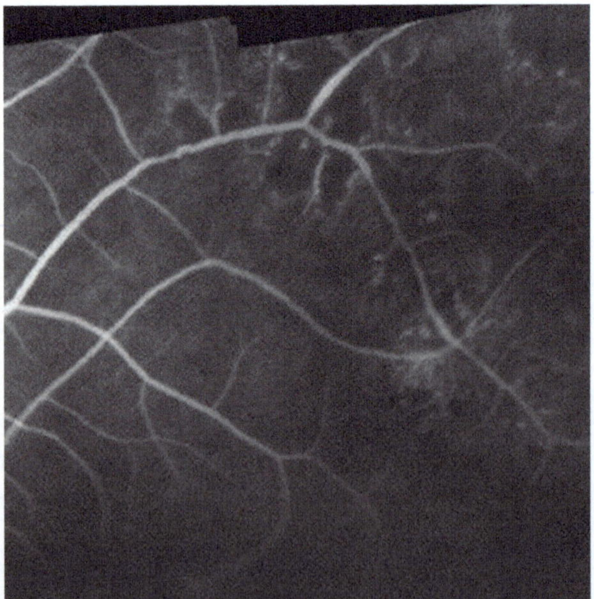

Abb. 14.32 Okklusive retinale Vaskulitis nach Behandlung mit Interferon-β (gleicher Patient wie in Abb. 14.31): Regression der nichtperfundierten Areale, keine Neovaskularisationen, Verringerung der Gefäßleckage . (Aus Becker MD et al. 2007)

schen Entmarkungsherden im Gehirn erhielten nach Randomisierung entweder IFN-β1a oder Placebo nach initialer Therapie mit intravenösen Steroiden. Nach 3 Jahren zeigten die mit IFN-β 1a behandelten Patienten ein um 50% reduziertes Risiko des Übergangs zu einer klinisch definierten MS (CDMS). Die Ergebnisse dieser Studie haben einen Standard für die Behandlung einer ersten demyelinisierenden ON bei Risikopatienten gesetzt. Es stehen derzeit verschiedene β-Interferone (Avonex, Rebif, Betaseron) sowie weitere Wirkstoffe wie Glatiramer Acetate (Copaxone), Natalizumab (Tysabri) und Mitoxantrone für die Behandlung der MS zur Verfügung.

IFN-α führt zu einer Rückbildung von inflammatorischen retinalen Neovaskularisationen bei Patienten mit okklusiver Vaskulitis im Rahmen eines M. Behçet. Nach unserer Erfahrung führt eine prophylaktische Behandlung mit IFN-β der okklusiven Vaskulitis bei MS-assoziierter Uveitis zu einer Verringerung der ischämischen perfundierten Netzhautareale und somit zu einer geringeren Ausbildung von Neovaskularisationen und auch zu einer verminderten Gefäßleckage (◘ Abb. 14.31, ◘ Abb. 14.32).

Laserphotokoagulation

Bei Vorliegen ausgeprägter Neovaskularisationen ist eine Argonlaserbehandlung der betroffenen Areale eine Option, sofern die Erkrankung nicht auf Immunsuppression oder Interferon anspricht. Die Behandlung der Wahl besteht in einer sektoriellen Koagulation (◘ Abb. 14.33).

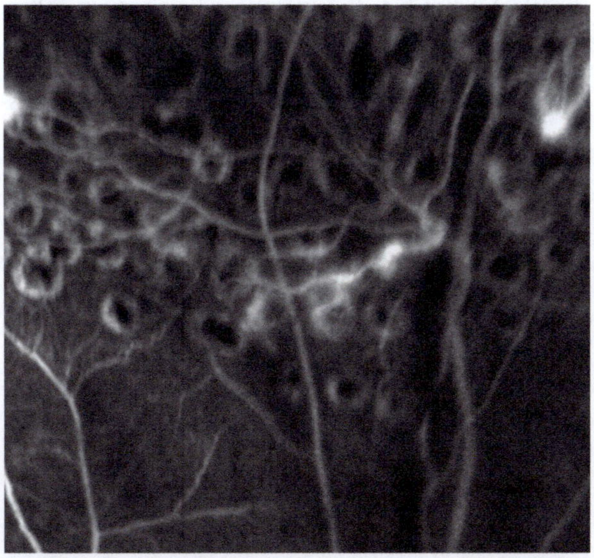

◘ **Abb. 14.33** Fluoreszenzangiographie desselben Patienten wie Abb. 14.30 zeigt eine Regression der Neovaskularisationen nach sektorieller Laserkoagulation. (Aus Becker MD et al. 2007)

Intravitreale Medikamentenapplikation

Bei der intravitrealen Gabe von Kortikosteroiden entweder zur Behandlung der intemediären Uveitis selbst oder eines begleitenden Makulaödems werden zwei Behandlungsstrategien verfolgt:

- die häufig durchgeführte Injektion von Triamcinolon oder Dexamethason oder
- die Implantation von Medikamententrägern (Ozurdex, Retisert) mit einer deutlich längeren Halbwertszeit.

Die Ausbildung einer Katarakt (Steroid-induzierte Cataracta complicata) oder eines Sekundärglaukoms sind als potentielle Nebenwirkungen hierbei zu beachten. Systemische Steroidnebenwirkungen können bei diesen Therapieformen im Allgemeinen vernachlässigt werden.

Zur Behandlung retinaler Neovaskularisationen und auch des inflammatorischen Makulaödems bieten sich die heute verfügbaren Medikamente an, die sich gegen den »vascular endothelial growth factor« (VEGF) richten. Alle Therapeutika (Avastin, Lucentis, Macugen) sind nur im Off-label-Gebrauch zu verwenden und müssen wegen der temporären Wirksamkeit repetitiv verabreicht werden.

Chirurgische Intervention

Wenn bei ausgeprägten Glaskörpertrübungen medikamentöse Therapieformen nicht mehr wirksam sind, eine epiretinale Membran als Ursache des Makulaödems vorhanden ist oder traktive Membranen eine Amotio retinae verursachen, ist die Indikation zu einer Vitrektomie mit Pars-plana-Zugang gegeben. Dieses Verfahren lässt sich auch mit einer Katarakt-Operation oder einer intravitrealen Medikamentenapplikation kombinieren.

Behandlungsstrategien

Viele Faktoren beeinflussen die Entscheidung zum therapeutischen Vorgehen bei Patienten mit MS-assoziierter Uveitis. Die folgende Tabelle zeigt die Vorgehensweise der Autoren (◘ Tab. 14.7). Aufgrund des chronischen Verlaufes sollten die Patienten je nach Aktivitätsgrad der Erkrankung regelmäßig kontrolliert werden. Bei geringer entzündlicher Aktivität empfehlen wir 3-monatige augenärztliche Kontrollen.

14.4.7 Prognose/Schlussbemerkungen

Bei Multiple-Sklerose-Patienten tritt neben der häufigen Optikusneuritis eine Uveitis häufig beidseitig auf und manifestiert sich mit Vitritis und retinaler Vaskulitits als »intermediäre Uveitis«.

Die Prognose hängt vor allem von Sekundärkomplikationen wie der Entwicklung eines Visus reduzierenden

Tab. 14.7 Therapeutisches Vorgehen bei Patienten mit MS-assoziierter Uveitis

Visus	Aktivität/Komplikationen	Behandlungsoptionen
≥0,8 ohne störende Mouches volantes	≤1+ Glaskörperzellen, Glaskörper-Haze 0,5 bis 1, kein Makulaödem, milde Periphlebitis	Beobachten
<0,8	Glaskörpertrübungen, mildes Makulaödem, 1-2+ Glaskörperzellen, einseitig	Parabulbäre oder intravitreale Injektion von Triamcinolon
0,1-0,4	Visusreduktion v.a. durch Makulaödem bedingt	Systemische Corticosteroide, Immunsuppression, Interferon-β
	Okklusive Vaskulitis	Systemische Steroide, Immunsuppression oder Interferon-β, sektorielle Argon Laser Photokoagulation
	Neovaskularisationen	Interferon-β und/oder sektorielle Argon Laser Photokoagulation, intravitreale anti-VEGF-Gabe
	Epiretinale Membran als Ursache für Makulaödem	Vitrektomie mit Peeling

Makulaödems oder der Ausbildung retinaler Ischämien mit retinalen Neovaskularisationen ab.

Therapeutisch hat neben der hochdosierten Steroidtherapie und dem Einsatz immunsuppressiver Medikamente vor allem die Behandlung mit Interferonen an Bedeutung gewonnen.

Fazit für die Praxis

Eine Vaskulitis kann bei Multipler Sklerose (MS) im Rahmen einer Uveitis intermedia auftreten. Wichtig ist, überhaupt an diese Assoziation zu denken und eine MS als Ursache einer intermediären Uveitis mit Vaskulitis in Betracht zu ziehen. Neben der systemischen Therapie mit hochdosierten Steroiden und Immunsuppressiva hat die Behandlung mit Interferonen zunehmend an Bedeutung gewonnen.

14.5 Sarkoidose

U. Pleyer, S. Winterhalter

14.5.1 Definition und Einteilung

Die Sarkoidose ist eine Systemerkrankung, die über das Vorliegen nicht-verkäsender, epitheloidzelliger Granulome nach Ausschluss einer Infektion bzw. einer anderweitigen Ursache gestellt wird. Sie ist die häufigste interstitielle Lungenerkrankung unbekannter Ätiologie und betrifft meist junge Menschen.

Da es sich bei der Sarkoidose um ein ausgesprochen heterogenes Krankheitsbild handelt das prinzipiell alle Organe betreffen kann, ist eine einfache Einteilung problematisch. Bei mehr als 90% der Betroffenen geht die Erkrankung mit einer pulmonalen Manifestation einher. Daher wird ein »Staging« der Erkrankung häufig an der Lungenbeteiligung orientiert (Tab. 14.8). Zusätzlich lassen sich verschiedene Muster im Krankheitsverlauf erkennen. Ein grundlegender Unterschied scheint zwischen einem akuten Krankheitsverlauf und dem nicht-akuten Krankheitsverlauf zu bestehen.

Die **akute Sarkoidose** ist durch einen plötzlichen Krankheitsbeginn und Allgemeinsymptome wie subfebrile Temperaturen, Gewichtsabnahme, Nachtschweiß, Müdigkeit und Abgeschlagenheit definiert. Sie geht mit einer systemischen Entzündung einher, entsprechend finden sich hier besonders hohe sIL-2R-Konzentrationen, die als Marker für die Sarkoidose-Entzündung gelten. Patienten mit einer akuten Sarkoidose weisen häufiger einen extrapulmonalen Befall, insbesondere der Leber, lymphatischer Organe und des hämatopoetischen Systems (Milz, Knochenmark) auf. Auch Hyperkalzämien treten hier häufiger auf. Die häufigste Unterform der akuten Sarkoidose ist das »Löfgren-Syndrom« mit der klassischen Trias: bihiläre Lymphadenopathie, Sprunggelenksarthritis und Erythema nodosum. Im Gegensatz zur akuten Sarkoidose mit Milzbeteiligung hat dieses Krankheitsbild eine ausgesprochen gute Prognose und heilt in der Regel spontan innerhalb weniger Monate aus. Neben einem akuten, schubförmigen Verlauf der Sarkoidose existiert ebenfalls eine progrediente, schleichende Form.

14.5.2 Epidemiologie

Die Sarkoidose betrifft meist Erwachsene unter dem 40. Lebensjahr, Frauen etwas häufiger (1,2:1) mit einer Inzidenz von etwa 16,5/100.000 bei Männern und

Tab. 14.8 Stadien der pulmonalen Sarkoidose

Stadium	Röntgen-Thorax-Befund	Häufigkeit (%)	Rate spontaner Remission (%)
0	Normal	5 bis 10	-
I	Bihiläre Lymphadenopathie (BHL)	50	55 bis 90
II	BHL und Parenchyminfiltrate	25	40 bis 70
III	Parenchyminfiltrate ohne BHL	15	10 bis 20
IV	Fibrose	5 bis 10	0 bis 5

(Daten zusammengestellt aus Costabel U 2001)

19/100.000 bei Frauen. Es bestehen starke geographische und ethnische Unterschiede mit auffällig hoher Inzidenz in Skandinavien und bei farbigen US-Amerikanern. Die Mortalität durch Sarkoidose liegt bei ca. 1 bis 5 Prozent und bedeutet damit keine Übersterblichkeit.

14.5.3 Ätiologie und Pathogenese

Die Ursache der Sarkoidose ist unklar. Es wird bei genetisch prädisponierten Individuen eine überschießende T-Helferzelltyp-1- (TH_1-) Reaktion gegen ein oder mehrere bisher unbekannte Antigene angenommen. Als Stimuli werden infektiöse und Autoantigene sowie Umwelteinflüsse vermutet.

14.5.4 Genetik und Immunologie

Genetik

Die Sarkoidose ist eine genetisch komplexe Erkrankung. Es liegen eine Reihe von Hinweisen vor, die für eine genetische Prädisposition sprechen:

- Es besteht eine variable Prävalenz und Inzidenz der Erkrankung sowie ein erheblicher Unterschied im Schweregrad der Erkrankung bei Individuen unterschiedlicher ethnischer Herkunft
- Beobachtungen für eine familiäre Häufung der Sarkoidose konnten belegt werden. Das relative Risiko schwankt zwischen dem 36- bis 73fachen in Studien aus UK und USA.
- Es liegen Hinweise für eine HLA-assoziierte Disposition vor. Schürmann et al. konnten bei 138 Betroffenen aus 63 Familien mittels Mikrosatelliten Marker für eine genetische Prädisposition finden. Dies steht in Einklang mit einer Reihe weiterer Untersuchungen, die eine Assoziation der Sarkoidose zu verschiedenen MHC-II-Allelen belegen konnten. Interessanterweise sind einige Korrelation zu finden, die ein erhöhtes Risiko aufweisen (HLA-DR 11, 12, 14, 15, 17), während andere eher eine Protektion bieten (HLA-DR1, DR4, HLA-DQ*0202). Interessante Beobachtungen wurden für die Genexpression von Tumor-Nekrose-Faktor α (TNF α) mitgeteilt, die eine Erklärung für das Dysequilibrium bei Sarkoidosepatienten bieten könnte. Ein Promoterpolymorphismus für TNF α konnte bei Patienten mit Löfgren's Syndrom bestätigt werden. Weitere Untersuchungen zeigen, dass dies den Schweregrad der Erkrankung im Einzelfall beeinflussen kann.

Immunologie

Eine T-Zell-Aktivierung in genetisch empfänglichen Individuen wird als entscheidender pathogenetischer Faktor angenommen. Die Interaktion zwischen den weiterhin unbekanntem/n Antigen(en) und Antigen-präsentierenden Zellen führt als Th1-Antwort zur Aktivierung von CD4-positiven Lymphozyten (Abb. 14.34). Die betroffenen Organe sind entsprechend mit CD4-positiven T-Zellen infiltriert. Eine komplexe Entzündungskaskade mit weiteren proinflammatorischen Mediatoren, v.a. Chemokinen und Cytokinen, wird initiert, die in Formation nicht-spezifischer Granulome mündet. Bei den meisten Patienten bildet sich diese Reaktion spontan zurück. Bei einigen werden allerdings Fibroblasten rekrutiert, die Matrixproteine produzieren und schließlich zur Fibrose führen. Offensichtlich liegt eine paradoxe Reaktion des Immunsystems der Sarkoidose zugrunde. Während einerseits die Lunge eine überschießende, immunologische Reaktion aufweist, besteht an anderer Stelle eine relative »anergy«, die sich z.B. beim negativen Mantoux-Test zeigt.

Die zellulären Botenstoffe Tumornekrosefaktor α, Interferon γ und Interleukin 2 werden bei Sarkoidose von den Entzündungszellen deutlich vermehrt produziert und fördern die Entstehung von Granulomen. Das Angiotensin-konvertierende Enzym (ACE) wird in den Epitheloidzellen der Granulome gebildet, was zu erhöhten ACE-Serumkonzentrationen führt. Das Serum-ACE lässt sich

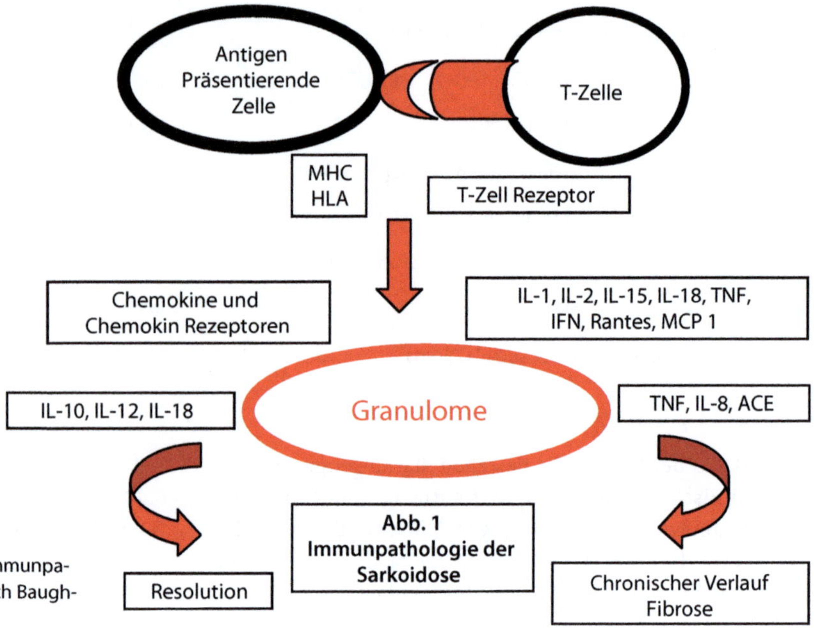

Abb. 14.34 Schematische Darstellung zur Immunpathophysiologie der Sarkoidose. (Modifiziert nach Baughman et al. 2003)

dadurch als Biomarker der »Granulomlast« nutzen und wird zur Verlaufsbeobachtung und Therapiesteuerung genutzt. Offensichtlich fehlen »eindämmende« immunologische Mechanismen, die diese überschießende Immunreaktion kontrollieren. Es gibt zunehmend Hinweise, dass Sarkoidosepatienten auf harmlose Antigene, wie ubiquitär vorkommende atypische Mykobakterien und Propionibakterien, mit einer überschießenden Entzündungsantwort reagieren, sodass diese möglicherweise eine Rolle in der Pathogenese der Sarkoidose spielen könnten.

Antigene

Wie bereits erwähnt sind infektiöse Organismen, insbesondere Mykobakterien, Borrelia burgdorferi und Propionibacterium acnes, wiederholt als potentielle Antigene der Sarkoidose vermutet worden. Weiterhin führen Exposition gegenüber Beryllium, Aluminum und Zirkonium zur Granulombildung ähnlicher Morphologie und sind dadurch als auslösende Agentien in Verdacht geraten.

14.5.5 Klinik und Symptomatik

Etwa 90% der Sarkoidosepatienten weisen im Thoraxröntgenbild leicht erkennbare Befunde wie eine bihiläre Lymphadenopathie und eine diffuse retikulonoduläre Zeichnungsvermehrung im Lungenparenchym auf. Eine Einteilung in radiologische Typen ist üblich. Sie lässt jedoch nur sehr bedingt eine prognostische Aussage zu und eine Progression der Erkrankung muss nicht mit einer Änderung des Röntgenbefundes verbunden sein.

Tab. 14.9 Organbeteiligung bei Sarkoidose

Organ	Patienten (%)
Mediastinale Lymphknoten	95-98
Lunge (Husten, Lungenobstruktion, Bronchiektasien, progressive Dyspnoe, Fibrose)	>90
Leber (geringe Leberenzyme erhöht, selten: Leberversagen)	50-80
Milz (asymptomatische Splenomegalie)	40-80
Augen (Uveitis, Keratokonjunktivitis sicca)	20-50
Muskuloskeletales System (Gelenkschmerz, Myopathie)	25-39
Periphere Lymphadenopathie (meist diskrete cervicale, axilläre, inguinal palpable, mobile Lymphknoten)	30
Hämatologische Veränderungen (Anämie, Leukopenie)	4-40
Haut (unspezifische Läsionen, Erythema nodosum)	25
Nervensystem (Hirnnervenparalyse, Raumforderung, periphere Neuropathie, Diabetes insipidus)	10
Herz (Überleitungstörungen, infiltrative Kardiomyopathie, »plötzlicher Herztod«)	5
Hypercalciämie (Nephrocalcinose, Nephrolithiasis, Nierenversagen)	2-10
Speicheldrüse (uni- oder bilaterale Parotitis)	<6
Gastrointestinal (Ösophagus, Appendix, Rektum, Pankreas)	<1

14.5.6 Augenmanifestationen bei Sarkoidose

Klinische Manifestation und Symptome

Bei bis zu 80% der Patienten mit systemischer Sarkoidose liegt eine Augenbeteiligung vor. Überwiegend präsentiert sie sich als Uveitis anterior. Bei ca. 25% der Patienten ist der hintere Augenabschnitt mit Uveitis posterior oder Optikoneuropathie betroffen.

Praxistipp

Die Sarkoidose ist eine der häufigsten Systemerkrankungen bei allen Formen endogener Uveitis (anterior-posterior) und sollte entsprechend bei der Differentialdiagnostik berücksichtigt werden.

Vorderer Augenabschnitt

Orbitabeteiligungen zählen mit weniger als 1% zu den eher seltenen klinischen Manifestationen einer Sarkoidose. Sie können als symptomatische, schmerzhafte Ophthalmoplegie ggf. mit Visusminderung imponieren und als initiale Präsentation in Erscheinung treten. Eine ein- oder beidseitige Tränendrüsenaffektion wurde bei 7% bis zu 70% v.a. farbiger Patienten mitgeteilt. Sie verläuft meist asymptomatisch, kann allerdings zu Keratokonjunktivitis sicca und ggf. Diplopie führen.

Im Rahmen der Hautbeteiligung bei Sarkoidose können Lidveränderungen als schmerzfreie subkutane Knötchen auftreten. Die Skleritis wird als eine eher seltene Präsentation der Sarkoidose beobachtet. Sie wurde überwiegend als noduläre oder diffuse Skleritis klassifiziert. Als eine frühe klinische Präsentation wurden häufig Bindehautgranulome beschrieben, die sich zur leicht zugänglichen Biopsie und Diagnosesicherung anbieten. Sie reagieren rasch auf eine Steroidtherapie und sollten daher initial sorgfältig abgeklärt werden. Chronische Verläufe der Konjunktivitis wurden mit sekundären Veränderungen als KKS, Symblepharonbildung und pemphigoidähnlichen Verläufen beobachtet.

Akute anteriore Uveitis. Als akute anteriore, häufig unilaterale Uveitis wird die intraokulare Entzündung v.a. im Rahmen des Löfgren-Syndrom gesehen. Erythema nodosum und bilaterale Lymphadenopathie der Lunge begleiten die granulomatösen Uveitis. Irisknötchen am Pupillarsaum (Koeppe-Knötchen) oder im Irisstroma (Bussaka-Knötchen) sind klassische Befunde, die allerdings nicht obligat sind (◘ Abb. 14.35). Intraokulare Druckanstiege sind ggf. Leitbefund.

Chronische anteriore Uveitis. Chronische, anteriore intraokulare Entzündungen verlaufen häufig subtil und nehmen einen undulierenden Verlauf. Sie sind überwiegend bilateral mit granulomatösen Hornhautpräzipitaten, und Irisveränderungen wie bereits beschrieben. Etwa die Hälfte der Betroffenen weist einen rezidivierenden Entzündungsverlauf mit posterioren Synechien, Sekundärglaukom und Katarakt auf (◘ Abb. 14.36). Ein Übergang in eine Panuveitis wird nicht selten beobachtet und bei zusätzlicher Glaskörperbeteiligung treten zystoide Makulaödeme als wesentliche Komplikation hinzu.

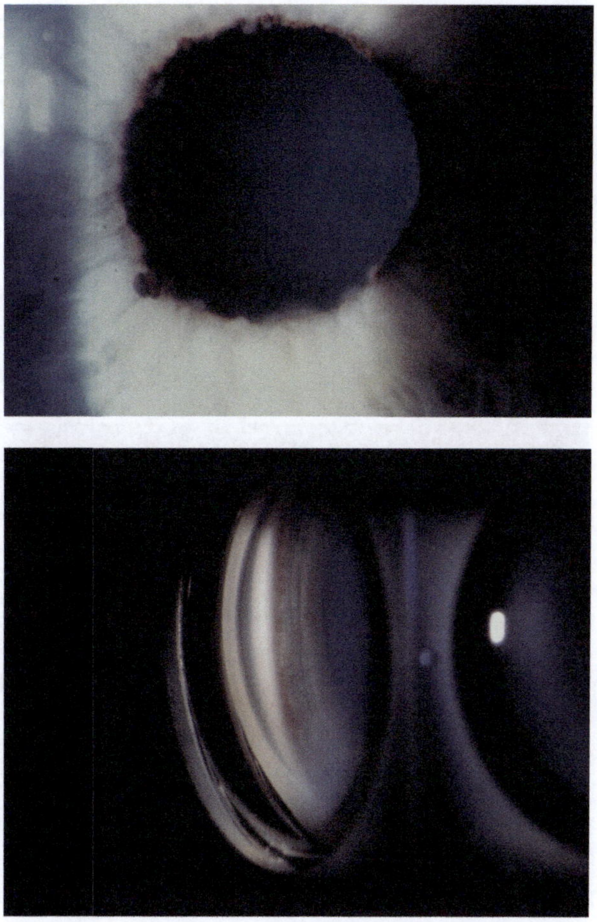

◘ **Abb. 14.35** Anteriore, granulomatöse Uveitis. Koeppe-Knötchen am Irissaum. Sekundäre intraokulare Drucksteigerung bei Granulomen im Kammerwinkel

Hinterer Augenabschnitt

Intermediäre Uveitis. Glaskörperinfiltrationen mit »Schneebällen« v.a. in der unteren Zirkumferenz können als charakteristisches, allerdings nicht diagnostisches Zeichen einer Sarkoidose beobachtet werden. Sie können als initiale Präsentation aber auch noch Jahre nach systemischer Erkrankung auftreten. Zusammen mit der Abklärung einer latenten Enzephalitis disseminata und Borrelieninfektion sollte daher die Differentialdiagnose

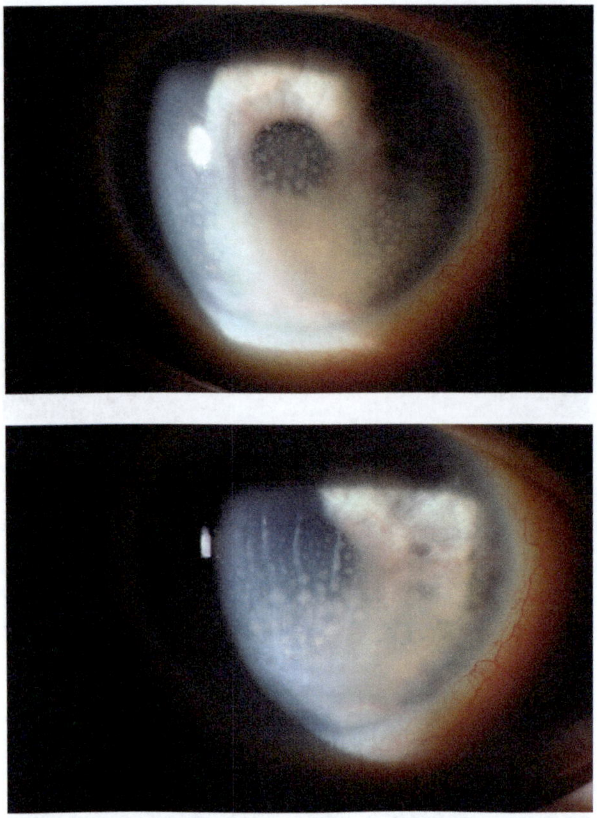

Abb. 14.36 Beidseitig anteriore, granulomatöse Uveitis. Kornea-Endothelpräzipitate bei einem 32-jährigen Patienten mit intraokularer Reizzustand und Irishyperämie

einer Sarkoidose bei Patienten mit intermediärer Uveitis in Betracht gezogen werden.

Posteriore Uveitis. Entzündliche Veränderung der retinalen Gefäße, der Retina des RPE und der Choroidea können als isolierte, okuläre Manifestation der Sarkoidose auftreten. Beteiligungen des hinteren Augenabschnittes werden häufiger bei europäischen im Gegensatz zu amerikanischen Patienten beobachtet. Mit 14-43% ist die Manifestation häufig und wird mit einem erhöhten Risiko einer ZNS-Beteiligung in Verbindung gebracht.

Als typische Veränderung werden Periphlebitis, selten Arteriitis bei Sarkoidose beobachtet, die segmental mit Gefäßeinscheidungen einhergehen (Abb. 14.37). Morphologisch werden sie auf Zellinfiltration an Arealen einer gestörten inneren Blut-Retina-Schranke zurückgeführt. Sie sind unspezifisch und können auch bei anderen Erkrankungen auftreten (Multiple Sklerose).

Häufig handelt es sich um einen Zufallsbefund der asymptomatisch besteht.

Es können allerdings auch Leckage und Gefäßverschluss auftreten, die mit schweren klinischen Erschei-

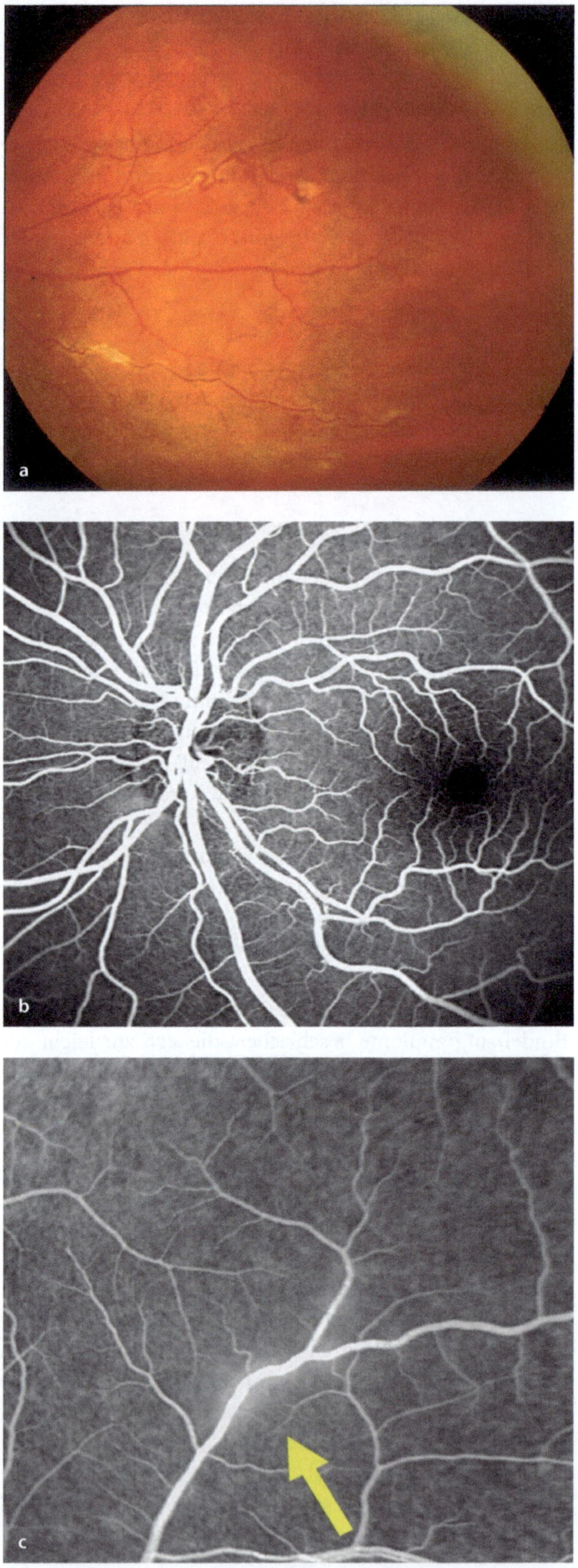

Abb. 14.37 Posteriore Uveitis bei Sarkoidose. Perivaskulitis peripherer, venöser Gefäße. **b,c** Angiographische Darstellung

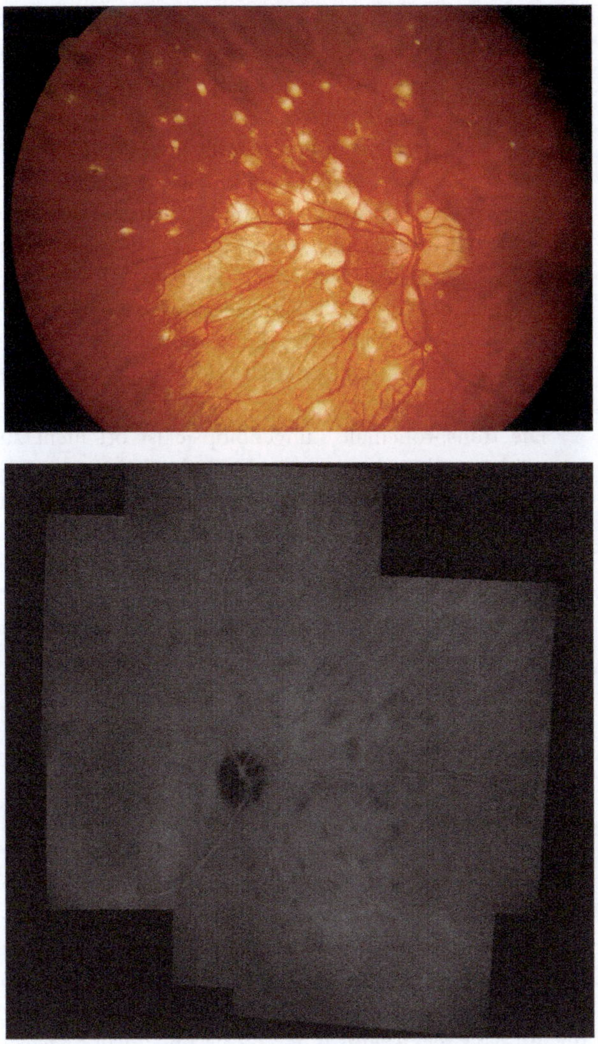

Abb. 14.38 Posteriore Uveitis bei Sarkoidose. Multifokale Choroiditis. Deutliche Darstellung in der ICG-Angiographie

nungen einhergehen. Ödem, intraretinale Blutung, Ischämie und Cotton-wool-Herde sind Folgeerscheinungen. Perivenöse Erscheinungen mit »Kerzenwachsphänomen« wurden von Franceschetti (»tache de bougie«) beschrieben, sie sind allerdings eher selten zu finden. Aufgrund der Ischämie können bei ca. 10% der Patienten mit Netzhautbeteiligung und Sarkoidose Neovaskularisationen auftreten. Sowohl im Papillenbereich als auch intraretinal können sie zu Glaskörpereinblutung führen und treten eher im jüngeren Lebensalter auf. Pathogenetisch kommen sowohl primär entzündliche als auch ischämische Mechanismen in Frage. Daher sind Angiographien der Retina bei Sarkoidose ein wichtiges diagnostisches Hilfsmittel um die Entscheidung in Richtung einer immunsuppressiven Behandlung bzw. Laserkoagulation zu unterstützen.

Choroiditis. Solitäre Aderhautgranulome können weitgehend isoliert ohne Glaskörperinfiltration oder begleitender anteriore Uveitis auftreten. Sie können von einer exsudativen Ablatio begleitet sein und u.U. den Eindruck eines metastatischen Aderhauttumors erwecken.

Treten multiple choroidale Läsionen am hintern Pol auf, sind als Differentialdiagnosen Birdshot Retinochoriditis und multifokale Choroiditis zu berücksichtigen. Die Sarkoidose führt aber insbesondere zu kleinen chorioretinalen Läsionen der unteren Zirkumferenz im Gegensatz zu den genannten Differentialdiagnosen (Abb. 14.38). Angiographische Darstellungen, bevorzugt als Indozyaningrün (ICG) können Aufschluss über die morphologische Situation bieten und ggf. choroidale Neovaskularisationen darstellen.

Andere eher seltene Manifestationen des hinteren AA können sich als posteriore Skleritis, meist mit Schmerzen assoziiert darstellen.

Neurophthalmologische Präsentationen. Bei ca. 12% der Patienten mit Sarkoidose treten neurologische Beschwerden auf. Eine neurophthalmologische Beteiligung wird bei ca. jedem 4. der Betroffenen durch Neuritis, Hirnnervenparese oder Enzephalopathie symptomatisch. Durch direkte Infiltration des neuronalen Gewebes, Kompression oder chronische Meningitis werden unterschiedlichste klinische Bilder beobachtet, die häufig nur schwierig von multipler Sklerose und uveomenigealen Syndromen (VKH) zu differenzieren ist. In der Magnetresonanztomographie des Schädels lässt sich ein ZNS-Befall am besten erfassen. Besonders charakteristisch ist die Granulombildung im Hypophysenstil, die häufig zum Diabetes insipidus führt. Neben der Granulombildung wurden auch basale Meningitiden und insultartige Krankheitsbilder beschrieben. In den letzten Jahren hat sich die FDG-Positronenemmissionstomographie als ein sehr hilfreiches Instrument erwiesen, die das Ausmaß des Organbefalls bei nachgewiesener aktiver Sarkoidose einzuschätzen vermag.

14.5.7 Sarkoidose im Kindesalter

Eine Sarkoidose tritt im Kindesalter sporadisch auf und ist damit eine seltene Ursache für intraokulare Entzündungen in diesem Alter. Die wichtigste Differentialdiagnose ist die idiopathische juvenile rheumatoide Arthritis (JIA), die in bis zu 80% der Fälle als Ursache für eine anteriore Uveitis im Kindesalter gilt. Bei Kindern können zwei altersbezogene Präsentationen der Sarkoidose unterschieden werden. Bis zum 5. Lebensjahr steht eine Symptomtrias aus Hautbeteiligung, Arthritis und Uveitis im Vordergrund (Abb. 14.39). Hierbei tritt eine Uveitis

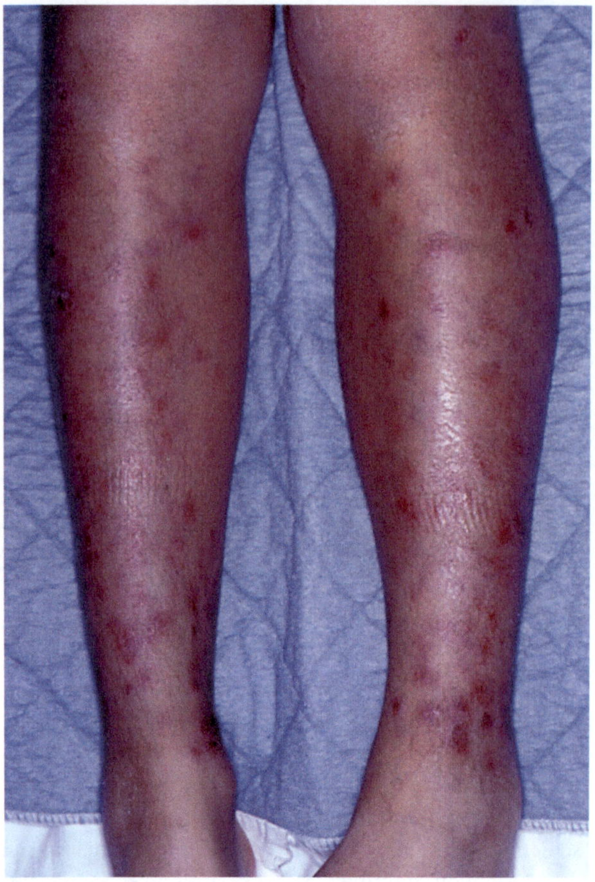

Abb. 14.39 Sarkoidose. Hautmanifestation bei einem 8-jährigen Mädchen

bei bis zu 75 % der Kinder auf. Differentialdiagnostisch muss das Blau-Syndrom in Betracht gezogen werden. Bei älteren Kindern steht die Lungenerkrankung im Vordergrund. Hier finden sich aber ebenfalls Augenbeteiligung sowie Haut-, Leber- und Milzbeteiligungen. Die Arthritis fehlt bei diesen Kindern jedoch häufig. Insgesamt ist der Krankheitsverlauf bei den älteren Kindern ähnlich dem bei Erwachsenen.

Praxistipp

Atypische Verläufe sind v.a. bei Kleinkindern (<5 Jahren) zu beobachten – Hautbeteiligungen sind hier ggf. häufiger als pulmonale Manifestationen.

14.5.8 Diagnostik

Aufgrund der hohen Variabilität der Erkrankung gibt es keinen allgemein gültigen Algorithmus zur Diagnostik der Sarkoidose. Dadurch erklärt sich, dass die Diagnose oft verzögert gestellt wird. Patienten mit primären Lungensymptomen werden deutlich später diagnostiziert im Gegensatz zu Patienten, die sich mit dermatologischen Beschwerden präsentieren. Etwa 30-50% der Sarkoidosepatienten sind asymptomatisch und werden durch Röntgen-Thoraxuntersuchungen in der Routine entdeckt. Als essentielle Faktoren der Diagnose werden Klinik, radiologische Befunde, und histopathologische Bestätigung der Verdachtdiagnose gefordert. Bei extrapulmonaler Sarkoidose kann die histopathologische Diagnosesicherung durch betroffene Hautareale, oder auch Bindehautbiopsie erfolgen.

Die transbronchiale Lungenbiopsie ist oft nicht zu vermeiden und bietet eine diagnostische Sicherung zwischen 60% bis über 90%. Geringere Risiken und nahezu gleich hohe diagnostische Wertigkeit kann mit endobronchialer Nadelaspiration unter Ultraschallkontrolle erreicht werden.

Die Bronchoalveolarlavage (BAL) bei Patienten mit aktiver Lungensarkoidose weist meist eine Lymphozytose mit Ratio von 3,5 und höher der CD4/CD8-Lymphozyten auf. Allerdings sind Sensitivität und Spezifität nicht ausreichend, um die Diagnose zu sichern. Der typische Befund einer BAL-CD4-Lymphozytose ist jedoch nicht beweisend für eine Sarkoidose und kann auch bei anderen Lungenerkrankungen, beispielsweise einer »Rheumalunge«, auftreten. Mit Hilfe der BAL lässt sich jedoch außerdem eine infektiöse Ursache der granulomatösen Erkrankung ausschließen, und sie kann dazu beitragen, die Aktivität der Sarkoidose zu beurteilen. Im Rahmen der Routinediagnostik sollte immer eine Kultur auf Mykobacterium tuberculosis und Pilze angelegt werden. Die Gallium-67-Szintigraphie hat weitgehend an Bedeutung verloren, da sie ebenfalls wenig spezifische Befunde liefert.

Laboruntersuchungen

Das Serum Angiotensin converting enzym (ACE) wird in den Epitheloidzellen der Granulome gebildet, was zu erhöhten ACE-Serumkonzentrationen führt. Diese sind für den Blutdruck irrelevant. Obwohl das ACE bei ca. 50-80% aktiver Sarkoidose erhöht ist, sind Sensitivität und Spezifität nicht adäquat, um die Diagnose zu stellen. Bei etwa 20-50% Patienten liegt ein unauffälliger ACE-Spiegel vor. Dies kann auf ein frühes oder inaktives Stadium, oder einen chronisch »ausgebrannten« Befund zurückgeführt werden.

Die Höhe des Serumspiegels hat keinerlei prognostische Bedeutung. Das Serum-ACE lässt sich jedoch als Biomarker der Granulomlast nutzen und wird zur Verlaufsbeobachtung und Therapiesteuerung genutzt.

Empfehlungen zur diagnostischen Abklärung bei Verdacht auf Sarkoidose

- Anamnese (berufliche und allgemeine Exposition, Symptome)
- Körperliche Untersuchung
- Röntgen-Thorax a-p
- Lungenfunktionsprüfung: Spirometrie und Diffusion Kapazität für CO_2
- Blutbild
- Serum: Calcium, Leberenzyme (ATP, GOT, alkalische Phosphatase), Kreatinin
- Urinanalyse
- Elektrokardiogramm
- Augenärztliche Untersuchung
- Tuberkulin test

14.5.9 Differentialdiagnostik

Neben den bereits genannten infektiösen Ursachen für granulomatöse Entzündungen sollte bei pulmonalem Befall differentialdiagnostisch eine Berylliose ausgeschlossen werden. Hierbei handelt es sich um eine Berufserkrankung, die bei Zahntechnikern, Werkzeugmachern und Drehern zu finden ist.

Zudem gibt es eine Reihe von Erkrankungen, in deren Rahmen es zum Auftreten von sog. »sarcoid like lesions« kommen kann. Hierbei handelt es sich um lymphozytäre Entzündungen mit epitheloidzellhaltigen Granulomen, die histologisch nicht von der Sarkoidose abgegrenzt werden können. »Sarcoid like lesions« können im Rahmen der »common variable immunodeficiency« (CVID), einer HIV-Erkrankung und bei Tumorerkrankungen auftreten. Bei einer granulomatösen Entzündung zervikaler und mediastinaler Lymphknoten sollte immer neben der Tuberkulose auch an eine atypische Mykobakteriose oder Bartonelleninfektion gedacht werden.

Tab. 14.10 Differentialdiagnosen der pulmonalen Sarkoidose

Differentialdiagnose	Charakteristika
Bronchialkarzinom	Noduläre Verschattungen
Lymphatische Systemerkrankungen	Lymphadenopathie
Andere interstitielle Lungenerkrankungen	Infiltrate, Lungenfunktionsstörungen
Exogen-allergische Alveolitis	Nachweis von Granulomen
Tuberkulose, atypische Mykobakteriosen	Nachweis von Granulomen
Aspergillose	Nachweis von Granulomen
Pneumokoniosen	Konsolidierende Infiltrate
Bronchiolitiden, Langerhans-Zell-Histiozytose	Granulome
Blau-Syndrom	Kutane Granulome, Uveitis im Kindesalter
Berylliose	Metallverarbeitende Berufe

Aus Prasse A, Müller-Quernheim J (2009)

14.5.10 Therapie

Lebensbedrohliche Organmanifestationen bzw. Manifestationen, die eine Organfunktion gefährden, stellen eine klare Indikation zur **Kortikosteroidtherapie** dar. Bei Befall des zentralen Nervensystems bzw. einer kardialen Sarkoidosemanifestation sollte unabhängig vom Ausmaß des Befalls eine systemische Kortikosteroidtherapie eingeleitet werden. Bei allen anderen Organbeteiligungen kann die Einleitung einer Kortikosteroidtherapie vom Ausmaß und der Funktionseinschränkung des Organs abhängig gemacht werden. Insbesondere stellt die akute Manifestation der Sarkoidose durch ein Löfgren-Syndrom keine Indikation zur Einleitung einer Kortikosteroidtherapie dar. Da diese Sarkoidoseform eine ausgesprochen gute Prognose mit einer Spontanheilungsrate von über 80% aufweist, sollte bei diesem Krankheitsbild primär zugewartet werden. Nach den internationalen Leitlinien wird die Einleitung einer Kortikosteroidtherapie im Rahmen eines Löfgren-Syndroms nur in Einzelfällen bei sehr schweren Allgemeinsymptomen empfohlen. Beobachtungsstudien haben gezeigt, dass eine Sarkoidose mit Indikation für systemische Kortikosteroide zu häufigen Rezidiven neigt.

Generell sollte eine einmal eingeleitete systemische Therapie mit Kortikosteroiden für mindestens 6 Monate erfolgen. Begonnen wird mit 0,5–1,0 mg/kg KG Prednisolon, darauf folgt meist eine Reduktion um 10 mg im 4-Wochen-Intervall. Aufgrund der Hyperkalzämieneigung sollte auf die Gabe von Vitamin-D-Präparaten zur Osteoporoseprophylaxe verzichtet werden.

Bei etwa 5% der mit systemischen Kortikosteroiden behandelten Patienten gelingt es nicht, die Erkrankung mit einer dauerhaften Kortikoiddosis unterhalb der Cushinggrenze zu kontrollieren. Bei diesen Patienten kann eine **immunsuppressive Kombinationstherapie** mit Azathioprin oder Methotrexat und Prednisolon hilfreich sein.

Bei Therapieversagen bzw. Krankheitsprogress unter einer immunsuppressiven Kombinationstherapie ergeben sich derzeit mehrere Möglichkeiten. Zunächst kann auf eine **Tripeltherapie** mit Prednisolon, Methotrexat und Azathioprin eskaliert werden. Weiterhin kann die zusätzliche Gabe von **Anti-TNF-Therapien** (z.B. Infliximab) erwogen werden. Diese Präparate sind jedoch bisher nicht für die Sarkoidose zugelassen. Bei sehr hoher Entzündungsaktivität kann als 3. Stufe der Behandlung der Einsatz einer immunsuppressiven Kombination aus Cyclophosphamid und Prednisolon erwogen werden.

Bei einer relativen Therapieindikation, wie z. B. persistierendem unproduktivem Husten, der beruflich sehr behindernd sein kann, bietet sich einerseits die Therapie mit inhalativen Kortikoiden oder auch eine systemische Therapie mit Pentoxifyllin an. Letzteres ist ein schwacher Phosphodiesterasehemmer, der bereits als Monotherapeutikum die Freisetzung von Zytokinen wie Tumor-Nekrose-Faktor α und Interleukin 6 inhibiert, die für die Unterhaltung der Inflammation bei Sarkoidose unabdingbar sind. Die empfohlene Dosis beträgt 25 mg/kg KG auf 2 oder mehr Tagesdosen verteilt, die häufig wegen gastrointestinaler Nebenwirkungen nicht erreicht wird. Pentoxifyllin kann auch in Kombination mit Prednisolon zum Einsatz kommen.

Eine neue Therapieoption bieten intravitreale Steroidimplantate (z.B. Ozurdex). Bei Patienten mit überwiegender Augenbeteiligung, insbesondere mit Makulaödem, kann oft ein rascher, anhaltender Therapieerfolg erreicht werden. Die potentiellen Risiken und unerwünschten Wirkungen der Steroidtherapie sind zu berücksichtigen.

Praxistipp

Intravitreale Steroidimplantate sind eine neue Behandlungsoption die – unter Berücksichtigung der potientellen Risiken – günstige Verläufe gezeigt haben.

14.5.11 Prognose

Die Sarkoidose nimmt häufig einen guten Spontanverlauf mit vollständiger Ausheilung. Bei ca. jedem 3. Patienten ist jedoch mit einem chronischen Verlauf zu rechnen. Obwohl fatale Verläufe bei pulmonaler, kardialer und neurologischer Sarkoidose vorkommen, konnten epidemiologische Studien für europäische Kohorten keine Übersterblichkeit im Vergleich zur Gesamtbevölkerung zeigen.

Prognose der Sarkoidose

Faktoren, die zur eingeschränkten Prognose führen
- Höheres Alter > 40 Jahre
- Farbige Patienten
- Kardiale Beteiligung
- Chronische Hyperkaliämie
- Chronische Uveitis
- Zystische Knochenläsionen
- Lupus pernio
- Nasenschleimhautbeteiligung
- Nephrokalzinose
- Neurosarkoidose
- Progressive Lungenfibrose

Fazit für die Praxis

Bei der Sarkoidose handelt es sich um ein ausgesprochen heterogenes Krankheitsbild. Sehr häufig tritt eine begleitende, u.U. auch intiale Manifestation (20%), am Auge auf. Bei mehr als 70% der Betroffenen tritt die Augenbeteilung als anteriore Uveitis, gefolgt von intermediärer und posteriorer Uveitis auf. Entsprechend sind diagnostische Maßnahmen mit Kollegen anderer Fachdisziplinien zu treffen.

14.6 Nekrotisierende Vaskulitis

S. Winterhalter, F. Hiepe, N. Stübiger, U. Pleyer

Die nekrotisierende retinale Vaskulitis kann unterteilt werden in:
1. Infektiöse nekrotisierende Vaskulitis
2. Immunologisch vermittelte nekrotisierende Vaskulitis

14.6.1 Infektiöse nekrotisierende Vaskulitis

Infektiöse Ursachen für retinale Vaskulitiden

Bakteriell
- Tuberkulose
- Syphilis
- Borreliose
- M. Whipple
- Brucellose
- Katzenkratzkrankheit/Bartonellose
- Endophthalmits

Viral
- Humanes-T- Zell-Lymphom-Virus Typ 1
- Zytomegalievirus (CMV)
- Herpes-simplex-Virus Typ 1 und 2 (HSV1, HSV2)
- Varicella-zoster-Virus (VZV)
- Rift-Valley-Fieber-Virus
- Hepatitisvirus
- HIV, Acquired immunodeficiency syndrome (AIDS)
- West-Nile-Virus-Infektion

Parasiten
- Toxoplasmose
- Rickettsien: Mittelmeer-Zecken-Fleckfieber

Da Herpesviren die häufigste Ursache infektiöser, nekrotisierender, retinaler Vaskulitiden darstellen, werden sie an dieser Stelle detaillierter dargestellt. Für die herpetische, nekrotisierende, retinale Vaskulitis wurde der Begriff der akuten Retinanekrose (ARN) eingeführt. Sie wurde erstmalig 1971 durch Urayama als Kirisawa-Uveitis beschrieben. Von der ARN ist die progressive äußere Retinanekrose (PORN) mit Erstbeschreibung 1990 abzugrenzen. Ursache für ARN und PORN können alle Viren der Herpesgruppe sein. Das VZV scheint jedoch den häufigsten Auslöser darzustellen.

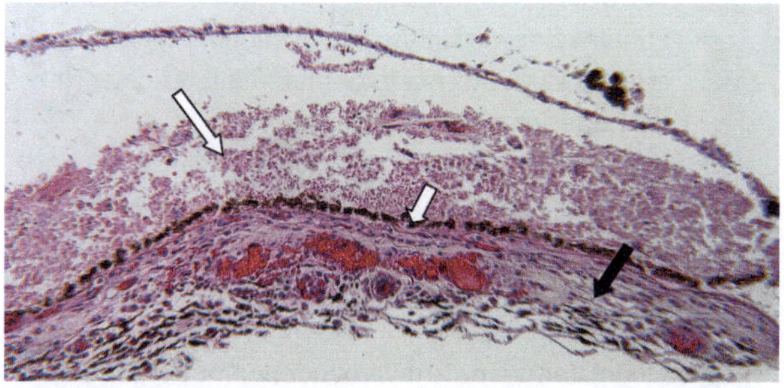

Abb. 14.40 Histopathologischer Befund einer 72-jährigen verstorbenen Patientin mit M. Waldenström und akuter Retinanekrose durch HSV1, HE-Färbung (*langer weißer Pfeil* vollständig nekrotisierte Netzhaut; *kurzer weißer Pfeil* retinales Pigmentepithel; *schwarzer Pfeil* Choroidea)

Epidemiologie

Die Literatur belegt eine charakteristische Altersverteilung: Bei Patienten unter 25 Jahren wird die ARN meistens durch HSV2 verursacht. Im Gegensatz dazu wird bei älteren Patienten eher HSV1 oder VZV gefunden. Die HLA- Phänotypen HLA-DQw7, Bw62, DR4, Aw33, B44, DRw6 und DR9 sind gehäuft bei Patienten mit ARN zu finden, wobei aggressivere Verlaufsformen mit dem HLA-DR9-Phänotyp vergesellschaftet zu sein scheinen.

Klinik

Fundoskopisch sind gelb-weiße Herde, die alle Netzhautschichten infiltrieren (Abb. 14.40, Abb. 14.41), zu finden. Da die ARN eine okklusive Vaskulitis darstellt, treten

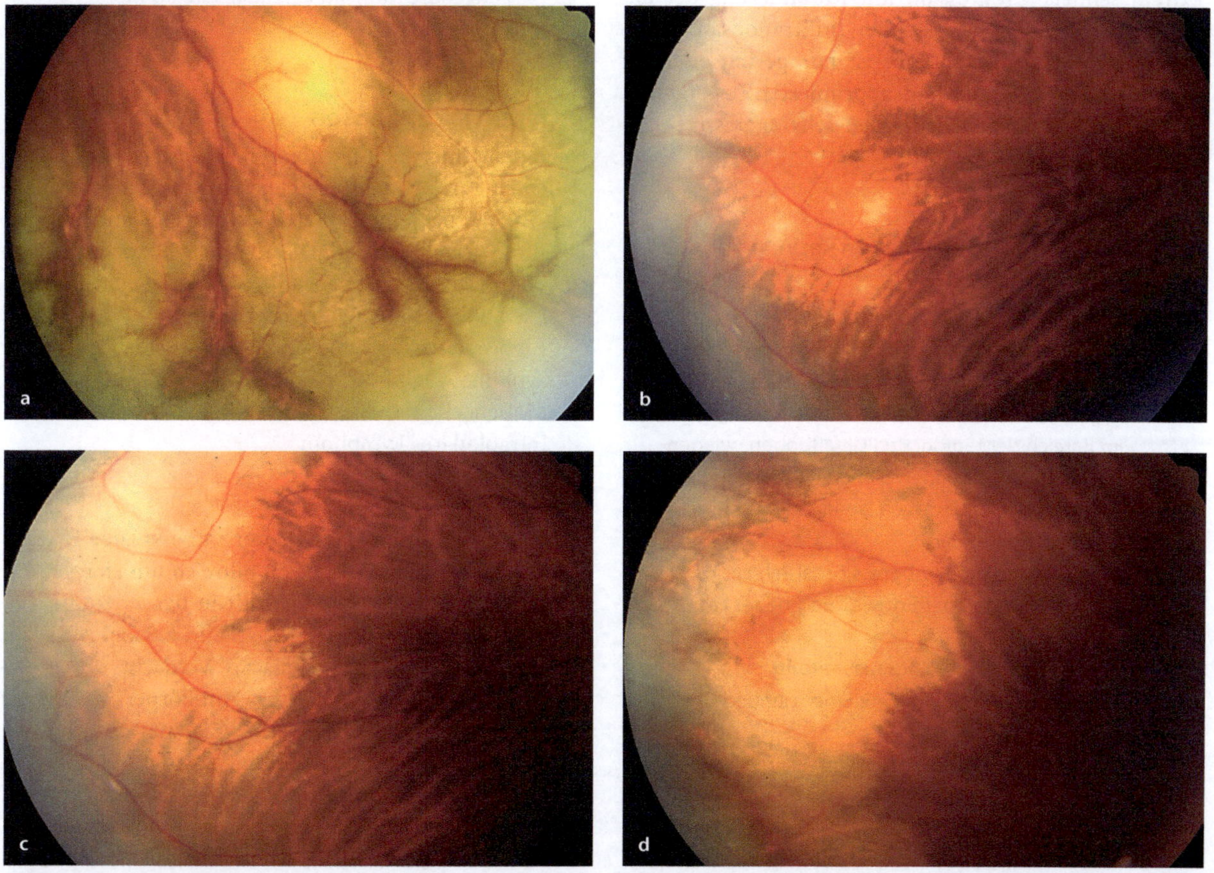

Abb. 14.41 **a** Für ARN typisches, landkartenartiges, konfluierendes Infiltrations- und Nekrosemuster des rechten Auges bei Erstvorstellung mit anamnestischer Visusverschlechterung seit 1 Woche; nachfolgend Erstdiagnose HIV. **b** Gleicher Patient wie in **a** mit beginnender Bilateralisation des linken Auges 9 Tage später mit einem eher für PORN typischen Infiltrationsmuster unter Therapie. **c,d** Rasche Progression der retinalen Infiltrate des linken Auges innerhalb weniger Tage

zeitgleich perivaskuläre Blutungen, Gefäßeinscheidungen und Obliterationen auf. Eine für Herpesviren typische granulomatöse Uveitis anterior liegt häufig zeitgleich vor. Eine virale Meningitis (HSV2) und Enzephalitis (HSV1) kann die ARN begleiten.

Praxistipp

Bei Vorliegen einer herpetischen Uveitis anterior sollte in jedem Fall eine Fundusuntersuchung in Mydriasis erfolgen, um eine ggf. gleichzeitig vorliegende ARN nicht zu übersehen.
Die ARN zeichnet sich im Wesentlichen durch die Trias »Retinitits, Arteritis und Vitritis« aus.

Diagnosekriterien

1994 wurden Standarddiagnosekriterien von der Amerikanischen Uveitisgesellschaft zur ARN veröffentlicht die interessanterweise den Virusnachweis nicht einschließen. Die PORN grenzt sich von der ARN durch eine extrem schnelle Progression mit Konfluierung der anfangs eher multifokalen kleinen Infiltrationsareale ab. Ein intraokularer Reizzustand ist nur gering oder gar nicht vorhanden. Ein immunsupprimierter Zustand, z.B. durch Aids, begünstigt dabei den sehr aggressiven Erkrankungsverlauf.

Diagnosekriterien der akuten Retinanekrose (ARN)

Erforderliche Kriterien ARN:

- Eine oder mehrere alle Netzhautschichten betreffende Infiltrationsareale mit unscharf begrenzten Rändern, die in der peripheren Netzhaut, meist im Bereich der temporalen Gefäßbögen gelegen sind. Makuläre Läsionen dienen hierbei nicht als Ausschlusskriterium, auch wenn sie wesentlich seltener vorkommen
- Schnelle Krankheitsprogression durch Läsionsausbreitung oder Entwicklung neuer Läsionen
- Zirkumferentielle Läsionsausbreitung
- Okklusive Vaskulopathie mit Einbeziehung der kleinen Arteriolen
- Vorderkammer- und Glaskörperreizzustand

Diagnose unterstützende, aber nicht erforderliche Kriterien ARN:

- Optikusneuropathie und -atrophie
- Skleritis
- Schmerzen

Diagnosekriterien der progressiven äußeren Retinanekrose (PORN)

Erforderliche Kriterien PORN i.G. zu ARN:

- Primärer Befall der äußeren Retinaschichten mit anfangs minimaler Beteiligung der inneren Retinaschichten
- Primär keine Vaskulitis, erst im Verlauf auftretend; retinale Vaskulitis nur in Gebieten mit retinaler Nekrose oder an diese angrenzend
- Eher multifokale kleine Infiltrationsareale ohne granuläre Grenzen mit Ausbreitung zum hinteren Pol; spätere Tendenz zu konfluieren
- Lokalisation in peripherer Retina mit oder ohne Makulabeteiligung
- Minimaler oder nicht vorhandener intraokularer Reizzustand
- Extrem schnelle Krankheitsprogression

Diagnose unterstützendes, aber nicht erforderliches Kriterium PORN:

- Perivenöse Aufhellung retinaler Inflitrate

Differentialdiagnosen

Nach den Untersuchungen von Balansard et al. muss bei Patienten mit primär vermuteter nekrotisierender Retinitis in 30% nach molekularer Testung eine anderweitige Diagnose gestellt werden. Die atypische Toxoplasmoseretinochoroiditis nimmt dabei die erste Stelle ein.

Die Differentialdiagnose umfassen:

- Atypische Toxoplasmoseretinochoroiditis
- Syphilis
- M. Behçet
- Intraokulares Lymphom

Diagnostik

Für alle Formen infektassoziierter intraokularer Entzündungen ist der Erregernachweis hilfreich um eine gezielte Behandlung einzuleiten. Dies trifft insbesondere für fulminante und visusbedrohende Verläufe, z.B. bei ARN, zu.

Idealerweise ist der klinische Verdacht durch Virusnachweis mittels PCR oder Antikörpersynthese zu bestätigen. Die Sensitivität der **PCR-Analyse** wird für HSV- und VZV-DNA im Kammerwasser mit 25-100% angenommen. Vergleichbare Ergebnisse können mit der **Antikörpersynthese** und Bildung des Goldmann-Witmer-Koeffizienten (GWK) erreicht werden. Beide Verfahren können als komplementär angesehen werden und sind u.a. vom Zeitpunkt der Entnahme abhängig. In der Frühphase weist die PCR-Analyse eine höhere Sensitivität und hohe Spezifität auf, während der Nachweis durch

Antikörpersynthese ca. 5 Tage nach klinischer Symptomatik ebenfalls eine hohe Sensitivität bei geringerer Spezifität aufweist.

Praxistipp

Bei Aids-Patienten empfiehlt sich eine PCR-Bestimmung, da aufgrund des Immunstatus unter Umständen keine relevante AK-Produktion stattfindet.

Die klinisch u. U. schwierige Differenzierung zwischen HSV- und VZV-Infektion kann durch **Kammerwasseranalyse** differenziert werden.

Hinsichtlich der Differentialdiagnosen ist im Gegensatz zu den viralen Erkrankungen der GWK bei einer atypischen Toxoplasmoseretinochoroiditis bereits zu Erkrankungsbeginn positiv und damit zu deren Ausschluss sehr hilfreich.

Serologische Untersuchungen sind wenig aussagekräftig und bei der akuten Problematik selten hilfreich. Die isolierte, okuläre Infektion mit Herpesviren führt nicht notwendigerweise zur Antikörperbildung im Serum. Ein verwertbarer Titeranstieg ist zudem erst innerhalb von ca. 2 Wochen zu erwarten. Zusätzlich können Kreuzreaktionen bei HSV und VZV und polyklonale Stimulierung bei CMV die serologischen Ergebnisse verfälschen.

Praxistipp

Bei V.a. ARN oder PORN sowie unklaren Befunden sollte nie auf eine Vorderkammerpunktion mit dem Versuch eines Erregernachweises verzichtet werden, da diese einen sehr hohen diagnostischen Wert bei geringem Nebenwirkungspotential bietet.
Bei Aids-Patienten empfiehlt sich eine PCR- aber keine AK- Bestimmung aus dem Vorderkammerpunktat durchzuführen, da aufgrund des Immunstatus unter Umständen keine relevante AK-Produktion stattfindet.

Therapie

Behandlungsgrundsätze

Die Therapie der ARN basiert auf antiviralen und antientzündlichen Wirkstoffen. Alle bisher verfügbaren antiviralen Pharmaka sind lediglich virustatisch wirksam und eliminieren nicht die Erreger. Rezidive und ggf. Befall des Partnerauges können durch längerfristige antivirale Behandlung vermindert werden. Da die ARN einen akuten ophthalmologischen Notfall mit Visusbedrohung darstellt, sollte initial mit einer intravenösen Virustatikatherapie begonnen werden. Als Wirkstoffe kommen in Betracht Aciclovir, Foscarnet und Ganciclovir.

Aciclovir. Intravenös verabreichtes Aciclovir ist die Therapie der 1. Wahl bei HSV und VZV-bedingter ARN. Eine vergleichbar schlechtere Wirksamkeit besteht gegen CMV. Wenn innerhalb der ersten 2-4 Tage kein therapeutischer Effekt nachzuweisen ist, muss eine Umstellung des Virustatikums in Erwägung gezogen werden. Aciclovirresistenzen sind durch eine Mutation im viralen Thymidinkinase-Gen möglich.

Foscarnet. Foscarnet zeigt eine gute Wirksamkeit gegen alle Herpesviren sowie gegen einige Retroviren wie HIV bei allerdings hoher Nephrotoxizität.

Ganciclovir. Da Ganciclovir eine 10- bis 15fach bessere Wirksamkeit gegen CMV aufweist als Aciclovir, sollte Ganciclovir Medikament der 1. Wahl bei nachgewiesenem CMV- und EBV-Virus sein. Ganciclovirresistenzen sind aufgrund einer Mutation der UL97-Kinase des CMV-Virus möglich. Aufgrund der möglichen Nebenwirkungen muss eine strenge Indikationsstellung erfolgen.

Nach einer initialen intravenösen Therapiephase von 7-10 Tagen kann bei ARN und PORN je nach Netzhautbefund eine Umstellung auf eine orale Anschlusstherapie erfolgen. Sie ist immens wichtig, um den Befall des Partnerauges (BARN) zu vermeiden. Da die höchste Gefahr der BARN innerhalb der ersten 14 Wochen besteht, empfiehlt sich eine niedrig dosierte (2- bis 3-mal 400 mg/Tag) orale Therapie mindestens über diesen Zeitraum. Falls keine medikamentöse Unverträglichkeiten bestehen, sollte die orale Anschlusstherapie jedoch besser über 6 bis 12 Monate fortgesetzt werden. Mögliche Bilateralisationen wurden noch nach 34 Jahren beschrieben.

Praxistipp

Aciclovir- und Ganciclovirresistenz müssen bedacht werden, falls es unter der Therapie zu keiner zügigen Befundstabilisierung kommt. In diesem Fall sollte eine antivirale Therapieumstellung oder Kombinationstherapie zügig erfolgen, um verheerende Folgen für den Patienten zu vermeiden!

Intravitreale Injektionen. Da durch intravitreale Ganciclovir- und Foscarnetgaben hohe intraokulare Spiegel erreicht werden können bei geringer systemischer Belastung, sind sie eine sinnvolle Therapieergänzung bei ARN und PORN. Als Injektionsschema wurde empfohlen:
- Sodium-Ganciclovir (2 mg/0,05 ml) oder
- Foscarnet (1,2 mg/0,05 ml) 3-mal/Woche innerhalb der ersten beiden Wochen; dann 1- bis 2-mal/Woche bis zur Stabilisierung der Retinitis.

Praxistipp

Trotz guter Wirksamkeit intravitrealer, antiviraler Injektionen sollte bei ARN und PORN niemals auf eine begleitende antivirale Systemtherapie verzichtet werden, da nur diese eine zeitgleich vorliegende Meningitis/Encephalitis behandelt und vor einer BARN schützt.

Weitere Therapiemaßnahmen

Durch die antivirale Therapie werden die immunologischen Prozesse (Vitritits, Vaskulitis) jedoch nicht beeinflusst. Diese werden durch lokal und oral verabreichte Glukokortikoide (0,5 mg/kg KG) unter antiviralem Schutz behandelt. Vaskulopathie und gesteigerte Thrombozytenplättchenaggregation führen zur Vasookklusion und Schädigung des N. opticus. Eine prophylaktische ASS-Gabe wird kontrovers diskutiert, da hierunter Glaskörperblutungen auftreten können.

Vitrektomie

Rhegmatogene und traktionsbedingte Amotio treten bei bis zu 80% der Patienten auf und stellen die häufigste Komplikation von ARN und PORN dar (◘ Abb. 14.42). Ursächlich sind oft multiple Foramina, die insbesondere im Grenzbereich zwischen atropher und intakter Netzhaut auftreten. Traktionsbedingte Amotiones werden durch fibrotische Glaskörperumwandlungen erzeugt. Durch eine prophylaktische 3- bis 4-kettige Laserkoagulatiosabriegelung der betroffenen Areale erhofft man sich eine verringerte Amotiorate. Bei der Vitrektomie sollte eine hintere Glaskörperabhebung induziert und die Glaskörperbasis komplett entfernt werden, um eine anteriore PVR mit schlechter Prognose zu vermeiden. Die Silikonöltamponade ist der Gastamponade aufgrund der meist großen Nekroseareale deutlich überlegen. Die Frühvitektomie (vor Auftreten von Foramina) mit Endolaserabriegelung und Endotamponade führt zwar zu einer niedrigen Amotiorate, die ungünstige Visusprognose scheint jedoch nicht verbessert zu werden. Optikusatrophie (◘ Abb. 14.43) und retinale Ischämie sind vermutlich für den Endvisus ausschlaggebend.

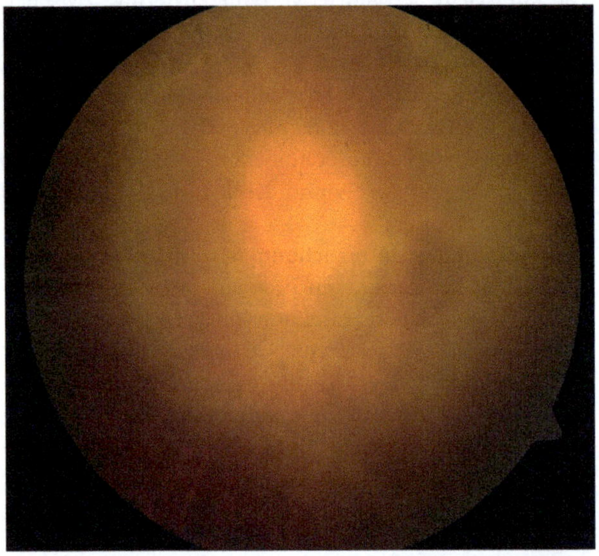

◘ Abb. 14.43 60-jährige Patientin mit VZV bedingter ARN. Ausgeprägte zentrale Fibroseplatte, Optikusatrophie, vollständig obliterierte, retinale Gefäße sowie komplette Netzhautnekrose linkes Auge 9 Monate nach Erstvorstellung

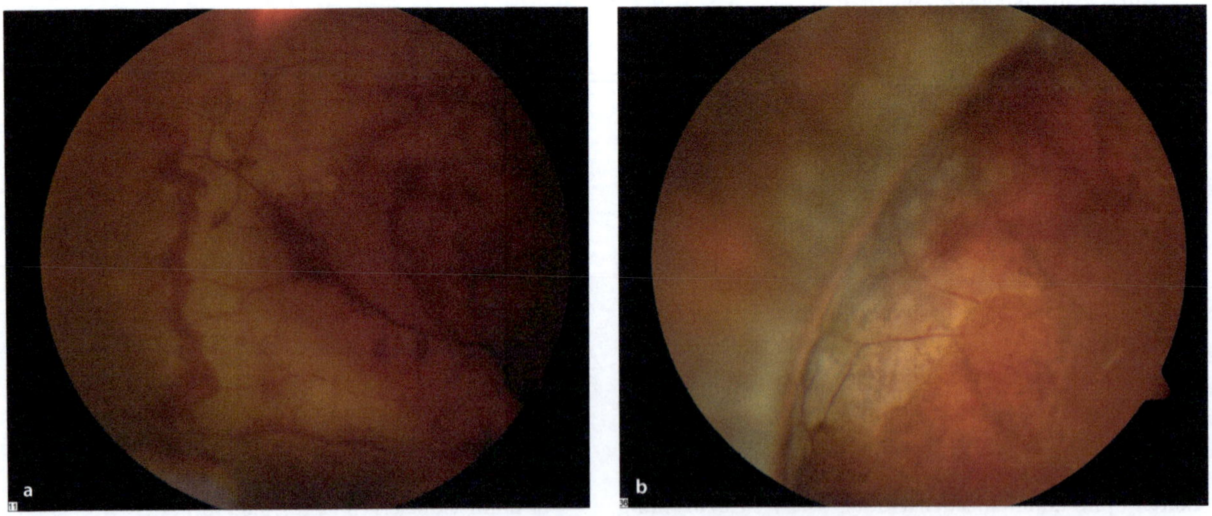

◘ Abb. 14.42 **a** 29-jährige Patientin mit aus Vorderkammerpunktat nachgewiesener HSV2-bedingter akuter Retinanekrose. Großer Netzhautriss im Bereich des konfluierten retinalen Infiltrationsgebietes. **b** Gleiche Patientin nach Versorgung mit Cerclage, PPV, Endolaser, Silikonöltamponade

14.6.2 Immunologisch vermittelte nekrotisierende Vaskulitis

Die systemischen Vaskulitiden werden in primäre und sekundäre Vaskulitiden eingeteilt. Eine weitere Unterteilung der primären Vaskulitiden erfolgt nach der Chapel-Hill-Klassifikation von 1994 (◘ Abb. 14.44).

Chapel-Hill-Klassifikation primär systemischer Vaskulitiden

1. **Vaskulitis kleiner Gefäße**
   a. Wegener-Granulomatose
   b. Churg-Strauss-Syndrom
   c. Mikroskopische Panarteriitis nodosa/ Polyangiitis

a-c: ANCA-assoziiert

   d. Schönlein-Henoch-Purpura
   e. Vaskulitis bei essenzieller Kryoglobulinämie
   f. Kutane leukozytoklastische Angiitis

d-f: nicht-ANCA-assoziierte Vasulitiden

2. **Vaskulitis mittelgroßer Gefäße**
   a. klassische Panarteriitis/Polyarteriitis nodosa (cPAN)
   b. M. Kawasaki
3. **Vaskulitis großer Gefäße**
   a. Riesenzell-(Temporal-) Arteriitis
   b. Takayasu-Arteriitis

Sekundäre Vaskulitiden sind z.B. bei rheumatoider Arthritis, Kollagenosen, Autoimmunerkrakungen, Medikamenteneinnahme zu finden.

Wegener-Granulomatose

Die Wegener-Granulomatose ist eine nekrotisierende granulomatöse Entzündung des oberen und unteren Respirationstraktes in Kombination mit einer pauci-immunen Glomerulonephritis sowie weiteren Organmanifestationen im Rahmen einer Vaskulitis der kleinen Gefäße. Isolierte Organbeteiligungen z.B. des Auges oder der Orbita kommen jedoch vor.

Histopathologie

Die Wegener-Granulomatose ist durch epitheloidzellige Granulome gekennzeichnet, die zur Nekrose neigen. Neben den Epitheloidzellen enthalten die Granulome Riesenzellen, Lymphozyten, Plasmazellen und eosinophile Granulozyten. Die Nekrosen bilden sich sektorförmig an kleinen Arterien und Venen mit ausgeprägter entzündlicher Infiltration der Gefäßwand und Intimaproliferation aus.

Krankheitsverlauf

In der Initialphase der Erkrankung ist typischerweise der obere Respirationstrakt mit hämorrhagischer Rhinitis und Sinusitis betroffen (◘ Abb. 14.45). Die Entzündung breitet sich häufig von der Nasenhöhle auf die Nasennebenhöhle, Orbita und den Rachen mit ulzerierenden Schleimhautläsionen aus. Später kann es zu einer Mitbeteiligung der Lunge mit konfluierenden Rundherden und Pseudokavernen sowie Veränderungen der Niere kommen.

Im Initialstadium können in 50%, im Generalisationsstadium in 95% c-ANCA bzw. PR3-ANCA nachgewiesen werden. Dabei korreliert der Titer nicht notwendigerweise mit der Krankheitsaktivität.

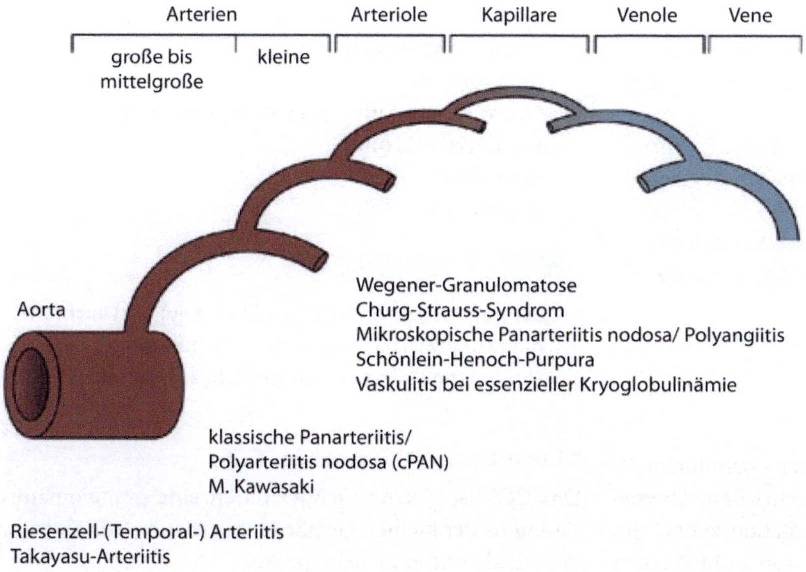

◘ **Abb. 14.44** Chapel-Hill-Klassifikation

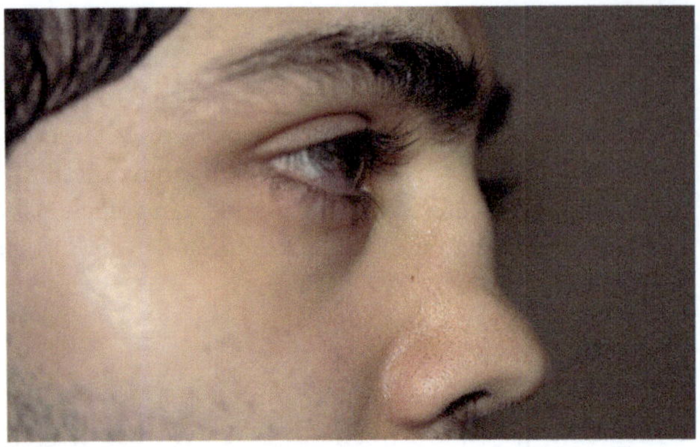

Abb. 14.45 Typische Sattelnase bei Wegener-Granulomatose

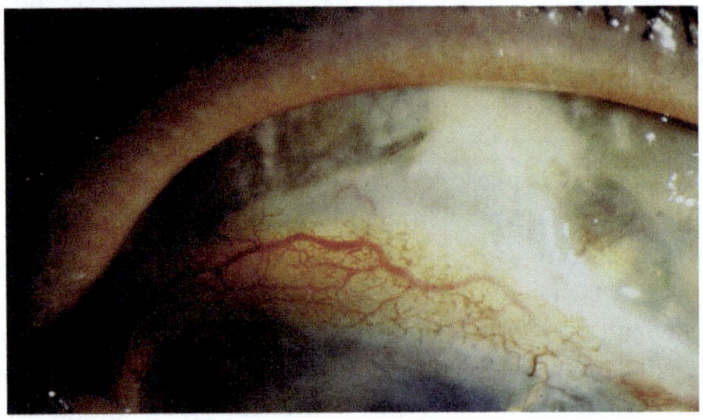

Abb. 14.46 Nekrotisierende Skleritis bei Wegener-Granulomatose

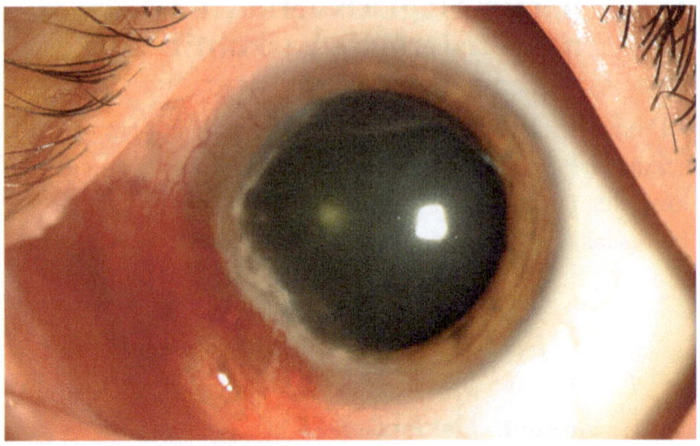

Abb. 14.47 Skleritis mit immunologischen Hornhautinfiltraten bei Wegener-Granulomatose

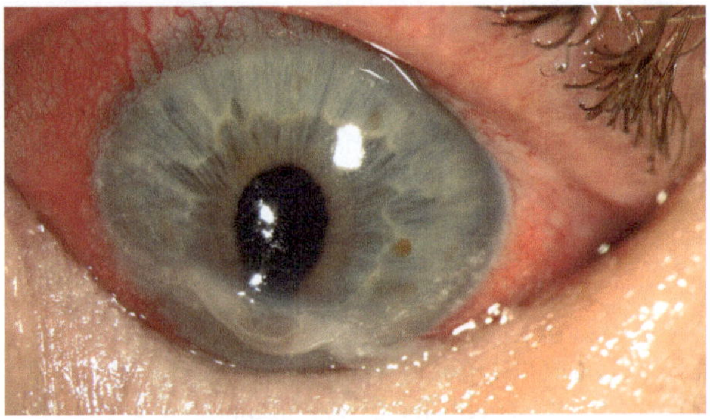

Abb. 14.48 Diffuse Skleritis mit Hornhautrandulkus und dadurch bedingter Hornhautperforation bei Wegener-Granulomatose

Ein Fehlen der PR3-ANCA schließt eine Wegener-Granulomatose nicht sicher aus. Vom American College of Rheumatology (ACR) wurden folgende Diagnosekriterien entwickelt, wobei 2 von 4 vorhanden sein müssen:

- Entzündung von Nase oder Mund: schmerzhafte oder schmerzlose orale Ulzeration oder eitriger oder blutiger nasaler Ausfluss
- Abnormales Urinsediment/Erythrozyturie: Erythrozyturie von >5 Erythrozyten/Gesichtsfeld, Erythrozytenzylinder, Proteinurie
- Abnormaler Röntgenthorax: noduläre Veränderungen oder konstante pulmonale Infiltration mit Kavernenbildung
- Histologischer Nachweis einer granulomatösen Entzündung der Arterien

Okuläre Manifestationen

Eine okuläre Beteiligung der Wegener-Granulomatose wird in der Literatur mit 50-60% beschrieben. Hierbei tritt in bis zu 50% die okuläre Manifestation zuerst auf. Nach einer 1983 veröffentlichten Serie von 140 Patienten mit bioptisch gesicherter Wegener-Granulomatose ergab sich folgende okuläre Beteiligung:

- Orbita (13%)
- Augenlider, Tränennasengang (13%)
- Episkleritis, Skleritis (11%) (Abb. 14.46, Abb. 14.47, Abb. 14.48)
- Keratitis (8%)
- Optikusneuropathie oder Kompression (6%)
- Konjunktivitis (4%)
- Retinale Vaskulitis (5%)
- Uveitis (3%)

Praxistipp

Bei Vorliegen einer Skleritis sollte nie auf die Durchführung einer Vaskulitisserologie verzichtet werden, um eine Wegener-Granulomatose nicht zu übersehen.

Churg-Strauss-Syndrom (CCS)

Das CCS ist gekennzeichnet durch eine granulomatöse Vaskulitis der kleinen Gefäße in Assoziation mit Asthama bronchiale und Bluteosinophilie.

Histopathologie

Eine nekrotisierende Vaskulitis ist typisch. Die kleinen nekrotisierenden Granulome enthalten eosinophile Granulozyten.

Krankheitsverlauf

Bei pulmonaler Beteiligung finden sich eosinophile Infiltrate. Eine Polyneuropathie (typisch ist eine Peroneus-Parese) und eine Myokardbeteiligung sind häufig. Hautmanifestationen (palpable Purpura, Urticaria, Knoten) und gastrointestinale Beschwerden können hinzukommen. Bei bis zu 40% der Patienten sind ANCA (PR3- oder MPO-ANCA) vorhanden. Vom ACR wurden folgende Diagnosekriterien entwickelt, wobei 4 von 6 vorhanden sein müssen:

- Asthma
- Mehr als 10% Eosinophile im peripheren Blut
- Sinusitis
- Pulmonale Infiltrate
- Neuropathie
- Biopsat mit Vaskulitis und eosinophilen Granulozyten

Okuläre Manifestationen

Eine okuläre Beteiligung im Rahmen des Churg-Strauss-Syndroms ist selten. Unterschiedliche Kasuistiken berichten über anteriore ischämische Opticusneuropathie, Zentralarterien- und Astarterienverschlüsse, Zentralvenenverschlüsse, retinale Vaskulitiszeichen und Amaurosis fugax im Rahmen des Churg-Strauss-Syndroms

Mikroskopische Panarteriitis nodosa

Die mikroskopische Panarteriitis nodosa (mPAN) ist eine nekrotisierende Vaskulitis kleiner Gefäße mit renaler und/oder pulmonaler Beteiligung.

Histopathologie

Die mPAN ist eine nicht-granulomatöse, nekrotisierende Vaskulitis von Arteriolen, Venolen und Kapillaren. Es kommt zu einer fibrinoiden Wandnekrose mit dichter granulozytärer und monozytärer Wandinfiltration.

Krankheitsverlauf

Die Nierenbeteiligung (70%) mit rapid-progressiver Glomerulonephritis und renalem Hypertonus bestimmt wesentlich die Prognose. Eine pulmonale Vaskulitis kann mit einer lebensbedrohlichen alveolären Hämorrhagie (Bluthusten, rascher Hb-Abfall im Blutbild) einhergehen. P-ANCA (MPO-ANCA) werden bei nahezu allen Patienten nachgewiesen. Im Gegensatz zur mPAN sind eine ZNS-Beteiligung, koronare Arteriitis, gastrointestinale Thrombosen und Infarkte eher typisch für die klassische Panarteriitis nodosa (cPAN).

Okuläre Manifestationen

Eine okuläre Beteiligung wird bei 10-20% der Patienten geschätzt. Einige Veränderungen sind möglicherweise auf einen renalen Hypertonus zurückzuführen. Die Literatur bietet hauptsächlich Einzelfallberichte, die sich als

- Mikroangiopathie mit Cotton-Wool-Herden
- Seröse Amotio in Verbindung mit choroidaler Vaskulitis/ Skleritis
- Choroidale Minderperfusion mit Gesichtsfeldausfällen
- Zentralarterienverschluss
- Ischämische Optikusneuropathie

dargestellt haben.

Therapie

Bei allen 3 aufgeführten Vaskulitiden handelt es sich um potentiell letale Krankheitsbilder sofern keine ausreichende Therapie erfolgt. Im Generalisationsstadium wird bei allen 3 Erkrankungen mit Cyclophosphamid und Glucocorticoidpulsen bis zum Eintreten einer Remission behandelt. Nach Eintreten der Remission kann der Versuch erfolgen das Cyclophosphamid gegen andere Immunsuppressiva (Methotrexat, Ciclosporin A, Azathioprin, Mycophenolat Mofetil) auszutauschen. Für Rituximab, ein monoklonaler Anti-CD-20-AK, der B-Lymphozyten depletiert, wurde kürzlich in randomisierten Studien eine Wirksamkeit belegt. Eine Behandlung mit Cotrimoxazol scheint bei der Wegener-Granulomatose insbesondere bei isoliertem Orbitabefall und bei der Panarteriitis nodosa zu verlängerten Remissionszeiten zu führen.

Fazit für die Praxis

Die infektiöse wie auch die immunologisch vermittelte nekrotisierende retinale Vaskulitis stellen ernsthafte ophthalmologische Erkrankungsbilder mit einem hohen Erblindungsrisiko dar. ARN und PORN weisen zwar einen typischen Erkrankungsverlauf auf, werden aber in den Anfangsstadien häufig durch Unkenntnis des auslösenden Erregers fehlerhaft mit hochdosierten Steroiden behandelt. Da die richtige Diagnosestellung die Grundvoraussetzung für die Einleitung der entsprechenden Therapie darstellt, sollte ein Erregernachweis mittels Vorderkammerpunktion oder Vitektomie angestrebt werden.

Für die korrekte Diagnosestellung bei immunologisch vermittelten nekrotisierenden Vaskulitiden ist eine gute interdisziplinäre Zusammenarbeit mit einem Rheumatologen erforderlich. Diese Erkrankungsbilder bedürfen einer ausreichenden Immunsuppression, da sie nicht nur Visus sondern auch vital bedrohend verlaufen können. Bei infektiösen wie auch immunologisch vermittelten nekrotisierenden retinalen Vaskulitiden empfiehlt sich die Überweisung in ein darauf spezialisiertes Zentrum mit interdisziplinären Behandlungsmöglichkeiten.

14.7 Systemische Immunsuppression bei Vaskulitis

S. Winterhalter, N. Stübiger, U. Pleyer

14.7.1 Einleitung

Patienten mit retinaler Vaskulitis und intraokularer Entzündung leiden häufig an einer hiermit assoziierten systemischen Vaskulitis. Diese wurde häufig bereits diagnostiziert. Bei vielen Patienten stellt jedoch der Ophthalmologe die Erstdiagnose und erhält damit die Aufgabe eine mögliche Systemerkrankung auszuschließen. Die zugrunde liegende Systemerkrankung und deren vorhandener Schweregrad sind letztendlich ausschlaggebend für die Wahl der Therapie.

Eine retinale Vaskulitis tritt typischerweise auf mit:
- Gefäßeinscheidungen
- Gefäßleckagen
- Vitritis
- Intraretinale Hämorrhagien
- Makulaödem

Komplikationen bei unzureichender Behandlung sind:
- Gefäßverschlüsse
- Neovaskularisationen
- Optikusatrophie
- Ischämische Makulopathie
- Zystoides Makulaödem
- Traktionsamotio

14

Durch die Suppression der intraokularen Entzündung sollen langfristig okuläre Komplikationen und funktionelle Schäden bei Patienten mit retinaler Vaskulitis verhindert werden.

14.7.2 Therapeutische Grundprinzipien

Hochdosierte Steroide sind das Haupteinsatzgebiet in der Akutphase bei nicht-infektiösen Vaskulitiden. Ein langsames Ausschleichen der Steroide soll ein Wiederaufflammen der Entzündung verhindern. Hierbei kann gleichzeitig die Steroidschwellendosis bestimmt werden. Die Steroidschwellendosis ist diejenige Steroiddosis, bei der ein Wiederaufflammen der Entzündung zu sehen ist. Liegt die Steroidschwellendosis über der Cushingdosis, besteht die Indikation zur Einleitung einer anderweitigen immunmodulierenden/immunsuppressiven Therapie.

Ebenso besteht die absolute Indikation zum Einsatz einer anderweitigen immunmodulierenden Therapie bei Erkrankungen mit schlechter Prognose ohne langfristige Immunsuppression und bei Patienten mit Kontraindikationen gegen Steroide.

Bei der Wahl des Immunsuppressivums sind die Begleiterkrankungen des Patienten zu beachten. Eine Therapie mit Methotrexat oder Cellcept ist z.B. für Patienten mit Leberzirrhose wenig geeignet. Eine bestehende Niereninsuffizienz oder Hypertonus stellen dagegen relative Kontraindikationen gegen Ciclosporin A dar. Weiterhin muss bedacht werden, dass durch eine systemische Immunsuppression Tumorerkrankungen induziert werden können. Daher empfiehlt sich eine internistische Untersuchung inklusive Leber-, Nierenparameter, Entzündungsparameter und Blutbild zum Ausschluss von Kontraindikationen vor Beginn einer immunsuppressiven Therapie.

Da die herkömmlichen Immunsuppressiva (MTX, Azathioprin, Mycophenolat Mofetil, Ciclosporin A) erst nach 4-6 Wochen ihren vollen Wirkungseintritt zeigen, sollte eine überlappende Steroidtherapie oder Immunsuppression bei Immunsuppressionswechsel erfolgen. Unter immunsuppressiver Therapie sind regelmäßige internistische und Laborkontrollen erforderlich, um mögliche Nebenwirkungen rechtzeitig behandeln und abfangen zu können. Dementsprechend ist eine enge Zusammenarbeit zwischen Patient, Ophthalmologen und Internisten erforderlich, auch weil das Auge häufig nur einen Manifestationsort einer systemischen Vaskulitis darstellt. Über die Deutsche Gesellschaft für Rheumatologie sind sehr gute Aufklärungsbögen für Patienten wie behandelnde Ärzte zu jedem Immunsuppressivum zu erhalten (http://www.rheumanet.org).

In den letzten Jahren bieten neue Wirkstoffgruppen wie z.B. Biologica vielversprechende Möglichkeiten insbesondere bei Therapie refraktären Verläufen. Die Kosten dieser Therapeutika sind jedoch erheblich bei meist fehlenden Langzeitverläufen, sodass sich primär der Einsatz eines bekannten Immunsuppressivums empfiehlt. Wenn keine ausreichende Befundbesserung durch die Wahl eines Immunsuppressivums zu erreichen ist, muss entweder eine Kombinationstherapie oder eine Therapieumstellung überlegt werden. Häufig lassen sich ruhige Befunde mit einem Immunsuppressivum und gleichzeitiger Low-dose-Steroidtherapie erreichen. Calcineurininhibitoren wie CSA und Tacrolimus lassen sich gut mit Antimetaboliten wie Methotrexat, Azathioprin und Mycophenolat mofetil kombinieren. Eine Kombinationstherapie kann helfen, systemische Nebenwirkungen zu reduzieren. Wenn eine immunsuppressive Therapie initiiert wird, muss bei jüngeren Patienten die Frage nach der Familienplanung angesprochen werden. MTX ist z.B. teratogen, sodass unter der Therapie und 3 Monate nach Absetzen des Medikamentes bei Frauen wie bei Männern eine sichere Schwangerschaftsverhütung erfolgen muss. Dagegen sind

Schwangerschaften unter CSA und Azathioprin möglich. Glukokortikoide sind nach neueren Untersuchungen nicht mehr mit einem erhöhten Risiko der Gaumenspaltbildung assoziiert. In Abhängigkeit von Therapiedauer und Dosis kann die Behandlung mit Glukokortikoiden jedoch zu intrauterinen Wachstumsverzögerungen, Frühgeburt und postpartalem Steroidentzug führen. Zu Fragen von Schwangerschaft und medikamentöser Therapie stehen Institute für Reproduktionstoxikologie zur Verfügung (z.B. http://www.reprotox.de)

14.7.3 Kortikosteroide

Nach der Entdeckung der Kortikosteroide 1935 durch Edward Kendall wurden diese erstmals 1949 zur Behandlung der rheumatoiden Arthritis durch Hench eingesetzt. Steroide bilden immer noch den Grundstein zur Behandlung vieler Akutsituationen entzündlicher Erkrankungen. Um unerwünschte Nebenwirkungen zu reduzieren und die Bioverfügbarkeit zu erhöhen, wurden die unterschiedlichsten Präparate entwickelt.

Wirkmechanismus

Kortikosteroide entfalten ihre Wirkung durch die Bindung an »glucocorticoid-response elements« (GREs). GREs kontrollieren direkt die Transkription verschiedener mRNAs und die Translation von Proteinendprodukten. Die antiphlogistische Wirkung der Glukokortikoide entsteht durch eine Lysosomenmembranstabilisierung und verringerte Leukozyten- und Mastzelleinwanderung ins Gewebe. Die Synthese von Prostaglandinen, Leukotrienen und Thromboxanen sowie Interleukinfreisetzung wird behindert. Als Spätwirkung treten eine Hemmung der T-Lymphozyten und eine generalisierte Lymphopenie auf. Die Zahl der Monozyten, eosinophilen wie auch basophilen Granulozyten wird verringert. Im Gegensatz dazu steigt die Zahl der neutrophilen Granulozyten im Blut aber nicht im lokalen Entzündungsgebiet an.

Applikation und Nebenwirkungen

Bei einer längerfristigen Behandlung mit oralen Steroiden sollte an eine Osteoporoseprophylaxe sowie ggf. Magenulkusprophylaxe gedacht werden. Die Patienten müssen vorher auf die möglichen Stimmungsschwankungen, Schlafstörungen und Heißhunger aufmerksam gemacht werden. In ausgeprägten Fällen kann es zur Steroidpsychose kommen. Unter Therapie sind regelmäßige Blutdruck- und Blutzuckermessungen erforderlich. Um systemische Nebenwirkungen zu umgehen, können auch subkonjunktivale Steroiddepots, die bei der fibrinösen Uveitis z.B. eine ausgezeichnete Wirksamkeit zeigen, verabreicht werden. Bei milder intermediärer Uveitis mit geringer peripherer Vaskulititis und geringem Makulödem können parabulbär verabreichte Steroide sehr wirkungsvoll sein. Intravitreal appliziertes Triamcinolon oder intravitreale Pellets sind weitere Alternativen.

14.7.4 Nichtsteroidale Antirheumatika (NSAR)

In den siebziger Jahren konnte gezeigt werden, dass NSARs die Prostaglandinsynthese hemmen. Alle NSARs werden zügig im gastrointestinalen System absorbiert und erreichen nach 0,5 bis 5 h ihre höchste Serumkonzentration. NSARs sind zu 90% im Serumprotein gebunden und werden über den Leberstoffwechsel metabolisiert. Da NSARs Cyclooxygenaseinhibitoren sind, hemmen sie die Prostaglandinsynthese. NSARs werden häufig postoperativ als Augentropfen zur Verhinderung eines Makulaödems eingesetzt. Sie kommen zur Behandlung von Episkleritis und Skleritis zum Einsatz. Falls jedoch z.B. die Episkleritis oder Skleritis im Rahmen einer schwerwiegenden Allgemeinerkrankung wie der Wegener-Granulomatose auftritt, können NSARs in keinem Fall die erforderliche Immunsuppression ersetzen. Im Rahmen der Uveitisbehandlung haben NSARs einen eher niedrigen Stellenwert.

14.7.5 Sulfasalazin

Nach oraler Einnahme wird Sulfasalazin von Darmbakterien in Sulfapyridin, ein langwirkendes Sulfonamid, und 5-Amino-Salizylsäure gespalten. Sulfapyridin wird fast vollständig resorbiert, während 5-Amino-Salizylsäure im Darm verbleibt, wo es bei chronisch entzündlichen Darmerkrankungen seine lokalen antiphlogistischen Effekte entfalten kann. Als mögliche Wirkmechanismen der Komplettsubstanz werden ein antibiotischer Effekt im Darm mit Veränderung der Mikroflora, eine Beeinflussung des Prostaglandinstoffwechsels und eine immunsuppressive Wirkung diskutiert. Bei HLA-B27-assoziierten Uveitiden kann versucht werden die Schubhäufigkeit durch Sulfasalazin zu senken. Hierzu sollte Sulfasalazin jedoch nur eingesetzt werden, wenn noch keine Komplikationen der Uveitis aufgetreten sind.

14.7.6 Immunsuppressiva (◻ Tab. 14.11)

Alkylierende Substanzen

Wirkmechanismus

Cyclophosphamid und Chlorambucil alkylieren Purine in DNA und RNA und führen dadurch zum Zelltod.

Hierdurch wird die Anzahl von aktivierten T- und B-Lymphozyten für Monate reduziert. Die T-Helferzellen werden in ihrer Funktion unterdrückt.

Cyclophosphamid (Cytoxan)

Pharmakokinetik und Applikation. Cyclophosphamid wird gut absorbiert und dann durch hepatische mikrosomale Enzyme in multiple Metaboliten gespalten, wovon das Phosphoramid-Mustard als aktivster Metabolit gesehen wird. Die Elimination erfolgt hauptsächlich über die Nieren. Der Metabolit Acrolein scheint hauptverantwortlich für die urologische Toxizität zu sein. Die gleichzeitige Gabe von Cyclophosphamid und Allopurinol oder Cimetidin sollte vermieden werden, da hierdurch der Cyclophosphamidmetabolismus gesteigert wird. Cyclophosphamid wird oral in einer Dosierung von 1-3 mg/kg KG verabreicht. Die Dosierung einer intravenösen Pulstherapie beträgt 10-15 mg/kg KG alle 3-4 Wochen. Der therapeutische Effekt liegt bei Leukozytenwerten zwischen 3.000 und 4.000/µl. Die täglich verabreichte orale Therapie ist wirksamer, aber auch häufiger mit Nebenwirkungen vergesellschaftet.

Nebenwirkung und Monitoring. Die häufigste Nebenwirkung ist eine Dosis abhängige Knochenmarksdepression, die in 70% bei täglicher Einnahme auftritt, reversibel ist und häufiger bei über 65-jährigen vorkommt. Es besteht ein erhöhtes bakterielles Infektions- und Sepsisrisiko, wenn die Leukozytenzahlen unter 2.500/µl sinken.

Patienten unter Cyclophosphamidtherapie sollen viel trinken, um das Risiko einer Hämaturie oder hämorrhagischen Zystitis zu minimieren. Um das Risiko des Blasenkarzinoms zu reduzieren, ist die gleichzeitige Einnahme von 2-Mercaptoethansulfonat (Mesna) unbedingt erforderlich. Vor Therapie mit Cyclophosphamid muss eine Kryokonservierung von Spermien oder Eizellen bei jungen Patienten in Erwägung gezogen werden, weil die Therapie zu Sterilität führen kann. Da ein erhöhtes Risikos für eine Pneumocystis-carinii- Pneumonie besteht, muss über eine Prophylaxe z.B. mit Trimethoprim/Sulfamethoxazol nachgedacht werden. Weitere Nebenwirkungen sind Alopezie in 50%, Übelkeit und Erbrechen. Aufgrund der hohen Toxizität empfehlen sich wöchentliche Blutbild und Nierenparameterkontrollen in der Initialphase mit darauf folgenden monatlichen Kontrollen. Bei Auftreten einer Hämaturie sollte das Cyclophosphamid abgesetzt werden und eine urologische Konsultation erfolgen, falls die Hämaturie über 3-4 Wochen persistiert. Bei einer milden Knochenmarkdepression sollte die Dosierung in 25- bis 50-mg-Schritten gesenkt werden. Bei schwerer Knochenmarkdepression muss die Therapie unterbrochen werden.

Chlorambucil (Leukeran)

Pharmakokinetik und Applikation. Die orale Bioverfügbarkeit variiert zwischen 56-100%, wobei die gleichzeitige Nahrungsaufnahme die Bioverfügbarkeit erhöht. Chlorambucil wird in einer Dosierung von 0,1-0,2 mg/kg KG (6-12 mg/Tag) verabreicht.

Nebenwirkung und Monitoring. Das Nebenwirkungsprofil ist dem Cyclophosphamid sehr ähnlich. Im Gegensatz zu Cyclophosphamid treten unter Chlorambucil jedoch weder Blasenkarzinom noch Nausea und Alopezie auf.

Azathioprin (Immurek, Imuran)

Azathioprin befindet sich bereits seit den 1960er Jahren im Gebrauch und wurde erstmals 1966 ophthalmologisch eingesetzt.

Wirkmechanismus. Azathioprin ist ein Purin-Nucleosid-Analogon, das als Prodrug des 6-Mercaptopurins zuerst in dieses umgewandelt werden muss. Nach Umwandlung hemmt es mehrere Enzyme des Purinstoffwechsels und beeinflusst vor allem die DNA-Synthese. Auf immunologischer Ebene reduziert Azathioprin die Anzahl der peripheren T- und B-Lymphozyten sowie die gemischte Lymphozytenreaktivität. Die Interleukin-2-Synthese und die IgM-Produktion werden ebenfalls reduziert.

Pharmakokinetik und Applikation. Azathioprin wird oral sehr gut absorbiert. Die interindividuelle Schwankungsbreite des Azathioprinmetabolismus kann jedoch bis zu 4fach differieren. Da der Azathioprinmetabolismus von der Xanthinoxidase abhängig ist, sollte eine gleichzeitige Allopurinolgabe vermieden werden, da diese die Xanthinoxidase inhibiert. Azathioprin wird in einer Dosierung zwischen 1-3 mg/kg KG verabreicht, wobei die effektivste Dosierung bei 2 mg/kg KG zu liegen scheint.

Nebenwirkung und Monitoring. Eine reversible Knochenmarksdepression, die in hohen Dosen möglich ist, kann als schwerwiegendste Nebenwirkung auftreten. Eine Hepatotoxizität tritt in weniger als 2% auf. Gastrointestinale Beschwerden mit Nausea und seltener Erbrechen können in bis zu 25% gefunden werden. Die Leberwerte (Aminotransferase und Alanin-Aminotransferase) sollten mindestens alle 12 Wochen kontrolliert werden. Wenn die Grenzwerte um das 1,5fache überschritten werden, sollte die Azathioprindosis in 25- bis 50-mg-Schritten reduziert werden. Bei einer Leberenzymerhöhung über das 5fache sollte die Azathioprinmedikation zumindest pausiert werden bis zur Leberwertnormalisierung.

Cyclosporin A (CSA, Sandimmun)

CSA ist ein 11 Aminosäurenpeptid, das von dem Pilz Beauvaria nivea gebildet wird. CSA hemmt die T-Zell-Aktivierung, indem die Transkription von Interleukin-2 und anderen Zytokinen (IL-3, IFN-α, TNFα und -β) und die Expression des Interleukin-2-Rezeptors beeinflusst wird.

Pharmakokinetik und Applikation. Die Absorption des CSA variiert erheblich. Es sind zwei Präparationsformen vorhanden: Die Mikroemulsion (optoral) des CSA bietet eine bessere Bioverfügbarkeit als die Gelatinekapseln. Dementsprechend sind die beiden Verabreichungsformen nicht bioäquivalent und können nicht einfach gegeneinander ausgetauscht werden. CSA wird über die Leber metabolisiert und in die Galle ausgeschieden. Die Halbwertszeit beträgt ca 8 h mit einer Variationsbreite von 5-18 h. CSA wird in einer Dosierung von 2-5 mg/kg KG täglich auf 2 Dosen verteilt verabreicht. Die Maximaldosis beträgt 10 mg/kg KG/Tag, worunter jedoch bei nahezu allen Patienten nephrotoxische Effekte auftreten.

Nebenwirkungen und Monitoring. Aufgrund des relativ kleinen therapeutischen Fensters bei interindividuellen CSA-Spiegelschwankungen sind regelmäßige Talspiegelkontrollen vor der morgendlichen Einnahme zu empfehlen, zumindest bis zur optimalen Dosisanpassung. Das therapeutische Fenster liegt bei einem Talspiegel zwischen 120-150 ng/ml Serumkonzentration. Die CSA-Dosierung richtet sich jedoch nach der Entzündungsaktivität, sodass keine strenge Spiegeleinstellung bei allen Patienten erforderlich ist. Falls es zu Über- oder Unterdosierungen kommen sollte, findet eine Spiegelanpassung üblicherweise in 25-mg-Schritten statt. Weitere typische Nebenwirkungen des CSA neben der Nephrotoxizität mit Kreatininsteigerungen sind: Blutdrucksteigerungen, Gingivahyperplasie, Hirsutismus, Hepatotoxizität, Tremor, Parästhesien, Myalgien und Hypomagnesiämie.

Tacrolimus (FK 506, Prograf)

Tacrolimus ist ein Makrolidantibiotikum, das vom Pilz Streptomyces tsukubaensis produziert wird, und erstmalig 1984 entdeckt wurde. Der Wirkmechanismus des Tacrolimus auf T-Lymphozyten ist dem CSA ähnlich, wobei Tacrolimus eine ca 10fach größere Wirksamkeit in vivo und in vitro besitzt.

Pharmakokinetik und Applikation. Die gastrointestinale Absorption des Tacrolimus ist unvollständig und variabel und kann durch eine gleichzeitige Nahrungsaufnahme vermindert werden. Tacrolimus wird über das Cytochrom-P450-System metabolisiert. Bei gesunden Patienten beträgt die Halbwertszeit 34,8+-11,4 h. Das Medikament kann in oraler oder intravenöser Form verabreicht werden. Bei oraler Verabreichung beträgt die Dosierung zwischen 0,15 und 0,3 mg/kg KG/Tag, wobei eine Initialdosis mit 0,05 mg/kg KG/Tag ausreichend sein kann.

Nebenwirkungen und Monitoring. Das Nebenwirkungsprofil von Tacrolimus ist dem CSA sehr ähnlich. Renale Funktionseinschränkungen treten in ca. 28% auf, neurologische Symptome in 21%, gastrointestinale Symptome in 19% und Hyperglykämien in 13%. Hypertonus, Hypomagnesiämie, Tremor, Kopfschmerzen, Schlafstörungen und Parästhesien sind weitere typische Nebenwirkungen.

Voclosporin

Voclosporin ist ein Calcineurin-Inhibitor der nächsten Generation, der sich durch eine Modifikation der funktionellen Gruppe am Aminosäurerest an Position 1 des Ciclosporin-Moleküls auszeichnet. Dadurch besitzt Voclosporin ein besser vorhersagbares pharmakokinetisches Profil als CSA bei einer 3- bis 4fach höheren pharmakologischen Aktivität und besserer renaler Verträglichkeit. Im Rahmen des Luminate- Programmes erwies sich Voclosporin 0,4 mg/kg KG zweimal tgl. als wirksam und gut verträglich. Das Medikament steht kurz vor der Zulassung in den USA und Europa zur Behandlung der aktiven, nicht- infektiösen, intermediären, posterioren oder Panuveitis.

Methotrexat (MTX, Metex, Lantarel)

Wirkmechanismus. Methotrexat (MTX) zählt als Folsäureantagonist zu den Antimetaboliten und hat eine 100fach größere Affinität zur Dihydrofolsäurereduktase als das natürliche Substrat. Hierdurch wird die Bildung von S-Adenosylmethionin behindert, einem Methylgruppendonator für Phospholipide, Proteine, RNA und DNA. Die folatunabhängige Wirkung beruht auf einer Freisetzung von Adenosin aus Monozyten, das eine Einwanderung von Zellen in entzündete Gewebe und die Sekretion von proinflammatorischen Zytokinen (TNF-α, IL-8, IL-12) hemmt und damit einen antiinflammatorischen Effekt ausübt. Wahrscheinlich beruht die Wirksamkeit bei Tumoren vorwiegend auf dem antiproliferativen Effekt, während bei Patienten mit rheumatischen Erkrankungen der folatunabhängige Wirkmechanismus im Vordergrund steht.

Pharmakokinetik und Applikation. MTX wird typischerweise in einer Dosis zwischen 7,5 und 25 mg einmal pro Woche verabreicht. Bei oraler Gabe ist zu bedenken, dass bis zu 35% des MTX bereits vor Absorption durch die intestinale Flora metabolisiert worden sein kann. Um gegebenenfalls eine größere Wirksamkeit zu erzielen und um die Nebenwirkungen zu minimieren, kann eine Umstellung auf eine subkutane oder intramuskuläre Verabreichung sinnvoll sein. Die typischerweise nach oraler Gabe angegebene Nausea kann durch Gabe von 5 mg Folat 24-48 h nach oraler MTX-Gabe gebessert werden. Die Elimination des MTX erfolgt hauptsächlich renal. Die Halbwertszeit beträgt 3-10 h und kann bei höheren Dosen auf 8-15 h verlängert sein.

Nebenwirkungen und Monitoring. Die schwerwiegendsten Nebenwirkungen sind Hepatotoxizität, Zytopenie und interstitielle Pneumonie. Leberwerterhöhungen treten in 15% der Patienten auf. Zu einer Leberzirrhose kommt es jedoch nur in 0,1% unter MTX-Therapie. Aufgrund der Hepatotoxizität sollten die Patienten auf ein Alkoholverbot unter Therapie hingewiesen werden. Gastrointestinale Nebenwirkungen wie Nausea, Stomatitis und Anorexie treten in 5-25% der behandelten Patienten auf. Alopezie und Hautausschlag kommen seltener vor. Wenn in den Laborroutinekontrollen bei 2 aufeinander folgenden Terminen die Leberwerte (Aspartat-Aminotransferase, Alanin-Aminotransferase) erhöht sind, sollte eine Dosisreduktion erfolgen.

Mycophenolatmofetil (MMF, Cellcept, Myfortic)

Wirkmechanismus. MMF ist ein neueres Immunsuppressivum, das 1995 als Abstoßungsprophylaxe nach Organtransplantation eingeführt wurde. Es inhibiert ähnlich wie Azathioprin die Purinneosynthese. MMF wirkt hauptsächlich auf T- und B-Lymphozyten. Es verhindert die Lymphozytenproliferation und supprimiert die Antikörpersynthese, interagiert mit den Gefäßendothelien und verhindert das Einwandern von Leukozyten in den Inflammationsbereich.

Pharmakokinetik und Applikation. MMF weist eine sehr hohe orale Bioverfügbarkeit auf, sollte aber auf nüchternen Magen eingenommen werden. Es ist das Prodrug der Mycophenolsäure, die renal eliminiert wird. Plasmaspiegelmessungen zur Beurteilung einer ausreichenden Dosierung und Vermeidung von Toxizität sind möglich. Bei gleichzeitiger Therapie mit z.B. Aciclovir oder Ganciclovir kann die renale Elimination von MMF erniedrigt sein. Gleichzeitiger Gebrauch von Antazida kann dagegen die gastrointestinale Absorption des MMF's vermindern. Die beste Wirksamkeit von MMF scheint bei einer Tagesdosis von zweimal 1 g zu liegen (500 mg Kapseln). Die Maximaldosis von 3 g/Tag sollte nicht überschritten werden. Alternativ zum MMF, das unter dem Handelsnamen Cellcept zu erhalten ist, kann Myfortic (Mycophenolat-Natrium) gegeben werden. Myfortic besitzt ein günstigeres Nebenwirkungsprofil als Cellcept und ist als 360-mg-Tabletten erhältlich.

Nebenwirkung und Monitoring. Gastrointestinale Beschwerden (Bauchschmerzen, Nausea, Erbrechen und Diarrhoe) werden in bis zu 31% angegeben. Seltene aber schwerwiegende Nebenwirkungen können Leukopenie, Hepatotoxizität, Sekundärtumoren und Sepsis sein.

Biologica

Die molekularbiologische Forschung konnte in den letzten Jahren viele Kaskaden von inflammatorischen Prozessen identifizieren. Zytokine werden von Lymphozyten und Makrophagen produziert und gelten als Schlüsselmoleküle von Entzündungskaskaden. Hierzu gehören der Tumor-Nekrose-Faktor α (TNF-α), Interferon-γ (IFN-γ), Interleukin-1 (IL-1), Interleukin-2 (IL-2) und Interleukin-10 (IL-10). Mit der Identifizierung von Zytokinen wurden und werden in zunehmendem Maße immunmodulierende Substanzen hergestellt, die rekombinante Antikörper oder Antagonisten von spezifischen Zytokinen oder deren Zelloberflächen- Rezeptoren sind. Da diese neuen Substanzklassen von kultivierten Zellen hergestellt werden, werden sie Biologica genannt. Biologica werden im Vergleich zu traditionellen Immunsuppressiva meist gut vertragen, verursachen aber auch weitaus höhere Kosten.

Interferone

Wirkmechanismus. Interferon α (IFNα) wird als Antwort auf virale Infektionen hauptsächlich von plasmozytären, dendritischen Zellen sezerniert. TNFα und IFN α interagieren, sodass es zu einer Kreuzregulation kommt. Durch eine Funktionshemmung und Reduktion der plasmozytären, dendritischen Zellen reduziert TNFα z.B. die IFN-α-Spiegel. Diese und weitere Studienergebnisse geben Anlass zu der These, dass entweder die Suppression von TNFα oder aber die Boosterung von IFNα eine geeignete Therapie der Uveitis posterior darstellen. Weiterhin erklären sich hierdurch die beobachteten Medikamtennebenwirkungen der Lupus artigen Reaktionen durch IFNα-Therapien aufgrund erhöhter IFNα-Spiegel. Interferone wirken durch die Zunahme der Anzahl und Aktivität von natürlichen Killerzellen, der Normalisation der Anzahl von γ-δ T-Zellen und der Zunahme des löslichen TNF-Rezeptors. Weitere Wirkungen beruhen auf der Hochregulation der regulatorischen T-Zellen und der Inhibition der IL-17-exprimierenden Lymphozyten. Es werden die Typ-I-Interferone, IFNα-2a, IFNα-2b und IFNβ, vom Typ-II-Interferon, dem IFNγ, unterschieden. IFNα ist für die Therapie der viralen Hepatitis, myeloproliferative Erkrankungen, verschiedene solide Tumoren und dem Lymphom zugelassen. Für IFNβ liegt eine Zulassung für die Multiple Sklerose vor. Im Augenbereich wird das IFNα-2a zumeist mit großem Erfolg in der Therapie des Morbus Behçet eingesetzt. Die Ansprechrate beträgt ca. 83-92%. Die idiopathische Panuveitis, intermediäre Uveitis, Serpiginosa, Birdshot, Vogt-Koyanagi-Harada-Syndrom und die sympathische Ophthalmie sind weitere mögliche Indikationen. Hierfür variieren die Ansprechraten in der Literatur mit 59-100%. Schlecht zu therapierende, entzündliche Makulaödeme sprechen häufig sehr gut auf IFN an.

Applikation. In der Uveitistherapie wird hauptsächlich das IFNα-2a verwendet. Verschiedene Therapieregime werden beschrieben:

1. Beginn mit 6 Mio IE/Tag und nachfolgendem Ausschleichen auf 3 Mio IE/Tag 2- bis 3-mal/Woche mit gleichzeitigem Ausschleichen der systemischen Steroide.
2. Beginn mit 3-4,5 Mio IE/Tag und gleichzeitiger hochdosierter systemischer Steroidtherapie. Die vorhergehende immunsuppressive Medikation wird vor Therapiebeginn mit IFN abgesetzt. Wenn Patienten für 6-12 Monate rezidivfrei sind, kann ein Versuch des IFN-Ausschleichens mit nachfolgendem Auslassversuch erfolgen. Dieses scheint 20-40% der Patienten zu betreffen mit Remissionsphasen zwischen 7-58 Monaten.

Nebenwirkungen. Unter grippeartigen Symptomen leiden 90-100% der Patienten Diese sind unangenehm, sprechen jedoch für ein Ansprechen auf die Therapie. Weitere Nebenwirkungen sind milde Leukopenie (30%), Alopezie (10%) und Depression (8%). Bei <1% der Patienten treten Autoantikörper(anti-ds-DNA, Schilddrüsen-AK), Epilepsie, Pruritus, Diarrhoe, Hypotension, Leberenzymerhöhung, Psoriasis und Arthralgie/ Fibromyalgie auf.

TNFα-Blocker

TNFα ist ein proinflammatorisches Schlüsselzytokin in der Pathogenese vieler inflammatorischer Erkrankungen inklusive der nicht- infektiösen Uveitis. Vor dem Gebrauch von TNFα-Blockern müssen systemische Infektionen und Tuberkulose ausgeschlossen werden. Ob das Risiko von multipler Sklerose und Lymphomen durch TNFα-Blocker erhöht wird, ist unklar.

▪ Etanercept (Enbrel)

Wirkmechanismus. Etanercept ist ein rekombinantes Fusionsprotein aus 2 extrazelluären humanen p75-TNF-Rezeptoren und dem Fc-Fragment des humanen IgG1. Es bildet instabile Komplexe mit der löslichen Form des TNFα, bevor es an seine Rezeptoren bindet. Die Neutralisation ist daher nur transient. Etanercept wurde 2000 von der FDA zur Therapie der rheumatoiden Arthritis zugelassen. Hierfür wie auch für die ankylosierende Spondylitis, juvenile idiopathische Arthritis und Psoriasisarthritis konnte die Effektivität von Etanercept nachgewiesen werden. Retrospektive Studien zeigten jedoch eine eindeutig geringere Wirksamkeit des Etanercepts auf die Uveitis als Infliximab und Adalimumab. Die Ansprechrate der Uveitis auf Etanercept scheint bei ca 50% zu liegen. Nicht ganz klar ist, ob Etanercept auch Uveitisschübe auslösen kann. Unter Etanercepttherapie konnten zumindest in unterschiedlichen Publikationen erste Schübe und neue Komplikationen gesehen werden.

Applikation. Etanercept wird üblicherweise 2- bis 3-mal wöchentlich subkutan mit 25 mg appliziert

▪ Infliximab (Remicade)

Wirkmechanismus. Infliximab ist ein monoklonaler, chimärer humaner Maus-IgG1-Antikörper des TNFα, das die lösliche und membrangebundene Form des TNFα bindet. Es wurde 1999 für die Therapie des M. Crohn und der rheumatoiden Arthritis zugelassen. Infliximab zeigte mit ca 90% in unterschiedlichsten Publikationen gute Wirksamkeit bei der anterioren und posterioren Uveitis. 17-20% der therapierefraktären Uveitiden zeigen jedoch ebenfalls kein Ansprechen auf Infliximab.

Pharmakokinetik und Applikation. Infliximab wird bei Erwachsenen als Induktionstherapie intravenös nach 0, 2 und 6 Wochen in einer Dosierung zwischen 3-5 mg/kg KG verabreicht. Die »loading dose« kann je nach Erkrankung variieren und bei Kindern höher sein. Nach der Induktion wird es alle 4-8 Wochen je nach klinischem Verlauf in einer Dosierung zwischen 3-10 mg/kg KG gegeben. Die Halbwertszeit von Infliximab beträgt 10d, aber seine biologischen Effekte persistieren für 2 Monate.

Nebenwirkungen. Das Risiko von allergischen Infusionsreaktionen ist bei Infliximab höher als bei Etanercept aufgrund der Mauskomponente. Infliximab sollte daher nur unter ärztlicher Überwachung in Notfallbereitschaft gegeben werden. Einige Kliniker geben gleichzeitig Antimetabolite oder Glukokortikoide, um das Risiko einer Medikamenten- Antikörper- Entwicklung zu verringern. Lupusartige Reaktionen mit Erhöhung von antinukleären Antikörpern oder Antikörpern gegen ds- DNS sind ebenfalls möglich.

▪ Adalimumab (Humira)

Wirkmechanismus. Adalimumb ist ein vollständig humanisierter, monoklonaler IgG1-Antikörper gegen TNFα. Wie Infliximab bindet es effektiv die lösliche und Membran gebundene Form von TNFα. Adalimumab wurde 2002 von der FDA zur Behandlung der rheumatoiden Arthritis zugelassen. Adalimumab zeigte in unterschiedlichen Publikationen mit 80-90% gute Wirksamkeit hinsichtlich Uveitis anterior und posterior.

Applikation. Die Dosierung von Adalimumab beträgt üblicherweise 40 mg subkutan alle 2 Wochen. Dieses erlaubt stabilere Wirkstoffkonzentrationen über den Zeitverlauf als unter Infliximab. Eine Steigerung auf wöchentliche Applikationen ist möglich.

Nebenwirkungen. Da Adalimumab ein vollständig humanisierter Antikörper ist, besteht ein geringeres Risiko für eine medikamenteninduzierte Antikörperbildung. Falls sich unter Therapie ein Nachlassen der Wirksamkeit zeigen sollte, kann eine Umstellung auf einen der anderen TNFα-Blocker versucht werden. Golimumab ist der zuletzt entwickelte vollständig humanisierte, monoklonale TNFα-Blocker. Bisher sind nur publizierte Daten zu rheumatologischen Erkrankungen erhältlich. Certolizumab pegol ist ein pegyliertes Fab-Fragment eines humanisierten anti-TNF-monoklonalen Antikörpers und wurde bisher für die Therapie des Morbus Crohn zugelassen

Anti-Interleukin-Therapie

▪ Daclizumab (Zenapax)

Wirkmechanismus. Daclizumab ist ein humanisierter, monoklonaler Antikörper des IL-2-Rezeptors (insbesondere der 55kDa-α-Kette des IL-2-Rezeptorkomplexes, bekannt als Tac- oder CD25-Untereinheit). Die Substanz wurde zur Behandlung und Abstoßungsprophylaxe nach Organtransplantationen entwickelt und hierfür auch 1999 zugelassen. Der Hersteller, Roche, ließ jedoch aus kommerziellen Gründen die Zulassung zum 1.1.2009 zurückziehen. Bhat et al konnten eine Uveitisstabilisierung unter Daclizumab bei 15 von 17 Patienten mit vorhergehendem Therapieversagen erreichen. Sen et al fanden unter Daclizumabtherapie eine Reduktion des Vorderkammerzellbefundes um 2 Stufen bei 4 von 6 Patienten mit JIA assoziierter anteriorer Uveitis. Die nichtinfektiöse Uveitis intermedia, posterior, Panuveitis und auch die Birdshotretinopathie scheinen ebenfalls gut auf Daclizumab anzusprechen. Nussenblatt et al berichteten 2005 über 15 Patienten mit nichtinfektiöser Uveitis intermedia, posterior oder Panuveitis, die unter der vorhergehenden Immunsuppression einen ruhigen Befund aufwiesen und nachfolgend auf Daclizumab umgestellt wurden. Bei 10 der 15 Patienten konnte die begleitende Steroidmedikation unter Beibehaltung eines ruhigen Befundes reduziert werden.

Pharmakokinetik und Applikation. Daclizumab wird intravenös verabreicht. In unterschiedlichen Publikationen betrug die Dosierung 1-8 mg/kg KG in einer Konzentration von 25 mg/5 ml alle 2-4 Wochen. Die in vivo-Halbwertszeit beträgt 20 Tage.

Nebenwirkungen. Die häufigsten Nebenwirkungen sind Schlaflosigkeit, Obstipation, Diarrhoe, Übelkeit, Erbrechen, Tremor, arterielle Hypertonie und erhöhtes Risiko für Infektionen. In seltenen Fällen kann es zu schweren anaphylaktischen Reaktionen kommen.

▪ Anakinra (Kineret)

Wirkmechanismus. Anakinra ist ein rekombinanter, humanisierter IL-1-Rezeptorantikörper. Bisher gibt es zu Anakinra wenige klinische Erfahrungen in der Therapie der Uveitis. Anakinra ist bereits für die Therapie der rheumatoiden Arthritis zugelassen, scheint hierfür aber weniger effektiv zu sein als TNFα- Blocker. Eine gute Effektivität wird gegen die Kryopyrin assoziierten periodischen Syndrome (CAPS) wie das Muckle-Wells-Syndrom beschrieben, da diese Erkrankungen mit einer Erhöhung des IL-1β einhergehen.

Applikation. Die Dosierung von Anakinra beträgt für Erwachsene 100 mg/Tag, subkutan appliziert. Kinder werden mit einer Dosierung von 1-2 mg/kg KG/Tag behandelt, wobei die Maximaldosis ebenfalls 100 mg/Tag beträgt

Nebenwirkungen. Häufig treten lokale Reaktionen an der Einstichstelle auf. Infektiöse Komplikationen wie Infekte der oberen Luftwege, Herpes labialis und Gastroenteritiden müssen beachtet werden

▪ Rituximab (Rituxin)

Wirkmechanismus. Rituximab ist ein monoklonaler, chimärer, humanisierter Mausantikörper, der gegen das CD20- Oberflächen-Glykoprotein normaler B-Lymphozyten gerichtet ist. Der Antikörper ist ein IgG1-Kappa-Immunglobulin, das variable Sequenzen von schweren und leichten Mausketten und eine konstante humane Region enthält. Rituximab ist aktuell zur Therapie von B-Zell-Lymphomen zugelassen. Es wird ebenfalls erfolgreich in der Therapie der ANCA assoziierten Vaskulitiden insbesondere dem M. Wegener eingesetzt. Bei Therapie refraktärem, okulärem M. Wegener berichten verschiedene Fallserien über eine gute Wirksamkeit des Rituximab. Rituximab kann bei Kontroindikationen gegen TNFα-Blocker (Tbc, Lymphom) gegeben werden.

Applikation. Rituximab wird intravenös in einer Dosierung von 375 mg/m² Körperoberfläche alle 4-8 Wochen gegeben.

Nebenwirkungen. Aufgrund des Mausanteils kann es zu Infusionsreaktionen kommen. Die häufigsten Nebenwirkungen sind Fieber, Schüttelfrost, respiratorische Symptome und gelegentlich Hypertonus. Eine schwere Herzinsuffizienz (NYHA-Stadium IV) stellt eine Kontraindikation für eine Therapie mit Rituximab dar. Ver-

14

glichen zu den herkömmlichen Immunsuppressiva und Chemotherapeutika sind die möglichen Nebenwirkungen eher als mild einzustufen.

Immunsuppressive Therapie bei Kindern

Die steroidsparende, immunsuppressive Therapie bei Kindern unterscheidet sich von der bei Erwachsenen insofern, als dass eine sofortige Entzündungskontrolle erforderlich ist, um einen Visusverlust durch Inflammation wie auch Amblyopie zu verhindern.

Dauerhafte Steroidmedikation führt bei Kindern, neben den auch bei Erwachsenen vorkommenden Nebenwirkungen, zusätzlich zur Wachstumssuppression. Ebenso führen Steroide bei Kindern sehr viel häufiger zum Glaukom als bei Erwachsenen. Dementsprechend sollte bei Kindern nicht zu lange mit dem Einsatz eines Immunsuppressivums gezögert werden. Aufgrund des möglichen Nebenwirkungspotentials muss eine Risiko-Nutzen-Abwägung erfolgen.

Die meisten Erfahrungen mit Immunsuppressiva bei Kindern wurden bisher mit MTX bei juveniler idiopathischer Arthritis gesammelt. Da kontrollierte Studien für die Therapie der Uveitis fehlen, ist es sinnvoll die Wertigkeit von Immunsuppressiva mit den Mitteln der »evidence based medicine« (EBM) abzuschätzen. Bei Durchsicht der Literatur erhält **MTX** einen Evidenz-

Tab. 14.11 Wirkmechanismus und Nebenwirkungen von bei der Therapie der Vaskulitis gebräuchlicher Immunsuppressiva

Präparat	Wirkmechanismus	Nebenwirkungen
Methotrexat (MTX)	Folsäureanalogon; hemmt Dihydrofolatreduktase und DNA- Replikation; folatunabhängige Wirkung beruht auf einer Freisetzung von Adenosin aus Monozyten	Knochenmarkdepression (Leukopenie, Thrombozytopenie), gastrointestinale Beschwerden, hepatotoxisch (Transaminasenanstieg, Stomatitis, Übelkeit, Erbrechen, interstitielle Pneumonie, Haarausfall, Hautausschlag
Sulfasalazin	hemmt Leukotrienbildung	Kopfschmerzen, Schwindel, Nausea, allerg Reaktionen, Agranulozytose, Panzytopenie, Nierenfunktionsstörungen
Cyclosporin A (CsA)	T-Zell-Inhibitor: hemmt Zellteilung und Zytokinproduktion (IL-2)	Nephrotoxizität (fast 100% bei 10 mg/kg), Hypertension, Hepatotoxizität, Tremor, Myalgien, Parästhesien, Hypomagnesiämie, Hirsutismus, Zahnfleischhyperplasie
Azathioprin	Purin-Nukleosid-Analogon, das in DNA-Replikation/RNA-Transkription eingreift; vermindert Anzahl peripherer T-/B-Lymphozyten, reduziert IL2- und IgM-Produktion	Knochenmarkdepression (Leukopenie, Thrombozytopenie), gastrointestinale Intoleranz, Hepatotoxizität
Mycophenolat-Mofetil (MMF)	hemmt Purinsynthese, hemmt Lymphozytenproliferation, supprimiert AK-Synthese und Expression von leukozytären Adhäsionsmolekülen, renale Elimination	gastrointestinale Beschwerden, Neutropenie, opportunistische Infektionen
Chlorambucil/Cyclophosphamid	Lymphotoxisch (alkyliert Purine in DNA/ RNA, führt zu Zelltod)	Knochenmarkdepression Hämaturie/hämorrhagische Zystitis, erhöhtes Malignomrisiko (abhängig von kumulativer Dosis), Sterilität, teratogen, reversible Alopezie, Übelkeit, Erbrechen
Etanercept	p75 TNFr-IgG1-AK, bindet freies TNFα	TBC- Reaktivierung, MS
Infliximab	Chimärer IgG1-AK, bindet freies und Membran gebundenes TNFα	TBC- Reaktivierung, MS, Infusionsreaktion, Lupus artige Reaktion, ANA und ds- DNS- AK- Bildung
Adalimumab	Humaner IgG1-AK, bindet freies und Membran gebundenes TNFα	TBC-Reaktivierung, MS
Interferon α2a	Hochregulation NK (natürliche Killerzellen) und regulatorische T-Zellen, Inhibition der IL-17 exprimierenden Lymphozyten, Zunahme des löslichen TNF-Rezeptors, Regulation von γ-δ-T-Zellen	Grippe artige Symptome, milde Leukopenie, Alopezie, Depressionen, ds-DNS-AK, Schilddrüsen-AK, Epilepsie, Pruritus, Diarrhoe, Hypotension, Leberenzymerhöhung, Psoriasis, Arthralgie/Fibromyalgie
Daclizumab	CD25-IL2-R-AK	Schlaflosigkeit, Obstipation, Diarrhoe, Übelkeit, Erbrechen, Tremor, arterielle Hypertonie, selten anaphylaktische Reaktion
Rituximab	CD20-B-Lymphozyten-AK	Infusionsreaktion, Fieber, Schüttelfrost, respiratorische Symptome, Hypertonus

grad von IIIA (Expertenmeinung, klinische Erfahrung oder deskriptive Studie; hohe Evidenz eine Therapie durchzuführen). Für **CSA** und **Azathioprin** kann nur ein Evidenzgrad von IIIC (Expertenmeinung, klinische Erfahrung oder deskriptive Studie; geringe Evidenz eine Therapie durchzuführen) vergeben werden. **MMF** erhält einen Evidenzgrad von IIIB (Expertenmeinung, klinische Erfahrung oder deskriptive Studie; mäßige Evidenz eine Therapie durchzuführen). **Etanercept** erhält einen Evidenzgrad von IIC (>1 kontrollierte aber nicht randomisierte Studie; Kohorten- oder Fallkontrollstudie von >1 wissenschaftlichen Gruppe/ Zentrum; Beobachtung von signifikanten Effekten innerhalb unkontrollierter Studien; geringe Evidenz eine Therapie durchzuführen). **Infliximab** erhält einen Evidenzgrad von IIA (>1 kontrollierte aber nicht randomisierte Studie; Kohorten- oder Fallkontrollstudie von >1 wissenschaftlichen Gruppe/ Zentrum; Beobachtung von signifikanten Effekten innerhalb unkontrollierter Studien; hohe Evidenz eine Therapie durchzuführen). Bei **Adalimumab** besteht ein Evidenzgrad von IIA (>1 kontrollierte aber nicht randomisierte Studie; Kohorten- oder Fallkontrollstudie von >1 wissenschaftlichen Gruppe/Zentrum; hohe Evidenz eine Therapie durchzuführen).

14.7.7 Zusammenfassung

Sicherlich werden in den nächsten Jahren weitere zahlreiche Biologica entwickelt werden. Beim Durchsehen der rheumatologischen Fachzeitschriften stößt man bereits auf die kommenden Entwicklungen. Der Kostenfaktor wird jedoch ein wesentlicher limitierender Faktor sein. Bei rein auf die Augen begrenzten Erkrankungen stellt die Weiterentwicklung von Implantaten eine sinnvolle Therapiealternative dar, um systemische Nebenwirkungen zu vermeiden.

Die Wirkmechanismen der angesprochenen Präparate sowie ihre Nebenwirkungen wurden in ◻ Tab. 14.11 zusammengefasst.

Fazit für die Praxis

Die Therapie der retinalen Vaskulitis stellt den Ophthalmologen häufig vor eine Herausforderung. Wenn eine dauerhafte immunsuppressive Therapie erforderlich ist, sollte diese interdisziplinär mit einem Internisten erfolgen. Der oft nachgewiesenen guten Wirksamkeit neuer Medikamente stehen hohe Kosten und fehlende Langzeiterfahrungen gegenüber. Demensprechend empfiehlt sich ein Therapiebeginn mit etablierten Immunsuppressiva. Falls diese keine ausreichende Wirksamkeit zeigen sollte eine Kombinationstherapie unterschiedlicher Substanzklassen oder Umstellung auf moderne Immunsuppressiva erfolgen.

Literatur

Literatur zu Abschnitt 14.1

Badrinath SS, Gopal L, Sharma T et al. (1999) Vitreoschisis in Eales' disease; pathogenic role and significance in surgery. Retina. 19:51-54

Bali T, Saxena S, Kumar D (2005) Response time and safety profile of pulsed oral methotrexate therapy in idiopathic retinal periphlebitis. Eur J Ophthalmol. 15(3):374-8.

Biswas J, Raghavendran R et al. (2001) Presumed Eales disease with neurologic involvement: report of three cases. Retina. 21(2):141-5.

Biswas J, Mukesh BN, Narain S, Roy S, Madhavan HN (1998) Profiling of human leukocyte antigen in Eales' disease. Int Ophthalmol 21:277-81.

Biswas J, Badrinath SS (1995-96) Ocular morbidity in patients with active systemic tuberculosis. Int Ophthalmol. 19(5):293-298.

Biswas J, Sharma T, Gopal L, Madhavan HN, Sulochana KN, Ramakrishnan S (2002) Eales disease- an update. Surv of Ophthalmol 47(13):197-214.

Chanana B, Azad RV, Patwardhan S (2010) Role of intravitreal bevacizumab in the management of Eales' disease. Int Ophthalmol. 30:57-61.

Charmis J (1965) On the classification and management of the evolutionary course of Eales' disease. Trans Ophthalmol Soc UK,85:187

Eales H (1882) Primary retinal haemorrhage in young men. Ophthalmic Rev. 1:41

Eales H (1880) Retinal haemorrhages associated with epistaxis and constipation. Brim Med Rev. 9:262

Elliot AJ (1975) Thirty years observation of patients with Eales' disease. Am J Ophthalmol 80:404

Gadkari S (2007) Eales` Disease. In: Joussen AM, Gardner TW, Kirchhof B, Ryan SJ (Hrsg) Retinal Vascular Disease. Springer Berlin Heidelberg, p 613-627

Gadkari SS, Kamdar P, Jehangir RP (1992) Pars plana Vitrectomy in Vitreous haemorrhage due to Eales' disease. Ind J Ophthalmol 40

Gunisha P, Madhavan HN, Jayanthi U, Therese KL (2000) Polymerase chain reaction using IS6110 primer to detect Mycobacterium tuberculosis in clinical samples. Indian J Path Microbiol 43:395-402.

Madhavan, HN. Therese KL, Gunisha P, Jayanthi U, Biswas J (2000) Polymerase Chain Reaction for detection of Mycobacterium tuberculosis in epiretinal membrane in Eales' disease. Invest Ophthalmol Vis Sci 41:822-25.

Majji AB,Vemuganti GK,Shah VA et al. (2006) A comparative study of epiretinal membranes associated with Eales' disease: a clinicopathologic evaluation. Eye 20:46-54

Malik SRK, Patnaik B (1973) Fluorescein angiography in Eales' disease. Ind J Ophthalmol. 21:5

Murphy RP, Renie WA, Proctor LR, Shimuzu H, Lippmann SM, Anderson KC, Fine SL, Patz A, McKusick VA (1983) A survey of patients with Eales' disease, in Fine SL and Owen SL(eds):Management of retinal vascular and macular disorders,Baltimore,Md, William and Wilkin

Perentes Y, Chan CC, Bovey E, Uffer S, Herbort CP (2002) Massive vascular endothelium growth factor (VEGF) expression in Eales' disease. Klin Monbl Augenheilkd. 219:311-4.

Renie WA, Murphy RP, Anderson KC, et al. (1983) The evaluation of patients with Eales' disease. Retina 3:243-248

Saxena S, Kumar D (2004) A new staging system for idiopathic retinal periphlebitis. Eur J Ophthalmol. 14(3):236-9.

Shanmugam MP, Badrinath SS, Gopal L, Sharma T (1998) Long term visual results of vitrectomy for Eales' disease complications.Int Ophthalmol. 22(1):61-4.

Spitznas M, Meyer-Schwickerath GT, Stephen B (1975) Clinical Picture of Eales' disease. Grafes Arch Clin Exp Ophthalmol 194:73

Theodosisadis G (1970) Fluorescein anigography in Eales' disease. Am J Ophthalmol. 69:271

Verma A, Biswas J, Radhakrishnan S, Narayanasamy A (2010) Intraocular expression of vascular endothelial growth factor (VEGF) and pigment epithelial-derived factor (PEDF) in a case of Eales' disease by immunohistochemical analysis: a case report. Int Ophthalmol. 30:429-34.

Literatur zu Abschnitt 14.2

Accinni L, Dixon FJ (1979). Degenerative vascular disease and myocardial infarction in mice with lupus-like syndrome. Am J Pathol 96(2): 477-492.

Arevalo JF, Lowder CY, et al. (2002). Ocular manifestations of systemic lupus erythematosus. Curr Opin Ophthalmol 13(6): 404-410.

Aronson AJ, Ordonez NG, et al. (1979). Immune-complex deposition in the eye in systemic lupus erythematosus. Arch Intern Med 139(11): 1312-1313.

Asherson RA, Merry P, et al. (1989). Antiphospholipid antibodies: a risk factor for occlusive ocular vascular disease in systemic lupus erythematosus and the 'primary' antiphospholipid syndrome. Ann Rheum Dis 48(5): 358-361.

Benucci M, Del Rosso A, et al. (2005). Systemic lupus erythematosus (SLE) in Italy: an Italian prevalence study based on a two-step strategy in an area of Florence (Scandicci-Le Signe). Med Sci Monit 11(9): CR420-425.

Bertsias GK., Salmon JE, et al. (2010). Therapeutic opportunities in systemic lupus erythematosus: state of the art and prospects for the new decade. Annals of Rheumatic Disease 69(9): 1603-1611.

Borchers AT, Naguwa SM, et al. (2010). The geoepidemiology of systemic lupus erythematosus. Autoimmun Rev 9(5): A277-287.

Boumpas DT, Austin HA 3rd, et al. (1995). Systemic lupus erythematosus: emerging concepts. Part 1: Renal, neuropsychiatric, cardiovascular, pulmonary, and hematologic disease. Ann Intern Med 122(12): 940-950.

Boumpas DT, Fessler BJ, et al. (1995). Systemic lupus erythematosus: emerging concepts. Part 2: Dermatologic and joint disease, the antiphospholipid antibody syndrome, pregnancy and hormonal therapy, morbidity and mortality, and pathogenesis. Ann Intern Med 123(1): 42-53.

Cobo-Soriano R, Sanchez-Ramon S, et al. (1999). Antiphospholipid antibodies and retinal thrombosis in patients without risk factors: a prospective case-control study. Am J Ophthalmol 128(6): 725-732.

Cordes FC, Aiken SD (1947). Ocular changes in acute disseminated lupus erythematosus; report of a case with microscopic changes. Am J Ophthalmol 30: 1541-1555.

Feinglass EJ, Arnett FC, et al. (1976). Neuropsychiatric manifestations of systemic lupus erythematosus: diagnosis, clinical spectrum, and relationship to other features of the disease. Medicine 55(4): 323-339.

Francis L, Perl A (2009). Pharmacotherapy of systemic lupus erythematosus. Expert Opin Pharmacother 10(9): 1481-1494.

Galindo-Rodriguez G., Avina-Zubieta JA, et al. (1999). Cyclophosphamide pulse therapy in optic neuritis due to systemic lupus erythematosus: an open trial. Am J Med 106(1): 65-69.

Gold DH, Morris DA, et al. (1972). Ocular findings in systemic lupus erythematosus. Br J Ophthalmol 56(11): 800-804.

Gourley MF, Austin HA 3rd, et al. (1996). „Methylprednisolone and cyclophosphamide, alone or in combination, in patients with lupus nephritis. A randomized, controlled trial.« Ann Intern Med 125(7): 549-557.

Graham EM, Spalton DJ, et al. (1985). Cerebral and Retinal Vascular Changes in Systemic Lupus Erythematosus. Ophthalmology 92(3): 444-448.

Griffiths B, Mosca M, et al. (2005). Assessment of patients with systemic lupus erythematosus and the use of lupus disease activity indices. Best Pract Res Clin Rheumatol 19(5): 685-708.

Hahn BH (1997). Systemic Lupus Erythematosus. In: Harrison TR et al. (Hrsg) Harrison's Principles of Internal Medicine. McGraw Hill Text. 2: 1874-1880.

Hochberg MC, Boyd RE, et al. (1985). Systemic lupus erythematosus: a review of clinico-laboratory features and immunogenetic markers in 150 patients with emphasis on demographic subsets. Medicine (Baltimore) 64(5): 285-295.

Hochberg MC, Perlmutter DL, et al. (1995). Prevalence of self-reported physician-diagnosed systemic lupus erythematosus in the USA. Lupus 4(6): 454-456.

Jabs DA, Fine SL, et al. (1986). Severe retinal vaso-occlusive disease in systemic lupus erythematosus. Archives of Ophthalmology 104: 558-563.

Jabs DA, Miller NR, et al. (1986). Optic neuropathy in systemic lupus erythematosus. Archives of Ophthalmology 104: 564-568.

Jennette JC, Falk RJ, et al. (1994). Nomenclature of systemic vasculitides. Proposal of an international consensus conference. Arthritis Rheum 37(2): 187-192.

Karlson EW, Daltroy LH, et al. (1997). The relationship of socioeconomic status, race, and modifiable risk factors to outcomes in patients with systemic lupus erythematosus. Arthritis Rheum 40(1): 47-56.

Karpik AG, Schwartz MM, et al. (1985). Ocular immune reactants in patients dying with systemic lupus erythematosus. Clin Immunol Immunopathol 35(3): 295-312.

Lin YC, Wang AG, et al. (2009) Systemic lupus erythematosus-associated optic neuritis: clinical experience and literature review. Acta Ophthalmol 87(2): 204-210.

Lorenz HM, Grunke M, et al. (2005). Safety of 15-deoxyspergualin in the treatment of glomerulonephritis associated with active systemic lupus erythematosus. Ann Rheum Dis 64(10): 1517-1519.

Marmor MF (2003). New American Academy of Ophthalmology recommendations on screening for hydroxychloroquine retinopathy. Arthritis Rheum 48(6): 1764.

Marmor MF, Carr RE, et al. (2002). Recommendations on screening for chloroquine and hydroxychloroquine retinopathy: a report by the American Academy of Ophthalmology. Ophthalmology 109(7): 1377-1382.

Meister P (2003). Vasculitides: classification, clinical aspects and pathology. A review. Pathologe 24(3): 165-181.

Merrill JT, Neuwelt CM, et al. (2010). Efficacy and safety of rituximab in moderately-to-severely active systemic lupus erythematosus: the randomized, double-blind, phase II/III systemic lupus erythematosus evaluation of rituximab trial. Arthritis and Rheumatism 62(1): 222-233.

Montehermoso A, Cervera R, et al. (1999). Association of antiphospholipid antibodies with retinal vascular disease in systemic lupus erythematosus. Semin Arthritis Rheum 28(5): 326-332.

Nag TC, Wadhwa S (2005). Histopathological changes in the eyes in systemic lupus erythematosus: an electron microscope and immunohistochemical study. Histol Histopathol 20(2): 373-382.

Petri M, Perez-Gutthann S, et al. (1991). Morbidity of systemic lupus erythematosus: role of race and socioeconomic status. Am J Med 91(4): 345-353.

Ramal LM, Lopez-Nevot MA, et al. (2004). Systemic lupus erythematosus in southern Spain: a comparative clinical and genetic study between Caucasian and Gypsy patients. Lupus 13(12): 934-940.

Ramos-Casals M, Soto MJ, et al. (2009). Rituximab in systemic lupus erythematosus: A systematic review of off-label use in 188 cases. Lupus 18(9): 767-776.

Riemekasten G, Hahn BH (2005). Key autoantigens in SLE. Rheumatology 44(8): 975-982.

Rosenbaum JT, Robertson JE Jr., et al. (1991). Retinal vasculitis--a primer. West J Med 154(2): 182-185.

Rosenbaum JT, Simpson J, et al. (1997). Successful treatment of optic neuritis in association with systemic lupus erythematosus using intravenous cyclophosphamide. British Journal of Ophthalmology 81: 130-132.

Rosenbaum JT, Wernick R (1990). The utility of routine screening of patients with uveitis for systemic lupus erythematosus or tuberculosis. A Bayesian analysis. Arch Ophthalmol 108(9): 1291-1293.

Ruiz-Irastorza G, Khamashta MA, et al. (2001). Systemic lupus erythematosus. Lancet 357(9261): 1027-1032.

Saleh Z, Menassa J, et al. (2010). Cranial nerve VI palsy as a rare initial presentation of systemic lupus erythematosus: case report and review of the literature. Lupus 19(2): 201-205.

Soo MP, Chow SK, et al. (2000). »The spectrum of ocular involvement in patients with systemic lupus erythematosus without ocular symptoms.« Lupus 9(7): 511-514.

Stafford-Brady FJ, Urowitz MB, et al. (1988). Lupus retinopathy. Patterns, associations, and prognosis. Arthritis Rheum 31(9): 1105-1110.

Stahl-Hallengren C, Jonsen A, et al. (2000). Incidence studies of systemic lupus erythematosus in Southern Sweden: increasing age, decreasing frequency of renal manifestations and good prognosis. J Rheumatol 27(3): 685-691.

Tan EM, Cohen AS, et al. (1982). The 1982 revised criteria for the classification of systemic lupus erythematosus. Arthritis Rheum 25(11): 1271-1277.

Tuft SJ, Watson PG (1991). Progression of scleral disease. Ophthalmology 98(4): 467-471.

Wallace DJ, Stohl W, et al. (2009). A phase II, randomized, double-blind, placebo-controlled, dose-ranging study of belimumab in patients with active systemic lupus erythematosus. Arthritis and Rheumatism 61(9): 1168-1178.

Wang TJ, Wang IJ, et al. (2010). Comorbidities of dry eye disease: a nationwide population-based study. Acta Ophthalmol.

Wolfe F, Marmor MF (2010). Rates and predictors of hydroxychloroquine retinal toxicity in patients with rheumatoid arthritis and systemic lupus erythematosus. Arthritis Care Res (Hoboken) 62(6): 775-784.

14

Literatur zu Abschnitt 14.3

Deuter CME, Kötter I, Wallace GR, Murray PI, Stübiger N, Zierhut M (2008) Behçet's disease: ocular effects and treatment. Prog Retin Eye Res 27:111-136.

Deuter CME, Zierhut M, Möhle A, Vonthein R, Stübiger N, Kötter I (2010) Long-term remissions after cessation of interferon alpha treatment in patients with severe uveitis due to Behçet's disease. Arthritis Rheum 62:2796-2805.

Direskeneli H (2006) Autoimmunity vs autoinflammation in Behçet's disease: do we oversimplify a complex disorder? Rheumatology (Oxford) 45:1461-1465.

Gül A (2001) Behçet's disease: an update on the pathogenesis. Clin Exp Rheumatol 19 (5 Suppl 24):S6-12.

Gül A, Inanc M, Ocal L, Aral O, Konice M (2000) Familial aggregation of BD in Turkey. Ann Rheum Dis 59:622-625.

Gül A, Hajeer AH, Worthington J, Ollier WE, Silman AJ (2001) Linkage mapping of a novel susceptibility locus for Behçet's disease to chromosome 6p22-23. Arthritis Rheum 44:2693-2696.

Hamuryudan V, Özyazgan Y, Hizli N, Mat C, Yurdakul S, Tüzün Y, Şenocak M, Yazici H (1997) Azathioprine in Behçet's syndrome: effects on long-term prognosis. Arthritis Rheum 40:769-774.

Hatemi G, Silman A, Bang D, Bodaghi B, Chamberlain AM, Gül A, Houman MH, Kötter I, Olivieri I, Salvarani C, Sfikakis PP, Siva A, Stanford MR, Stübiger N, Yurdakul S, Yazici H (2008) EULAR recommendations for the management of Behçet disease. Ann Rheum Dis 67:1656-1662.

International Study Group for Behçet's Disease (1990) Criteria for diagnosis of Behçet's disease. Lancet 335:1078-1080.

Koné-Paut I, Sanchez E, Le Quellec A, Manna R, Touitou I (2007) Autoinflammatory gene mutations in Behçet's disease. Ann Rheum Dis 66:832-834.

Kötter I, Günaydin I, Batra M, Vonthein R, Stübiger N, Fierlbeck G, Melms A (2006) CNS involvement occurs more frequently in patients with Behçet's disease under cyclosporin A (CSA) than under other medications – results of a retrospective analysis of 117 cases. Clin Rheumatol 25:482-486.

Kötter I, Günaydin I, Zierhut M, Stübiger N. The use of interferon α in Behçet disease: review of the literature. Semin Arthritis Rheum 2004;33:320-335.

Mizuki N, Inoko H, Ando H, Nakamura S, Kashiwase K, Akaza T, Fujino Y, Masuda K, Takiguchi M, Ohno S (1993) Behçet's disease associated with one of the HLA-B51 subantigens, HLA-B* 5101. Am J Ophthalmol 116:406-409.

Remmers EF, Cosan F, Kirino Y, Ombrello MJ, Abaci N, Satorius C, Le JM, Yang B, Korman BD, Cakiris A, Aglar O, Emrence Z, Azakli H, Ustek D, Tugal-Tutkun I, Akman-Demir G, Chen W, Amos CI, Dizon MB, Kose AA, Azizlerli G, Erer B, Brand OJ, Kaklamani VG, Kaklamanis P, Ben-Chetrit E, Stanford M, Fortune F, Ghabra M, Ollier WER, Cho YH, Bang D, O'Shea J, Wallace GR, Gadina M, Kastner DL, Gül A (2010) Genome-wide association study identifies variants in the MHC class I, IL10, and IL23R-IL12RB2 regions associated with Behçet's disease. Nat Gen 42:698-702.

Sfikakis PP, Theodossiadis PG, Katsiari CG, Kaklamanis P, Markomichelakis NN (2001) Effect of infliximab on sight-threatening panuveitis in Behçet's disease. Lancet 358:295-296.

Tugal-Tutkun I, Cingü K, Kir N, Yeniad B, Urgancioglu M, Gül A (2008) Use of laser flare-cell photometry to quantify intraocular inflammation in patients with Behçet uveitis. Graefes Arch Clin Exp Ophthalmol 246:1169-1177.

Tugal-Tutkun I, Mudun A, Urgancioglu M, Kamali S, Kasapoglu E, Inanc M, Gül A (2005) Efficacy of infliximab in the treatment of uveitis that is resistant to treatment with the combination of azathioprine, cyclosporine, and corticosteroids in Behçet's disease. Arthritis Rheum 52:2478-2484.

Yasuoka H, Yamaguchi Y, Mizuki N, Nishida T, Kawakami Y, Kuwana M (2008) Preferential activation of circulating CD8+ and gamma-delta T cells in patients with active Behçet's disease and HLA-B51. Clin Exp Rheumatol 26 (4 Suppl 50):S59-63.

Zafirakis P, Foster CS (2002) Adamantiades-Behcet's disease. In: Foster CS, Vitale AT, Saunders, Philadelphia, pp 632-652.

Zierhut M, Mizuki N, Ohno S, Inoko H, Gül A, Onoé K, Isogai E (2003) Immunology and functional genomics of Behçet's disease. Cell Mol Life Sci 60:1903-1922.

Zouboulis CC (2003) Epidemiology of Adamantiades-Behcet's disease. In: Zierhut M, Ohno S (eds) Immunology of Behçet's disease. Swets & Zeitlinger, Lisse, Tokyo, pp 1-16.

Literatur zu Abschnitt 14.4

Acar MA, Birch MK, Abbott R et al (1993), Chronic granulomatous anterior uveitis associated with multiple sclerosis, Graefes Arch Clin Exp Ophthalmol, 231(3): p. 166-8.

Adamus G, Amundson D, Vainiene M et al (1996), Myelin basic protein specific T-helper cells induce experimental anterior uveitis, J Neurosci Res, 44(6): p. 513-8.

Arnold AC, Pepose JS, Hepler RS et al (1984), Retinal periphlebitis and retinitis in multiple sclerosis. I. Pathologic characteristics, Ophthalmology, 91(3): p. 255-62.

Beck RW, Chandler DL, Cole SR et al (2002), Interferon beta-1a for early multiple sclerosis: CHAMPS trial subgroup analyses, Ann Neurol, 51(4): p. 481-90.

Becker M, Davis J (2005), Vitrectomy in the treatment of uveitis, Am J Ophthalmol, 140(6): p. 1096-105.

Becker MD, Heiligenhaus A, Hudde T et al (2005), Interferon as a treatment for uveitis associated with multiple sclerosis, Br J Ophthalmol, 89(10): p. 1254-7.

Becker MD, Wiehler U, Miller DW (2007) Vasculitis in Multiple Sklerosis. In: Joussen AM, Gardner TW, Kirchhof B, Ryan SJ (Hrsg) Retinal Vascular Disease. Springer Berlin Heidelberg, p 650-656

Bloch-Michel E, Nussenblatt RB (1987), International Uveitis Study Group recommendations for the evaluation of intraocular inflammatory disease, Am J Ophthalmol, 103(2): p. 234-5.

BregerbcLeopold IH (1966), The incidence of uveitis in multiple sclerosis, Am J Ophthalmol, 62(3): p. 540-5.

CHAMPS Study Group (2001), Interferon beta-1a for optic neuritis patients at high risk for multiple sclerosis, Am J Ophthalmol, 132(4): p. 463-71.

Dhib-Jalbut S (1997), Mechanisms of interferon beta action in multiple sclerosis, Mult Scler, 3(6): p. 397-401.

Galetta SL (2001), The controlled high risk Avonex multiple sclerosis trial (CHAMPS Study), J Neuroophthalmol, 21(4): p. 292-5.

Jacobs LD, Beck RW, Simon JH et al (2000), Intramuscular interferon beta-1a therapy initiated during a first demyelinating event in multiple sclerosis. CHAMPS Study Group, N Engl J Med, 343(13): p. 898-904.

Jakob E, Reuland MS, Mackensen F et al (2009), Uveitis subtypes in a german interdisciplinary uveitis center--analysis of 1916 patients, J Rheumatol, 36(1): p. 127-36.

Jiang H, Milo R, Swoveland P et al (1995), Interferon beta-1b reduces interferon gamma-induced antigen-presenting capacity of human glial and B cells, J Neuroimmunol, 61(1): p. 17-25.

Mackensen F, Heinz C, Becker MD et al (2008), Intravitreal bevacizumab (avastin) as a treatment for refractory macular edema in patients with uveitis: a pilot study, Retina, 28(1): p. 41-5.

Mansour AM, Arevalo JF, Ziemssen F et al (2009), Long-term visual outcomes of intravitreal bevacizumab in inflammatory ocular neovascularization, Am J Ophthalmol, 148(2): p. 310-316 e2.

PRISMS (Prevention of Relapses and Disability by Interferon beta-1a Subcutaneously in Multiple Sclerosis) Study Group (1998), Randomised double-blind placebo-controlled study of interferon beta-1a in relapsing/remitting multiple sclerosis. , Lancet, 352(9139): p. 1498-504.

PRISMS Study Group and the University of British Columbia MS/MRI Analysis Group (2001) PRISMS-4: Long-term efficacy of interferon-beta-1a in relapsing MS, Neurology, 56(12): p. 1628-36.

Rothova A, Buitenhuis HJ, Meenken C et al (1992), Uveitis and systemic disease, Br J Ophthalmol, 76(3): p. 137-41.

Satoh J, Paty DWKim SU (1995), Differential effects of beta and gamma interferons on expression of major histocompatibility complex antigens and intercellular adhesion molecule-1 in cultured fetal human astrocytes, Neurology, 45(2): p. 367-73.

Shikishima K, Lee WR, Behan WM et al (1993), Uveitis and retinal vasculitis in acute experimental allergic encephalomyelitis in the Lewis rat: an ultrastructural study, Exp Eye Res, 56(2): p. 167-75.

Verhagen C, Mor FCohen IR (1994), T cell immunity to myelin basic protein induces anterior uveitis in Lewis rats, J Neuroimmunol, 53(1): p. 65-71.

Villarroya H, Klein C, Thillaye-Goldenberg B et al (2001), Distribution in ocular structures and optic pathways of immunocompetent and glial cells in an experimental allergic encephalomyelitis (EAE) relapsing model, J Neurosci Res, 63(6): p. 525-35.

Yong VW, Chabot S, Stuve O et al (1998), Interferon beta in the treatment of multiple sclerosis: mechanisms of action, Neurology, 51(3): p. 682-9.

Zierhut MFoster CS (1992), Multiple sclerosis, sarcoidosis and other diseases in patients with pars planitis, Dev Ophthalmol, 23: p. 41-7.

Literatur zu Abschnitt 14.5

Asukata Y, Ishihara M, Hasumi Y, Nakamura S, Hayashi K, Ohno S, Mizuki N (2008). Guidelines for the diagnosis of ocular sarcoidosis. Ocul Immunol Inflamm.16:77-81.

Baughman RP, Costabel U, du Bois RM (2008) Treatment of sarcoidosis. Clin Chest Med 29: 533–548

Baughman RP, Drent M, Kavuru M et al.; Sarcoidosis Investigators (2006) Infliximab therapy in patients with chronic sarcoidosis and pulmonary involvement. Am J Respir Crit Care Med 174: 795–802

Baughman RP, Lower EE, du Bois RM (2003) Sarcoidosis. Lancet 361: 1111–1118

Costabel U (2001) Sarcoidosis: clinical update. Eur Respir J Suppl 32:59s,62s,63s

Heiligenhaus A, Wefelmeyer D, Wefelmeyer E, Rösel M, Schrenk M (2011) The eye as a common site for the early clinical manifestation of sarcoidosis. Ophthalmic Res 46:9-12.

Herbort CP, Rao NA, Mochizuki M; members of Scientific Committee of First International Workshop on Ocular Sarcoidosis (2009). International criteria for the diagnosis of ocular sarcoidosis: results of the first International Workshop On Ocular Sarcoidosis (IWOs). Ocul Immunol Inflamm. 17:160-9.

Heinz C, Steuhl KP, Heiligenhaus A. (2005) Uveitis in childhood sarcoidosis. Klin Monbl Augenheilkd. 222:348-52.

Iannuzzi MC, Rybicki BA, Teirstein AS (2007) Sarcoidosis. N Engl J Med 357: 2153–2165

Lynch JP (2003) Computed tomographic scanning in sarcoidosis. Semin Respir Crit Care Med 24: 393–418

Ma Y, Gal A, Koss MN (2007) The pathology of pulmonary sarcoidosis: update. Semin Diagn Pathol 24: 150–161

Müller-Quernheim J, Schürmann M, Hofmann S et al. (2008) Genetics of sarcoidosis. Clin Chest Med 29: 391–414

Nunes H, Brillet PY, Valeyre D et al. (2007) Imaging in sarcoidosis. Semin Respir Crit Care Med 28: 102–120

Prasse A, Müller-Quernheim J (2009) Sarkoidose. Internist. 50:581-90.

Rosenbaum JT, Rosenzweig HL, Smith JR, Martin TM, Planck SR (2008). Uveitis secondary to bacterial products. Ophthalmic Res. 40:165-8.

Zissel G, Prasse A, Müller-Quernheim J (2007) Sarcoidosis – immunopathogenetic concepts. J Semin Respir Crit Care Med 28: 3–14

Literatur zu Abschnitt 14.6

Balansard B, Bodaghi B, Cassoux N et al (2005) Necrotising retinopathies simulating acute retinal necrosis syndrome. BJOphthalmology 89: 96-101

Bullen CL, Liesegang TJ, Mc Donald TJ et al (1983) Ocular complications of Wegener's granulomatosis. Ophthalmology 90: 279-90

El-Asrar AMA, Herbort CP, Tabbara KF (2009) Retinal Vasculitis. In: Gupta A, Gupta V, Herbort CP, Khairallah M (Hrsg.) Uveitis-Text and Imaging. Jaypee, New Dehli, S 376-96

Field HF (2001) Herpes simplex virus antiviral drug resistance-current trends and future prospects. JClinVirol 21: 261-69

Forster DJ, Dugel PU, Frangieh GT et al (1990) Rapidley progressive outer retinal necrosis in the acquired immunodeficiency syndrome. AmJOphthalmol 110: 341-48

Ganatra JB, Chandler D, Santos BS et al (2000) Viral Causes of the Acute Retinal Necrosis Syndrome. AmJOphthalmol 129: 166-72

Herold G (2002) Vaskulitiden. In: Herold G (Hrsg) Innere Medizin. S 558-564

Hillenkamp J, Nölle B, Bruns C et al (2009) Acute Retinal Necrosis: Clinical Features, Early Vitrectomy and Outcomes. Ophthalmolgy 116(10): 1971-5

Holland GN, Cornell PJ, Park MS et al (1989) An association between acute retinal necrosis syndrome and HLA-DQw7 and phenotype Bw62, DR4. AmJOphthalmol 108(4): 370-74

Holland GN, Executive Committee of the American Uveitis Society (1994) Standard Diagnostic Criteria for the Acute Retinal Necrosis Syndrome. AmJOphthalmol 117(5): 663-67

Jenette JC, Falk RF, Andrassy K et al (1994) Nomenclature of systemic vasculitides. Proposal of an international consensus conference. Arthritis Rheum 37(2): 187-92

Manger B, Burmester G (2007) Systemische Autoimmunopathien und Vaskulitiden. In: Gerok W, Huber Ch, Meinertz Th, Zeidler (Hrsg) Die innere Medizin. Schattauer, Stuttgart, New York, S 1171-85

Müller- Hermelink HK (1994) Störungen der Individualitätswahrung, Immunpathologie. In Grundmann E (Hrsg) Einführung in die allgemeine Pathologie. Gustav Fischer, Stuttgart, Jena, New York, S 94-98

Pleyer U, Winterhalter S (2010) Diagnostik und Therapie der Herpesvirus- assoziierten Uveitis. Klin Monatsbl Augenheilkd 227:1-6

Rothova A, de Boer JH, Ten Dam-van Loon NH et al (2008) Usefulness of aqueous humor analysis for the diagnosis of posterior uveitis. Ophthalmology 115: 306-11

Scott IU. Luu KM, Davis JL (2000) Intravitreal Antivirals in the Management of Immunocompetent Patients With Necrotizing Herpetic Retinopathy. AmJOphthalmol 129(6): 811-13

Urayama A, Yamada N, Sasaki T (1971) Unilateral acute uveitis with periarteritis and retinal detachment. JpnJClinOphthalmol 25: 607-19

Winterhalter S, Adams O Althaus C et al (2007) Akute Retinanekrose. Klin Monatsbl Augenheilkd 24: 567-74

Literatur zu Abschnitt 14.7

Alexander T, Klotz O, Feist E, Rüther K, Burmester GR, Pleyer U (2005) Successfull treatment of acute visual loss in Muckle- Wells syndrome with interleukin 1 receptor antagonist. Ann Rheum Dis 64: 1245-6

Bhat P, Castaneda- Cervantes RA, Foster CS (2009) Intravenous daclizumab for recalcitrant ocular inflammatory disease. Graefes Arch Clin Exp Ophthalmol 247(5): 687-92

Deuter CM (2010) Systemic voclosporin for uveitis treatment. Ophthalmologe 107(7): 672-5

Feldmann W (2000) Evidence- based Pediatrics. 1ed.Hamilton: B.Decker

Heiligenhaus A, Mingels A, Heinz C et al (2007) Methotrexate for uveitis associated with juvenile idiopathic arthritis: value and requirement for additional antiinflammatory medication. Eur J Ophthalmol 17: 743-748

Heiligenhaus A, Horneff G, Greiner K et al (2007) Inhibitors of Tumor Necrosis Factor-alpha for the Treatment of Arthritis and Uveitis in Childhood. Klin Monatsbl Augenheilkd 224: 526-531

Imrie FR, Dick AD (2007) Biologics in the treatment of uveitis. Curr Opin Ophthalmology 18: 481-86

Jabs DA, Rosenbaum JT, Foster CS et al (2000) Perspective: Guidelines for the Use of Immunosuppressive Drugs in Patients With Ocular Inflammatory Disorders: Recommendations of an Expert Panel. Am J Ophthalmol 130(4): 492-513

Kakkassery V, Mergler S, Pleyer U (2010) Anti- TNF- alpha treatment: a possible promoter in endogenous uveitis? Observational report on six patients: occurrence of uveitis following etanercept treatment. Curr Eye Res 35(8): 751-6

Krause L, Altenburg A, Pleyer U et al (2008) Longterm visual prognosis of patients with ocular Adamantiades- Behcet's disease treated with interferon- alpha- 2a. J Rheumatol 35 (5): 896-903

Ness T, Paulus W (2010) Eye and pregnancy. Der Ophthalmologe 107(9):863-72

Nussenblatt RB, Peterson JS, Foster CS et al (2005) Initial evaluation of subcutaneous daclizumab treatments for noninfectious uveitis: a multicenter noncomparative interventional case series. Ophthalmology 112(5): 764-70

Rudwaleit R, Rødevand E, Holck P et al (2009) Adalimumab effectively reduces the rate of anterior uveitis flares in patients with active ankylosing spondylitis: results of a prospective open-label study. Ann Rheum Dis &8(5): 696-701

Sen HN, Levy- Clarke G, Faia LJ et al (2009) High-dose Daclizumab for the Treatment of Juvenile Idiopathic Arthritis- Associated Active Anterior Uveitis. Am J Ophthalmol 148(5): 696-703

Sharma SM, Nestel AR, Lee RWJ et al (2009) Clinical Review: Anti-TNFα Therapies in Uveitis: Perspective on 5 Years of Clinical Experience. Ocular Immunology and Inflammation 17(6): 403-414

Smith JA, Thompson DJ, Whitcup SM et al (2005) A randomized, placebo controlled, double-masked clinical trial of etanercept for the treatment of uveitis associated with juvenile idiopathic arthritis. Arthritis Rheum 53: 18-23

Tappeiner C, Roesel M, Heinz C et al (2009) Limited value of cyclosporine A for the treatment of patients with uveitis associated with juvenile idiopathic arthritis. Eye 23(5):1192-8.

Taylor SR, Salama AD, Joshi L et al (2009) Rituximab is effective in the treatment of refractory ophthalmic Wegener's granulomatosis. Arthritis Rheum 60(5): 1540-7

Tynjälä P, Lindahl P, Honkanen V et al (2007) Infliximab and etanercept in the treatment of chronic uveitis associated with refractory juvenile idiopathic arthritis. Ann Rheum Dis 66: 548-50

Winterhalter S, Niehues T (2008) TNF alpha- blocking agents or conventional immunosuppressive drugs in the therapy of children with uveitis? – an evidence based approach. Klin Pädiatr 220(6): 342-7

Hypertensive Retinopathie

S. Wolf

Die arterielle Hypertonie gehört mit einer Prävalenz von ca. 20% zu einer der häufigsten Erkrankungen in den industrialisierten Ländern. Patienten mit arterieller Hypertonie sind besonders gefährdet durch zerebrale Insulte und kardiovaskuläre Erkrankungen, wie koronare Herzkrankheit, Herzinsuffizienz und Myokardinfarkt, die in der Bundesrepublik zu den häufigsten Todesursachen gehören.

Zur **Beurteilung des Schweregrades** der arteriellen Hypertonie wird neben der Blutdruckmessung nach Riva-Rocci die ophthalmologische Untersuchung des Augenhintergrundes angewandt. Nach dem Ausmaß der Organschäden, wobei die Fundusveränderungen eine wichtige Rolle spielen, teilt die WHO die arterielle Hypertonie in verschiedene Stadien ein.

Abhängig von Erkrankungsdauer und Blutdruckhöhe treten an der Netzhaut funduskopisch sichtbare Gefäß- und Parenchymveränderungen auf. In der Vergangenheit war die Beurteilung dieser Veränderungen die einzige nicht invasive Methode, die Mikrozirkulation zu beurteilen. Aus diesem Grund wurden sehr detaillierte **Klassifikationen der hypertensiven Fundusveränderungen** entwickelt. Die erste Klassifikation wurde 1938 durch Keith, Wagner und Barker entwickelt und ist in ihrer später von Amerikanischen Ophthalmologischen Gesellschaft modifizierten Form heute weit verbreitet. Die genaue Klassifikation der hypertensiven Netzhautveränderungen ist heute für wissenschaftliche Zwecke immer noch bedeutend, für die Diagnostik und Therapie der arteriellen Hypertonie ist diese genaue Einteilung jedoch nicht mehr erforderlich.

Allerdings ist die Unterscheidung zwischen **dezenten retinalen Gefäßveränderungen (Stadium I und II)** und der **hypertensiven Retinopathie (Stadium III und IV)** weiterhin für das klinische Management der arteriellen Hypertonie wichtig. Patienten mit einer hypertensiven Retinopathie müssen intensiver behandelt und kontrolliert werden, da diese Patienten ein deutlich erhöhtes Risiko haben, kardio- oder zerebrovaskuläre Komplikationen zu erleiden.

Praxistipp

Die hypertensive Retinopathie ist eine erworbene bilaterale Netzhauterkrankung infolge einer arteriellen Hypertonie

- Oft wird die hypertensive Retinopathie erst bei Auftreten von Sehstörungen diagnostiziert
- Sehr enge retinale Arteriolen, Kapillarverschlüsse, Cotton-wool-Spots, harte Exsudate, Netzhautblutungen, Papillenödem sind Ausdrucke einer schweren Schädigung der Netzhaut
- Hauptpfeiler der Behandlung ist die Einstellung des erhöhten arteriellen Blutdruckes

15.1 Die Pathophysiologie der retinalen Gefäße bei arterieller Hypertonie

Ursachen für eine arterielle Hypertonie können einerseits Verengungen der Strombahn in den Arteriolen und andererseits eine verstärkte Auswurfleistung des Herzes sein. Bei einer Verengung der arteriellen Strohmbahn spricht man von einem Widerstandshochdruck. An der Netzhaut sieht man bei dieser Form der arteriellen Hypertonie spastisch verengte Arteriolen am Augenhintergrund. Als Beispiele dafür gelten der Hochdruck bei Schwangerschaftstoxikose, bei akuter Glomerulonephritis oder beim Phäochromozytom. Beim Volumenhochdruck sind die Kaliber der retinalen Arteriolen fast normal, oder leicht erweitert. Beispiele für den Volumenhochdruck sind frühe Stadien einer essentiellen Hypertonie und Veränderungen bei einer Aortenisthmusstenose.

Von **Volhard** stammt der Ausdruck, dass die Netzhaut »ein Spiegel der Niere sei«. In verschiedenen Untersuchungen wurde nachgewiesen, dass es zwischen Gefäßveränderungen an der Netzhaut und den Veränderungen in der Niere und im Gehirn eine sehr hohe Korrelation besteht.

Normalerweise beträgt der Durchmesser der retinalen Arteriolen 2/3 des Durchmessers der retinalen Venolen. Eine generalisierte Vasokonstriktion kann an der Netzhaut an verengten Arteriolen erkannt werden.

Eine lange bestehende arterielle Hypertonie führt zu organischen Veränderungen der Blutgefäße, die der Arteriosklerose sehr ähnlich oder mit ihr identisch sind. Eine arterielle Hypertonie gilt als wichtiger Faktor für die Entstehung einer Arteriosklerose.

Bei länger bestehender Hypertonie findet man außer den eingeschränkten Arteriolenkalibern leuchtende breite Reflexe auf den Arterien.

15.2 Netzhautveränderungen bei arterieller Hypertonie

Bei der arteriellen Hypertonie sind im Frühstadium die Venolen zunächst vermehrt gefüllt und geschlängelt. Deshalb ist eine Abschätzung der Arteriolenkaliber relativ zu den begleitenden Venolen in diesem Stadium schwierig. Für die Beurteilung des Schweregrades der arteriellen Hypertonie sind aber die Kaliber der retinalen Arteriolen entscheidend. Eine Gefäßverengerung bei arterieller Hypertonie ist an einer schmaleren Blutsäule sichtbar. Die Kalibereinschränkung kann im Verlauf der Arteriolen unterschiedlich ausgeprägt sein. Verengte retinale Arteriolen ohne weitere organische Veränderungen an den Gefäßen findet man besonders bei jugendlichen Patienten. Die Engstellung der Arteriolen in diesem Stadium der

Erkrankung ist oft spastisch bedingt. Kalibereinschränkungen ohne sichtbare organische Wandveränderungen sind deshalb als spastische Kontraktion zu deuten.

Weiterhin finden sich in den Gefäßstraßen und auf der Papille Kapillarektasien. Die Ränder der Papille werden unscharf und das Papillenparenchym erscheint etwas hyperämisch.

Weitere Parenchymveränderungen sind kleine rundliche Blutungen in den mittleren Netzhautschichten und strichförmige Blutungen in der Nervenfaserschicht

15.3 Netzhautveränderungen bei der Retinopathia hypertensiva

Bei der hypertensiven Retinopathie findet man eine ausgeprägte Engstellung der retinalen Arteriolen. Durch die Engstellung der arteriellen Gefäße kann es zur Ausbildung von Kapillarverschlüssen kommen, die angiographisch am besten dargestellt werden können (Abb. 15.1). In der Folge von ausgeprägten Kapillarverschlüssen können im Rahmen einer hypertensiven Retinopathie auch retinale Gefäßproliferationen auftreten.

Schwerere Parenchymveränderungen der Netzhaut bei arterieller Hypertonie zeigen sich häufig in den Gefäßstraßen als Cotton-wool- Exsudate und als harte Exsudate (Abb. 15.2). Harte Exsudate finden sich oft wie Kalkspritzer rund um die Makula und bilden die Sternfigur der Makula (Abb. 15.3).

Eine schwere hypertensive Retinopathie ist durch ein retinales Ödem in der Makula und einen Papillenödem, das so stark wie eine Stauungspapille ausgeprägt sein kann, charakterisiert (Abb. 15.4, Abb. 15.5).

Da die Retinopathia hypertensiva fast immer beidseitig auftritt, ist die Differentialdiagnose zu einer zerebra-

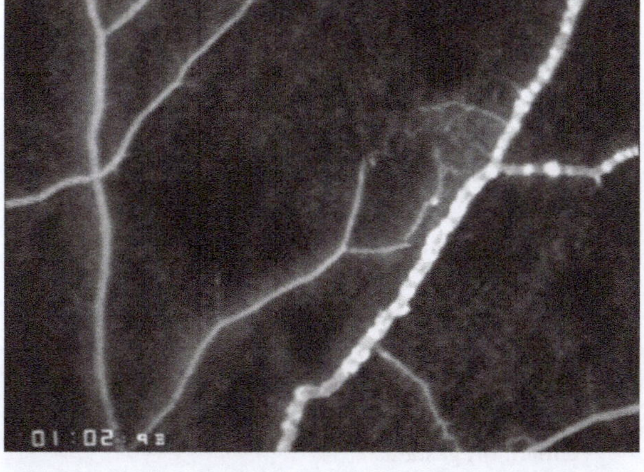

Abb. 15.1 Ausgeprägte Kapillarverschlussgebiete bei einem Patienten mit hypertensiver Retinopathie

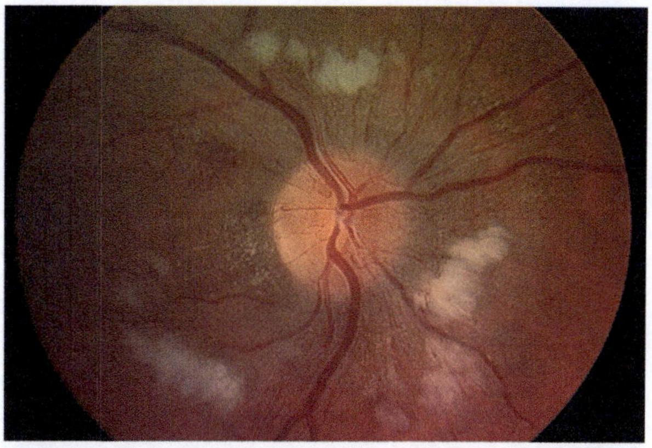

Abb. 15.2 Hypertensive Retinopathie mit Cotton-Wool-Exsudaten, erweiterten Kapillaren, harten Exsudaten, retinalen Blutungen und einer Papillenschwellung. (Aus Wolf 2007)

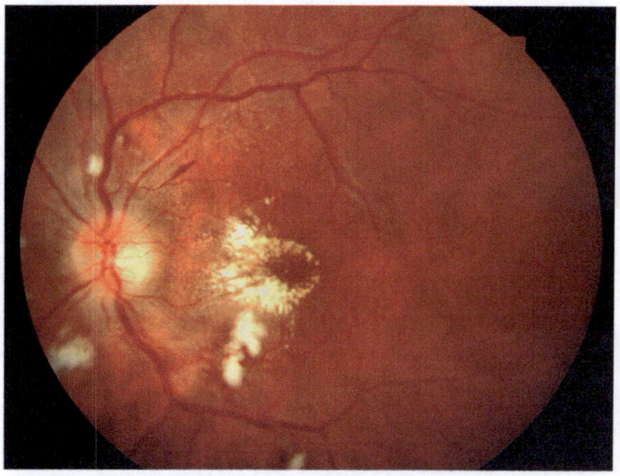

Abb. 15.3 Hypertensive Retinopathie mit sehr engen Arteriolen, Sternfigur der Makula, Cotton-Wool-Exsudaten und retinalen Blutungen. (Aus Wolf 2007)

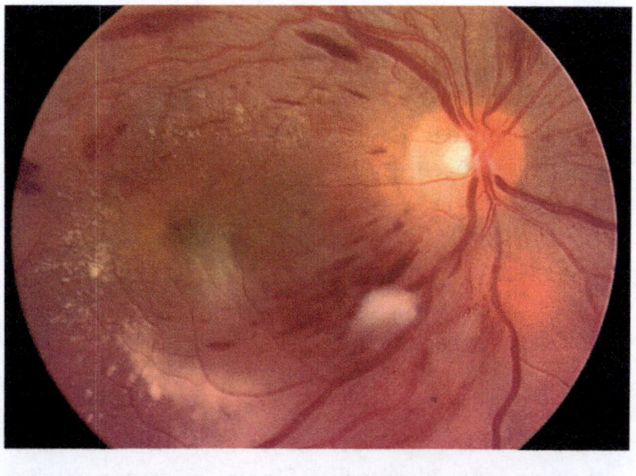

Abb. 15.4 Hypertensive Retinopathie mit Makulaödem, harten Exsudaten am hinteren Pol, streifigen Blutungen und Cotton-Wool-Exsudaten. (Aus Wolf 2007)

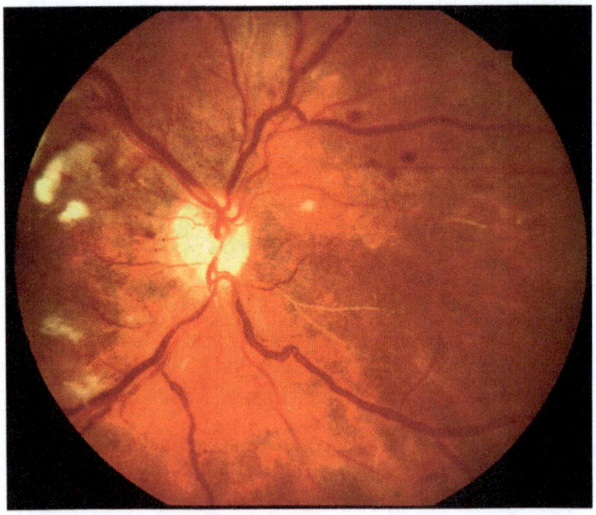

Abb. 15.5 Hypertensive Retinopathie mit Gefäßverschlüssen, retinalen Blutungen, erweiterten Kapillaren und Cotton-Wool-Exsudaten. (Aus Wolf 2007)

len Raumforderung oder einer essentiellen Liquordruckerhöhung (Pseudotumor zerebri) zu beachten.

15.4 Klinische Diagnosen bei Retinopathia hypertensiva

- Glomerulonephritis
- Chronische Niereninsuffizienz
- Dekompensierte arterielle Hypertonie
- Schwangerschaftstoxikose
- Phäochromozytom

15.5 Behandlung der Retinopathia hypertensiva

Die Behandlung der arteriellen Hypertonie ist eine Domäne der Inneren Medizin. Deshalb soll hier nur kurz darauf eingegangen werden. Durch Änderungen des Lebensstils kann ein erhöhter Blutdruck positiv beeinflusst werden. Wichtige Faktoren sind dabei
- eine Gewichtsreduktion,
- regelmäßige körperliche Bewegung,
- salzarme Ernährung,
- Nikotin- und Alkoholabstinenz.

Falls die Änderungen des Lebensstils nicht zur Normalisierung des Blutdruckes führen, müssen zusätzlich Medikamente eingesetzt werden, jedoch sollten die nichtmedikamentösen Maßnahmen fortgesetzt werden.

Es gibt fünf Hauptgruppen von Medikamenten zur Behandlung der arteriellen Hypertonie. Dabei handelt es sich
- ACE-Hemmer,
- AT_1-Antagonisten,
- Beta-Blocker,
- Diuretika und
- Kalzium-Antagonisten.

Wann welche Medikamente geeignet sind, hängt vom Einzelfall ab. Da ein einfaches Therapieregime sich leichter einhalten lässt, sollte die Therapie mit einer einzigen Substanz begonnen werden. Wird das erste Medikament gut toleriert, ist aber die Wirkung noch ungenügend, besteht die Möglichkeit, entweder das Medikament gegen ein anderes auszutauschen oder ein zweites Medikament in die Therapie aufzunehmen. Bei nicht ausreichender Wirkung werden schrittweise weiterer Substanzen eingeführt, bis die gewünschte Blutdruckkontrolle erreicht ist.

15.6 Einteilung der Augenhintergrundveränderungen bei arterieller Hypertonie

Stadium I. Fundus Hypertonikus
- Normale oder weitere Kaliber der Arteriolen
- Reflexe auf den Arteriolen stärker leuchtend
- Stärkere Füllung und Schlängelung der Blutgefäße
- Keine Parenchymveränderungen
- Unterschiedlich ausgeprägte Arteriosklerose

Stadium II. Fundus Hypertonikus
- Arteriolen: Kaliber allgemein eng
- Umschriebene Kalibereinschränkungen
- Verstärkte und unregelmäßige Reflexe
- Venolen vermehrt geschlängelt und gefüllt paramakular – Zeichen der venösen Stauung
- Kapillaren vereinzelt sichtbar (Kapillarektasien) in der Netzhautmitte und auf der Papille
- Hyperämie der Papille
- Feine Blutungen in die Netzhaut

Stadium III. Retinopathia hypertensiva
- Sehr enge retinaler Arteriolen
- Stenotische Einengungen der Kaliber
- Segment- oder rosenkranzartige Einschnürungen
- Reflexe stark leuchtend und unregelmäßig
- Begleitstreifen, Gefäßobliterationen
- Kapillarektasien
- Venolen oft gestaut
- Cotton-wool-Exsudate
- Harte Exsudate

- Sternfigur der Makula
- Blutungen in die Netzhaut
- Papillenödem

Stadium IV. Retinopathia hypertensiva

- Veränderungen wie III, im ganzen Fundus
- Beidseitige Stauungspapille
- Retinales Ödem
- Exsudative Netzhautablösung

Fazit für die Praxis

Die Diagnose und Therapie der arteriellen Hypertonie ist die Domäne der Inneren Medizin. Die Untersuchung des Augenhintergrundes kann dem Internisten wichtige Hinweise für den generellen Zustand des arteriellen Gefäßsystems geben. Somit kann die Untersuchung der Netzhaut bei arterieller Hypertonie Hinweise auf die Qualität der Blutdruckeinstellung geben. Schwere oder progrediente Gefäßveränderungen der Netzhaut weisen auf eine nicht ausreichende Blutdruckkontrolle hin. Somit kann der Ophthalmologe Empfehlungen für die Überprüfung und Optimierung der Blutdruckeinstellung geben. Zusätzlich kann er dem Patienten die Gefäßveränderungen verdeutlichen und ihn beraten. Es sollten bei Patienten mit arterieller Hypertonie stadiengerechte ophthalmologische Kontrollintervalle festgelegt werden. Diese sollten bei einer arteriellen Hypertonie des Stadiums I und II etwa jährlich erfolgen. Wurde ein Stadium III oder IV nachgewiesen, so sind engmaschigere ophthalmologische Kontrollen je nach den allgemeinen und augenärztlichen Befunden notwendig. Bei Schwangerschaftsgestosen sollten ebenfalls kurzfristiger Kontrollen erfolgen.

Literatur

Wolf S (2007) General basics of hypertensive retinopathy. In: Joussen AM, Gardner TW, Kirchhof B, Ryan SJ (Hrsg) Retinal Vascular Disease. Springer Berlin Heidelberg, p 688-690

Sichelzellretinopathie

J. v. Meurs, A. M. Joussen, G. A. Lutty

Die Sichelzellerkrankung ist eine Hämoglobinopathie, die durch eine heriditäre Mutation der ß-Kette des Hämoglobins verursacht wird. Patienten bilden abnormes Hämoglobin S, das die Erythrozyten steifer werden lässt und eine Sichelbildung als Reaktion auf eine Hypoxie verursacht. Patienten, die homozygot für das HbS sind, haben eine HbSS-Erkrankung mit der schlechtesten Prognose bezüglich der allgemeinen Gesundheit. Heterozygote Patienten für Hämoglobin C haben eine HbSC, heterozygote für HbS mit einem normalen HbA sind als HbAS Merkmalsträger

Die Sichelzellerkrankung kann mit anderen Anomalitäten in der Synthese der α-Ketten von Hämoglobin verbunden sein, die sich in der sogenannten Thalassämie äußert.

Das Hauptmerkmal der Sichelzellerkrankung ist die Vasookklusion, primär durch abnorme Erythrozyen, aber auch durch sekundäre Veränderungen des Endothels und der Leukozyten.

16.1 Einleitung

Sichelzellhämoglobinopathien teilen als gemeinsames Charakteristikum eine abnorme Globinkette, die zu einer Sichelbildung von Erythrozyten mit folgender Obstuktion der Mikrozirkulation führt. Die klinischen Manifestationen der Sichelzellanämie umfassen eine chronische Hämolyse, eine erhöhte Infektionsanfälligkeit und rezidivierende vasookklusive Ereignisse, die schließlich zu einem ischämischen Organschaden, einer verminderten Lebensqualität und frühem Tod der Patienten führen.

Die Vasookklusion durch Sichelzellen betrifft jedes Gefäßsystem des Auges. Die retinale Funktion ist am stärksten betroffen, ist sie doch am anfälligsten einer Sauerstoffdeprivation gegenüber. Bereits eine temporäre Vasookklusion, die länger anhält als 1,5 bis 2 Stunden, kann eine permanente Infarzierung der Netzhaut bedeuten.

Die Hauptpathologie sind dabei vasookklusive Veränderungen. Die klinischen Folgeerscheinungen werden in Analogie zur diabetischen Retinopathie in **nicht-proliferative** und **proliferative Stadien** der Retinopathie eingeteilt.

Schätzungen der Prävalenz einer Erblindung durch die Sichelzellretinopathie basieren auf Querschnittsuntersuchungen, die über die Prävalenz, jedoch nicht die Inzidenz von Erblindungen berichten. Ursachen der Erblindung reichen von einer Optikusatrophie als Folge der Sichelzellerkrankung zu einer kortikalen Blindheit als Folge eines schweren zirkulatorischen Schocks. Die Hauptursachen für einen schweren Visusverlust bleiben jedoch die Glaskörperblutung, die traktive Netzhautablösung und epiretinale Membranen sowie Vorderabschnittsischämien, die zusammen 82% der Blindheit ausmachen. Der schwere Visusverlust ist in der Regel auf HbSC-Patienten als Folge einer proliferativen Sichelzellretinopathie beschränkt. Die geschätzte Prävalenz bei der HbSC für einen Visusverluste auf Fingerzählen oder weniger auf einem Auge beträgt 9,5%, auf Handbewegungen oder weniger 7,4%. Eine bilaterale Blindheit ist selten und gleichmäßig verteilt zwischen HbSS (kortikale Blindheit, Optikusatrophie) und HbSC (PSR).

16.2 Pathogenese der Sichelzellretinopathie

Praxistipp

Eine Punktmutation im β-Globin-Gen führt zur Synthese von HbS, welches in Abwesenheit von Sauerstoff zur Ausbildung von sichelförmigen Erythrozyten führt.

- Komplikationen der Sichelzellerkrankung sind eine Folge der vasookklusiven Erkrankung
- Dicht gepackte rote Blutzellen werden gefolgt von Plättchenthromben, Fibrin und Leukozytenansammlungen.
- Die Vorgänge sind denen der diabetischen Retinopathie ähnlich: es kommt es zu einer Aktivierung von Endothelzellen und einer folgenden Expression von Adhäsionsmolekülen wie ICAM-1, VCAM-1, E-Selectin und P-Selectin.
- Beteiligung inflammatorischer Zytokine (TNFa, Il1-ß).
- »Black sunbursts« repräsentieren hyperplastisches retinales Pigmentepithel (RPE).
- VEGF und PEDF sind bei proliferativen Formen beteiligt.

16.2.1 Normales Hämoglobin und Sichelhämoglobin

Das wichtigste Protein roter Blutzellen ist **Hämoglobin**, das aus 4 Globinketten, jede um ein Hämmolekül geformt, besteht. Hämoglobin überträgt Sauerstoff aus der Lunge ins Gewebe und CO_2 aus den Geweben in die Lunge. Die Hauptform des Hämoglobins beim Erwachsenen ist HbA (±97%), das aus je zwei α- und zwei β-Globinketten besteht ($\alpha_2\beta_2$). Andere Hämoglobine sind HbA_2 (2 bis 3,5%; $\alpha_2\delta_2$) und HbF (<2%; $\alpha_2\gamma_2$). Während der intrauterinen Entwicklung werden verschiedene Globine synthetisiert (α, β, γ, δ, ε und ζ), wobei der prädominante Hämoglobintyp während des fetalen Lebens HbF ist. In den ersten 12 Wochen nach der Geburt vermindert sich HbF% schnell und HbA und HbA_2 spielen die Hauptrolle.

Das Gen für β-Globin liegt auf 11p15.5. Eine einzelne Punktmutation im 6. Kodon führt zur Substitution von Glutaminsäure gegen Valin und resultiert in einem abnormen Globin β^S. Dies resultiert in der Bildung von Sichelhämoglobin oder HbS ($\alpha_2\beta^S{}_2$). Bei Deoxygenierung führt β^S zu hydrophoben Interaktionen mit angrenzenden β^S-Globinen, was zur Polymerisation von HbS führt. Als Folge bekommen die normalerweise formbaren Erythrozyten eine rigide, sichelförmige Kurvatur mit einem folgenden Membranschaden der Erythrozyten und einer Hämolyse.

Die Vererbung von zwei β^S-Genen führt zu einer homozygoten Sichelzellerkrankung der HbSS. Andere Genotypen, die zu einer Sichelzellretinopathie führen, sind heterozygote Patienten, bei denen das β^S-Gen zusammen mit abnormen ß-Genen oder mit Mutationen assoziiert ist, die mit einer reduzierten Synthese von β-Globingenen (β-Thalassämie) verbunden sind. Bei der HbC führt die Mutation des β-Gen zu einer Substitution von Glutaminsäure durch Lysin. Die HbCS ist die häufigste heterozygote Form gefolgt von der HbS-β-Thalassämie. Patienten, die nur eine β^S-Mutation haben, sind Merkmalsträger (HbAS), die gewöhnlich asymptomatisch bleiben. Die Erkrankung ist rezessiv im Hinblick auf die klinischen Manifestationen, jedoch ist die Ausbildung von Sichelzellen dominant. Sie ist in desoxigeniertem Blut von Individuen mit HbAS nachzuweisen.

Der Überlebensvorteil von Merkmalsträgern der Sichelzellerkrankung im Hinblick auf Infektionen mit Plasmodium falciparum kann den Zusammenhang zwischen Malariaverteilung und lokaler Ausbreitung des Sichelzellgenes erklären, wie auch die balancierten Polymorphismen des β^S Gens in der afrikanischen Population. In einigen Teilen Afrikas sind 45% der Bevölkerung heterozygot für das β^S-Gen. Das β^S-Gen kommt ebenfalls in der Karibik, dem mediterranen Bereich, in Saudi Arabien und Teilen Indiens vor.

16.2.2 Ursachen der HbS-Polymerisation

Das pathophysiologische Kennzeichen der Sichelzellerkrankung ist die intrazelluläre Polymerisation von HbS unter hypoxischen Bedingungen. Ein Abfall des pH (der die Affinität von Hämoglobin für Sauerstoff reduziert) verstärkt die HbS-Polymerisation ebenso wie ein Anstieg der Temperatur. Mit steigender Konzentration von HbS in den Erythrozyten nimmt die Polymerisation zu (▣ Abb. 16.1).

Ein wichtiger weiterer Einflussfaktor ist die Anwesenheit von HbF oder HbA_2, die die HbS-Polymerisation stärker beeinträchtigen als HbC und HbA. HbSS-Patienten haben kein HbA-, jedoch eine HbS-Anteil von über 85%, einen normalen prozentualen Anteil an HbA_2 und einen erhöhten Anteil HbF. Patienten mit HbAS haben

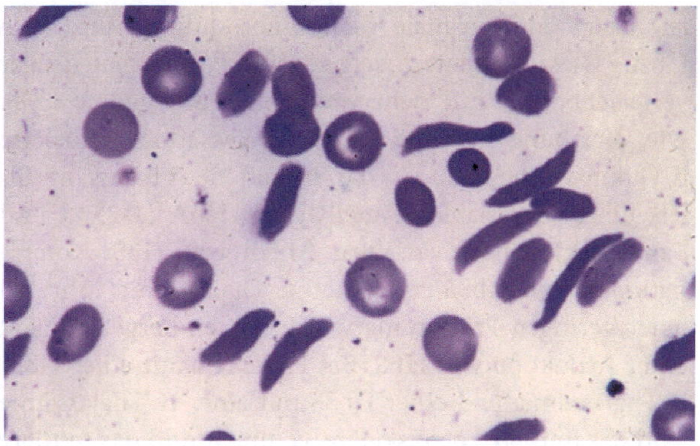

▣ **Abb. 16.1** Blutausstrich eines 20-jährigen HbSS-Patienten, der gesichelte Erythrozyten mit der Natriumbisulfitmethode zeigt. (Aus van Meurs et al. 2007)

einen HbS-Anteil von etwa 40%. Bei HbSC-Patienten liegt der HbS-Anteil 10-15% höher und die mittlere korpuskuläre Hämoglobinkonzentration (MCHC) ist durch den HbC induzierten Kalium und Wasserverlust der Erythrozyten erhöht. Dies erklärt, warum Patienten mit HbSC schwer betroffen sein können.

Klinische Korrelationen wurden in Jamaika von Serjeant und Mitarbeitern erarbeitet. Bei 261 HbSS-Patienten, von denen 29 eine PSR entwickelten, zeigten Hayes, dass die retinalen Gefäßverschlüsse eng mit einer niedrigen Konzentration des Gesamthämoglobins und des fetalen Hämoglobins sowie vermehrten Retikulozyten vergesellschaftet waren. Eine Korrelation zu den klinischen Parametern wie Daktylitis, Pneumonie, Sichelzellkrisen, Gastroenteritis bestand nicht. Bei HbSC-Patienten mit PSR ist das mittlere zelluläre Hämoglobin signifikant erhöht, HbF erniedrigt. Die Viskosität und die Erythrozytenfiltration hingegen unterscheiden sich nicht zwischen Patienten mit oder ohne PSR. HbSS-Patienten mit PSR zeigten einen höheren Hb und ein niedrigeres HbF bei Männern, sowie eine höhere mittlere Hämoglobinkonzentration bei Frauen.

Praxistipp

Faktoren, die die Sichelbildung innerhalb der Zelle erhöhen, sind die mittlere Hämoglobinkonzentration und ein niedriger HbF. Eine insgesamt erhöhte Anzahl an Erythrozyten wie bei der HbSC führt häufiger zur PSR.

16.2.3 Kombinationen mit Thalassämie

Die Kombination von HbS und β^0-Thalassämie (keine β-Globinsynthese durch das betroffene Thalassämieallel), zeigt eine normale β-Globinproduktion und kein HbA. Diese Patienten zeigen einen HbS-Anteil, der vergleichbar ist mit dem von HbSS-Patienten (>85%). Die Vererbung von HbS mit β^+-Thalassämie (reduzierte β-Globinsynthese durch das betroffene Thalassämieallel) führt zu variablen Anteilen von HbA (1-25%) und damit auch einem variablen Anteil von HbS. Kombinationen von HbSS mit einer α-Thalassämie führt zu einer geringen Erhöhnung von HbA_2 einhergehend mit einer Reduktion von HbS. Bei Patienten mit einer HbS-β-Thalassämie und einer HbSS mit einer α-Thalassämie sind das mittlere korpuskuläre Volumen und das mittlere korpuskuläre Hämoglobin reduziert, wodurch sich die HbS-Polymerisationsrate im Vergleich zu den HbSS-Patienten reduziert.

16.2.4 Pathogenese der Vasookklusion

Die Vasookklusion verursacht den Hauptteil des klinischen Bildes der Sichelzellerkrankung. Bei der Freisetzung von Sauerstoff ins Gewebe polymerisiert das Sichelzellhämoglobin und führt zu einer Verformung der Zellen.

Bei Reoxygenierung »entsicheln die Zellen« wieder, sind jedoch zur Regeneration mit zunehmenden Sichelzyklen immer weniger in der Lage und bilden schließlich irreversibel gesichelte Erythrozyten. Dies geschieht in der Regel nicht in der Mikrozirkulation. Die Anzahl der irreversibel gesichelten Zellen steht nur in Zusammenhang mit der hämolytischen Komponente der Erkrankung.

Interessanterweise trägt auch die Re-Perfusion der ischämischen Bereiche zum Gewebsschaden bei.

Eine Dichte-Separation von Sichel-Erythrozyten zeigt dass diese Zellen eine heterogene Population von Erythrozyten sind, die von dichten irreversibel »gesichelten« Zellen zu weniger dichten, jungen Retikulozyten reicht. Auch wenn die dichten gesichtelten Zellen mit den vasookklusiven Ereignissen der Sichelzellretinopathie in Verbindung gebracht werden, zeigt sich zunehmend, dass die Pathophysiologie der Gefäßokklusion mehr als nur eine simple mechanische Obstuktion ist. Neben den Erythrozyten finden sich Fibrin und Plättchenthromben und Leukozyten. Die Leukozyten und die wenig dichten Retikulozyten exprimieren Adhäsionsmoleküle, die eine abnorme Adhäsion an das Gefäßendothel vermitteln. Retikulozyten exprimieren Integrin α4β1 (VLA-4), das Zellen erlaubt über »vascular cell adhesion molecule-1« (VCAM-1) an aktivierte Endothelzellen zu binden. Sichel-Retikulozyten exprimieren darüber hinaus CD36 und »intracellular adhesion molecule-1« (ICAM-1), VCAM-1, E-Selectin und P-Selectin. Im Netzhautgewebe von Sichelzellpatienten findet sich eine erhöhte Anzahl an neurophilen Granulozyten (PMNs), passend zum Anstieg in ICAM-1 und P-Selectin, die für ein Rollen der Neutrophilen und später deren fester Adhäsion an das Endothel verantwortlich sind. Sichelzellretikulozyten und Leukozyten verursachen durch ihre Adhärenz an das Gefäßendothel eine mikrovaskuläre Stase, die wiederum die Transitzeit der roten Blutkörperchen erhöht und damit deren weitere Polymerisierung von Hämoglobin S fördert.

Die dicht gepackten irreversibel gesichelten Zellen adhärieren auf Grund ihrer fehlenden Adhäsionsmoleküle und der auf Grund der Rigidität fehlenden Kontaktflächen nicht gut an Endothelzellen, können aber ein Gefäß, in dem Retikulozyten und Leukozyten adhärieren, verschließen.

Andere Untersuchungen haben die Rolle von inflammatorischen Zytokinen untersucht wie »tumor-necrosis factor α« (TNFα) und Interleukin-1-β (IL1-ß), die über eine Aktivierung von Neutrophilen und Adhäsionsmolekülen die Adhäsion an das Gefäßendothel verstärken. Diese Zytokine werden z.B. unter Gewebshypoxie verstärkt freigesetzt. Andere Untersucher haben ein Ungleichgewicht im fibrinolytischen System mit einer verstärkten Ablagerung von Fibrin und gestiegenen Thrombinaktivität als Ursache für die Gefäßokklusion untersucht. Die Zytokinaktivierung des Gefäßendothels spielt wohl die kritische Rolle in der Gefäßadhäsion und der Initiierung der Gerinnungskaskade. Auch der Hämatokrit spielt eine Rolle in der Gefäßokklusion über eine Beeinflussung der Blutviskosität.

Dies könnte eine Erklärung für die unterschiedlichen systemischen Manifestationen der verschiedenen Sichelhämoglobinopathien sein. HbSC- und HbSThal-Patienten haben einen substantiell höheren Hämatokrit als HbSS-Patienten und damit eine höhere Viskosität mit einer stärkeren Vasookklusion. Auch wenn HbSS-Patienten eine größere Anzahl an zirkulierenden gesichelten Erythrozyten haben, kann sie ihr insgesamt niedrigerer Hämatokrit von der Vasookklusion kleinerer Gefäße der Netzhaut bewahren.

Die sehr dichten HbSS-Erythrozyten werden sehr leicht in den retinalen Kapillaren und präkapillären Arteriolen unter hypoxischen Bedingungen gefangen, während die HbSC-Zellen, die eine normale oder hohe Dichte haben, eine nur geringe Retention in den retinalen Kapillaren aufweisen – unabhängig von der Sauerstoffkonzentration. Die Retention von HbSC-Zellen erfolgt nach Stimulation des Gefäßendothels mit dem Zytokin TNFα. Vielleicht ist die Vasookklusion bei der HbSC-Erkrankung stärker von extraerythrozytären Faktoren abhängig, von einer Aktivierung des Endothels, und einer Expression von Adhäsionsmolekülen.

Eine alternative Theorie besagt, dass die Gefäßokklusionen bei der HbSS-Erkrankung so vollständig sind, dass eine Netzhautnekrose entsteht, die kein vitales Gewebe übrig lässt, das eine Angiogenese stimulieren kann. Im Gegensatz dazu ist die HbSC weniger schwer und führt zu einer chronischen Ischämie, aber zu weniger vollständigen Infarzierungen und ist daher mit einer kontinuierlichen Sekretion angiogener Substanzen durch die beschädigten Gewebe verbunden.

16.3 Klinik der Sichelzellretinopathie

Praxistipp

Lachsflecken, Glitzerflecken und schwarze Sonnenflecken sind frühe und späte Veränderungen von retinalen Hämorrhagien und verursachen keine lang anhaltenden Visusminderungen.

- Die proliferative Sichelzellretinopathie (PSR) ist die Hauptursache für einen schweren protrahierten Visusverlust bei Sichelzellpatienten. Sie findet sich häufiger bei Patienten mit einem gutartigeren systemischen Verlauf, wie bei Patienten mit HbSC oder HbS-ß-thal. Es bleibt unverstanden, warum die peripheren retinalen Kapillaren bei diesen Patienten stärker betroffen sind und in einer weiten Nicht-Perfusion und Ischämie resultieren.
- Retinale Arterien und Venenverschlüsse können bei allen Patienten mit allen Genotypen vorkommen, haben aber eine ähnliche Inzidenz wie in der Normalbevölkerung.
- Sichelzellmerkmalsträger sollten keine vasookklusiven Ereignisse in der Netzhaut zeigen. Falls doch muss nach einer erklärenden Co-Morbidität geforscht werden.

16.3.1 Nicht-proliferative Veränderungen

Retinale Gefäßverschlüsse und Rekapillarisierung

Die retinalen Okklusionen zeigen sich erst und meist in der peripheren Netzhaut und führen nur selten zu einem Verlust der Sehschärfe aufgrund der sehr weit peripher gelegenen Gefäßobstuktionen. Periphere Vasookklusionen können bei der HbSS-Sichelzellretinopathie bereits ab dem 20. Lebensmonat nachgewiesen werden (◘ Abb. 16.2).

Obwohl retinale Kapillaren und präkapilläre Arteriolen der initiale Ort der Vasookklusion zu sein scheinen, sind im späteren Verlauf auch großkalibrigere Gefäße betroffen (◘ Abb. 16.3), wobei die Verschlüsse sich oft im Bereich arteriovenöser Kreuzungen ereignen. In Flach-Präparaten der Netzhaut mittels ADPase-Aktivität können Bereiche vitaler Blutgefäße von den okklusiven Bereichen unterschieden werden (◘ Abb. 16.2-16.5). Bei repetitiven Okklusionen der peripheren Netzhaut über einen längeren Zeitraum kommt es zu einer zentripetalen Verlagerung der peripheren Gefäßarkaden weg von der Ora serrata in Richtung Äquator. Das Endergebnis ist eine vollständig ischämische periphere Netzhaut (◘ Abb. 16.3). Haarnadelschlingen repräsentieren das originale verschlossene Gefäßlumen, wobei der zweite Kanal die Rekanalisation der Originalwand des verschlossenen Gefäßastes darstellt (◘ Abb. 16.4). Verbindungen zwischen Arteriolen und angrenzenden terminalen Venolen entstehen durch präexsistierende Kapillaren und resultieren in arteriovenösen Anastomosen an der Grenze zur ischämischen Netzhaut (◘ Abb. 16.5). Die Anastomosen zeigen in der Regel keine Leckage in der Fluoreszeinangiographie, was bestätigt, dass sie aus einer Verbreiterung präexsistierender Gefäße mit einer intakten Blut-Retina-Schrankenstruktur entstehen und keine echten Neovaskularisationen repräsentieren. Der durch die Okklusionen entstehende Rückwärtsdruck in den Gefäßen erweitert fokal die Gefäßwand (◘ Abb. 16.6). Die mechanische Reizung der Endothelzellen führt zur Proliferation und Ausbildung von Neovaskularisationen.

Die häufig zu findenden »angioid streaks« sind eine Manifestation, die nicht direkt durch eine Vasookklusion geschieht, sondern auch durch den Reperfusionsschaden nach einem vasookklusiven Ereignis mit einem oxidativen Schaden des Elastins. Die andere Ausnahme, ein Hyphäma, ist klinisch wichtiger, vor allem weil es die einzige okuläre Manifestation ist, die ein Risiko für Patienten mit einer HbAS darstellt. Innerhalb der Vorderkammer sicheln die Erythrozyten und verstopfen den trabekulären Ausfluss, dies führt zu einem hohen und prolongierten Augeninnendruckanstieg. Die Verwendung von Acetazolamid, das zu einer Azidifizierung und einer verstärkten Sichelung führt, sollte vermieden werden und eine chirurgische Entfernung angestrebt werden.

Blutungen, Schisiskavitäten, Glitzerflecken, und schwarze Sonnenflecken

Der okklusive Prozess ist mit intraretinalen Blutungen verbunden. Lachsflecken sind runde bis ovale Blutungen in den inneren Netzhautschichten. Die Läsionen haben bis zu 2 mm Durchmesser mit gut definierten Rändern und einer entweder flachen oder gewölbten Oberfläche. Solche Blutungen, die gewöhnlich in der mittleren Peripherie angrenzend an eine Arteriole zu finden sind, resultieren aus einer Leckage aus den durch Okkulsion und Ischämie geschwächten Gefäßwänden. Obwohl die Blutungen initial rot erscheinen, werden sie durch hämolytische Prozesse heller und erscheinen lachsfarben (◘ Abb. 16.7).

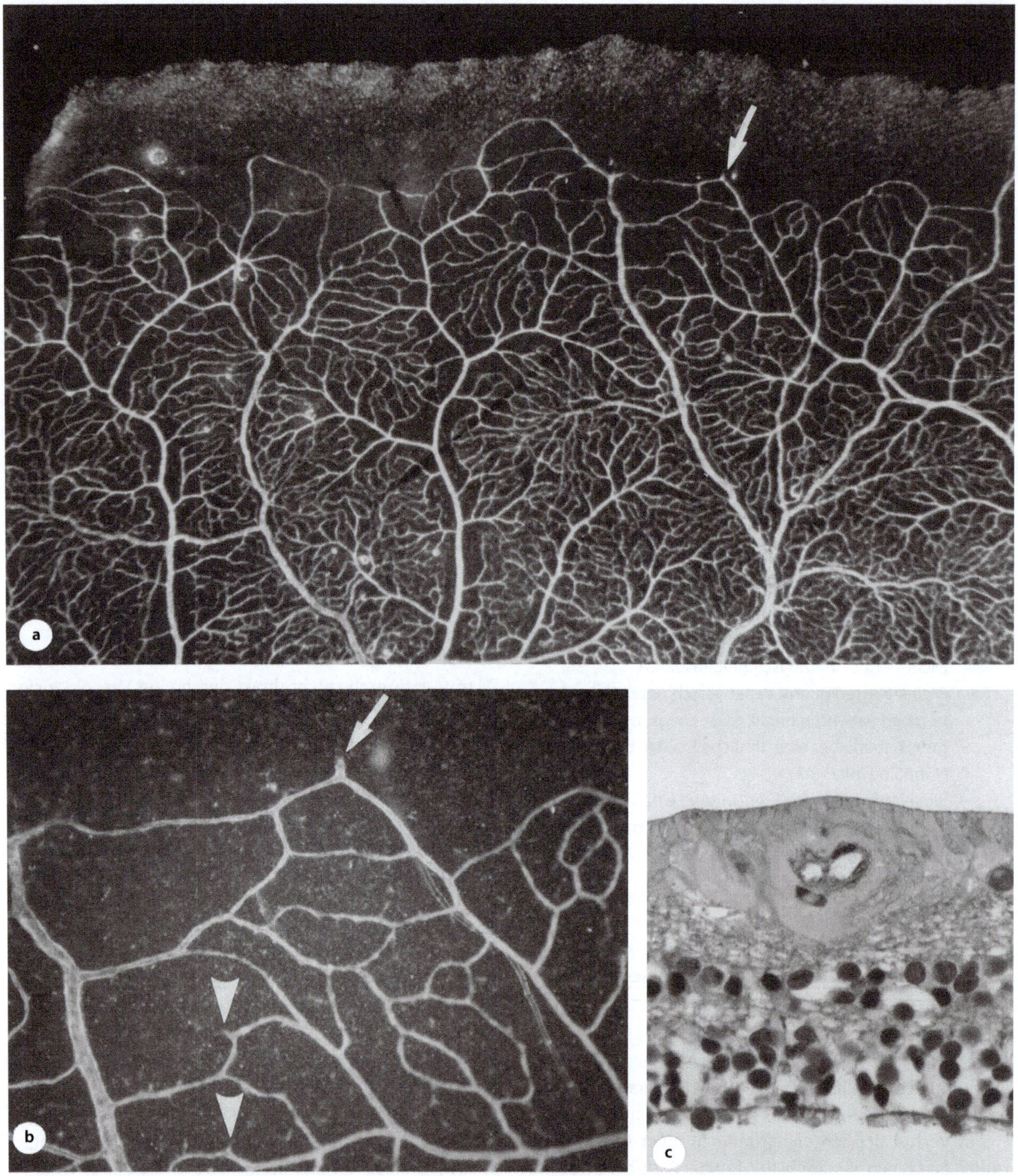

Abb. 16.2 ADPase-inkubierte Netzhaut eines 20 Monate alten Patienten mit HbSS. **a** Niedrige Vergrößerung der weit peripheren Netzhaut mit kleinen Haarnadelschlaufen (*Pfeil*). **b** Im Bereich der Haarnadelschlaufen zeigen sich bei höherer Vergrößerung abrupt endende Kapillarsegmente. **c** Schnitt durch eine Haarnadelschlaufe. (Aus Lutty 2007)

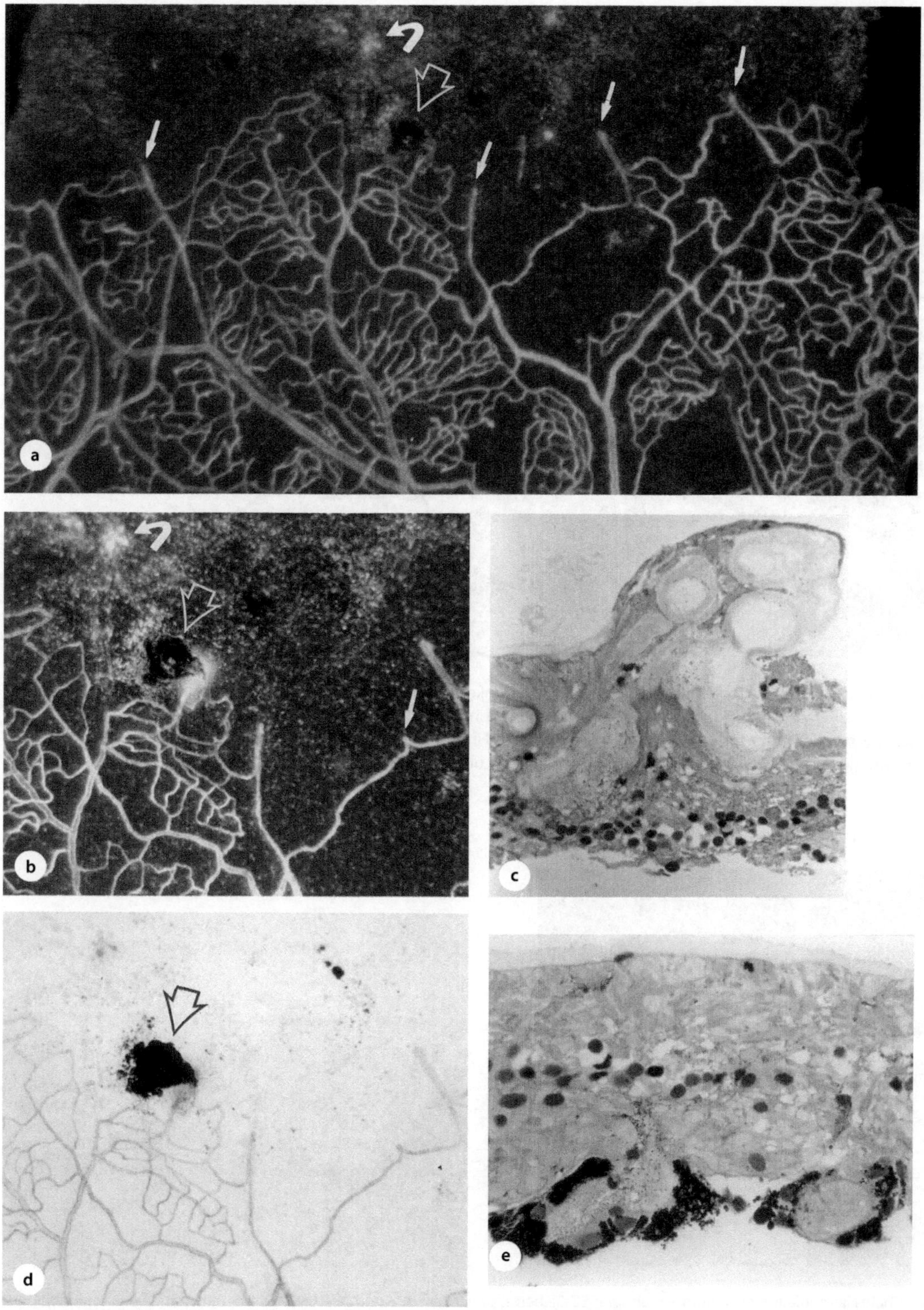

Abb. 16.3 54-jähriger HbSC-Patient mit einer nicht-perfundierten peripheren Netzhaut. **a** Dunkelfeldbeleuchtung der peripheren Netzhaut zeigt ein abruptes Enden der Gefäße in Haarnadelschlaufen und arteriovenösen Anastomosen zwischen verschlossenen Arterien und Venen. **b** Bei höherer Vergrößerung zeigen sich kleine Haarnadelschlaufen in einer der arteriovenösen Anastomosen. **c** Ein Schnitt durch die weißlichen Bereiche in **a** und **b** zeigt kollagene Schläuche, die die Zuflussgefäße einer autoinfarzierten Fächerproliferation repräsentieren. **d** Wenn das Areal, das in **b** gezeigt ist, im Hellfeld angesehen wird, zeigt sich ein »Schwarzer Sonnenfleck« genau an der Grenze von der perfundierten und nicht-perfundierten Netzhaut. **e** Ein Schnitt durch den »Schwarzen Sonnenfleck« in **d** zeigt, dass sich hypertrophe RPE-Zellen in diesem Bereich der atrophen Netzhaut verklumpt haben. (Aus Lutty 2007)

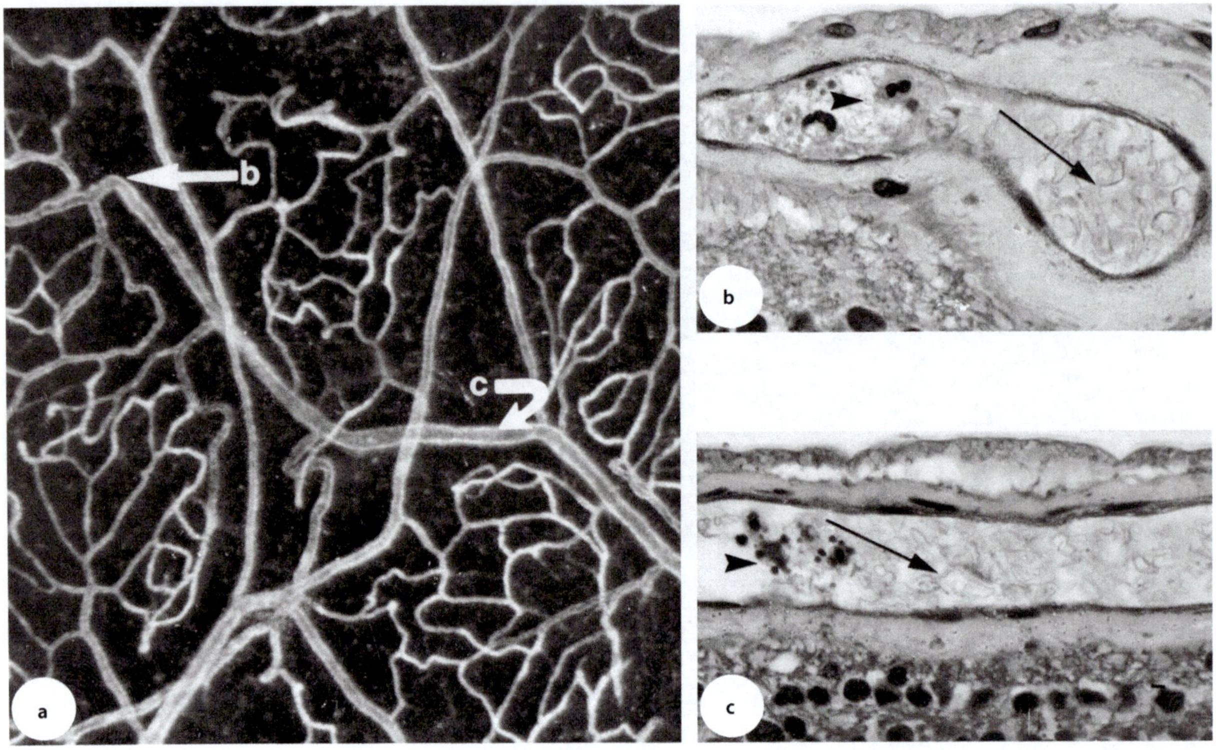

Abb. 16.4 Venenthrombosen bei einem 37-jährigen HbSS-Patienten. **a** Dunkelfeldbild des Bereiches. **b** Ein Schnitt am Knick des Gefäßes zeigt dicht gepackte Erythrozyten nachfolgend auf einen Fibrin-Thrombus. **c** Ein Schnitt jenseits der arteriovenösen Kreuzung zeigt in Teil *A* ebenfalls dicht gepackte sichelnde Erythrozyten folgend auf einen Plättchen-Fibrin-Thrombus mit Leukozyten. (**a** Dunkelfeldaufnahme einer ADPase Färbung, **b-c** Färbung mit Tuluidinblau und basischem Fuchsin) (Aus Lutty 2007)

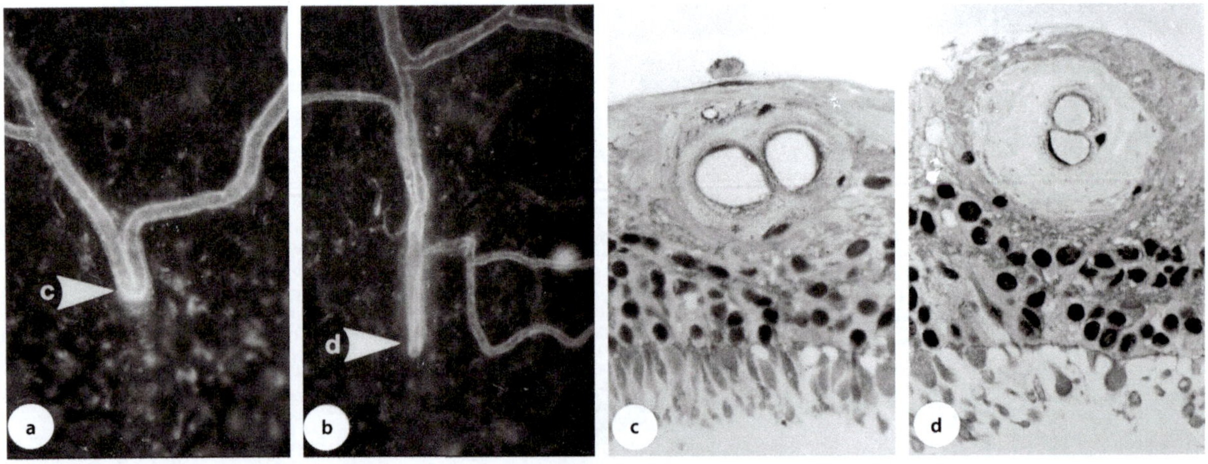

Abb. 16.5 Zwei retinale Haarschleifen bei einem 54-jährigen SC-Sichelzellpatienten. In **a** und **b** ist die ADPase-Aktivität der Haarnadelschlaufen im Dunkelfeld gezeigt. Die Arterien und Venen enden abrupt an der Grenze von der perfundierten zur nicht-perfundierten Netzhaut. Kollagene Schläuche sind an der Stelle der vormaligen Gefäße. In Schnitten kann gezeigt werden, dass sich neue Schläuche anstelle der alten Gefäße in der Oridinalarterie gebildet haben (**c**). In venösen Schläuchen (**d**) bilden sich die neuen Kanäle jedoch neben den alten Gefäßen, die sklerosiert sind. (Aus Lutty 2007)

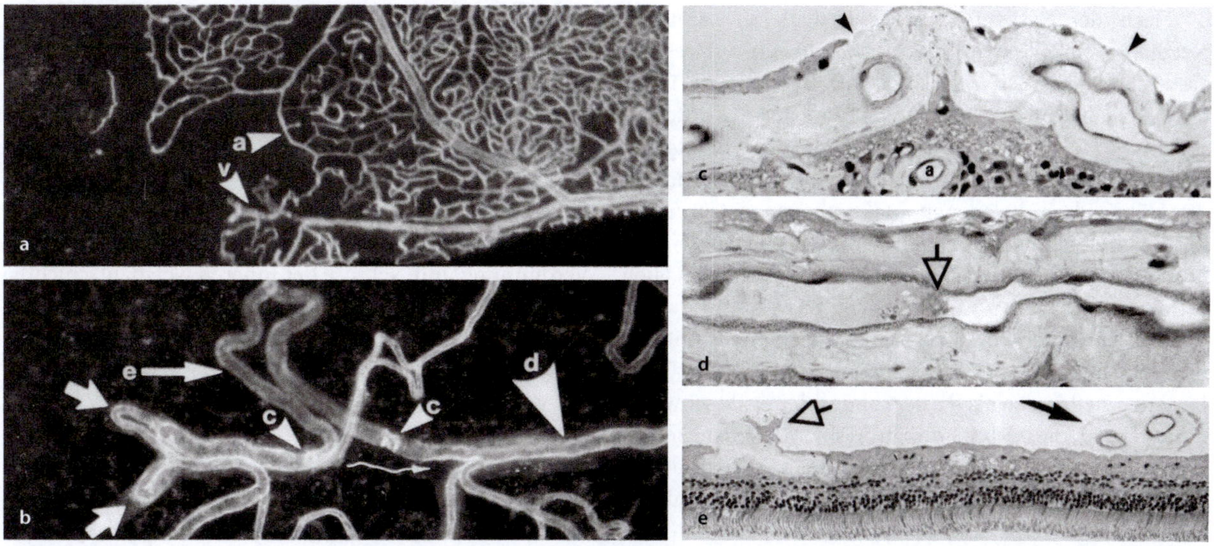

Abb. 16.6 Ungewöhnliche Gefäßformation im Bereich einer peripheren arteriovenösen Anastomose. **a** Bei geringer Vergrößerung zeigt sich ein flacher Aspekt, die Arterie und Vene sind an der Grenze zur nicht-perfundiertern Netzhaut zu finden. **b** Bei höherer Vergrößerung zeigen sich Haarnadelschlaufen in den Schenkeln der Y-förmigen Bifurkation. **c** Schnitt bei dem die ausgezogenen Schlaufen die »inner limiting membrane« durchbrechen . **d** Ein Fibrin-Koagel in einer Vene jenseits des betroffenen Segments. **e** Die betroffene Schlaufe ist jetzt auf dem Schnitt rechts. Ein anderer autoinfarzierter Bereich liegt links im Bild. (**a** und **b** Dunkelfeldaufnahmen der ADPase-Aktivität; **c-e** Schnitte gefärbt mit Toluidinblau-basischem Fuchsin) (Aus Lutty 2007)

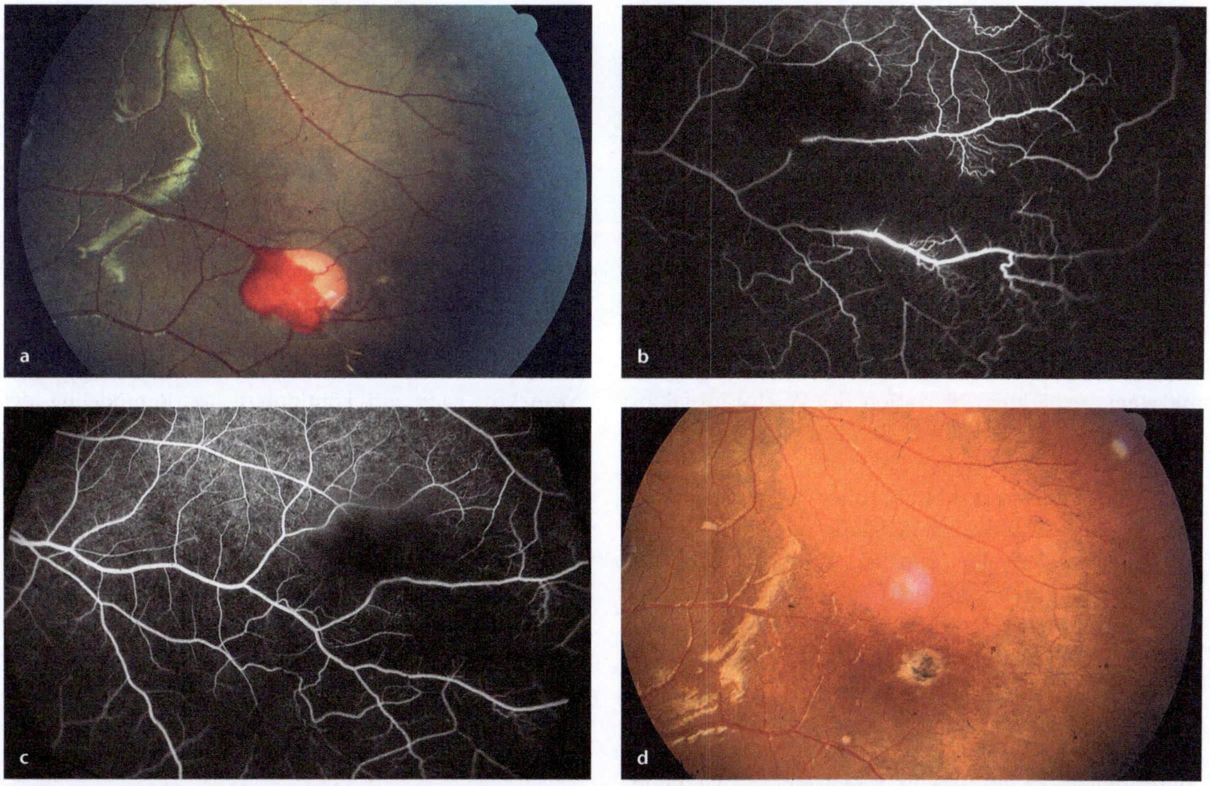

Abb. 16.7 **a** Lachsfleck bei einem 18-jährigen HbSC-Patienten. Die verschlossene Arteriole ist kalkweiß. Die oberflächliche retinale Blutung ist hämolysiert und damit lachsfarben. **b** Die Fluoreszeinangiographie des gleichen Bereiches zeigt eine Fluoreszeinblockade als Folge der Lachsfleckenblutung und retinale Kapillarausfälle im Versorgungsbereich der geblockten Arteriole. **c** Die Fluoreszeinangiographie des gleichen Bereiches 3 Wochen später mit einer teilweisen Reperfusion des Kapillarbettes. **d** Fundusphotographie desselben Patienten 4 Jahre später nach der Lachsfleckenblutung. Lediglich eine kleine Narbe auf dem Niveau des RPE erinnert an die Episode. (Aus van Meurs et al. 2007)

Nach der Resorption eines Lachsflecks kann die Netzhaut vollständig normal ohne Hinweis auf residuales Blut erscheinen oder aber im Bereich der inneren Netzhautschichten eine Reduktion der Schichtdicke aufweisen. Dies zeigt sich ophthalmoskopisch als ein stumpfer Bereich mit glitzernden gelblichen Körnchen, die Hämosiderin-beladenen Makrophagen entsprechen. Histopathologisch zeigen sich die Makrophagen in Retinoschisishöhlen, in denen sowohl intrazelluläres als auch extrazelluläres Eisen zu finden ist.

Die **schwarzen Sonnenflecken** sind ebenfalls mit den intraretinalen Blutungen verbunden (Abb. 16.8). Diese Läsionen stellen sich als flache, runde oder ovale schwarze Läsionen dar, die 0,5 bis 2 mm groß sind (Abb. 16.3d). In diesen Beeten können glitzernde Granula, ähnlich denen in den Glitzerbeeten, vorkommen. Histopathologische Studien zeigen eine fokale Hypertrophie des retinalen Pigmentepithels (RPE) mit einer RPE-Hyperplasie und Migration (Abb. 16.3e). Ebenfalls finden sich Eisenablagerungen, Hämosiderin-beladene Makrophagen und Pigmentablagerungen. Die schwarzen Flecken repräsentieren eine intraretinale Migration von hyperplastischem retinalen Pigmentepithel in Antwort auf die Blutzellen, die das RPE von der neurosensorischen Netzhaut getrennt haben, jedoch scheint die Ätiologie mannigfaltig. Die schwarzen Flecken können sich in Abhängigkeit von der Dissektionsebene der Blutung, also direkt aus Lachsflecken, bilden. Dies ist insofern interessant, als dass sich auch bei Diabetikern häufig Blutungen finden, jedoch keine schwarzen Flecken. Eine andere Hypothese assoziiert die Läsionen mit einem umschriebenen choroidalen Verschluss und der Bildung choroidaler Neovaskularisationen. Das macht eine durch die RPE-Migration induzierte chorioidale Dysfunktion wahrscheinlich. Die meisten schwarzen Sonnenflecken sind in Bereichen einer atrophen, nicht-perfundierten Netzhaut zu finden und mit einer verstärkten Expression des Wachstumsfaktors »transforming growth factor β« (TGFβ), der mit einer Fibrose assoziiert ist, verbunden.

Interessanterweise, obwohl diese unterschiedlichen Zeichen einer Vasookklusion häufig mit einem Verlust der retinalen Perfusion assoziiert sind und daher bei der Entstehung einer proliferativen Sichelzellretinopathie (PSR) wichtig sind, sind sie bei HbSC-Patienten nicht häufig zu finden, obwohl die PSR dort eine große Rolle spielt.

Kapillarverschlüsse am hinteren Pol

Abnormitäten in der Makula und temporal der Raphe wurden bei 32% der HbSS-Patienten, 36% der HbSC-Patienten sowie 20% der S-β-thal-Patienten gefunden. Die makulären Veränderungen bestanden aus Cotton-wool-Spots, Mikroaneurysmata, venösen Veränderungen und fluoreszeinangiographisch aus einer pathologischen vergrößerten avaskulären Zone (PAZ).

> **Cave!**
> **Bei Kindern ist die avaskuläre Zone in der Regel nicht vergrößert.**

Eine Einziehung der inneren Netzhautschichten kommt nach Rückgang der Cotton-wool-Herde durch eine lokale Verdünnung und Nekrose der inneren Netzhautschichten zustande. Vorübergehende schwarze Flecken, vermutlich durch deoxigenierte und verklumpte Erythrozyten in den kleinen oberflächlichen Gefäßen konnten bei 9 (7 Hb SS) von 80 Sichelzell-Patienten und in 17 von 74 HbSS-Patienten beobachtet werden.

Longitudinale Studien bei Patienten mit Cotton-wool-Herden zeigten abrupte Obstruktionen der zuführenden Arteriolen mit einem folgenden Öffnen und späterem Wiederverschließen der initial nicht-perfundierten Arteriole. In einigen Fällen kam es auch zu einer Reperfusion der abhängigen Kapillaren. Venöse Schlingen fanden sich angrenzend an nicht-perfundierte Bereiche.

Es besteht eine inverse Abhängigkeit zwischen der Zahl der perimakulären kapillären Anomalien und der Größe der foveal avaskulären Zone.

Mit dem Fransworth-Munsell-Test können milde bis moderate gelb-blau Defekte bei Patienten mit Sichelzellretinopathie nachgewiesen werden, es besteht jedoch keine Korrelation zu pathologischen avaskulären Arealen. Ebenso gibt es keine strenge Korrelation zwischen dem Ausmaß der peripheren Minderperfusion und der Minderperfusion entlang der Raphe. Weiterhin kann keine Korrelation zwischen Visusverlust und einer ischämischen Makulopathie nachgewiesen werden.

Natürlicher Verlauf der nicht-proliferativen Sichelzellretinopathie

Prospektiv kann ein kontinuierliches Remodeling der peripheren retinalen Gefäße durch Verschluss und Wiedereröffnen der äquatorialen Gefäße (Abb. 16.5c) gezeigt werden. Dennoch resultiert in der Regel eine zentripetale posteriore Rezession der peripheren retinalen Kapillaren. Fächerförmige Neovaskularisationen können im Verlauf aus teilweise bereits langbestehenden arteriovenösen Anastomosen entstehen. Ein Visusverlust oder ein Verlust des Gesichtsfeldes resultiert nicht aus diesen peripheren Läsionen, sie können aber in eine proliferative Sichelzellretinopathie münden.

16.3.2 Proliferative Sichelzellretinopathie

Retinale Neovaskularisationen und seltener Neovaskularisationen der Papille sind Zeichen einer proliferativen

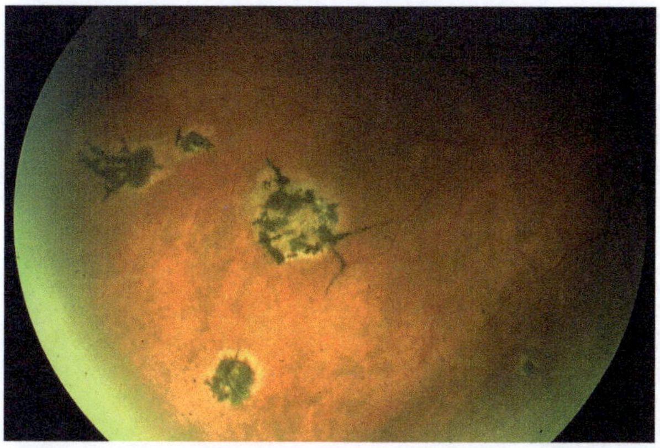

Abb. 16.8 Schwarze Sonnenflecken bei einem 45-jährigen HbSC-Patienten. (Aus van Meurs et al. 2007)

Sichelzellretinopathie. Da die proliferative Retinopathie in Blutungen und einer Netzhautablösung münden kann, ist diese Form der Retinopathie potentiell visusbedrohlich.

Periphere retinale Verschlüsse sind das initiierende Ereignis in der Pathogenese der proliferativen Sichelzellretinopahtie. Klinisch scheinen arterielle Okklusionen nahe von Y-förmigen Bifurkationen zu entstehen oder im Bereich arteriovenöser Kreuzungen. Der okklusive Prozess induziert wahrscheinlich eine lokale Ischämie, die eine Ausschüttung weiterer Wachstumsfaktoren stimuliert. Periphere retinale Neovaskularisationen haben häufig die Form von fächerartigen Korallen (Gorgonia flabellum »sea fan«) (Abb. 16.9), können jedoch auch die Ausprägung intraretinaler mikrovaskulärer Anomalien haben (IRMA) (Abb. 16.10). Die fächerartigen Neovaskularisationen finden sich in der Hauptsache an der Grenze zwischen perfundierter und nicht-perfundierter Netzhaut und wachsen in Richtung auf die ischämische prä-äquatoriale Netzhaut (Abb. 16.11). Die Fächer können dabei viele sie speisende Arteriolen und drainierende Venolen haben, vermutlich durch die Entstehung aus vielen Angiogenesesprossen, die durch die »inner limiting membrane« (ILM) der Netzhaut brechen und entlang der Netzhautoberfläche an der vitreoretinalen Grenzfläche wachsen (Abb. 16.10).

Die Fächer sind dynamische Neovaskularisationen, die aktiv wachsende Blutgefäße besitzen können, Gefäßlumen mit Perizyten, aber auch autoinfarzierte Bereiche (Abb. 16.9). Die Fächer bestehen lediglich aus Endothelzellen und Perizyten und einer Matrix aus Kollagen IV, Heparan-Sulfat Proteoglykan, und Kollagen II an der Grenze zum Glaskörper. Statistisch finden sie sich in absteigender Reihenfolge am häufigsten im superotemporalen Quadranten, im inferotemporalen, superonasalen, und inferonasalen (Abb. 16.11). Die Fächer repräsentieren echte Neovaskularisationen und zeigen eine diffuse Leckage von Fluoreszein und humanem Serumalbumin als Zeichen für den Verlust der Blut-Retina-Schranke. Funduskopisch nicht sichtbare Neovaskularisationen können daher in der Fluoreszeinangiographie sichtbar gemacht werden.

Sowohl »vascular endothelial growth factor« (VEGF) als auch »basic fibroblast growth factor« (FGF-2) werden in den Fächern exprimiert, jedoch ebenso antiangiogene Faktoren wie PEDF (Abb. 16.12), wobei jedoch der Anstieg der VEGF-Expression das Gleichgewicht in Richtung Angiogenese beeinflusst.

Durch das Vorwachsen der Fächer in Richtung Glaskörperkavität können delikate vaskuläre Strukturen durch Traktion bluten. Diese traktionsinduzierten Glaskörperblutungen können durch minimale Traumata, wie schon allein normale Glaskörperbewegungen, verursacht werden oder entstehen durch Kontraktion von Glaskörpersträngen. Die Glaskörperblutungen können asymptomatisch auf den Bereich der Neovaskularisationen begrenzt bleiben. Eine Progression der Traktion kann letztendlich jedoch zu einer Traktionsablösung der Netzhaut – meist in der Peripherie führen. Glaskörperstränge und verdichtete Membranen sind häufige Ursache von chronischen Glaskörperblutungen und einer Plasmatranssudation aus neovaskulärem Gewebe und sind die Hauptursache für eine Progression in eine traktive oder traktiv-rhegmatogene Netzhautablösung. Wie zu erwarten sind Netzhautablösungen in der Hauptsache bei SC-Patienten zu finden. Traktive Ablationen finden sich nur selten bei HbAS oder HbSS Patienten.

Die fächerförmigen Neovaskularisationen können sich in bis zu 60% der Fälle durch Autoinfarzierungen zurückbilden (Abb. 16.13). Bislang noch nicht ausreichend verstanden, scheint die Pathophysiologie der Autoinfarzierung multifaktoriell zu sein. In einem Milieu einer chronischen Hypoxie und Ischämie kommt es zu wiederkehrenden Episoden von Thrombosen und Sichelzellbildungen innerhalb der Fächer, die schließlich zu einem permanenten Verschluss führen können. In den Fächern finden sich darüber hinaus viele neutrophile Granulozyten, die mit einer erhöhten Expression der Adhäsionsmoleküle P-Selectin, VCAM-1 und ICAM-1 verbunden sind. Eine erhöhte PEDF-Expression in autoinfarzierten Fächern verbunden mit einem niedrigen VEGF-Level könnte ebenfalls zu einer Regression der Neovaskularisationen beitragen. Die Hauptversorgungsgefäße bleiben auch in autoinfarzierten Neovaskusalisationssegeln erhalten (Abb. 16.3). Die mechanische Traktion an diesen Gefäßen kann jedoch auch zu einer vollständigen Unterbindung des Blutflusses im Fächer führen. Autoinfarzierungen und Ausbildung neuer Fächer können simultan innerhalb eines Auges vorliegen (Abb. 16.11).

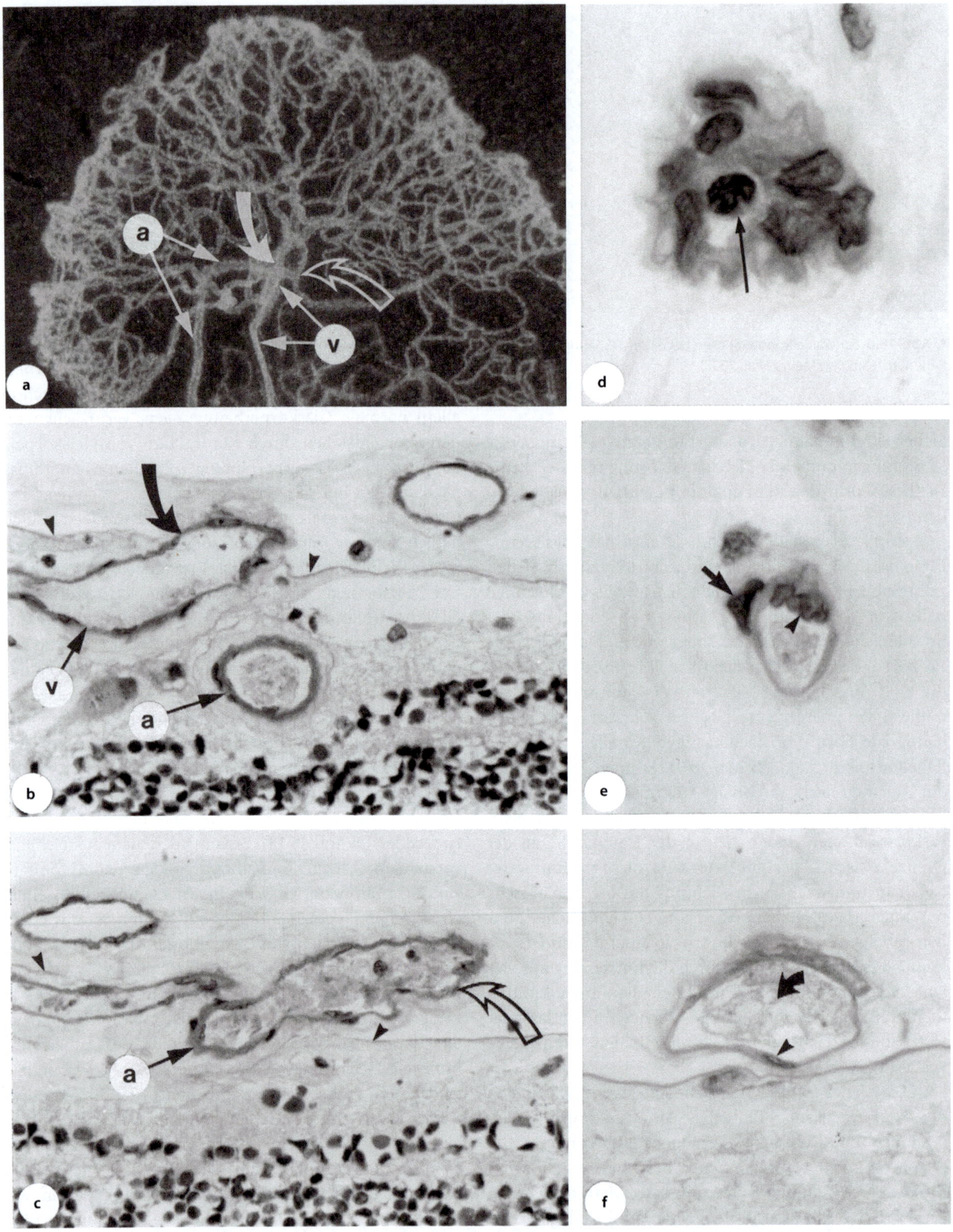

Abb. 16.9 Fächerförmige Neovaskularisation in der ADPase-inkubierten Netzhaut (Abb. 16.3). Die Neovaskularisation ist in der Perspektive (**a**) flach. Sie ist an einer arteriovenöse Kreuzung. **b** Austritt der Vene aus der ILM, wobei diese bezüglich zur Arterie (**c**) innen liegt. Die neovaskuläre Struktur besitzt sich neu formierende Gefäße, die angioblastische Massen darstellen (**d**), maturierte Blutgefäße (**e**) mit Endothelzellen (*Pfeilspitze*) und Perizyten (*Pfeil*). Die autoinfarzierten Kapillaren sind nur noch kollagene Schläuche (**f**). (Aus Lutty 2007)

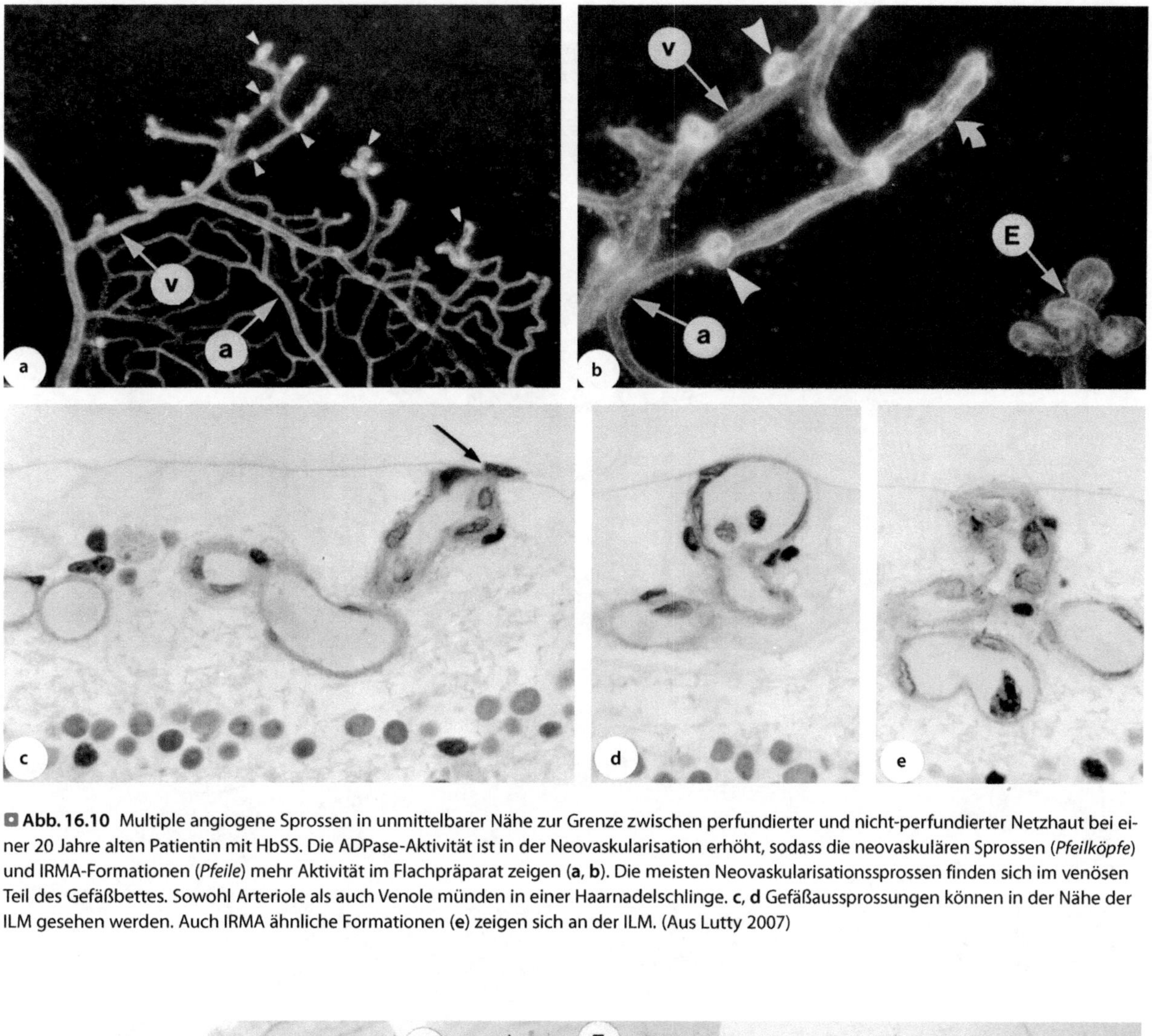

Abb. 16.10 Multiple angiogene Sprossen in unmittelbarer Nähe zur Grenze zwischen perfundierter und nicht-perfundierter Netzhaut bei einer 20 Jahre alten Patientin mit HbSS. Die ADPase-Aktivität ist in der Neovaskularisation erhöht, sodass die neovaskulären Sprossen (*Pfeilköpfe*) und IRMA-Formationen (*Pfeile*) mehr Aktivität im Flachpräparat zeigen (**a**, **b**). Die meisten Neovaskularisationssprossen finden sich im venösen Teil des Gefäßbettes. Sowohl Arteriole als auch Venole münden in einer Haarnadelschlinge. **c**, **d** Gefäßaussprossungen können in der Nähe der ILM gesehen werden. Auch IRMA ähnliche Formationen (**e**) zeigen sich an der ILM. (Aus Lutty 2007)

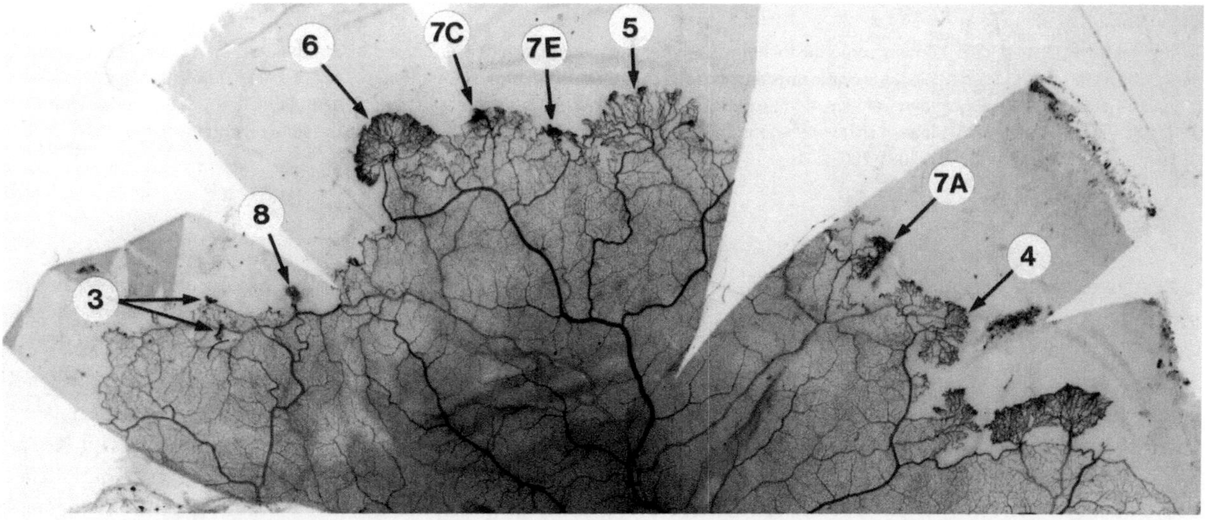

Abb. 16.11 Obere Netzhautquadranten eines 40-jährigen Sichelzellpatienten (SS). Das Bild wurde im Hellfeld angesehen, wobei die ADPase-Aktivität schwarz erscheint. Die periphere Netzhaut ist nicht-perfundiert und viele neovaskuläre Gefäße zeigen sich an der Grenze von der nicht-perfundierten zur perfundierten Netzhaut. Die neovaskuläre Struktur stellt sich als Fächer dar. (Aus Lutty 2007)

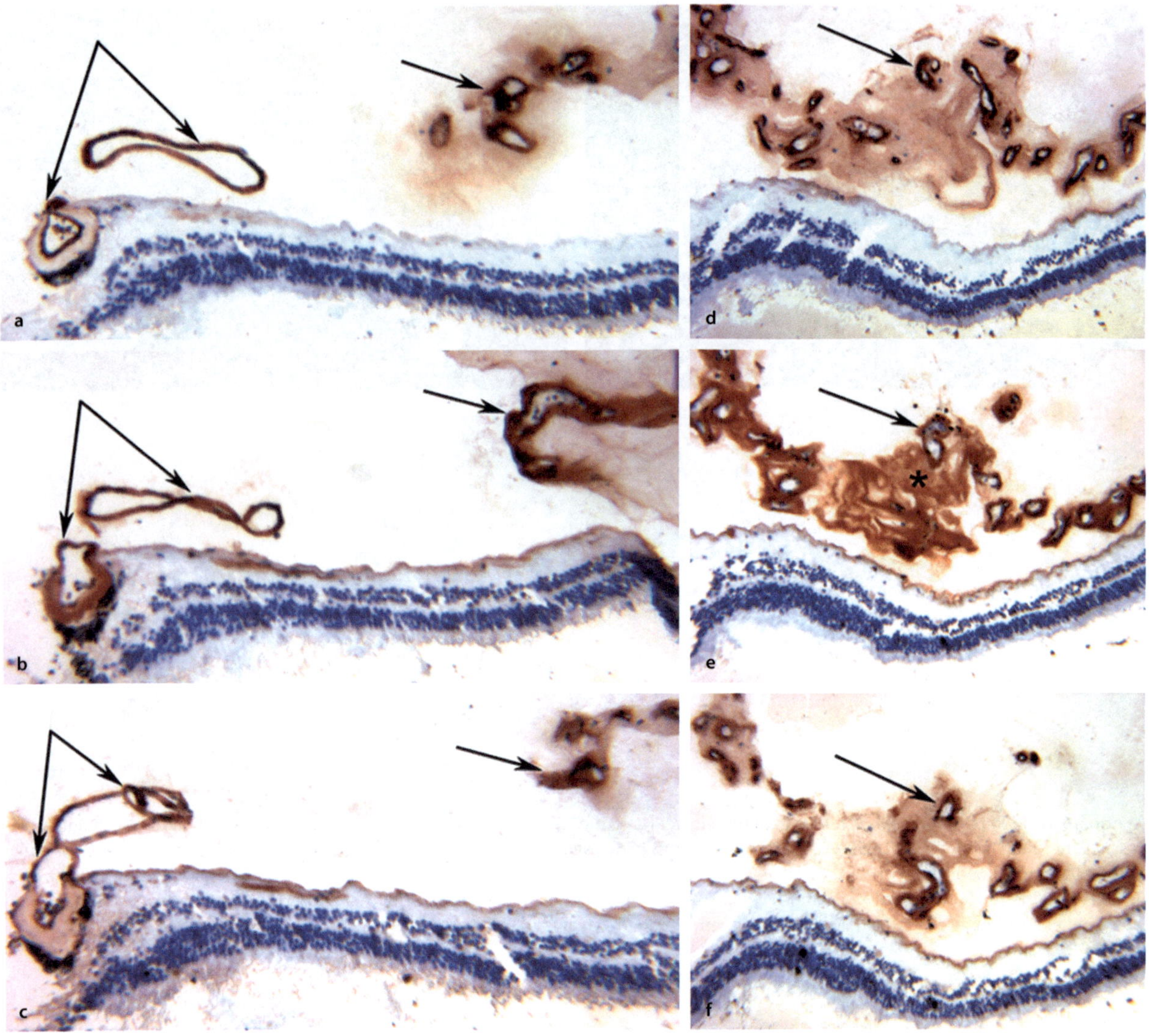

Abb. 16.12 PEDF und VEGF können immunhistochemisch in der Netzhaut und in den zuführenden Gefäßen gezeigt werden (**a-c**) und in der neovaskulären Struktur der Fächerneovaskularisationen (**d-f**) bei einem 58-jährigen SC-Patienten. Die PEDF-Immunreaktivität zeigt sich in retinalen Gefäßen, den zuführenden Gefäßen, den fächerförmigen Neovaskularisationen selbst und in den Matrix Komponenten derselben (**b**, **e**). Die VEGF-Immunreaktivität zeigt sich vorwiegend in vitalen retinalen Gefäßen und zuführenden Gefäßen (**c**) und in vitalen Gefäßen der Fächerneovaskularisation (**f**). (Aus Lutty 2007)

Jede neovaskuläre Läsion muss also als möglicherweise progredient gesehen werden und sollte damit behandelt werden (Abb. 16.14).

Lieb und Mitarbeiter klassifizierten ein Stadium I bei einer Tortuositas und Erweiterung der großen retinalen Gefäße. Im Stadium II kommen zusätzlich ischämische Areale hinzu, Einscheidungen der peripheren Gefäße, Mikroaneurysmen und periphere Teleangiektasien. Stadium III umfasst retinale Blutungen, Glitzerflecken und Obstruktionen kleinerer Venen. Die proliferative Retinopathie mit Glaskörperblutung und Zentralarterien oder -venenverschlüsse werden als Stadium IV zusammengefasst. Je höher der Grad der Retinopathie, desto schwerer ist der systemische klinische Verlauf des Patienten.

Die gängigste Klassifikation der proliferativen Sichelzellretinopathie ist die von Goldberg: Periphere aterioläre Verschlüsse bilden das Stadium I. Periphere arteriovenöse Anastomosen als Folge von sequentiellen Obstruktionen werden im Stadium II zusammengefasst (Abb. 16.15). Periphere retinale Neovaskularisationen, die aus den Anastomosen entstehen, bilden das Stadium III (Abb. 16.16), Glaskörperblutungen aus diesen

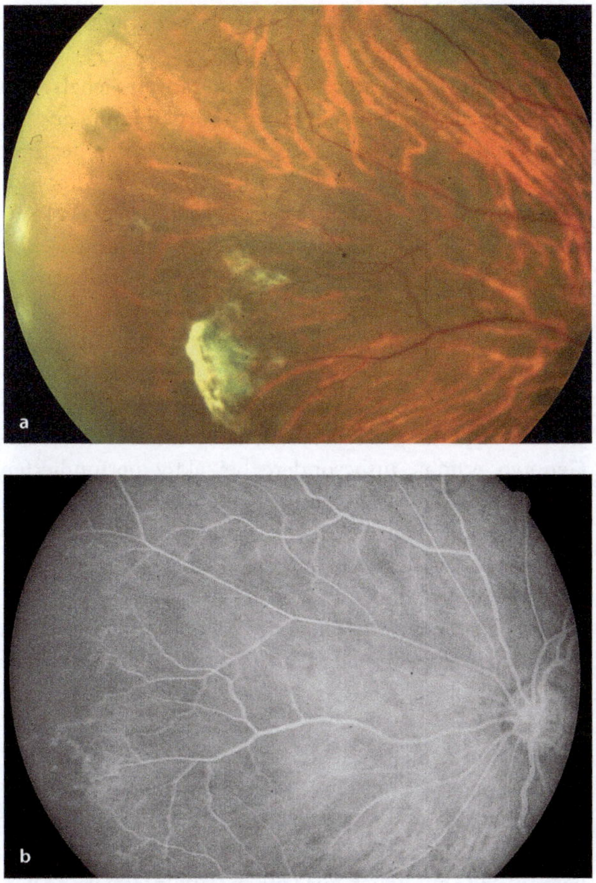

Abb. 16.13 **a** Autoinfarzierte fächerförmige Neovaskularisation bei einem 53-jährigen HbSC-Patienten. **b** Die Fluoreszeinangiographie bestätigt die Autoinfarzierung – die fibrotisch erscheinende Neovaskularisation ist nicht perfundiert. (Aus van Meurs et al. 2007)

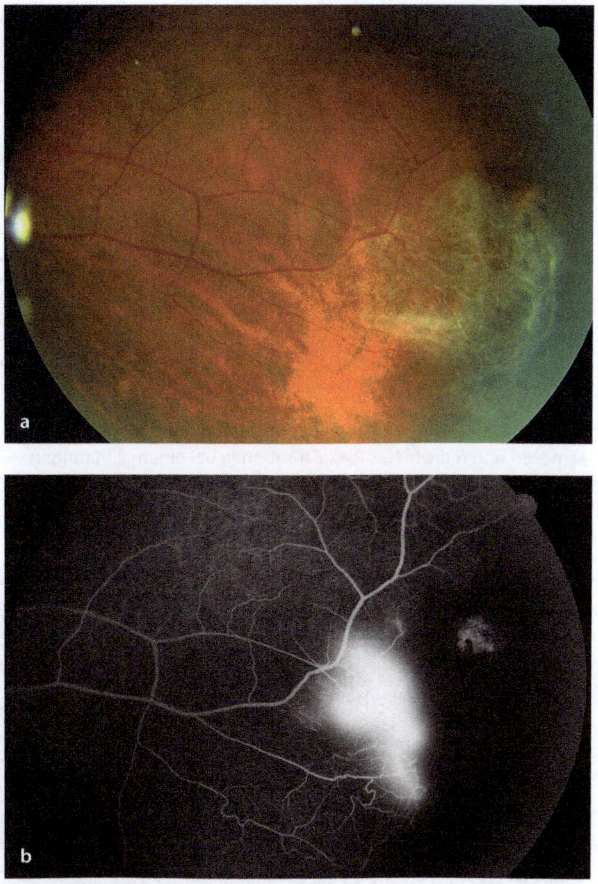

Abb. 16.14 **a** Eine fibrotisch und involutiert aussehende Fächerneovaskularisation bei einem 31-jährigen HbSC-Patienten. **b** Die Fluoreszeinangiographie zeigt jedoch eine gute Perfusion der Fächerneovaskularisation. (Aus van Meurs et al. 2007)

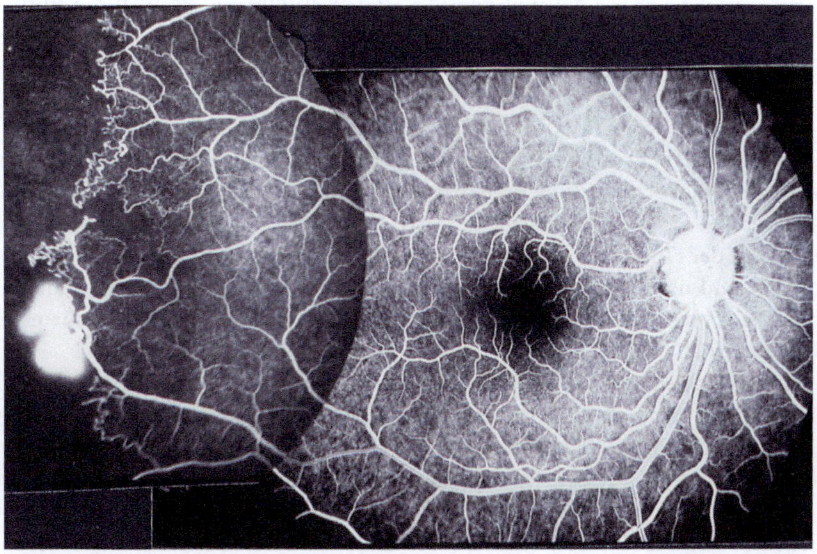

Abb. 16.15 Periphere Minderperfusion und arteriovenöse Anastomosen bei einer 28-jährigen Patientin mit HbSC. (Aus van Meurs et al. 2007)

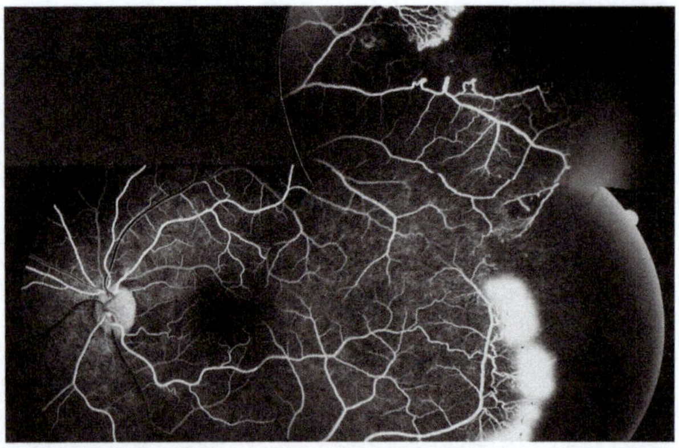

Abb. 16.16 Periphere Minderperfusion und arteriovenöse Anastomosen und retinale Neovaskularisationen bei einem 23-jährigen Patienten mit HbSC. (Aus van Meurs et al. 2007)

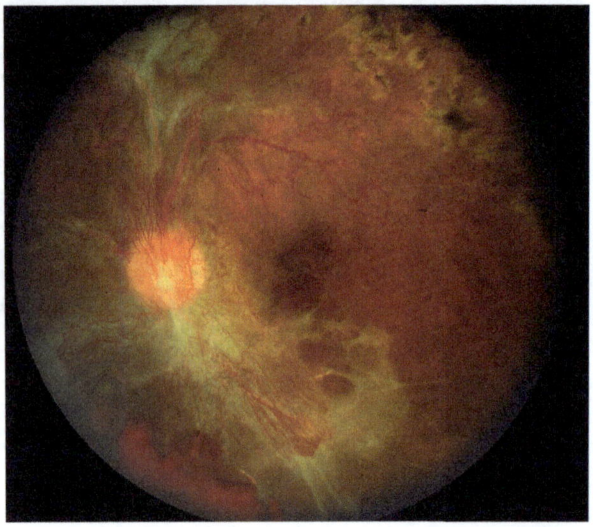

Abb. 16.17 Eine glücklicherweise seltene, sehr aktive fibrovaskuläre Proliferation in der Nähe der Papille, die eher an eine proliferative diabetische Retinopathie erinnert, jedoch als Manifestation einer PSR bei einem 38-jährigen HbSC-Patienten auftrat. (Aus van Meurs et al. 2007)

Neovaskularisationen das Stadium IV. Stadium V beinhaltet teils traktive, teils rhegmatogene (als Folge von Rissen an Neovaskularisationssegeln) Amotiones.

In der Literatur wurde eine PSR bei 3-14% der HbSS-Patienten, bei 33-43 % der HbSC-Patienten und in 18% der HbS-ß-Thalassämiepatienten gefunden. Unter den HbSC-Patienten wurde eine Progredienz zu einer Glaskörperblutung in 31% gefunden, zu einer Netzhautablösung in 15%. Mit der Ausnahme eines Falls einer exsudativen Ablösung sind die meisten Fälle traktive oder gemischt rhegmatogen-traktive Amotiones.

Neovaskularisationen der Papille wurden bei 5 Patienten mit HbSC, sowie bei einem Patienten mit HbSS berichtet, deren Gemeinsamkeit weitere periphere proliferative Bereiche waren (Abb. 16.17).

Der natürliche Verlauf der proliferativen Sichelzellretinopathie ist progredient mit Glaskörperblutungen und schließlich Netzhautablösungen. Die Prävalenz der PSR steigt zwischen dem 15. Lebensjahr bis zum Alter von 35 Jahren und erreicht dann ein Plateau. Unter 144 Augen mit PSR fanden Condon und Mitarbeiter in 28% der Fälle Autoinfarzierungen verbunden mit Neovaskularisationen im gleichen Auge (Abb. 16.13, Abb. 16.14). Das durchschnittliche Alter von Patienten mit einer alleinigen Autoinfarzierung war dabei höher als das von Patienten mit Fächerneovaskularisationen. Das Risiko für eine Glaskörperblutung ist bei Patienten mit einem HbSC-Genotyp erhöht, insbesondere bei aktiv perfundierten Fächerneovaskularisationen über mehr als 60°. Patienten mit einer unilateralen PSR zeigen mit einer Wahrscheinlichkeit von 16% eine Regredienz, in 14% eine Progredienz zu einer bilateralen PSR.

Die bilaterale PSR hat eine Wahrscheinlichkeit von 8% sich zu einer unilateralen PSR zurückzubilden, und eine Wahrscheinlichkeit von 1% zu einer vollständigen Rückbildung.

Es gibt keine Berichte, dass die peripheren Verschlüsse häufiger in HbSC-Patienten als in HbSS-Patienten vorkommen. Es ist eine Hypothese, dass auf Grund der stark obstruktiven Tendenz bei HbSS retinale Infarkte zusätzlich zur frühen Autoinfarzierung von sich entwickelndem neovaskulären Gewebe eine höhere Prävalenz zeigen. Bei der HbSC entwickeln sich auch Infarzierungen, sind jedoch als Folge der moderaten vaso-okklusiven Tendenz zur Autoinfarzierung von Neovaskularisationen eher selten. Die alternative Hypothese postuliert, dass die größeren Vasookklusionen bei HbSS in der infarzierten Netzhaut keine vasoproliferativen Substanzen freisetzen, während die geringere Vasookklusion bei HbSC eine persistierend ischämische Netzhaut bedingt.

Bei betroffenen Erwachsenen lag die Grenze der nicht-perfundierten Netzhaut bei HbSS Patienten im Vergleich zu HbSC-Patienten mehr peripher. Damit korreliert eine größere, ischämische Fläche bei HbSC zu einer höheren Prävalenz der PSR. Andere Arbeiten konnten zeigen, dass Patienten ohne kontinuierliche arteriovenöse Schlingen, aber mit Kapillarsprossen, die in die nicht-perfundierte Netzhaut reichen (Typ IIb), ein höheres Risiko für eine PSR haben.

Elektroretinogramme von Patienten mit einer PSR zeigen reduzierte a- und b-Wellen sowie reduzierte oszillatorische Amplituren, möglicherweise als Folge der Photorezeptorschäden durch die chorioidale Ischämie oder den gestiegenen Sauerstoffbedarf der inneren Netzhautschichten. Die Ischämie der inneren Netzhaut kann ebenfalls zu der Potentialveränderung beitragen. Es besteht eine negative Korrelation zwischen ERG-Amplituren und einer kapillären Nichtperfusion.

Praxistipp

Goldberg Klassifikation der PSR

- Stadium I: Periphere ateriolăre Verschlüsse
- Stadium II: Periphere arteriovenöse Anastomosen als Folge von sequentiellen Obstruktionen
- Stadium III: Periphere retinale Neovaskularisationen, die aus den Anastomosen entstehen
- Stadium IV: Glaskörperblutungen aus Neovaskularisationen
- Stadium V: traktive, teils rhegmatogene (als Folge von Rissen an Neovaskularisationssegeln) Amotiones

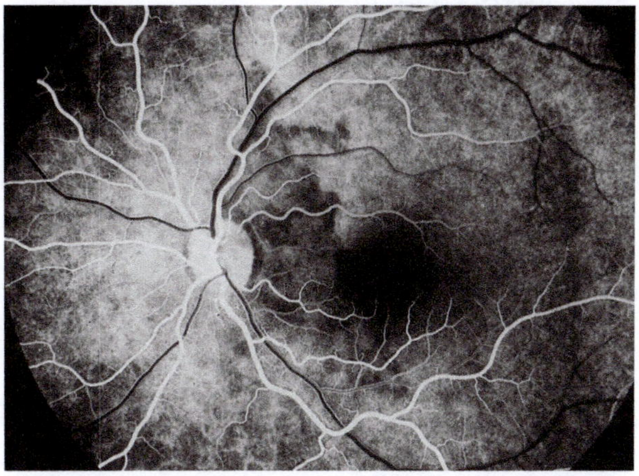

Abb. 16.18 Späte Füllung in einem geographischen Muster, das sich in einer »Wasserscheide« vereint bei einem 24-jährigen HbAS-Kontrollpatienten. (Aus van Meurs et al. 2007)

16.3.3 Chorioideopathie

Spekulationen über eine ungleichmäßige Füllung der Choriokapillaris in der frühen arteriovenösen Phase, die bei einigen Sichelzellpatienten gefunden wurde, konnte in Studien an HbSS- und HbSC- Patienten sowie HbAS- und HbAA-Kontrollen nicht nachgewiesen werden (Abb. 16.18).

Bei Patienten mit Hämoglobinopathien, die zu einer Sichelbildung führen, ist die choroidale Minderperfusion ein Resultat okklusiver Ereignisse in der hinteren Ziliarzirkulation. Wie in der Netzhaut könnte die Adhäsion von Retikulozyten über VLA-4 hier wichtig sein.

Vasookklusive Ereignisse der choroidalen Gefäße könnten auch bei der Entstehung der schwarzen Sonnenflecken eine Rolle spielen: histopathologisch zeigt sich eine Vasookklusion der choroidalen Gefäße mit Erythrozyten, Fibrin und Plättchen-Fibrin-Thromben.

Verschlüsse der choroidalen Gefäße können ebenfalls zur Ausbildung von »angiod streaks« führen – also von Brüchen in der Bruch'schen Membran und Choroidea in Folge von Kalzifikationen und höherer Fragilität der Bruch'schen Membran.

In der Literatur wird über 4 Sichelzellpatienten (2 SC, 1 SS und 1 S-thal) mit möglichen Ziliararterienverschlüssen berichtet. Die dreieckigen weißlichen subretinalen Läsionen erinnern an Läsionen, die experimentell durch Unterbinden der langen Ziliararterien hervorgerufen werden. Bei diesen Patienten zeigten sich auch arterielle retinale Verschlüsse und Verschlüsse der Carotis interna mit einer Amaurosis fugax. Bei diesen Patienten ist ein Verschluss durch simultane thrombembolische Ereignisse in der Zentralarterie sowie in den langen und kurzen Ziliararterien wahrscheinlich.

Ähnliche Komplikationen sind bei Sichelzellpatienten in Folge einer Feeder-vessel-Photokoagulation zu sehen. Dennoch sind choroidale Infarkte insgesamt relativ selten zu sehen, möglicherweise durch die recht hohe Durchflussrate der Aderhaut (d.h. die Transitzeit der Zellen ist kürzer als die Verzögerungszeit der Polymerisation).

16.3.4 Retinale Gefäßverschlüsse

Gefäßbeteiligungen am hinteren Pol bei Sichelzellpatienten zeigen ein weites Spektrum von Zentralarterienverschlüssen bis zu perimakulären Kapillarverlusten mit der Bildung einer perifoveolären avaskulären Zone.

Die Literatur berichtet bei insgesamt 10 Patienten über Zentralarterienverschlüsse, bei 9 Patienten über symptomatische Astarterienverschlüsse oder Makula-Astverschlüsse. Kleinere Gefäßverschlüsse bleiben häufig asymptomatisch und ohne Visusverlust, wohingegen arterielle Verschlüsse in der Regel mit Visusminderung symptomatisch werden. Periphere Gefäßverschlüsse großer zusammenhängender Areale sind in der Regel mit der Entstehung einer poliferativen Retinopathie assoziiert. In einigen Patienten bleibt die Ausbildung proliferativer Stadien jedoch aus. Als Folge arterieller Verschlüsse zeigen sich Lachsflecken, Glitzerpunkte und Schwarze Sonnenflecken.

Nur über einen Zentralvenenverschluss wird berichtet und dieser auch nach Retrobulbäranästhesie in einer Periode von 15 Jahren mit ca. 800 HbSS- und 300 HbSC-Patienten in Jamaika. Eine erhöhte Inzidienz für retinale Venenthrombosen kommt also nicht vor.

16.4 Differentialdiagnosen der Sichelzellretinopathie

Der typische Aspekt der retinalen Neovaskularisationen bei der Sichelzellretinopathie hat die Anzahl der möglichen Differentialdiagnosen begrenzt. Hierbei ist unter »typisch« ein Areal peripherer Nicht-Perfusion mit einer Neovaskularisationsbildung an der posterioren Grenze, die zum Teil schon fibrosiert sind. Neben Venenthrombosen kommen Morbus Eales, Frühgeborenenretinopathie und die Familiär exsudative Vitreoretinopathie in Frage. Bei sich rückbildender Frühgeborenenretinopathie und der dominanten exsudativen Vitreoretinopathie sind die Areale der Nicht-Perfusion weiter anterior als bei der proliferativen Sichelzellretinopathie.

Die Grenze zur nicht-perfundierten Netzhaut ist irregulär und reflektiert den fortschreitenden zentripetalen Prozess der Vasookklusion. Da sind die fächerförmigen Neovaskularisationen nicht in gleichem Abstand zur Papille wie bei der ROP oder FEVR, bei der die Gefäßentwicklung zu einem bestimmten Entwicklungszeitpunkt unterbrochen wurde. Bei der Sichelzellretinopathie findet sich auch nicht die für die FEVR typische V-förmige Grenze der perfundierten Netzhaut, die durch den Wachstumsstopp der superioren und inferioren temporalen Arkaden entsteht. Die Charakteristika der Retinopathie bei Incontinentia pigmenti sind weibliches Geschlecht, Hautmanifestationen, Zahnanormalitäten und eine frühere Erstmanifestation im Jugendalter. Die häufigste Differentialdiagnose ist der Morbus Eales. Die klinische Definition des Eales ist nicht gut definiert, sie umschließt nach Elliot und Renie eine Vaskulitis oder Periphlebitis in Verbindung mit einer peripher okklusiven Gefäßerkrankung. Nach Ansicht der Autoren wäre die Vaskulitis ein frühes Ereignis im Verlauf der Eales-Erkrankung, was das Fehlen von inflammatorischen Zeichen bei vielen Patienten erklärt. Nach Spitznas könnte die Periphlebitis auch eine separate Entität sein: »idiopathische Periphlebitis«, die von der nicht-inflammatorischen peripheren obstruktiven Vaskulopathie, dem M. Eales, unterschieden werden sollte. Diese Form ähnelt in vielerlei Weise der Sichelzellretinopathie. Hierbei ist wichtig, die hyaline Degeneration, die zu einer weißlichen Färbung der Gefäßwand bei Morbus Eales oder der Sichelzellretinopathie führt, von den irregulären und großflächigeren inflammatorischen Einscheidungen bei Vaskulitis zu unterscheiden.

Eine Hämoglobin-Elektrophorese und ein Sichelzelltest sind für alle Patienten aus dem mediterranen Raum oder dem mittleren Ostern bei peripheren retinalen Gefäßverschlüssen und Neovaskularisationen erforderlich.

Die Kombination einer HbAS mit Diabetes, einer aktiven Lues, oder einem Lupus Erythematodes oder einer Tuberkulose wurde bei wenigen Patienten beschrieben.

16

Praxistipp

Differentialdiagenosen
- Diabetische Retinopathie
- Morbus Eales
- Venenthrombosen
- Frühgeborenenretinpathie
- Familiär exsudative Vitreoretinopathie

16.5 Therapie der Sichelzellretinopathie

Praxistipp

Obwohl die Lasertherapie der zuführenden Drainagegefäße auch große Fächerneovaskularisationen verschließen kann, kann sie zu choroidalen Neovaskularisationen führen und sollte nur bei rezidivierenden Glaskörperblutungen in Betracht gezogen werden.
- Eine ausgiebige disseminierte Koagulation der mittleren Peripherie reduziert das Risiko für eine Glaskörperblutung und kann die Inzidenz eines langfristigen Visusverlustes reduzieren. Die Evidenz von jährlichen Funduskontrollen und prophylaktischen Laserkoagulationen bei Patienten mit PSR ist nicht hoch, jedoch ähnlich wie bei der diabetischen Retinopathie.
- Vitreoretinale Chirurgie für eine nicht-aufklarende Glaskörperblutung oder Netzhautablösung bei Patienten mit PSR kann mit per- oder postoperativ schweren systemischen (z.B. akute Lungeninsuffizienz) und okulären Komplikationen assoziiert sein, wie z.B. einer Vorderabschnittsischämie. Daher: eher Lokalanästhesie als Vollnarkose, keinen Schaden an den M. recti, keine Cerclagen, frühe Therapie von Hyphäma, optimale Kontrolle des intraokularen Drucks.
- Hyphämata können einen schweren klinischen Verlauf, sogar bei HbAS-Merkmalsträgern, haben. Azetazolamid und Mannitol können die Erythrozytensichelung verstärken und sollten vermieden werden. Die topische Therapie mit Atropin, Timolol, Clonidin und Latanoprost sollte frühzeitig begonnen werden. Die Blutungen müssen, ggf auch wiederholt, chirurgisch entfernt werden.

16.5.1 Prophylaktische Behandlung für die Proliferative Sichelzellretinopathie

Die Laserphotokoagulation wurde initial verwendet um die fächerförmigen Neovaskularisationen zu behandeln und später als disseminierte Koagulation um und peri-

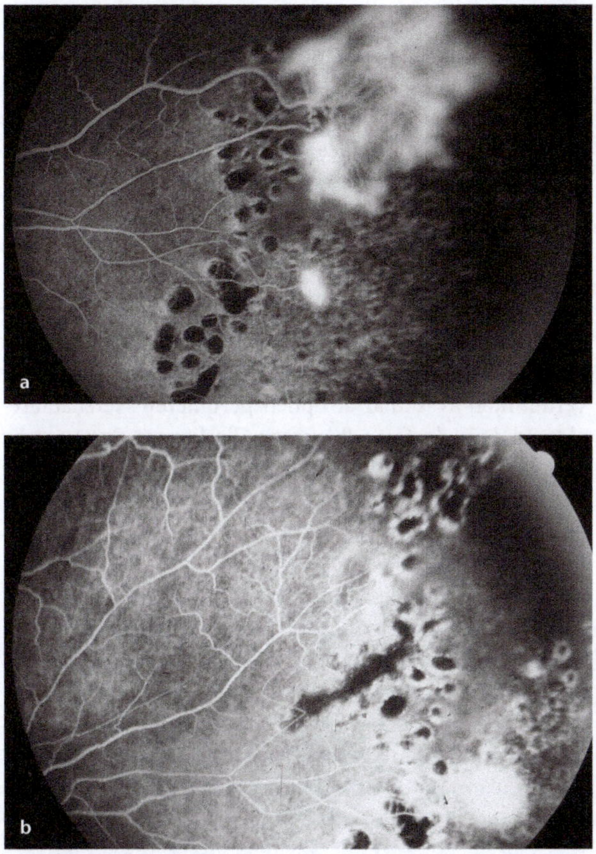

Abb. 16.19 **a** Große prominente Fächerneovaskularisationen als Ursache einer Glaskörperblutung bei einem 45-jährigen HbSC-Patienten. Die Laserbehandlung war nicht effektiv. **b** Erfolgreicher Verschluss der zuführenden Arteriole (Feeder-vessel-Technik). Die kleinere, inferior der Läsion gelegene Neovaskularisation wurde nicht mit dieser Methode verschlossen

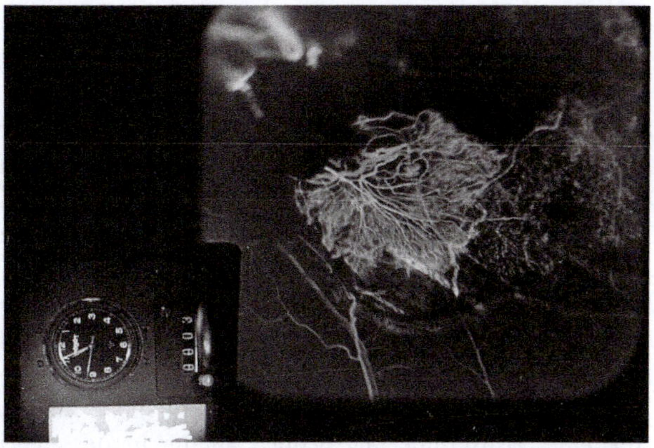

Abb. 16.20 Ein Beispiel einer choroidalen Neovaskularisation als Komplikation einer mit der Feeder-vessel-Technik behandelten fächerförmigen Neovaskularisation bei einem 31-jährigen Patienten mit HbSS

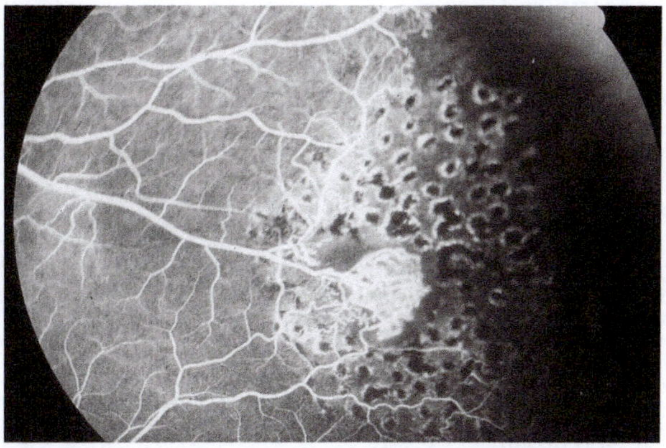

Abb. 16.21 Trotz einer Reihe alter Lasernarben blieb diese Fächerneovaskularisation bei einem 41-jährigen HbSC-Patienten perfundiert

pher der Neovaskularisationen zur Behandlung der peripheren Ischämie.

Die direkte Koagulation der Gefäßbäumchen kann erfolgreich die Perfusion der Neovaskularisationen unterbinden (Abb. 16.19), jedoch birgt sie die Gefahr von Netzhautrissen und der Induktion choroidaler Neovaskularisationen, da hohe Energien benötigt werden, um die zuführende Arterie zu verschließen (Abb. 16.20). Neben der iatrogenen Induktion choroidaler Neovaskularisationen kann dadurch auch eine choroidale Ischämie verursacht werden. Diese zeigt sich als dreieckige gräulich-weiser Flecken anterior zum Behandlungsbereich, die später in einer granulären Hyperpigmentierung münden können. Funktionell führt das zu einem Verlust des peripheren Gesichtsfelds. Die disseminierte Koagulation der peripheren Ischämiebereiche verursacht weniger Komplikationen, ist aber weniger effektiv im Verschluss von fächerförmigen Neovaskularisationen (Abb. 16.21). In einer prospektiven randomisierten kontrollierten Studie konnte gezeigt werden, dass die disseminierte Koagulation zu einer Verminderung des Blutungsrisikos und des Risikos eines akuten, aber nicht eines dauerhaften Visusverlustes führt. Aufgrund des nur marginalen Effektes auf die Funktion und die Tendenz der Fächerneovaskularisationen zur Autoinfarzierung wird von einigen Experten die prophylaktische Laserkoagulation nicht angeraten.

16.5.2 Epiretinale Membranen

Epiretinale Membranen fanden sich bei 25 von 699 untersuchten Augen (3,6%), bzw in 55 von 1.486 Augen (3,7%). Alle Patienten mit epiretinalen Membranen hatten eine PSR. Die Bildung der epiretinalen Membranen ist unabhängig von einer vorherigen Laserbehandlung, jedoch weniger häufig in behandelten Patienten mit Sichelzellretinopathie zu finden. Die Ursache ist also eher die Prävalenz von Neovaskularisationen mit bestehenden vitreo-retinalen Veränderungen. Die Transsudation von Plasma von PSR Läsionen führt zu einer Desorganisation des kortikalen Glaskörpers mit einer folgenden Abhebung, die die hintere Glaskörpergrenzmembran und die ILM zerstören kann. Als Folge können Gliazellen auf die Netzhautoberfläche einwachsen und durch sekundäre Kontraktion zur Ausbildung einer Gliose führen, die eine Visusminderung, jedoch alleine in der Regel keinen schweren Visusverlust bedingt. Im Hinblick auf die unklare Visusprognose und das perioperative Risiko muss die Indikation zur Vitrektomie gegen die möglichen Vorteile einer Entfernung der epiretinalen Membran abgewogen werden.

16.5.3 Makulaforamina

Es gibt wenige Berichte über Makulaforamen bei Sichelzellerkrankung. Diese sind zumeist mit einer PSR assoziiert und zeigen eine ausgeprägte epiretinale Membranbildung um das Foramen. Auch das Alter der Patienten ist jünger als bei idiopathischen Makulaforamina. Die Foramenentstehung ist am ehesten der weiten tangentialen Traktion als Folge der PSR geschuldet. Einzelberichte zeigen eine Visusbesserung nach chirurgischer Intervention.

Sich nicht resorbierende Glaskörperblutungen und Netzhautablösungen (Traktionsamotiones oder rhegmatogene Amotiones oder Kombinationen) sind sowohl durch eindellende Verfahren und Drainage ab externo oder durch interne Drainage in Verbindung mit einer Glaskörperchirurgie behandelt worden. Alle Optionen haben eine hohe Rate intra- und postoperativer Komplikationen.

Die Ischämie des vorderen Augenabschnittes (»anterior segment ischemia syndrome«, ASI) umfasst eine Keratopathie, eine intraokulare Entzündung mit schweren Schmerzen, Kataraktbildung und einer Hypotonie. In seiner schweren Ausprägung kann dieses Syndrom zu einer Phthisis führen mit folgender Enukleation des Bulbus. Ursprünglich wurde das ASI nach Chirurgie einer Netzhautablösung beschrieben mit Diathermie, einer Resektion der geraden Augenmuskeln und engen Cerclageelementen oder mit einer Schieloperation an mehr als 3 geraden Muskeln eines Auges. Histologische Studien haben eine Nekrose von Teilen der Iris und des Ziliarkörpers gezeigt, die durch die Unterbrechung der langen Ziliararterien oder der anterioren Zilikararterien entstanden ist. Bei Patienten mit Sichelzellanämie findet sich das ASI nach Netzhautchirurgie auch ohne die genannten Risikofaktoren einer Cerclage oder einem Absetzen von Muskeln. Offensichtlich kommt es zu einer Interferenz mit der Durchblutung des vorderen Augenabschnitts, die eine Sichelung verursacht. Möglicherweise kann die intraoperative Hypotension während einer Vollnarkose oder auch eine Laserkoagulation über den langen hinteren Ziliararterien ursächlich sein.

Sogar bei recht einfachen Vitrektomien ist das Risiko zur Induktion iatrogener Foramina bei Patienten mit Sichelzellretinopathie größer, möglicherweise durch die verdünnten avaskulär atrophen peripheren Netzhautareale und den sehr fest adhärenten Glaskörper. Postoperativ sind Hypämata und sekundäre Sichelzellglaukome die häufigsten Probleme.

Fazit für die Praxis

Klinik der Sichelzellretinopathie

Kapillarverschlüsse sind die häufigsten pathologischen Veränderungen in der Netzhaut von Sichelzellpatienten. Hierbei sind Erythrozyten sicher der Hauptzelltyp, der zur Sichelzellbildung beiträgt, aber auch Leukozyten und das fibrinolytische System sind beteiligt. Verschlüsse ereignen sich zumeist an anteriorvenösen Kreuzungen als Venenastthrombosen und führen zu Lachsflecken mit Glitzerflecken, Retinoschisiskavitäten und schließlich schwarzen Sonnenflecken. Eine Vasoproliferation in der ischämischen Netzhaut erfolgt in Form von Haarnadelschlaufen, IRMAs und fächerförmigen Neovaskularisationen.

Praxisleitfaden Vitreoretinale Chirurgie bei Sichelzellretinopathie

Aufgrund fehlender evidenzbasierter Daten, scheint folgendes Vorgehen sinnvoll:

- Lokalanästhesie mit zusätzlichem Sauerstoff sollte einer Vollnarkose vorgezogen werden, um der Gefahr einer perioperativen Hypotension und postoperativen Sichelzellkrise vorzubeugen.
- Geringste mögliche Beeinflussung der geraden Augenmuskeln sowie Vermeidung einer Cerclage, um das Risiko für eine Ischämie des vorderen Augenabschnitts zu verringern.
- Eine intensive Laserkoagulation der posterioren Ziliararterien sollte vermieden werden.
- Die bestdokumentierte Ursache für eine akute Sichelzellkrise ist die Kälteexposition. Daher sollte die Perfusionsflüssigkeit für die Vitrektomie wärmer und näher an der Körpertemperatur liegen als gewöhnlich für eine Vitrektomie verwendet.
- Ein postoperatives Hyphäma sollte dringend entfernt werden.

- Der intraokuläre Druck sollte postoperativ engmaschig kontrolliert werden und ohne die Verwendung von Azetazolamid im Normalbereich gehalten werden.
- Lokalanästhesie ist auf Grund des Risikos eines akuten Lungensyndroms zu bevorzugen.
- Der Zusammenbruch der Blut-Retina-Schranke kann zu einer schweren und protrahierten inflammatorischen Reaktion postoperativ führen. Daher sollten Steroide prolongiert angewendet werden und ggf. als subkonjunktivales Depot appliziert werden.

Literatur

Aessopos A, Farmakis D, Loukopoulos D (2002) Elastic tissue abnormalities resembling pseudoxanthoma elasticum in beta thalassemia and the sickling syndromes. Blood 99(1):30-35.

Aidoo M, Terlouw DJ, Kolczak MS, McElroy PD, ter Kuile FO, Kariuki S, Nahlen BL, Lal AA, Udhayakumar V (2002) Protective effects of the sickle cell gene against malaria morbidity and mortality. Lancet 359(9314):1311-1312.

Asdourian G, Nagpal KC, Goldbaum M, Patrianakos D, Goldberg MF, Rabb M (1975) Evolution of the retinal black sunburst in sickling haemoglobinopathies. Br J Ophthalmol 59(12):710-716.

Bunn HF (1997) Pathogenesis and treatment of sickle cell disease. N Engl J Med 337(11):762-769.

Carney MD, Jampol LM (1987) Epiretinal membranes in sickle cell retinopathy. Arch Ophthalmol 105(2):214-217.

Condon P, Jampol LM, Farber MD, Rabb M, Serjeant G (1984) A randomized clinical trial of feeder vessel photocoagulation of proliferative sickle cell retinopathy. II. Update and analysis of risk factors. Ophthalmology 91(12):1496-1498.

Condon PI, Serjeant GR (1980) Photocoagulation in proliferative sickle retinopathy: results of a 5-year study. Br J Ophthalmol 64(11):832-840.

Dizon RV, Jampol LM, Goldberg MF, Juarez C (1979) Choroidal occlusive disease in sickle cell hemoglobinopathies. Surv Ophthalmol 23(5):297-306.

Dizon-Moore RV, Jampol LM, Goldberg MF (1981) Chorioretinal and choriovitreal neovascularization. Their presence after photocoagulation of proliferative sickle cell retinopathy. Arch Ophthalmol 99(5):842-849.

Downes SM, Hambleton IR, Chuang EL, Lois N, Serjeant GR, Bird AC (2005) Incidence and Natural History of Proliferative Sickle Cell Retinopathy Observations from a Cohort Study. Ophthalmology

Farber MD, Jampol LM, Fox P, Moriarty BJ, Acheson RW, Rabb MF, Serjeant GR (1991) A randomized clinical trial of scatter photocoagulation of proliferative sickle cell retinopathy. Arch Ophthalmol 109(3):363-367.

Gagliano DA, Goldberg MF (1989) The evolution of salmon-patch hemorrhages in sickle cell retinopathy. Arch Ophthalmol 107(12):1814-1815.

Galinos SO, Asdourian GK, Woolf MB, Stevens TS, Lee CB, Goldberg MF, Chow JC, Busse BJ (1975) Spontaneous remodeling of the peripheral retinal vasculature in sickling disorders. Am J Ophthalmol 79(5):853-870.

Goldberg MF (1971) Classification and pathogenesis of proliferative sickle retinopathy. Am J Ophthalmol 71(3):649-665.

Hebbel RP, Osarogiagbon R, Kaul D (2004) The endothelial biology of sickle cell disease: inflammation and a chronic vasculopathy. Microcirculation 11(2):129-151.

Jampol LM, Condon P, Farber M, Rabb M, Ford S, Serjeant G (1983) A randomized clinical trial of feeder vessel photocoagulation of proliferative sickle cell retinopathy. I. Preliminary results. Ophthalmology 90(5):540-545.

Kaul DK, Hebbel RP (2000) Hypoxia/reoxygenation causes inflammatory response in transgenic sickle mice but not in normal mice. J Clin Invest 106(3):411-420.

Kaul DK, Fabry ME, Windisch P, Baez S, Nagel, RL (1983) Erythrocytes in sickle cell anemia are heterogeneous in their rheological and hemodynamic characteristics. J. Clin. Invest. 72, 22-31.

Kim SY, Mocanu C, McLeod DS, Bhutto IA, Merges C, Eid M, Tong P, Lutty GA (2003)Expression of pigment epithelium-derived factor (PEDF) and vascular endothelial growth factor (VEGF) in sickle cell retina and choroid. Exp. Eye Res. 77, 433-445.

Kunz Mathews M, McLeod D, Merges C, Cao J, Lutty G (2002) Neutrophils and leukocyte adhesion molecules in sickle cell retinopathy. Brit. J. Ophthalmol. 86, 684-690.

Leen JS, Ratnakaram R, Del Priore LV, Bhagat N, Zarbin MA (2002) Anterior segment ischemia after vitrectomy in sickle cell disease. Retina 22(2):216-219.

Lutty GA (2007) Histopathology of sickle cell retinopathy. In: Joussen AM, Gardner TW, Kirchhof B, Ryan SJ (Hrsg) Retinal Vascular Disease. Springer Berlin Heidelberg, p 700-711

Lutty GA, Phelan A, McLeod DS, Fabry ME, Nagel RL (1996) A rat model for sickle cell-mediated vaso-occlusion in retina. Microvascular Res. 52, 270-280.

Lutty GA, Taomoto M, Cao J, McLeod DS, Vanderslice P, McIntyre BW, Fabry ME, Nagel RL (2001) Inhibition of TNFa-induced sickle RBC retention in retina by a VLA-4 antagonist. Invest. Ophthalmol. Vis. Sci. 42, 1349-1355.

Mason JO, III (2002) Surgical closure of macular hole in association with proliferative sickle cell retinopathy. Retina 22(4):501-502.

McLeod DS, Merges C, Fukushima A, Goldberg MF, Lutty GA (1997) Histopathological features of neovascularization in sickle cell retinopathy. Am. J. Ophthalmol. 124, 473-487.

Moriarty BJ, Acheson RW, Serjeant GR (1987) Epiretinal membranes in sickle cell disease. Br J Ophthalmol 71(6):466-469.

Penman AD, Talbot JF, Chuang EL, Thomas P, Serjeant GR, Bird AC (1994) New classification of peripheral retinal vascular changes in sickle cell disease. Br J Ophthalmol 78(9):681-689.

Ryan SJ, Goldberg MF (1971) Anterior segment ischemia following scleral buckling in sickle cell hemoglobinopathy. Am J Ophthalmol 72(1):35-50.

Serjeant GR (1997) Sickle-cell disease. Lancet 350(9079):725-730.

Setty BN, Stuart MJ (1996) Vascular cell adhesion molecule-1 is involved in mediating hypoxia-induced sickle red blood cell adherence to endothelium: potential role in sickle cell disease. Blood 88, 2311-2320.

Solovey A, Lin Y, Browne P, Choong S, Wayner E, Hebbel RP (1997) Circulating activated endothelial cells in sickle cell anemia. N Engl J Med 337(22), 1584-90.

Stevens TS, Busse B, Lee CB, Woolf MB, Galinos SO, Goldberg MF (1974) Sickling hemoglobinopathies; macular and perimacular vascular abnormalities. Arch Ophthalmol 92(6):455-463.

Talbot JF, Bird AC, Serjeant GR (1983) Retinal changes in sickle cell/hereditary persistence of fetal haemoglobin syndrome. Br J Ophthalmol 67(11):777-778.

Van Meurs JC (1991) Relationship between peripheral vascular closure and proliferative retinopathy in sickle cell disease. Graefes Arch Clin Exp Ophthalmol 229(6):543-548.

Van Meurs JC (1995) Evolution of a retinal hemorrhage in a patient with sickle cell-hemoglobin C disease. Arch Ophthalmol 113(8):1074-1075.

Van Meurs JC, Bird AC, Downes SM (2007) Retinal vascular disease in sickle cell patients. In: Joussen AM, Gardner TW, Kirchhof B, Ryan SJ (Hrsg) Retinal Vascular Disease. Springer Berlin Heidelberg, p 712-734

Welch RB, Goldberg MF (1966) Sickle-cell hemoglobin and its relation to fundus abnormality. Arch Ophthalmol 75(3), 353-62.

Vaskuläre Tumoren der Netzhaut

Die vaskulären Tumoren der Netzhaut umfassen retinale Hämangiome, aber auch vaskuläre Tumore mit pigmentepithelialen und glialen Veränderungen wie die vasoproliferativen Tumore und die Hamartome.

Während der Eingangsabschnitt die Histopathologie der unterschiedlichen Entitäten mit den klinischen Erscheinungsbildern in Zusammenhang bringt, wird in den ▶ Abschnitten 17.2 bis 17.5 auf die Klinik und Therapie der häufigsten Veränderungen näher eingegangen. Hierbei werden die kapillären Hämangiome (▶ Abschn. 17.2), die kavernösen Hämangiome (▶ Abschn. 17.3) sowie die vasoproliferativen Tumore (▶ Abschn. 17.4) diskutiert.

17.1 Histopathologie retinal vaskulärer Tumoren

S. E. Coupland

17.1.1 Einleitung

Die in diesem Kapitel zusammengefassten histopathologischen Befunde vaskulärer Tumoren umfassen:

- Das kavernöse Hämangiom
- Das kapilläre Hämangioblastom
- Das razemöse Angiom (retinale arteriovenöse Malformation)
- Die retinalen vasoproliferativen Tumore
- Die retinal angiomatöse Proliferation
- Das kombinierte Hamartom des retinalen Pigmentepithels und der Retina

17.1.2 Histopathologie von kavernösen Hämangiomen

Das kavernöse Hämangiom ist ein seltenes, vaskuläres Hamartom, charakterisiert durch die Entwicklung sakkulärer Aneurysmen der inneren Netzhaut in Verbindung mit extraokulären Veränderungen, einschließlich intrakranieller, kavernöser Angiome und kutaner Angiome. Die okulären Läsionen sind nicht progrediente, benigne Veränderungen, die häufig solitär und unilateral, zumeist in einiger Entfernung vom hinteren Pol zu finden sind (Abb. 17.1). Selten ist die Makula oder die Papille betroffen. Die Patienten sind in der Regel asymptomatisch, obwohl einige über einen Visusverlust und neurologische Symptome, wie z. B. Krampfleiden oder Lähmungen der Hirnnerven, klagen. Familienstudien zeigen, dass diese neurookulokutanen Syndrome autosomal dominant mit einer unvollständigen Penetranz und variabler Expressivität aufgrund von Mutationen im Chromosom 7 vererbt werden.

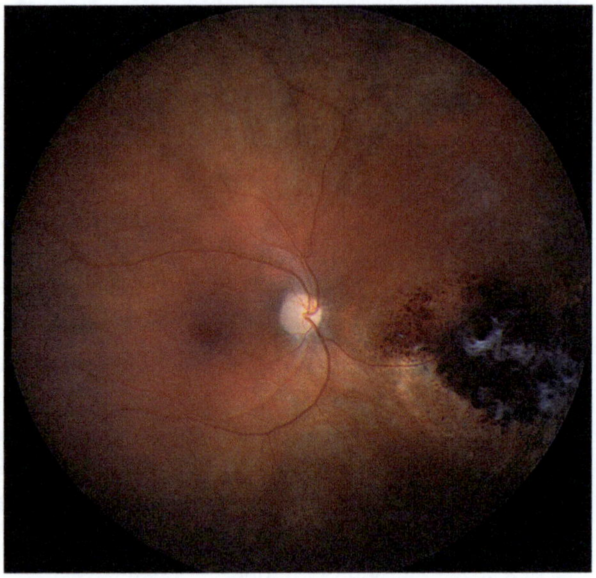

Abb. 17.1 Fundus eines Patienten mit sakkulären Erweiterungen eines kavernösen Hämangioms und Ausbildung einer epiretinalen Membran. (Mit freundlicher Genehmigung von Prof. Bertil Damato, Liverpool, UK)

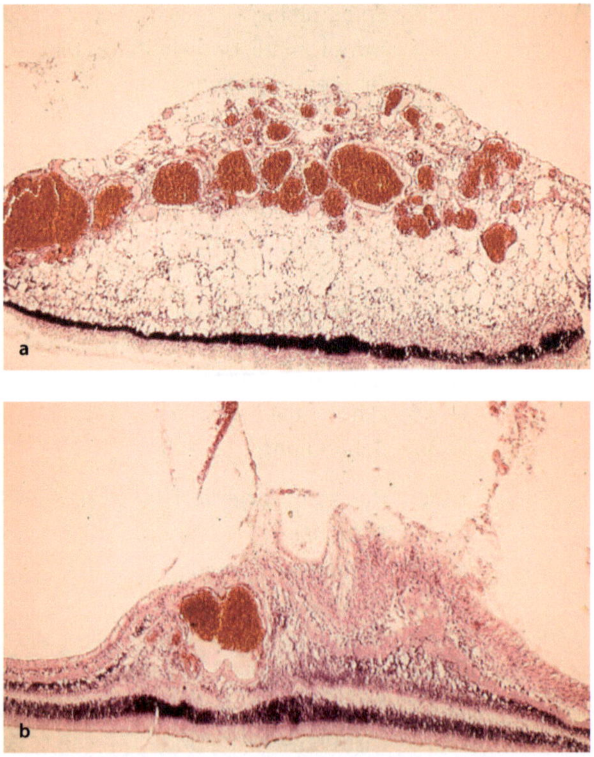

Abb. 17.2 **a** Histologischer Schnitt eines kavernösen Hämangioms mit großen Blutgefäßen in den inneren Netzhautschichten. **b** zeigt eine retinale Gliose mit Architekturstörung der Netzhaut sowie traktive Membranen, die zu einer Netzhautablösung und Blutungen geführt haben. (Aus Chang MA, Green WR 2007)

Histopathologisch ist die Netzhaut durch multiple, große Gefäßkanäle mit normalen Gefäßwänden und einem nicht fenestrierten Gefäßendothel verdickt. Diese Gefäßkanäle entstehen im inneren Bereich der Netzhaut (◘ Abb. 17.2). Durch das Vorhandensein eines normalen Endothels, das die pathologischen Gefäße dieses Tumors auskleidet, kommt es zu einer sehr geringen Exsudation im Gegensatz zu anderen retinal vaskulären Malformationen. Es können clustersakkuläre Aneurysmen vorhanden sein, die ein weintraubenähnliches Aussehen in der Ophthalmoskopie zeigen (◘ Abb. 17.1). Innerhalb dieser Läsionen sind die inneren Netzhautschichten unterbrochen, wobei dünne Stromaschichten die Aneurysmata voneinander separieren. Die kavernösen Hämangiome sind von einer verdichteten Glaskörperschicht überdeckt, die zu einer Blutung führen kann, wenn im Fall einer hinteren Glaskörperabhebung eine vitreoretinale Traktion im Bereich des Aneurysmas entsteht (◘ Abb. 17.2). Kavernöse Hämangiome können mit Leberschen Miliaraneurysmata verwechselt werden. Im Gegensatz zu letzteren, die in der Regel progressiv sind und ein intrinsisches, retinales Gefäßnetz aufweisen, tendieren kavernöse Hämangiome zu einer stabilen Größe.

17.1.3 Histopathologie von kapillären Hämangioblastomen

Das retinale Hämangioblastom (auch bekannt als kapilläres Angiom) ist ein benigner, kongenitaler, vaskulärer Tumor, der sporadisch vorkommen kann oder sich bei Patienten mit einer von Hippel-Lindau-Erkrankung (VHL) findet. Das retinal kapilläre Hämangioblastom hat keine Präferenz bzgl. des Geschlechtes oder der Rasse.

Die Tumoren können bilateral und/oder multifokal vorkommen und werden typischerweise in der zweiten oder dritten Lebensdekade entdeckt, wenn sie in Assoziation mit einem **von Hippel-Lindau-Syndrom** vorkommen (◘ Abb. 17.3). Die sporadisch vorkommenden Tumoren werden in der Regel später zwischen dem 30. und 40. Lebensjahr entdeckt. Das von Hippel-Lindau-Syndrom wird durch den Verlust eines Tumorsuppressorgens auf den kurzen Arm des Chromosom 3 im Lokus 3p25-26 verursacht. Es wird autosomal dominant mit einer variablen Penetranz vererbt.

Das retinale Hämangioblastom kann sich im Bereich der Netzhaut in einer endophytischen, exophytischen oder sessilen Form erheben und kann den Sehnervenkopf oder den Sehnerven einschließen. Häufig ist eine Coats-ähnliche exsudative Makulopathie zu finden.

Histopathologisch ist der retinal vaskuläre Tumor zusammengesetzt aus geschlängelten, kapillarähnlichen Gefäßen, die mit einem Endothel ausgekleidet sind und über größere zu- und abführende Versorgungsgefäße verfügen

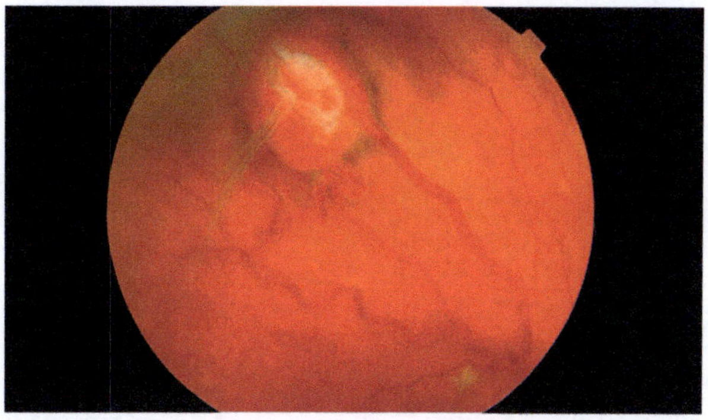

◘ **Abb. 17.3** Fundus eines Patienten mit von Hippel-Lindau-Syndrom. Man erkennt erweiterte »feeder vessels«, exsudative Netzhautveränderungen und die Ausbildung einer epiretinalen Membran. (Mit freundlicher Genehmigung von Prof. Bertil Damato und Prof. Heinrich Heimann, Liverpool, UK)

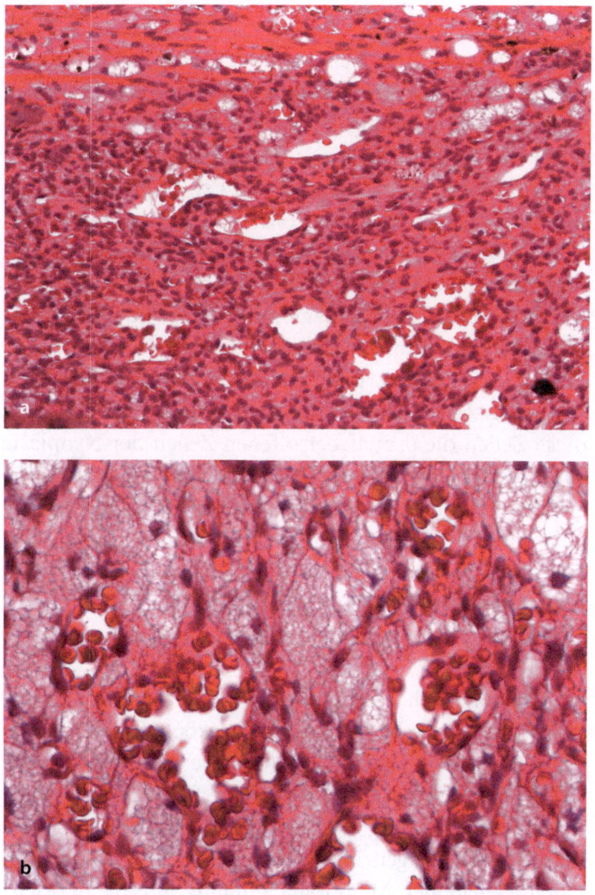

◘ **Abb. 17.4** Kapilläres Hämangioblastoms eines Patienten mit von Hippel-Lindau-Syndrom. Ausgeprägte degenerative Verändungen mit Ausbildung eines Sekundärglaukoms und Schmerzen führten letztendlich zur Enukleation des Auges. **a** Geringe Vergrößerung kleiner Kapillaren in der Netzhaut, die durch Stroma mit »Tumorlet-Zellen« getrennt werden (x20 Objektiv). **b** Die Kapillaren werden von Endothel umgeben und enthalten Erythrozyten. Die Stromazellen enthalten große Mengen an Lipiden – vermutlich durch die Leckage von Plasma

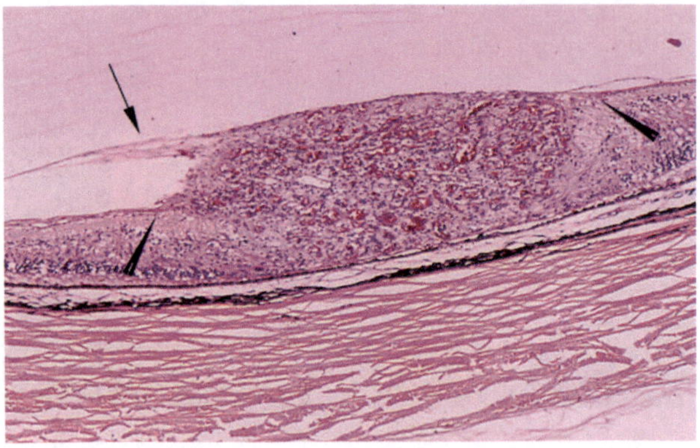

Abb. 17.5 Kapilläres Hämangioblastom der Netzhaut eines Patienten ohne von Hippel-Lindau-Syndrom. Diese Läsion ist klein und umschrieben, aber nimmt der ganzen Breite der Netzhautschichten ein. Die ist mit einer traktionalen epiretinalen Membran assoziiert. (Pfeile, HE, x2 Objektiv. (Aus Chang MA, Green WR 2007)

(Abb. 17.4a,b). Die Kapillaren sind eingebettet in eine Matrix von reaktivem, fibrösem Gewebe und schaumigen Stromazellen, die lipidgeladene, fibröse Astrozyten repräsentieren (Abb. 17.4b). Die Lipidablagerung in diesen Zellen kommt wahrscheinlich aus der Plasmaleckage in den intravaskulären Raum. Ein ähnliches histologisches Bild ist bei dem nicht-VHL retinalen Hämangioblastomen beobachtet (Abb. 17.5).

Eine Studie von Patienten mit von Hippel-Lindau-Syndrom und retinalen Hämangioblastomen zeigte einen Verlust der Heterozygotie innerhalb der vakuolisierten stromalen Zellen. Daher kann angenommen werden, dass diese Zellen die primär betroffenen Zellen der Neoplasie sind. Sie wurden daher «Tumorlet-Zellen« genannt. Die Kapillaren sind eine sekundäre Reaktion auf die Hochregulation des »vascular endothelial growth factor« (VEGF) durch die Tumorlet-Zellen, die ebenfalls eine angestiegene Expression von Hypoxie-induziertem Faktor (HIF), Ubiquitin, Erythropoietin und des Chemokinrezeptors $CXCR_4$ zeigen.

Endophytische Tumoren haben ein minimales interstitielles Gewebe, wohingegen exophytische Tumoren eher invasiv im retinalen Gewebe wachsen und ein deutlicheres interstitielles Gewebe aufweisen. Eine spindelartige Verdickung des retinalen Gewebes kann vorkommen. In einigen Fällen können die Tumoren durch einen Defekt der Membrana limitans interna in Richtung Glaskörperraum vordringen und sind in diesen Fällen mit einer Kondensation des Glaskörpers in diesem Bereich verbunden. In fortgeschrittenen Fällen können sich Glaskörperstränge entwickeln, die zu einer traktiven Netzhautablösung und Glaskörperblutungen führen. Auf gleichem Wege können schwere exsudative Netzhautablösungen vorkommen.

17.1.4 Histopathologie von razemösen Hämangiomen

Razemöse Hämangiome sind auch bekannt als cirsoide Aneurysmen oder kongenitale retinale, arteriovenöse Kommunikationen. Razemöse Hämangiome sind kongenitale, retinale, arteriovenöse Malformationen, die mit dem Wyburn-Mason-Syndrom (25-30%) vergesellschaftet sind (Abb. 17.6a). Sie sind eine seltene, nicht hereditäre Erkrankung, die charakterisiert ist durch vaskuläre Missbildungen im Verlauf des Sehweges, d.h. entweder im Bereich der Netzhaut (Nervus opticus) bis hin zu zerebralen Veränderungen. Diese Missbildungen sind progressiv und können häufig erst im Erwachsenenalter – mit einem mittleren Alter bei Diagnose von 20 Jahren – diagnostiziert werden.

Histopathologisch können alle Netzhautschichten von vergrößerten, wurmähnlichen Gefäßen durchsetzt sein, die in manchen Fällen an die Bruchsche Membran adhärieren (Abb. 17.6b,c). Die Unterscheidung zwischen Arterien und Venen ist nicht immer möglich, weil alle Gefäßwände eine variable Dicke mit einer fibrösen Hyalinisierung der adventiellen Schichten aufweisen. Ein variabler Verlust von Ganglienzellen und der Nervenfaserschicht sowie zystoide Veränderungen im Bereich der Makula und auch der peripheren Netzhaut sind beschrieben. Der Sehnerv und der Sehnerventrakt können durch die abnorme Gefäßbildung verzogen sein. Diese Gefäßveränderungen können sowohl dünne, venöse Kanäle oder große, dicke, mit glatter Muskulatur durchsetzte, arterielle Gefäße beinhalten. Im Laufe der Zeit können diese Läsionen fibrotisch werden.

17.1.5 Histopathologie von retinal vasoproliferativen Tumoren

Retinal vasoproliferative Tumoren sind seltene Tumoren, die sich unabhängig vom Geschlecht und Alter entwickeln können. Sie ähneln kapillären Hämangiomen, haben jedoch normale Zu- und Abflussgefäße. Sie sind nicht verbunden mit einer von Hippel-Lindau-Erkrankung, können jedoch solitär oder in Verbindung mit anderen okulären Veränderungen wie der Retinitis pigmentosa, der intermediären Uveitis, einer Netzhautablösung oder einer Toxoplasmose vorkommen. Sie sind charakterisiert durch eine reaktive retinale Gliose, die zum Teil sehr ausgeprägt sein kann.

Diese Tumoren wurden vielfach als retinale Angiome oder angiomähnliche Läsionen, periphere retinale Teleangiektasien oder »retinal angiomatöse Massen« beschrieben. Der retinal vasoproliferative Tumor ist eine Nomenklatur, die von Shields 1995 eingeführt wurde, um peripher vaskuläre Tumoren ohne systemische oder familiäre Assoziationen zu beschreiben, die von kapillären Hämangionen in Assoziation mit einem von Hippel-Lindau-Syndrom zu

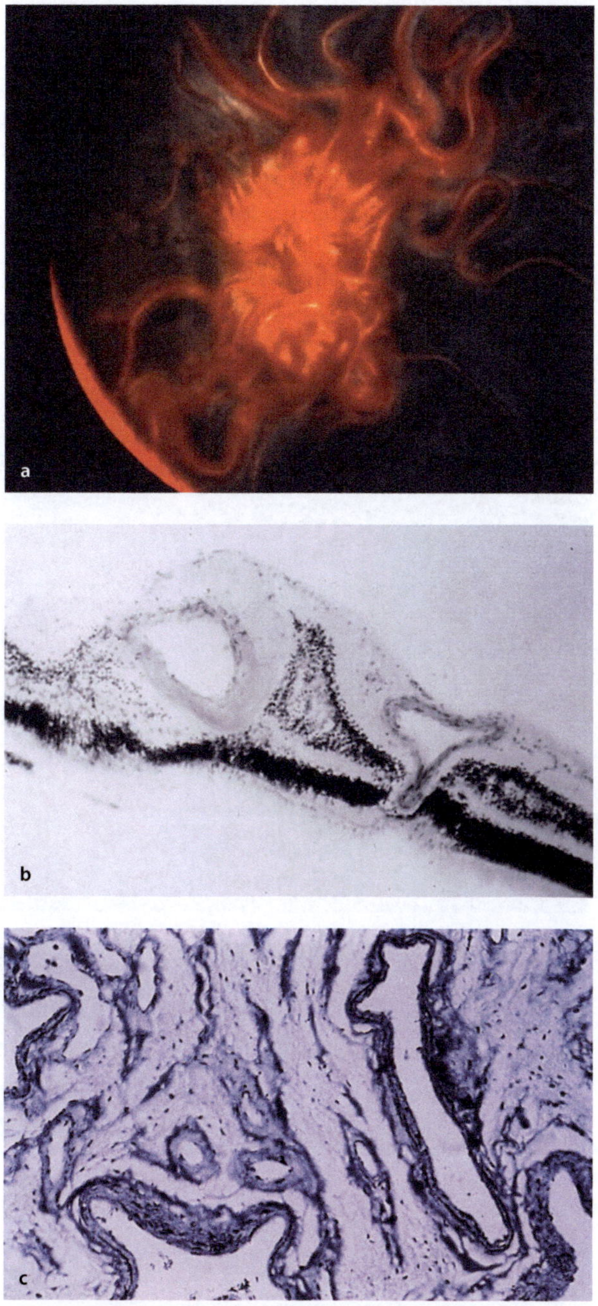

Abb. 17.6 **a** Razemöse Hämangiom assoziiert mit dem Wyburn-Mason-Syndrom. **b,c** Histologische Schnitte großer hyalinisierter Gefäße der arteriovenösen Malformation mit wurmartiger Konfiguration in der Netzhaut. (Aus Chang MA, Green WR 2007)

unterscheiden sind. Shields und Mitarbeiter erstellten die Hypothese, dass diese Tumoren als Folge einer Erkrankung, die eine reaktive Gliose und eine vaskuläre und Pigmentepithelproliferation stimulieren, entstehen würden.

Histopathologische Studien von vasoproliferativen Tumoren haben eine ausgeprägte Spindelzellgliose der Netzhaut

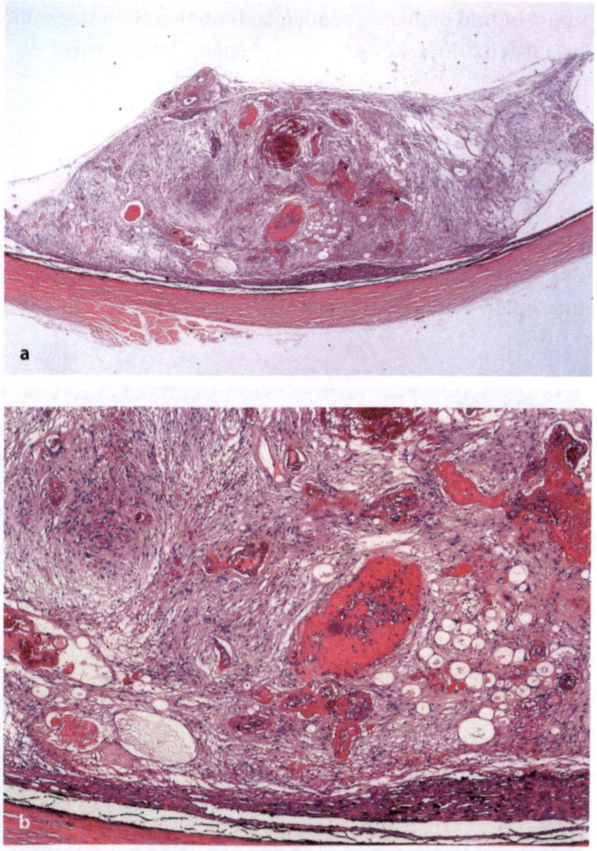

Abb. 17.7 Großer vasoproliferativer Tumor bestehend aus einer Proliferation kleiner Blutgefäße mit verdickten eosinophilen Gefäßwänden innerhalb der gliösen Masse. Diese können mit einer unkontrollierten Proliferation des retinalen Pigmentepithels einhergehen, wie sie in **b** in der Tiefe der Läsion zu sehen ist (HE, x10 Objektiv bzw. x40 Objektiv)

mit zystischen Veränderungen gezeigt (Abb. 17.7a,b). Diese irregulär angeordneten, spindelförmigen Zellen lassen sich durch das »glial fibrillary acid protein« (GFAP) positiv färben und weisen keine zellulären Atypien oder mitotische Figuren auf. Die Gefäße können dilatiert sein oder eher klein und fibrotisch, jedoch sind die Veränderungen in der Regel mit einer Hyalinisierung und einem Verlust der glatten Muskelzellen in der Gefäßwand assoziiert. In einigen Gefäßen zeigen sich eine Thrombosierung und eine intraluminale Endothelzellproliferation. Selten entstehen die Läsionen auf der Basis chorioidaler Neovaskularisationen, wobei der vaskuläre Komplex in diesen Fällen aus einer Arterie, die sich aus dem chorioidalen Gefäßnetz bildet, hervor geht (Abb. 17.7a,b). Fettige seröse und fibrinöse Exsudate können im die abnormen Gefäßnetze umgebenden Bindegewebe gefunden werden. Ablagerungen auf der inneren Oberfläche der Bruchschen Membran, eine Proliferation des retinalen Pigmentepithels (RPE) und eine Metaplasie, die zu einer Fibrose, zu präretinalen Neovaskularisationen und damit verbunden zu retinalen Blutungen und Exsudaten führen können, sind ebenfalls beschrieben.

17.1.6 Histopathologie von retinal angiomatösen Proliferationen

Die retinal angiomatöse Proliferation (RAP) ist eine Form der neovaskulären altersbedingten Makuladegeneration mit einer Kapillarproliferation innerhalb der Netzhaut und in den subretinalen Raum. Sie kann aus retinal choroidalen Anastomosen entstehen.

Typischerweise zeigten sich intraretinale Blutungen. Fibrovaskuläre Membranen finden sich im subretinalen Raum und im Bereich der Bruchschen Membran. Das Risiko einer Neovaskularisation im Partnerauge bei Patienten mit einem unilateralen RAP steigt im Laufe der Beobachtungszeit. Ungefähr 1/3 der Patienten mit einem 3-jährigen Kontrollzeitraum hat eine bilaterale Erkrankung entwickelt (◘ Abb. 17.8a,b).

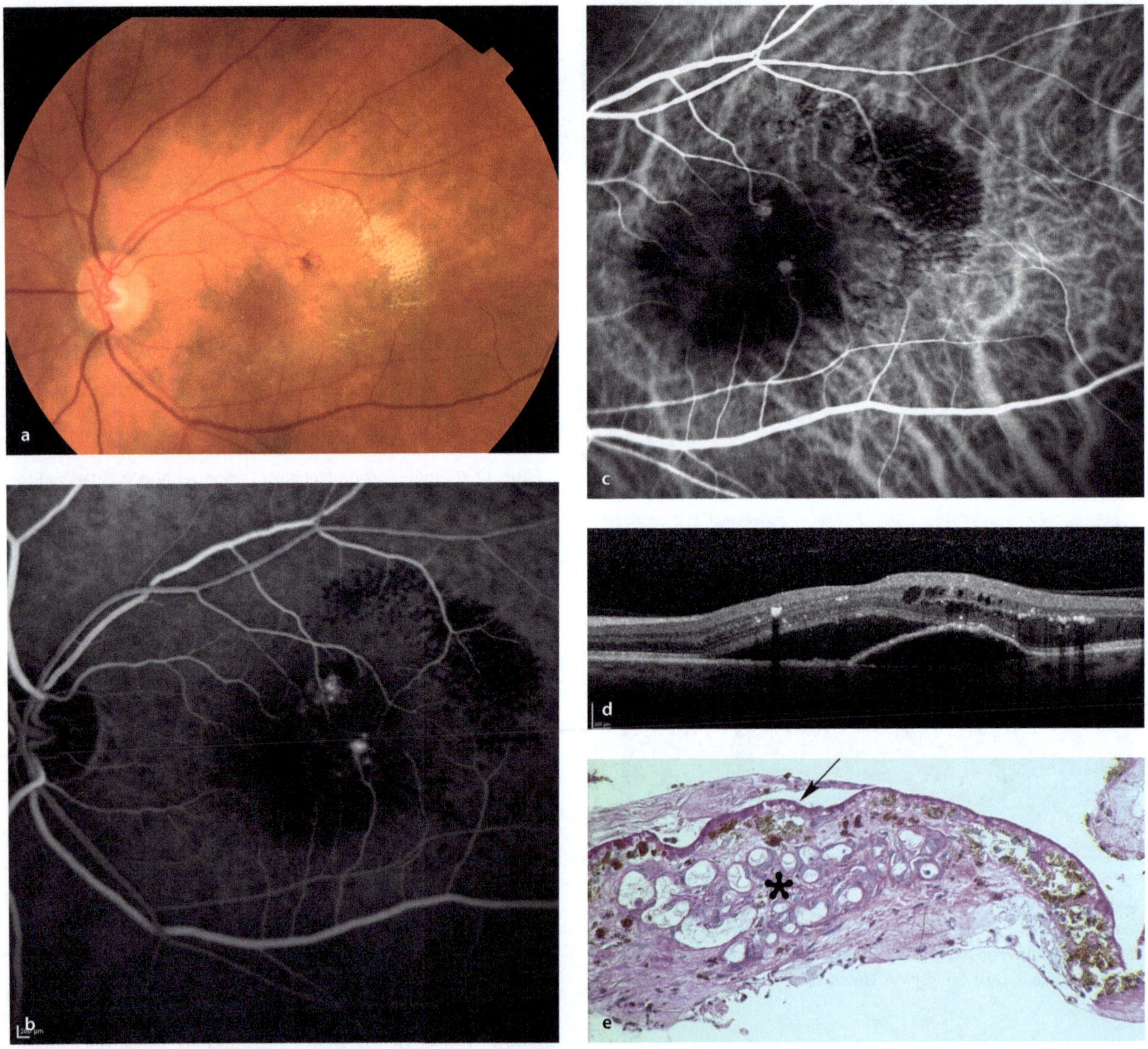

◘ **Abb. 17.8** **a** Typisches Fundusbild einer Patientin mit einer retinalen angiomatösen Proliferation (RAP-Läsion). Extrafoveale intraretinale Blutung, Exsudate und Pigmentepithelabhebung. **b** Fluoreszeinangiographie. Oberhalb und temoral der Fovea sind zwei RAP-Läsionen (Retina-Retina und Retina-Choroid) durch Gefäßanastomosen und lokaliserte Leckage über der Anastomose zu erkennen. **c** ICG-Angiographie. In der ICG-Angiographie sind die Gefäßanastomosen noch besser zur identifizieren. **d** OCT. Typische OCT bei RAP-Läsion: Intraretinale Flüssigkeit, neurosensorische Abhebung und RPE-Abhebung. **e** Präparat einer submakulären Membran mit fibrovaskulärer Aggregation (*Stern*), die sich oberhalb des verbleibenden RPE und basaler laminarer Ablagerungen (*Pfeil*) befindet (PAS, 100-fache Vergrößerung) (PAS, 100x) (**a**-**d** Mit freundlicher Genehmigung von Prof. Heinrich Heimann, Liverpool, UK. **e** Aus Chang MA, Green WR 2007)

Die histopathologische Untersuchung von 6 Läsionen, die durch eine submakuläre Membranextraktion gewonnen wurden, zeigten eine subretinale fibrovaskuläre Membran mit retinalem Pigmentepithel, Basalmembranablagerungen und degenerierten Photorezeptoraußensegmenten zusammen mit amorphem proteinhaltigem Material. Eine fibrozelluläe Membran im Bereich der Bruchschen Membran war in einigen Läsionen zu finden – in diesen Fällen in Verbindung mit einer Unterbrechung der Basalmembranablagerungen (▣ Abb. 17.7b). In anderen Präparaten fanden sich große Gefäße, die, aus der subretinalen fibrovaskulären Membran austretend, bis in die neurosensorische Retina vordringen. Die neurosensorische Netzhaut war in den meisten Läsionen abgehoben, obwohl die äußere neurosensorische Netzhaut in einigen Präparaten fest am subretinalen fibrovaskulären Gewebe adhärent war. Dies ist der Unterschied zu okkulten und klassischen chorioidalen Neovaskularisationen, die in der Regel an der Choroidea, jedoch nicht an der neurosensorischen Netzhaut adhärent sind.

17.1.7 Histopathologie kombinierter Hamartome des retinalen Pigmentepithels und der Retina

Die kombinierten Hamartome der Netzhaut und des retinalen Pigmentepithels (RPE) sind selten. Sie zeigen sich in der Regel als unilaterale solitäre, häufig pigmentierte Läsionen in der juxtapapillären Region, können aber auch im peripheren Fundusbereich lokalisiert sein. Die Erstmanifestation erfolgt in der Regel im jungen

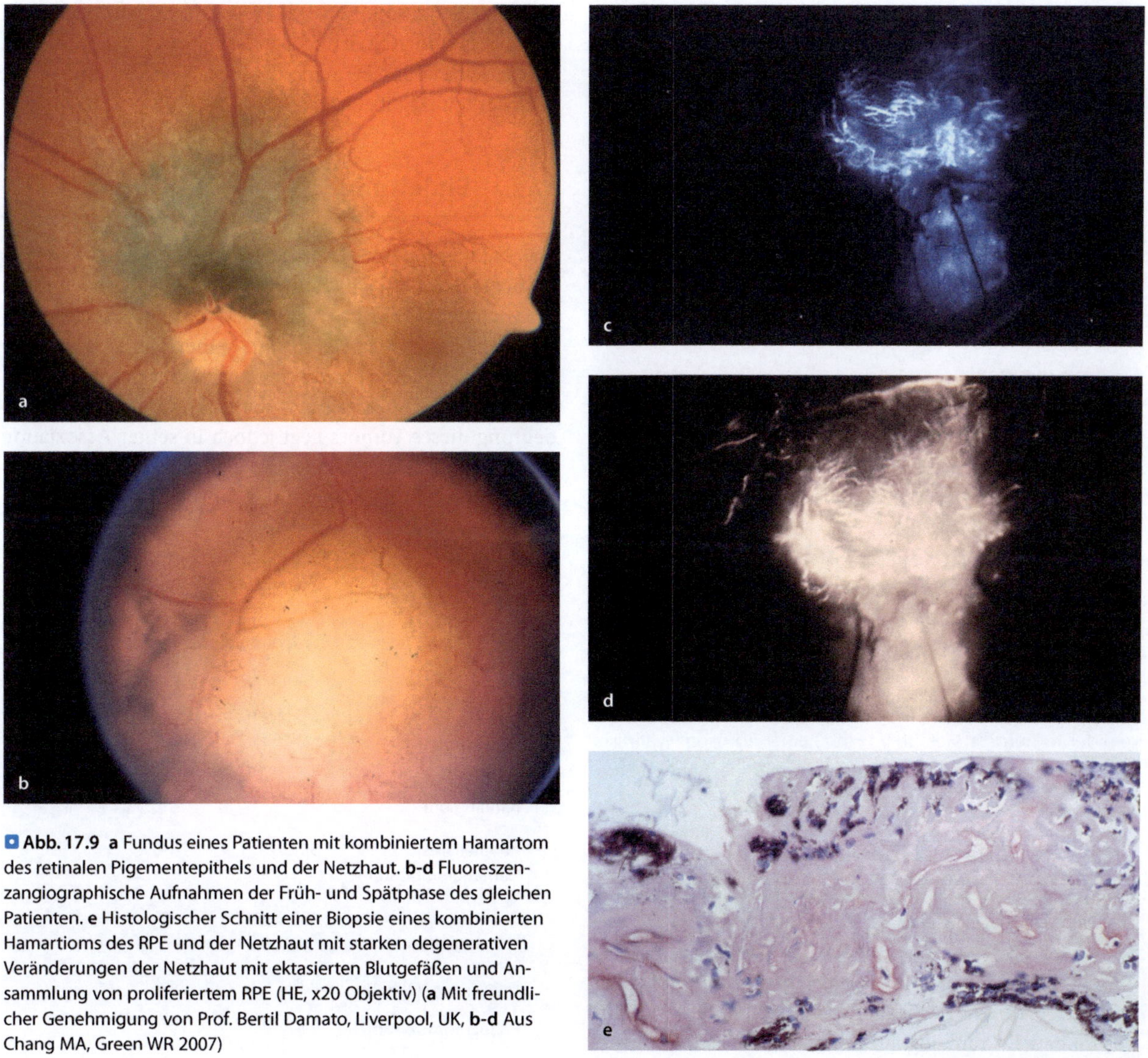

▣ **Abb. 17.9 a** Fundus eines Patienten mit kombiniertem Hamartom des retinalen Pigementepithels und der Netzhaut. **b-d** Fluoreszenzangiographische Aufnahmen der Früh- und Spätphase des gleichen Patienten. **e** Histologischer Schnitt einer Biopsie eines kombinierten Hamartioms des RPE und der Netzhaut mit starken degenerativen Veränderungen der Netzhaut mit ektasierten Blutgefäßen und Ansammlung von proliferiertem RPE (HE, x20 Objektiv) (**a** Mit freundlicher Genehmigung von Prof. Bertil Damato, Liverpool, UK, **b-d** Aus Chang MA, Green WR 2007)

Erwachsenenalter, kann aber grundsätzlich jedes Alter, einschließlich der Kindheit, betreffen (Abb. 17.9a-d). Eine Assoziation mit der Neurofibromatose-Typ-II ist beschrieben. Die Differentialdiagnose der Läsion umfasst

- den chorioidalen Nävus,
- chorioidale Melanome,
- epiretinale Membranen und
- eine Frühgeborenenretinopathie.

Diese gutartige Läsion besteht aus Gliazellen, Blutgefäßen und RPE-Komponenten, die als Folge einer Desorganisation der retinalen Struktur in die Netzhaut einwandern (Abb. 17.9e). Eine Proliferation von RPE-Zellen findet sich häufig in der Umgebung von Blutgefäßen. Die proliferierenden retinalen Pigmentepithelzellen können sich als präretinales, fibrovaskuläres Gewebe darstellen, welches bei Kontraktion eine Verziehung der Makula, ein makuläres Ödem und selten eine Retinoschisis, Netzhautlöcher und schließlich eine traktive Netzhautablösung verursachen kann. Die Tortuositas der Gefäße kann als Folge von Veränderungen der retinalen Struktur vorkommen, jedoch sind auch primär abnorme Kapillarproliferationen vorhanden. Ein verdichteter Glaskörper findet sich häufig im Bereich der Läsionen. Die peripapillären Läsionen verursachen die vaskulären Proliferationen und das hyperplastische retinale Pigmentepithel eine Verdickung des Sehnervenkopfes und der umgebenden Netzhaut. Es wurde über eine Infiltration des Sehnervs durch retinale Pigmentepithelzellen in juxtapapillären Hamartomen berichtet.

Fazit für die Praxis

Vaskuläre Tumoren der Netzhaut umfassen ein breites Spektrum an histopathologischen Veränderungen, die auf die vaskuläre Pathologie und dadurch induzierte gliotische Veränderungen im Bereich der Netzhaut und des Glaskörpers entstehen.

Sowohl kavernöse Hämangiome, die kapillären Hanangioblastome, als auch die vasoproliferarativen Tumore und die kombinierten Hamartome des retinalen Pigmentepithels und der Retina sind von einer verdichteten Glaskörperschicht überdeckt, die zu einer vitreoretinalen Traktion führen kann. Die kapillären Hämangioblastome zeigen darüber hinaus ein reaktives fibröses Gewebe. Gefäßwandveränderungen der tumorösen Gefäße im Sinne einer fibrösen Hyalinisierung ist bei auch razemösen Hämangiomen nachzuweisen.

17.2 Kapilläres Hämangiom

J.A. Shields, C.L. Shields, K.U. Löffler

Das kapilläre Hämangiom der Netzhaut ist ein gutartiger vaskulärer Tumor, der isoliert oder als Teil der von Hippel-Lindau-Erkrankung auftreten kann.

17.2.1 Definition

Das kapilläre Hämangiom der Netzhaut ist ein vaskuläres Hamartom (Proliferation von regelrechtem ortsständigem Gewebe), das aus zahlreichen Gefäßen besteht und seinen Ursprung im Bereich der inneren Netzhautschichten hat. Es kann als isolierter Tumor, aber auch multifokal oder beidseitig auftreten. Ein multifokaler oder auch beidseitiger Tumor legt das Vorliegen einer von Hippel-Lindau-Erkrankung nah, allerdings können auch isolierte Tumoren mit diesem Syndrom einhergehen.

Die von Hippel-Lindau-Erkrankung wird autosomal dominant vererbt und tritt mit einer ungefähren Inzidenz von 1:40.000 auf. Charakteristischerweise finden sich außer den Hämangiomen im Netzhautbereich auch Gefäßtumoren im Kleinhirn- und Wirbelsäulenbereich und anderen Organsystemen sowie eine Häufung von Nierenzellkarzinomen und Phäochromozytomen. Eine entsprechende Abklärung ist deshalb bei Patienten mit einem kapillärem Hämangiom der Netzhaut unbedingt erforderlich (Tab. 17.1).

17.2.2 Einleitung

Das kapilläre Hämangiom der Netzhaut wurde erstmals zu Beginn des 20. Jahrhunderts von verschiedenen Ophthalmologen (Treacher Collins, Czermak, Ulbrich, von Hippel) beschrieben. Aufgrund seiner Neigung zu Blutungen und Exsudationen ist es mit einer gewissen Morbidität für das Auge selbst verbunden, die eigentliche Bedeutung dieses Tumors liegt jedoch in seiner Assoziation mit anderen Gefäßtumoren des zentralen Nervensystems und weiteren Malignomen im Rahmen eines von Hippel-Lindau-Syndroms.

Tab. 17.1 Tumoren assoziiert mit der von Hippel-Lindau-Erkrankung

Tumor	Mahler et al. (n=152)	Zuvor veröffentlichte Studien (n=554)
Kapilläres Netzhauthämangiom	59%	57%
Zerebelläres Hämangiomblastom	59%	55%
Rückenmarkshämangioblastom	13%	14%
Nierenzellkarzinom	28%	24%
Phäochromozytom	7%	19%

17

17.2.3 Pathogenese

Histopathologisch besteht das kapilläre Hämangiom der Netzhaut, wie der Name schon sagt, aus zahlreichen kleinen Netzhautgefäßen, die als tumoröse Proliferation die gesamte Netzhaut durchsetzen. In dem dazwischen gelegenen Stroma finden sich zahlreiche interstitielle Zellen mit feinvakuoligem Zytoplasma, deren genaue Herkunft zwar noch umstritten ist, aber am ehesten in der Mikroglia vermutet wird. Möglicherweise spielen diese Zellen eine entscheidende Rolle bei der eigentlichen Entstehung des Tumors, sodass der Name »kapilläres Hämangiom« im eigentlichen Sinne gar nicht zutreffend ist. Entstehungsmechanismus und Pathogenese sind derzeit noch weitestgehend unklar.

Hinsichtlich der Wachstumsform des Tumors wird von einigen Autoren – in Analogie zum Retinoblastom – ein endophytisches Wachstum in den Glaskörperraum von einem exophytischem Wachstum in den subretinalen Raum unterschieden. In den meisten Fällen zeigen sich jedoch Übergangsformen.

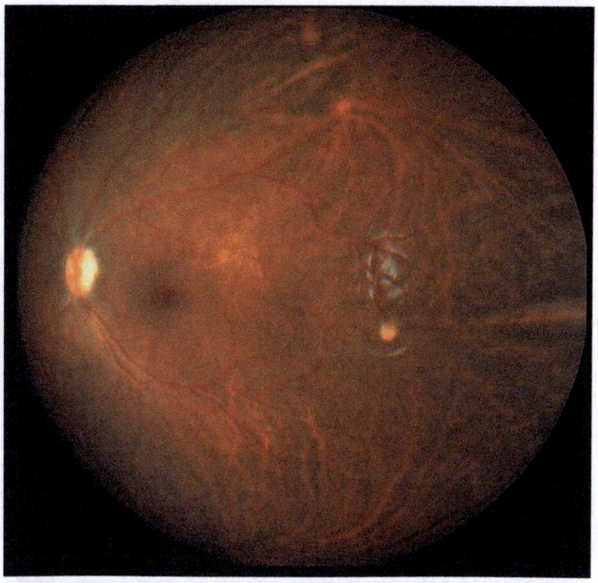

Abb. 17.10 Kleines kapilläres retinales Hämangiom bei einem 25-jährigen Patienten. (Aus Shields CL, Shields JA 2007)

17.2.4 Epidemiologie

Genaue Zahlen zur Inzidenz des retinalen kapillären Hämangioms liegen nicht vor. Insbesondere sind den Autoren keine vergleichenden Untersuchungen hinsichtlich der Häufigkeit des Auftretens bei Menschen unterschiedlicher Rasse bekannt, auch wenn man aus der Literatur den Eindruck gewinnt, dass es sich vorwiegend um eine Erkrankung von Menschen mit weißer Hautfarbe handelt. Bei etwa der Hälfte aller Patienten mit einem kapillären Hämangiom der Netzhaut findet sich eine zugrunde liegende von Hippel-Lindau-Erkrankung, die dann weiterer Abklärung bedarf. Bei multiplen Tumoren oder einem sehr jungen Erstmanifestationsalter liegt die Wahrscheinlichkeit für eine von Hippel-Lindau-Erkrankung deutlich höher als bei solitären Tumoren, die sich spät manifestieren.

17.2.5 Symptomatik und klinisches Bild

Patienten mit einem kapillären Netzhautangiom sind in vielen Fällen über lange Jahre asymptomatisch. Kommt es zu einer tumorassoziierten Exsudation in die Makula oder zu vitreoretinalen Traktionen, stellt die Sehminderung das wegweisende Symptom dar.

Das ophthalmoskopische Bild kann zwischen relativ kleinen und gut umschriebenen Tumoren (insbesondere in der Peripherie) und größeren weniger gut demarkierten Tumoren (insbesondere am hinteren Augenpol) variieren (Abb. 17.10, Abb. 17.11). Charakteristisch sind eine gelblich rote Farbe sowie das meist dilatierte, zuführende Gefäß. Innerhalb der kapillären Netzhauthämangiome lässt sich die exsudative von der vitreoretinalen Variante abgrenzen. Bei der ersteren kommt es zur Exsudation von subretinaler Flüssigkeit bis hin zur Einlagerung von Lipidexsudaten in der Netzhaut, die meist in unmittelbarer Tumornähe, hin und wieder aber auch tumorfern nachweisbar sind. Bei der vitreoretinalen Variante finden sich vor allem im Bereich der Netzhaut-Glaskörper-Grenze über dem Tumor reaktive Veränderungen mit Ausbildung von präretinalen Membranen und Traktionen. Manche Tumoren zeigen Anteile beider Varianten, und auch Übergänge von einer Form in die andere sind – mit und ohne Therapie – beschrieben worden.

> **Praxistipp**
>
> Zur Bestätigung der klinisch-ophthalmoskopischen Diagnose sollten ergänzend eine Fluoreszeinangiographie, Ultraschall, eine optische Kohärenztomographie (OCT) und in Ausnahmefällen auch eine Farbdoppler-Untersuchung, ein Computertomogramm (CT) und eine Kernspin-Darstellung durchgeführt werden.

Fluoreszeinangiographie

Die Fluoreszeinangiographie ist die wichtigste Zusatzuntersuchung im Hinblick auf eine eindeutige Diagnose eines kapillären Netzhauthämangioms. Man erkennt in der

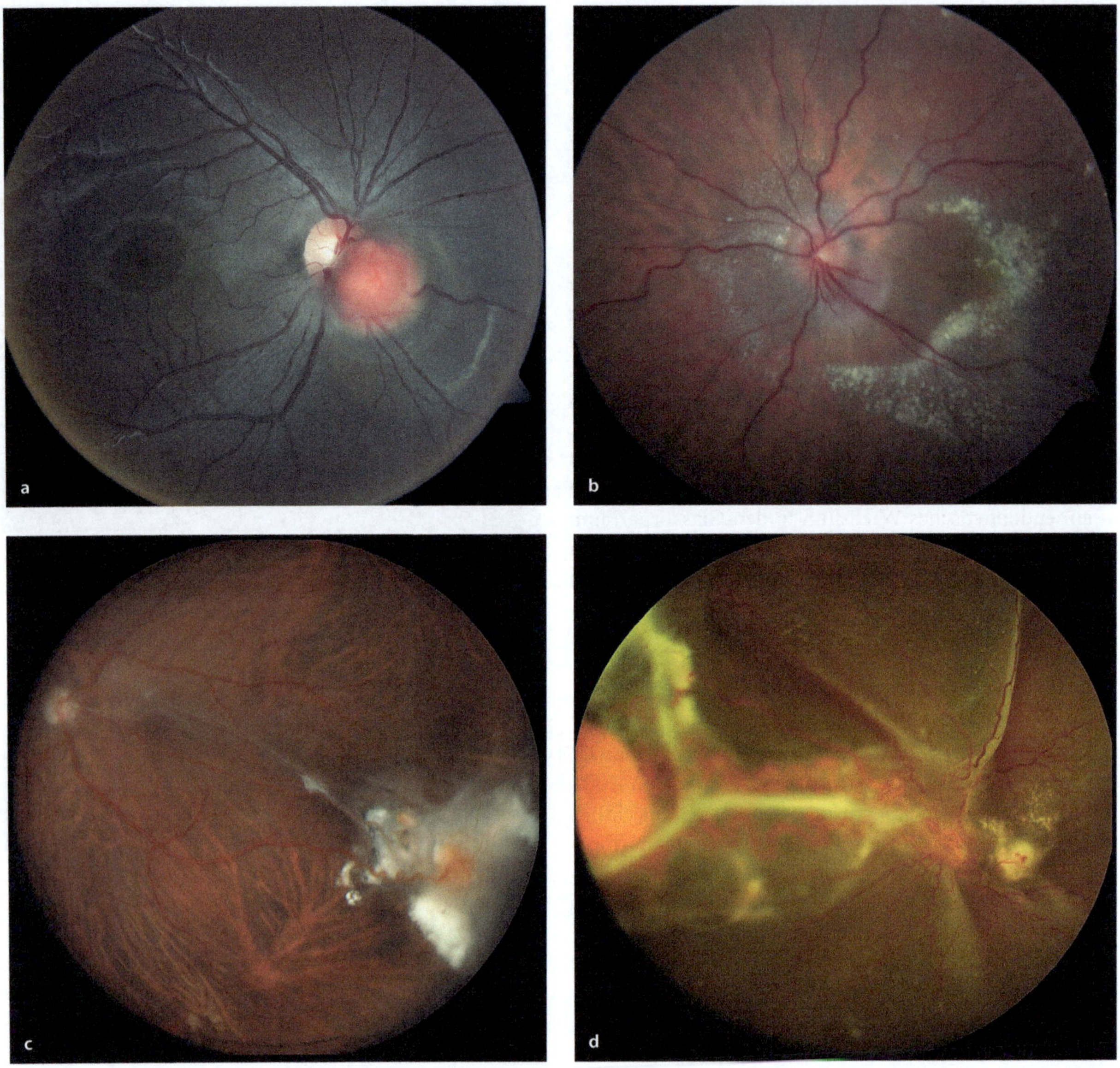

Abb. 17.11 Klinisches Spektrum retinaler kapillärer Hämangiome. **a** Juxtapapilläres retinal kapilläres Hämangiom bei einer jungen Patientin. **b** Kleines sessiles juxtapapilläres Hämangiom, das eine exsudative Netzhautablösung bei einem Kind verursacht. **c** Vitreoretinale Form eines retinalen kapillären Hämangioms. Peripheres retinales kapilläres Hämangiom, das zu einer präretinalen Fibrose führt. **d** Exsudative Foram eines retinalen kapillären Hämangioms. Vollständige Netzhautablösung mit fixierten Falten durch ein peripheres retinales kapilläres Hämangiom. (Aus Shields CL, Shields JA 2007)

17

Frühphase die prominente zuführende Netzhautarteriole und innerhalb weniger Sekunden die Anreicherung es gesamten Tumors mittels Fluoreszein. In der venösen Phase kommt die dilatierte Venole zur Darstellung, während der Tumor weiterhin bis in die Spätphase hyperfluoreszent bleibt und oft auch in den Glaskörper exsudiert. Bei zweifelhaften Befunden kann mittels einer Indocyaningrün-Angiographie eine Beteiligung der Aderhautgefäße ausgeschlossen werden (Abb. 17.12).

Ultraschall

Mittels Ultraschall können vor allem die Tumoren, die dicker als 2 mm sind, dargestellt werden. Der A-Scan zeigt bereits am Tumorgipfel eine hohe Echospitze und im Bereich des gesamten Tumorgewebes eine hohe interne Reflektivität. Der B-Scan zeigt ein dichtes Echo an der Tumorspitze und akustisch dichtes Gewebe innerhalb des Tumors ohne Aderhautbeteiligung. Subretinale Flüssigkeit und ggf. eine Netzhautablösung können in

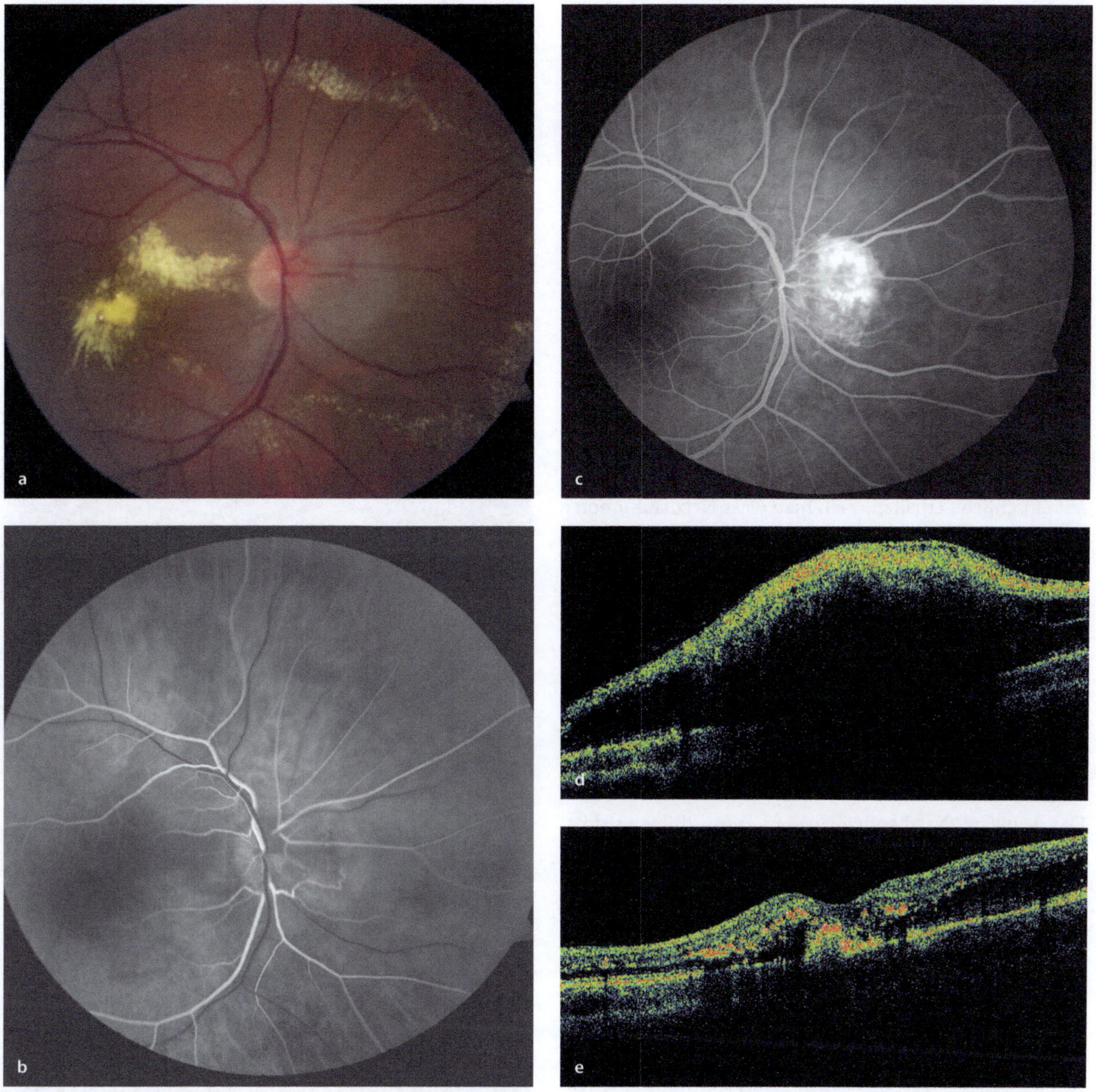

Abb. 17.12 Fluoreszeinangiographie und optische Kohärenztomographie (OCT) eines juxtapapillären retinal kapillären Hämangioms, das sich nasal der Papille bei einer jungen Frau findet. **a** umschriebenes, nasal gelegenes juxtapapilläres retinal kapilläres Hämangiom mit Exsudation und einer dünnen Schicht subretinaler Flüssigkeit unter der Makula. **b** Frühe venöse Phase der Fluoreszeinangiographie: retinale Feeder-Vessel und eine frühe Fluoresceinsammlung im retinalen Tumor. **c** Volle venöse Phase der Fluoreszeinangiographie, die eine nasale juxtapapilläre Masse mit heller Fluoreszenz darstellt. **d** Optische Kohärenztomographie einer Dom-ähnlichen retinalen Masse mit einer hellen Oberflächendarstellung und einer Verschattung der tieferen Schichten. **e** Optische Kohärenztomographie der Fovea mit subretinaler Flüssigkeit und optisch dichtem subretinalem Debris, übereinstimmend mit einer subretinalen Exsudation. (Aus Shields CL, Shields JA 2007)

gewohnter Weise ebenfalls mittels Ultraschall dargestellt werden.

Optische Kohärenztomographie (OCT)

Mittels OCT lassen sich insbesondere die klinisch nicht so gut sichtbaren exsudativen Veränderungen sowohl innerhalb als auch unterhalb der Netzhaut darstellen. Der Tumor selbst zeigt nicht unbedingt charakteristische Veränderungen, aber aufgrund der inzwischen exzellenten Auflösung im OCT, kann eine exsudatassoziierte Photorezeptoratrophie (mit entsprechend schlechter Visusprognose) nachgewiesen werden.

Farb-Doppler-Untersuchung

Mit dem Farb-Doppler lässt sich der Blutfluss innerhalb von Tumoren gut darstellen. Dies ist vor allem bei Augen mit trüben Medien hilfreich, lässt aber keine eindeutige Differentialdiagnose zwischen anderen gut durchbluteten Tumoren, wie z. B. dem Retinoblastom, dem Aderhauthämangiom oder einem Kragenknopfmelanom zu.

Computertomographie – Magnetresonanztomographie

Sowohl CT als auch Magnetresonanztomogramm (MRT) sind sicherlich keine Verfahren, die in der Routinediagnostik des kapillären Netzhauthämangioms angewendet werden. Eine solche Bildgebung kann allerdings bei nicht einsehbarem Fundus in Erwägung gezogen werden. Aus Untersuchungen von Patienten mit dem von Hippel-Lindau-Syndrom, die regelmäßig ein Kopf-MRT, das auch die Augen mit einschließt, erhalten, weiß man, dass Netzhauttumoren ab einer Dicke von 2 mm ebenfalls zur Darstellung gebracht werden können. In T1-gewichteten Bildern zeigt sich der Netzhauttumor isointens oder hyperintens, im Vergleich zum Glaskörper in T2-gewichteten Bildern erscheint er isointens oder hypointens. Gadolinium reichert sich im Tumor an, nicht jedoch in der subretinalen Flüssigkeit.

17.2.6 Differentialdiagnose

Das kapilläre Netzhauthämangiom muss differentialdiagnostisch von anderen Tumoren der Netzhaut wie z.B. dem Astrozytom oder auch dem Retinoblastom sowie von anderen Gefäßmissbildungen der Netzhaut bis hin zum Morbus Coats und einem vasoproliferativen Netzhauttumor abgegrenzt werden (Abb. 17.13). Auch entzündlich-granulomatöse Prozesse, das Aderhautmelanom und die altersabhängige Makuladegeneration (einschließlich eines peripheren Junius-Kuhnt) müssen berücksichtigt werden. Je nach Lokalisation des Hämangioms, z.B. am Sehnervenkopf, müssen auch ein Papillenödem, eine Papillitis, ein Granulom, ein Gliom, eine Metastase und anderes mehr in Erwägung gezogen werden. Besonders schwierig, aber auch wichtig, ist die Abgrenzung von den erworbenen Hämangiomen, die ein klinisch ähnliches Bild zeigen, aber nicht mit dem von Hippel-Lindau-Syndrom assoziiert sind.

Praxistipp

Differentialdiagnostisch sind vom kapillären Hämangiom der Netzhaut vasoproliferative Tumore, die parapapilläre CNV, sowie andere Tumore wie das Astrozytom oder Retinoblastom abzugrenzen. Differentialdiagnostisch wichtig ist die Assoziation mit dem von Hippel-Lindau-Syndrom.

17.2.7 Therapie

Grundsätzlich gilt bei der Behandlung des kapillären Netzhauthämangioms abzuwägen, ob durch den Tumor eine Gefahr für die Sehschärfe vorliegt. So wird häufig die Meinung vertreten, dass ein kapilläres Netzhauthämangiom in jedem Fall behandelt werden sollte, da immer die Möglichkeit einer Größenzunahme und einer damit assoziier-

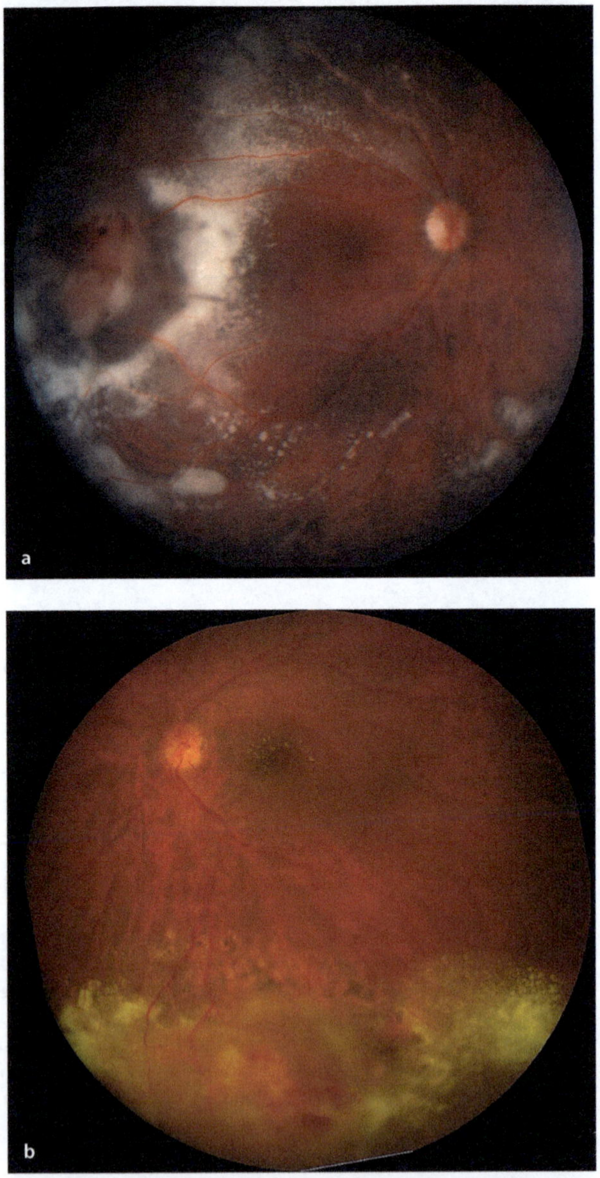

Abb. 17.13 Vasoproliferativer Tumor, der ein retinal kapilläres Hämangiom simuliert. **a** Peripherer vasoproliferativer Tumor mit Exsudation und subretinaler Flüssigkeit. Es bestehen keine dilatierten Feeder-Vessel. **b** Inferiorer vasoproliferativer Tumor mit definierten Grenzen und mit einem Exsudatkranz im Sinne einer makulären Sternfigur. Es bestehen ebenfalls keine dilatierten Feeder-Vessel. (Aus Shields CL, Shields JA 2007)

17

ten Leckage und Exsudation mit einer damit assoziierten Visusminderung besteht. Andererseits wird argumentiert, dass diese Tumoren über Jahre stabil bleiben können und sich manchmal sogar zurückbilden. Handelt es sich um einen älteren Tumor, der bereits zu einem chronischen Visusverlust geführt hat, aber nicht mehr weiter fortschreitet, ist die Sinnhaftigkeit einer Behandlungsmaßnahme ebenfalls zweifelhaft (Abb. 17.14, Abb. 17.15).

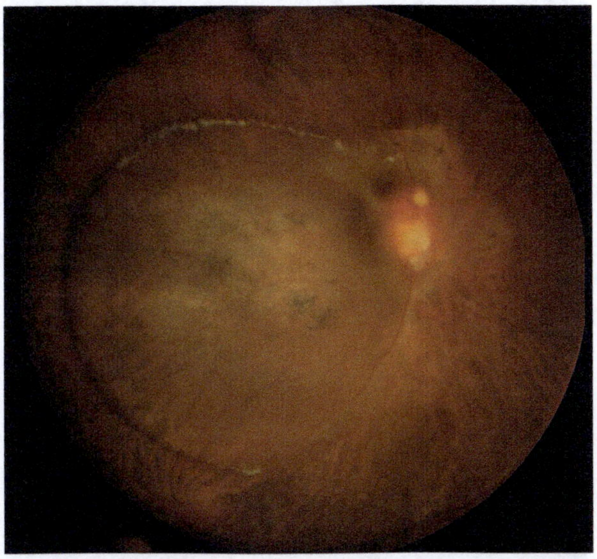

Abb. 17.14 Kleines juxtapapilläres kapilläres retinales Hämangiom mit einer chronischen makulären Retinoschisis. Keine Therapie, sondern lediglich Beobachtung des Befundes, da keine Visusbesserung zu erwarten ist. (Aus Shields CL, Shields JA 2007)

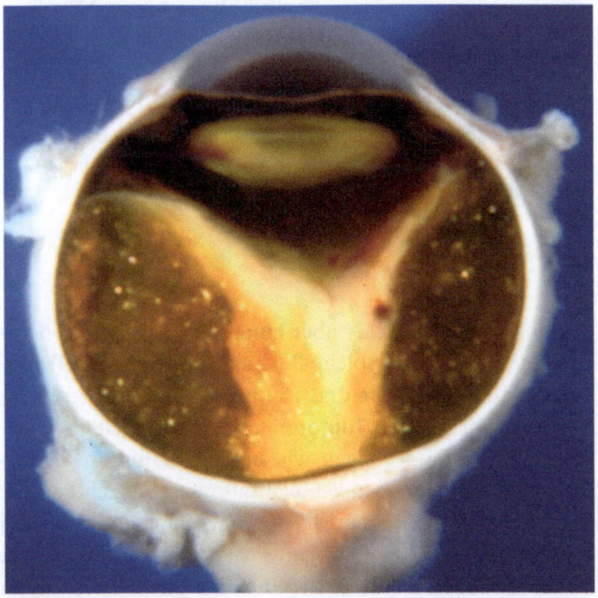

Abb. 17.15 Kapilläres Hämangiom des Sehnervenkopfes, das zu einer vollständigen Netzhautablösung führte, einem neovaskulären Glaukom und letztlich eine Enukleation bedingte. (Aus Shields CL, Shields JA 2007)

Bei symptomatischen Netzhauthämangiomen bzw. bei einer Entscheidung für eine Therapie hängt diese wiederum ab von
- der Größe und Lokalisation des Tumors,
- der Klarheit der brechenden Medien und
- eventuellen sekundären tumorassoziierten Veränderungen.

Laserphotokoagulation

Die transpupilläre Laserphotokoagulationsbehandlung wird im Allgemeinen mit einem Argon- oder Dioden-Laser durchgeführt. Infrage kommen hierfür **kleinere Tumore** (nicht größer als 5 mm im Durchmesser) am hinteren Pol ohne nennenswertes subretinales Exsudat. Ziel der Behandlung ist der Verschluss der zuführenden Arteriolen unter Schonung der abführenden Venolen. In Ausnahmefällen kann ein sehr kleiner Tumor auch direkt gelasert werden (Abb. 17.16).

Bei der Behandlung der zuführenden Arteriolen sollte zunächst deren Wand und anschließend das Lumen ca. 1-2 mm vor Eintritt in den Tumor behandelt werden und im Anschluss daran die den Tumor umgebenden Gefäße. Ist der Tumor papillennah lokalisiert, lässt sich oft kein zuführendes Gefäß darstellen, sodass die Behandlung direkt auf der Tumoroberfläche erfolgt und der Tumor ergänzend mit einer 2- bis 3-reihigen Laserkoagulation aus sich überlappenden Effekten umstellt wird.

Praxistipp

Die Laserherde sollten mit langen Pulsen in überlappenden Herden appliziert werden. Die Lasertherapie ist flachen Tumoren vorbehalten. Zur Verstärkung der Lasereffekte wird mitunter auch Fluoreszein oder Indocyaningrün verwendet.

Kryokoagulation

Die Kryokoagulation wird auch beim **kapillären Netzhauthämangiom** – unter Sicht (indirekte Ophthalmoskopie) – über die Sklera appliziert. Sie kommt bei peripher gelegenen Tumoren vor dem Äquator oder auch bei ausgedehnteren Tumoren am hinteren Pol, die für die Laserphotokoagulation zu groß sind, in Betracht. Insgesamt sollte der Tumor nicht dicker als 4 mm und nicht größer als 6 mm im Durchmesser sein. Im Allgemeinen wird die Durchfrierung innerhalb einer Sitzung mehrfach wiederholt.

Photodynamische Therapie

Die photodynamische Therapie kommt insbesondere für die **mittelgroßen Hämangiome** in Frage, die für eine La-

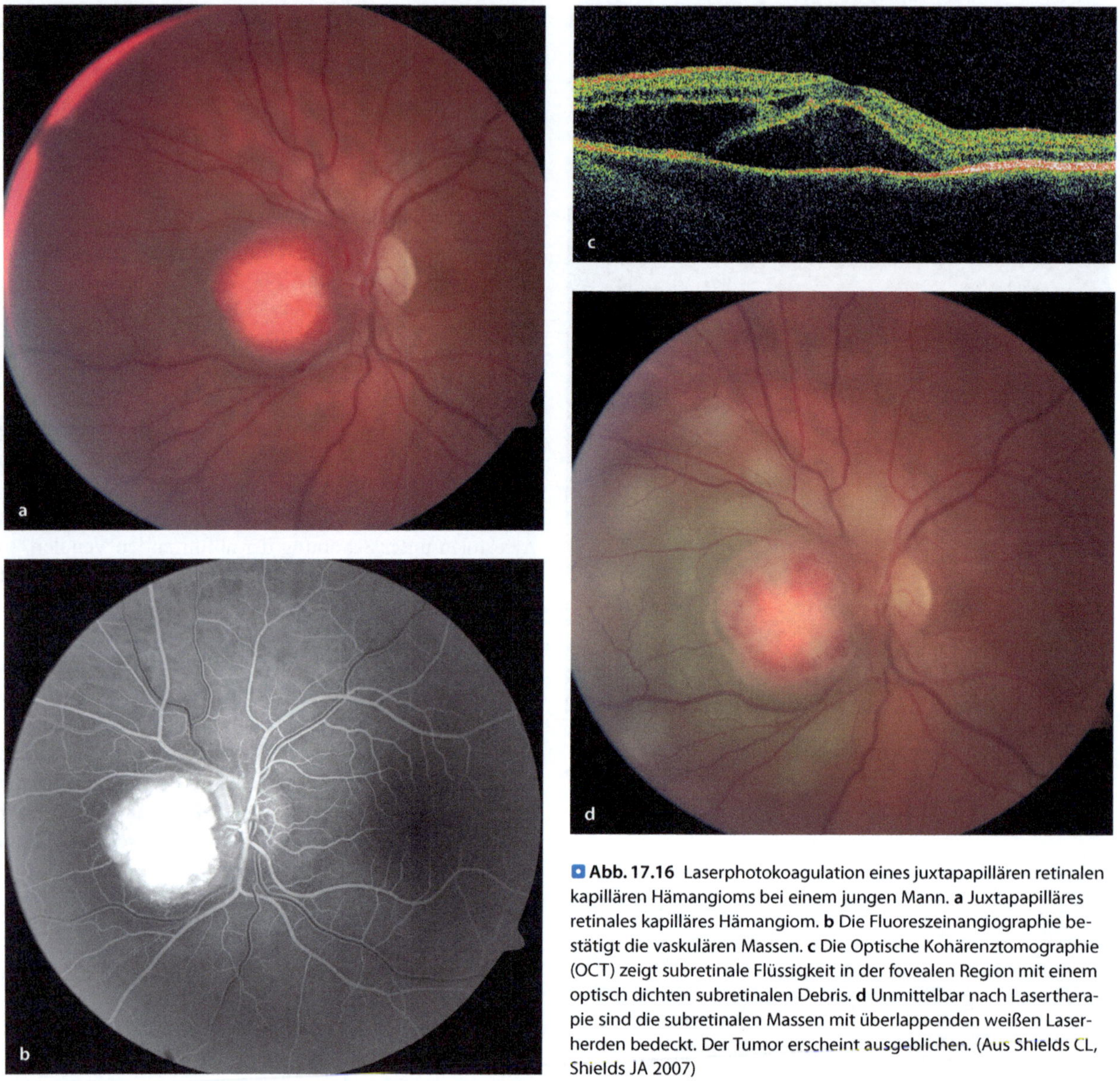

Abb. 17.16 Laserphotokoagulation eines juxtapapillären retinalen kapillären Hämangioms bei einem jungen Mann. **a** Juxtapapilläres retinales kapilläres Hämangiom. **b** Die Fluoreszeinangiographie bestätigt die vaskulären Massen. **c** Die Optische Kohärenztomographie (OCT) zeigt subretinale Flüssigkeit in der fovealen Region mit einem optisch dichten subretinalen Debris. **d** Unmittelbar nach Lasertherapie sind die subretinalen Massen mit überlappenden weißen Laserherden bedeckt. Der Tumor erscheint ausgeblichen. (Aus Shields CL, Shields JA 2007)

serbehandlung bereits zu groß sind oder im Bereich der Makula oder angrenzend an die Papille lokalisiert sind. Der Laserherd (692 nm) sollte den gesamten Tumor (bis zu 7 mm) mit einschließen. Die Ergebnisse zeigen meist eine gute Resorption des subretinalen Exsudats, aber auch Komplikationen wie Durchblutungsstörungen im Bereich der Netzhaut und des Optikus sowie vitreoretinale Traktionen werden beobachtet (Abb. 17.17).

Bestrahlung

Hierbei wird der Tumor mit einem umschriebenen skleralen Strahlenapplikator behandelt. Je nach Tumorgröße und Lokalisation wird im Allgemeinen eine Tumorspitzendosis von 4.000 cGy über einen Zeitraum von 4-5 Tagen angestrebt. Eine solche Bestrahlung erfolgt bei **Tumoren bis zu 8 mm Dicke** und 15 mm Basisdurchmesser.

Bei **sehr großen Tumoren** mit fortgeschrittenen sekundären Veränderungen wie massiver subretinaler Exsudation oder auch einer Lokalisation angrenzend an die Papille kann auch eine externe Strahlenbehandlung (des gesamten Auges) in Erwägung gezogen werden, und in seltenen Fällen kann auch eine operative Behandlung mittels Glaskörperchirurgie und Endokryo- oder Endophotokoagulation sinnvoll sein.

Insgesamt ist ein Behandlungserfolg bei allen erwähnten Therapieoptionen erst nach einer längeren Be-

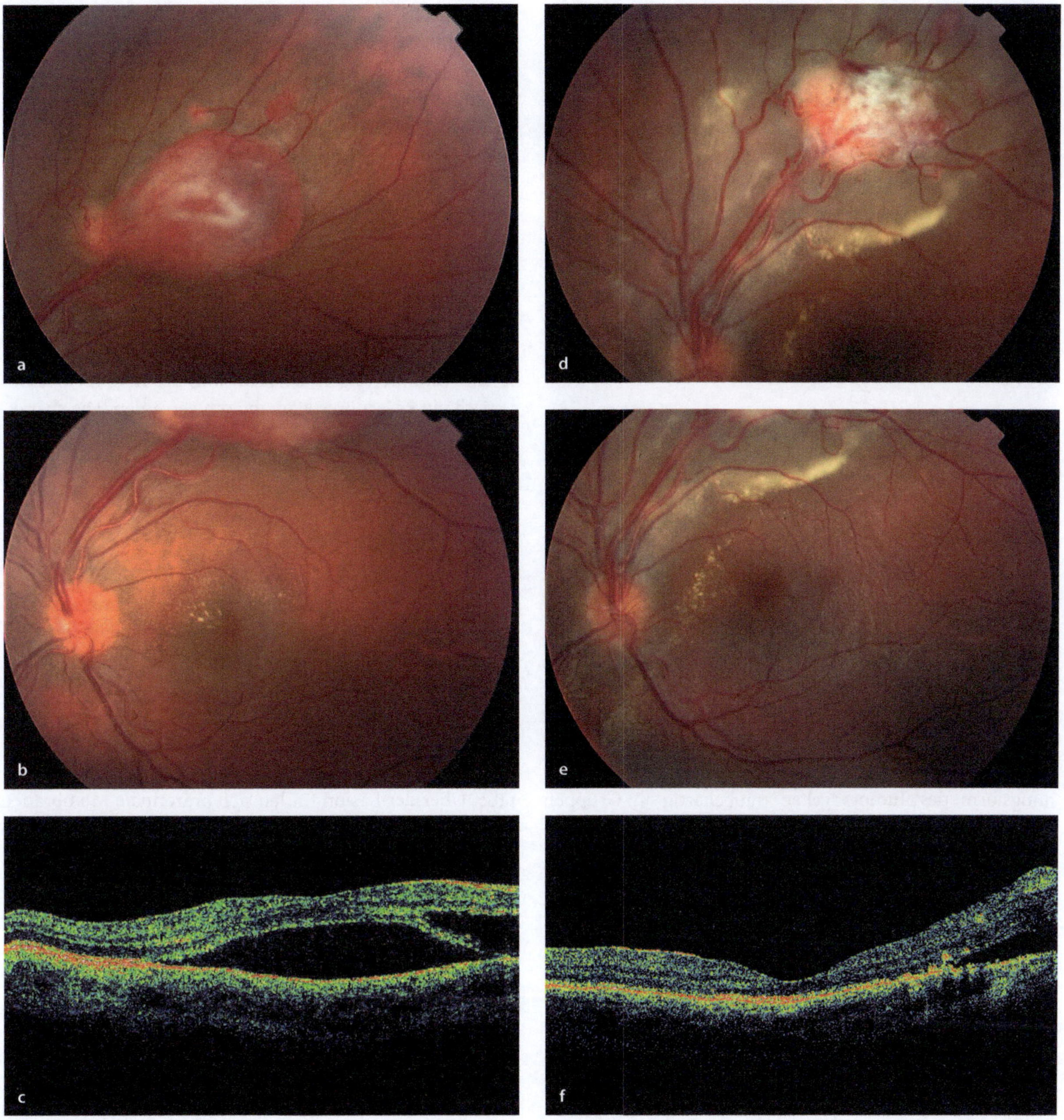

Abb. 17.17 Photodynamische Therapie von 4 konfluenten retinalen kapillären Hämangiomen bei einem 13-jährigen Mädchen. **a** Ein prominentes und drei kleine retinale kapilläre Hämangiome sind sichtbar. **b** Subretinale Flüssigkeit und Exsudation im Bereich der makulären Region mit einem Visus von 20/80. **c** Die Optische Kohärenztomographie der fovealen Region zeigt subretinale Flüssigkeit und optisch dichte subretinale Ablagerungen. **d** Einen Monat nach photodynamischer Therapie sind die retinalen Tumoren atrophisch und fibrosiert. **e** Einen Monat nach photodynamischer Therapie ist die subretinale Flüssigkeit partiell resorbiert. **f** Einen Monat nach photodynamischer Therapie zeigt die optische Kohärenztomographie eine flache Fovea mit einer fovealen Ausdünnung und persistierender perifovealer subretinaler Flüssigkeit. (Aus Shields CL, Shields JA 2007)

obachtungszeit einzuschätzen. Gegebenenfalls kann eine Behandlung wiederholt werden, man sollte aber mindestens 1-2 Monate mit einer solchen erneuten Indikation warten. Ziel der Behandlung ist letztendlich eine Art »Vernarbung« des Tumors mit Sistieren und ggf. Rückbildung der exsudativen Veränderungen. Dabei ist die Visusprognose bei als behandlungsbedürftig eingeschätzten Tumoren eher schlecht.

Fazit für die Praxis

Das kapilläre Hämangiom der Netzhaut ist ein prinzipiell gutartiger Tumor, der jedoch aufgrund von sekundären Veränderungen das Sehvermögen erheblich beeinträchtigen kann. Es gibt verschiedene Behandlungsmöglichkeiten, die vorwiegend bei Tumorprogression und zunehmender Begleitexsudation zum Einsatz kommen.

Wichtig ist eine systemische Abklärung hinsichtlich des Vorliegens einer von Hippel-Lindau-Erkrankung, da in diesem Zusammenhang diverse Malignome auftreten können und entsprechend behandelt werden müssen. Oft ist hier das kapilläre Netzhauthämangiom die Erstmanifestation der Systemerkrankung.

17.3 Kavernöses Hämangiom

B. Jurklies, C. Jurklies

17.3.1 Einleitung

Das kavernöse Hämangiom der Netzhaut ist ein seltenes vaskuläres Hamartom und kann sich sowohl in der Netzhautperipherie als auch zentral entwickeln. Wenn auch über bilaterale Manifestationen berichtet wurde, findet es sich in der Regel unilateral und beim Erwachsenen. Im Kindesalter wird der Tumor selten diagnostiziert. Als typische Erscheinungsform des Tumors gelten traubenartig in Gruppen angeordnete, sackförmige Aneurysmen im Bereich der inneren Netzhautschichten. Aufgrund einer Separation von Plasma und Erythrozythen kommt es fluoreszenzangiographisch zu einem unverwechselbaren Färbemuster. Meist handelt es sich um eine Zufallsdiagnose, da der Tumor in der Regel keine Beschwerden verursacht. Visuelle Beeinträchtigungen können allerdings bei makulären sowie parapapillären Tumoren auftreten oder durch Einblutungen.

Kavernöse Hämangiome der Netzhaut können im Rahmen »okulo-neuro-kutaner Syndrome« mit Hämangiomen des ZNS und der Haut assoziiert sein. Entsprechend dem klinischen und genetischen Befund werden zerebrale Hämangiome als **zerebrale kavernöse Malformation** (CCM) und **Kavernome** definiert.

Im Folgenden wird auf die charakteristischen klinischen und pathologischen Befunde kavernöser Hämangiome der Netzhaut sowie deren mögliche Systembeteiligung eingegangen.

17.3.2 Historie

Die erste verlässliche Beschreibung eines kavernösen Hämangioms der Netzhaut wurde 1934 von Nicol und Moore publiziert sowie nachfolgend auch von anderen Autoren beobachtet. Vermutlich wurden bis 1971 viele derartige Befunde als Teleangiektasien, Morbus Coats, kongenitale retinale Angiome, Angiomatosis retinae oder reaktive sekundäre Gefäßveränderungen fehlinterpretiert. Gass erfasste die typischen Merkmale des Tumors 1971, nachdem er die bei seinen Patienten beobachteten Befunde im Vergleich mit der Literatur untersuchte und die charakteristischen Merkmale des Tumors als eigenständiges Krankheitsbild definierte. Über ein gemeinsames Auftreten klinischer Befunde im Sinne eines »okulo-neuro-kutanem Syndroms« berichteten erstmals 1940 Weskamp und Cotlier. Bei einer jungen Frau mit einem retinalen Gefäßtumor ließen vaskuläre Veränderungen der Haut und des ZNS histopathologisch ein kavernöses Hämangiom vermuten. Die charakteristischen Merkmale des Tumors wurden von Gass 1971 als eigenständiges Krankheitsbild definiert.

17.3.3 Pathologie

Histologisch bestehen kavernöse Hämangiome aus multiplen, dünnwandigen, mit Endothel ausgekleideten, miteinander kommunizierenden Aneurysmen, welche die normale kapillaro-venöse Gefäßstruktur im Bereich der inneren Netzhautschichten einnehmen. Mit einem nichtfenestrierten Endothel und einer Basalmembran besitzen sie die histologischen Merkmale normaler Netzhautgefäße. Über der Läsion finden sich präretinale Membranen aus spindelförmigen Zellen und immunhistochemisch nachweisbarem GAP (»glial fibrillary acidic protein«), sodass es sich um eine Gliamembran in Anwesenheit multipler Defekte der Lamina limitans interna handeln muss. Entsprechend kann letztere im Bereich der Tumoroberfläche nicht separiert werden.

17.3.4 Klinisches Bild und Charakteristika

Das kavernöse Hämangiom der Netzhaut kann sowohl in der Netzhaut als auch im Bereich des Sehnerven auftreten. Es findet sich in der Regel unilateral, wobei sehr selten auch bilaterale Manifestationen beschrieben wurden.

Ophthalmoskopisch sieht man im Bereich der inneren Netzhautschichten typischerweise traubenförmig in Gruppen angeordnete, sackförmige, tiefrote Aneurysmen unterschiedlicher Größe, die von Mikroaneurysmen bis zu einem halben Papillendurchmesser variieren können. Die Aneurysmen können aber auch flächenhaft über den Fundus verstreut sein und sind oft entlang venöser Gefäße angeordnet (Abb. 17.18). Charakteristischerweise kommt es durch die Sedimentation der Erythrozyten zu einer Separation von Plasma mit einer Spiegelbildung. Häufig fallen eine präretinale Fibrose über der Läsion sowie kleinere Hämorrhagien auf. Nutritive Gefäße oder eine Exsudation werden auch im Langzeitverlauf nicht beobachtet, das umgebende retinale Gefäßsystem bleibt unauffällig. Das kavernöse Hämangiom besitzt eine intakte Blut-Retina-Schranke. Es finden sich typischerweise keine Leckagen und Exsudationen oder arteriovenöse Shunts.

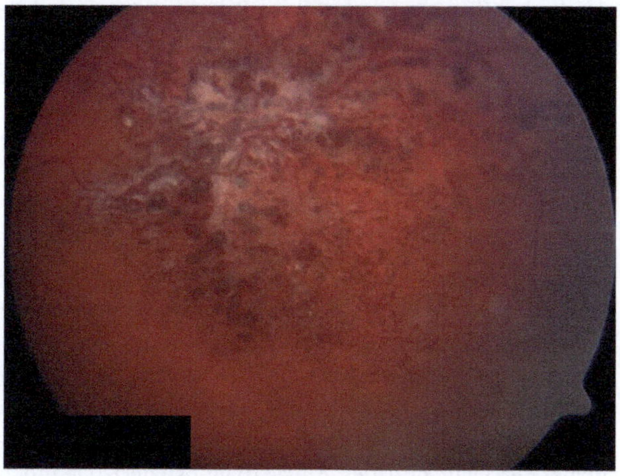

Abb. 17.18 Kavernöses Hämangiom der Netzhaut mit traubenförmig in Gruppen angeordneten sackförmigen Aneurysmen

Mithilfe der Fluoreszenzangiographie gelingt eine ausgezeichnete Darstellung des kavernösen Gefäßsystems. Es zeigt sich in der mittleren Phase eine sehr langsame und inkomplette Füllung der Aneurysmen. In der Spätphase verbleibt das Fluoreszein in den kavernösen Räumen. Infolge der Trennung von Plasma und Erythrozyten und deren Sedimentation kommt es zu einer ausgeprägten Hyperfluoreszenz in der oberen Hälfte der Aneurysmen, während sich der untere Teil mit dem Erythrozytenkonglomerat hypofluoreszent darstellt, was zu den charakteristischen Spiegelbildungen führt (Abb. 17.19). Dies lässt auf einen von der retinalen Strömung relativ unabhängigen Blutfluss schließen.

Wenn auch die meisten retinalen kavernösen Hämangiome für eine echographische Darstellung zu klein sind, so erkennt man im A-Bild ein hohes Anfangsecho mit hoher innerer Reflektivität. Das B-Bild zeigt ein akustisch

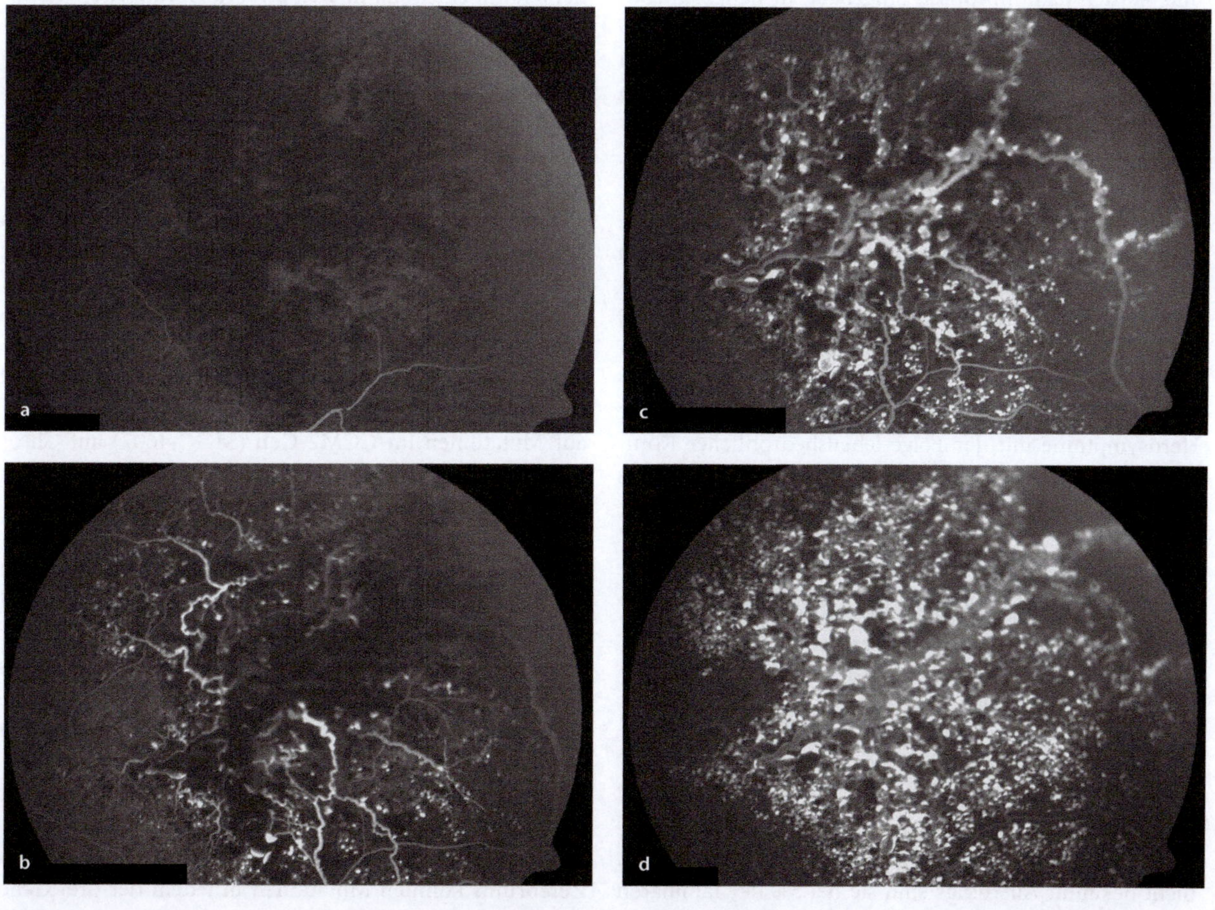

Abb. 17.19 Frühe **(a,b)** und späte Phasen **(c,d)** der Fluoreszeinangiographie eines kavernösen Hämangioms der Netzhaut mit später, inkompletter Anfärbung der Gefäßaussackungen und Spiegelbildung ohne Zeichen einer Leckage

solides Gewebe mit unregelmäßiger Oberfläche ohne Aderhautexkavation.

Mittels optischer Kohärenztomographie lassen sich insbesondere in den inneren Netzhautschichten retinale Zysten darstellen und hohe Reflektivität.

Spezifische Beschwerden treten normalerweise nicht auf, zumal der Tumor vorzugsweise in der Netzhautperipherie auftritt und es sich meist um eine Zufallsdiagnose handelt. Selten werden visuelle Beeinträchtigungen durch Glaskörperblutungen verursacht. Etwa 10% der kavernösen Hämangiome sind im Bereich der Makula zu sehen und können zu einer Visusminderung und zu einer Amblyopie führen. Weitere 10% der Tumore grenzen an die Papille oder überlagern sie und vergrößern entsprechend den blinden Fleck. Als Ursache flüchtiger visueller Funktionseinbußen wurde eine fluktuierende Größe der Aneurysmen verantwortlich gemacht.

Der Verlauf ist im Wesentlichen stationär, eine Wachstumstendenz besteht nicht. Sowohl die Größe der Aneurysmen als auch die Ausdehnung der Läsion sind jedoch individuell außerordentlich variabel. Ganze Angiome oder auch einzelne Aneurysmen können thrombosieren und werden dann fibrotisch umgebaut. In Langzeitbeobachtungen konnte eine weitgehende Spontanobliteration der Aneurysmen sowie eine Zunahme der präretinalen Fibrose beobachtet werden. Extrem selten entwickeln sich im Zusammenhang mit der epiretinalen Membranbildung Makular Pucker oder zentrale Netzhautfalten. Nur in Ausnahmen kommt es zu einer Größenzunahme oder schweren Glaskörperhämorrhagien.

Kavernöse Hämangiome der Netzhaut können auch mit intrakraniellen sowie kutanen vaskulären Hamartomen assoziiert sein. Die zerebralen Kavernome (CCM) stellen eine Anhäufung abnorm erweiterter Kapillarräume ohne dazwischenliegendes Nervengewebe dar. Intrakranielle Blutungen, Krampfanfälle oder neurologische Herdsymptome mit der Folge lebensbedrohlicher Komplikationen können erste Zeichen für das Vorliegen eines meist asymptomatischen zerebralen Angioms sein.

Praxistipp

Angesichts des Risikos lebensbedrohlicher Komplikationen wird bei Patienten mit einem kavernösen Hämangiom der Netzhaut eine klinische und bildgebende Diagnostik (CCT, MRT) zum Ausschluss einer extraokulären Manifestation empfohlen.

Die genaue Inzidenz solitärer retinaler kavernöser Hämangiome ist aufgrund der meist fehlenden Beschwerden nicht bekannt. Allerdings sind sie bei 5% der familiären zerebralen kavernösen Malformationen zu beobachten. Die Prävalenz zerebraler Kavernome wird mit 0,5% angegeben, wobei bis zu 10% familiär auftreten. Anhand der vorliegenden Daten lässt sich die Inzidenz des kavernösen Hämangioms der Netzhaut auf etwa 1:40.000 in der Bevölkerung schätzen. Das mittlere Alter der an einem zerebralen Kavernom erkrankten Patienten mit und ohne retinale Manifestation unterscheidet sich mit 40,3 Jahren (20,2- 55,3 Jahre) und 42,6 Jahren (9,6-67,8 Jahre) nicht nennenswert.

17.3.5 Genetik

Das familiäre Auftreten kavernöser Hämangiome der Netzhaut und neurokutaner Veränderungen lässt einen autosomal dominanten Erbgang mit inkompletter Penetranz und variabler Expressivität vermuten. Bei zwei Betroffenen einer Familie mit autosomal dominanten Hämangiomen wurden kavernöse Hämangiome des Gehirns, der Haut und des Auges diagnostiziert. Dennoch dürfte das Auftreten zerebral kavernöser Hämangiome unter Bezug auf die zusätzliche Manifestation an der Haut und im Auge variieren. Untersuchungen an 60 Patienten mit einem familiären zerebralen Kavernom konnten bei keinem Patienten eine Manifestation an der Haut nachweisen, während bei drei von diesen 60 Patienten ein retinales kavernöses Hämangiom vorhanden war.

Autosomal dominante Vererbungsformen einer zerebralen kavernösen Malformation (CCM) sind mit Mutationen im CCM-Gen (OMIM 116860) assoziiert, welches als ursächlich für diese Erkrankung identifiziert worden ist. Mehrere CCM-Genorte konnten lokalisiert werden: Dabei ist CCM-1 mit Mutationen im KRIT-1-Gen auf Chromosom 7q11.2-q21 verknüpft. Es kodiert ein mikrotubuliassoziiertes Protein, welches für die Funktion der Endothelzellen und der Gefäßformierung während der Angiogenese von Bedeutung sein dürfte. CCM-2 ist auf Mutationen im CCM2-Gen (MGC-4607) auf Chromosom 7p15-p13 zurückzuführen, welches das Protein Malcavernin kodiert. CCM-3 weist Mutationen im PDCD-10-(programmierter Zelltod 10) Gen (3q26.1) auf. Zu CCM-2 und CCM-3 führende Mutationen wurden für Beeinträchtigungen der Angiogenese (CCM2) und der Apoptose (CCM3) verantwortlich gemacht. Hinweise für weitere CCM-Genloci existieren z. B. in Form des CCM-4-Genlocus auf Chromosom 3q26.3-27.2. Bei einem Patienten mit zerebralen und retinalen Angiomen wurden im KRIT1/CCM1 Gen sowohl zu einem größeren Transkriptionsabbruch führende Mutationen als auch »Splice-Mutationen« nachgewiesen. Auch bei Patienten mit kavernösem Hämangiom der Retina und des Zerebrums konnten Mutationen in jedem der drei Gene (CCM-1/KRIT1, CCM-2/MGC 4607, CCM-3/PDCD10) als ursächlich identifiziert werden.

17.3.6 Differentialdiagnose

Die typische Läsion ist durch das Fehlen exsudativer Veränderungen, den Nachweis einer präretinalen Membran sowie eine intakte Blut-Retina-Schranke gut abzugrenzen. Folgende Erkrankungen können differentialdiagnostisch jedoch eine Rolle spielen:

- **Parafoveale Teleangiektasien** können insbesondere in den Frühstadien ein ähnliches Erscheinungsbild zeigen wie kavernöse Hämangiome. Im Verlauf treten jedoch intra- und subretinale Exsudationen auf mit zunehmender Erweiterung der Gefäße. Infolge der direkten Beteiligung retinaler Kapillaren füllen sich die teleangiektatischen Gefäße bereits in der Frühphase mit mäßiger Leckage. Im Verlauf treten gewöhnlich flächige Leckagen auf, insbesondere bei symptomatischen Befunden. Im Gegensatz zum kavernösen Hämangiom wird der arterielle Gefäßschenkel bevorzugt. Wie von Gass (1971) aufgezeigt, stellen retinale Teleangiektasien eine voranschreitende Erkrankung dar, welche die retinale Gefäßstruktur betrifft, während das kavernöse Hämangiom als breitbasiger Tumor (Hamartom) aus dem retinalen Gefäßsystem hervorragt und zumindest teilweise von diesem isoliert ist.
- **Kapilläre retinale Hämangiome** können sowohl solitär als auch im Rahmen des von Hippel-Lindau-Syndroms auftreten und aufgrund der teils deutlich dilatierten nutritiven Tumorgefäße, der Tortuositas, intra- und subretinaler Exsudation sowie ggf. einer exsudativen Ablatio retinae und der eindeutigen Leckage in der Fluoreszeinangiographie sicher von kavernösen Hämangiomen abgegrenzt werden. Initial sind sie jedoch als Ansammlung erweiterter Kapillaren zu sehen, die versorgenden Gefäße sind meist noch nicht sichtbar, sodass eine Differenzierung der kleinen kapillären Hämangiome schwierig sein kann.
- **Razemöse Hämangiome** stellen teils stark erweiterte, geschlängelte arterio-venöse Anastomosen dar, die unter Ausschluss des Kapillarplexus entstehen. Sie können mit intrakraniellen arteriovenösen Anomalien assoziiert sein (Wyburn-Mason-Syndrom).

17.3.7 Behandlung

Da es in der Regel zu keiner Größenzunahme kommt und ausgeprägte Glaskörperblutungen extrem selten sind, bedürfen kavernöse Hämangiome der Netzhaut keiner Therapie. Sie sollten allerdings gelegentlich kontrolliert werden. Im Fall einer schweren, persistierenden Glaskörperblutung kann eine Pars-plana-Vitrektomie erforderlich werden. Eine Laser- oder Kryo-Therapie erbringt im Verlauf keinen signifikanten Vorteil.

Fazit für die Praxis

Kavernöse Hämangiome der Netzhaut sind seltene benigne vaskuläre Hamartome. Sie gehen von den inneren Netzhautschichten aus und können sich sowohl in der Peripherie als auch zentral entwickeln. Ihre typischen klinischen Merkmale erleichtern die Abgrenzung zu anderen retinalen Erkrankungen. In der Regel finden sie sich unilateral. Die Diagnose wird meist im Erwachsenenalter gestellt.

Typische klinische Merkmale des Tumors sind:

- Traubenförmig in Gruppen angeordnete, sackförmige, tiefrote Aneurysmen unterschiedlicher Größe im Bereich der inneren Netzhautschichten.
- Ein unverwechselbares fluoreszenzangiographisches Färbemuster mit Spiegelbildung/Fluoreszeinkäppchen infolge der Erythrozyten-Sedimentation.
- Das Fehlen exsudativer Veränderungen (intakte Blut-Retina-Schranke).
- Kleine retinale/epiretinale Blutungen.
- Extrem selten eine Größenzunahme, häufiger eine spontane Rückbildung durch Thrombosierung,
- Präretinale fibrogliale Membranen, die im Verlauf größer werden können.
- Bei exzentrischer Lokalisation ist der Befund in der Regel asymptomatisch. Läsionen im Bereich der Makula oder Papille sowie Blutungen können zu Funktionseinbußen führen.

Eine Behandlung ist in der Regel nicht notwendig, sie sollten jedoch angesichts einer möglichen Größenzunahme von Zeit zu Zeit kontrolliert werden. Extrem selten kommt es zu therapiebedürftigen Glaskörperblutungen. Ein eindeutiges Wachstum oder irreversible Visuseinbußen sind nur in wenigen Fällen beobachtet worden.

Gelegentlich sind kavernöse Hämangiome der Netzhaut mit intrakraniellen oder auch kutanen Angiomen assoziiert, die sporadisch oder hereditär im Rahmen zerebraler kavernöser Malformationen (CCM) auftreten. Das familiäre Auftreten kavernöser Hämangiome der Netzhaut und neurokutaner Veränderungen lässt einen autosomal dominanten Erbgang mit inkompletter Penetranz und variabler Expressivität vermuten. Autosomal dominante Vererbungsformen einer zerebralen kavernösen Malformation (CCM) sind mit Mutationen im CCM-Gen (OMIM 116860) assoziiert, welches als ursächlich für diese Erkrankung identifiziert worden ist.

Da die meist asymptomatischen zerebralen Angiome lebensbedrohliche Komplikationen verursachen können, wird bei Patienten mit einem retinalen kavernösen Hämangiom eine klinische und bildgebende Diagnostik zum Ausschluss einer extraokulären Manifestation empfohlen.

17.4 Vasoproliferative Tumoren

N. Bornfeld

Vasoproliferative Tumoren der Netzhaut sind seltene, sporadisch auftretende häufig fehldiagnostizierte Tumoren der temporal unteren Netzhautperipherie die unbehandelt zu massiver exsudativer Netzhautablösung und Sekundärglaukom führen können. Differentialdiagnostisch ist insbesondere die Abgrenzung zu kapillären Hämangiomen der Netzhaut wichtig.

17.4.1 Definition

Vasoproliferative Tumoren der Retina (VTR) sind gutartige Tumoren der peripheren Netzhaut ohne (bekannte) Korrelation zu einer systemischen Erkrankung wie z.B. beim von Hippel-Lindau-Syndrom. De Bezeichnung »vasoproliferativer Tumor« wurde von Shields eingeführt, nachdem eine Vielzahl von Bezeichnungen für dieses Krankheitsbild (»presumed aquired hemangioma oft the retina«; »periphereal nodular teleangiectasis« oder »Alters-Coats« synonym in der Literatur gebraucht wurden.

17.4.2 Einleitung

VTR sind selten und wurden erst in den letzten Jahren als definierte klinische Diagnose beschrieben. Baines et al. gehören zu den Autoren, die die klinische Symptomatik erstmals umfassend dargestellt haben, wobei die Autoren inferotemporal lokalisierte teleangiektatische »Knoten« mit sekundärer epiretinaler Membranbildung insbesondere am hinteren Augenpol beschrieben. Shields et al. haben auf der Basis einer Serie von mehr als 100 Patienten die Bezeichnung »vasoproliferativer Tumor« vorgeschlagen.

17.4.3 Pathogenese

Die Pathogenese ist unklar; insbesondere ist unklar ob primär pathologisch veränderte Gefäße zu sekundären Komplikationen wie reaktiver Gliazellproliferation und Exsudation führen oder ob analog zur proliferativen Vitreoretinopathie (PVR) primär proliferierende Gliazellen und retinale Pigmentepithelzellen mit sekundären Gefäßproliferationen im Vordergrund stehen.

17.4.4 Epidemiologie

VTR treten im Erwachsenenalter auf und sind vor dem 30. Lebensjahr sehr selten. Shields et al. haben primäre und sekundär VTR unterschieden. 26% der Tumoren sind sekundär und können im Rahmen einer Vielzahl von Erkrankungen auftreten. Zu den häufigsten Erkrankungen zählen:

- Intermediäre Uveitis
- Retinopathia pigmentosa
- Toxoplasmose
- Frühgeborenenretinopathie
- Vorangegangene vitreoretinale Operationen

Idiopathische Tumoren sind in der Regel einseitig, wohingegen sekundäre Tumoren in 42% der Fälle bilateral oder multifokal sind. Im Unterschied zu kapillären Hämangiomen der Netzhaut beim von Hippel-Lindau (vHL)-Syndrom sind primäre VTR sporadisch auch wenn in einzelnen Publikationen bilaterale VTR bei monozygoten Zwillingen beschrieben wurden.

Cave!
Gentests zur Differentialdiagnose zwischen VTR und kapillären Hämangiomen der Netzhaut sind nur bei vHL-Syndrom und nicht bei solitären kapillären Hämangiomen der Netzhaut informativ!

17.4.5 Symptomatik und klinisches Bild/Diagnose

Vasoproliferative Tumoren der Retina sind typischerweise äquatorial oder prääquatorial lokalisiert, weisen im Unterschied zu kapillären Hämangiomen der Netzhaut keine erweiterten »feeder-vessel« auf und können

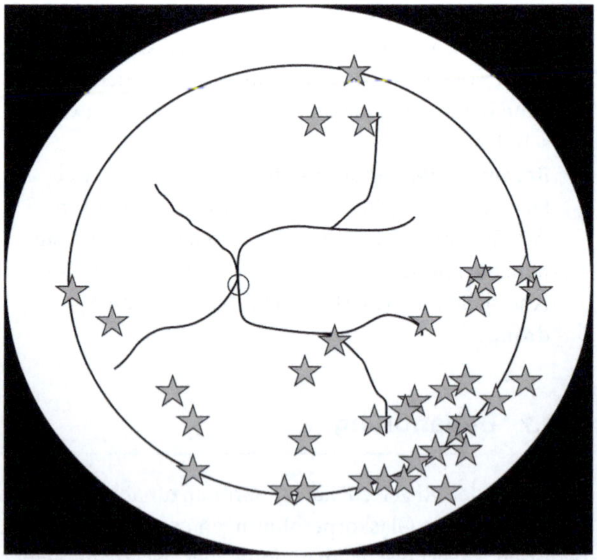

Abb. 17.20 Verteilung der Tumorlage bei 35 vasoproliferativen Tumoren der Retina

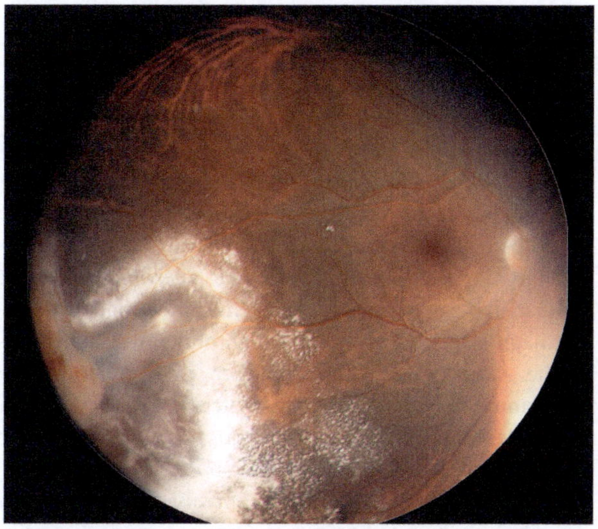

Abb. 17.21 Vasoproliferativer Tumor in der temporal unteren Netzhautperipherie mit umgebenden subretinalen Exsudaten

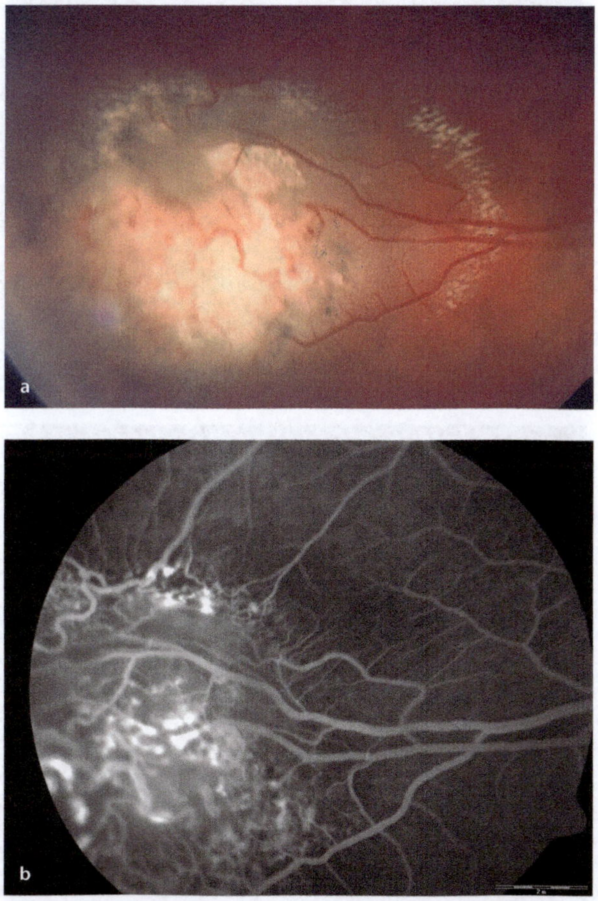

Abb. 17.22 **a** Vasoproliferativer Tumor in der mittleren Netzhautperipherie. **b** Fluoreszeinangiogramm mit deutlichen teleangiektatisch erweiterten Netzhautgefäßen.

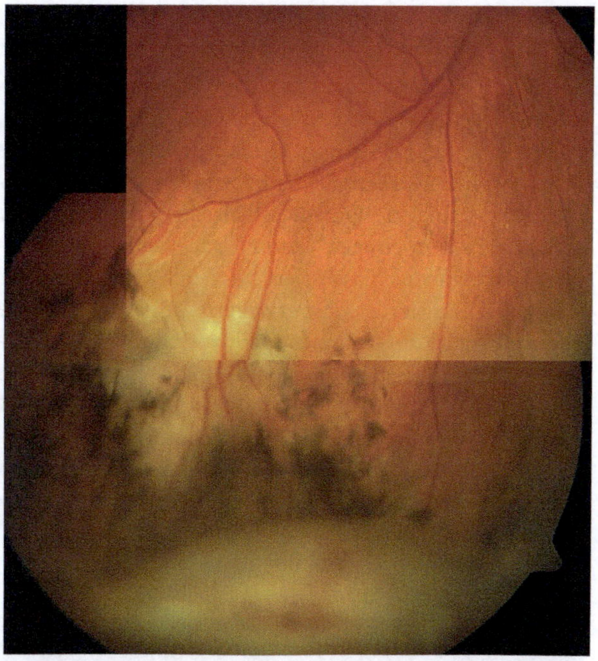

Abb. 17.23 Vasoproliferativer Tumor in der unteren Netzhauperipherie mit zentral davor gelegenen Proliferationen des retinalen Pigmentepithels.

auch bilateral auftreten. Vasoproliferative Tumoren der Netzhaut sind nahezu ausschließlich in der unteren bzw. temporal unteren Netzhautperipherie lokalisiert; andere Lokalisationen sind sehr selten (Abb. 17.20).

Die Tumoren sind amelanotisch, gelb-weißlich, meistens kugelförmig, wenig prominent mit deutlicher Wachstumstendenz über den Verlauf von Monaten und in ihrer klinischen Symptomatik durch die im Tumor bestehende Störung der Blut-Retina-Schranke gekennzeichnet. Als Folge treten eine zunächst umschriebene exsudative Netzhautablösung, subretinale gelbe Exsudate, Makulaödeme und Glaskörpertrübungen, ggfs. mit einem Tyndall der Vorderkammer, auf (Abb. 17.21).

Im Tumor finden sich teleangiektatisch erweiterte Gefäße mit deutlicher Farbstoffleckage in der Spätphase des Fluoreszeinangiogramms (Abb. 17.22).

Sub- und epiretinale Blutungen können in der Hälfte der symptomatischen Tumoren auftreten; in bis zu einem Viertel der Fälle kann es zu Glaskörperblutungen kommen. Am Rand des Tumors finden sich häufig reaktive Proliferationen des retinalen Pigmentepithels (Abb. 17.23).

Typisch ist die Ausbildung einer sekundären epiretinalen Gliose am hinteren Augenpol mit entsprechender Symptomatik. Bleiben die Tumoren unbehandelt kann es zur subtotalen oder auch totalen exsudativen Ablatio mit pseudotumorösen gelben Herden bis hin zum Sekundärglaukom und funktioneller Erblindung kommen.

17.4.6 Histologische Befunde

Die Bezeichnung »vasoproliferativer Tumor« ist aus histologischer Sicht nicht präzise, da es sich nicht um primäre Gefäßtumoren, sondern um Tumoren handelt, die überwiegend aus Gliazellen und zusätzlich aus proliferierenden retinalen Pigmentepithelzellen aufgebaut sind, sodass VTR von einigen Autoren auch als »reactive retinal glioangiosis« klassifiziert werden. VTR sind eher wenig vaskularisiert, sodass erweiterte »feeder vessel« wie bei kapillären Hämangiomen nicht vorkommen. Charakteristisch ist der immunhistochemische Nachweis von GFAP (»glial fibrillary acid protein«). Die Zellkerne sind spindelförmig und zeigen keinen Pleomorphismus. Histologisch bestehen zwischen VTR und fortgeschrittenen Stadien der PVR große Ähnlichkeiten, sodass VTR auch als Manifestation einer PVR eingeordnet wurden.

17.4.7 Differentialdiagnose

Differentialdiagnostisch sind insbesondere andere intraokulare Tumoren abzugrenzen. VTR werden am häufigsten mit **kapillären Hämangiomen der Netzhaut** verwechselt. Massiv erweiterte und geschlängelte »feeder vessel« wie bei solitären kapillären Hämangiomen oder eine multifokales Auftreten der Tumoren wie beim von Hippel-Lindau-Syndrom sind bei VTR allerdings nicht zu beobachten, sodass in der Regel eine eindeutige differentialdiagnostische Abgrenzung auch ohne molekulargenetische Zusatzuntersuchung möglich ist. **Amelanotische Melanome der Uvea** sind im Unterschied zur VTR in der Aderhaut lokalisiert, während VTR Tumoren der Netzhaut sind, sodass auch hier eine Abgrenzung möglich ist. Schwierig kann die Abgrenzung zur **peripheren exsudativen hämorrhagischen Chorioretinopathie** sein,

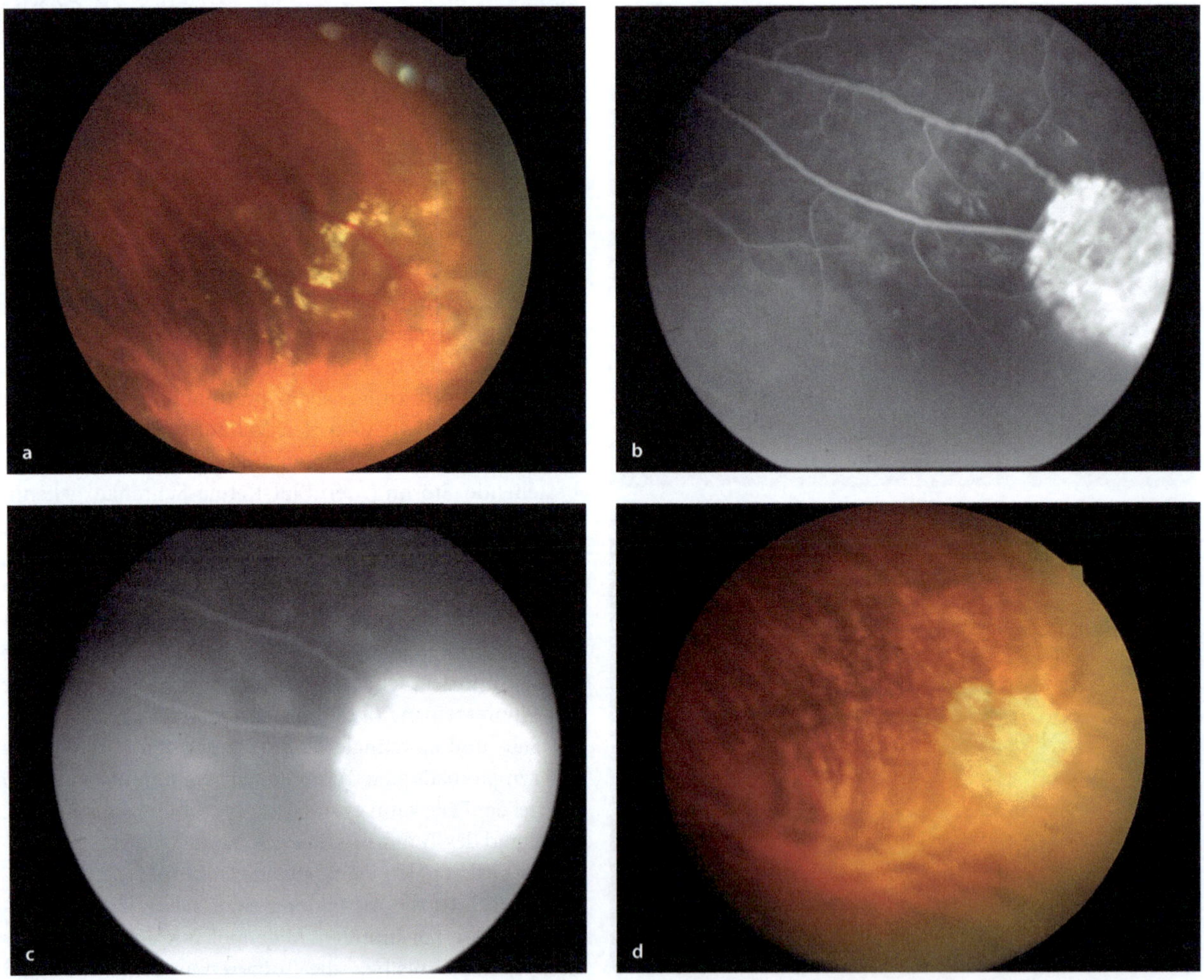

Abb. 17.24 a Vasoproliferativer Tumor der Netzhautperipherie mit umgebenden gelben Exsudaten. **b** Fluoreszein-Angiogramm mit deutlicher Darstellung des tumoreigenen Gefäßsystems. **c** Fluoreszein-Angiogramm Spätphase mit massiver Farbstoffleckage. **d** 6 Monate nach Brachytherapie mit vollständiger Vernarbung des Tumors

die aber typischerweise im höheren Lebensalter überwiegend beidseitig auftritt und in der Mehrzahl der Fälle mit einer altersbedingten Makuladegeneration vergesellschaftet ist. **Solitäre Astrozytome** der Netzhaut sind sehr selten, können aber klinisch schwierig abgrenzbar sein, wenn sie massive Exsudationen aufweisen, wobei solitäre Astrozytome überwiegend am hinteren Augenpol lokalisiert sind.

17.4.8 Ophthalmologische Therapie

Cave!
Symptomatische vasoproliferative Tumoren der Netzhaut müssen behandelt werden und können unbehandelt zu schwerwiegenden Komplikationen bis hin zum therapieresistentem Sekundärglaukom führen!

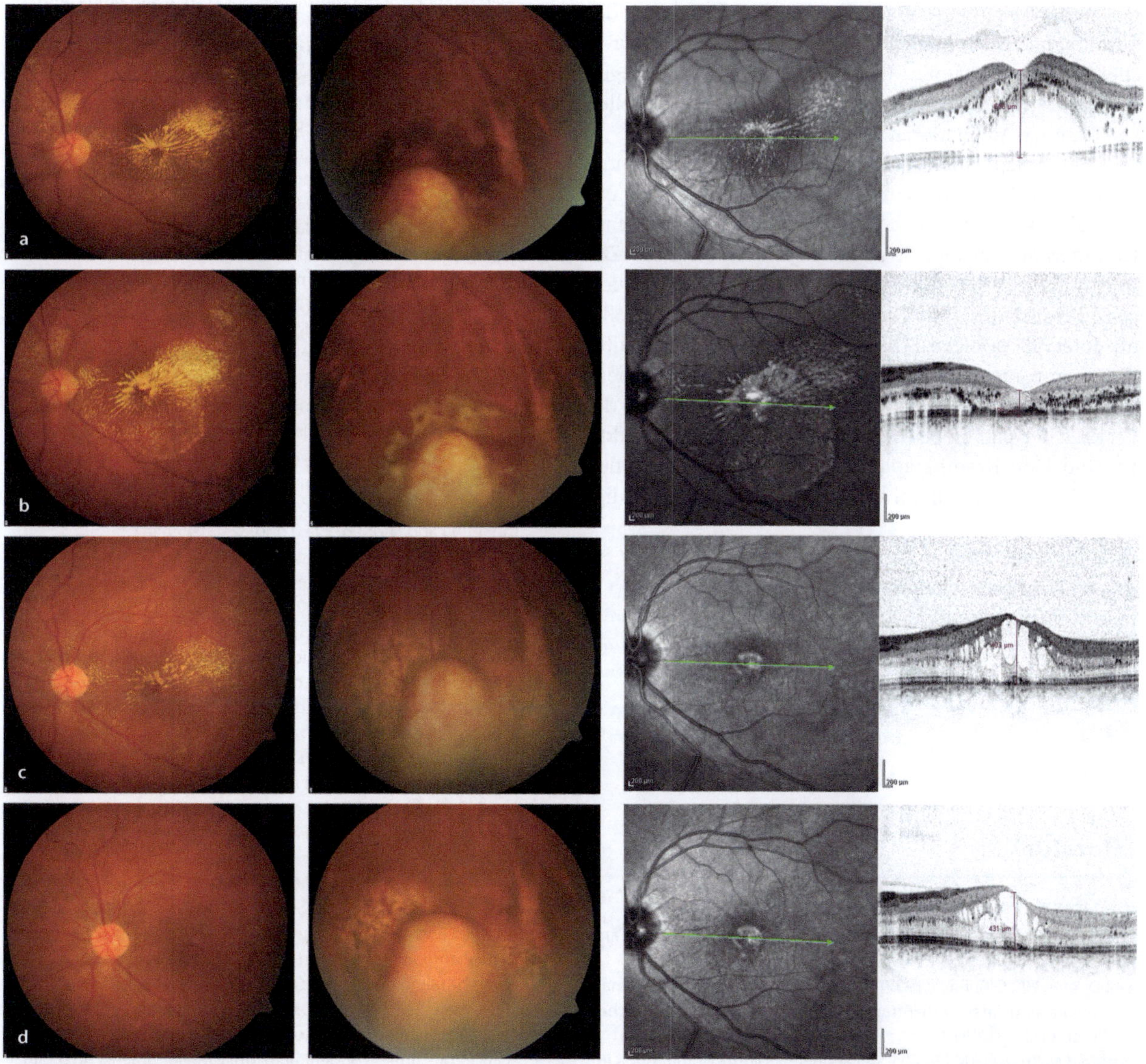

Abb. 17.25 Vasoproliferativer Tumor bei 6 h einer 43-jährigen Patientin mit umgebender subretinaler und epiretinaler Blutung vor Behandlung. **a** Vor Therapie. Maximale Prominenz 2,8 mm. Zentral harte Exsudate und Makulaödem; Visus 0,4. **b** 4 Wochen nach 1. Injektion von Bevacizumab resorbiert sich die den Tumor umgebende Blutung, das Makulaödem bildet sich zurück. **c** Nach 3 Injektionen mit Ranibizumab hat sich die Blutung resorbiert, makulär bestehen noch Rest-Exsudate, Visusanstieg auf 1,0, die maximale Tumorprominenz liegt jetzt bei 1,4 mm. Zu diesem Zeitpunkt erfolgte eine Kryokoagulation des Resttumors. **d** 6 Monate nach 4. Injektion. Das Tumorvolumen hat leicht zugenommen, ebenso wie das Makulaödem, der Visus beträgt 0,8 (Mit freundlicher Genehmigung von Prof. A. Joussen, Berlin)

Unbehandelt führen VTR zu einer zunehmenden exsudativen Netzhautablösung mit Visusverlust und Sekundärglaukom, sodass VTR spätestens bei Auftreten einer Symptomatik behandelt werden sollten. Lokale Behandlungsmethoden stehen dabei im Vordergrund. Kleine Tumoren können mit transkonjunktivaler Kryotherapie effektiv behandelt werden. Wegen der weißlichen Struktur der Tumoren ist eine Laserkoagulation in der Regel weniger effektiv. Die photodynamische Therapie mit Verteporfin ist nur in Einzelfällen beschrieben worden, da aufgrund der eher geringen Vaskularisation der VTR eine eingeschränkte Wirksamkeit zu erwarten ist. Bei größeren Tumoren kann die Brachytherapie die Zerstörung des Tumors mit Erhalt der zentralen Netzhautfunktion erreichen. Beta-Applikatoren ($^{106}Ru/^{106}Rh$) sind dabei wegen der günstigeren Dosisverteilung anderen Strahlenquellen wie Gamma-Applikatoren vorzuziehen (◘ Abb. 17.24).

Die Therapie mit VEGF-Inhibitoren kann die tumorbedingte Leckage reduzieren. Das Tumorvolumen nimmt ebenfalls ab, sodass auch größere Tumoren dann einer Kryotherapie zugänglich gemacht werden können. Die Injektion der VEGF-Inhibitoren muss ggf. repetitiv erfolgen, die anschließende tumordestruktive Therapie sollte im Intervall erfolgen. Die Therapie mit VEGF-Inhibitoren kann nicht als kausal angesehen werden, sondern führt lediglich zu einer symptomatischen Reduktion der Leckage der pathologischen Gefäße (◘ Abb. 17.25). Additiv sind eine Kryotherapie bei kleinem Tumorvolumen oder eine Bestrahlung mittels Brachytherapie notwendig.

Fazit für die Praxis

Vasoproliferative Tumoren der Retina (VTR) sind selten und müssen insbesondere von kapillaren Hämangiomen, z.B. im Rahmen eines von Hippel-Lindau-Syndroms, abgegrenzt werden. In der Regel ist eine (lokale) Behandlung notwendig, da VTR unbehandelt zu visusbedrohenden Komplikationen, wie insbesondere massiven subretinalen Exsudaten und sekundären Netzhautablösungen führen können.

17

Literatur

Literatur zu Abschnitt 17.1

Backhouse O, O'Neill D (1998) Cavernous haemangioma of retina and skin. Eye (Lond). 12 (Pt 6):1027-1028.

Bell D, Yang HK, O'Brien C (1997) A case of bilateral cavernous hemangioma associated with intracerebral hemangioma. Arch Ophthalmol. 115(6):818-819.

Bornfeld N, Kreusel KM (2007) Capillary hemangioma of the retina in cases of von Hippel-Lindau syndrome. New therapeutic directions]. Ophthalmologe. 104(2):114-118.

Cameron ME, Greer CH (1968) Congenital arterio-venous aneurysm of the retina. A post mortem report. Br J Ophthalmol. 52(10):768-772.

Campa C, Harding SP, Pearce IA, Beare NA, Briggs MC, Heimann H (2010) Incidence of neovascularization in the fellow eye of patients with unilateral retinal angiomatous proliferation. Eye (Lond). 24(10):1585-1589.

Cardoso RD, Brockhurst RJ (1976) Perforating diathermy coagulation for retinal angiomas. Arch Ophthalmol. 94(10):1702-1715.

Chan CC, Collins AB, Chew EY (2007) Molecular pathology of eyes with von Hippel-Lindau (VHL) Disease: a review. Retina. 27(1):1-7.

Chan CC, Vortmeyer AO, Chew EY, et al. (1999) VHL gene deletion and enhanced VEGF gene expression detected in the stromal cells of retinal angioma. Arch Ophthalmol. 117(5):625-630.

Chang MA, Green WR (2007) HIstopathology of retinal vascular tumors and selected vascular lesions. In: Joussen AM, Gardner TW, Kirchhof B, Ryan SJ (Hrsg) Retinal Vascular Disease. Springer Berlin Heidelberg, p 735-748

Dobyns WB, Michels VV, Groover RV, et al. (1987) Familial cavernous malformations of the central nervous system and retina. Ann Neurol. 21(6):578-583.

Font RL, Moura RA, Shetlar DJ, Martinez JA, McPherson AR (1989) Combined hamartoma of sensory retina and retinal pigment epithelium. Retina. 9(4):302-311.

Galinos SO, Smith TR, Brockhurst RJ (1979) Angioma-like lesion in hemoglobin sickle cell disease. Ann Ophthalmol. Oct 11(10):1549-1552.

Gass JD (1971) Cavernous hemangioma of the retina. A neuro-oculocutaneous syndrome. Am J Ophthalmol. Apr 71(4):799-814.

Goldberg RE, Pheasant TR, Shields JA (1979) Cavernous hemangioma of the retina. A four-generation pedigree with neurocutaneous manifestations and an example of bilateral retinal involvement. Arch Ophthalmol. Dec 97(12):2321-2324.

Gottlieb F, Fammartino JJ, Stratford TP, Brockhurst RJ (1984) Retinal angiomatous mass. A complication of retinal detachment surgery. Retina. Summer-Fall 4(3):152-157.

Green WR (1996) Retina: congential variations and abnormalities. Philadelphia: Saunders, Harcourt Brace

Heimann H, Bornfeld N, Vij O, et al. (2000) Vasoproliferative tumours of the retina. Br J Ophthalmol. 84(10):1162-1169.

Heimann H, Damato B (2010) Congenital vascular malformations of the retina and choroid. Eye (Lond). 24(3):459-467.

Irvine F, O'Donnell N, Kemp E, Lee WR (2000) Retinal vasoproliferative tumors: surgical management and histological findings. Arch Ophthalmol. 118(4):563-569.

Ismail SM, Jasani B, Cole G (1985) Histogenesis of haemangioblastomas: an immunocytochemical and ultrastructural study in a case of von Hippel-Lindau syndrome. J Clin Pathol. 38(4):417-421.

Jain K, Berger AR, Yucil YH, McGowan HD (2003) Vasoproliferative tumours of the retina. Eye (Lond). 17(3):364-368.

Jakobiec FA, Font RL, Johnson FB (1976) Angiomatosis retinae. An ultrastructural study and lipid analysis. Cancer. 38(5):2042-2056.

Joussen AM, Kirchhof B (2001) Solitary peripapillary hemangioblastoma. A histopathological case report. Acta Ophthalmol Scand. 79(1):83-87.

Knecht PB, Bosch MM, Helbig H (2008) Fibrotic racemose haemangioma of the retina. Klin Monbl Augenheilkd. 225(5):495-496.

Kreusel KM, Bechrakis NE, Krause L, Neumann HP, Foerster MH (2006) Retinal angiomatosis in von Hippel-Lindau disease: a longitudinal ophthalmologic study. Ophthalmology. 113(8):1418-1424

Lafaut BA, Meire FM, Leys AM, Dralands G, De Laey JJ (1999) Vasoproliferative retinal tumors associated with peripheral chorioretinal scars in presumed congenital toxoplasmosis. Graefes Arch Clin Exp Ophthalmol. 237(12):1033-1038.

Laqua H, Wessing A (1979) Congenital retino-pigment epithelial malformation, previously described as hamartoma. Am J Ophthalmol. 87(1):34-42.

Maher ER, Neumann HP, Richard S (2011) von Hippel-Lindau disease: A clinical and scientific review. Eur J Hum Genet. 19(6):617-623.

Maher ER, Moore AT (1992) Von Hippel-Lindau disease. Br J Ophthalmol. 76(12):743-745.

Mansour AM, Jampol LM, Hrisomalos NF, Greenwald M (1988) Case report. Cavernous hemangioma of the optic disc. Arch Ophthalmol. 106(1):22.

Messmer E, Font RL, Laqua H, Hopping W, Naumann GO (1984) Cavernous hemangioma of the retina. Immunohistochemical and ultrastructural observations. Arch Ophthalmol. 102(3):413-418.

Messmer E, Laqua H, Wessing A, et al. (1983) Nine cases of cavernous hemangioma of the retina. Am J Ophthalmol. 95(3):383-390.

Moschos M, Ladas ID, Zafirakis PK, Kokolakis SN, Theodossiadis GP (2001) Recurrent vitreous hemorrhages due to combined pigment epithelial and retinal hamartoma: natural course and indocyanine green angiographic findings. Ophthalmologica. 215(1):66-69.

Naftchi S, la Cour M (2002) A case of central visual loss in a child due to macular cavernous haemangioma of the retina. Acta Ophthalmol Scand. 80(5):550-552.

Nicholson DH, Green WR, Kenyon KR (1976) Light and electron microscopic study of early lesions in angiomatosis retinae. Am J Ophthalmol. 82(2):193-204.

Pancurak J, Goldberg MF, Frenkel M, Crowell RM (1985) Cavernous hemangioma of the retina. Genetic and central nervous system involvement. Retina. 5(4):215-220.

Patikulsila D, Visaetsilpanonta S, Sinclair SH, Shields JA (2007) Cavernous hemangioma of the optic disk. Retina. 27(3):391-392.

Schachat AP, Shields JA, Fine SL, et al. (1984) Combined hamartomas of the retina and retinal pigment epithelium. Ophthalmology. 91(12):1609-1615.

Schmidt D, Pache M, Schumacher M (2008) The congenital unilateral retinocephalic vascular malformation syndrome (bonnet-dechaume-blanc syndrome or wyburn-mason syndrome): review of the literature. Surv Ophthalmol. 53(3):227-249.

Singh A, Shields J, Shields C (2001) Solitary retinal capillary hemangioma: hereditary (von Hippel-Lindau disease) or nonhereditary? Arch Ophthalmol. 119(2):232-234.

Shields CL, Shields JA (2007) Retinal capillary hemangioma. In: Joussen AM, Gardner TW, Kirchhof B, Ryan SJ (Hrsg) Retinal Vascular Disease. Springer Berlin Heidelberg, p 749-759

Shields CL, Shields JA, Barrett J, De Potter P (1995) Vasoproliferative tumors of the ocular fundus. Classification and clinical manifestations in 103 patients. Arch Ophthalmol. 113(5):615-623.

Smeets MH, Mooy CM, Baarsma GS, Mertens DE, Van Meurs JC (1998) Histopathology of a vasoproliferative tumor of the ocular fundus. Retina. 18(5):470-472.

Theobald GD, Floyd G, Kirk HQ (1958) Hyperplasia of the retinal pigment epithelium simulating a neoplasm: report of two cases. Am J Ophthalmol. Apr 1958;45(4, Part 2):235-240.

Theodossiadis PG, Panagiotidis DN, Baltatzis SG, Georgopoulos GT, Moschos MN (2001) Combined hamartoma of the sensory retina and retinal pigment epithelium involving the optic disk associated with choroidal neovascularization. Retina. 21(3):267-270.

Theron J, Newton TH, Hoyt WF (1974) Unilateral retinocephalic vascular malformations. Neuroradiology. 7(4):185-196.

Vogel MH, Zimmerman LE, Gass JD (1969) Proliferation of the juxtapapillary retinal pigment epithelium simulating malignant melanoma. Doc Ophthalmol. 26:461-481.

Literatur zu Abschnitt 17.2

Aaberg TM Jr, Aaberg TM Sr, Martin DF, Gilman JP, Myles R (2005) Three cases of large retinal capillary hemangiomas treated with verteporfin and photodynamic therapy. Arch Ophthalmol. 123:328-32.

Amoils SP, Smith TR (1969) Cryotherapy of angiomatosis retinae. Arch Ophthalmol. 81:689-91.

Annesley WH, Leonard BC, Shields JA, et al. (1977) Fifteen-year review of treated cases of retinal angiomatosis. Trans Am Acad Ophthalmol Otolaryngol. 83: 446-53.

Brown GC, Shields JA (1985) Tumors of the optic nerve head. Surv Ophthalmol. 29:239-64.

Apple DJ, Goldberg MF, Wyhinny GH (1974) Argon laser treatment of von Hippel-Lindau retinal angiomas. II. Histopathology of treated lesions. Arch Ophthalmol. 92: 126-30.

Balazs E, Berta A, Rozsa L, Kolozvari L, Rigo G (1990) Hemodynamic changes after ruthenium irradiation of Hippel's angiomatosis. Ophthalmologica. 200:128-32.

Blodi CF, Russell SR, Pulido JS, Folk JC (1990) Direct and feeder vessel photocoagulation of retinal angiomas with dye yellow laser. Ophthalmology. 1990; 97:791-95.

Chan CC, Vortmeyer AO, Chew EY, Green WR, Matteson DM, Shen DF, Linehan WM, Lubensky IA, Zhuang Z (1999) VHL gene deletion and enhanced VEGF gene expression detected in the stromal cells of retinal angioma. Arch Ophthalmol. 117:625-30.

Costa RA, Meirelles RL, Cardillo JA, Abrantes ML, Farah ME (2003) Retinal capillary hemangioma treatment by indocyanine green-mediated photothrombosis. Am J Ophthalmol. 135:395-8.

DePotter P, Shields CL, Shields JA (1995) Disorders of the orbit. Tumors and pseudotumors of the retina. In DePotter P, Shields JA, Shields CL (eds) MRI of the Eye and Orbit. Philadelphia, J.B. Lippincott Co. pp 93-116.

Gass JDM, Braunstein R (1980) Sessile and exophytic capillary angiomas of the juxtapapillary retina and optic nerve head. Arch Ophthalmol. 98: 1790-7.

Gorin MB (1992) von Hippel-Lindau disease: clinical considerations and the use of fluorescein-potentiated argon laser therapy for treatment of retinal angiomas. Semin Ophthalmol. 7:182-91.

Horton WA, Wong V, Eldridge R (1976) Von Hippel-Lindau disease: clinical and pathological manifestations in nine families with 50 affected members. Arch Intern Med. 136:769-77.

Jesberg DO, Spencer WH, Hoyt WF (1968) Incipient lesions of von Hippel-Lindau disease. Arch Ophthalmol. 80: 632-40.

Jennings AM, Smith C, Cole DR, Jennings C, Shortland JR, Williams JL, Brown CB (1988) Von Hippel-Lindau disease in a large British family: clinicopathological features and recommendations for screening and follow-up. Q J Med. 66:233-49.

Kreusel KM, Bornfeld N, Lommatzsch A, Wessing A, Foerster MH (1998) Ruthenium-106 brachytherapy for peripheral retinal capillary hemangioma. Ophthalmology. 105:1386-92.

Laatikainen L, Immonen I, Summanen P (1989) Peripheral retinal angiomalike lesion and macular pucker. Am J Ophthalmol. 108: 563-6.

Landbo K (1972) A case of optic disc angioma. Acta Ophthalmol. 50:431-5.

Lane CM, Turner G, Gregor ZJ, Bird AC (1989) Laser treatment of retinal angiomatosis. Eye. 3:33-8.

Lieb WE, Shields JA, Cohen SM, Merton DA, Mitchell DG, Shields CL, Goldberg BB (1990) Color doppler imaging in the management of intraocular tumors. Ophthalmology. 97:1660-4.

Machmichael IM (1970) von Hippel-Lindau's disease of the optic disc. Trans Ophthalmol Soc UK. 90: 877-85.

Maher ER, Yates JRW, Harris R, Benjamin C, Harris R, Moore AT, Ferguson-Smith MA (1990) Clinical features and natural history of von Hippel-Lindau disease. Q J Med. 177:1151-63.

Maher RR, Iselius L, Yates JRW, Littler M, Benjamin C, Harris R, Sampson J, Williams A, Ferguson-Smith MA, Morton N (1991) Von Hippel-Lindau disease: a genetic study. J Med Genet. 28:443-7.

McCabe CM, Flynn HW Jr, Shields CL, Shields JA, Regillo CD, McDonald HR, Berrocal MH, Gass JD, Mieler WF (2000) Juxtapapillary capillary hemangiomas. Clinical features and visual acuity outcomes. Ophthalmology. 107:2240-8.

Nicholson DH (1983) Induced ocular hypertension during photocoagulation of afferent artery in angiomatosis retinae. Retina. 3:59-61.

Nicholson DH, Anderson LS, Blodi C (1986) Rhegmatogenous retinal detachment in angiomatosis retinae. Am J Ophthalmol. 101: 187-9.

Nicholson DH, Green WR, Kenyon KR (1976) Light and electron microscopic study of early lesions in angiomatosis retinae. Am J Ophthalmol. 82: 193-204.

Oosterhuis JA, Rubinstein K (1972) Hemangioma at the optic disc. Ophthalmologica. 164: 362-74.

Peyman GA, Rednam KRV, Mottow-Lippa L, et al. (1983) Treatment of large von Hippel tumors by eye wall resection. Ophthalmology. 90:840-47.

Pinkerton OD (1970) Papillary hemangioma (von Hippel's disease) of the optic papilla. A case report. J Ped Ophthalmol. 7:157.

Plowman PN, Harnett AN (1988) Radiotherapy in benign orbital disease I: Complicated ocular angiomas. Br J Ophthalmol. 1988; 72:286-8.

Raja D, Benz MS, Murray TG, Escalona-Benz EM, Markoe A (2004) Salvage external beam radiotherapy of retinal capillary hemangiomas secondary to von Hippel-Lindau disease: visual and anatomic outcomes. Ophthalmology. 111:150-3.

Seizinger BR, Smith DI, Filling-Katz MR, et al. (1991) Genetic flanking markers refine diagnostic criteria and provide insights into the genetics of von Hippel-Lindau disease. Proc Natl Acad Sci USA 88:2864-8.

Shields CL, Materin MA, Shields JA (2005) Review: optical coherence tomography of intraocular tumors. Current Opinion Ophthalmol 16:141-54.

Shields CL, Shields JA, Barrett J, De Potter P (1995) Vasoproliferative tumors of the ocular fundus. Classification and clinical manifestations in 103 patients. Arch Ophthalmol. 113:615-23.

Shields CL, Shields CL, De Potter P (1995) Patterns of indocyanine green angiography of choroidal tumors. Br J Ophthalmol. 79:237-45.

Shields JA (1993) Response of retinal capillary hemangioma to cryotherapy. Arch Ophthalmol. 1993; 111: 551.

Shields JA (1994) The expanding role of laser photocoagulation for intraocular tumors. The 1993 H. Christian Zweng Memorial Lecture. Retina. 14: 310-22.

Shields JA, Decker WL, Sanborn GE, Augsburger JJ, Goldberg RE (1983) Presumed acquired retinal hemangiomas, Ophthalmology. 90:1292-300.

Shields JA, Joffe L, Guibor P (1978) Choroidal melanoma clinically simulating a retinal angioma, Am J Ophthalmol. 85: 67-71.

Shields JA, Shields CL (1992) Vascular tumors of the retinal and optic disc. Intraocular Tumors: A Text and Atlas. Philadelphia: WB Saunders pp 393-420.

Shields JA, Shields CL (1999) Vascular tumors of the retinal and optic disc. Atlas of Intraocular Tumors. Philadelphia: Lippincott Williams and Wilkins pp 244-53.

Schindler RF, Sarin LK, McDonald PR (1975) Hemangiomas of the optic disc. Can J Ophthalmol. 10:305-17.

Schmidt-Erfurth UM, Kusserow C, Barbazetto IA, Laqua H (2002) Benefits and complications of photodynamic therapy of papillary capillary hemangiomas. Ophthalmology. 109:1256-66.

Singh AD, Nouri M, Shields CL, Shields JA, Perez N (2002) Treatment of retinal capillary hemangioma. Ophthalmology. 109:1799-806.

Singh AD, Shields CL, Shields JA (2001) von Hippel-Lindau disease. Surv Ophthalmol. 46:117-42

Singh A, Shields J, Shields C (2001) Solitary retinal capillary hemangioma: hereditary (von Hippel-Lindau disease) or nonhereditary? Arch Ophthalmol. 119:232-4.

Straatsma, BR (1954) Angiomatosis retinae. N Engl J Med. 250:314-7.

Takahashi, T, Wada, H, Tani, E, et al. (1984) Capillary hemangioma of the optic disc. J Clin Neuroophthalmol. 4:159-62.

Welch RB (1970) von Hippel-Lindau disease. The recognition of and treatment of early angiomatosis retinae and the use of cryosurgery as an adjunct to therapy. Trans Am Ophthalmol Soc. 1970; 63:367-424.

Watzke RC (1974) Cryotherapy of retinal angiomatosis. A clinicopathology report. Arch Ophthalmol. 92:399-401.

Whitson JT, Welch RB, Green WR (1986) von Hippel-Lindau disease: Case report of a patient with spontaneous regression of a retinal angioma. Retina. 6:253-9.

Yimoyines DJ, Topilow HW, Abedin S, et al. (1982) Bilateral peripapillary exophytic retinal hemangioblastomas. Ophthalmology. 89:1388-92.

Literatur zu Abschnitt 17.3

Andrade RE, Farah ME, Costa RA, Belfort R Jr (2005). Optical coherence tomography findings in macular cavernous hemangioma. Acta Ophthalmol Scand, 83:267-269.

Bell D, Yang HK, O'Brien C (1997). A case of bilateral cavernous hemangioma associated with intracerebral hemnagioma, Arch Ophthalmol, 115:818-819.

Bergametti F, Denier C, Labauge P, Arnoult M, Boetto S, Clanet M, Coubes P, Echenne B, Ibrahim R, Irthum B, Jacquet G, Lonjon M, Moreau JJ, Neau JP, Parker F, Tremoulet M, Tournier-Lasserve E (2005). Mutations within the programmed cell death 10 gene cause cerebral cavernous malformations. Am J Hum Genet, 76:42-51.

Craig HD, Gunel M, Cepeda O, Johnson EW, Ptacek L, Steinberg GK, Ogilvy CS, Berg MJ, Crawford SC, Scott RM, Steichen-Gersdorf E, Saboroe R, Kennedy CTC, Mettler G, Beis MJ, Fryer A, Award IA, Lifton RP (1998). Multilocus linkage identifies two new loci for mendelian form of stroke, cerebral cavernous malformation at 7p15-13 and 3q25.2-27. Hum Mol Genet, 7:1851-1858

Denier C, Gase JM, Chapon F, Domenga V, Lescoat C, Joutel A, Tournier-Lasserve E (2002). Ktit1/cerebral cavernous malformation 1 mRNA is preferentially expressed in neurons and epithelial cells in embryo and adult. Mech Dev, 117:363-367.

Denier C, Goutagny S, LAbauge P, Krivosic V, Arnoult M, Cousin A, Benabid AL, Cornoy J, Frerebeau P, Gilbert B, Houtteville JP, Jan M, Lapierre F, Loiseau H, Menei P, Mercier P, Moreau JJ, Nivelon-Chevallier A, Parker F, Redondo AM, Scarabin JM, Tremoulet M, Zerah M, MaciazekJ, Tournier-Lasserve E (2004). Mutations within the MGC4607 gene cause cerebral cavernous malformations. Am J Hum Genet, 74:326-337.

Dobyns WB, Michels VV, Groover RV, Mokri B, Trautmann JC, Forbes GS, Laws ER Jr (1987). Familial cavernous malformations of the central nervous system and retina. Ann Neurol, 21:578-583.

Gass JDM (1971). Cavernous hemangioma of the retina. Am J Ophthalmol, 71:799-814.

Gass JDM, Blodi BA (1993). Idiopathic juxtafoveolar retinal teleangiectasis. Update of classification and follow-up study. O'phthalmology, 100:1536-1546.

Gislason I, Stenkulla S, Alm A, Wold E, Walinder PE (1979). Cavernous hemangioma of the retina. Acta Ophthalmol (Copenh), 57:709-717.

Goldberg RE, Pheasant TR, Shields JA (1979). Cavernous hemangioma of the retina. A four generation pedigree with neurocutaneous manifestations and an example of bilateral retinal involvement. Arch Ophthalmol, 97:2321-2324.

Gunel M, Award IA, Finberg K, Anson J, Lifton RP (1995). Mapping a gene causing cerebral cavernous malformations. Proc Nat Acad Sci, 92:6620-6624.

Gunel M, Laurans MS, Shin D et al (2002). KRIT1 a gene mutated in cerebral cavernous malformation, encodes a microtubule-associated protein. Proc Natl Acad Sci USA, 99: 10677-10682.

Guzeloglu-Kayisli O, Amankulor NM, Voorhees J, Luleci G, Lifton RP, Gunel M (2004). KRIT1/cerebral cavernous malformation 1 protein localizes to vascular endothelium, astrocytes and pyramidal cells of the adult human cerebral cortex. Neurosurgery, 54:943-949.

Haller JA, Knox DL (1993). Vitrectomy for persistent vitreous hemorrhage from cavernous hemangioma of the optic disc. Am J Ophthalmol, 116:106-107.

Johnson EW, Iyer LM, Rich SS, Ott HT, Gil-Nagel A, Kurth JH, Zabramski JM, Marchuk DA, Weissenbach J, Clericuzio CL, Davis LE, Hart BL, Gusella JF, Kosofsky BE, Louis DN, Morrison LA, Green DE, Weber JL (1995). Refined localization of the cerebral vaernous malformation gene (CCM1) to a 4 cM interval of chromosome 7q contained in a well defines YAC contig. Genome Res, 5:368-380.

Kitzmann AS, Pulido JS, Ferber MJ, Highsmith WE, Babovic-Vuksanovic D (2006). A splice-site mutation in CCM1/KRIT1 is associated with retinal and cerebral cavernous hemangioma. Ophthalmic Genet, 27:157-159.

Klein M, Goldberg MF, Cotlier E (1975). Cavernous hemangioma of the retina. Report of four cases. Ann Ophthalmol, 7:1213-1221.

Kushner MA, Jampol LM, Haller JA (1994). Cavernous hemangioma of the optic nerve. Retina, 14:59-361.

Labauge P, Krivosic V, Denier C, Tournier-Lasserve E, Gaudric A (2006). Frequency of retinal cavernomas in 60 patients with familial cerebral cavernomas. A clinical and genetic study. Arch Ophthalmol, 124:885-886.

Laberge-Le Couteulx S, Brezin AP, Fontaine B, Tournier-Lasserve E, Labauge P (2002). A novel KRIT/CCM1 truncating mutation in a patient with cerebral and retinal cavernous angiomas. Arch Ophthalmol, 120:217-118.

Laberge-le Coteulx S, Jung HH, Labauge P, Houtteville J-P, Lescoat C, Cecillon M, Marechal E, Joutel A, Tournier-Lasserve E (1999). Truncating mutations in CCM1 encoding KRIT1 caue hereditary cavernous angiomas. Nature Genet, 23:189-1993.

Lewis RA, Cohen MH, Wise GN (1975). Cavernous hemangioma of the retina and optic disc. A report of three cases an a review of the literature. Br J Ophthalmol, 59:422-434.

Liquori CL, Berg MJ, Squiteri F, Ottenbacher M, Sorlie M, Leedom TP, Cannella M, Maglione V, Ptacek L, Johnson EW, Marchuk DA (2006). Low frequency of PDCD10 mutations in a panel of CCM3 probands: potential for a fourth CCM locus. Hum Mutat, 27:118.

Marchuk Da, Gallione CJ, Morrison LA, Clericuzio CL, Hart BL, Kosofsky BE, Louis DN, Gusella JF, Davis LE, Prenger VL (1995). A locus for cerebral cavernous malformations maps to chromosome 7q in families. Genomics, 28:311-314.

Messmer E, Laqua H, Wessing A, Spitznas M, Weidle E, Ruprecht K, Naumann GO (1983). Nine cases of cavernous hemangioma of the retina. Am J Ophthalmol, 95:383-390.

Messmer E, Font RL, Laqua H, Höpping W, Naumann GO (1984). Cavernous hemangioma of the retina. Immunohistochemical and ultrastructural observations. Arch Ophthalmol, 102:413-418.

Moffat KP, Lee MS, Ghosh M (1988) Retinal cavernous hemangioma. Can J Ophthalmol, 23:133-135.

Naftchi S, la Cour M (2002). A case of central visual loss in a child due to macular cavernous hemangioma of the retina. Acta Ophthalmol Scand, 80:550-552.

Niccol W, Moore RF (1934). A case of angiomatosis retinae. Br J Ophthalmol, 18:454-457.

Pierro L, Guarisco L, Zaganelli E, Freschi M, Brancato R (1992). Capillary and cavernous hemangioma of the optic disc. Acta Ophthalmol Supp, 204:102-106

Piper HF (1954). Über Cavernöse Angiome in der Netzhaut. Ophthalmologica, 128:99-105.

Sarraf D, Payne AM, Kitchen ND, Sehmi KS, Downes SM, Bird AC (2000). Familial cavernous hemangioma: an expanding ocular spectrum. Arch Ophthalmol, 118:969-973.

Schmidt D (2005). Angiomatosis retinae. Klin Monatsbl Augenheilkd, 222:90-109.

Schwartz AC, Weaver RG jr, Bloomfeld R, Tyler ME (1984). Cavernous hemangioma of the retina, cutaneous angiomas, and intracranial vascular lesion by computed tomography and nuclear magnetic resonance imaging. Am J Ophthalmol, 15:483-487.

Shields JA, Shields CL (1999). Vascular tumors of the retina, In: Shields JA and Shields CL, Atlas of intraocular tumors, Lippincott Williams and Wilkins, Philadelphia, 17: 244-267.

Singh AD, Nouri M, Shields CL, Shields JA, Perez N (2002). Treatment of retinal capillary hemangioma. Ophthalmology, 109:1799-1806.

Verlaan DJ, Davenport WJ, Stefan H, Sure U, Siegel AM, Rouleau GA (2002). Cerebral cavernous malformations: Mutations in Krit1. Neurology, 58:853-857.

Verlaan DJ, Roussel J, Laurent SB, Elger CE, Siegel AM, Rouleau GA (2005). CCM3 mutations are uncommon in cerebral cavernous malformations. Neurology, 65:1982-1983.

Weskamp C, Cotlier I (1940). Angioma del cerebro del la retina con malformiciones capilares del la piel. Arch Oftalmol B Aires, 15:1-10

Wessing A (1969). Fluorescein angiography of the retina: textbook and atlas. Mosby, St. Louis, p 132.

Wyburn-Mason R (1943). Arteriovenous aneurysm of midbrain and retina, facial naevi and mental changes. Brain, 66:163-203.

Yamaguchi K, Yamaguchi K, Tamai M (1988). Cavernous hemangioma of the retina in a pediatric patient. Ophthalmologica, 197:127-129.

Literatur zu Abschnitt 17.4

Anastassiou G, Bornfeld N, Schueler AO, Schilling H, Weber S, Fluehs D, Jurklies B, Vij O, Sauerwein W (2006) Ruthenium-106 plaque brachytherapy for symptomatic vasoproliferative tumours of the retina. Br J Ophthalmol 90: 447-450

Archer DB, Deutman A, Ernest JT, Krill AE (1973) Arteriovenous communications of the retina. Am J Ophthalmol 75: 224-241

Baines PS, Hiscott PS, McLeod D (1982) Posterior non-vascularized proliferative extraretinopathy and peripheral nodular retinal telangiectasis. Trans Ophthalmol Soc U K 102 (Pt 4): 487-491

Barbezetto IA, Smith RT (2003) Vasoproliferative tumor of the retima treated with PDT. Retina 23: 565-567

Cohen VM, Shields CL, Demirci H, Shields JA (2008) Iodine I 125 plaque radiotherapy for vasoproliferative tumors of the retina in 30 eyes. Arch Ophthalmol 126: 1245-1251

Gibran SK (2008) Trans-vitreal endoresection for vasoproliferative retinal tumours. Clin Experiment Ophthalmol 36: 712-716

Heimann H, Bornfeld N, Vij O, Coupland SE, Bechrakis NE, Kellner U, Foerster MH (2000) Vasoproliferative tumours of the retina. Br J Ophthalmol 84: 1162-1169

Hiscott P, Mudhar H (2009) Is vasoproliferative tumour (reactive retinal glioangiosis) part of the spectrum of proliferative vitreoretinopathy? Eye (Lond) 23: 1851-1858

Irvine F, O'Donnell N, Kemp E, Lee WR (2000) Retinal vasoproliferative tumors: surgical management and histological findings. Arch Ophthalmol 118: 563-569

Kitei PM, Say EA, Shields CL, Regillo CD, Shields JA (2011) Management of Retinal Vasoproliferative Tumor Associated with ROP by Plaque Brachytherapy. J Pediatr Ophthalmol Strabismus 48: e10-12

Laqua H, Wessing A (1983) Peripheral retinal telangiectasis in adults simulating a vascular tumor or melanoma. Ophthalmology 90: 1284-1291

Rennie IG (2010) Retinal vasoproliferative tumours. Eye (Lond) 24: 468-471

Shields CL, Shields JA, Barrett J, De Potter P (1995) Vasoproliferative tumors of the ocular fundus. Classification and clinical manifestations in 103 patients. Arch Ophthalmol 113: 615-623

Smeets MH, Mooy CM, Baarsma GS, Mertens DE, Van Meurs JC (1998) Histopathology of a vasoproliferative tumor of the ocular fundus. Retina 18: 470-472

Wachtlin J, Heimann H, Jandeck C, Kreusel KM, Bechrakis NE, Kellner U, Foerster MH (2002) Bilateral vasoproliferative retinal tumors with identical localization in a pair of monozygotic twins. Arch Ophthalmol 120: 860-862

Yeh S, Wilson DJ (2010) Pars plana vitrectomy and endoresection of a retinal vasoproliferative tumor. Arch Ophthalmol 128: 1196-1199

17

A

B

C

D

E

F

G

H

I

O

P

R

S

GPSR Compliance

The European Union's (EU) General Product Safety Regulation (GPSR) is a set of rules that requires consumer products to be safe and our obligations to ensure this.

If you have any concerns about our products, you can contact us on ProductSafety@springernature.com

In case Publisher is established outside the EU, the EU authorized representative is:

Springer Nature Customer Service Center GmbH
Europaplatz 3
69115 Heidelberg, Germany

Batch number: 10705916

Printed by Printforce, the Netherlands